Condutas Pediátricas no Pronto Atendimento e na Terapia Intensiva

Condutas Pediátricas no Pronto Atendimento e na Terapia Intensiva

EDITORAS

Luciana Rodrigues Silva
Luanda Flores da Costa

Manole

Editora gestora: Sônia Midori Fujiyoshi
Editora responsável: Cristiana Gonzaga S. Corrêa

Projeto gráfico: Departamento Editorial da Editora Manole
Diagramação: Lira Editorial
Ilustrações: Mary Yamazaki Yorado
Capa: Plinio Ricca

Dados Internacionais de Catalogação na Publicação (CIP)
(Câmara Brasileira do Livro, SP, Brasil)

Condutas pediátricas no pronto atendimento e na terapia intensiva / editoras Luciana Rodrigues Silva, Luanda Flores da Costa. -- Barueri, SP : Manole, 2018.

Vários autores.
Bibliografia.
ISBN: 978-85-204-5358-2

1. Pediatria de urgência 2. Terapia intensiva pediátrica I. Silva, Luciana Rodrigues. II. Costa, Luanda Flores da.

17-08040 CDD-618.920028
NLM-WS 366

Índices para catálogo sistemático:
1. Pediatria intensiva : Medicina 618.920028
2. Terapia intensiva : Pediatria 618.920028

Edição – 2018

Editora Manole Ltda.
Av. Ceci, 672 – Tamboré
06460-120 – Barueri – SP – Brasil
Tel.: (11) 4196-6000
www.manole.com.br
info@manole.com.br

Impresso no Brasil
Printed in Brazil

A Medicina é uma área do conhecimento em constante evolução. Os protocolos de segurança devem ser seguidos, porém novas pesquisas e testes clínicos podem merecer análises e revisões. Alterações em tratamentos medicamentosos ou decorrentes de procedimentos tornam-se necessárias e adequadas. Os leitores são aconselhados a conferir as informações sobre produtos fornecidas pelo fabricante de cada medicamento a ser administrado, verificando a dose recomendada, o modo e a duração da administração, bem como as contra-indicações e os efeitos adversos. É responsabilidade do médico, com base na sua experiência e no conhecimento do paciente, determinar as dosagens e o melhor tratamento aplicável a cada situação. Os autores e os editores eximem-se da responsabilidade por quaisquer erros ou omissões ou por quaisquer consequências decorrentes da aplicação das informações presentes nesta obra.

Durante o processo de edição desta obra, foram empregados todos os esforços para garantir a autorização das imagens aqui reproduzidas. Caso algum autor sinta-se prejudicado, favor entrar em contato com a editora.

Editora Manole

Dedicamos este trabalho a todos os pediatras devotados que trabalham nos Serviços de Urgência e Emergência Pediátricas e nas Unidades de Tratamento Intensivo Pediátricas, sempre em busca de assistir cada vez melhor as crianças e os adolescentes.

Luciana Rodrigues Silva e Luanda Flores da Costa

"O que se faz hoje com as crianças
é o que elas farão depois com a sociedade."

Karl Mannheim

Editoras

Luciana Rodrigues Silva
Presidente da Sociedade Brasileira de Pediatria. Mestre e Doutora pela Universidade Federal da Bahia. Pós-doutora pela Université Libre de Bruxelles e Hôpital Kremlim Bicêtre Paris, Université Paris V. Professora Titular de Pediatria da Universidade Federal da Bahia. Coordenadora do Serviço de Pediatria do Hospital Aliança. Chefe do Serviço de Gastroenterologia e Hepatologia Pediátricas da Universidade Federal da Bahia. Membro da Academia Brasileira de Pediatria.

Luanda Flores da Costa
Especialista em Pediatria pela Sociedade Brasileira de Pediatria e em Medicina Intensiva Pediátrica pela Associação de Medicina Intensiva Brasileira. Médica Plantonista da UTI Pediátrica do Hospital Aliança.

Autores

Ana Paola Robatto
Psiquiatra da Infância e Adolescência. Mestre em Medicina e Saúde. Docente do Departamento de Pediatria da Universidade Federal da Bahia.

André Luís Albiero
Especialista em Hemoterapia pela Associação Brasileira de Hematologia, Hemoterapia e Terapia Celular. Mestre e Doutor em Medicina – Área de Concentração em Hematologia – pela Faculdade de Medicina da Universidade de São Paulo. Professor Colaborador do Departamento de Pediatria do Hospital das Clínicas da Faculdade de Medicina da Universidade de São Paulo. Membro da Associação Brasileira de Hematologia, Hemoterapia e Terapia Celular.

Candice Gois da Rocha Barros
Especialista em Pediatria pelo Hospital Geral Roberto Santos. Membro da Sociedade Brasileira de Pediatria e da Sociedade Baiana de Pediatria.

Carla Francine Aricó Mori
Especialista em Pediatria pela Associação Médica Brasileira e pela Sociedade Brasileira de Pediatria e em Medicina Intensiva Pediátrica pela Associação de Medicina Intensiva Brasileira. Mestre em Ciências Médicas pela Faculdade de Medicina da Universidade de São Paulo.

Cibele Dantas Ferreira Marques
Mestre em Medicina e Saúde pela Universidade Federal da Bahia. Professora-assistente de Pediatria, Supervisora do Programa de Residência Médica em Gastropediatria e Médica do Serviço de Gastroenterologia e Hepatologia Pediátricas da Universidade Federal da Bahia.

Daniela Perlungieri Casanova
Especialista em Pediatria pela Sociedade Brasileira de Pediatria. Título de Intensivista Pediátrica pela Associação de Medicina Intensiva Brasileira. Médica Diarista da UTI Pediátrica e Preceptora da Residência Médica em Terapia Pediátrica do Hospital da Criança – Obras Sociais Irmã Dulce.

Danielle Lilia Dantas Tukamoto
Cardiologista Pediátrica pelo Instituto do Coração da Faculdade de Medicina da Universidade de São Paulo. Especialização em Eletrofisiologia Clínica no Instituto Dante Pazzanese de Cardiologia. Mestre em Ciências da Saúde pela Faculdade de Medicina de Rio Preto. Médica Assistente do Hospital da Criança e Maternidade da Faculdade de Medicina de Rio Preto.

Denise Nogueira Oliveira Gantois Santos
Especialista em Pediatria pelo Hospital Geral Roberto Santos. Professora da Disciplina Pediatria da Escola Bahiana de Medicina e Saúde Pública. Pediatra do Centro Aliança de Pediatria/Hospital Aliança. Membro da Sociedade Brasileira de Pediatria e da Diretoria da Sociedade Baiana de Pediatria.

Durval Campos Kraychete
Especialista e Mestre em Anestesiologia pela Universidade Federal de São Paulo. Doutor em Medicina e Saúde pela Universidade Federal da Bahia. Professor do Departamento de Anestesiologia e Cirurgia da Universidade Federal da Bahia. Coordenador do Serviço de Dor do Complexo Hospitalar Universitário Professor Edgard Santos. Editor da Revista "DOR - Pesquisa, Clínica e Terapêutica".

Estela Cristina Martins de Lima Rocha
Especialista em Terapia Intensiva Pediátrica pela Associação de Medicina Intensiva Brasileira e em Pediatria pela Sociedade Brasileira de Pediatria. Intensivista Pediátrica do Hospital Aliança. Pediatra do Hospital Couto Maia.

Fábio Zattar Guerios
Especialista em Pediatria pela Universidade Federal do Paraná. Especialista em Terapia Intensiva Pediátrica pela Associação de Medicina Intensiva Brasileira. Responsável Didático da Residência em Terapia Intensiva Pediátrica do Hospital Geral Roberto Santos. Médico Plantonista da UTI Pediátrica do Hospital Aliança.

Fernando Antônio Castro Barreiro
Pediatra do Centro Aliança de Pediatria do Hospital Aliança. Especialista em Pediatria pela Sociedade Brasileira de Pediatria. Coordenador do Alojamento Conjunto do Hospital Geral Roberto Santos. Preceptor da Residência de Pediatria do Hospital Geral Roberto Santos.

Flávia Maria Aragão Lima
Especialista em Pediatria pela Sociedade Brasileira de Pediatria e em Terapia Intensiva Pediátrica pela Associação de Medicina Intensiva Brasileira. Instrutora do Pediatric Advanced Life Support.

Hans Walter Ferreira Greve
Especialista em Pediatria e Neonatologia pela Sociedade Brasileira de Pediatria/Associação Médica Brasileira. Preceptor das Residências em Pediatria e Neonatologia do Hospital Geral Roberto Santos. Supervisor dos Serviços de Pronto Atendimento e Internamento do Centro Aliança de Pediatria do Hospital Aliança.

Isa Menezes Lyra
Doutora em Medicina e Saúde pela Universidade Federal da Bahia. Professora do Curso de Medicina da Universidade Salvador. Presidente do Departamento de Hematologia e Hemoterapia Pediátrica da Sociedade Brasileira de Pediatria. Hematologista Pediatra da Universidade Federal da Bahia e Fundação HEMOBA.

Juliana Vieira Ramalho
Especialista em Pediatria pela Sociedade Brasileira de Pediatria e em Terapia Intensiva Pediátrica pela Associação de Medicina Intensiva Brasileira. Instrutora da American Heart Association do Curso Pediatric Advanced Life Support pela Sociedade Baiana de Pediatria.

Julieta Sobreira Góes
Especialista em Pediatria pela Sociedade Baiana de Pediatria. Mestre em Medicina e Saúde pela Universidade Federal da Bahia. Professora-assistente da Universidade Estadual da Bahia.

Lara de Araújo Torreão
Especialista em Pediatria pela Sociedade Brasileira de Pediatria e em Terapia Intensiva pela Associação de Medicina Intensiva Brasileira. Mestre em Pediatria pela Faculdade de Medicina da Universidade de São Paulo. Professora Adjunta do Departamento de Pediatria da Universidade Federal da Bahia. Supervisora Médica da UTI Pediátrica do Hospital Aliança. Membro do Comitê de Terapia Intensiva da Sociedade Brasileira de Pediatria e da Sociedade Baiana de Pediatria, da Câmara Técnica de Pediatria e de Cuidados Paliativos do Conselho Regional de Medicina do Estado da Bahia e do Departamento de Cuidados Paliativos da Sociedade Baiana de Pediatria.

Larrúbia dos Santos Cruz
Especialista em Gastro-hepatopediatria. Professora da Faculdade de Tecnologia e Ciências. Pediatra Plantonista do Centro Aliança de Pediatria.

Leila Vieira Borges Trancoso Neves
Especialista em Pediatria pela Sociedade Brasileira de Pediatria e em Alergia e Imunologia pela Associação Brasileira de Alergia e Imunologia. Médica em Alergia e Imunologia da Empresa Brasileira de Serviços Hospitalares do Complexo Hospitalar Universitário Professor Edgard Santos. Médica Plantonista da Emergência Pediátrica do Hospital Aliança.

Lílian Maria Andrade Souza Carvalho
Especialista em Pediatria pela Universidade Federal da Bahia. Médica Plantonista no Pronto Atendimento Pediátrico do Hospital Aliança. Membro da Sociedade Baiana de Pediatria.

Lílian Maria Burlacchini de Carvalho
Especialista em Cancerologia – Área de Atuação em Oncologia Pediátrica – pela Associação Médica Brasileira/Sociedade Brasileira de Cancerologia e em Pediatria pela Associação Médica Brasileira/Sociedade Brasileira de Pediatria. Membro da Associação Médica Brasileira, da Sociedade Brasileira de Pediatria e da Sociedade Baiana de Pediatria.

Lis Thomazini de Magalhães Machado
Especialista em Pediatria pelo Hospital Universitário Professor Edgard Santos/Universidade Federal da Bahia. Título de Especialista em Pediatria pela Sociedade Brasileira de Pediatria. Médica e Preceptora de Pediatria do Hospital Universitário Professor Edgard Santos/Universidade Federal da Bahia. Médica Plantonista da Emergência Pediátrica do Hospital Aliança. Instrutora do Pediatric Advanced Life Support pela American Heart Association. Ex-docente do Programa de Pediatria da Universidade Federal da Bahia.

Luanda Flores da Costa
Especialista em Pediatria pela Sociedade Brasileira de Pediatria e em Medicina Intensiva Pediátrica pela Associação de Medicina Intensiva Brasileira. Médica Plantonista da UTI Pediátrica do Hospital Aliança.

Luciana Lopes de Sá Young
Especialista em Pediatria pelo Hospital Irmã Dulce e em Pneumologia pelo Hospital São Rafael. Pós-graduada em Pneumologia Infantil pelo Brenner Children Hospital, EUA. Qualificação em Suporte Avançado de Vida no Trauma pela American Heart Association e em Suporte Avançado de Vida em Pediatria pela American Heart Association. Plantonista da Emergência Pediátrica do Hospital Aliança. Diretora Técnica da Clínica Humaninhos.

Luciana Rodrigues Silva
Presidente da Sociedade Brasileira de Pediatria. Mestre e Doutora pela Universidade Federal da Bahia. Pós-doutora pela Université Libre de Bruxelles e Hôpital Kremlim Bicêtre Paris, Université Paris V. Professora Titular de Pediatria da Universidade Federal da Bahia. Coordenadora do Serviço de Pediatria do Hospital Aliança. Chefe do Serviço de Gastroenterologia e Hepatologia Pediátricas da Universidade Federal da Bahia. Membro da Academia Brasileira de Pediatria.

Luis Claudio Paranhos da Cruz
Especialista em Pediatria pelo Hospital Geral Roberto Santos. Especialização em Pneumologia Pediátrica pela Universidade Federal da Bahia. Plantonista da Emergência Pediátrica do Hospital Aliança. Sobreaviso de Pacientes Internados no Hospital Aliança. Membro do Departamento de Pneumologia Pediátrica da Sociedade Baiana de Pediatria.

Marcela Cristina Pita Andrade
Especialista em Neuropsicologia pelo Instituto de Psicologia da Universidade Federal da Bahia e em Reabilitação Neuropsicológica Infantil pelo Centro Paulista de Neuropsicologia da Universidade Federal de São Paulo. Membro da Sociedade Brasileira de Neuropsicologia.

Márcia Oliveira Staffa Tironi
Psicóloga e Mestre em Psicologia pela Universidade Federal da Bahia. Doutora em Medicina e Saúde Humana pela Escola Bahiana de Medicina e Saúde Pública. Professora Adjunta da Escola Bahiana de Medicina e Saúde Pública.

Maria Elisa Villas-Bôas
Especialista em Pediatria pelo Complexo Hospitalar Universitário Professor Edgard Santos/Universidade Federal da Bahia. Mestre e Doutora em Direito Público pela Universidade Federal da Bahia. Professora Adjunta de Direito Constitucional, Direitos Fundamentais e Ciência Política da Faculdade de Direito da Universidade Federal da Bahia. Professora Convidada do Eixo Ético-humanístico da Faculdade de Medicina da Universidade Federal da Bahia. Membro do Comitê de Ética em Pesquisa da Faculdade de Medicina da Universidade Federal da Bahia.

Maria Heloina Moura Costa Campos
Especialista em Pediatria e Neuropsicologia pela Universidade Federal da Bahia. Professora de Pediatria (Internato e Graduação) da Universidade Federal da Bahia. Médica do Pronto Atendimento Pediátrico do Hospital Aliança, da Maternidade Santa Maria/Hospital Português e do Hospital Santo Amaro/Fundação José Silveira.

Maria Medeiros Bahia
Especialista em Pediatria pela Sociedade Brasileira de Pediatria. Preceptora de Nefrologia Pediátrica do Hospital Geral Roberto Santos. Qualificação em Suporte Avançado de Vida em Pediatria e em Suporte Avançado de Vida no Trauma pela American Heart Association. Médica Pediatra da Emergência do Hospital Aliança.

Mariana Freire Rodamilans
Infectologista Pediatra no Hospital Estadual da Criança. Médica Plantonista no Pronto Atendimento Pediátrico do Hospital Aliança. Membro da Comissão de Controle de Infecções Hospitalares do Hospital Geral Roberto Santos.

Marina Torga Trocado Dantas
Médica Especialista em Pediatria. Médica Pediatra do Serviço de Pediatria do Hospital Aliança.

Marli Soares da Silva Lima
Pós-graduada em Gestão de Serviços de Saúde. Especialista em Terapia Intensiva Pediátrica pela Associação de Medicina Intensiva Brasileira e em Pediatria e Neonatologia pela Sociedade Brasileira de Pediatria. Coordenadora da UTI Pediátrica do Hospital Jorge Valente. Médica da UTI Pediátrica do Hospital Aliança.

Nilda de Assis Mendonça
Nutricionista pela Universidade do Estado da Bahia. Especialista em Nutrição Clínica pela Universidade Gama Filho. Especialista em Avaliação Nutricional pela Universidade Federal da Bahia. Nutricionista Clínica e Supervisora na Clínica Aliança de Pediatria.

Paula de Almeida Azi
Título de Pediatra pela Sociedade Brasileira de Pediatria e de Intensivista Pediátrica pela Sociedade Brasileira de Terapia Intensiva. Pós-graduada em Gestão Executiva de Saúde pela Fundação Getulio Vargas (FGV) e em Cuidados Paliativos pelo Hospital Sírio-Libanês. Médica do Hospital São Rafael e do Hospital Aliança. Diarista da UTI Pediátrica.

Rachel Silvany Quadros Guimarães
Especialista em Pediatria pelo Hospital São Rafael e em Neurologia Infantil pelo Obras Sociais Irmã Dulce. Mestranda em Neurociência na Universidade Federal da Bahia. Preceptora da Pediatria da Maternidade Climério de Oliveira. Instrutora de Pediatric Advanced Life Support.

Rafaela Borges Rolim Barbosa
Residência Médica em Pediatria pela Universidade Federal da Bahia. Especialista em Pediatria pela Sociedade Brasileira de Pediatria. Pós-graduada em Dermatologia pela Faculdade Ipemed de Ciências Médicas. Pediatra da Emergência Pediátrica do Hospital Aliança e do Hospital Universitário Professor Edgard Santos.

Renata Serravalle Rocha Felippi
Especialista em Pediatria pela Sociedade Brasileira de Pediatria e em Gastroenterologia e Hepatologia Pediátrica pela Universidade Federal da Bahia. Pós-graduada em Dermatologia pelo Instituto Superior de Medicina da Faculdade de Ciências Médicas de Minas Gerais. Médica do Serviço de Emergência Pediátrica do Hospital Aliança.

Romilda Castro de Andrade Cairo
Mestre e Doutora em Medicina e Saúde pela Universidade Federal da Bahia. Professora-assistente da Disciplina Pediatria do Departamento de Medicina da Universidade Salvador. Médica Plantonista do Serviço de Pediatria do Hospital Aliança. Presidente do Departamento de Gastroenterologia da Sociedade Baiana de Pediatria.

Sarah Levita Coutinho
Pediatra Nutróloga. Especialista em Pediatria pela Sociedade Brasileira de Pediatria e em Nutrição Parenteral e Enteral Pediátrica pela Sociedade Brasileira de Nutrição Parenteral e Enteral. Membro da Equipe Multidisciplinar de Terapia Nutricional do Hospital São Rafael.

Sílvia Maria do Nascimento Feitosa
Especialista em Nefrologia Pediátrica pela Universidade Estadual de Campinas e em Pediatria pela Sociedade Brasileira de Pediatria. Médica Plantonista da Emergência Pediátrica do Hospital Aliança.

Suedy Brito Coelho Wanderley
Especialista em Clínica da Dor pela Universidade Salvador. Especialista em Pediatria pela Sociedade Brasileira de Pediatria. Médica do Serviço de Emergência Pediátrica do Hospital Aliança e do Ambulatório de Seguimento do Recém-nascido de Risco do Instituto de Perinatologia da Bahia. Instrutora do Pediatric Advanced Life Support. Membro da Sociedade Brasileira de Pediatria.

Tarso Bomfim Barbosa
Residência Médica em Pediatria pelo Hospital São Rafael. Especialista em Pediatria pela Sociedade Brasileira de Pediatria. Pós-graduação em Alergologia pela Faculdade IPEMED de Ciências Médicas. Instrutor do Curso de Reanimação Pediátrica (Pediatric Advanced Life Support) da American Heart Association. Médico Pediatra da Empresa Brasileira de Serviços Hospitalares do Complexo Hospitalar Universitário Professor Edgard Santos. Médico Plantonista da Emergência Pediátrica do Hospital Aliança.

Ubirajara de Oliveira Barroso Júnior
Doutor em Urologia pela Universidade Federal de São Paulo. Professor Livre-docente Chefe do Serviço e Disciplina de Urologia da Universidade Federal da Bahia. Professor Adjunto de Urologia da Escola Bahiana de Medicina. Pesquisador do CNPq.

Úrsula Schaun Krauss
Plantonista do Setor de Emergência do Hospital Aliança. Membro da Sociedade Brasileira de Pediatria.

Zilma Verçosa de Sá Ribeiro
Especialista em Pediatria e Cardiologia Pediátrica. Doutora em Ciências, na Área de Cardiologia, pelo Instituto do Coração do Hospital das Clínicas da Faculdade de Medicina da Universidade de São Paulo. Coordenadora da Cardiologia Pediátrica do Hospital Português da Bahia. Intensivista da UTI Pediátrica do Hospital Aliança.

Sumário

Prefácio

Em toda obra há uma história. Certos de que deveríamos enfrentar o desafio de elaborar as diretrizes do nosso serviço de Pediatria, com a colaboração dos vários colegas, elas foram criadas e com a sua revisão periódica, lançamos a primeira edição do livro Pronto Atendimento em Pediatria em 2000 e sua segunda edição em 2006, ambas esgotadas.

Em 2017, com o propósito de ampliar e atualizar o conhecimento médico, que cresce célere, e com solicitações de nossos colegas pediatras de todo o país, lançamos *Condutas Pediátricas no Pronto Atendimento e na Terapia Intensiva*. O objetivo maior é representado pelo aperfeiçoamento contínuo na assistência aos pacientes pediátricos, aliado ao compartilhamento do conhecimento através da experiência que adquirimos nesses anos.

Os pediatras do Pronto Atendimento e da Unidade de Terapia Intensiva Pediátrica têm uma responsabilidade ímpar ao assistir seus pacientes, pela necessidade de diagnosticar e tratar corretamente e sempre enfatizar a manutenção posterior do cuidado pelo pediatra habitual da criança, com quem deve haver uma interlocução precisa. Além disso, o pediatra dessas duas unidades trabalha sempre em equipe com outros médicos de várias especialidades e outros profissionais de saúde de modo integrado. Enfatizamos neste livro as diretrizes práticas no Pronto Atendimento Pediátrico e na UTI Pediátrica, com ênfase no atendimento individualizado dos pacientes e seus familiares, observando sempre o aspecto físico, psicológico e social de cada um, através da discussão sistemática dos casos clínicos em todas as suas particularidades.

A Pediatria representa a especialidade na qual estão os profissionais que de fato são habilitados para assistir as crianças e os adolescentes na manutenção e recuperação da saúde em todas as suas áreas de atuação.

Luciana Rodrigues Silva
Luanda Flores da Costa

1

Assistência pediátrica no pronto atendimento e na unidade de terapia intensiva

Luciana Rodrigues Silva
Márcia Oliveira Staffa Tironi

INTRODUÇÃO

O atendimento em pediatria envolve muita complexidade e pode se modificar de acordo com a combinação de diversos aspectos, como a idade do paciente, a gravidade do seu quadro, a reação da família e o local em que o atendimento vai ser realizado. Dependendo da idade, a interação com a criança precisa ser mediada por familiares ou acompanhantes, o que pode, em algumas situações, demandar um esforço maior do profissional. Da mesma forma, a criança com um quadro grave que chega ao pronto atendimento ou à unidade de terapia intensiva (UTI) vem acompanhada por familiares que podem estar ansiosos e até desestruturados pela situação, principalmente porque, diferentemente de um consultório pediátrico, nessas unidades não existe nenhum vínculo prévio entre o profissional, o paciente e sua família. Outro aspecto que merece ser considerado é o significado da doença da criança/adolescente para a família e para os profissionais, considerando que, no caso da pediatria, envolve grande expectativa por cuidar de pessoas que estão apenas no início de suas vidas.

Por tudo isso, esse atendimento requer profissionais preparados e competentes, que consigam aliar a qualificação técnica atualizada, importante para subsidiar decisões eficazes, com a habilidade interpessoal e o preparo humanístico, indispensáveis para a identificação das necessidades dos pacientes e de suas famílias. Somente se aproximando, genuinamente, dessas demandas, será possível estabelecer vínculos tanto objetivos, pautados no conhecimento científico, quanto subjetivos, desenvolvidos pela sensibilidade com a dor e o sofrimento do outro.

Todos os profissionais que atuam na Pediatria devem estar treinados para identificar a qualquer momento sinais que sugiram gravidade, como dificuldade ou piora do ritmo respiratório, cianose, palidez, desfalecimento ou qualquer suspeita de que a criança não está bem, inclusive pela solicitação dos pais, que bem conhecem qualquer mudança na disposição de seus filhos. A intervenção precoce pode mudar de modo significativo a evolução do quadro dos pacientes.

É fundamental que toda a equipe médica saiba como estão, periodicamente, as causas de atendimento do serviço no qual trabalha e sua distribuição ao longo dos meses do ano. A distribuição epidemiológica e sua análise crítica são de fundamental importância para o aperfeiçoamento dos Serviços de Pronto Atendimento e Terapia Intensiva. Outro aspecto é a necessidade também sistematizada de discussão de casos e protocolos de atendimento para uniformizar a assistência entre os vários profissionais dos plantões. A sistematização dos atendimentos e a passagem rotineira dos plantões entre os profissionais dão maior segurança aos clientes, além de melhorar a qualidade da assistência prestada, aproximando assim os plantonistas.

Nos momentos de risco iminente de vida, em que os procedimentos de urgência são prioritários para a recuperação da estabilidade, tanto a família quanto a criança/adolescente devem ser informados sobre os procedimentos aos quais se submeterá por mais dolorosos que sejam e, na medida do possível, a família deve estar presente durante todo o tempo. Negar que eles vão sentir dor não irá eliminá-la e poderá gerar maior desconfiança posteriormente. Para Coppe e Miranda (2003), a condução da equipe de saúde será fundamental para a formação deste vínculo de confiança.

Dentre os profissionais que atuam na pediatria, enfatiza-se o papel do médico, um trabalhador que, historicamente, atuou como autônomo e vem experimentando a necessidade cada vez maior de vinculação a organizações hospitalares e a equipes multidisciplinares compostas por outros profissionais de saúde que, além de disponibilizarem recursos tecnológicos e estruturais, também exercem influência na sua relação com os usuários de seus serviços. Essa vinculação traz alguns elementos que merecem atenção, como: necessidade de submissão a valores, normas e protocolos de atendimento adotados pelas organizações empregadoras; atuação sob pressão de tempo e produtividade; convivência com limitações em relação às condições de trabalho; necessidade de adaptação e convivência com diferentes contextos de trabalho, entre outros. É inevitável que esses elementos reflitam na qualidade dos serviços prestados e na saúde do médico, desencadeando, entre outras consequências, o estresse psíquico do pediatra.

Ainda sobre as situações de urgência e emergência pediátricas, Menegaz (2004) ressalta que o pediatra, muitas vezes, é buscado pela família com uma grande expectativa como se fosse um profissional capaz de tudo para salvar a criança/adolescente. Estas expectativas, impossíveis de serem atendidas, provocam conflitos e sofrimento, podendo determinar estresse ou adoecimento do profissional. Cabe, portanto aos coordenadores dos serviços estarem atentos não só aos aspectos da competência técnica, mas também da estabilidade emocional de seus profissionais, não só dos médicos, mas também dos outros membros da equipe.

As situações que requerem pronta atuação do pediatra funcionam como um desafio, e todos os resultados positivos devem ser do conhecimento de toda a equipe, assim como as dificuldades e os eventuais erros também discutidos com maturidade, como sendo de aprendizado para todos, cada um refletindo sobre sua própria atuação, sobre suas atitudes e dificuldades, além do sentimento de onipotência que, por vezes, atrapalha as atitudes dos profissionais médicos.

Há ainda que se enfatizar o papel de liderança necessário ao pediatra já que tem que atuar em interlocução com médicos de outras especialidades, enfermeiros, técnicos e outros profissionais. Este papel nem sempre é bem exercido por todos, o que pode ocasionar dificuldades na sua atuação. Em plantões muito cheios, algumas vezes ocorrem falhas se o médico não está atento para as várias questões técnicas, éticas e administrativas que podem surgir. A duração dos plantões tem sido alvo de poucos estudos, mas frequentemente observa-se a necessidade de diminuí-la ou modificá-la, em vista do estresse que pode surgir após muitas horas de trabalho. Há necessidade de treinamento e atualização frequentes e sistematizados, sobretudo relacionados às condutas nas urgências e emergências. Um outro aspecto significativo é que nem sempre em todos os serviços há disponibilidade de toda a infraestrutura necessária, o que pode comprometer a assistência adequada aos pacientes graves.

Nesse sentido, este capítulo abordará questões na dimensão tripartida envolvendo a criança/adolescente, a família e o médico pediatra. A criança/adolescente, acometida pela doença, interrompe o seu ciclo normal de desenvolvimento e demanda cuidados específicos de acordo com a sua faixa etária. A família, também afetada pela doença, vê-se diante de uma situação inesperada, necessita de informações e deve participar das decisões sobre o tratamento de seu menor. O médico pediatra, que no seu atendimento precisa compreender o contexto a que está submetido no seu cotidiano de trabalho, apropriar-se dele e estar atento às cargas (físicas e psíquicas) inerentes à sua atuação, como a tensão emocional, o sentimento de impotência e a pressão diante da luta constante contra o sofrimento, a dor e a morte. Os sentimentos podem ser atenuados e compreendidos adequadamente, dependendo da vivência do médico, do seu humanismo, da sua interlocução com os pacientes e familiares, da sua capacidade de empatia, da competência de toda a equipe nos serviços de urgências e UTI, da amplitude mental dos gestores das instituições, além de outros aspectos, mas sobretudo da sua conscientização e crítica de cada situação.

UM CALEIDOSCÓPIO NO ATENDIMENTO PEDIÁTRICO: A CRIANÇA, A FAMÍLIA E O MÉDICO

A área de pediatria é especializada na assistência à criança e ao adolescente e apresenta como características básicas o crescimento e o desenvolvimento constantes, desde o período de recém-nascido até o final da adolescência, passando pelas fases lactente, pré-escolar e escolar. Os atendimentos pediátricos podem acontecer em vários setores: unidade de urgência e emergência, unidade de internação, UTI e ambulatório/consultório. A unidade de urgência e emergência pode ser caracterizada pela imprevisibilidade; a de internação, por restrições diversas; o ambulatório, tanto pelo acompanhamento de puericultura quanto de doenças sem gravidade; e a UTI, pela premência de resoluções e vigilância continuada.

A perspectiva dos diversos protagonistas sociais envolvidos nessa assistência pode ser mais bem compreendida quando se utiliza o caleidoscópio* como metáfora e se identificam as relações estabelecidas entre a criança/adolescente, a família e o médico e o quanto as situações vivenciadas por cada um, suas reações, dúvidas, medos e ansiedade vão se modificando pela influência de um no outro; estão sempre em movimento; não se repetem. Para que seja possível um atendimento integral e com qualidade, todos têm de ser considerados em sua singularidade, conforme representado na Figura 1. É importante perceber que cada um possui necessidades reciprocamente significativas, tendo o direito de conhecer todo o processo de atendimento e ser respeitado de modo completo em suas sutilezas e peculiaridades.

O caleidoscópio também traz a noção de que, para que cada perspectiva seja igualmente considerada, as faces espelhadas devem estar dispostas com a mesma angulação entre elas para que consigam refletir seus aspectos singulares na imagem central. Mesmo sabendo que o paciente representa o foco principal nessa tríade, é inegável que a família e o pediatra também sejam considerados, pois

---

* Caleidoscópio: instrumento cilíndrico, em cujo fundo há fragmentos móveis de vidro colorido, os quais, ao refletirem-se sobre um jogo de espelhos angulares dispostos longitudinalmente, produzem combinações de imagens de cores variadas, promovendo sucessão rápida e cambiante de impressões e sensações.

Figura 1 Caleidoscópio do atendimento.

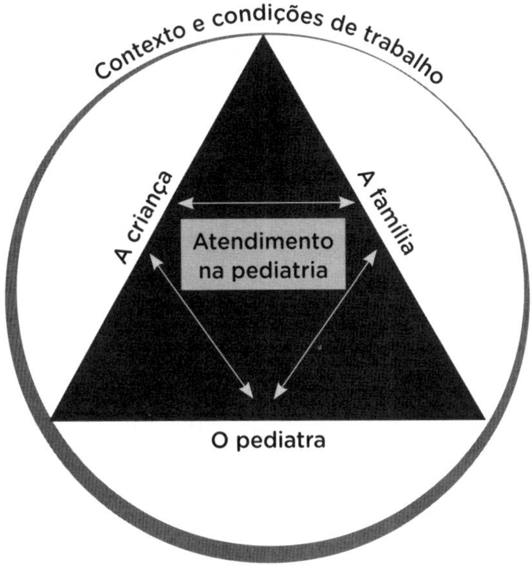

interferem no resultado final. Muitos estudos (Gomes et al., 2016; Strasburg et al., 2011; Santos et al., 2016; Mekitarian et al., 2015; Feliciano et al., 2005; Rocha et al., 2015) têm buscado identificar a percepção de pacientes e familiares, como consumidores dos serviços de assistência em pediatria, e de pediatras, como prestadores desses serviços, sobre como vivenciam essa experiência, buscando minimizar os efeitos estressantes. Para isso, é necessário compreender a perspectiva de cada um deles.

Para o paciente, integrar uma das faces espelhadas significa estar em um momento de restrição de sua saúde em um processo de hospitalização e/ou de dependência de cuidados especializados de saúde. Segundo Chiattone, a doença é um ataque à criança, afeta a sua integridade e compromete o seu desenvolvimento emocional. A vivência dessa doença pode ser experimentada com muito sofrimento pelos pacientes de pediatria e pode desencadear vários agravos, como sinalizado por Gomes et al. no estudo sobre a ansiedade como resposta ao processo estressante da hospitalização de crianças, em que apontam também alguns antecedentes que podem agravá-la, como hospitalizações anteriores, afastamento do contexto familiar, inserção em ambiente desconhecido (hospital), privação de atividades recreativas, dentre outros.

A vivência da hospitalização varia de acordo com a idade da criança, podendo, em algumas situações, ser imprevisível. Cabe ressaltar as consequências nocivas da hospitalização que interferem no desenvolvimento normal da criança, como o desmame agressivo, a interrupção ou o retardo da escolaridade, as agressões psicológicas e físicas e ainda as mais variadas iatrogenias, como as infecções hospitalares. Cada paciente deve ser atendido e observado de modo completo e individualizado, identificado pelo seu nome, além de ter o seu prontuário adequadamente preenchido e os procedimentos e a evolução do seu quadro devidamente registrados.

Para a família, também envolvida com a doença da sua criança/adolescente, a face espelhada pode refletir a preocupação com o diagnóstico/prognóstico e/ou a inabilidade para lidar com o inesperado da situação de crise provocada pela doença. A família pode não se sentir incluída pelos profissionais de saúde, pode achar que não tem um lugar dentro da trama da organização hospitalar, toda voltada para o atendimento ao paciente. Mekitarian e Angelo, em seu estudo sobre a percepção dos profissionais sobre a presença da família na emergência pediátrica, concluíram que a equipe médica e os profissionais com menos de 10 anos de formação acadêmica são mais favoráveis à presença da família em sala de emergência do que os demais profissionais. Os autores levantaram também que os motivos para a inclusão ou exclusão da família não focavam nas reais necessidades delas, mas na insegurança dos profissionais ou na possibilidade de facilitar o trabalho deles.

Em relação ao pronto atendimento e à unidade de terapia intensiva, Coppe e Miranda discutem a questão de como fica o paciente e sua família nesse contexto de urgência e emergência, no qual eles vivenciam a perda do referencial, que vem acompanhado por sentimentos de isolamento e rompimento de laços; os procedimentos médicos, embora necessários à recuperação do paciente, adquirem um caráter ameaçador e invasivo; o sentimento de raiva por estarem ali, a dependência do outro e o medo da morte podem estar presentes; o desconhecimento do ambiente, dos procedimentos a serem realizados e do prognóstico da doença também gera grande desconforto. Tudo isso demonstra a necessidade de uma reorganização baseada na sua qualidade de indivíduos, que deve ser acompanhada pelos profissionais de saúde.

Para o médico pediatra, que integra a outra face espelhada da metáfora do caleidoscópio, a assistência a pacientes pediátricos representa o seu contexto de trabalho, para o qual deve se preparar para dar conta. Seu cotidiano, ao mesmo tempo que possibilita a experiência de atuação na área de escolha, também incorpora alguns fatores estressores. Feliciano et al. discutem os sentimentos contraditórios de profissionais de pronto-socorro pediátrico. De um lado, está o cansaço provocado pelo excesso de demanda e limitações de recursos em alguns lugares, mas, de outro, encontram-se a satisfação por gostar do que fazem e o reconhecimento da própria utilidade, curando e salvando vidas.

Em estudo sobre o medo de errar em unidades de urgência pediátrica, Melo e Ferreira levantaram questões ligadas à preparação do próprio pediatra, como o medo de cometer erros, o temor de não perceber alterações importantes no quadro do paciente, a culpa por achar que poderia fazer mais; às condições de trabalho, como a alta demanda, o não reconhecimento, a possibilidade de processos na justiça, a frustração por não poder ver o resultado do seu trabalho, a agressividade dos usuários; às exigências do desempenho, como ter de manter o equilíbrio emocional, estar em estado de alerta, mudar de atitude em um curto período. O cotidiano de trabalho faz com que o pediatra precise atualizar, constantemente, a escolha por atuar nessa área, e isso se reflete no atendimento prestado.

Para que esse caleidoscópio psicossocial resulte em um atendimento mais humanizado e integral, é preciso que se dê atenção às necessidades e às demandas dos diversos protagonistas sociais envolvidos. Trata-se de uma questão de sensibilidade e ética, que aponta para o imperativo de que um compromisso seja assumido, não só pelos prestadores de serviços que compõem uma das três faces espelhadas, mas pelos hospitais, instituições que irão compor a base cilíndrica que aproxima as faces espelhadas e proporciona a sustentação para que o encontro possa acontecer de modo adequado.

ATENDIMENTO PEDIÁTRICO E OS SEUS REFLEXOS NO TRABALHO E NA SAÚDE DO PEDIATRA

As duas unidades da pediatria que são foco de atenção deste capítulo, o pronto atendimento e a terapia intensiva, funcionam, necessariamente, integradas a uma instituição hospitalar ou clínica. Portanto, para se compreender os principais aspectos envolvidos no contexto de trabalho do pediatra nessas unidades, é necessário ampliar a discussão para incluir uma questão importante: a profissionalização dos hospitais, agora vistos como empresas. Vendemiatti et al. sinalizam que esse processo coloca o hospital-empresa entre duas lógicas distintas e até conflitantes em seu propósito principal, uma ainda voltada para a vocação de cuidar de pessoas e preservar a saúde e a outra regida pela racionalidade, voltada para a otimização da utilização de recursos e para a produtividade.

A área de pediatria não ficou preservada desse movimento, e os médicos pediatras também foram convocados a empreender esforços para garantir a sustentabilidade dos seus serviços, o que pode ter causado certo distanciamento do foco principal de sua atuação – o relacionamento com os pacientes. A exigência para que esse trabalhador desenvolva competências que melhorem o resultado do seu trabalho também tem aumentado. Atender às demandas, entretanto, pode significar, por um lado, a qualificação do profissional para que preste um serviço diferenciado; por outro, uma sobrecarga a mais para esse trabalhador, que se expõe a situações de tensão que favorecem o aparecimento de sintomas relacionados ao desgaste e ao estresse ocupacional.

Outra questão importante a ser discutida é sobre a preparação técnica, psicológica e emocional que os trabalhadores precisam ter para lidar com os fatores estressores presentes no seu cotidiano. Sebastiani alerta para a sobrecarga emocional que pode ser desenvolvida pela convivência com estímulos emocionais nocivos, como: a relação com o processo de morte; o cotidiano de trabalho permeado por vivências ligadas a dor, sofrimento, impotência e perdas de diversos tipos; pacientes que podem se apresentar poliqueixosos, refratários à ajuda, agressivos, deprimidos; conviver com limitações técnicas, pessoais e materiais em contraponto ao alto grau de expectativas e cobranças lançadas sobre esse profissional; a solicitação intermitente de decisões rápidas e precisas; a alta demanda de pessoas necessitadas de cuidado.

Com base no intenso contato com os pacientes, os profissionais de saúde apresentam alguns comportamentos, que foram agrupados por Angerami-Camon em quatro posturas de atendimento: calosidade profissional – postura de distanciamento pelo intenso contato com usuários; distanciamento crítico – permite que o profissional da saúde lide com os aspectos emocionais dos usuários sem desestabilizar-se emocionalmente; empatia genuína – envolvimento do profissional de saúde com os usuários de seus serviços sem qualquer barreira, podendo até ultrapassar os limites de sua privacidade; profissionalismo afetivo – o profissional de saúde desenvolve o seu trabalho de forma sistematizada, mantendo um equilíbrio entre o envolvimento emocional e a sensibilidade com os aspectos emocionais dos usuários de seus serviços. Essas posturas podem indicar parâmetros para detecção de processos de adoecimento psíquico do trabalhador.

Em estudo sobre saúde e trabalho de médicos de UTI neonatal, Rocha et al. discutem a perspectiva do intensivista neonatal sobre alguns aspectos, como a atual configuração do trabalho médico: missão sagrada × desgaste do trabalho concreto; carga horária excessiva; naturalização da ausência de pausas na rotina; dedicação à profissão, de forma que não se reconhecem fora do trabalho. Outro aspecto diz respeito ao trabalho em UTI: estado de constante atenção e vigilância; tensão pela possibilidade de perda do paciente; a frieza, muitas vezes desenvolvida para negar a existência de impotência, medo e despreparo para lidar com pessoas e sentimentos envolvidos. Ao mesmo tempo, há a satisfação por trabalhar em UTI e o efeito positivo na economia psíquica dos trabalhadores pelo uso da tecnologia.

Em sua pesquisa sobre *burnout*** em médicos, Benevides-Pereira destaca os agentes estressores da profissão médica, alguns já citados anteriormente, dentre os quais: altas demandas; pouco reconhecimento profissional; reduzida participação nas decisões que implicam no seu trabalho; necessidade de atualização contínua; pressão de tempo e atuações de urgência; burocracia na prática diária; ausência de locais para descanso; falta de material e infraestrutura para a assistência, entre outros. A autora também se refere, além desses fatores, à pressão que pode ser sentida pelos médicos pelas questões institucionais do local em que prestam serviços, ocasionada por condições laborais em alguns lugares incompatíveis com o atendimento adequado do paciente.

Nesse sentido, cabe ressaltar a influência que a organização e o processo de trabalho desempenham na saúde e no bem-estar do trabalhador. Seja na emergência ou na terapia intensiva, a atuação do médico pediatra vinculada a um hospital tem impacto, positiva ou negativamente, na sua saúde psíquica e no seu equilíbrio emocional. Muitos autores afirmam, inclusive, que o trabalhador adoece mais por questões vinculadas ao contexto de trabalho do que por características individuais. Pode-se destacar o *burnout* como um desses agravos que pode acometer o pediatra e salientar que o conhecimento sobre a síndrome pode representar o primeiro passo para a sua prevenção.

O *burnout* é uma síndrome psicológica de esgotamento profissional, que é desenvolvida como resposta à sobrecarga emocional crônica no trabalho que envolve relacionamento interpessoal de grande responsabilidade e apresenta três dimensões interdependentes: exaustão emocional, despersonalização e reduzida realização profissional ou ineficácia. Um aspecto importante a ser considerado sobre o *burnout* é o fato de ter de ser entendido como um processo, desenvolvido com base na estreita relação entre as características do ambiente de trabalho e as características individuais do trabalhador (Benevides-Pereira, 2010; Trigo, 2010; Maslach et al., 2001; Maslach, 2005; Tamayo, 2008).

Com relação à prevalência de *burnout*, apesar do avanço das pesquisas, ainda existe carência de estudos que abordem categorias profissionais e contextos específicos, como é o caso dos médicos que atuam na pediatria. Várias pesquisas encontraram prevalência de nível alto nas dimensões de *burnout*, principal-

---

** *Burnout* – síndrome de esgotamento profissional.

mente na dimensão de exaustão emocional, em pediatras, por exemplo: Menegaz, que avaliou 41 pediatras; Tironi e Fernandes, que avaliaram 59 pediatras; Galván et al., um estudo argentino que avaliou 162 intensivistas pediátricos; e Tironi et al., que avaliaram 53 neonatologistas e pediatras intensivistas.

Existem algumas perspectivas de abordagem do *burnout* que dependem do foco de análise da situação. A perspectiva clínica compreende um conjunto de sintomas, como fadiga física e mental, falta de entusiasmo e sentimento de impotência. Esse perfil ressalta as características individuais e apresenta uma visão unidimensional, pois não incorpora nem os elementos relacionais trazidos pelo fator da despersonalização, nem os elementos de suporte organizacional trazidos pelo fator da reduzida realização profissional.

A concepção sociopsicológica, descrita por Maslach, evidencia a existência de fatores multidimensionais: a exaustão emocional (EE), a despersonalização (DE) e a reduzida realização pessoal (rRP). O primeiro refere-se à sensação de esgotamento tanto físico como mental, ao sentimento de haver chegado ao limite de suas possibilidades. O segundo se refere ao tratamento negativo, cínico, frio e impessoal com os usuários de seus serviços, incluindo a diminuição do idealismo e a indiferença ao que pode vir a acontecer aos demais. O terceiro se refere ao declínio do sentimento de competência e produtividade no trabalho. Maslach também assinala que a análise multidimensional acrescenta uma vantagem sobre a visão unidimensional com que o fenômeno era analisado inicialmente, pois incorpora, além da dimensão singular (EE), duas outras dimensões: a resposta direcionada a outros (DE) e a resposta a si mesmo (rRP).

A perspectiva organizacional e a sócio-histórica, descrita por Benevides-Pereira, interessam nessa abordagem pela referência à influência da organização no desenvolvimento da síndrome. Na primeira, o *burnout* é a consequência de um desajuste entre as necessidades apresentadas pelo trabalhador e os interesses da organização. Já a segunda prioriza o papel da sociedade, cada vez mais individualista e competitiva, considerando que as ocupações voltadas para a ajuda e o desenvolvimento do próximo se aproximam de uma perspectiva comunitária e são incompatíveis com os valores predominantes na sociedade atual.

Os sintomas do *burnout* se manifestam em quatro áreas: sintomas físicos (fadiga constante e progressiva, distúrbios do sono, dores musculares ou osteomusculares, cefaleias, enxaquecas, perturbações gastrointestinais, imunodeficiência, transtornos cardiovasculares, distúrbios do sistema respiratório, disfunções sexuais, alterações sexuais nas mulheres); sintomas psíquicos (falta de atenção/concentração, alterações de memória, lentificação do pensamento, sentimento de solidão, impaciência, sentimento de insuficiência, labilidade emocional, astenia, desânimo, disforia, depressão, desconfiança, paranoia); sintomas comportamentais (negligência ou excessivo escrúpulo, irritabilidade, incremento da agressividade, incapacidade para relaxar, dificuldade de aceitação de mudanças, perda de iniciativa, aumento do consumo de substâncias psicoativas, comportamento de alto risco, suicídio); sintomas defensivos (tendência ao isolamento, sentimento de onipotência, perda de interesse pelo trabalho ou lazer, absenteísmo, ironia, cinismo) (Benevides-Pereira, 2010).

Os estudos (Benevides-Pereira, 2010; Trigo, 2010; Maslach et al., 2001) que avaliam as variáveis desencadeadoras do *burnout* tendem a considerar quatro grandes blocos: a) características pessoais (idade, nível educacional, estado civil, etc.); b) características do trabalho (tempo de profissão, tipo de ocupação, tempo na instituição, relação com clientes, colegas, conflito com os valores pessoais, etc.); c) características organizacionais (ambiente físico, mudanças organizacionais, normas institucionais, clima, burocracia, comunicação) e d) características sociais *(suporte social, suporte familiar, cultura e prestígio)*. De todas essas variáveis, cabe ressaltar: o conflito com os valores pessoais – o profissional é impelido a atuar em desacordo com seus princípios; mudanças organizacionais – alterações frequentes de regras e normas; as normas institucionais – normas rígidas que impedem a possibilidade de criatividade e controle sobre o trabalho; o clima – a qualidade do clima laboral está associada à saúde organizacional; a comunicação – os estilos de comunicação adotados pela organização; suporte social – possibilidade de contar com colegas e amigos de confiança; a cultura – normas, valores e a influência na coletividade.

UM DIÁLOGO POSSÍVEL ENTRE O MÉDICO PEDIATRA E A ORGANIZAÇÃO HOSPITALAR: ESTRATÉGIAS DE PREVENÇÃO E INTERVENÇÃO

Considerando o contexto de trabalho uma moldura para a ocorrência de *burnout*, a sua investigação deve, necessariamente, incluir também uma avaliação do contexto em que os serviços dos pediatras são prestados. Isso envolve aliar uma perspectiva organizacional mais ampla à avaliação individual da saúde do trabalhador. Em revisão sistemática sobre intervenções para reduzir o *burnout* em médicos, Panagioti et al. concluíram que, apesar de muito variadas e heterogêneas na sua forma, as intervenções direcionadas para mudanças organizacionais são mais eficientes do que as direcionadas ao médico. Os autores ainda chamaram a atenção para a grande quantidade de estudos que identificam fatores de risco para o desenvolvimento do *burnout* e relativamente poucos de intervenção.

Isso está de acordo com o que é defendido por Maslach, quando afirma que a experiência de *burnout* gera consequências para o trabalhador e para a organização. Prevenir é melhor do que ter de intervir no problema já instalado, e as intervenções organizacionais podem ser mais produtivas do que as individuais e podem ter maior efeito. Garrosa-Hernándes et al. discutem ações de prevenção e intervenção no *burnout*, algumas propondo o tratamento após a ocorrência e outras focando a prevenção, para evitar que aconteça. Os programas de intervenção podem ser focados nas respostas do indivíduo, no contexto ocupacional e na interação entre o contexto ocupacional e o indivíduo.

Os programas com foco nas respostas do indivíduo têm como objetivos principais reduzir o *burnout* e aliviar os seus efeitos. São voltados para a educação, buscando a aprendizagem de estratégias para lidar com os fatores associados ao *burnout* do contexto ocupacional. Têm como limitação o fato de o indivíduo não ter controle sobre uma série de questões ligadas ao contexto ocupacional, o que enfraquece a possibilidade de mudança. Os programas com foco no contexto ocupacional têm como objetivo modificar as situações em que se desenvolve o trabalho. Por fim, os programas com ênfase na interação entre o contexto ocupacional e o indivíduo têm como objetivo principal combinar mudanças nas práticas administrativas com as intervenções educacionais descritas anteriormente.

Ainda segundo Garrosa-Hernándes et al., cada um desses programas pode ser considerado – preventivo e interventivo – em função da fase de atuação sobre o problema, podendo ser: primária – age na natureza do agente estressor antes que este seja percebido como tal; secundária – atua sobre a resposta da pessoa e no contexto ocupacional, quando já existe percepção do estresse; terciária – quando já existem sintomas e perda de bem-estar e saúde da pessoa.

Para concluir, considerando a vulnerabilidade ao *burnout* e a influência direta dos aspectos da organização no seu desenvolvimento, torna-se imprescindível a atenção ao bem-estar dos trabalhadores, por intermédio de programas de desenvolvimento, compartilhados entre o médico pediatra, toda a equipe de saúde do pronto atendimento/UTI e a organização hospitalar, que possam considerar o *burnout* um processo, e não um estado.

CONSIDERAÇÕES FINAIS

Considerando a criança o principal foco de atenção nas situações de urgência e emergência, os objetivos da equipe de saúde devem ser, conforme ressalta Chiattone, minimizar o sofrimento da criança, promover a sua recuperação e fazer com que se torne elemento ativo dentro do processo de hospitalização e doença, assim como acolher e dar suporte à criança e à família, compreendendo suas peculiaridades.

Para isso, é necessário retomar a importância da percepção do momento do atendimento em analogia com o caleidoscópio que traz a singularidade de cada situação, as necessidades de cada um dos protagonistas sociais envolvidos e, principalmente, a interdependência que existe entre eles. Cada momento, individual e único, deve ser acompanhado em suas sutilezas, e as intervenções precisam estar sempre de acordo com essa percepção atualizada, buscando fazer com que a criança e a família possam se sentir acolhidas e compreendidas.

Retomando o caleidoscópio, enfatiza-se a necessidade de que o médico pediatra esteja bem para que possa cuidar bem do seu paciente. Somente assim, é possível atuar de forma eficiente e obter um retorno adequado do tratamento e da interação com a criança e a sua família.

BIBLIOGRAFIA

1. Angerami-Camon VA (org.). Urgências psicológicas no hospital. São Paulo: Pioneira Thomson Learning; 2002.
2. Benevides-Pereira AMT. *Burnout*: o processo de adoecer pelo trabalho. In: Benevides-Pereira AMT (org.). *Burnout*: quando o trabalho ameaça o bem-estar do trabalhador. 4.ed. São Paulo: Casa do Psicólogo; 2010. p.21-91.
3. Chiattone HBC. A criança e a morte. In: Angerami-Camon VA (org.). E a psicologia entrou no hospital.... São Paulo: Pioneira Thomson Learning; 2003.
4. Coppe AAF, Miranda EMF. O psicólogo diante da urgência no pronto-socorro. In: Angerami-Camon VA, Chiattone HBC, Meleti MR (orgs.). A psicologia no hospital. 2.ed. São Paulo: Pioneira Thomson Learning; 2002.
5. Feliciano KVO, Kovacs MH, Sarinho SW. Sentimentos de profissionais dos serviços de pronto-socorro pediátrico: reflexões sobre o *burnout*. Rev Bras Saúde Mater Infant. 2005;5(3):319-28.
6. Galván ME, Vassallo JC, Rodríguez SP, Otero P, Montonati MM, Cardigni G, et al. Professional burnout in pediatric intensive care units in Argentina. Arch Argent Pediatr. 2012;110(6):466-73.
7. Garrosa-Hernandéz E, Benevides-Pereira AMT, Moreno-Jiménez B, González JL. Prevenção e intervenção na síndrome de burnout. Como prevenir (ou remediar) o processo de *burnout*. In: Benevides-Pereira AMT (org.). Burnout: quando o trabalho ameaça o bem-estar do trabalhador. 4.ed. São Paulo: Casa do Psicólogo; 2010. p.21-91.
8. Gomes GLL, Fernandes MGM, Nóbrega MML. Ansiedade da hospitalização em crianças: análise conceitual. Rev Bras Enferm. 2016;69(5):940-5.

9. Maslach C, Leiter MP. Early predictors of job burnout and engagement. Journal of Applied Psychol. 2008;93(3):498–512. Disponível em: http://cord.acadiau.ca/tl_files/sites/cord/resources/Documents/3.pdf.
10. Maslach C, Schaufeli WB, Leiter MP. Job burnout. Ann Rev Psychol. 2001;52:397-422. Disponível em: http://www.annualreviews.org/doi/abs/10.1146/annurev.psych.52.1. 397.
11. Maslach C. A multidimensional theory of burnout. In: Cooper C. Theories of organizacional stress. Manchester: Oxford University Press; 1998.
12. Maslach C. Burnout and engagement in the workplace: news perspectives. 2011;13(3):44-7. Disponível em: http://openhealthpsy chology.net/ehp/issues/2011/v13iss3_September2011/13_3_Maslach.pdf.
13. Maslach C. Entendendo o *burnout*. In: Rossi AM, Perrewé PL, Sauter SL (orgs.). Stress e qualidade de vida no trabalho: perspectivas atuais da saúde ocupacional. São Paulo: Atlas; 2005. p.41-55.
14. Mekitarian FFP, Angelo M. Family's presence in the pediatric emergency room: opinion of health's professionals. Rev Paul Pediatr. 2015;33(4):460-6.
15. Melo EMC, Ferreira RA. A atividade do pediatra na urgência: o medo de errar e a necessidade de estar bem. Rev Med Minas Gerais. 2014;24(1):36-44.
16. Menegaz FDL. Características da incidência de *burnout* em pediatras de uma organização hospitalar pública. [Dissertação. Curso de pós-graduação em psicologia da Universidade Federal de Santa Catarina.] Florianópolis; 2004.
17. Panagioti M, Panagopoulou E, Bower P, Lewith G, Kontopantelis E, Chew-Graham C, et al. Controlled interventions to reduce burnout in physicians: a sistematic review and meta-analyses. JAMA Intern Med. 2017;177(2):195-205.
18. Rocha APF, Souza KR, Teixeira LR. A saúde e o trabalho de médicos de UTI neonatal: um estudo em hospital público no Rio de Janeiro. Physis. 2015;25(3):843-62.
19. Santos PM, Silva LF, Depianti JRB, Cursino EG, Ribeiro CA. Os cuidados de enfermagem na percepção da criança hospitalizada. Rev Bras Enferm. 2016;69(4):646-53.
20. Sebastiani RW. Aspectos emocionais e psicofisiológicos nas situações de emergência no hospital geral. In: Angerami-Camon VA (org.). Urgências psicológicas no hospital. São Paulo: Pioneira Thomson Learning; 2002.
21. Strasburg LC, Pintanel AC, Gomes GC, Mota MS. Cuidado de enfermagem a crianças hospitalizadas: percepção de mães acompanhantes. Rev Enferm UERJ. 2011;19(2):262-7.
22. Tamayo MR. Burnout: aspectos gerais e relação com o estresse no trabalho. In: Tamayo A (org.). Estresse e cultura organizacional. São Paulo: Casa do Psicólogo; 2008. p.75-105.

23. Tironi MOS, Fernandes SRP. Síndrome de *burnout* em médicos pediatras: estudo em dois hospitais de Salvador. Revista Baiana de Pediatria. 2007;3(1):31-42. Disponível em: http://www.sobape.com.br/revistas/Revista-baiana-de-pediatria-vol-3-n-1-2007.pdf.
24. Tironi MOS, Teles JMM, Barros DS, Vieira DFVB, Silva Filho CM, Martins Júnior DF. Prevalência de síndrome de burnout em médicos intensivistas de cinco capitais brasileiras. Rev Bras Ter Intensiva. 2016;28(3):270-7.
25. Trigo TR. Síndrome de *burnout* ou esgotamento profissional: como identificar e avaliar. In: Glina DMR, Rocha LE (orgs.). Saúde mental no trabalho: da teoria à prática. São Paulo: Roca; 2010. p.160-75.
26. Vendemiatti M, Siqueira ES, Filardi F, Binotto E, Simioni FJ. Conflito na gestão hospitalar: o papel da liderança. Ciênc Saúde Coletiva. 2010;15(Supl 1):1301-14.

2
Abdome agudo

Daniela Perlungieri Casanova
Luciana Rodrigues Silva

INTRODUÇÃO

O termo "abdome agudo" contempla um grupo de condições cujo tratamento clínico ou cirúrgico deve ser imediato. O sintoma mais relevante dessas condições, a dor abdominal aguda, é uma das principais queixas encontradas nos serviços de emergência pediátricos, podendo ou não estar relacionada com causas abdominais. Embora na maioria dos casos a dor abdominal traduza um evento sem grandes repercussões clínicas, cerca de 8% dos atendimentos nas emergências pediátricas são secundários a dor abdominal. Cabe ao pediatra, por meio de anamnese criteriosa e exame físico bem detalhado, identificar as situações de risco em que deve haver intervenções imediatas e quais os exames complementares necessários.

ABORDAGEM CLÍNICA

As causas de dor abdominal variam conforme a faixa etária. Anamnese e exame físico criteriosos são indispensáveis para orientar a abordagem inicial, mas os exames de imagem e laboratoriais podem ser necessários para determinar a etiologia e o tratamento específico para cada doença.

A abordagem clínica inicial deve ter por objetivos:

- Estabilização hemodinâmica, quando necessária.
- Identificação das condições cirúrgicas urgentes.
- Tratamento da dor.
- Determinação do diagnóstico etiológico.

Uma vez afastadas as causas não abdominais da dor, deve-se determinar se é ou não uma emergência cirúrgica. A presença de dor abdominal de forte intensidade, deterioração do estado geral, vômitos biliosos ou fecaloides, rigidez abdominal involuntária, sinal positivo de descompressão brusca, distensão abdominal com timpanismo difuso, líquido livre ou sangue na cavidade abdominal ou história de trauma com distensão difusa alertam para a necessidade de avaliação cirúrgica.

Embora a caracterização da dor seja importante para o diagnóstico, não se deve retardar a analgesia adequada. Há estudos em adultos mostrando que o uso de opioides para tratar a dor não atrasa o diagnóstico de abdome agudo e o tempo até a abordagem cirúrgica. Embora os estudos em criança não sejam suficientes para provar o que se demonstrou em adultos, as evidências existentes sugerem que a analgesia adequada também não aumenta a morbidade e a mortalidade nos pacientes pediátricos suspeitos de abdome agudo, portanto, não há justificativa para manter o paciente com dor. Em todo serviço de urgência, deve haver um cirurgião disponível para avaliar o paciente junto ao clínico.

A localização da dor pode nortear mais precisamente o diagnóstico etiológico, conforme exemplos a seguir:

- Epigástrio: mais frequentemente refluxo gastroesofágico, esofagite, gastrite, pancreatite, volvo gástrico ou de intestino delgado.
- Hipogástrio: constipação, colite, doença vesical, doenças uterinas, doença inflamatória intestinal ou pélvica, infecções.
- Quadrante superior direito: hepatite, pneumonia de lobo inferior direito, colecistite, colelitíase, colangite, infecção de trato urinário, doenças renais.
- Quadrante inferior direito: constipação, adenite mesentérica, apendicite, intussuscepção, doença de Crohn, torção ovariana, gravidez ectópica, torção testicular, hérnia complicada.
- Quadrante superior esquerdo: pneumonia de lobo inferior esquerdo, esplenomegalia, infarto esplênico, lesão traumática de baço, infecção de trato urinário, doenças renais.
- Quadrante inferior esquerdo: constipação, colite, torção ovariana, gravidez ectópica, torção testicular, hérnia, volvo de sigmoide, doença inflamatória intestinal.
- Periumbilical: constipação, dor funcional, gastroenterite, apendicite inicial, pancreatite, volvo de intestino delgado, hérnia umbilical encarcerada, infestação parasitária, púrpura de Henoch-Schönlein, gastroenterites.

- Difusa: gastroenterites, constipação, perfuração, cólica, intussuscepção, doença inflamatória intestinal, cetoacidose diabética, crise de falcização, porfiria, volvo, ingestão de ferro, intoxicação por chumbo.

DIAGNÓSTICO DIFERENCIAL

O diagnóstico diferencial do abdome agudo é mais fácil quando se pensa nos quadros sindrômicos:

- Síndrome inflamatória: caracteriza-se pela instalação de um processo inflamatório em víscera abdominal. É a mais frequente nas crianças acima de 1 ano de vida, chegando a cerca de 70% de todos os casos. A apendicite é a sua principal causa, mas outros processos inflamatórios agudos de vísceras abdominais também podem ser encontrados, como diverticulite, torção ovariana e peritonite espontânea.
- Síndrome obstrutiva: identifica-se pela parada do trânsito intestinal, com a interrupção das eliminações de gases e fezes. É a causa mais frequente nas crianças abaixo de 1 ano, chegando a representar mais de 90% dos casos nessa faixa etária. A intussuscepção intestinal é sua apresentação mais frequente. É a segunda causa mais frequente em todas as idades, com diversas etiologias, como volvo, atresias intestinais (cólon, íleo ou jejuno), hérnia inguinal encarcerada, tumores.
- Síndrome hemorrágica: em geral secundária à ruptura traumática de vísceras abdominais. Pode ser encontrada nos acidentes com trauma abdominal e nos casos de abuso infantil (maus-tratos). O diagnóstico pode ser mais difícil no caso de maus-tratos, pois os familiares podem não relatar o ocorrido, mas o quadro clínico, o hemograma com anemia e os exames de imagem, são esclarecedores, além do comportamento, podem ser sugestivos.
- Síndrome perfurativa: produzida por ulceração aguda perfurada ou laceração traumática gastrointestinal. Rara em pediatria, muitas vezes de etiologia desconhecida.

Na Tabela 1, estão listadas as principais causas de dor abdominal aguda por faixa etária.

TABELA 1 Principais causas de dor abdominal aguda (DAA) em crianças

	< 1 ano	2 a 5 anos	6 a 11 anos	12 a 18 anos
Clínicas	Cólica do lactente Gastroenterite Constipação Infecção do trato urinário (ITU)	Gastroenterite Pneumonia Faringite Constipação ITU Anemia falciforme Púrpura de Henoch-Schönlein Linfadenite mesentérica	Gastroenterite Constipação Tuberculose abdominal Doença inflamatória intestinal Dor funcional Pneumonia Faringite ITU Anemia falciforme Púrpura de Henoch-Schönlein Linfadenite mesentérica Litíase renal	Gastroenterite Constipação Pneumonia Faringite Dismenorreia, dor da ovulação Doença inflamatória pélvica Doença inflamatória intestinal Litíase renal ITU
Cirúrgicas	Intussuscepção Volvo/má rotação Hérnia encarcerada Doença de Hirschsprung Enterocolite necrosante Apendicite Trauma	Apendicite Intussuscepção Volvo Trauma	Apendicite Colecistite Torção testicular Trauma	Apendicite Gravidez ectópica Aborto retido Torção ovariana ou testicular Trauma

ABORDAGEM DIAGNÓSTICA

A avaliação inicial da dor abdominal depende da história e dos achados no exame físico. Muitas vezes, apenas o controle da dor e a observação no setor de emergência serão suficientes. Nos casos em que há sinais de alerta, comprometimento do estado geral ou piora durante a observação, deve-se proceder a uma investigação propedêutica mais elaborada. A reavaliação sistemática é fundamental.

História clínica

- Idade;
- características da dor (início, duração, localização, intensidade, qualidade/tipo, fatores de melhora e piora);
- presença de febre;
- presença de vômitos, diarreia ou obstipação;

- características das fezes e/ou dos vômitos;
- identificação de comorbidades, p.ex., doença falciforme, diabete, doença inflamatória intestinal;
- história de trauma (acidental, maus-tratos);
- história menstrual e sexual;
- ingestão de alimentos ou outras substâncias;
- outros sintomas digestivos e extradigestivos (p.ex., tosse, hematúria, poliúria, icterícia).

Exame físico

- Estado geral e dados vitais em busca de sinais de descompensação hemodinâmica (p.ex., taquicardia, palidez, taquipneia, alterações do nível de consciência, hipotensão);
- o exame abdominal deve ser iniciado com inspeção cuidadosa, buscando anormalidades (circulação colateral, icterícia, hematomas, abaulamentos, enfisema subcutâneo);
- palpação suave, longe do sítio da dor (em crianças capazes de localizá-lo) e evoluir em busca de massas, dor localizada, dor durante descompressão brusca, timpanismo;
- ausência ou aumento dos ruídos hidroaéreos precisam ser avaliados.

O exame físico dos demais segmentos requer atenção, em busca de causas não abdominais para a dor:

- hiperemia de orofaringe ou secreção (faringite);
- abaulamento e hiperemia do tímpano (otite média);
- estertores pulmonares, redução do murmúrio vesicular, taquipneia (pneumonia);
- atrito pericárdico (pericardite);
- púrpura palpável (doença de Henoch-Schönlein);
- dor em flanco (pielonefrite);
- icterícia (hepatite, anemia falciforme).

O toque retal está indicado naqueles pacientes nos quais se desconfia de causa possivelmente cirúrgica de abdome agudo, para a identificação de fezes, muco ou sangue em ampola retal ou presença de dor próximo à fossa ilíaca direita.

Exames laboratoriais

- Hemograma completo (anemia falciforme, hemorragia, leucocitose).
- Proteína C reativa (PCR): inflamação.
- Eletrólitos, ureia, creatinina.
- Aspartato aminotransferase (AST), alanina aminotransferase (ALT), bilirrubinas, lactato desidrogenase (LDH): hepatite.
- Amilase e lipase: pancreatite.
- Gasometria, lactato (SIRS, sepse, choque, diabete, isquemia mesentérica).
- Sumário de urina (infecção do trato urinário, litíase urinária, diabete).
- Glicemia (diabete).
- Beta-hCG (nas adolescentes que já menstruam, na suspeita de gravidez).

Exames de imagem

- Radiografia de abdome em ortostase: pode detectar sinais de obstrução (imagem em "alvo", níveis hidroaéreos, distensão de alças) ou de perfuração (pneumoperitônio). Tem sua utilidade questionada, por ser por vezes difícil de realizar em pacientes com dor e não afastar causas cirúrgicas quando normal, necessitando de outros exames, como a ultrassonografia ou a tomografia de abdome.
- Radiografia de tórax (posteroanterior e de perfil): útil na suspeita de pneumonia, afecções cardíacas, derrame pleural.
- Ultrassonografia (US) de abdome: exame de baixo custo, pouco invasivo, fácil de ser obtido à beira do leito, capaz de identificar processos inflamatórios e coleções intra-abdominais, alterações em vísceras e órgãos anexiais, presença de líquido livre ou sangue e pus em cavidade peritoneal. Pode ter de 80 a 95% de sensibilidade para o diagnóstico de apendicite em crianças, quando realizado por profissional experiente. Deve ser realizada em todo paciente com sinais de alarme para abdome agudo ou na suspeita de afecções do trato geniturinário (p.ex., litíase, pielonefrite).
- Tomografia de abdome com contraste: exame tão sensível quanto a US, com a vantagem de não depender da experiência do operador, mas com a desvantagem de expor o paciente a grande quantidade de radiação. Pode substituir a US de abdome ou ser realizada em casos cujo exame ultrassonográfico não seja conclusivo ou quando a principal suspeita for de pancreatite ou abscesso intra-abdominal.

- Ressonância magnética do abdome: bastante sensível na identificação de várias causas de abdome agudo, além de também não depender do operador e não utilizar radiação ionizante. Pode ser necessária a sedação das crianças menores e incapazes de colaborar com o exame, o que limita sua utilização rotineira, devendo ser solicitada quando ainda restarem dúvidas quanto ao diagnóstico após a realização da US ou tomografia.

ABORDAGEM TERAPÊUTICA

O tratamento do abdome agudo visa a restabelecer a estabilidade hemodinâmica e respiratória, controlar a dor e resolver a causa básica (Figura 1).

De maneira geral, deve-se seguir a rotina descrita a seguir.

Tratamento imediato

- Dieta zero.
- Avaliar a estabilidade hemodinâmica e respiratória:
  - — Caso haja comprometimento hemodinâmico, obter dois acessos venosos calibrosos periféricos; se não for possível, considerar acesso intraósseo ou venoso profundo – o que for mais rápido;
  - — restabelecer a volemia preferencialmente com soluções cristaloides (salina fisiológica ou Ringer lactato); pode-se, eventualmente, usar solução de albumina se já houver sido administrado grande volume de cristaloides e/ou se houver hipoalbuminemia. Não utilizar soluções coloides sintéticas, pelo risco de efeitos colaterais, como insuficiência renal e sangramento;
  - — avaliar necessidade de drogas vasoativas;
  - — avaliar transfusão de concentrado de hemácias (para manter hemoglobina acima de 7 a 9 g/dL).
- Controlar a dor com anti-inflamatórios não hormonais (Aines) e/ou opioides.
- Tratar possíveis distúrbios metabólicos e eletrolíticos associados.
- Avaliar sondagem gástrica para alívio da distensão abdominal.

Tratamento específico

- Solicitar a avaliação do cirurgião para definição da conduta:
  - — abordagem cirúrgica imediata: apendicite, trauma, hérnia inguinal encarcerada não reduzida, enterocolite necrosante, intussuscepção não reduzida, torção testicular/ovariana;

— abordagem cirúrgica após estabilização em até 48 horas: hérnia inguinal encarcerada após redução manual;
— abordagem cirúrgica programada após resolução do evento agudo: doença de Hirschsprung;
— não há abordagem cirúrgica: litíase renal, linfadenite mesentérica.

Figura 1 Fluxograma de atendimento.
O_2: oxigênio; RL: Ringer lactato; RM: ressonância magnética; SF: soro fisiológico; TC: tomografia computadorizada; US: ultrassonografia.

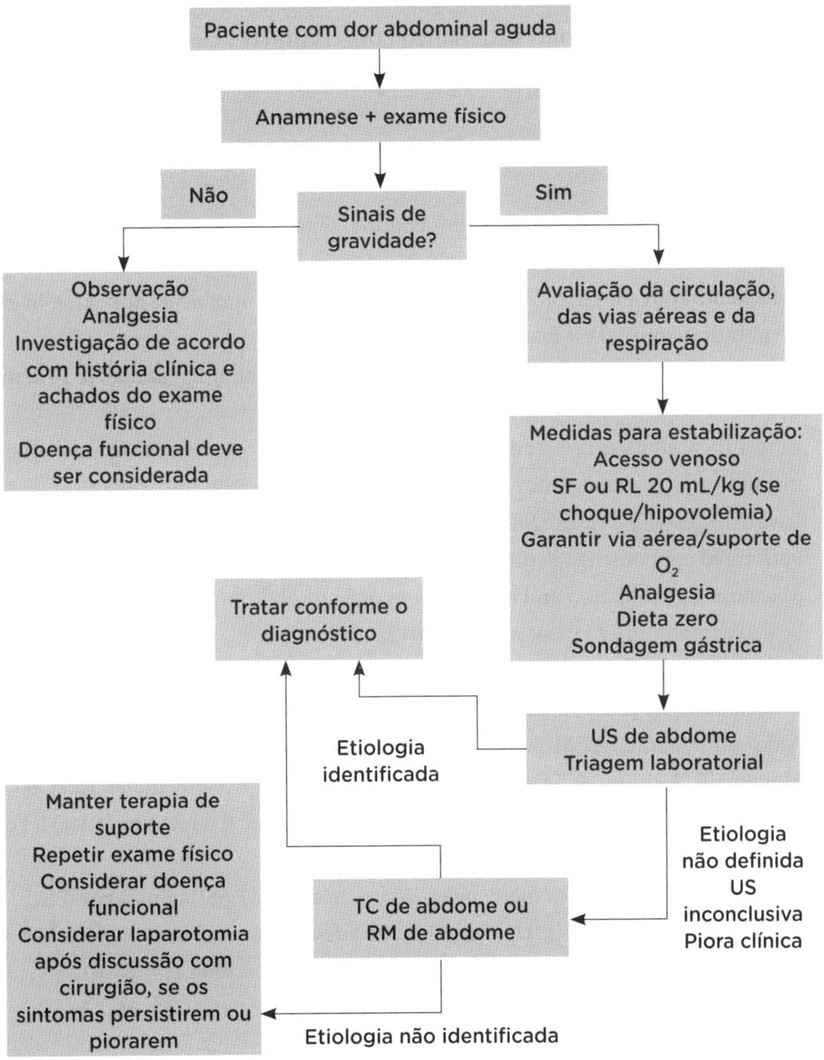

- Iniciar antibióticos de largo espectro na primeira hora após a admissão, nos casos suspeitos de sepse (ver protocolo de sepse) ou em até 8 horas, na suspeita de abdome agudo infeccioso, mas sem sinais de sepse; coletar duas amostras de sangue para hemocultura antes do início dos antibióticos; nos casos cirúrgicos, administrar uma dose de antibióticos no máximo 1 hora, mas preferencialmente 30 minutos antes do início do procedimento.
- Avaliar transferência para unidade de tratamento intensivo pediátrica conforme gravidade do paciente e resposta às medidas iniciais, mesmo antes do tratamento cirurgião.
- O paciente com dor abdominal aguda deve ficar em observação e ser avaliado e reavaliado de modo sistemático com o clínico e cirurgião até o esclarecimento diagnóstico para então ser tomada a conduta terapêutica.

BIBLIOGRAFIA

1. Anderson M, Collins E. Analgesia for children with acute abdominal pain and diagnostic accuracy. Arch Dis Child. 2008;93(11):995-7.
2. Balachandran B, Singhi S, Lal S. Emergency management of acute abdomen in children. Indian Journal Of Pediatrics. 2013;80(3):226-34.
3. García Aparicio J. Abdomen agudo en el niño. Asociación Española De Pediatría. 2005;97-101.
4. Krauss BS, Calligaris L, Green SM, Barbi E. Current concepts in management of pain in children in the emergency department. Lancet. 2016;387(10013):83-92.
5. Lavine EK, Saul T, Frasure SE, Lewiss RE. Point-of-care ultrasound in a patient with perforated appendicitis. Pediatr Emerg Care. 2014;30(9):665-7.
6. Macaluso C. Evaluation and management of acute abdominal pain in the emergency department. Inter J General Med. 2012;5:789.
7. Martini J, Trevisol PM, Peixoto RH, Montoya JAM, Martins MS, Ferrarini KR. Abdome agudo na criança: 226 casos estudados no Hospital Universitário Pequeno Anjo, em Itajaí/SC. ACM Arq Catarin Med. 2006;35(3):82-6.
8. Mayumi T, Yoshida M, Tazuma S, Furukawa A, Nishii O, Shigematsu K, et al. The practice guidelines for primary care of acute abdomen 2015. Jpn J Radiol. 2016;34(1):80-115.
9. Mcdougall RJ. Paediatric emergencies. Anaesthesia. 2013;68(Suppl. 1):61-71.
10. Yamamoto RM, Campos Jr D. Manual prático de atendimento em consultório e ambulatório de pediatria. Sociedade Brasileira de Pediatria. 2006;1(4):58-61.
11. Saito JM. Beyond appendicitis. Curr Opin Pediatr. 2012;24(3):357-64.

12. Sharwood LN, Babl FE. The efficacy and effect of opioid analgesia in undifferentiated abdominal pain in children: a review of four studies. Paediatr Anaesth. 2009;19(5):445-51.
13. Tseng Y, Lee MS, Chang YJ, Wu HP. Acute abdomen in pediatric patients admitted to the pediatric emergency department. Pediatr Neonatol. 2008;49(4):126-34.
14. Van Heurn LWE, Pakarinen MP, Wester T. Contemporary management of abdominal surgical emergencies in infants and children. Brit J Surg. 2014;101(1):24-33.
15. Vicente YAMVA, Santos ROC, Stracieri LDS, Sorita MFG, Pileggi FO. Urgências abdominais não traumáticas na criança. Simpósio: Cirurgia de Urgência. Capítulo VI. 1995;28(4):619-24.

3

Abordagem da criança politraumatizada

Candice Gois da Rocha Barros

INTRODUÇÃO

Nos Estados Unidos, mais de 12 mil crianças e adolescentes morrem anualmente por consequência de trauma, intencional ou não, o que faz dele a principal causa de morte nessa população. A maioria desses traumas é secundária a colisões entre veículos automotores, acidentes de bicicleta, afogamentos, queimaduras, homicídios e quedas, e muitos deles são preveníveis.

Além de todo custo com as vítimas de trauma, não se pode esquecer o quanto o trauma causa alterações emocionais não só na criança vítima, mas em toda a família e a sociedade. Os picos de morte por traumas não intencionais ocorrem entre 1 e 4 anos e depois na adolescência até 24 anos. O trauma fechado (contuso) corresponde à maioria das lesões mais graves e que não podem ser reconhecidas facilmente na criança pelas suas características anatomofisiológicas. Por isso, crianças vítimas de trauma devem ser avaliadas de modo sistematizado em centros especializados, mesmo se não apresentarem sinais clínicos de gravidade, e observadas cuidadosamente por um período.

O tempo que decorre do acidente até o atendimento inicial à vítima é essencial para o sucesso do atendimento:

- Primeiro pico de morte: ocorre de segundos a minutos logo após o acidente e só a prevenção pode ter algum impacto na mortalidade.
- Segundo pico de morte: ocorre após minutos a horas, um tempo que é chamado de "hora de ouro", pois a rápida assistência diminui as fatalidades de modo significativo.
- Terceiro pico de morte: ocorre de dias a semanas após o trauma e é secundário a infecções e disfunção de múltiplos órgãos. Por isso a importância do paciente estar em um centro de referência em trauma pediátrico.

CLASSIFICAÇÃO DO TRAUMA

- Extensão do trauma: politrauma é definido por lesão em duas ou mais áreas corporais.
- Tipo do trauma: fechado ou aberto.
- Gravidade do trauma: o mecanismo e os achados no exame físico são úteis para esta classificação (Tabelas 1 e 2).

TABELA 1 Escala de trauma em pediatria

Características dos pacientes	Pontos		
	+2	+1	-1
Peso (kg)	> 20	10 a 20	< 10
Via aérea	Normal	Permeável	Não permeável
Pressão sistólica (mmHg)	> 90	50 a 90	< 50
Sistema nervoso central	Consciente	Confusa	Coma
Ferimento aberto	Nenhum	Pequeno	Grande
Traumatismo esquelético	Nenhum	Fechado	Múltiplos, abertos

Há grande risco de mortalidade com escore de trauma pediátrico < 8.
Fonte: Pediatric Trauma Score, TEPAS, 1987.

TABELA 2 Achados físicos que sugerem trauma grave

Sinais vitais e nível de consciência	Escala de coma de Glasgow < 14
	Choque (compensado ou descompensado)*
	Frequência respiratória menor ou maior que a normal para a idade
Anatomia do trauma	Trauma com comprometimento de via aérea
	Trauma torácico com comprometimento respiratório ou choque
	Dor ou distensão abdominal com choque
	Fratura pélvica
	Duas ou mais fraturas proximais de ossos longos
	Amputação proximal de punho ou tornozelo
	Extremidade esmagada, mutilada ou desluvada
	Fratura de crânio aberta ou deprimida
	Paralisia
	Trauma penetrante de cabeça, pescoço, tórax, abdome ou extremidades proximais

*Choque compensado apresenta-se com taquicardia e má perfusão, mas com pressão arterial ainda normal. Choque descompensado manifesta-se com taquicardia e sinais de perfusão inadequada com hipotensão para a idade.
Fonte: Lee e Fleisher GR, 2015.

CARACTERÍSTICAS ESPECIAIS DO PACIENTE PEDIÁTRICO

As características anatômicas e fisiológicas peculiares da criança combinam com os diferentes mecanismos de trauma para produzir padrões distintos de apresentação clínica. A apneia, a hipoventilação e a hipóxia são cinco vezes mais frequentes que a hipovolemia associada à hipotensão em crianças gravemente feridas.

Pela menor quantidade de massa corporal da criança, a energia do impacto resulta na aplicação de maior força por unidade de superfície corporal. Além disso, essa maior energia é transmitida a um corpo com menos tecido adiposo e maior proximidade entre os órgãos. Deste fato resulta a maior frequência de lesões em múltiplos órgãos observadas na pediatria.

- Crânio: a cabeça é proporcionalmente maior em crianças menores, o que determina uma frequência mais elevada de lesões cerebrais contusas. Lactentes têm as suturas abertas, além de maior espaço subaracnoide e espaço extracelular aumentado, o que resulta em maior tolerância aos quadros de hematomas intracranianos do que em crianças maiores e adultos. Por outro lado, o cérebro é menos mielinizado e a calota craniana é mais fina e, por isso, mesmo forças pequenas podem causar lesão parenquimatosa.
- Coluna vertebral: crianças pequenas têm maior risco de lesão em coluna sem alteração radiográfica, em razão da anatomia mais flexível, que permite à coluna cervical esticar-se mais do que poderia suportar.
- Tórax: crianças têm a parede torácica mais flexível, de modo que as fraturas de costelas são menos frequentes e a contusão pulmonar e o pneumotórax hipertensivo, mais comuns, mesmo sem fratura de arcos costais.
- Abdome: crianças pequenas têm o fígado e o baço menos protegidos pela caixa torácica, por isso estão mais suscetíveis a trauma direto.
- Esqueleto: crianças têm calcificação incompleta e seu esqueleto é mais flexível, portanto mais propenso a fraturas. A perda de sangue associada às fraturas é menor, por isso causa menos instabilidade hemodinâmica.
- Metabolismo: as crianças são mais suscetíveis à hipotermia e à perda de líquidos. A hipotermia pode piorar a acidose metabólica e exercer efeito inotrópico negativo no coração.
- Respiração e ventilação: a hipóxia é a principal causa de parada cardiorrespiratória na criança. Pela limitada capacidade residual funcional e maior utilização de oxigênio em relação ao adulto, a criança fica hipoxêmica muito mais rapidamente quando a ventilação é inadequada. Além disso, a criança tem menor volume-corrente (6 a 8 mL/kg) e maior risco por barotrauma iatrogênico.

- Choque: taquicardia e perfusão inadequada são os sinais iniciais de falência circulatória na criança. A sua reserva fisiológica aumentada permite a manutenção da pressão arterial, apesar da perda de até 45% do volume sanguíneo total. Sendo assim, hipotensão com choque descompensado é um achado tardio.
- Sinais vitais: modificam-se com a idade, por isso é sempre importante dispor de tabelas com os índices normais, de acordo com a faixa etária (Tabelas 3, 4 e 5).

TABELA 3 Definição de hipotensão pelos limites de pressão arterial sistólica (mmHg) de acordo com a idade

Recém-nascidos a termo (0 a 28 dias)	< 60
Lactentes (1 a 12 meses)	< 70
Crianças 1 a 10 anos	< 70 + (2 × idade em anos)
> 10 anos	< 90

Fonte: Pediatric Advanced Life Support Provider Manual, 2010.

TABELA 4 Frequência cardíaca normal de acordo com a idade

Idade	Frequência em vigília	Frequência em sono
Recém-nascido a 3 meses	85 a 205	80 a 160
3 meses a 2 anos	100 a 190	75 a 160
2 a 10 anos	60 a 140	60 a 90
> 10 anos	60 a 100	50 a 90

Fonte: Pediatric Advanced Life Support Provider Manual, 2010.

TABELA 5 Frequência respiratória (rpm) de acordo com a idade

Idade	Frequência
Bebê	30 a 60
1 a 3 anos	24 a 40
Pré-escolar	22 a 34
Escolar	18 a 30
Adolescente	12 a 16

Fonte: Pediatric Advanced Life Support Provider Manual, 2010; Pediatric Trauma Score, TEPAS, 1987.

O atendimento de qualquer criança com trauma deve obedecer a sequência preconizada pelo American Heart Association no curso do PALS (Suporte Avançado de Vida em Pediatria).

ATENDIMENTO PRIMÁRIO AO TRAUMA

A. Manutenção da via aérea com proteção da coluna cervical.
B. Respiração e ventilação.
C. Circulação com controle da hemorragia.
D. Deficiência (avaliação do estado neurológico) ou disfunção.
E. Exposição (completa visualização do paciente e controle da hipotermia).

Logo na chegada do paciente ao hospital, monitores devem ser prontamente colocados, os sinais vitais precisam ser verificados e o oxigênio suplementar deve ser instalado, além de proteção pessoal dos profissionais que fazem o atendimento (p.ex., óculos, máscara, avental e luvas).

A: Manutenção da via aérea com proteção da coluna cervical

Patência da via aérea

O médico deve ser capaz de determinar rapidamente se a via aérea está pérvia, por meio da observação da respiração e da presença de corpo estranho na boca ou na faringe e se há fraturas na face/mandíbula ou traqueia/laringe com potencial de obstruir a via aérea.

O clínico deve imobilizar e proteger a coluna cervical, pois durante essa avaliação inicial deve-se considerar que o paciente politraumatizado tem uma potencial lesão na coluna cervical, principalmente se estiver inconsciente. A colocação de um acolchoamento com aproximadamente 2,5 cm de espessura sob todo o tronco das crianças nos primeiros anos de vida preserva o alinhamento neutro da coluna.

Indicações de imobilização da coluna cervical

- Movimentos que produzem o trauma (p.ex., acidentes de carro ou bicicleta, atropelamento, queda de altura considerável).
- Predisposição anatômica para o trauma cervical (p.ex., síndrome de Down, história anterior de trauma cervical ou de cirurgia em região cervical).
- Escala de coma de Glasgow < 13.
- Alteração do nível de consciência ou história de intoxicação.
- Dor cervical.
- Alteração neurológica.

As crianças podem apresentar lesão medular sem anormalidade radiológica com frequência maior que os adultos (Figura 1).

Figura 1 Abordagem clínica de coluna cervical.
Fonte: Lee e Fleisher, 2015.

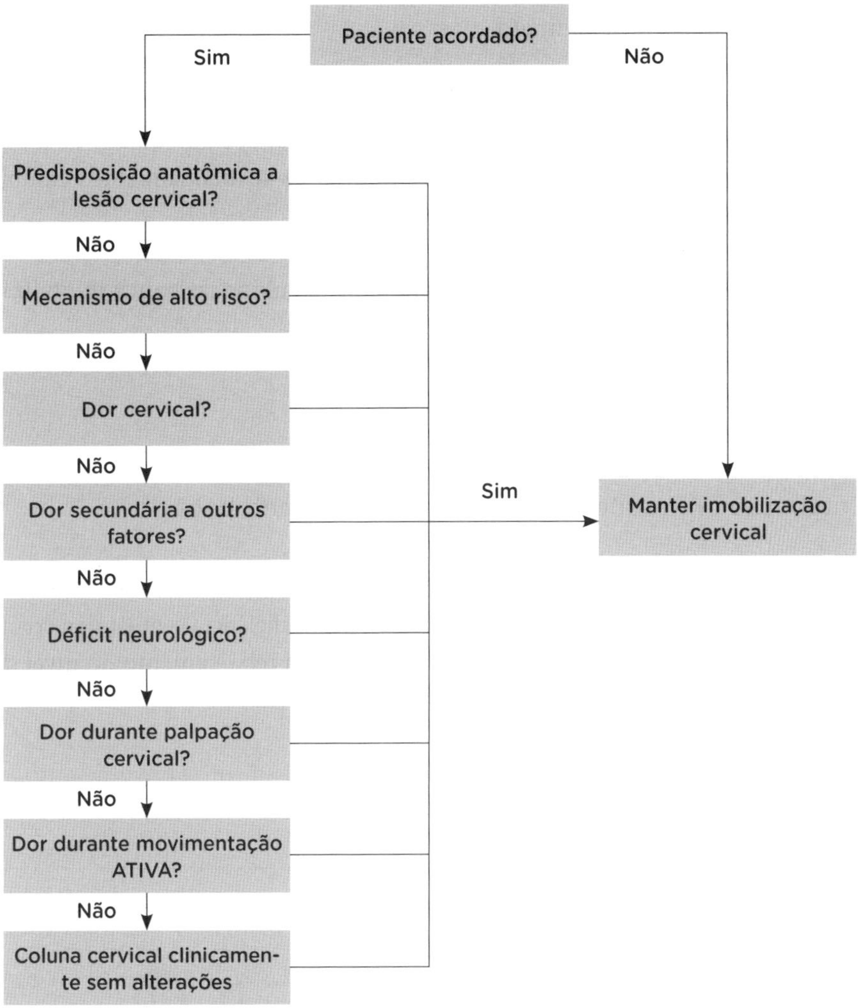

Anatomia da via aérea na criança

- Partes moles: a língua e as amígdalas são maiores que a cavidade oral, o que pode dificultar a visualização da laringe.
- Laringe: na criança, ela parece um funil, permitindo que as secreções se acumulem na área retrofaríngea. Ela também é mais anterior e cefálica no pescoço.
- Cordas vocais: são mais difíceis de serem visualizadas quando a criança está em posição supina neutra.

- Traqueia: a traqueia do lactente jovem tem 5 cm de comprimento e cresce para 7 cm aos 18 meses, por isso o cuidado de não fazer entubação seletiva do brônquio principal direito.

Conduta nas vias aéreas

Em caso de necessidade de intubação orotraqueal por dificuldade de manter a via aérea pérvia, o colar cervical é retirado e faz-se manualmente a imobilização da coluna cervical (Figura 2):

- Elevação do mento ou tração da mandíbula, combinadas com a imobilização bimanual da coluna.
- Aspiração de secreções.
- Oxigênio suplementar.
- Intubação sem flexão cervical.

Entubação orotraqueal/sequência rápida de entubação

- Indicações: traumatismo cranioencefálico grave com necessidade de ventilação controlada; criança que apresenta sinais de insuficiência ventilatória; criança que apresenta hipovolemia significativa, com rebaixamento do nível de consciência e que necessita de intervenção cirúrgica.

Figura 2 Imobilização da coluna cervical.
Fonte: Lee e Fleisher, 2015.

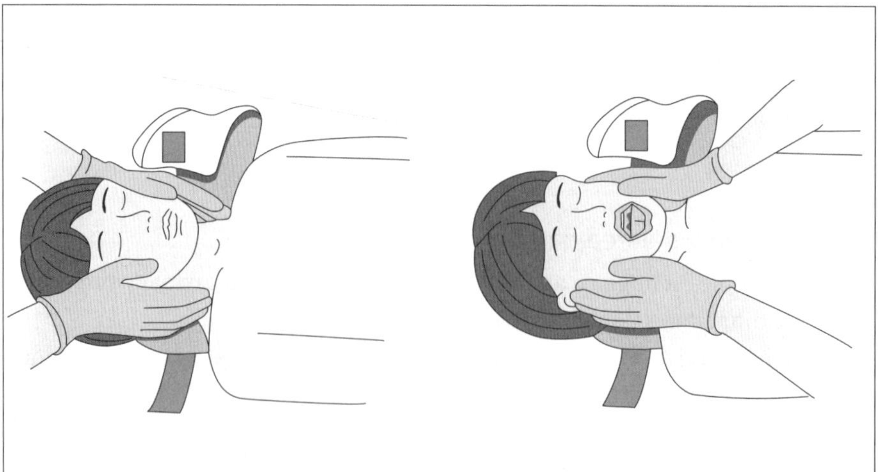

- Escolha do tubo: diâmetro do tubo endotraqueal = (idade/4) + 4 ou ainda o diâmetro do quinto quirodáctilo ou da narina externa da criança. O uso de tubos com *cuff* tem o benefício de melhorar a ventilação, reduzindo o escape aéreo.
- Posicionamento do tubo: uma vez ultrapassada a abertura da glote, o tubo endotraqueal deve ser posicionado de 2 a 3 cm abaixo das cordas vocais. Em seguida, deve-se proceder à ausculta de ambos os hemitórax, na região axilar, para confirmar se a ausculta está simétrica. Outra alternativa é utilizar o capnógrafo e, por fim, a radiografia de tórax. A utilização da regra do DOPE (D para deslocamento, O para obstrução, P para pneumotórax e E para equipamento) pode ser de grande utilidade na avaliação periódica do doente entubado que apresenta deterioração da ventilação ou da respiração.

Entubação nasotraqueal

Não é indicada para criança, já que precisa de uma passagem do tubo às cegas em uma anatomia não muito favorável.

Cricotireoidostomia

A cricotireoidostomia por punção com agulha é indicada quando o acesso e o controle da via aérea não podem ser efetuados por máscara com válvula e balão ou entubação orotraqueal.

B: Respiração e ventilação

O uso de dispositivo válvula máscara deve ser adequado para o peso da criança, a fim de evitar barotrauma. Em todas as crianças com peso < 30 kg, deve-se usar o dispositivo infantil.

A causa mais comum de parada cardíaca em crianças é a hipóxia. Antes que ocorra a parada cardíaca, entretanto, a hipoventilação provoca acidose respiratória, que é a anormalidade acidobásica mais frequentemente encontrada durante a reanimação da criança traumatizada.

Drenagem torácica

Lesões como pneumotórax, hemotórax ou hemopneumotórax têm as mesmas consequências fisiológicas, tanto nas crianças, quanto nos adultos. Essas lesões são tratadas com a descompressão pleural, precedida pela punção em casos de pneumotórax hipertensivo. A punção deve ser realizada imediatamente acima do terceiro arco intercostal, na linha hemiclavicular, utilizando-se cateteres para punção venosa de 14G a 18G.

C: Circulação com controle da hemorragia

Reconhecimento

A hipovolemia é a causa mais comum de choque em trauma pediátrico. Choque compensado ocorre quando a pressão arterial (PA) é mantida por taquicardia e vasoconstrição. Frequentemente, a taquicardia e a má perfusão da pele são os únicos sinais que permitem reconhecer precocemente a hipovolemia e instituir rapidamente a reanimação com solução cristaloide. Hipotensão em criança representa choque descompensado e indica perda sanguínea importante, maior que 45% do volume total circulante. A criança deve ser avaliada rapidamente por um cirurgião.

Deve-se lembrar que o sinal da taquicardia pode também estar presente em decorrência de dor, medo e estresse psicológico. Outros sinais mais sutis da perda de sangue são diminuição dos pulsos periféricos, estreitamento da pressão de pulso, pele mosqueada, extremidades frias e diminuição do nível de consciência com resposta lenta aos estímulos dolorosos.

A capacidade que a criança tem de compensar a perda sanguínea nas fases iniciais pode criar uma ilusão de normalidade hemodinâmica, resultando em reanimação volêmica inadequada e rápida descompensação (Tabela 6).

TABELA 6 Resposta sistêmica à perda sanguínea na criança

Sistema	Perda leve de volume (< 30%)	Perda moderada de volume (30 a 45%)	Perda importante de volume (> 45%)
Cardiovascular	Aumento da frequência cardíaca; pulso periférico fraco, filiforme; PA sistólica normal (80 a 90 + 2× idade em anos); pressão de pulso normal	Aumento importante da frequência cardíaca; pulsos periféricos ausentes; pulsos centrais filiformes, fracos; PA no limite inferior da normalidade (70 a 80 + 2× idade em anos); estreitamento da pressão de pulso	Taquicardia seguida de bradicardia; pulsos centrais muito fracos ou ausentes; hipotensão (< 70 + 2× idade em anos); alargamento da pressão de pulso (ou PA diastólica indetectável)
Sistema nervoso central	Ansioso, irritável; confuso	Letárgico; sem resposta à dor	Comatoso
Pele	Fria, mosqueada; tempo de enchimento capilar prolongado	Cianótico; tempo de enchimento capilar muito prolongado	Pálido, frio
Débito urinário	Mínimo	Mínimo	Ausente

PA: pressão arterial.
Fonte: American College of Surgeons Committee on Trauma, 2008.

Tratamento

O volume sanguíneo da criança pode ser estimado em 80 mL/kg. Diante da suspeita de choque, o procedimento inicial é a administração de um volume de 20 mL/kg de peso de solução cristaloide. Quando se inicia a terceira expansão com solução cristaloide (60 mL/kg), deve-se considerar o uso de concentrado de hemácias na quantidade de 10 mL/kg com sangue tipo O negativo. As crianças com resposta transitória ou sem resposta ao uso de cristaloide e sangue inicial são candidatas à transfusão adicional de sangue, assim como a um provável procedimento cirúrgico. Nessa situação, o cirurgião deve sempre ser convocado para avaliar o paciente.

O retorno à estabilidade hemodinâmica é indicado por:

- Diminuição da frequência cardíaca com melhora dos outros sinais vitais.
- Melhora do nível de consciência.
- Retorno dos pulsos periféricos.
- Normalização da coloração da pele.
- Reaquecimento das extremidades.
- Aumento da pressão de pulso.
- Débito urinário de 1 a 2 mL/kg/hora.
- Aumento da pressão sistólica.

O acesso venoso deve ser realizado preferencialmente por punção periférica percutânea. Caso não seja obtido nenhum acesso percutâneo após duas tentativas, deve-se obter acesso intraósseo, conforme ilustra a Figura 3.

Débito urinário

Para recém-nascidos e lactentes com até 1 ano de idade, o débito unitário é de 2 mL/kg/hora. Acima dessa idade, o débito urinário esperado é de 1,5 a 2 mL/kg/h. O débito urinário e a densidade urinária representam, em conjunto, excelentes métodos para determinar se a reposição de volume foi suficiente. Para medir corretamente o débito urinário da criança, deve-se inserir uma sonda vesical.

D: Disfunção (avaliação do estado neurológico)

Deve ser feita por meio da escala de coma de Glasgow (Tabela 7). Pacientes vítimas de trauma com resultados nessa escala ≤ 8, que estão arresponsivos ou respondem somente à dor, têm alteração do estado mental grave e necessitam de rápidas medidas de reanimação. A avaliação das pupilas também deve ser incluída.

Figura 3 Punção intraóssea.
Fonte: Matsuno, 2012.

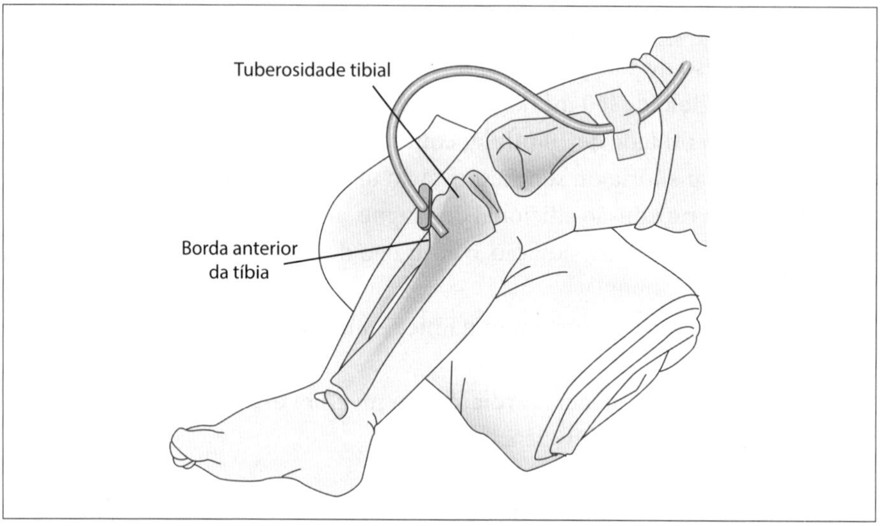

TABELA 7 Escala de coma de Glasgow modificada para bebês e crianças

Resposta	Criança	Bebê	Valor codificado
Abertura dos olhos	Espontânea	Espontânea	4
	Em resposta a pedido verbal	Em resposta a pedido verbal	3
	Em resposta à dor	Em resposta à dor	2
	Nenhuma	Nenhuma	1
Melhor resposta verbal	Orientada, apropriada	Murmura e balbucia	5
	Confusa	Irritável, chora	4
	Palavras inapropriadas	Chora em resposta à dor	3
	Palavras incompreensíveis ou sons inespecíficos	Geme em resposta à dor	2
	Nenhuma	Nenhuma	1
Melhor resposta motora	Obedece a comandos	Move espontânea e objetivamente	6
	Localiza estímulo doloroso	Retira em resposta ao toque	5
	Retira em resposta à dor	Retira em resposta à dor	4
	Flexão em resposta à dor	Postura de flexão anormal em resposta à dor	3
	Extensão em resposta à dor	Postura de extensão anormal em resposta à dor	2
	Nenhuma	Nenhuma	1

Fonte: Teasdale e Jennett, 1974; Holmes et al., 2005.

E: Exposição (completa visualização do paciente e controle da hipotermia)

Deve-se despir a criança a fim de procurar evidências de trauma, como hemorragias, queimaduras, marcas incomuns que sugiram maus-tratos, presença de petéquias, púrpura e fraturas.

Termorregulação

A hipotermia pode tornar a criança traumatizada refratária ao tratamento, prolongar o tempo de coagulação e comprometer a função do sistema nervoso central. Pode ser necessário utilizar aquecedores elétricos, lâmpadas para aquecimento ou cobertores térmicos para manter a temperatura corporal, evitar perdas de calor e aquecer a sala de admissão, assim como os líquidos para uso intravenoso e os hemoderivados (Tabela 8).

TABELA 8 Assistência inicial a crianças vítimas de trauma grave

Tempo	Avaliação	Tratamento
0 minuto	Iniciar protocolo de trauma	Imobilização da coluna cervical Verificar sinais vitais
↓	**Via aérea**	
	Identificação	
	Obstrução	Abrir via aérea: aspirar secreções
	Fratura de face/dificuldade de respirar/lesão de via aérea direta	Manutenção de via aérea cirúrgica
	Respiração/ventilação	
	Identificação:	
	Pneumotórax hipertensivo	Descompressão por agulha/dreno de tórax
	Hemotórax maciço	Dreno de tórax
	Pneumotórax aberto	Curativo de 3 pontos
	Tórax instável	Ventilação com bolsa-válvula-máscara
	Dificuldade de oxigenação/ ventilação	Sequência rápida de entubação
	Circulação	
	Identificação:	
	Ausência de pulso	Compressão cardíaca/toracotomia se colapso presenciado
	Hemorragia externa	Controlar hemorragia externa
	Sinais de choque	Acesso venoso e obtenção de exames de laboratório

(continua)

TABELA 8 (*Continuação*) Assistência inicial a crianças vítimas de trauma grave

Tempo	Avaliação	Tratamento
0 minuto	Tamponamento cardíaco	Pericardiocentese acompanhada de toracotomia
	Fratura pélvica	Imobilização da pelve
	Avaliação neurológica	
	Identificação:	
	Nível de consciência	Entubação orotraqueal para aqueles com deterioração da ECG ou os com ECG ≤ 8
	Resposta pupilar à luz Sinais de lesão da medula	Elevar a cabeceira da cama até 30 graus se não houver sinais de choque
	Sinais de herniação iminente	Consulta com neurocirurgião Administração de agentes osmóticos se paciente normotenso
	Exposição	
	Identificação:	
	Hipotermia	Remover roupas e iniciar aquecimento
5 minutos	Repetir sinais vitais a cada 5 minutos	Continuar com atenção na via aérea, respiração, circulação e avaliação neurológica
	Avaliar resposta após intervenções	Partir para punção intraóssea ou acesso venoso central em caso de não conseguir acesso venoso periférico
	Paciente entubados:	
	Monitoração e capnógrafo	Colocação de sonda gástrica
	Coletar gasometria	Fazer toracotomia em pacientes que perderam sinais vitais durante ressuscitação
15 minutos	Avaliar resposta após intervenções	Continuar com atenção na via aérea, respiração, circulação e avaliação neurológica
	Reavaliar nível de consciência	
	Examinar cabeça, pescoço, tórax, abdome, pelve e extremidades	Colocação de sonda vesical em caso de sinal de lesão uretral
	Fazer *screening* radiológico (coluna cervical, tórax e pelve)	Conduta cirúrgica para pacientes que mantenham instabilidade hemodinâmica apesar da infusão rápida de sangue
	Pacientes que permanecem hipotensivos:	
	Realizar FAST, se disponível	

(*continua*)

TABELA 8 (*Continuação*) Assistência inicial a crianças vítimas de trauma grave

Tempo	Avaliação	Tratamento
20 minutos	Reavaliar resposta a intervenções	Analgesia Imobilização de fraturas
↓	Reavaliar nível de consciência	Verificar vacinação antitetânica e aplicar vacina, se necessário
	Fazer avaliação secundária	Antibióticos para fraturas expostas, feridas contaminadas ou suspeita de perfuração intestinal
	Repetir exames de laboratório	Avaliar necessidade de procedimentos operatórios de emergência para salvar membros
	TC de crânio, pescoço, tórax, abdome ou pelve de acordo com os achados clínicos	Transferência para uma unidade de trauma pediátrico

FAST: ultrassonografia direcionada para trauma; TC: tomografia computadorizada.
Fonte: Lee e Fleisher, 2015.

É importante destacar que a criança reanimada que teve retorno da circulação espontânea antes da chegada ao hospital tem chance de 50% de ter o sistema neurológico mantido intacto.

AVALIAÇÃO SECUNDÁRIA

A avaliação secundária é feita após a avaliação primária e consiste em um exame físico mais detalhado, com contínua monitoração pós-reanimação (Tabela 9). Sempre que não for possível o exame físico completo em razão de alguma intervenção de urgência, deve-se deixar registrado em prontuário e assim que possível completar o exame físico.

Durante o exame secundário, deve-se obter melhor a história do paciente. Um mnemônico que ajuda muito é o AMPLE:

- A: alergias.
- M: medicações em uso.
- P: passado médico/gravidez.
- L: última refeição.
- E: evento que causou a lesão atual.

Está incluída também nessa avaliação a complementação dos exames de imagem, de laboratório e laparoscopia. Além disso, são realizadas intervenções ortopédicas, como imobilização de fraturas pélvicas e engessamento de fraturas.

TABELA 9 Avaliação secundária no paciente pediátrico vítima de trauma

Cabeça

Inspeção e palpação da face e do couro cabeludo
Exame dos olhos:
- Acuidade visual (se alerta)
- Tamanho da pupila
- Hemorragia (conjuntiva e fundo de olho)
- Trauma penetrante
- Lentes de contato (remover se indicado)
- Compressão ocular
- Equimose periorbital (olhos de guaxinim)

Exame do ouvido:
- Hemotímpano, sangramento, perfuração
- Equimose retroauricular (sinal de Battle)

Exame da face:
- Inspeção de edema nasal, deformidade, sangramento ou rinorreia clara
- Inspeção para trauma oral, má oclusão, lacerações intraorais
- Palpação da maxila para evidenciar fratura de Le Fort (instabilidade do palato com pressão de anterior para posterior da arcada superior)

Pescoço e espinha cervical

Se há trauma maxilofacial ou na cabeça, deve-se presumir traumatismo na espinha cervical instável e imobilizar o pescoço até adequada avaliação da coluna cervical
Inspeção e palpação do pescoço:
- Desvio de traqueia
- Veias do pescoço distendidas
- Dor e hipersensibilidade da coluna cervical
- Enfisema subcutâneo
- Crepitação na região da laríngea (trauma laríngeo?)
- Frêmito nas artérias carotídeas
- Verificar se há movimentação ativa da coluna cervical (se acordado, cooperativo e sem lesões secundárias)
- Trauma penetrante no pescoço
- Inspeção para determinar se o trauma pode ter atravessado o platisma

Tórax

Inspeção e palpação do tórax, incluindo clavícula, costelas e esterno:
- Pneumotórax aberto, grande segmento instável
- Crepitação
- Dor e hipersensibilidade, deformidade óssea
- Ausculta
- Sons respiratórios
- Sons cardíacos

Abdome

Inspeção e palpação:
- Sinal do cinto de segurança, hematoma (sinal de Cullen)
- Distensão
- Dor e hipersensibilidade localizada
- Sinais de irritação peritoneal
- Massas
- Ausculta para sons abdominais

(continua)

TABELA 9 (*Continuação*) Avaliação secundária no paciente pediátrico vítima de trauma

Períneo, reto e vagina
Inspeção: ▪ Contusões, lacerações e hematomas ▪ Sangramentos masculinos uretrais ▪ Sangramentos femininos vaginais Exame do reto: ▪ Pode ser realizado ao final do exame da coluna espinhal quando o corpo ainda está posicionado ▪ Avaliar presença de sangue no lúmen intestinal ▪ Palpação prostática (adolescentes/adultos)
Musculoesquelético
Inspeção e palpação das extremidades: ▪ Identificar fraturas e luxações ▪ Avaliar presença e amplitude dos pulsos Inspeção e palpação da pelve: ▪ Dor na palpação do anel pélvico ▪ Mobilidade da pelve com pressão de anterior para posterior com as mãos em ambas as cristas ilíacas Rolamento em bloco do paciente para inspeção e palpação do dorso: ▪ Examina-se para hipersensibilidade localizada ▪ Inspeção abaixo das axilas
Neurológico
Exame neurológico direcionado: ▪ Reavaliação do nível de consciência ▪ Reavaliação do tamanho pupilar ▪ Avaliação motora ▪ Avaliação sensitiva

Fonte: Lee e Fleisher, 2015.

Exames de laboratório

- Exames hematológicos: hemograma, tipagem sanguínea, coagulograma.
- Glicemia capilar.
- Eletrólitos.
- Ureia e creatinina.
- Lipase e amilase.
- Gasometria arterial ou venosa.
- Exame de urina.
- Enzimas musculares (em vítimas de esmagamento ou hipóxia prolongada).
- Enzimas cardíacas (se trauma torácico, choque ou hipóxia).

Exames de imagem

- Radiografia cervical: identifica mais de 80% das fraturas, deslocamentos e subluxações. No entanto, uma radiografia de coluna cervical negativa não exclui a possibilidade de séria lesão da medula. A imobilização cervical deve ser mantida até a completa avaliação clínica do paciente e nos casos de cinemática importante do trauma. Na dúvida, deve-se agir como se houvesse lesão instável, manter a cabeça e o pescoço da criança imobilizados e solicitar a avaliação do especialista.
- Radiografia torácica: pode mostrar pneumotórax, hemotórax, dissecção de aorta, contusão pulmonar, pneumomediastino e fraturas de costelas, além de demonstrar a posição de tubo orotraqueal e gástrico.
- Radiografia pélvica: principalmente nos pacientes vítimas de traumas fechados de alta energia, que estão hemodinamicamente instáveis, relatam dor pélvica ou têm instabilidade pélvica no exame físico.
- FAST (ultrassonografia – US direcionada para trauma): rápida avaliação dos quatro quadrantes abdominais. A sua principal utilidade é em paciente vítima de trauma que se encontra instável, a fim de detectar hemopericárdio e/ou presença de líquido em cavidades secundário a um trauma abdominal. O FAST não permite a identificação de lesões intraparenquimatosas isoladas, que acontecem em 1/3 dos órgãos sólidos nas crianças. Assim, crianças hemodinamicamente estáveis com probabilidade de ter um trauma intra-abdominal devem fazer tomografia de abdome.
- Tomografia computadorizada (TC) de abdome: pode ser útil na avaliação do abdome da criança vítima de trauma abdominal fechado e que se encontra hemodinamicamente estável. A TC é considerada a melhor técnica para identificar lesões em crianças traumatizadas, porém sua realização não pode protelar o tratamento.
- TC de pescoço: apesar de a tomografia de pescoço com reconstrução tridimensional ser mais sensível e específica para lesão de coluna cervical, o risco da radiação não justifica seu uso rotineiro. Ela deve ser solicitada em algumas situações, como radiografia de cervical inadequada, evidência de achados na radiografia de coluna cervical (fratura ou deslocamentos) e diante da suspeita de trauma em coluna cervical, apesar de radiografias normais.
- TC de crânio: deve ser solicitada em todos os pacientes com escala de coma de Glasgow < 14 ou sinais de fratura de base de crânio.

INTERVENÇÕES COMPLEMENTARES

- Lavagem peritoneal diagnóstica (LPD): utilizada para detectar hemorragia intra-abdominal na criança com instabilidade hemodinâmica, que não pode ser transportada para a realização de TC ou quando a TC e a US não estiverem disponíveis. Considera-se positiva, se o número de eritrócitos por milímetro cúbico no líquido da lavagem peritoneal for igual ou superior a 100.000.
- Sonda vesical: serve para monitorar o débito urinário e obter exames de urina. Cuidado com pacientes com suspeita de transecção uretral (sangue no meato uretral, equimose perineal, sangue na região escrotal e fratura pélvica).
- Tubo gástrico: uma sonda orogástrica ou nasogástrica deve ser colocada, a fim de se evitar aspiração, além de, muitas vezes, facilitar a entubação orotraqueal.

É importante considerar que a presença de sangue intraperitoneal na TC, na LPD ou no FAST não obriga necessariamente a realização de laparatomia, desde que a criança esteja estável após as medidas iniciais de reanimação. É necessária a avaliação periódica e individualizada do paciente pelo clínico e pelo cirurgião.

Na Tabela 10, estão descritos os traumas mais comuns e o modo como devem ser suspeitados e tratados. Vale ressaltar que existem várias possibilidades de apresentação isoladas e combinadas. Cada paciente deve ser avaliado de modo individualizado, sistematizado e periodicamente por clínico e cirurgião treinados na assistência da criança com trauma.

TABELA 10 Principais condições clínicas e conduta específica

	Quando suspeitar	Tratamento
Pneumotórax hipertensivo	Trauma fechado de tórax Sofrimento respiratório intenso Hipóxia que não responde a oxigenoterapia ou tratamento do choque Ausência de murmúrio respiratório no hemotórax acometido Hipersonoridade na percussão do mesmo lado Estase de jugulares Hipóxia que piora ou se instala quando se inicia ventilação com pressão positiva Não há tempo para realizar radiografia de tórax, que se expressa como ar na pleura, pulmão homolateral colapsado, desvio do mediastino, traqueia e brônquio para o lado oposto. A radiografia deve ser realizada após o tratamento de urgência	Imediata descompressão torácica com agulha de números 14 ou 16G inserida no 2º espaço intercostal, na linha médio-clavicular, no bordo superior do 3º arco costal A saída do ar e a melhora clínica confirmam o diagnóstico Em seguida, deve ser providenciada a drenagem torácica em selo d'água

(continua)

TABELA 10 (*Continuação*) Principais condições clínicas e conduta específica

	Quando suspeitar	Tratamento
Tórax instável	Movimento paradoxal da parede torácica, decorrente de fraturas de duas ou mais costelas. É raro na criança, sendo a contusão pulmonar subjacente a manifestação mais importante	Tratar a contusão pulmonar com oxigenação adequada, considerar intubação
Pneumotórax aberto	Ferimento penetrante no tórax com dor torácica e ferida aspirativa Algum grau de dificuldade respiratória e sinais de choque hemorrágico podem estar presentes (hemotórax) ou tamponamento cardíaco	Curativo com propriedades de válvula. Deve-se ocluir com penso impermeável e estéril, fechando três bordos e deixando um aberto para a saída de ar. Um cirurgião de tórax deve ser acionado para o tratamento definitivo
Hemotórax maciço	Trauma penetrante de tórax ou trauma associado a choque hemorrágico, hipoxemia, macicez na percussão do tórax e diminuição do murmúrio respiratório homolateral Radiografia de tórax: opacificação com nível líquido no espaço pleural (hemorragia intrapleural)	Drenagem torácica, reposição volêmica e monitoração Avaliar transfusão e toracotomia
Tamponamento cardíaco	Ferimento penetrante de tórax Choque cardiogênico e tríade de Beck (elevação da pressão venosa, que é traduzida por turgência das jugulares, diminuição da PA e abafamento das bulhas cardíacas) É raro na criança	Providenciar descompressão por pericardiocentese, pelo risco de morte iminente. Retira-se pequena quantidade de sangue, enquanto aguarda a toracotomia (usa-se seringa, torneira de três vias e cateter com agulha)
Contusão pulmonar	Traumatismo contuso no tórax Insuficiência respiratória pode estar presente (hipoxemia, agitação e cianose) Estertores crepitantes É a lesão torácica mais frequente na criança	Oxigenoterapia Considerar entubação e ventilação mecânica, se hipoxemia
Contusão miocárdica	Trauma torácico contuso (em esterno) Desconforto precordial Fratura de esterno é rara ECG: corrente de lesão e arritmias Enzimas miocárdicas podem estar alteradas ECO: anormalidade miocárdica	Monitoração e tratamento das arritmias – risco de arritmia súbita nas primeiras 24 horas

(*continua*)

TABELA 10 (*Continuação*) Principais condições clínicas e conduta específica

	Quando suspeitar	Tratamento
Ruptura traumática da aorta torácica	Quedas de grandes alturas e desaceleração brusca (trauma fechado) Dor torácica Radiografia de tórax na sala de emergência: (1) alargamento mediastinal (mais importante e sugere hematoma restrito ao mediastino); (2) fratura da 1ª e 2ª costelas; (3) obliteração do botão aórtico; (4) desvio da traqueia para a direita; (5) derrame pleural periapical esquerdo; (6) elevação e desvio do brônquio fonte direito; (7) obliteração do espaço entre aorta e artéria pulmonar (arco médio do contorno cardíaco); (8) desvio do esôfago para a direita (sonda nasogástrica desviada) É rara na criança	Os vasos da criança são mais elásticos e sem lesão ateromatosa, dificultando a ruptura completa Pode ocorrer, entretanto, ruptura dos pontos de fixação da aorta, cujo tratamento é conservador Pacientes com rupturas completas raramente são atendidos com vida Caso a radiografia não confirme o diagnóstico, um cirurgião qualificado define os instrumentos diagnósticos (ecodoppler transesofágico e aortografia)
Ruptura diafragmática	Trauma abdominal Lesão por costelas ou ferimentos penetrantes em região toracoabdominal Radiografia: vísceras com níveis hidroaéreos visualizadas no tórax ou sonda nasogástrica no tórax	Laparotomia
Lesões traqueobrônquicas	Laringe: rouquidão, enfisema subcutâneo e crepitação palpável Traqueia: respiração ruidosa e sofrimento respiratório ou ausência de ruídos respiratórios Brônquios: trauma contuso com laceração próxima à carina	Considerar traqueostomia, se houver obstrução aérea grave ou entubação difícil Exploração cirúrgica Traqueostomia Toracotomia
Pneumotórax simples	Contusão em tórax Radiografia confirma o diagnóstico Risco de evolução para pneumotórax hipertensivo	Drenagem torácica em selo d'água
Fraturas costais	Contusão em tórax Afastar lesão de órgãos subjacentes: vasos da base, pulmão, cabeça e pescoço podem estar associados a fratura da 1ª, 2ª e 3ª costelas Lesões em fígado e baço podem estar associadas a fratura de costelas inferiores	Controle agressivo da dor é o princípio mais importante do tratamento, para permitir ventilação adequada Raramente requer tratamento cirúrgico Ver tratamento específico das lesões subjacentes
Trauma esofágico	Trauma penetrante ou contuso em epigástrio Mediastinite, ruptura pleural com drenagem de conteúdo gástrico pelo dreno torácico	Toracotomia

(continua)

TABELA 10 (*Continuação*) Principais condições clínicas e conduta específica

	Quando suspeitar	Tratamento
Trauma de estômago	Trauma de abdome com sinais peritoneais e sangue da sonda nasogástrica Radiografia de abdome com pneumoperitônio	Laparotomia
Trauma de duodeno	Crianças vítimas de espancamento Obstrução duodenal, massa palpável, vômitos biliosos e queda de hematócrito Muito raro, apresenta-se isoladamente Frequentemente associado à pancreatite traumática, a qual é muito mais grave Radiografia contrastada gastroduodenal revela interrupção de contraste (contraste hidrossolúvel; é contraindicado uso de contraste baritado nestes casos)	Cirúrgico, se houver sinais de laceração Quando conservador, inclui descompressão gástrica por sonda nasogástrica e nutrição parenteral
Trauma de outros segmentos do intestino delgado	Ferimentos penetrantes e trauma contuso Sinais de irritação peritoneal até 24 horas após o trauma Radiografia pode, menos frequentemente, demonstrar pneumoperitônio Monitoração do paciente inclui palpação sistemática do abdome	Laparotomia
Traumatismos do cólon e do reto	Reto: traumas penetrantes na criança vítima de abuso ou quedas a cavaleiro. O toque retal é doloroso e deve ser feito sob anestesia. Existe risco de sepse grave quando há fratura de bacia associada Cólon: trauma penetrante que resulta em peritonite grave e pode evoluir para sepse, se o tratamento não for precoce	Tratamento conservador, se houver apenas lesão de mucosa e canal anal Laparotomia e antibiótico de amplo espectro
Traumatismos esplênicos	Trauma contuso e fratura de costelas inferiores esquerdas Hemorragia intra-abdominal e dor em hipocôndrio esquerdo US e TC avaliam o tipo e gravidade da lesão	Monitoração: UTI pediátrica, equipe cirúrgica alerta e reserva de sangue O tratamento cirúrgico deve ser considerado no paciente que necessitar de reposição de mais da metade de sua volemia (40 mL/kg) em 24 horas ou quando for indicada uma segunda transfusão Quando o tratamento é conservador e o paciente está estável, após observação em UTI por 24 a 72 horas, deve ser mantida a observação hospitalar por 1 semana Atenção ao risco de ruptura tardia da lesão preexistente (TC de abdome até 3 meses do trauma)

(*continua*)

TABELA 10 (*Continuação*) Principais condições clínicas e conduta específica

	Quando suspeitar	Tratamento
Traumatismos do fígado	Trauma ou contusão na base do tórax e abdome superior Dor, reação peritoneal e choque hemorrágico Monitoração com US e TC	Tratamento cirúrgico em qualquer grau de lesão, se houver instabilidade hemodinâmica Paciente hemodinamicamente estável deve receber os mesmos cuidados descritos na lesão esplênica
Traumatismos do pâncreas	Acidentes contusos causados por queda de bicicleta Hipersensibilidade abdominal, dor e vômitos costumam surgir 24 a 48 horas após o trauma Amilase se eleva em 24 a 48 horas US, TC e, em alguns casos, colangiopancreatografia endoscópica Síndrome do "tanque" também é outra causa frequente de trauma de pâncreas nas crianças brasileiras	Cirúrgico, de acordo com o tipo da lesão
Traumatismos dos rins	Hematúria, contusões US; podem ser necessárias urografia ou tomografia para o diagnóstico e visualização do rim contralateral	Tratamento conservador, se o paciente estiver estável Ausência de hematúria franca ou menos de 20 hemácias por campo não requerem avaliação diagnóstica adicional
Traumatismos de extremidades	Avaliar: deformidades, desvio do eixo, dor, pulsos distais e sinais de má perfusão Afastar trombose ou lesão arterial: a ausência de pulso distal palpável por mais de 3 horas sugere esta possibilidade A hipotermia e o enchimento capilar diminuído também podem ser sinais de isquemia As lesões de nervo podem se expressar como dor, parestesia ou hiperestesia	Estabilizar o membro com imobilização e alinhamento para realizar os exames radiológicos, aliviando a dor e evitando isquemia até avaliação ortopédica e tratamento definitivo. A fratura pélvica pode ser temporariamente estabilizada, enrolando-se um lençol ao redor da pelve no nível do grande trocanter para reduzir a perda de volume/hemorragia Em fraturas expostas, deve-se iniciar profilaxia de antibiótico com cefazolina 30 mg/kg ou clindamicina 10 mg/kg, além de profilaxia antitetânica Realizar Doppler de extremidades na suspeita de lesão vascular, com acompanhamento de equipe especializada

ECG: eletrocardiograma; ECO: ecocardiograma; PA: pressão arterial; UTI: unidade de terapia intensiva; US: ultrassonografia; TC: tomografia computadorizada.

Em algumas situações, deve-se suspeitar de trauma secundário a abuso físico e/ou sexual. São sugestivos de abuso alguns aspectos, como:

- História relatada desproporcional à gravidade das lesões.
- Variações das informações por parte dos informantes.
- Passado de atendimento por trauma.
- Informações omitidas, evasivas ou incoerentes.
- Abandono da criança no serviço de emergência.
- Tempo prolongado entre a ocorrência do trauma e o atendimento.
- Marcas de cinto ou cordas, queimaduras, objetos pontiagudos.
- Cicatrizes antigas por trauma.
- Fraturas em diferentes períodos de consolidação.
- Fraturas de ossos longos em crianças menores de 3 anos.
- Hemorragias retinianas.
- Lesões periorais, perianais ou genitais.
- Ruptura de vísceras sem história relatada de trauma.

PROFILAXIA ANTITETÂNICA

É fundamental no atendimento verificar a vacinação da criança e, caso não haja informação segura, deve-se fazer a profilaxia com vacina antitetânica e soro antitetânico de acordo com as diretrizes atuais.

TABELA 11 Esquema de condutas profiláticas de acordo com o tipo de ferimento e situação vacinal

História de vacinação prévia contra tétano	Ferimentos com risco mínimo de tétano[a]			Ferimentos com alto risco de tétano[b]		
	Vacina	SAT/ IGHAT	Outras condutas	Vacina	SAT/ IGHAT	Outras condutas
Incerta ou menos de 3 doses	Sim[c]	Não	Limpeza e desinfecção, lavar com soro fisiológico e substâncias oxidantes ou antissépticas e desbridar o foco de infecção	Sim[c]	Sim	Desinfecção, lavar com soro fisiológico e substâncias oxidantes ou antissépticas e remover corpos estranhos e tecidos desvitalizados
3 doses ou mais, sendo a última dose há menos de 5 anos	Não	Não		Não	Não	Desbridamento do ferimento e lavagem com água oxigenada

(continua)

TABELA 11 (*Continuação*) Esquema de condutas profiláticas de acordo com o tipo de ferimento e situação vacinal

<table>
<tr><th rowspan="2">História de vacinação prévia contra tétano</th><th colspan="3">Ferimentos com risco mínimo de tétano[a]</th><th colspan="3">Ferimentos com alto risco de tétano[b]</th></tr>
<tr><th>Vacina</th><th>SAT/ IGHAT</th><th>Outras condutas</th><th>Vacina</th><th>SAT/ IGHAT</th><th>Outras condutas</th></tr>
<tr><td>3 doses ou mais, sendo a última dose há mais de 5 anos e menos de 10 anos</td><td>Não</td><td>Não</td><td rowspan="3">Limpeza e desinfecção, lavar com soro fisiológico e substâncias oxidantes ou antissépticas e desbridar o foco de infecção</td><td>Sim (1 reforço)</td><td>Não[d]</td><td rowspan="3">Desinfecção, lavar com soro fisiológico e substâncias oxidantes ou antissépticas e remover corpos estranhos e tecidos desvitalizados
Desbridamento do ferimento e lavagem com água oxigenada</td></tr>
<tr><td>3 doses ou mais, sendo a última dose há 10 anos ou mais</td><td>Sim</td><td>Não</td><td>Sim (1 reforço)</td><td>Não[d]</td></tr>
<tr><td>3 doses ou mais, sendo a última dose há 10 ou mais anos em situações especiais</td><td>Sim</td><td>Não</td><td>Sim (1 reforço)</td><td>Sim[c]</td></tr>
</table>

[a] Ferimentos superficiais, limpos, sem corpos estranhos ou tecidos desvitalizados.
[b] Ferimentos profundos ou superficiais sujos; com corpos estranhos ou tecidos desvitalizados; queimaduras; feridas puntiformes ou por armas brancas e de fogo; mordeduras; politraumatismos e fraturas expostas.
[c] Vacinar e aprazar as próximas doses, para complementar o esquema básico. Essa vacinação visa a proteger contra o risco de tétano por outros ferimentos futuros. Se o profissional que presta o atendimento suspeitar que os cuidados posteriores com o ferimento não serão adequados, deve considerar a indicação de imunização passiva com SAT (soro antitetânico) ou IGHAT (imunoglobulina humana antitetânica). Quando indicado o uso de vacina e SAT ou IGHAT, concomitantemente, devem ser aplicados em locais diferentes.
[d] Para paciente imunodeprimido, desnutrido grave ou idoso, além do reforço com a vacina, está também indicada IGHAT ou SAT.
[e] Se o profissional que presta o atendimento suspeitar que os cuidados posteriores com o ferimento não serão adequados, deve considerar a indicação de imunização passiva com SAT ou IGHAT. Quando indicado o uso de vacina e SAT ou IGHAT, concomitantemente, devem ser aplicados em locais diferentes.
Fonte: Brasil, 2014.

BIBLIOGRAFIA

1. American College of Surgeons Committee on Trauma. Advanced Trauma Llife Support ATLS Student Course Manual. 9. ed. Chicago: American College of Surgeons; 2012.
2. American Heart Association. Suporte avançado de vida em pediatria manual do profissional. Guarulhos: Bandeirantes; 2012.
3. Brasil. Guia de Vigilância em Saúde - Ministério da Saúde Secretaria de Vigilância em Saúde. Brasília: MS; 2014. (Acesso em 24 dezembro 2016.) Disponível em: http://por-

talsaude.saude.gov.br/images/pdf/2014/novembro/27/guia-vigilancia-saude-linkado-27-11-14.pdf.

4. Holmes JF, Palchak MJ, MacFarlane T, Kuppermann N. Performance of the pediatric Glasgow coma scale in children with blunt head trauma. Acad Emerg Med. 2005;12:814.
5. Lee KL, Fleisher GR. Trauma management: approach to the unstable child. In: UpToDate, Bachur RG,Wiley-II JK (eds.). UpToDate. Disponível em http://www.uptodate.com/contents/trauma_management_approach_to_the_unstable_child.
6. Lee KL, Fleisher GR. Trauma management: unique pediatric considerations. In: UpToDate, Bachur RG,Wiley-II JK (eds.). UpToDate. Disponível em http://www.updodate.com/contents/trauma_management_unique_pediatric_considerations.
7. Matsuno AK. Reconhecimento das situações de emergência: avaliação pediátrica. Medicina (Ribeirão Preto). 2012;45(2):158-67.
8. Teasdale G, Jennett B. Assessment of coma and impaired consciousness. A practical scale. Lancet. 1974;2:81.
9. Waksman RD, Gikas RMC, Maciel W. Sociedade Brasileira de Pediatria. Crianças e Adolescentes seguros. Guia completo para prevenção de acidentes e violências. São Paulo: Publifolha; 2005.

Abuso de substâncias psicoativas

Úrsula Schaun Krauss
Ana Paola Robatto

INTRODUÇÃO

O uso de substâncias como álcool, tabaco ou maconha em adolescentes, quando iniciado precocemente, está mais relacionado ao risco de dependência do que nos indivíduos que fazem a experimentação no início da idade adulta. O consumo de substâncias psicoativas altera o funcionamento cerebral e afeta a cognição, a capacidade de julgamento, o humor, o desenvolvimento de funções sociais e as relações interpessoais.

O objetivo do pediatra na emergência é identificar jovens em risco de abuso de substâncias e oferecer uma intervenção precoce. O V Levantamento Nacional sobre o consumo de drogas psicotrópicas entre estudantes registrou a prevalência de 3,4% de uso de maconha em Salvador. A maconha, por um lado, é a droga ilícita com maior prevalência de uso no Brasil e no mundo. Por outro lado, o abuso de álcool é bem mais prevalente ainda em razão do uso permitido dessa substância e tende a levar ao uso de outras drogas ilícitas.

Com relação à frequência de uso de substâncias psicotrópicas, 74,6% dos adolescentes usam álcool ou alguma droga ilícita diariamente, em algum momento da vida; 80% dos que relatam uso da maconha fazem consumo diário, e 78% dos que utilizam cocaína usam a droga duas ou mais vezes na semana.

Fatores associados (fatores de risco)

- Fatores biológicos: predisposição genética (alteração no sistema de recompensa do cérebro).
- Fatores psicossociais e comportamentais: ambiente doméstico conflituoso, uso de álcool e/ou drogas pelos familiares, problemas de vinculação social, rebeldia, baixo controle de impulsos, delinquência, atividade criminosa, au-

sência de suporte social, relacionamento com pares também usuários de substâncias, baixo desempenho escolar, *bullying*, baixa autoestima.

- Transtornos psiquiátricos comórbidos: de oposição ou de conduta, personalidade antissocial, depressão, de ansiedade (principalmente fobia social em adolescentes), de déficit de atenção e distúrbios alimentares.

Na Tabela 1, encontra-se uma escala de gravidade do abuso de drogas.

ABORDAGEM CLÍNICA

TABELA 1 Avaliação da gravidade do abuso de drogas pelo adolescente

Variável	0	+ 1	+ 2
Idade	> 15	< 15	
Sexo	Masculino	Feminino	
Histórico familiar de abuso de drogas		Sim	
Definição do uso de drogas	Em grupo		Sozinho
Sentimento antes da droga	Feliz	Sempre ruim	Triste
Desempenho escolar	Bom, melhorando		Recentemente, ruim
Uso antes de dirigir	Nenhum		Sim
Histórico de acidentes	Nenhum		Sim
Tempo da semana	Fim de semana	Dias úteis	
Hora do dia		Depois da escola	Antes ou durante a escola
Tipo de droga	Maconha, cerveja, vinho		Uísque, opiáceos, cocaína e barbitúricos

Pontuação:
0-3: menos preocupante; 3-8: grave; 8-18: muito sério.

Muitas vezes, o médico não consegue obter de imediato a informação sobre as substâncias utilizadas pelos pacientes, devendo então realizar o diagnóstico sindrômico, como estão descritas as síndromes tóxicas mais frequentes nas Tabelas 2 a 5.

TABELA 2 Síndromes anticolinérgicas

Sinais comuns	Delírio com fala resmungada, taquicardia, pele seca e vermelha, pupilas dilatadas, mioclonia, temperatura ligeiramente aumentada, retenção urinária e diminuição dos ruídos intestinais. Convulsões e arritmias em casos graves
Causas mais comuns	Anti-histamínicos, medicamentos antiparkinsonianos, atropina, escopolamina, amantadina, agentes antipsicóticos, antidepressivos, agentes antiespasmódicos, agentes midriáticos, relaxantes musculares, algumas plantas (p.ex., estramônio e *Amanita muscaria*)

TABELA 3 Síndromes simpaticomiméticas

Sinais comuns	Delírios, paranoia, taquicardia ou bradicardia (agonistas alfa-adrenérgicos puros), hipertensão, hipertermia, diaforese, piloereção, midríase e hiper-reflexia. Convulsão, hipotensão e arritmia em casos graves
Causas mais comuns	Anfetamina, cocaína, metanfetamina, descongestionantes, *overdose* de cafeína, *overdose* de teofilina

TABELA 4 Intoxicação por opioides, sedativos ou etanol

Sinais comuns	Coma, depressão respiratória, miose, hipotensão, bradicardia, hipotermia, edema pulmonar, diminuição da peristalse, hiper-reflexia e marcas de agulha. Convulsões com *overdose* de narcóticos (p.ex., propoxifeno)
Causas mais comuns	Narcóticos, barbitúricos, benzodiazepínicos, etclorvinol, glutetimida, metiprilona, metaqualona, meprobamato, etanol, clonidina, guanabenz

TABELA 5 Síndromes colinérgicas

Sinais comuns	Confusão, depressão do SNC, salivação, fraqueza, lacrimejamento, incontinência urinária e fecal, cólicas gastrintestinais, vômitos, diaforese, fasciculações musculares, edema pulmonar, miose, bradicardia ou taquicardia e convulsões
Causas mais comuns	Inseticidas organofosforados e carbamatos, fisostigmina, edrofônio e alguns cogumelos

SNC: sistema nervoso central.

Como o álcool é a substância mais utilizada, é sempre importante perguntar a quantidade consumida (Tabela 6).

TABELA 6 Unidades de álcool em cada dose de bebida

Bebida	Volume	Concentração	Quantidade de álcool (volume × concentração)	Unidade (quantidade: 10)
Vinho tinto	90 mL	12%	11 g	1,1 u
Cerveja	350 mL	5%	17 g	1,7 u
Destilado	50 mL	40%	20 g	2,0 u

ABORDAGEM TERAPÊUTICA

A assistência de adolescentes com transtornos por uso de substâncias deve considerar: avaliação completa (médica geral e psiquiátrica), tratamentos dos quadros diagnosticados (abstinência, intoxicação e quadros clínicos que caracterizem uma emergência), sensibilização do paciente para realizar tratamento, envolvimento da família e elaboração de encaminhamento. Frequentemente, o consumo de drogas ilícitas ocorre associado ao consumo de álcool, portanto, pacientes que chegam ao pronto atendimento por intoxicação alcoólica devem ser também avaliados sobre o uso de outras substâncias psicoativas.

Álcool

Os sintomas de ingestão de álcool estão relacionados à quantidade ingerida e às características individuais. À medida que se elevam os índices de alcoolemia, mais intensos serão os sintomas de intoxicação alcoólica (Tabela 7).

- Níveis de alcoolemia (Tabela 7):
  - Entre 20 e 80 mg% (2 a 4 doses) – perda da coordenação muscular, alterações do humor e do comportamento e aumento na atividade motora.
  - Entre 80 e 200 mg% – alterações neurológicas progressivas, ataxia e fala arrastada.
  - Acima de 150 mg% – indicam-se monitoramento dos sinais vitais e atenção à manutenção de vias aéreas livres.
  - Entre 200 e 300 mg% – há a possibilidade de náuseas e vômitos ocorrendo concomitantemente com a sedação e há aumento do risco de aspiração do conteúdo gástrico.
  - > 300 mg% – hipotermia e comprometimento do nível de consciência, coma.
  - > 600 mg% – óbito por insuficiência respiratória e colapso cardiovascular.

A indicação de soro fisiológico intravenoso (IV) restringe-se à ocorrência de desidratação, e a de glicose hipertônica só se justifica se o paciente estiver hipoglicêmico. A prescrição de glicose hipertônica deve ser precedida pela administração de tiamina para controle do risco de precipitação de síndrome de Wernicke em paciente com carência de tiamina. O álcool não é absorvido pelo carvão ativado, portanto, não se justifica sua indicação no tratamento da intoxicação alcoólica. Em situações em que a agitação psicomotora é intensa, colocando paciente e membros da equipe em risco, o uso de antipsicóticos de alta potência, em baixas doses, pode ser necessário.

TABELA 7 Níveis plasmáticos de álcool (mg%), sintomatologia relacionada e condutas

Alcoolemia (mg%)	Quadro clínico	Conduta
30	Euforia e excitação, alterações leves da atenção	Ambiente calmo Monitoramento dos sinais vitais
50	Incoordenação motora discreta, alteração do humor, da personalidade e do comportamento	Ambiente calmo Monitoramento dos sinais vitais

(continua)

TABELA 7 (*continuação*) Níveis plasmáticos de álcool (mg%), sintomatologia relacionada e condutas

Alcoolemia (mg%)	Quadro clínico	Conduta
100	Incoordenação motora pronunciada com ataxia, diminuição da concentração, piora dos reflexos sensitivos e do humor	Monitoramento dos sinais vitais Cuidados com a manutenção das vias aéreas livres Observação do risco de aspiração do vômito
200	Piora da ataxia, náuseas e vômitos	Internação Cuidados gerais para a manutenção das vias aéreas livres Observação do risco de aspiração do vômito Administração intramuscular de tiamina
300	Disartria, amnésia, hipotermia e anestesia (estágio I)	Internação Cuidados intensivos com a manutenção da vida Administração intramuscular de tiamina
400	Coma, morte (bloqueio respiratório central)	Emergência médica Cuidados intensivos com a manutenção da vida Atenção à diretriz apropriada para a abordagem do coma

Cocaína

As respostas fisiológicas observadas geralmente com o consumo de cocaína: aumento de pressão arterial, da frequência cardíaca, da frequência respiratória e da temperatura, dilatação pupilar, estado de alerta elevado e aumento da atividade motora. O consumo típico é traduzido muitas vezes por padrão excessivo (*binge*), seguido por períodos de abstinência.

Pacientes agitados podem ser tratados com benzodiazepínicos (p. ex., diazepam ou midazolam), antipsicóticos (p. ex., haloperidol) ou a associação de ambas as medicações. O uso dessas medicações por via intramuscular (IM) ou IV está indicado nos casos em que o paciente não aceitar a via oral (VO), o que pode ocorrer quando o paciente apresenta agitação psicomotora intensa e agressividade.

A presença de dor precordial pode estar associada a infarto agudo do miocárdio (IAM), justificando a avaliação por eletrocardiograma, hemograma completo, função renal e hepática, eletrólitos e creatinofosfoquinase (CK-MB). O uso de propranolol em pacientes com IAM e intoxicação aguda por cocaína é questionável, assim como o de antagonistas dopaminérgicos.

Pacientes com dor precordial, angina instável ou IAM associados ao uso de cocaína devem ser tratados como casos gerais de síndrome coronariana aguda (SCA).

A ingestão em doses elevadas de anfetaminas pode exigir a lavagem gástrica e o carvão ativado, desde que a intoxicação seja recente, considerando-se o tempo de absorção da substância de aproximadamente meia hora.

A presença de hipertensão, convulsões e delírios persecutórios em alguns pacientes usuários de estimulantes pode justificar tratamento específico.

Benzodiazepínicos

Os benzodiazepínicos são depressores do sistema nervoso central (SNC), com efeitos de intoxicação aguda semelhantes àquela do álcool. O risco de depressão respiratória por intoxicação benzodiazepínica é importante e mais pronunciado quanto existe intoxicação associada a outras substâncias.

O flumazenil, um antagonista específico dos benzodiazepínicos, pode ser empregado nos casos mais graves, com depressão neurológica ou respiratória.

A dose inicial de flumazenil é de 0,02 mg/kg (0,3 mg IV em adolescentes e adultos) e pode ser seguida de outras doses até o limite de 2 mg. Caso essa dose não provoque a reversão do quadro em 5 a 10 minutos, deve-se considerar que a depressão do SNC pode ter outra causa.

O efeito do flumazenil é mais curto que o dos benzodiazepínicos. Dessa forma, o efeito do antagonista pode terminar com o paciente ainda sob efeito da intoxicação. Em pacientes que utilizam antidepressivos tricíclicos ou outros agentes como aminofilina ou cocaína, que envolvem risco de convulsões, o uso do flumazenil é contraindicado.

Maconha

A maconha é a droga ilícita mais utilizada em todo o mundo. Podem ser observados sintomas psicóticos e episódios agudos de ansiedade semelhantes aos ataques de pânico. Os efeitos ansiosos podem ser mais comuns tanto em altas doses quanto em usuários principiantes ou quando o uso é feito em ambientes novos ou em condições de estresse. Por esses motivos, o consumo de maconha deve ser sempre investigado, principalmente entre adolescentes que procuram atendimento de emergência por quadros psiquiátricos.

A intoxicação por maconha pode determinar comportamentos agressivos, muitas vezes pelo comprometimento da percepção da realidade associado à ansiedade e à ideação paranoide. O tratamento dos sintomas psicóticos decorrentes do uso de maconha segue os mesmos princípios básicos do tratamento desses sintomas em usuários de cocaína.

Opioides

A superdosagem deve ser considerada diante de sinais de miose e bradicardia acentuadas, depressão respiratória, estupor ou coma. Nessa condição, o paciente deve ser internado em ambiente de emergência, e o médico de emergência precisa considerar a necessidade de assistência ventilatória. A superdosagem com opioides de meia-vida longa, como a metadona, por outro lado, exige atenção maior.

O paciente precisa ficar em observação por 24 a 48 horas, e a depressão respiratória, que pode ser fatal, deve ser tratada com naloxone. Seu uso pode ser IV ou IM, e a dose está diretamente relacionada ao *status* de dependência da substância e à extensão da depressão respiratória. Em pacientes com depressão do SNC, mas sem depressão respiratória, a dose inicial recomendada é de 0,01 mg/kg (0,05 a 0,4 mg em adultos). Doses menores são usadas em pacientes dependentes de opioides, em função do estabelecimento de síndrome de abstinência grave com doses mais altas.

Pacientes com depressão respiratória grave, em condições de dependência ou não, devem ser medicados com doses maiores. A resposta deve ocorrer em até 2 minutos, e a dose pode ser repetida a cada 3 minutos até que a reversão da depressão respiratória ou do SNC seja alcançada. As doses de naloxone podem ser repetidas até o máximo de 10 mg, IV, e, no caso da não reversão da depressão respiratória com essa dose, a hipótese de superdosagem de opioide deve ser reconsiderada.

Indicações para internação hospitalar

- Ameaça ou risco de suicídio.
- Comportamento autodestrutivo.
- Ameaça à integridade física dos outros.
- Sintomas psiquiátricos e transtornos psiquiátricos comórbidos.
- Complicações clínicas.
- Dependência de outras substâncias – desintoxicação do álcool.
- Falhas recorrentes de tratamento ambulatorial.
- Ausência de suporte social.

Na Figura 1, está o fluxograma do atendimento inicial, com a recomendação de encaminhamento posterior ao especialista.

Figura 1 Substâncias psicoativas em emergências – conduta inicial e acompanhamento posterior com especialista.

CAPS: Centro de Atenção Psicossocial; IV: intravenoso; IM: intramuscular; VO: via oral; CIT: Centro de Informações Toxicológicas.

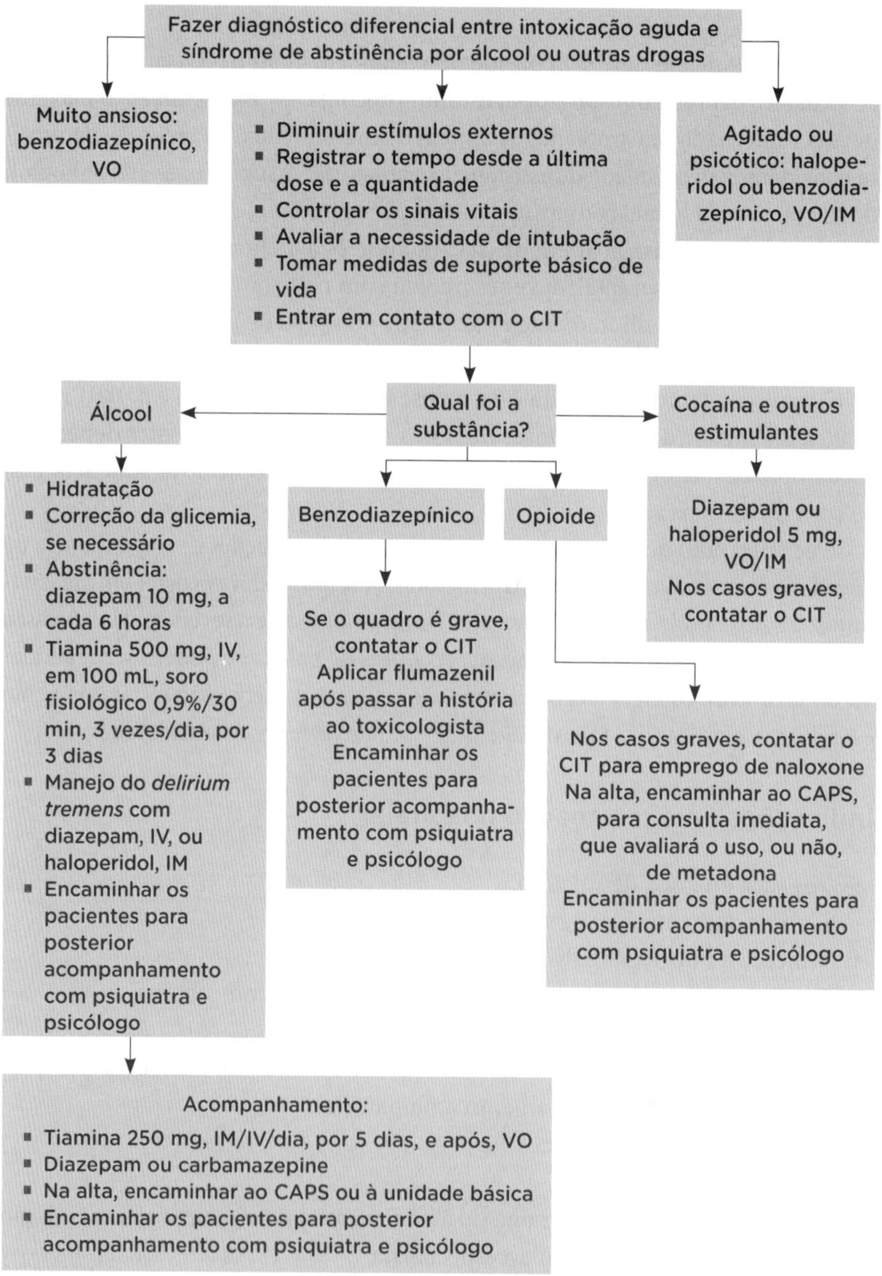

Todos os pacientes com esse diagnóstico devem ser encaminhados para posterior acompanhamento com psiquiatra e psicólogo.

BIBLIOGRAFIA

1. Amaral RA, Malbergier A, Andrade AG. Management of patients with substance use illnesses in psychiatric emergency department. Revista Brasileira de Psiquiatria. 2010;32(Supl II).
2. Associação Brasileira de Psiquiatria. Diretrizes para um modelo de assistência integral em saúde mental no Brasil. 2006. [citado 18 abril 2010.]
3. Carlini EA, Galduróz JCF, Noto AR, Nappo SA. I Levantamento domiciliar sobre uso de drogas psicotrópicas no Brasil. SENAD; 2002.
4. McArdler P. Alcohol abuse in adolescentes. Arch Dis Child. 2008;93:524-7.
5. Organização Mundial da Saúde. Classificação de transtornos mentais e de comportamento da CID-10. Porto Alegre: ARTMED; 1993. p.69-82.

5

Acidentes por animais peçonhentos

Marcela Cristina Pita Andrade

INTRODUÇÃO

Os acidentes por animais peçonhentos representam um grupo importante de acidentes na prática clínica pediátrica, em razão de sua gravidade e necessidade de terapêutica imediata. No Brasil, entre 2010 e 2014, foram notificados quase 700 mil acidentes por animais peçonhentos no Sistema de Informação de Agravos de Notificação (SINAN), dos quais 1.282 evoluíram para óbito. Os animais mais envolvidos com acidentes, por ordem de notificação, foram: escorpiões, serpentes, aranhas, abelhas e lagartas, chamando a atenção o aumento de cerca de 70% do escorpionismo nesse período.

Animal peçonhento é aquele que produz substância tóxica e possui um aparelho injetor para a inoculação do veneno. Os acidentes por animais peçonhentos englobam aqueles provocados por cobras, aranhas, escorpiões, abelhas, vespas, besouros, larvas e peixes.

Animal venenoso é o que possui veneno, porém não tem aparelhos injetores, e seus efeitos são decorrentes da ingestão do veneno, e não da inoculação.

A identificação da espécie agressora é fundamental para a instituição de tratamento adequado e a monitoração clínica do paciente.

ABORDAGENS CLÍNICA, DIAGNÓSTICA E TERAPÊUTICA

Diante da grande variedade de espécies de animais peçonhentos existentes, serão levados em consideração os que têm relevância médica, com potencial de causar acidentes moderados a graves. O pronto atendimento com reconhecimento das síndromes clínicas e a possibilidade de tratamento específico são fatores importantes para evitar o óbito e reduzir as sequelas das vítimas.

A sequência do atendimento deve ser:

- Realizar a abordagem sistemática de circulação, vias aéreas e respiração. Concomitantemente, o pediatra deverá verificar:
  - as manifestações clínicas apresentadas, bem como caracterizá-las;
  - o segmento corporal atingido;
  - quando ocorreu o acidente;
  - se é possível identificar o animal.
- Monitorar dados vitais, diurese e oximetria de pulso.
- Instalar acesso venoso.
- Limpar o local afetado.
- Tratar o fenômeno anafilático, quando existente.
- Contactar o centro antiveneno local (CIAVE).
- Utilizar a soroterapia, se indicada, imediatamente.
- Checar imunização contra o tétano.

Sempre deve-se identificar o animal. Na Figura 1, estão as características que diferenciam as serpentes.

ACIDENTE OFÍDICO

O acidente ofídico pode ser realizado pela identificação da serpente ou, mais frequentemente, pelas manifestações clínicas características de cada gênero.

Existem quatro gêneros principais de serpentes de importância médica na América Latina:

- *Bothrops* (jararaca, jararacuçu, urutu, caiçara): responsável por 90% dos acidentes.
- *Crotalus* (cascavel): responsável por 8% dos acidentes.
- *Lachesis* (surucucu, pico-de-jaca): responsável por 1,5% dos acidentes.
- *Micrurus* (coral verdadeira): responsável por 0,5% dos acidentes.

Bothrops e *Micrurus* são encontrados em todo o país, enquanto a *Crotalus* é mais frequentemente encontrada em campos, áreas abertas e secas. Já as serpentes do gênero *Lachesis* habitam somente as florestas da Amazônia e da Mata Atlântica.

Principais características das serpentes peçonhentas:

- Possuem presas.

- Fosseta loreal (órgão sensorial termorreceptor localizado entre o olho e a narina): ausente nas serpentes do gênero *Micrurus*.
- Cabeça triangular e achatada.
- Olhos pequenos, com pupilas verticais, escamas ásperas.
- Guizo ou chocalho (cascavel).
- Cauda afunila bruscamente.
- Hábito noturno.

Pode-se identificar o tipo de serpente pela presença ou ausência de fosseta e outras características (Figura 1).

Figura 1 Diferenças de serpentes peçonhentas e não peçonhentas.

Fonte: Brasil, 2001.

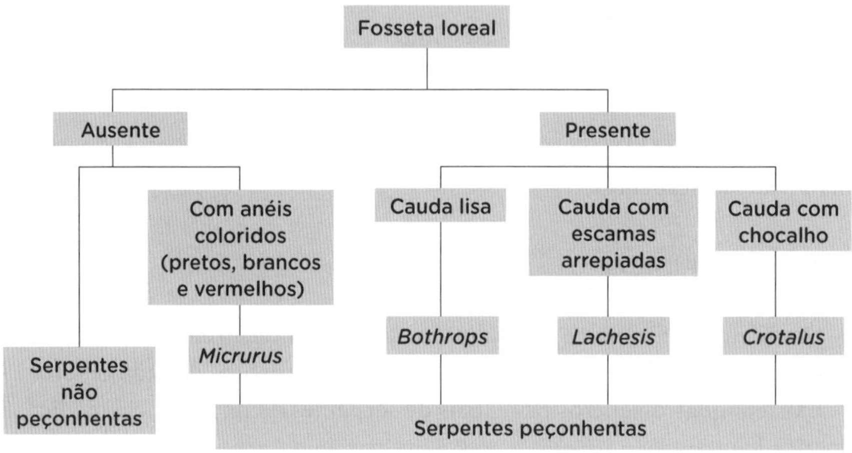

Os tipos de veneno variam sua ação de acordo com o gênero das serpentes (Tabela 1).

TABELA 1 Ação do veneno de acordo com a serpente venenosa

Gênero	Ação do veneno			
Bothrops	Proteolítica	Coagulante	-	-
Lachesis	Proteolítica	Coagulante	-	-
Crotalus		Coagulante	Neurotóxica	Miotóxica
Micrurus			Neurotóxica	

As manifestações clínicas dos acidentes ofídicos variam de acordo com as características seguintes, conforme descreve a Tabela 2.

TABELA 2 Manifestações clínicas dos acidentes ofídicos

Tipos de acidentes por gênero	Locais	Sistêmicas
Botrópico *Bothrops*	Presença ou não de ferimento punctiforme (1 ou 2) Dor de intensidade variável Edema precoce e progressivo, alcançando todo o membro afetado Em poucas horas, podem aparecer bolhas, equimoses, necrose e linfadenopatia ganglionar	Aumento do tempo de coagulação Epistaxe, gengivorragia, hematúria, hemorragia digestiva e sangramentos em ferimentos preexistentes
Laquético *Lachesis*	Dor e edema progressivo ocorrem 1 a 2 horas após o acidente Equimose extensa, sangramento, flictenas de conteúdo seroso ou serossanguinolento nas primeiras 5 horas Infarto	Manifestações clínicas semelhantes ao acidente botrópico, acrescidas de bradicardia, hipotensão, vômitos, cólicas abdominais e diarreia decorrentes de excitação vagal
Crotálico *Crotalus*	Pouco significativas; não há dor, podem ocorrer parestesia, eritema e edema discreto	Mal-estar, náuseas, vômitos, sudorese, prostração, sonolência Sintomas neuroparalíticos: ptose palpebral bilateral (fácies miastênica), oftalmoplegia, midríase, visão turva, diplopia, paralisia velopalatina. Raramente, insuficiência respiratória aguda Manifestações da rabdomiólise: dores musculares generalizadas, fraqueza muscular, urina escura, podendo evoluir com falência renal Aumento do tempo de coagulação, sangramentos restritos à gengiva
Elapídico *Micrurus*	Podem ou não ocorrer lesões causadas pelos dentes das serpentes, dor local, edema e parestesia	Sintomas neuroparalíticos: ptose palpebral bilateral (fácies miastênica), oftalmoplegia, distúrbios de acomodação visual, dificuldade de deambulação e paralisia dos membros, paralisia da musculatura respiratória, velopalatina e dos membros, com alta incidência e de rápida instalação

Medidas gerais em casos de acidente ofídico:

- Internação de todos os casos e transferência dos pacientes em estado grave para unidade de terapia intensiva (UTI).
- Dieta: realimentar o mais precocemente possível.

- Permeabilidade de vias aéreas: oxigenoterapia por máscara e suporte ventilatório, se necessário.
- Exames de admissão: hemograma, eletrólitos, ureia, creatinina, AST, ALT, CPK, tempo de protrombina (TP), tempo de tromboplastina parcial ativada (TTPa), tempo de sangramento e tempo de coagulação (TC), urina tipo I, aldolase, ácido úrico. Dependendo do tipo de acidente ofídico, alguns serão repetidos regularmente.
- Hidratação: manter diurese em torno de 1 a 2 mL/kg/hora.
- Uso precoce e nas doses preconizadas da soroterapia específica.
- Intervenção cirúrgica em caso de necrose, abscesso ou síndrome compartimental (fasciotomia).
- Antibioticoterapia de amplo espectro. As bactérias isoladas, habitualmente, são as Gram-negativas e os anaeróbios, presentes na flora bucal da serpente.
- Imunização antitetânica.
- Uso de anticolinesterásicos (neostigmina), nos casos de acidente elapídico.
- Manter o ferimento limpo.
- Analgesia: dipirona ou morfina.
- Corrigir anemia e distúrbios eletrolíticos.
- Reavaliação periódica.

Tipos de acidentes ofídicos

Acidente botrópico (veneno proteolítico-coagulante)

Os acidentes ofídicos botrópicos podem ser classificados de acordo com a Tabela 3.

TABELA 3 Classificação e tratamento de acordo com a gravidade

Classificação	Manifestações locais*	Manifestações sistêmicas*	Tempo de coagulação (TC)**	Tempo decorrido entre o acidente e o atendimento	Soroterapia SABO****
Leve	Discretas ou ausente	Ausentes	Normal ou alterado	Menor que 6 horas	4 ampolas
Moderado	Evidentes	Ausentes	Normal ou alterado	6 horas	8 ampolas
Grave	Intensas***	Presentes	Alterado	Maior que 6 horas	12 ampolas

*Descritas na Tabela 2.
**TC normal: até 10 minutos; TC prolongado: de 10 a 30 minutos; TC incoagulável: acima de 30 minutos.
***Manifestações locais intensas podem ser o único critério para classificação da gravidade.
****SABO: soro antibotrópico. Na sua ausência, podem ser utilizados o soro antibotrópico crotálico (SABC) ou o soro antibotrópico laquético (SABL).
Fonte: Brasil, 2011.

Figura 2 Conduta nos diferentes acidentes botrópicos.

SABO: soro antibotrópico; SABC: soro antibotrópico crotálico; SABL: soro antibotrópico laquético.

Fonte: CIAVE, 2009.

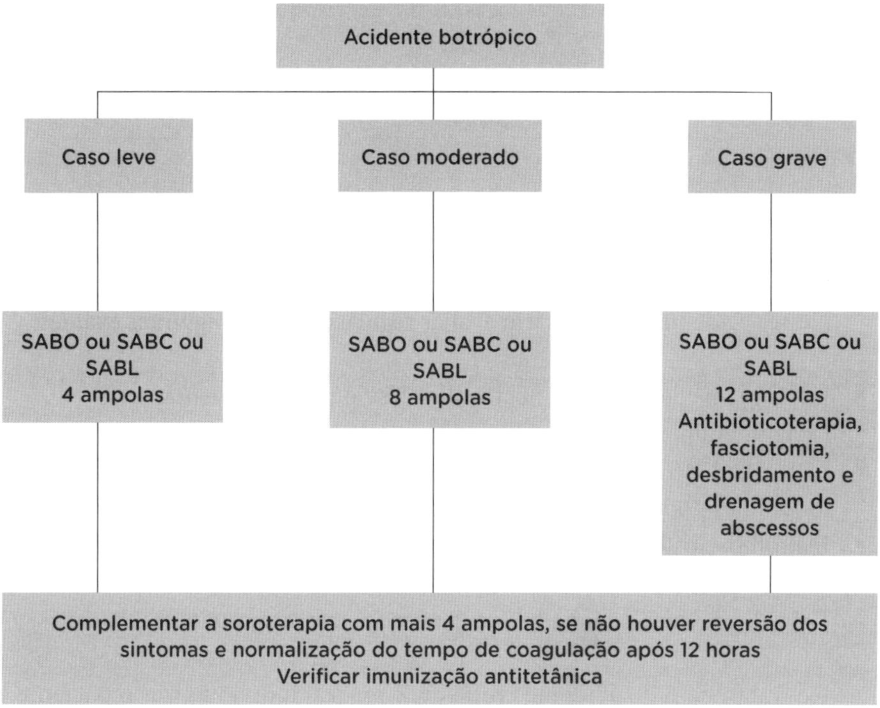

Nos acidentes botrópicos, é necessário manter controle regular dos seguintes exames:

- Hemograma: pode revelar leucocitose, neutrofilia, desvio para a esquerda, plaquetopenia e anemia discreta.
- Urina I: habitualmente, demonstra proteinúria, hematúria, leucocitúria.
- Eletrólitos, ureia, creatinina, CPK, tempo de sangramento, TC, TP e TTPa.

Acidente crotálico (veneno miotóxico-neurotóxico)

A classificação e o tratamento de acordo com a gravidade são descritos na Tabela 4.

TABELA 4 Manifestações clínicas e tratamento dos acidentes crotálicos

Classificação	Fácies miastênica/ visão turva	Mialgia	Urina vermelha ou marrom	Oligoanúria	Tempo de coagulação	Soroterapia SAC/SABC
Leve	Ausente ou tardia	Ausente ou discreta	Ausente	Ausente	Normal ou alterado	5 ampolas
Moderado	Discreta	Discreta	Ausente ou discreta	Ausente	Normal ou alterado	10 ampolas
Grave	Evidente	Intensa	Evidente	Presente ou ausente	Normal ou alterado	20 ampolas

SAC: soro anticrotálico; SABC: soro antibotrópico crotálico.
Fonte: Brasil, 2001.

Nesses acidentes, é necessário avaliar regularmente os seguintes exames:

- Hemograma: leucocitose, neutrofilia, desvio para a esquerda.
- Coagulograma: TC prolongado.
- CPK, LDH, AST, ALT, aldolase, ureia, creatinina, ácido úrico (os valores destes exames podem estar elevados dependendo da gravidade).
- Eletrólitos: fósforo e potássio podem estar elevados, enquanto o cálcio apresenta-se reduzido, quando há oligúria ou anúria.
- Urina I: presença de mioglobina, podendo ocorrer proteinúria discreta.

No tratamento do acidente crotálico, é preciso individualizar o paciente e avaliar a imunização antitetânica e antibioticoterapia empírica (Figura 3).

Acidente elapídico (veneno neurotóxico)

A classificação e o tratamento são descritos na Tabela 5.

TABELA 5 Manifestações clínicas e tratamento do acidente elapídico

Gravidade	Manifestações clínicas	Tratamento
Sempre grave	Ptose palpebral bilateral Diplopia Anisocoria Mialgia Dispneia Paralisia respiratória Insuficiência respiratória aguda	10 ampolas, EV, do soro antielapídico Teste terapêutico com anticolinesterásico (neostigmina) na dose de 0,05 mg/kg, EV*

* Esta medida propicia melhora dos fenômenos neuroparalíticos e reversão da sintomatologia respiratória. Se houver resposta à dose inicial, iniciar dose de manutenção de 0,05 a 0,1 mg/kg/dose, EV, a cada 4 horas, sempre precedida da administração de atropina, na dose de 0,05 mg/kg, EV.
EV: via endovenosa.

Figura 3 Imunização e antibioticoterapia no acidente crotálico.

SABC: soro antibotrópico crotálico.

Fonte: CIAVE, 2009.

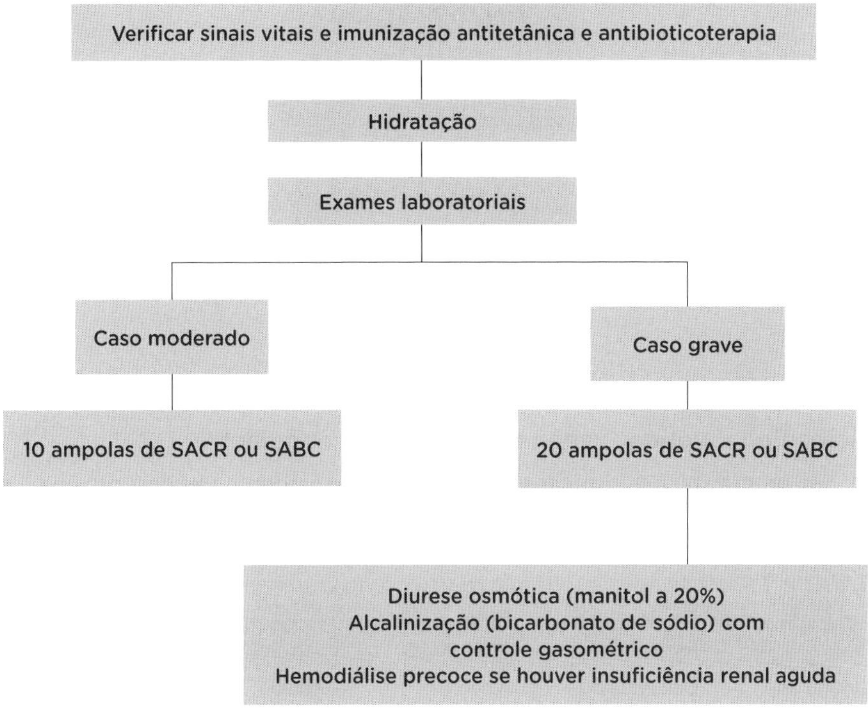

Não há exames específicos para esse tipo de acidente, de modo que são solicitados conforme a necessidade clínica.

No tratamento do acidente elapídico, deve-se avaliar o paciente de forma individualizada e verificar a imunização antitetânica. Todos os casos devem ser considerados potencialmente graves, pelo risco de insuficiência respiratória aguda, por isso a avaliação sistemática e periódica é fundamental.

O prognóstico é bom desde que realizado o tratamento específico e de suporte de forma adequada (Figura 4 e Tabela 6).

TABELA 6 Esquema terapêutico/medicamentos utilizados no acidente elapídico

Medicamentos	Dose crianças	Adultos
Atropina (amp 0,25 mg)	0,05 mg/kg, IV	0,5 mg IV
Neostigmina (amp 0,5 mg)	0,05 mg/kg, IV	0,05 mg/kg IV
Edrofônio (amp 10 mg)	0,25 mg/kg, IV	10 mg IV

IV: via intravenosa.

Figura 4 Tratamento dos acidentes elapídicos.
Fonte: CIAVE, 2009.

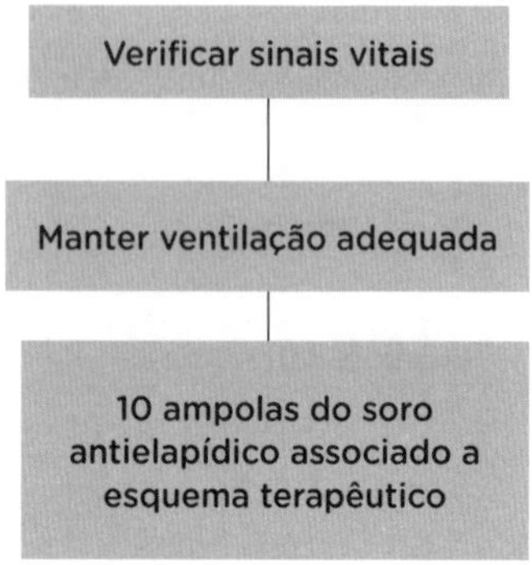

Acidente laquético (veneno proteolítico-coagulante)

As manifestações clínicas e o tratamento do acidente são descritos na Tabela 7.

TABELA 7 Classificação e tratamento de acordo com a gravidade

Classificação	Manifestações locais*	Manifestações sistêmicas*	Tempo de coagulação	Soroterapia SABL
Moderado	Discretas ou evidentes	Ausentes ou presentes	Alterado	10 ampolas
Grave	Intensas	Presentes	Alterado	20 ampolas

* Descritas na Tabela 2.
SABL: soro antibotrópico laquético.
Fonte: Brasil, 2001.

Nos acidentes laquéticos, é necessário solicitar os seguintes exames de forma rotineira:

- Hemograma.
- Coagulograma: TC prolongado.
- Glicemia, ureia, creatinina e eletrólitos.

O tratamento do acidente laquético encontra-se na Figura 5 e deve ser individualizado. É importante verificar a variação antitetânica e a antibioticoterapia.

Figura 5 Condução terapêutica no acidente laquético.
SABL: soro antibotrópico laquético.
Fonte: CIAVE, 2009.

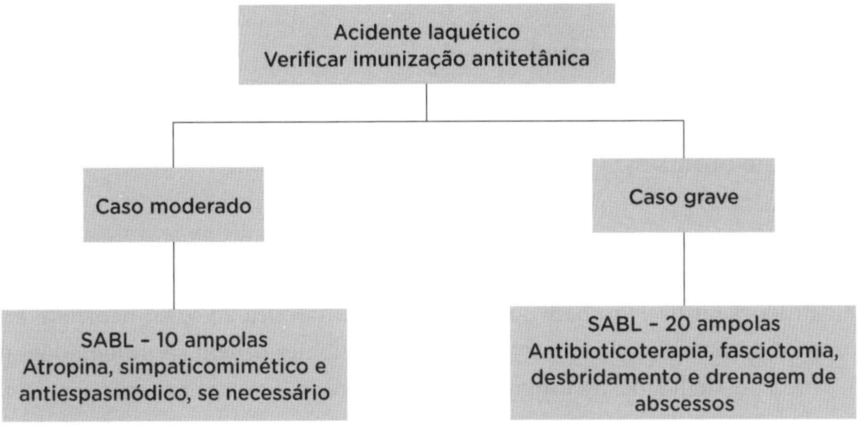

Soroterapia antiveneno

Os soros antivenenos são imunoglobulinas obtidas por meio da estimulação imunológica de animais, e os cavalos são os mais frequentemente utilizados. A dose do soro a ser utilizada deve ser a mesma para adultos e crianças, visto que o objetivo do tratamento é neutralizar a maior quantidade possível de veneno circulante, independentemente do peso do paciente.

Considerações sobre o uso:

- A via de administração é endovenosa e deve ser infundida em 20 a 60 minutos.
- A diluição diminui as reações adversas e deve ser feita de 1:2 a 1:5 com soro fisiológico ou soro glicosado a 5%.
- Pode haver sobrecarga hídrica em crianças pelo grande volume infundido. Manter monitoração e vigiar sinais de hipervolemia (p.ex., estertores pulmonares e hepatomegalia).
- Pelo risco de reações, recomenda-se o uso de antes do soro de antagonistas da histamina (H1 e H2) e corticoides:
  - prometazina: 0,5 mg/kg/dose (máx. 25 mg), IM ou IV;
  - ranitidina, 2 mg/kg/dose (máx. 100 mg), IV;
  - hidrocortisona: 5 a 10 mg/kg (máx. 1 g), IV.

- Manter vigilância constante durante o uso pelo risco de reações anafiláticas. Deixar disponíveis materiais para entubação, soluções cristaloides e adrenalina para uso intramuscular (0,01 mL/kg da solução 1:1.000; máx. 0,5 mL).
- Oxigenoterapia se necessário.

Reações adversas à soroterapia podem ocorrer, requerendo identificação e tratamento imediatos.

- Reações precoces: ocorrem durante a infusão do antiveneno e nas 2 horas subsequentes.
- Reações tardias: também conhecidas como "doença do soro", ocorrem de 5 a 24 dias após o uso da soroterapia. Os pacientes devem ser orientados sobre a possibilidade de surgimento dessas reações, devendo retornar para atendimento médico caso isso ocorra.

TABELA 8 Reações precoces da soroterapia – quadro clínico e tratamento

Sinais e sintomas	▪ Urticária, tremores, tosse, náuseas, dor abdominal, prurido e rubor facial ▪ Reação precoce grave: quadro semelhante à reação anafilática e obstrução de vias aéreas
Tratamento	▪ Suspender temporariamente a infusão da soroterapia ▪ Tratar as reações: ▪ Reações leves (urticariformes): - Anti-histamínicos - Adrenalina 1:1.000, IV, na dose de 0,01 mL/kg, respeitando-se as doses máximas (> 12 anos – 0,5 mL, 6 a 12 anos – 0,3 mL, < 6 anos – 0,15 mL) – se não houver boa resposta com anti-histamínicos ▪ Reações graves (choque "anafilático" e insuficiência respiratória obstrutiva): - Adrenalina (1:1.000) – nos pacientes que não responderam ao uso intramuscular, fazer diluída a 1:10 na dose de 0,1 mL/kg, até 3 mL venosa ou por via intraóssea ou traqueal - Hidrocortisona – 30 mg/kg, IV (dose máxima: 1.000 a 2.000 mg) - Prometazina 0,5 mg/kg, IV ou IM (dose máxima: 25 mg) ou difenidramina 0,5 a 1 mg/kg (dose adulto: 50 mg) - Expansão com solução cristaloide (20 mL/kg, repetindo se necessário) - Nebulizações com beta-agonistas nos pacientes com reações asmatiformes - Se sinais de obstrução de vias aéreas superiores, realizar entubação traqueal imediata ▪ Reiniciar a soroterapia após controle dos sintomas, aumentando a diluição (até 1:5) e em infusão mais lenta

IV: via intramuscular.

TABELA 9 Reações tardias da soroterapia ("doença do soro")

Sintomas	Febre, artralgia, linfadenomegalia, urticária e proteinúria
Tratamento	Corticosteroide Prednisona: 1 mg/kg/dia (dose máxima: 60 mg) por 5 a 7 dias

ACIDENTES POR ESCORPIÕES

Entre as centenas de espécies que existem no Brasil, apenas as do gênero *Tityus* são de interesse médico. Dentre as espécies, o *Tityus serrulatus* (escorpião amarelo) é o de maior importância, tanto pela sua disseminação crescente quanto pela sua maior letalidade, principalmente em crianças. Outras espécies também estão associadas ao escorpionismo, mas com menor gravidade: *T. bahiensis* (escorpião preto) e *T. stigmurus* (escorpião do Nordeste).

O veneno é uma combinação de proteínas com ação neurotóxica, e a dor intensa é uma característica importante.

- Quadro clínico local: dor intensa, frequentemente associada à parestesia.
- Manifestações digestivas: náuseas, vômitos, sialorreia, dor abdominal (pancreatite), diarreia.
- Manifestações cardiovasculares: arritmias, hipertensão ou hipotensão arterial, insuficiência cardíaca congestiva, choque.
- Manifestações neurológicas: agitação, sonolência, confusão mental, tremor, convulsões, coma, opistótono, hemiplegia e hemorragia subaracnóidea.
- Manifestações respiratórias: edema pulmonar agudo.

Os exames complementares nos acidentes escorpiônicos podem demonstrar as seguintes alterações:

- Glicemia elevada nas 4 horas iniciais (nos casos moderados a grave).
- Amilase elevada em 80% dos casos.
- Leucograma com leucocitose e neutrofilia.
- Hiponatremia e hipocalemia.
- CPK e CKMB elevados.
- Tomografia de crânio: pode mostrar infartos cerebrais.
- Ecocardiograma: em casos graves, hipocinesia transitória do septo interventricular e das paredes ventriculares.
- Eletrocardiograma: taquicardia ou bradicardia sinusal, extrassístoles ventriculares, distúrbios da repolarização ventricular, como inversão de ondas T em várias derivações, presença de onda U proeminente, supra ou infrades-

nivelamento de ST e bloqueio da condução atrioventricular. Essas alterações podem desaparecer em 3 a 7 dias.

- Radiografia de tórax pode evidenciar aumento da área cardíaca e edema pulmonar, que pode ocorrer em apenas um pulmão.

Tratamento

- Internação hospitalar em todos os casos e, nos pacientes graves, internação em UTI.
- Monitoração das funções vitais.
- Tratar sinais e sintomas específicos.
- Usar analgésicos e antieméticos.
- Corrigir distúrbios hidreletrolíticos e acidobásicos.
- Infiltrar lidocaína a 2% sem vasoconstritor no local – de 1 a 2 mL, podendo repetir até 3 vezes em 1 hora.
- Administrar o soro antiescorpiônico (ou polivalente – antiaracnídeo), o mais precocemente possível, para neutralizar a toxina circulante (Tabela 10).
- Profilaxia antitetânica.

TABELA 10 Correlação entre o quadro clínico e a dose do soro antiescorpiônico

Classificação do acidente	Manifestações clínicas	Número de ampolas dos soros SAE ou SAA
Leve	Dor e parestesia local	Há recomendações do uso do soro em crianças abaixo de 7 anos, mesmo sem sintomas sistêmicos, se a espécie for o *T. serrulatus*; usar 2 ampolas do soro Nos demais casos, não é necessário o soro, apenas tratamento sintomático
Moderado	Dor intensa, náuseas, vômito, sudorese, agitação, sialorreia, taquipeia e taquicardia	2 a 3 ampolas
Grave	Além dos sintomas anteriores, um ou mais dos seguintes: convulsão, coma, vômitos incoercíveis, sudorese profusa, prostração, bradicardia, insuficiência cardíaca congestiva e choque	4 a 6 ampolas

SAE: soro antiescorpiônico; SAA: soro antiaracnídeo (combinado para *Loxosceles, Phoneutria* e *Tityus*).
Fonte: Brasil, 2001; CIAVE, 2009.

ACIDENTES POR ARANHA

Dentre as inúmeras espécies de aranhas existentes, três gêneros têm importância médica: *Phoneuria, Loxosceles* e *Lactrodectus*. As aranhas de jardim (*Lycosa*) e as caranguejeiras causam quadros leves, sem maiores complicações.

Na Tabela 11, estão as características clínicas dos acidentes por aranhas.

- Aranha armadeira ou aranha das bananeiras (gênero *Phoneutria*) – foneutrismo – mais comuns nas regiões Sul e Sudeste do Brasil. Veneno neurotóxico.
- Aranha marrom (gênero *Loxosceles*) – loxoscelismo – acidente raro, mais encontrada no Paraná. Veneno de ações proteolítica e hemolítica.
- Viúva-negra ou flamenguinha (gênero *Lactrodectus*) – latrodectismo – acidente raro no Brasil, mas com vários casos na Bahia e no Rio Grande do Norte. Veneno neurotóxico.
- Caranguejeiras – sem gravidade, a não ser em pacientes alérgicos. Veneno irritante local, proveniente dos pelos do animal. Acidente comum.

TABELA 11 Características dos acidentes aracnídicos

Gênero	Características e tamanho da aranha/ envergadura	Quadro clínico
Phoneutria Aranha armadeira	Colorido acinzentado ou marrom, corpo coberto de pelos cinzentos curtos Tamanho: 3 a 4 cm de corpo/até 15 cm de envergadura das pernas	Local: dor imediata e contínua de intensidade variável com possível irradiação regional, edema, eritema, parestesia, sudorese local e marcas de dois pontos de inoculação do veneno Sistêmicos são mais frequentes em crianças: taquicardia, hipertensão, sudorese, agitação psicomotora, visão turva, sialorreia, vômitos, dor abdominal e priapismo. Pode ocorrer choque neurogênico
Loxosceles Aranha marrom	Cor marrom clara uniforme, dorso verde oliva, pernas finas e longas, pelos escassos Tamanho: 1 a 3 cm	Forma cutânea: mais comum (95% dos casos). Dor, edema e eritema locais. A dor se intensifica nas primeiras 12 a 36 horas (comparada a queimadura de cigarro). Podem aparecer áreas hemorrágicas mescladas com áreas de isquemia, placa marmórea e necrose seca (após 7 a 12 dias) evoluindo para úlcera de difícil cicatrização em 3 a 4 semanas. Outros sintomas: hipertermia, cefaleia, astenia e exantema Forma cutaneovisceral: anemia, icterícia e hemoglobinúria decorrentes da hemólise intravascular podem ocorrer nas primeiras 24 horas

(continua)

TABELA 11 (*continuação*) Características dos acidentes aracnídicos

Gênero	Características e tamanho da aranha/ envergadura	Quadro clínico
Latrodectus Viúva-negra	Abdome globoso, esférico, com manchas vermelhas em fundo negro; mancha vermelha em forma de ampulheta no ventre Tamanho: 1,5 cm/3 cm	Local: dor fina, aguda, tipo alfinetada, de intensidade variável, que reaparece em 10 a 15 minutos após a picada, com sensação de queimadura alcançando maior intensidade em 1 a 3 horas, podendo persistir até 48 horas. Presença de 1 ou 2 orifícios com 1 a 2 mm de distância; pequena área eritematosa com edema e hiperestesia; sudorese. Edema local duro, que evolui para necrose de difícil cicatrização Sistêmicos: dores musculares e câimbras de 30 minutos a 2 horas são características; fasciculações musculares; rigidez generalizada; priapismo; dor migratória importante para membros, principalmente inferiores, dorso e abdome; taquicardia ou bradicardia; cefaleia e tontura; ansiedade, movimentação incessante; dificuldade de deambulação, sudorese profusa

Acidente por *Phoneutria*

Os acidentes por aranha armadeira muitas vezes ocorrem no interior do domicílio, ao calçar sapatos, ou nos seus arredores durante o manuseio de madeiras, entulhos, etc. Apesar de serem os acidentes mais frequentes, a maioria dos casos é classificada como leve, com os quadros graves habitualmente ocorrendo em crianças (Tabela 12 e Figura 6).

TABELA 12 Classificação do foneutrismo baseada nas manifestações clínicas

Manifestações	Classificação		
	Leve	Moderado	Grave
Locais	Discretas	Evidentes	Intensas
Sistêmicas	Ausentes ou discretas	Evidentes	Intensas ou complicadas

Fonte: CIAVE, 2009.

Figura 6 Tratamento do foneutrismo.

EV: via endovenosa; SAAR: soro antiaracnídico; UTI: unidade de terapia intensiva.

Fonte: CIAVE, 2009.

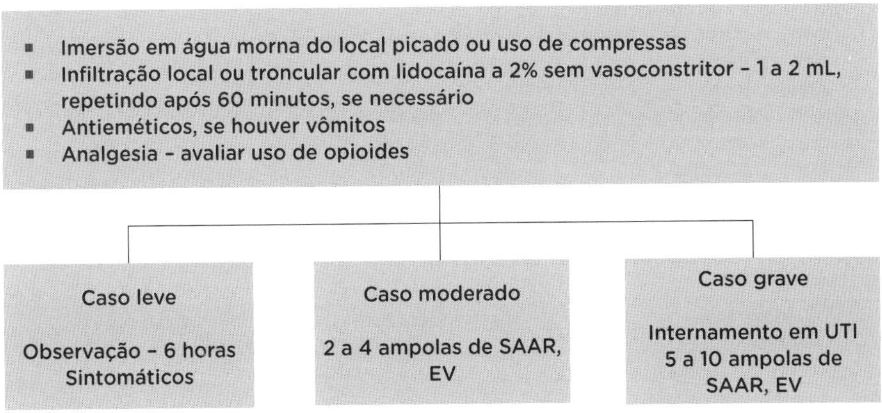

Acidente por *Loxosceles*

A aranha marrom não é agressiva e, no domicílio, esconde-se em roupas ou sapatos. A picada comumente ocorre quando ela é comprimida quando a vítima está dormindo ou se vestindo, sendo os locais mais comuns de lesão tronco, abdome, coxa e braço (Tabela 13 e Figura 7).

TABELA 13 Classificação do loxocelismo quanto à gravidade

Classificação	Sintomas
Leve	Lesão não característica, sem alterações clínicas ou laboratoriais. É necessária a identificação da aranha
Moderado	Lesão sugestiva ou característica, que pode ser acompanhada de alterações sistêmicas, como cefaleia, hipertermia e *rash* cutâneo
Grave	Lesão característica, anemia aguda, icterícia, hemólise intravascular. Evolução rápida

Acidentes por *Latrodectus*

Conhecida como viúva-negra, é a fêmea que provoca os acidentes ao ser comprimida contra o corpo (Tabela 14 e Figura 8). A maioria das notificações provém de estados do Nordeste.

Figura 7 Tratamento do loxocelismo.

EV: via endovenosa; SAAR: soro antiaracnídico.

Fonte: CIAVE, 2009.

Tratamento sintomático:

- Compressas frias e limpeza da ferida frequentemente
- Antissépticos
- Analgésicos
- Anti-histamínicos
- Corticosteroide
- Antibioticoterapia
- Remoção de escaras 1 semana após o acidente. Cirurgia reparadora
- Profilaxia antitetânica

Caso leve
Sintomáticos

Caso moderado
5 ampolas do SAAR, EV

Caso grave
10 ampolas do SAAR, EV

TABELA 14 Classificação quanto à gravidade do latrodectismo

Classificação	Quadro clínico	
	Local	Sistêmico
Leve	Presente	Presente
Moderado	Intenso	Evidente
Grave	Intenso	Intenso

Fonte: CIAVE, 2009.

Figura 8 Tratamento do latrodectismo.

EV: via endovenosa; IM: via intramuscular; SALT: soro antilatrodético.

Fonte: CIAVE, 2009.

Tratamento sintomático:

- Antissepsia local, gelo, água morna local
- Benzodiazepínicos
- Analgésicos - morfina
- Gluconato de cálcio a 10% - 50 mg/kg, EV, lento (máxima: 500 mg/kg/24 horas)
- Observação mínima: 24 horas
- Profilaxia antitetânica
- Antibioticoterapia

Caso leve
1 ampola de SALT, IM

Caso moderado
1 ampola de SALT, IM
Prostigmina, clorpromazina

Caso grave
1 ou 2 ampolas de SALT, IM
Prostigmina, clorpromazina.
Fenobarbital e morfina, se necessário

ACIDENTES POR HIMENÓPTEROS

Os himenópteros formam a ordem que abrange os únicos insetos que possuem ferrões verdadeiros. Há duas famílias com importância médica:

- *Apidae* – abelhas.
- *Vespidae* – vespas e marimbondos.

As manifestações clínicas podem ser de natureza alérgica ou tóxica. As alérgicas constituem o quadro clínico mais importante e devem ser tratadas como tal. As manifestações tóxicas ocorrem quando há múltiplas picadas, levando a um quadro tóxico generalizado chamado de "síndrome do envenenamento". Nesses casos, podem ocorrer hipotensão arterial, choque, rabdomiólise e hemólise intravascular.

Tratamento

- Medidas gerais e de suporte.
- Remover os ferrões com agulha ou raspagem – evitar pinças para não inocular o restante do veneno presente na glândula.
- Tratar a anafilaxia conforme o protocolo específico.
- Analgesia.
- Corticosteroide.
- Avaliar instalação de medidas para insuficiência renal.
- Nos casos graves, em pacientes vítimas de enxames, manter em UTI.

ACIDENTES POR LEPIDÓPTEROS

São acidentes causados por insetos pertencentes à ordem Lepidóptera, tanto na forma larvária como na adulta. A dermatite urticante pode ser provocada pelo contato com lagartas urticantes de vários gêneros de lepidópteros ou pelo contato com cerdas da mariposa *Hylesia* sp. A *Lonomia* sp. causa uma síndrome hemorrágica que vem com incidência crescente nos estados do Sul do país, levando aos quadros mais graves dos acidentes por lepidópteros. As lagartas sem pelos ou espinhos não causam acidentes e não têm interesse toxicológico.

Síndrome urticante

O quadro clínico é principalmente dermatológico, com dor intensa em queimação, hiperemia e prurido variável, podendo evoluir com formação de vesículas e aumento ganglionar satélite. Raramente, podem ocorrer sintomas sistêmicos, como diarreia, náuseas e vômitos, tremores e mal-estar.

Tratamento

- Lavagem da região com água fria. Aplicar compressas frias, corticoides tópicos e cremes anestésicos.
- Manter o membro afetado elevado.
- Analgesia: analgésicos por via oral ou infiltração local com anestésico tipo lidocaína a 2%.
- Anti-histamínico oral.

Se a lagarta não for identificada, todo paciente deve ser orientado a retornar caso apresente manifestações hemorrágicas até 48 horas após o acidente.

Síndrome hemorrágica por *Lonomia*

O quadro se inicia com as manifestações locais como nos outros acidentes por outras lagartas, evoluindo em 8 a 12 horas com quadro hemorrágico disseminado. Os acidentes leves podem se apresentar apenas com o quadro dermatológico, e os quadros graves se manifestam com hemorragia visceral e alto risco de óbito.

Os seguintes exames laboratoriais podem estar alterados nos quadros moderados e graves, devendo ser repetidos a cada 24 horas:

- Hemograma.
- Coagulograma – o TC e o fibrinogênio podem se alterar bastante.
- Ureia e creatinina.

Os demais exames laboratoriais serão solicitados conforme o quadro clínico e a evolução.

O tratamento é realizado conforme os sintomas apresentados.

- Quadros leves: em pacientes sem alterações nos exames laboratoriais iniciais, manter o tratamento sintomático e repetir o TC a cada 12 horas por 48 horas.

Figura 9 Fluxograma de atendimento pediátrico por animal peçonhento.

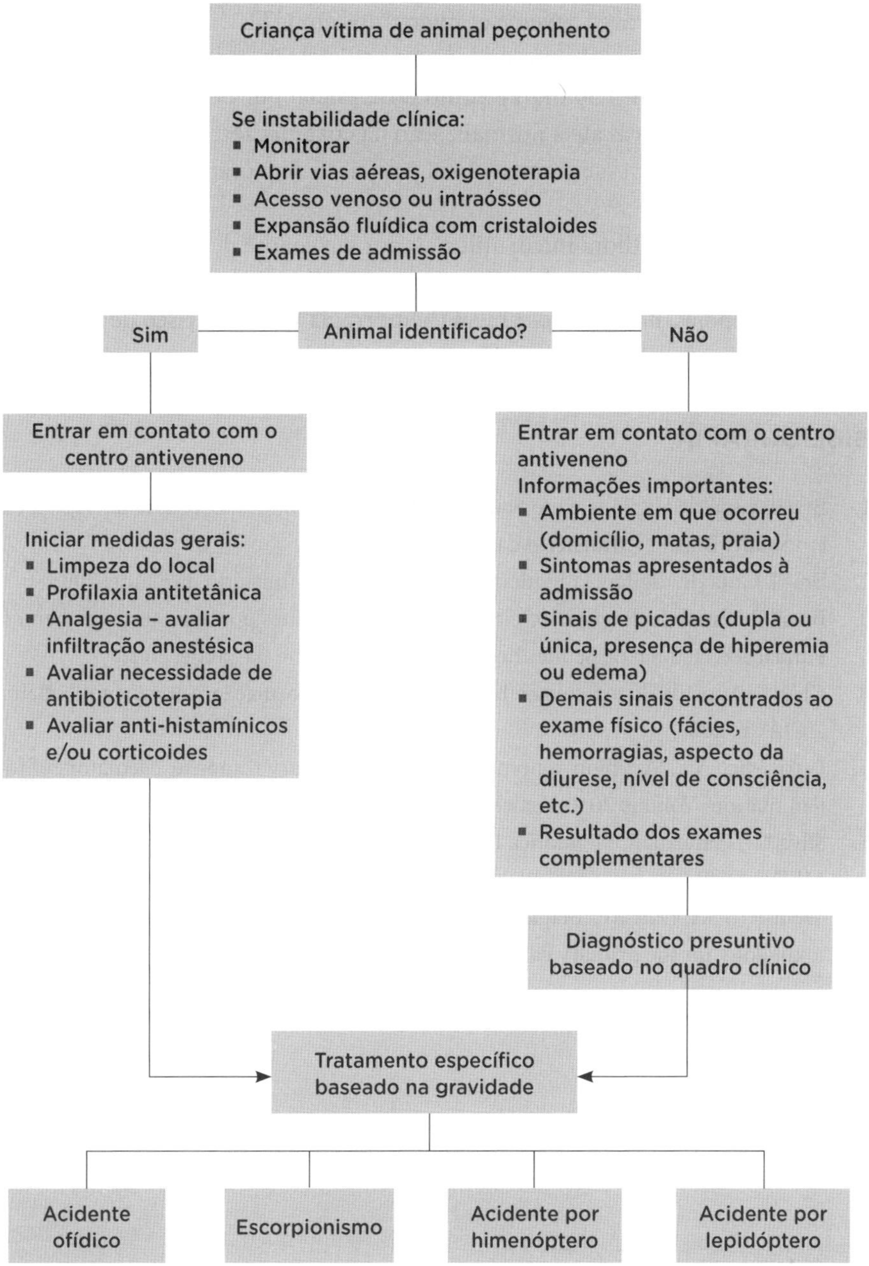

- Quadro moderados a graves: pacientes com manifestações hemorrágicas ou alterações laboratoriais devem ser internados e mantidos sob vigilância constante. Os casos graves devem ser internados em UTI.
  - agentes antifibrinolíticos podem ser utilizados: ácido épsilon-aminocapróico (Ipsilon®) 30 mg/kg como dose inicial por IV, seguida de 15 mg/kg a cada 4 horas até a normalização da coagulação;
  - evitar plasma fresco e sangue total pelo risco de piorar a coagulação intravascular;
  - uso de soro antilonômico: utilizado por via venosa dependendo da gravidade. Em quadros moderados (sangramento de pele e mucosas), usar cinco ampolas; nos quadros graves (hemorragia visceral e risco de vida), utilizar dez ampolas do soro.

BIBLIOGRAFIA

1. Brasil. Guia de Vigilância em Saúde. Ministério da Saúde, Secretaria de Vigilância em Saúde. Brasília: Ministério da Saúde; 2014. 812p.
2. Brasil. Guia de Vigilância Epidemiológica. Brasília: Ministério da Saúde; 2008.
3. Brasil. Manual de diagnóstico e tratamento de acidentes por animais peçonhentos. Fundação Nacional de Saúde. 2.ed- Brasília: Ministério da Saúde; 2001.
4. CIAVE. Apostila de toxicologia básica. Centro de Informação Antiveneno da Bahia - CIAVE; 2009.
5. Petricevich VL. Scorpion venom and the inflammatory response. Mediators of Inflammation. Volume 2010, Article ID 903295.
6. Silva LR, Garcia DE, Mendonça DR. Pronto atendimento em pediatria. 2.ed. Bahia: MEDSI; 2005.
7. Weinstein SA, Dart RC, Staples A, White J. Envenomations: an overview of clinical toxinology for the primary care physician. Am Family Phys. 2009;80(8).

Acidente vascular cerebral

Luanda Flores da Costa

INTRODUÇÃO

O acidente vascular cerebral (AVC) em crianças ocorre com menos frequência que nos adultos, porém tem morbidade e mortalidade significativas, o que exige reconhecimento e intervenção precoces. A incidência de AVC isquêmico (AVCI) varia de 0,6 a 8 casos para cada 100 mil crianças até 14 anos, sendo a anemia falciforme a principal etiologia. O AVC hemorrágico (AVCH) está associado a coagulopatias, malformação vascular e transformação hemorrágica do AVCI. Em ambos os casos, as manifestações clínicas são variadas e pouco específicas, confundindo-se frequentemente com outras causas de déficit neurológico agudo. Alguns estudos têm demonstrado um atraso entre o início dos sintomas e o estabelecimento do diagnóstico entre 35 e 72 horas em razão das manifestações clínicas pouco específicas, o que exige alto grau de suspeição.

DEFINIÇÕES

A Organização Mundial da Saúde (OMS) define AVC como o comprometimento neurológico focal ou global, de ocorrência súbita, com duração de mais de 24 horas (ou que cause morte) e de provável origem vascular. Com isso, estão excluídos o acidente isquêmico transitório (por ser menor que 24 horas) e as hemorragias intracranianas traumáticas (hematomas epi e subdurais).

O AVC pode ser dividido em dois grupos:

- AVCI
  - trombótico;
  - embólico.

- AVCH
  - hemorragia subaracnóidea;
  - hemorragia intraparenquimatosa.

ETIOLOGIA

A etiologia e os fatores de risco para AVC pediátrico são múltiplos e diferem daqueles do adulto, sendo que em cerca de 30% dos pacientes nenhum fator é encontrado. Em crianças, defeitos cardíacos congênitos ou adquiridos, alterações hematológicas e vasculares são as principais etiologias dos AVC (Tabelas 1 e 2).

TABELA 1 Causas etiológicas do AVC isquêmico em pediatria

Cardíacas	Vasculares	Hematológicas	Metabólicas
▪ Cardiopatias congênitas ▪ Fibrilação atrial e outras arritmias ▪ Endocardite ▪ Miocardite ▪ Miocardiopatias ▪ Doença reumática ▪ Mixoma atrial ▪ Cirurgia cardíaca ▪ Cateterismo cardíaco ▪ Prótese valvar ▪ *Shunts* extracardíacos (Blalock-Taussig)	**Inflamatórias** ▪ Vasculite infecciosa - meningite - HIV - tuberculose - inf. fúngicas - varicela ▪ Doença de Kawasaki ▪ Arterite de Takayasu ▪ Vasculite associada a doenças reumatológicas (LES) **Não inflamatórias** ▪ Malformações congênitas ▪ Doença de Moya-moya ▪ Vasoespasmo após hemorragia subaracnóidea ▪ Hipertensão arterial sistêmica ▪ Dissecção arterial ▪ Radioterapia ▪ Espontâneo	▪ Anemia falciforme ▪ Síndrome antifosfolípide ▪ Leucemias ▪ Policitemia ▪ Trombocitoses ▪ Doenças pró-coagulantes: - deficiência de proteínas S ou C ▪ CIVD ▪ Anticoncepcionais ▪ Gravidez	▪ Encefalomiopatia mitocondrial ▪ Síndrome MELAS (encefalopatia mitocondrial com acidose lática e episódios sugestivos de AVC) ▪ Homocistinúria ▪ Doenças mitocondriais ▪ Anomalias lipídicas
Outros			
▪ Vasoespasmo - enxaqueca - uso de drogas (cocaína, cola, metanfetamina)		-	

TABELA 2 Causas de AVC hemorrágico em pediatria

Vasculares	Hematológicas	Outros
▪ Aneurismas ▪ Malformação arteriovenosa ▪ Vasculopatias ▪ Transformação hemorrágica do AVCI	▪ Distúrbios de coagulação: - trombocitopenias - hemofilias - coagulopatias - deficiência de vitamina K ▪ Uso de medicações: heparina, cumarínicos, antiagregantes plaquetários	▪ Desidratação ▪ Tumor cerebral ▪ Infecções sistêmicas ou do sistema nervoso central

MANIFESTAÇÕES CLÍNICAS

As manifestações clínicas do AVC em crianças são inespecíficas e muito variadas, principalmente no período neonatal e em pequenos lactentes. À medida que a idade vai avançando, a sintomatologia fica mais semelhante àquela dos adultos. Pacientes que apresentarem as seguintes características clínicas devem ser investigados obrigatoriamente para AVC:

1. Início agudo de déficit neurológico focal (desvio de comissura, hemiparesia, monoparesia, disfagia, déficit visual, dislalia, ataxia).
2. Mudança inexplicável no nível de consciência.
3. Cefaleia intensa ("a maior dor de cabeça da vida").
4. Convulsões (principalmente no período neonatal ou em pacientes com fatores de risco como falcemia ou pós-operatório de cirurgia cardíaca).
5. Alteração do exame físico relacionada aos pares cranianos.

ABORDAGEM DIAGNÓSTICA

O primeiro passo para a detecção precoce do AVC é incluí-lo entre as possibilidades diagnósticas. A investigação inicial visa a afastar outras situações que possam mimetizar um AVC na infância, devendo ser realizada de forma ampla e buscando os fatores etiológicos mais frequentes, considerando que pode haver mais de um fator envolvido na gênese do AVC. Deve-se iniciar com exames laboratoriais gerais e ampliar progressivamente à medida que se prossegue na investigação.

História clínica

- Instalação dos sintomas: o horário que iniciou o evento é muito importante; se não for possível obter essa informação, deve-se registrar o último horário em que o paciente foi visto assintomático.

- Busca por fatores de risco: história de trauma em região cervical ou cefálica, infecções recentes (especialmente varicela), vasculites, desordens sanguíneas, uso de medicações ou drogas.
- Histórico familiar de quadros semelhantes.

Exame físico

- Exame físico completo e sinais vitais.
- Fundoscopia: avaliar sinais de hipertensão intracraniana.
- Exame neurológico detalhado:
  - nível de consciência (escala de coma de Glasgow);
  - resposta motora (assimetria, resistência, tônus);
  - reflexos de tronco cerebral (pupilar, oculocefálico, oculovestibular, corneopalpebral);
  - pesquisar rigidez de nuca.

Exames diagnósticos

Em todos os casos, é preciso solicitar exames laboratoriais gerais, como hemograma, coagulograma, eletrólitos, função renal, glicemia, função hepática, gasometria arterial e lactato.

Exames específicos:

- Eletroforese de hemoglobina: afastar anemia falciforme.
- Investigação de estados pró-trombóticos em todos os pacientes que não tenham anemia falciforme: proteínas C e S, atividade da antitrombina III, lipoproteína, homocisteína, fator V de Leiden, anticorpos anticardiolipina, atividade do fator VIII, D-dímero.
- Radiografia de tórax, eletrocardiograma (ECG), ecocardiograma e enzimas cardíacas: se existe suspeita de cardiopatia, vasculites ou isquemia miocárdica.
- Holter, se a suspeita de taquiarritmia não se confirmar com o ECG.
- Estudo do liquor (antes, é preciso afastar hipertensão intracraniana com exame de imagem): na suspeita de infecções do sistema nervoso central ou se forte suspeita de hemorragia subaracnóidea com tomografia negativa.
- Nível sérico de anticonvulsivantes e eletroencefalograma (EEG): na suspeita de crises epilépticas.
- Triagem para erros inatos – amônia, lactato, piruvato, dosagem de açúcares e aminoácidos na urina e demais testes específicos.

- *Screening* toxicológico – inclusive alcoolemia.
- Pesquisa de vasculites: HIV, VDRL e FTA-ABS, FAN, FR, anticoagulante lúpico, BAAR no líquido cefalorraquidiano (LCR).
- Beta-hCG para adolescentes em idade reprodutiva.
- Investigação para MELAS: lactato sérico e no LCR, pesquisa genética molecular e biópsia muscular.

Diagnóstico por imagem: a realização urgente de exames de neuroimagem é imprescindível tanto para a confirmação do diagnóstico de AVC quanto para investigação etiológica.

- Tomografia computadorizada (TC) de crânio: por ter realização mais rápida, deve ser usada como triagem inicial e nos casos mais instáveis. Tem excelente visualização de AVCH, porém é pouco sensível para detectar isquemia aguda.
- Ressonância magnética (RM) de crânio: método de escolha para diagnosticar isquemia aguda, além de visualizar melhor a fossa posterior. A desvantagem é que o exame é mais demorado e o campo magnético pode impossibilitar sua realização em pacientes críticos.
- Ângio-TC ou ângio-RM cerebral: nas suspeitas de anomalias vasculares (p.ex., aneurismas, malformações vasculares, embolia).
- Angiografia cerebral: superior aos demais exames em casos de vasculite, dissecções arteriais e aneurismas, embora seja um método invasivo e com risco de complicações.
- Doppler transcraniano: pode ser utilizado na ausência dos métodos anteriores, porém tem menor acurácia e depende da experiência do avaliador. É bastante utilizado no período neonatal para avaliar hemorragia intracraniana e nos pacientes com anemia falciforme para avaliar a velocidade de fluxo dos grandes vasos intracranianos.

É imprescindível a avaliação do neuropediatra e/ou do neurocirurgião.

ABORDAGEM TERAPÊUTICA

Conduta inicial: ABCDE

A) Via aérea

- Cabeça em posição neutra e centralizada.

- Entubar se escala de coma de Glasgow ≤ 8 ou incapacidade de proteger via aérea. Se houver sinais de comprometimento de tronco cerebral, também avaliar entubação.

B) Respiração

- Monitoração com oxímetro de pulso e $ETCO_2$, se entubado.
- Manter saturação de oxigênio > 95%.
- Evitar hiperventilação.

C) Circulação

- Manter monitoração cardíaca pelo menos nas primeiras 24 horas, mesmo que o paciente esteja estável.
- Vigiar ocorrência de arritmias, principalmente nos pacientes com AVC de causa cardioembólica.
- Tratar choque e hipovolemia se associados.
- Passar cateter arterial para monitoração invasiva se ocorrer instabilidade hemodinâmica.
- É bastante comum a presença de hipertensão arterial nas primeiras horas após o evento, porém deve ser tratada com cautela principalmente nos pacientes com hemorragia subaracnóidea.

D) Neurológico

- Reavaliações frequentes da escala de coma de Glasgow: a cada 4 horas nas primeiras 12 horas. Após isso, fazer 1 vez/dia.
- Controle da glicemia: o objetivo é manter normoglicemia. Tanto a hiperglicemia quanto a hipoglicemia pioram a lesão neurológica, devendo-se fazer controle glicêmico a cada 4 horas inicialmente.
- Controle da temperatura: a hipertermia piora o prognóstico neurológico. Tentar manter a temperatura < 37°C. Utilizar antitérmicos sistemáticos se apresentar um episódio de temperatura > 37,8°C e, se necessário, resfriamento.
- Monitoração com cateter para aferir pressão intracraniana (PIC) em pacientes graves. O edema cerebral e a hipertensão intracraniana graves devem ser tratados como nos casos de traumatismo cranioencefálico (TCE): uso de manitol, salina hipertônica, drenagem liquórica por cateter intraventricular e cirurgia descompressiva de acordo com a indicação do neurocirurgião.

E) Medidas gerais

- Profilaxia de úlcera gástrica por estresse: utilizar bloqueadores H2 ou inibidores da bomba de prótons.
- Profilaxia de trombose venosa profunda (TVP): utilizar medidas mecânicas (meias e botas pneumáticas) nos pacientes que tenham contraindicação ao uso de medidas medicamentosas.
- Tratar infecções em atividade: esses pacientes apresentam risco aumentado de pneumonia e infecção urinária.

Tratamento específico do AVCI

Esquemas de tratamento-padrão ainda não são absolutamente definitivos em casos de AVCI em crianças. Como a etiologia e a evolução diferem da população adulta, os dados não podem ser extrapolados.

Terapia anticoagulante e antiplaquetária

- A heparina de baixo peso molecular (HBPM) e a heparina não fracionada (HNF) não mostraram segurança na população pediátrica.
- Nos casos de AVCI agudo de origem indefinida, iniciar aspirina (de 3 a 5 mg/kg/dia) até que o diagnóstico seja confirmado. Se houver suspeita elevada de evento cardioembólico ou dissecção arterial, iniciar anticoagulação com heparina (HNF ou HBPM) até realização dos exames confirmatórios (p.ex., ecocardiograma), devendo-se suspender e retornar para aspirina se não houver confirmação.
- Se for confirmado AVC por evento tromboembólico, dissecção arterial ou estados pró-trombóticos, deve-se iniciar anticoagulação com HNF (TTPa de 60 a 80 s) ou HBPM 1 mg/kg a cada 12 horas, durante 5 a 7 dias, seguidas por manutenção com varfarina.
- Em caso de AVCI por falcemia: hidratação e realização imediata de exsanguinotransfusão com o intuito de reduzir a HbS para menos de 30%. Se houver anemia grave (em caso de sequestro esplênico ou crise aplásica associados) ou uma demora acima de 4 horas em se conseguir a exsanguinotransfusão, fazer transfusão de concentrado de hemácias.
- Prevenção secundária: aspirina 1 a 5 mg/kg/dia ou varfarina:
  - obs. 1: é contraindicado o uso de anticoagulação em crianças com anemia falciforme ou nos AVCI que evoluam para AVCH;

- obs. 2: crianças já anticoaguladas no momento do AVCI não devem ser tratadas com aspirina.

Trombólise

Não há dados na literatura suficientes que corroborem o uso de trombolíticos na faixa etária pediátrica, de modo que seu uso não é indicado em menores de 14 anos.

Tratamento cirúrgico

Após avaliação do neurocirurgião, podem ser necessários procedimentos cirúrgicos para melhor terapêutica. A hemicraniectomia pode ser fundamental em pacientes com grandes AVC que determinam o efeito de massa com hipertensão intracraniana grave.

Oxigenoterapia hiperbárica

Indicada apenas nos casos de AVC por embolia gasosa.

Tratamento específico do AVCH

Tratamento clínico

- Medidas gerais conforme exposto anteriormente.
- Entubação e ventilação mecânica: nos pacientes com Glasgow < 8 ou com deterioração neurológica progressiva. Pacientes com hemorragia em tronco cerebral têm alto risco de evoluir com insuficiência respiratória.
- Hidantalização: uso indicado nos pacientes que apresentaram crises convulsivas, no entanto, não há evidências de benefícios no seu uso profilático. Ao optar-se pelo seu uso, não é necessário fazer dose de ataque.
- Controle da hipertensão arterial: indicação absoluta nos casos de emergências hipertensivas associadas e de HAS grave. Passar cateter para PAM se for necessária a utilização de nitroprussiato de sódio. Evitar a todo custo episódios de hipotensão, principalmente em pacientes com hemorragia subaracnóidea.
- Controle de coagulopatia: utilizar vitamina K ou hemoderivados em pacientes que tenham coagulopatia diagnosticada ou faziam uso prévio de anticoagulantes.
- Nos pacientes com hemorragia subaracnóidea, é preconizado o uso de nimodipina para evitar isquemia secundária, começando até 96 horas do evento, mantendo por 21 dias (dose em adultos de 60 mg a cada 4 horas por 3 semanas).

Tratamento cirúrgico

O tratamento cirúrgico do AVCH depende do volume e da localização do hematoma intracerebral, da presença de sangue nos ventrículos e do quadro clínico do paciente:

- Pacientes com hemorragia cerebelar que apresentam deterioração neurológica, compressão de tronco encefálico ou hidrocefalia devem ser submetidos a procedimento cirúrgico de urgência.
- Nos demais casos, o tratamento cirúrgico deve ser avaliado de forma individual pela equipe de neurocirurgia.
- Pacientes com hipertensão intracraniana devem ser tratados conforme protocolo para TCE (monitoração de PIC, drenagem liquórica por cateter intraventricular, craniectomia descompressiva).

PROGNÓSTICO

Apesar da plasticidade neuronal presente na faixa etária pediátrica, a maioria das crianças permanece com alguma sequela permanente, e alguns fatores estão associados a pior prognóstico:

- Menor idade.
- Alteração da consciência no momento do diagnóstico.
- Febre.
- AVC no território da artéria cerebral média > 10% do volume intracraniano.
- Infarto no território da artéria cerebral média direita.
- Isquemia bilateral.
- Arteriopatia.

Após a estabilização clínica, os pacientes devem ser acompanhados por uma equipe multidisciplinar para a adequada reabilitação (neurologia, fisioterapia, fonoaudiologia, terapia ocupacional, psicologia). Na Figura 1, está a sequência do atendimento ao paciente pediátrico com suspeita de AVC.

Figura 1 Protocolo para tratamento de acidente vascular cerebral (AVC).

AAS: ácido acetilsalicílico; EEG: eletroencefalograma; RM: ressonância magnética; TC: tomografia computadorizada.

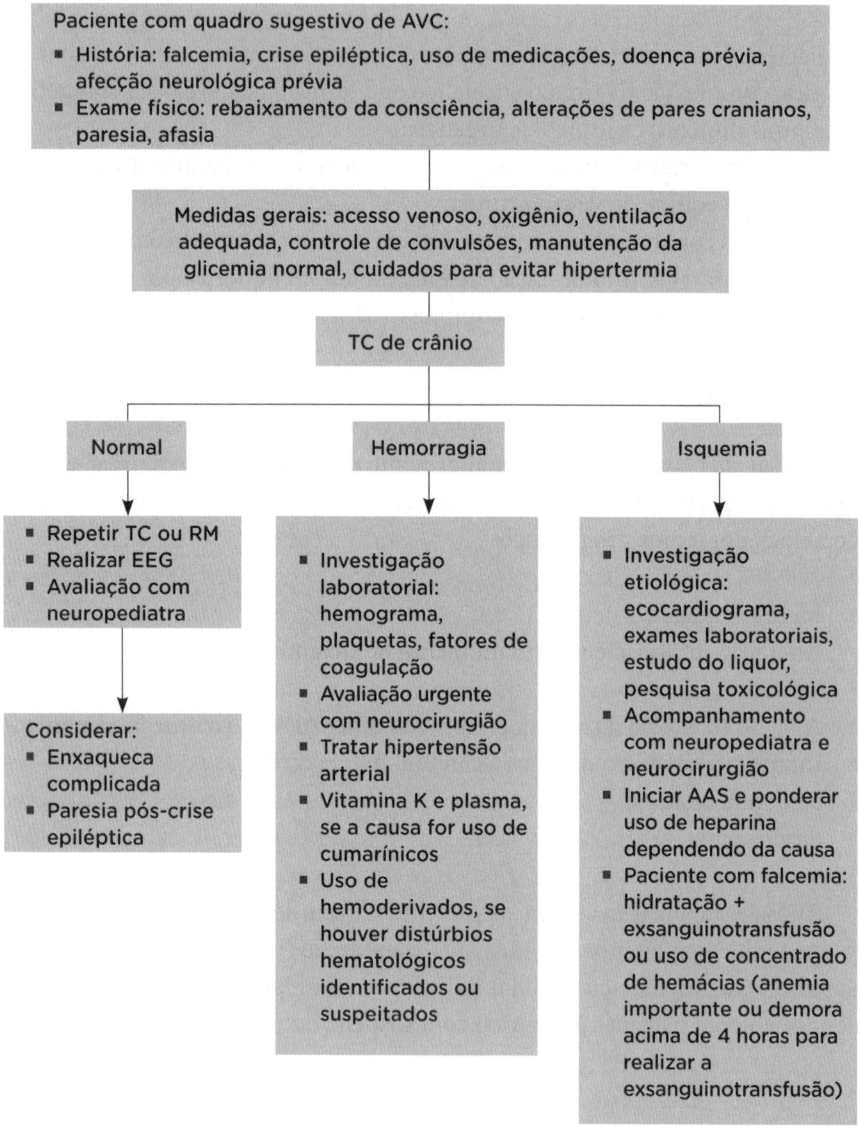

BIBLIOGRAFIA

1. Burak CR, Bowen MD, Barron TF. The use of enoxaparin in children with acute, nonhemorrhagic ischemic stroke. Pediatr Neurol. 2003;29:295-8.
2. CicconE S, Capella M, Borgna-Pignatti C. Ischemic stroke in infants and children: practical management in emergency. Stroke Research and Treatment. 2011;2011(8).
3. Cnossen MH, Aarsen FK, Akker SLj, Danen R, Appel IM, Steyerberg EW, et al. Paediatric arterial ischaemic stroke: functional outcome and risk factors. Dev med Child Neurol. 2010;52:394.
4. Dreyer Z. Cerebrovascular complications of sickle cell disease. UpToDATE. Fev, 2017.
5. JaucH EC, Saver JL, Adams HP Jr, Bruno A, Connors JJ, Demaerschalk BM, et al.; on behalf of the American Heart Association Stroke Council, Council on Cardiovascular Nursing, Council on Peripheral Vascular Disease, and Council on Clinical Cardiology. Guidelines for the early Management of patients with acute ischemic stroke: a guideline for healthcare professionals from the American Heart Association/ American Stroke Association. Stroke. 2013;44:870-947.
6. Mcglennan C, Ganesan V. Delays Investigation and management of acute arterial ischaemic stroke in children. Dev Med Chil Neurol. 2008;50:537-40.
7. Mekitarian Filho E, De Carvalho WB. Stroke in children. J Pediatr. 2009;85(6):469-479.
8. Monagle PI et al. American College of Chest Physicians. Antithrombotic therapy in neonates and children: antithrombotic therapy and prevention of thrombosis. 9th ed. American College of Chest Physicians Evidence-Based Clinical Practice Guidelines. Chest. 2012;141(2 Suppl):e737S-801S.
9. Organização Mundial da Saúde. Manual STEPS de acidentes vascular cerebrais da OMS. Enfoque passo a passo para a vigilância de acidentes vascular cerebrais. Genebra: Organização Mundial da Saúde; 2006.
10. Smith SE, Fox C. Ischemic stroke in children and young adults: etiology and clinical features. UpToDate. Fev, 2017.
11. Smith SE. Ischemic stroke in children: evaluation, initial management, and prognosis. UpToDate. Fev, 2017.
12. Steiner T, Juvela S, Unterberg A, Jung C, Forsting M, Rinkel G. European Stroke Organization. European Stroke Organization guidelines for the management of intracranial aneurysms and subarachnoid hemorrhage. Cerebrovasc Dis. 2013;35(2):93-112.
13. Sträter, R et al. Genetic risk factors of thrombophilia in ischaemic childhood stroke of cardiac origin. A prospective ESPED survey. Eur J Pediatr. 1999;158 Suppl 3:S122.

Afogamento em pediatria

Flávia Maria Aragão Lima

INTRODUÇÃO

O afogamento é um evento que resulta em desconforto respiratório, provocado por submersão ou imersão em líquidos, que pode ocasionar asfixia e morte. Se o óbito ocorrer enquanto o indivíduo está submerso ou dentro do primeiro dia após o episódio, é denominado afogamento fatal, e qualquer incidente sem evidência de aspiração de líquido deve ser considerado um resgate na água.

O afogamento é uma das principais causas de morte em todo o mundo, com estimativa de 500 mil mortes a cada ano. No Brasil, os óbitos por afogamento superam 6 mil casos por ano, sem considerar os que não foram notificados, ficando entre as cinco principais causas de morte em crianças de 1 a 14 anos. Diante desses dados, percebe-se a importância de se realizar medidas preventivas e educacionais.

Nas situações de atendimento da vítima de afogamento, a realização de atendimento imediato ainda no local do acidente pode reduzir de forma considerável a morbidade e a mortalidade.

Fatores de risco para afogamento na pediatria:

- Ausência de barreiras entre as crianças e a água.
- Ausência de supervisão de um adulto.
- Comportamento de risco dentro ou perto da água.
- Crianças pequenas com acesso a recipientes com água (vasos sanitários, baldes).
- Uso de drogas, principalmente álcool.
- Locais que não disponham de assistência adequada (salva-vidas).
- Incapacidade de nadar ou superestimar sua habilidade de natação.
- Trauma associado.

- Crianças com alterações do desenvolvimento ou epilepsia.
- Hipotermia (risco de arritmias).

ABORDAGEM CLÍNICA

Sintomas gerais

Os sintomas gerais são, em grande parte, causados pelo esforço físico realizado dentro da água sob intenso estresse emocional, durante a tentativa de se salvar do afogamento: náuseas, vômitos, distensão abdominal, tremores, cefaleia, dores musculares, dor torácica, diarreia e outros sintomas inespecíficos.

Quadro pulmonar

Após a fase inicial de pânico e tentativas de se manter acima da água, o paciente desenvolve hipoxemia por aspiração de água ou por laringoespasmo. A aspiração de fluidos causa hipoxemia de graus variáveis, podendo a insuficiência respiratória se desenvolver de forma insidiosa ou rapidamente.

A aspiração de água, salgada ou doce, causa destruição de surfactante, redução da complacência pulmonar e *shunt* intrapulmonar, produzindo edema pulmonar não cardiogênico e síndrome do desconforto respiratório agudo (SDRA).

Existe uma distinção entre o quadro clínico do afogamento em água salgada ou em água doce, no entanto essas alterações são geralmente observadas em pacientes que evoluíram a óbito ou com aspiração de grande volume de líquido.

No afogamento com aspiração maciça de água salgada, a presença de solução hipertônica no pulmão ocasiona deslocamento de líquido intravascular para o espaço intra-alveolar, o que determina:

- Hipovolemia, hipernatremia e hemoconcentração.
- Deficiência de surfactante com edema pulmonar.
- Hipercalemia e hipermagnesemia.
- Hiperglicemia (estresse).

Por outro lado, o afogamento com aspiração de água doce preenche o pulmão com fluido hipotônico, que será absorvido pela microcirculação pulmonar:

- Hipervolemia, hiponatremia e hemólise intravascular.
- Deficiência de surfactante com edema pulmonar.

- Hipocalemia (pela perda urinária de potássio).
- Hiperglicemia (estresse).

Quadro neurológico

O dano neurológico é causado por hipoxemia e isquemia cerebral, que ocasionam aumento da pressão intracraniana. Alguns autores observam aumento progressivo da pressão intracraniana até 24 horas após a lesão cerebral. O maior determinante do dano neurológico é a duração da perda de consciência.

Quadro cardiovascular

Hipotensão e arritmias são frequentemente observadas e são secundárias à hipotermia e à hipoxemia. Os pacientes com síndrome do QT longo tipo 1 podem desencadear arritmias fatais durante a natação e o mergulho.

Distúrbios hematológicos e da coagulação

Hemólise e coagulopatias são frequentemente observadas.

Distúrbios metabólicos e eletrolíticos

As acidoses metabólica ou respiratória são frequentemente observadas nos pacientes vítimas de afogamento. Os distúrbios eletrolíticos não são muito comuns, exceto em pacientes com aspiração maciça de água ou afogamento em locais com composição peculiar da água.

Quadro renal

Insuficiência renal não é comum, mas pode ser secundária à lesão tubular aguda causada por hipoxemia, choque, hemoglobinúria ou mioglobinúria.

ABORDAGENS DIAGNÓSTICA E TERAPÊUTICA

O atendimento da criança vítima de afogamento pode ser dividido em dois: o atendimento pré-hospitalar, ainda no local do resgate, e o atendimento hospitalar (no setor de emergência e internamento).

Atendimento pré-hospitalar

- Resgate e avaliação ainda no local do acidente:
  - — Pacientes resgatados, mas sem sinais de afogamento, poderão ser liberados do local.
  - — Pacientes com sinais de afogamento (desconforto respiratório, presença de espuma em boca ou nariz) serão encaminhados para unidade de pronto atendimento por unidade de resgate, em uso de oxigenoterapia ou com suporte ventilatório se apresentam apneia.
  - — Se o paciente encontrar-se em parada cardiorrespiratória, deverá ser iniciada a reanimação cardiopulmonar (RCP) assim que estiver em terra. Se não houver resposta após duas ventilações de resgate, iniciar compressões torácicas e, se disponível, empregar o desfibrilador externo automático (DEA).
- O uso de colar cervical está indicado se houver a suspeita de mergulho em águas rasas ou naqueles que sofreram outros traumas associados (colisão de automóveis).
- Não se devem atrasar as medidas de suporte com tentativas de retirada de água dos pulmões (p. ex., drenagem postural ou manobra de Heimlich).
- Iniciar o aquecimento das vítimas de afogamento em águas geladas.

Atendimento hospitalar

Condutas gerais

- Fornecer inicialmente oxigênio a 100% (máscara não reinalante). Na evolução, tentar redução da oferta de oxigênio, manter $SatO_2 > 94\%$.
- Realizar intubação orotraqueal nas seguintes situações:
  - — Sinais de piora neurológica ou incapacidade de manter vias aéreas pérvias.
  - — Hipoxemia ($PaO_2 < 60$ mmHg ou $SatO_2 < 90\%$) apesar do suporte de oxigênio.
  - — $PaCO_2$ acima de 50 mmHg.
- Aquecer a criança e fazer controle térmico: manter normotermia.
- Avaliar a possibilidade de trauma (acidente de submersão por queda ou mergulho em água rasa). Se existir trauma, imobilizar coluna cervical com colar.
- Monitoração: exame clínico periódico, monitoração eletrocardiográfica contínua, oximetria de pulso, débito urinário, glicemia capilar.
- Avaliação laboratorial inicial: hemograma e coagulograma, glicemia, ureia e creatinina, eletrólitos, lactato, transaminases e avaliação seriada dos gases arteriais. Outros exames poderão ser solicitados dependendo da clínica.

- Corrigir alterações hemodinâmicas e eletrolíticas.
- Controle das arritmias cardíacas.
- Avaliar sondagem gástrica para esvaziamento do estômago.
- Vigilância infecciosa:
  - Não utilizar antibioticoterapia profilática.
  - Monitorar sinais de infecção, principalmente quando o acidente ocorrer em água suja ou contaminada:
    - Febre.
    - Infiltrado pulmonar (alterações radiológicas que não melhoram no prazo esperado).
    - Leucocitose com neutrofilia e com presença de células jovens.
    - Deterioração da função pulmonar após 48 a 72 horas do afogamento.
    - Cultura de secreção traqueal se estiver em uso de cânula traqueal.
- Avaliação radiológica:
  - Radiografia de tórax seriada (a cada 12 horas).
  - Pacientes vítimas de trauma: tomografia computadorizada de coluna cervical e demais exames do protocolo de atendimento de politrauma se necessário.

Hipotermia (em locais de clima frio)

- Por causa dos efeitos neuroprotetores da hipotermia, a reanimação cardiorrespiratória deverá ser continuada até que o reaquecimento ocorra, com temperatura entre 32ºC e 35ºC.
- Devem-se remover as roupas úmidas e colocar cobertores, evitar excessiva manipulação ou estimulação do paciente, que podem precipitar arritmias. Administrar líquidos intravenosos mornos e iniciar o reaquecimento, que dependerá da temperatura do paciente.
- As drogas vasoativas devem ser usadas criteriosamente pelo risco arritmogênico, além de serem pouco efetivas em temperaturas abaixo de 30ºC. A desfibrilação pode não funcionar até que a temperatura central esteja acima de 28ºC a 30ºC.

Hipotermia leve – temperatura entre 32ºC e 35ºC

- Reaquecimento externo com cobertores, tecidos isolantes, inalação de gases aquecidos/umidificados ou cobertores térmicos, também utilizados como tratamento adjunto na hipotermia moderada e na grave.

Hipotermia moderada - temperatura entre 28°C e 32°C

- Reaquecimento ativo: imersão em água morna, uso de lâmpadas quentes e aquecedores de convecção. Deve-se ter cuidado com reaquecimento rápido.

Hipotermia grave - temperatura abaixo de 28°C

- Reaquecimento central ativo: as lavagens peritoneal e pleural podem ser mais eficazes, a intubação e a inalação de gases aquecidos e umidificados e a irrigação da bexiga e do estômago com líquidos aquecidos não são tão efetivas.
- Na hipotermia grave com ausência circulatória, a oxigenação por membrana extracorpórea (ECMO) e o *bypass* cardíaco são os mais efetivos métodos de reaquecimento.

TRATAMENTO DAS DISFUNÇÕES ORGÂNICAS

No caso de paciente estável, sem alterações orgânicas: mantê-lo em observação hospitalar por 8 a 24 horas, com controle radiológico e laboratorial antes da alta.

Disfunção neurológica

Todo paciente que apresente disfunção neurológica deverá ser internado em unidade de terapia intensiva (UTI). Os cuidados neurológicos intensivos devem ser direcionados para evitar ou reduzir a lesão cerebral secundária. O edema cerebral pode se desenvolver de 24 a 72 horas após o afogamento com o desenvolvimento de hipertensão intracraniana, que deverá ser conduzida conforme protocolos específicos.

Os pacientes podem ser avaliados pelas escalas de coma de Glasgow (Tabela 1) ou de CONN (Tabela 2).

TABELA 1 Escala de coma de Glasgow modificada para a pediatria

	Maior de 1 ano	Menor de 1 ano	Escore
Abertura dos olhos	Espontânea	Espontânea	4
	Com a fala	Com a fala	3
	Quando há dor	Quando há dor	2
	Nenhuma resposta	Nenhuma resposta	1

(continua)

TABELA 1 (*continuação*) Escala de coma de Glasgow modificada para a pediatria

	Maior de 1 ano	Menor de 1 ano	Escore
Resposta motora	Obedece comandos	Movimentação normal	6
	Localiza a dor	Localiza a dor	5
	Retira quando há dor	Retira quando há dor	4
	Flexão anormal	Flexão anormal	3
	Extensão	Extensão	2
	Nenhuma resposta	Nenhuma resposta	1
Resposta verbal	Orientada	Sorri, balbucia	5
	Confusa	Choro consolável	4
	Inapropriada	Choro persistente, gemente	3
	Sons incompreensíveis	Agitação	2
	Nenhuma resposta	Nenhuma resposta	1

TABELA 2 Escala de Conn

Estado	Descrição	Correlação com a escala de Glasgow
A (desperto)	Paciente consciente e alerta	15
B (obnubilado)	Obnubilado, torporoso, mas responsivo ao estímulo verbal e à dor. Respiração normal	10 a 13
C (comatoso)	Comatoso, não responsivo ao estímulo verbal, resposta anormal à dor, respiração anormal	5
C1 (decorticado)	Resposta em flexão à dor; respiração de Cheyne-Stokes	4
C2 (descerebrado)	Resposta em extensão à dor; hiperventilação central	3
C3 (flácido)	Sem resposta à dor; respiração apnêustica	3
C4 (falecido)	Flácido, apneia	3

Escala de coma de Glasgow entre 9 e 14 e escala de CONN: B

Observar se a criança está respirando:

- Respiração adequada – manter vias aéreas pérvias e fornecer oxigênio a 100% ou o suficiente para manter $SatO_2 > 90\%$.
- Respiração inadequada – se houver sinais de deterioração neurológica ou incapacidade de manter vias aéreas pérvias, realizar intubação traqueal.

Escala de coma de Glasgow ≤ 8 e escala de CONN: C

- Intubação traqueal.
- Tomografia de crânio.
- Avaliação neurológica.

Escala de Glasgow < 8 com bradipneia ou apneia

- Verificar pulso: se ausente ou abaixo de 60 bpm com repercussão clínica, iniciar manobras de RCP.
- Se pulso acima 80 bpm, ventilação com pressão positiva por ressuscitador manual e intubação traqueal.

  Evitar e tratar agressivamente:

- Hipotensão.
- Hipóxia.
- Hipertermia.
- Hipercapnia.
- Crises convulsivas.

Insuficiência respiratória aguda

Os pacientes que foram vítimas de afogamento podem evoluir com insuficiência respiratória imediata ou de forma progressiva. O tratamento será baseado no quadro clínico apresentado, com ênfase na fisiopatologia da insuficiência respiratória (edema pulmonar, SDRA e, eventualmente, infecções):

- Oferta de oxigênio a 100% com máscara, reduzindo conforme a tolerância.
- Suporte ventilatório não invasivo (CPAP, BiPAP).
- Ventilação pulmonar mecânica.

Disfunção cardiovascular

Disfunção miocárdica e arritmias podem ocorrer em decorrência da hipoxemia grave ou hipotermia. O acompanhamento poderá ser feito por meio de eletrocardiograma (ECG), dosagem de enzimas cardíacas e ecocardiograma, além da monitoração invasiva, conforme a disponibilidade nos serviços.

Demais disfunções

Os quadros graves de hipoxemia podem ocasionar lesões orgânicas múltiplas, além das já citadas: lesão renal, disfunção gastrintestinal, rabdomiólise e lesão hepática. O acompanhamento clínico e o tratamento serão realizados de acordo com as alterações apresentadas.

PROGNÓSTICO

Fatores associados a pior prognóstico:

- Duração de submersão maior que 5 minutos.
- Tempo de chegada do suporte maior que 10 minutos.
- Duração de ressuscitação maior que 25 minutos.
- Idade maior que 14 anos.
- Escala de coma de Glasgow menor que 5.
- Apneia persistente e necessidade de RCP na emergência.
- Gasometria arterial com pH menor que 7,1.

PREVENÇÃO

Diante da morbidade e da mortalidade associadas com o afogamento, as medidas preventivas são de fundamental importância para reduzir as mortes e sequelas neurológicas:

- Instalar barreiras físicas que impeçam o acesso da criança às piscinas.
- Manter a criança sob a supervisão constante de um adulto.
- Observar a sinalização em praias, rios e lagos, evitando entrar em locais perigosos.
- No mar, permanecer perto de postos de salva-vidas e evitar nadar perto de pedras ou píer.
- Ensinar natação e noções de segurança na água.
- Orientar os adolescentes sobre os riscos de afogamento após uso de drogas, principalmente o álcool.
- Estimular o uso adequado de dispositivos para flutuação (coletes). Boias de braço não são confiáveis.
- Desligar a bomba do filtro quando utilizar a piscina.

Figura 1 Fluxograma de atendimento da criança vítima de afogamento.

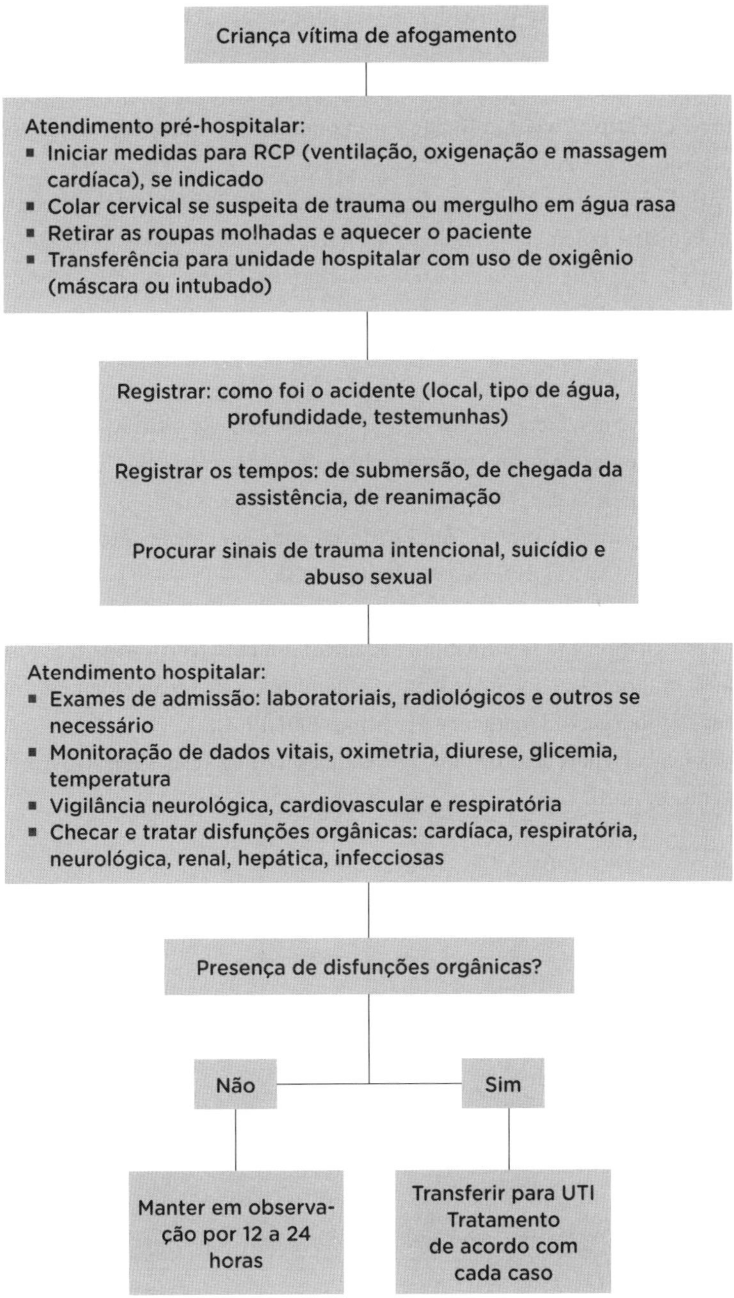

BIBLIOGRAFIA

1. Carvalho W, Nakazora W. Acidentes por submersão. Terapia Intensiva Pediátrica. 2:842-55.
2. Chandy D, Weinhouse GL. Drowning (submersion injuries). UpToDate, 2016. Disponível em https://www.uptodate.com/contents/drowning-submersion-injuries. (Acessado em jan/2017.)
3. Corneli H. Hot topics in cold medicine: controversies in accidental hypotermia. Clinical Pediatric Emergency Medicine. 2001;2(3).
4. Corneli H. Hypothermia in children: management. UpToDate, 2016. Disponível em https://www.uptodate.com/contents/hypothermia-in-children-management. (Acessado em jan/2017.)
5. Ibsen L, Koch T. Submersion and asphyxial injury. Critical Care Medicine. 2002;30(11).
6. Idris AH, Berg RA, Bierens J, Bossaert L, Branche CM, Gabrielli A, et al. Recommended guidelines for uniform reporting of data from drowning: the "Utstein style". Circulation. 2003;108(20):2565-74.
7. Oliveira MI, Silva L, Costa M, Paim J. Mortalidade por afogamento no município de Salvador, 1980 a 1994, IESUS. 1998;VII(4):25-33.
8. Orlowski J, Szpilman D. Pediatric critical care: a new millennium. Drowning; Rescue, resuscitation and reanimation. Pediatric Clinics of North America. 2001;48(3).
9. Strauss M, Borer R. Diving medicine: contemporary topics and their controversies. American Journal of Emergency Medicine. 2001;19(3).
10. WHO. Global report on drowning: preventing a leading killer. Genebra: World Health Organization; 2014.

Anafilaxia

Tarso Bomfim Barbosa

INTRODUÇÃO

As doenças alérgicas são cada vez mais prevalentes em todo o mundo, e a anafilaxia é sua manifestação mais grave, com apresentação súbita e potencialmente fatal. Ocorre após contato com substâncias ou agentes que, por ativação de mastócitos e basófilos, determinam a liberação de mediadores químicos que originam a resposta aguda. Na maioria das vezes, essa resposta é desencadeada por mecanismos imunológicos mediados por IgE, menos frequentemente por mecanismos imunológicos não mediados por IgE (anteriormente denominada "reação anafilactoide") e, raramente, por mecanismos não imunológicos de ativação mastocitária (anafilaxia não alérgica). A anafilaxia idiopática é um diagnóstico de exclusão e ocorre quando o desencadeante e o mecanismo são desconhecidos.

A incidência da anafilaxia tem aumentado, particularmente em idade pediátrica, estimando-se atualmente uma taxa de cerca de 20 a 60 casos por 100 mil habitantes/ano, com mortalidade global de 1 a 3 casos por cada milhão de habitantes/ano, o que representa cerca de 2% do total de casos de anafilaxia grave.

Principais desencadeantes:

- Alimentos: leite, ovo, peixe, crustáceos, amendoim, castanha, frutas.
- Medicamentos: antibióticos (principalmente betalactâmicos), anti-inflamatórios não hormonais (AINE), anestésicos, opioides, derivados do sangue, anticorpos monoclonais, vacinas, hormônios, alérgenos (imunoterapia).
- Picadas de insetos: abelha, vespa, mosquito, formiga.
- Látex.
- Alérgenos inalantes: epitélio de animais, pólen.
- Aditivos: corantes, conservantes.

- Meios de contraste radiológico.
- Agentes físicos: frio, calor, radiação ultravioleta, exercício.

ABORDAGEM CLÍNICA

As principais manifestações clínicas da anafilaxia são:

- Mucocutâneas (90%): urticária, angioedema, eritema, prurido isolado.
- Respiratórias (40 a 60%): dispneia, estridor, disfonia, sibilos, tosse seca, sintomas nasais (prurido, espirros, rinorreia, obstrução) e conjuntivais (prurido, hiperemia).
- Cardiovasculares (30 a 35%): mal-estar, tontura, hipotensão ortostática, síncope, choque.
- Gastrintestinais (25 a 30%): dor abdominal, náuseas, vômitos, diarreia, incontinência.

Deve-se reforçar que entre 10 e 20% dos quadros de anafilaxia ocorrem sem envolvimento cutâneo, e eles, normalmente, constituem os casos mais graves, pois o diagnóstico e o tratamento são feitos mais tardiamente.

Os casos fatais de anafilaxia se apresentam de forma rápida e fulminante, com óbito geralmente ocorrendo em até 60 minutos após a exposição ao alérgeno, decorrente de colapso circulatório ou falência respiratória.

A reação bifásica consiste na ocorrência de uma segunda reação anafilática após um período assintomático, sem exposição adicional ao desencadeante. Acontece habitualmente em 8 a 10 horas após o evento inicial, embora tenham sido descritos episódios com intervalos de até 72 horas. Reações bifásicas têm sido relatadas em 23% das anafilaxias em adultos e em 11% em crianças.

Fatores que influenciam a gravidade do quadro:

- Comorbidades: asma, doença cardiovascular, outras doenças agudas ou crônicas graves.
- Medicações: betabloqueadores, bloqueadores alfa-adrenérgicos, inibidores da enzima de conversão da angiotensina (IECA), opioides.
- Tempo de início dos sintomas (< 30 minutos): quanto menor o tempo decorrido entre a exposição ao desencadeante e o surgimento das manifestações clínicas, maior a probabilidade de ocorrer algum quadro grave.
- Outros fatores: período pré-menstrual, febre, estresse emocional, exercícios físicos.

ABORDAGEM DIAGNÓSTICA

O diagnóstico de anafilaxia é baseado em sinais e sintomas clínicos, como também em uma descrição detalhada das atividades e eventos ocorridos nas últimas horas antes do episódio agudo.

A anafilaxia tem sido globalmente subdiagnosticada e consequentemente subtratada, o que motivou a procura por uma definição prática e baseada apenas em critérios clínicos. A Academia Americana de Alergia, Asma e Imunologia (AAAAI) e, posteriormente, a Academia Europeia de Alergia e Imunologia Clínica (EAACI) propuseram os critérios diagnósticos descritos a seguir que refletem diferentes apresentações clínicas.

Deve-se considerar anafilaxia muito provável quando exista uma reação sistêmica grave, na presença de um dos três critérios diagnósticos:

1. Doença de início súbito (de minutos a algumas horas) com envolvimento da pele e/ou das mucosas (urticária, eritema ou prurido generalizado, edema dos lábios, da língua ou da úvula) e pelo menos um dos seguintes:
- Comprometimento respiratório (dispneia, sibilância/broncoespasmo, estridor, diminuição do pico de fluxo expiratório, hipoxemia).
- Hipotensão ou sintomas associados de disfunção de órgão terminal (hipotonia, síncope, incontinência).
2. Ocorrência de dois ou mais dos seguintes, rapidamente após exposição a um alérgeno provável para aquele doente (de minutos a algumas horas):
- Envolvimento da pele e/ou das mucosas (urticária, eritema ou prurido generalizado, edema dos lábios, da língua ou da úvula).
- Comprometimento respiratório (dispneia, sibilância/broncoespasmo, estridor, diminuição do pico de fluxo expiratório, hipoxemia), hipotensão ou sintomas associados de disfunção de órgão terminal (hipotonia, síncope, incontinência).
- Hipotensão ou sintomas associados de disfunção de órgão terminal (hipotonia, síncope, incontinência).
- Sintomas gastrintestinais persistentes (dor abdominal em cólica, vômitos).
3. Hipotensão após exposição a um alérgeno conhecido para aquele doente (de minutos a algumas horas):
- Pressão arterial (PA) sistólica reduzida (específica para a idade) ou diminuição da PA sistólica superior a 30%:
  - < 70 mmHg entre 1 mês e 1 ano de idade.
  - < 70 mmHg + (2 × idade) entre 1 e 10 anos de idade.
  - < 90 mmHg acima dos 10 anos de idade.

A anafilaxia pode mimetizar os sintomas de diversas doenças, e os diagnósticos diferenciais mais importantes incluem a urticária e/ou angioedema generalizados, exacerbações da asma, síncope e ansiedade/ataques de pânico. É fundamental diferenciar a anafilaxia da reação vasovagal. Enquanto nesta, a pele apresenta-se fria e pálida, com diaforese, bradicardia e PA normal ou diminuída, na reação anafilática a temperatura é normal e há predomínio de taquicardia e hipotensão.

A EAACI propõe a classificação da anafilaxia em três graus de gravidade:

- Leve: prurido, hiperemia, urticária, angioedema, sensação de opressão orofaríngea, náuseas, dor abdominal leve, rinite, broncoespasmo leve, taquicardia, ansiedade, hipoatividade.
- Moderada: presença de dor abdominal intensa, diarreia, vômitos persistentes, disfonia, tosse laríngea, estridor, dispneia, broncoespasmo moderado, sensação de lipotimia.
- Grave: incontinência, $SatO_2 < 92\%$, cianose, parada respiratória, hipotensão, choque, arritmia, bradicardia grave, parada cardíaca, confusão, perda de consciência.

TRATAMENTO

Independentemente do fator desencadeante e do mecanismo envolvido, o tratamento agudo da anafilaxia é o mesmo, tendo como metas a avaliação do paciente de forma rápida e objetiva e a administração precoce de adrenalina intramuscular.

- Tratamento inicial:
  - Retirar o agente desencadeante, se possível.
  - Chamar ajuda.
  - Prover monitorização cardíaca e de dados vitais de forma contínua.
  - Fornecer oxigênio a 100% e titular conforme necessidade. Se o paciente apresentar angioedema e sinais de obstrução de vias aéreas (estridor importante), realizar entubação antes que haja obstrução completa da via aérea.
  - Rápida avaliação inicial do paciente (ABCDE) em busca de alterações potencialmente fatais e para intervir conforme o caso.
  - Obter dois acessos venosos periféricos, mas utilizar acesso intraósseo se não for possível o venoso.

— Administrar adrenalina intramuscular (IM) no vasto lateral da coxa (0,01 mg/kg = 0,01 mL/kg da adrenalina pura 1 mg/mL – dose máxima de 0,5 mL), até três doses com intervalo de 5 a 15 minutos. Nos casos de choque/hipotensão não responsivos à adrenalina por via IM, iniciar infusão contínua (0,1 a 1 μg/kg/min). Em adolescentes que não responderam às doses IM, pode ser usado *push* de adrenalina venosa (0,5 a 1 mL da solução 1:10.000), em infusão lenta e monitorização cardíaca; não é recomendada essa forma de aplicação em crianças.
— Posicionar o paciente em decúbito dorsal e com os membros inferiores elevados (Trendelenburg) se houver alteração cardiovascular. Em pacientes com desconforto respiratório ou vômitos, manter o dorso um pouco elevado, mas com os membros inferiores elevados.
— Administrar 20 mL/kg de solução cristaloide (SF 0,9% ou Ringer lactato), endovenosa (EV), em 5 a 10 minutos, e repetir quantas vezes for necessário para corrigir choque/hipotensão.
— Avaliar necessidade de outras medicações.

- Corticoides:
  — Não melhoram os sintomas do evento agudo da anafilaxia.
  — Provável efeito na prevenção da reação bifásica.
  — Doses:
    - Prednisona = 1 a 2 mg/kg/dia (máx. 60 mg), via oral (VO), a cada 12 horas.
    - Prednisolona = 1 a 2 mg/kg/dia (máx. 60 mg), VO, a cada 12 horas.
    - Metilprednisolona = 1 mg/kg/dose (máx. 60 mg), EV, a cada 6 horas.
    - Hidrocortisona = ataque: 4 a 8 mg/kg (máx. 250 mg), EV. Manutenção de 2 a 4 mg/kg/dose, EV, a cada 6 horas:
    - Dexametasona = ataque: 0,25 a 0,5 mg/kg, EV. Manutenção: 0,5 mg/kg/dia, EV, a cada 6 horas.
- Anti-histamínicos H1:
  — Atuam apenas no controle do prurido e da urticária.
  — Não melhoram a hipotensão, o choque ou a obstrução de vias aéreas superiores ou inferiores.
  — Deve-se dar preferência aos de 2ª geração ou não sedantes (loratadina, desloratadina, fexofenadina, cetirizina), em razão da menor incidência de efeitos colaterais (sonolência, sedação).
  — Nos casos graves, utilizar medicação venosa (difenidramina).
  — Doses:
    - Loratadina = 5 mg de 2 a 12 anos, VO, 1 vez/dia; 10 mg em > 12 anos, VO, 1 vez/dia.

- Desloratadina = 1,25 mg de 6 meses a 6 anos, VO, 1 vez/dia;
  2,5 mg de 6 a 12 anos, VO, 1 vez/dia;
  5 mg em > 12 anos, VO, 1 vez/dia.
- Fexofenadina = 15 mg de 6 meses a 2 anos, VO, 2 vezes/dia;
  30 mg de 2 a 12 anos, VO, 2 vezes/dia;
  180 mg em >12 anos, VO, 1 vez/dia.
- Cetirizina = 2,5 mg de 6 meses a 2 anos, VO, 1 vez/dia;
  5 mg de 2 a 6 anos, VO, 1 vez/dia;
  10 mg em > 6 anos, VO, 1 vez/dia.
- Hidroxizina = 2 mg/kg/dia (máx. 25 mg/dose), VO, a cada 6 ou 8 horas.
- Dexclorfeniramina = 0,15 a 0,2 mg/kg/dia (máx. 2 mg/dose), VO, a cada 6 ou 8 horas.
- Difenidramina = 1 mg/kg/dose (máx. 50 mg), EV, a cada 4 ou 6 horas.

▪ Anti-histamínicos H2:
  — Existe evidência mínima para indicar o uso desses medicamentos.
  — Se usados, devem sempre ser associados a anti-histamínicos H1.
  — Dose:
  - Ranitidina = 1 a 2 mg/kg/dose (máx. 50 mg), EV, a cada 12 horas.

▪ Beta-2-agonistas:
  — Indicados se o broncoespasmo persistir apesar do uso da adrenalina.
  — Broncodilatadores EV devem ser usados se não houver resposta ao tratamento inalatório.
  — Doses:
  - Salbutamol inalatório = 1 gota/2 kg (máx. 10 gotas) + 3 a 5 mL de SF 0,9%, por nebulização a cada 20 minutos, até 6 vezes. Aumentar o intervalo conforme resposta clínica.
  - Salbutamol EV = ataque: 10 μg/kg, em 10 minutos; manutenção: 0,5 a 1 μg/kg/min; aumentar 0,5 μg/kg/min, a cada 20 minutos, até o máximo de 8 μg/kg/min.

▪ Glucagon:
  — Deve ser usado nos quadros com hipotensão ou bradicardia refratárias em pacientes em uso de betabloqueador.
  — Dose: 20 a 30 μg/kg (máx. 1 mg), EV, em 5 minutos. Esta dose pode ser repetida ou seguida pela infusão de 5 a 15 μg/min.

▪ Vasopressores:
  — Em pacientes com hipotensão refratária ao uso de adrenalina e à infusão de solução cristaloide, pode ser utilizado outro vasopressor em associação à infusão contínua de adrenalina.

— Norepinefrina (dose inicial de 0,1 μg/kg/min) e dopamina (5 a 20 μg/kg/min) podem ser utilizadas.

CONDUTAS DE INTERNAÇÃO

- Quadros leves ou moderados que responderam rapidamente à adrenalina: permanecer em observação hospitalar por 8 a 10 horas no mínimo.

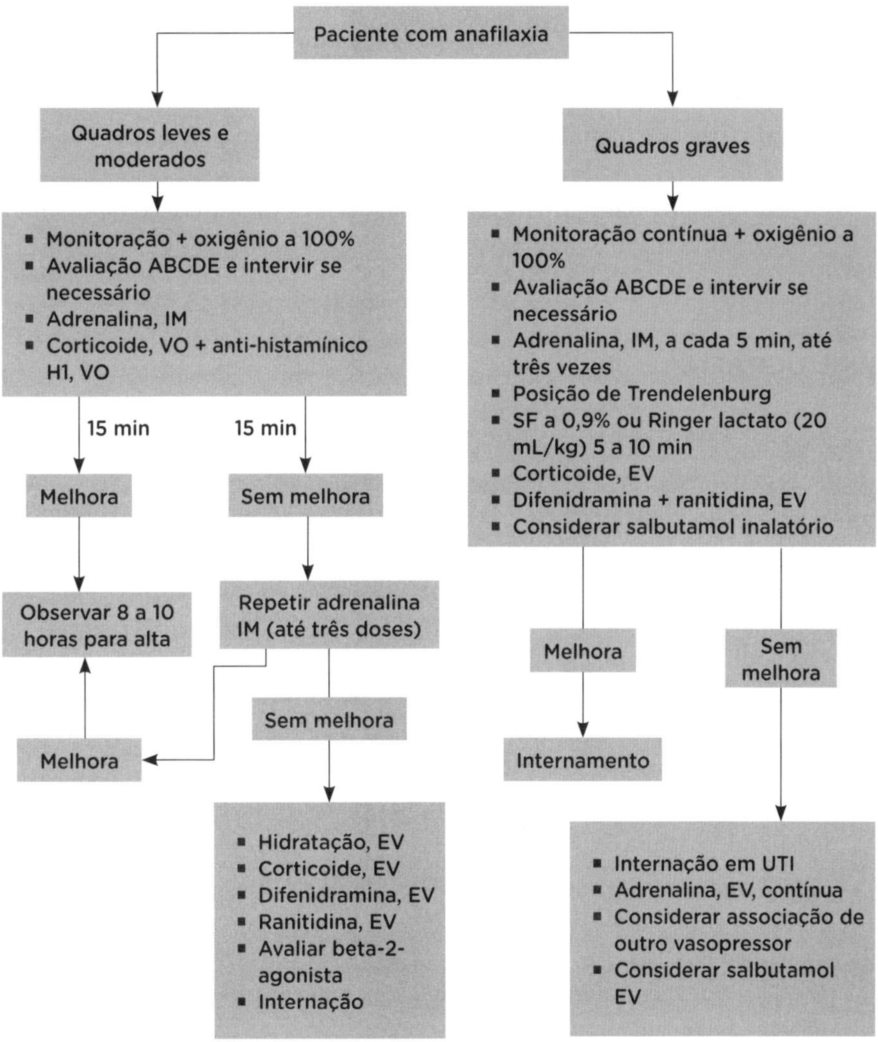

Figura 1 Conduta terapêutica em pacientes com anafilaxia.

EV: endovenoso; IM: intramuscular; UTI: unidade de terapia intensiva; VO: via oral.

- Quadros moderados que não responderam rapidamente à adrenalina e todos os quadros graves: hospitalização por um mínimo de 24 a 48 horas, mesmo com melhora satisfatória.
- A internação em unidade de terapia intensiva (UTI) deve ser indicada para os pacientes com instabilidade respiratória e/ou circulatória.

ORIENTAÇÕES AO PACIENTE

- Evitar exposição ao alérgeno desencadeante.
- Informar sobre a alergia em carteiras de documentos, colares, pulseiras, fichas escolares, prontuários médicos e odontológicos.
- Educar o paciente/familiares quanto ao reconhecimento do quadro de anafilaxia.
- Prescrever e orientar o uso da adrenalina de autoadministração (apresentações com 0,15 mg, 0,3 mg e 0,5 mg).
- Encaminhar o paciente ao alergologista.

BIBLIOGRAFIA

1. Bock AB. Fatal anaphylaxis. UpToDate. 2016. Disponível em <http://www.uptodate.com>. (Acesso em 27 jul 2016.)
2. Brown SG. Cardiovascular aspects of anaphylaxis: implications for treatment and diagnosis. Curr Opin Allergy Clin Immunol. 2005;5:359.
3. Campbell RL, Kelso JM. Anaphylaxis: acute diagnosis. UpToDate. 2016. Disponível em <http://www.uptodate.com>. (Acesso em 27 de jul 2016.)
4. Campbell RL, Kelso JM. Anaphylaxis: emergency treatment. UpToDate. 2016. Disponível em <http://www.uptodate.com>. (Acesso em 27 de jul 2016.)
5. Choo KJ, Simons FE, Sheikh A. Glucocorticoids for the treatment of anaphylaxis. Cochrane Database Syst Rev. 2012;4:CD007596.
6. Lieberman P, Camargo CA Jr, Bohlke K, Jick H, Miller RL, Sheikh A, et al. Epidemiology of anaphylaxis: findings of the American College of Allergy, Asthma and Immunology Epidemiology of Anaphylaxis Working Group. Ann Allergy Asthma Immunol. 2006;97:596.
7. Lieberman P, Nicklas RA, Oppenheimer J, Kemp SF, Lang DM, Bernstein DI, et al. The diagnosis and management of anaphylaxis practice parameter: 2010 update. J Allergy Clin Immunol. 2010;126:477.
8. Pumphrey RS. Lessons for management of anaphylaxis from a study of fatal reactions. Clin Exp Allergy. 2000;30:1144.

9. Sampson HA, Muñoz-Furlong A, Campbell RL, Adkinson NF Jr, Bock SA, Branum A, et al. Second symposium on the definition and management of anaphylaxis: summary report – Second National Institute of Allergy and Infectious Disease/Food Allergy and Anaphylaxis Network symposium. J Allergy Clin Immunol. 2006;117:391.
10. Sheikh A, Ten Broek V, Brown SG, Simons FE. H1-antihistamines for the treatment of anaphylaxis: Cochrane systematic review. Allergy. 2007;62:830.
11. Simons FE, Ardusso LR, Bilò MB, El-Gamal YM, Ledford DK, Ring J, et al. World Allergy Organization anaphylaxis guidelines: summary. J Allergy Clin Immunol. 2011;127:587.
12. Simons FE, Roberts JR, Gu X, Simons KJ. Epinephrine absorption in children with a history of anaphylaxis. J Allergy Clin Immunol. 1998;101:33.
13. Simons FE. Anaphylaxis. J Allergy Clin Immunol. 2010;125:S161.
14. Simons KJ, Simons FE. Epinephrine and its use in anaphylaxis: current issues. Curr Opin Allergy Clin Immunol. 2010;10:354.
15. Thomas M, Crawford I. Best evidence topic report. Glucagon infusion in refractory anaphylactic shock in patients on beta-blockers. Emerg Med J. 2005;22:272.
16. Tole JW, Lieberman P. Biphasic anaphylaxis: review of incidence, clinical predictors, and observation recommendations. Immunol Allergy Clin North Am. 2007;27:309.

9

Antibioticoterapia na infância

Lis Thomazini de Magalhães Machado

INTRODUÇÃO

Os antibióticos estão entre os agentes terapêuticos mais utilizados na população pediátrica, e as infecções respiratórias agudas são as principais causas de prescrição desses fármacos. No entanto, cerca de 50% dos antibióticos prescritos são inapropriadamente utilizados. Muitas vezes, quando indicados, são escolhidos de forma incorreta, com dose incorreta ou duração de uso inadequada para a situação clínica. Esse fato tem resultado em consequências em médio e longo prazos, como a indução de resistência bacteriana. Daí a necessidade de racionalização do uso dessas drogas, considerando-se não somente a eficácia dos antimicrobianos, mas também os efeitos adversos, a seleção de resistência, a via de administração mais adequada, o perfil microbiológico da instituição, a faixa etária do paciente, as doenças de base associadas e os custos. É indispensável que o médico esteja familiarizado com a farmacocinética e a farmacodinâmica das drogas.

Este capítulo tem por objetivo analisar os principais patógenos associados às infecções e direcionar o uso racional dos antibióticos de forma empírica; sempre que possível, recomenda-se a coleta de exames para identificação dos agentes. É fundamental avaliar de modo crítico e individualizado cada paciente. No uso prolongado, deve-se considerar a alteração da microbiota intestinal e avaliar o uso de probióticos.

Indicadores de gravidade no paciente febril

1. Febre superior a 39,5°C ou hipotermia (temperatura < 36°C).
2. Diminuição do interesse e da atividade.

3. Irritabilidade acentuada.
4. Choro inconsolável.
5. Sonolência ou letargia.
6. Palidez ou cianose.
7. Gemência, abatimento, fácies de sofrimento.
8. Lactentes.
9. Taquipneia, cefaleia intensa.

As seguintes situações de urgência no paciente febril requerem antibioticoterapia empírica urgente:

- Sepse.
- Neutropênicos febris e imunodeprimidos.
- Possível endocardite infecciosa aguda.
- Meningite bacteriana.
- Meningococemia provável.
- Pacientes esplenectomizados ou com asplenia funcional.
- Pacientes com cateter ou internação de longa permanência ou com próteses cardiovasculares, pacientes com doenças crônicas em uso de imunossupressão com sinais de infecção.

Deve-se, sempre, colher duas hemoculturas antes de se iniciar o antibiótico.

PRINCIPAIS SÍTIOS DE INFECÇÃO

Infecções de pele, tecidos moles e infecção ganglionar

Celulites

- Principais agentes:
  — *Staphylococcus aureus* (incluindo MRSA).
  — *Streptococcus* beta-hemolítico (grupos A, B, C, G e F).
  — *Haemophilus influenzae* tipo B (menores de 5 anos).
  — *Streptococcus pneumoniae*.
  — Bacilos Gram-negativos, anaeróbios (imunodeprimidos e mordeduras de animais).
  — Pseudomonas (imunodeprimidos).
- Tratamento:
  — Primeira escolha: oxacilina.

- Alternativas:
  - Cefalosporina de primeira geração.
  - Clindamicina.
  - Amoxicilina/ácido clavulânico.
  - Cefuroxima.
  - Ciprofloxacino.
- Duração: 7 a 10 dias.

Celulites orbitária e periorbitária

Esta condição clínica sempre requer internação hospitalar.

- Principais agentes:
  - *Streptococcus pneumoniae.*
  - *Staphylococcus aureus.*
  - *Haemophilus influenzae.*
  - *Moraxella catarrhalis.*
- Tratamento:
  - Primeira escolha:
    - Ceftriaxone ou cefotaxima + oxacilina.
    - Se existe lesão de pele, apenas oxacilina ou cefalosporina de primeira geração.
- Alternativas:
  - Cefuroxima.
  - Amoxicilina/ácido clavulânico.
- Duração:
  - Celulite orbitária - 14 a 21 dias.
  - Celulite periorbitária - 14 dias.

Celulite em face de foco dentário

Esta condição clínica sempre requer internação hospitalar (Tabela 1).

- Principais agentes:
  - *Streptococcus* do grupo A.
  - Gram-negativos e anaeróbios.
  - *Staphylococcus aureus.*
- Tratamento:
  - Primeira escolha: cefalosporina de terceira geração + clindamicina ou peniclina cristalina + aminoglicosídeo.

- Alternativas:
  - Amoxicilina/clavulanato.
  - Cefalosporina de terceira geração + metronidazol.
  - Ampicilina/sulbactam.
- Duração: 10 a 14 dias.

TABELA 1 Regimes terapêuticos dependendo da localização e da idade

Tipo de celulite	Tratamento	
	Oral	**Venoso**
Celulite sem complicações	Cefalexina ou cefadroxila ou clindamicina	Oxacilina ou clindamicina
Celulite em face		Oxacilina ou clindamicina + ceftriaxone
Celulite com suspeita de MRSA	Clindamicina ou amoxicilina com clavulanato	Vancomicina
Celulite em recém-nascido		Oxacilina ou clindamicina
Celulite em recém-nascido com suspeita de MRSA		Vancomicina/linezolida + cefotaxima ou Vancomicina/linezolida + gentamicina

MRSA: *methicillin-resistant Staphylococcus aureus*.

Síndrome da pele escaldada

Esta condição clínica sempre requer internação hospitalar.

- Principal agente:
  - *Staphylococcus aureus*.
- Tratamento:
  - Primeira escolha: oxacilina.
- Alternativa:
  - Cefalosporina de primeira geração.
  - Clindamicina.
- Duração: 10 a 14 dias.

Fasciíte necrotizante

Esta condição clínica sempre requer internação hospitalar, e a intervenção cirúrgica para debridamento e fasciotomia é fundamental.

- Principais agentes:
  - Gram-positivos: *S. pyogenes, S. aureus, C. perfringens, S. pneumoniae.*
  - Gram-negativos: *P. aeruginosa, H. influenzae.*
  - Anaeróbios.
- Tratamento:
  — Primeira escolha:
  - Oxacilina + cefepime + metronidazol.
  - Imipenem/meropenem.
- Alternativas:
  - Penicilina ou ampicilina + clindamicina + aminoglicosídeo.
  - Ceftriaxone + clindamicina.
- Duração: 14 a 21 dias.
- Desbridamento.

Impetigo

O impetigo requer internação apenas quando a extensão da lesão for grande.

- Principais agentes:
  — *Staphylococcus aureus.*
  — *Streptococcus pyogenes.*
- Tratamento:
  — Primeira escolha:
  - Cefalexina.
  - Cefadroxil.
  - Penicilina benzatina em dose única.
- Alternativas:
  — Amoxicilina/clavulanato.
  — Claritromicina.
  — Clindamicina.
  — Azitromicina durante 5 dias.
- Duração: 10 dias.

Não existem evidências para o uso da azitromicina e da claritromicina por via oral em pacientes menores de 6 meses.

Linfadenite bacteriana

- Principais agentes:
  — *Staphylococcus aureus.*

— *Streptococcus pyogenes.*

- Tratamento:
- Casos não graves
  - — Cefalexina.
  - — Cefadroxil.
  - — Amoxicilina/clavulanato.
- Casos mais graves (abscesso ganglionar)
  - — Oxacilina.
  - — Cefalosporina de primeira geração.
- Duração: 7 a 10 dias.

A avaliação do cirurgião e a internação, às vezes, são necessárias.

Infecções do trato respiratório

Faringoamigdalite aguda

- Principais agentes:
  - — Vírus (85% em menores de 3 anos).
  - — Estreptococos dos grupos A e C (*S. pyogenes* – 15 a 30%).
  - — *Haemophilus influenzae.*
  - — *Staphylococcus aureus.*
  - — *Moraxella catarrhalis.*
- Tratamento: a etiologia viral não requer antibioticoterapia.
- Primeira escolha: penicilina benzatina, em dose única.
- Alternativas:
  - — Amoxicilina
  - — Cefalexina
  - — Eritromicina

  } Duração: 10 dias.
  - — Azitromicina (5 dias).
  - — Claritromicina (7 a 10 dias).

  Se suspeita de resistência bacteriana,
- Cefuroxima (7 dias).
- Amoxicilina + clavulonato (10 dias).

Observações:

- A azitromicina deve ser evitada pelo seu potencial de indução de resistência bacteriana aos pneumococos.

- Deve-se colher *swab* de orofaringe para a cultura antes da antibioticoterapia em casos de dúvida do diagnóstico.
- Se a pesquisa para estreptococo do grupo A resultar positiva, dispensa-se a cultura.
- O tratamento deve ser feito durante 10 dias para haver segurança na erradicação do estreptococo do grupo A.
- Considerar a possibilidade de mononucleose infecciosa no diagnóstico diferencial em crianças maiores e adultos jovens e, nesses casos, deve-se colher sorologia para EBV (anti-VCA IgM e IgG).
- Se houver enfartamento ganglionar importante, deve-se considerar a possibilidade de abscesso amigdaliano, indicando-se a realização de tomografia computadorizada de pescoço. Caso o diagnóstico seja confirmado, deve-se avaliar a necessidade de internação para uso de antibioticoterapia por via parenteral e consultar cirurgião ou otorrinolaringologista.

Abscessos periamigdaliano e retrofaríngeo

É necessário internação nos casos mais graves.

- Principais agentes:
  — Estreptococos do grupo A.
  — *Staphylococcus aureus.*
  — Anaeróbios (*Bacteroides* sp., *Fusobacterium* sp.).
  — *Haemophilus influenzae.*
- Tratamento:
  — Primeira escolha: amoxicilina/clavulanato, intravenoso.
- Alternativas:
  — Cefuroxima.
  — Clindamicina + cefalosporina de terceira geração.
  — Penicilina cristalina + drenagem cirúrgica.
- Duração: 10 a 14 dias.

Otite média aguda

- Principais agentes:
  — *Streptococcus pneumoniae.*
  — *Haemophilus influenzae.*
  — *Moraxella catarrhalis.*
  — *Staphylococcus aureus* e *Pseudomonas aeruginosa* (otite média crônica).
- Tratamento:

  — Primeira escolha: amoxicilina (80 a 90 mg/kg/dia).
- Alternativas:
  — Amoxicilina/clavulanato (se usou amoxicilina nos últimos 30 dias).
  — Cefuroxima axetil.
  — Ceftriaxone 50 mg/kg/dia, a cada 24 horas, por 1 a 3 dias.
  — Claritromicina ou azitromicina (5 dias).
    - Se usar azitromicina, fazer 10 mg/kg/dia no primeiro dia e 5 mg/kg/dia nos demais.
- Duração: 7 a 10 dias.

Observações: a cefalexina não está incluída entre as opções terapêuticas da otite média, porque não é ativa contra a maioria das cepas de *H. influenzae.*

Rinossinusites agudas

- Principais agentes:
  — *Streptococcus pneumoniae.*
  — *Haemophilus influenzae.*
  — *Moraxella catarrhalis.*
  — *Staphylococcus aureus* e *Pseudomonas aeruginosa* (nas sinusites crônicas).
- Tratamento:
  — Primeira escolha: amoxicilina (se infecção grave ou recorrente ou com uso recente de antibiótico, prescrever 80 a 90 mg/kg/dia).
- Alternativas:
  — Cefuroxima axetil.
  — Cefaclor.
  — Azitromicina durante 5 dias.
  — Amoxicilina/clavulanato (se falha ou fator de risco para falha).
  — Claritromicina.
- Duração: em média de 10 a 14 dias (mais 7 dias a partir do dia da melhora).

Mastoidite aguda

Esta condição clínica sempre requer internação hospitalar.

- Principais agentes:
  - *Streptococcus pneumoniae.*
  - *Streptococcus pyogenes.*
  - *Haemophilus influenzae.*
  - *Staphylococcus aureus.*

- Tratamento:
  — Primeira escolha:
    - Cefuroxima.
    - Amoxicilina/clavulanato.
    - Vancomicina.
- Alternativas: oxacilina + cefalosporina de terceira geração.
- Duração: 14 a 21 dias.

Observação: na mastoidite aguda secundária à otite média crônica, deve-se optar por terapêutica visando a anaeróbios e *Pseudomonas aeruginosa.*

Epiglotite aguda

- Principais agentes:
  — *Haemophilus influenzae.*
  — *Streptococcus pyogenes.*
  — *Streptococcus pneumoniae.*
  — *Staphylococcus aureus.*
- Tratamento:
  — Primeira escolha: ceftriaxone.
- Alternativas:
  — Cefotaxima.
  — Ceftazidima.
  — Cefuroxima.
- Duração: 10 a 14 dias.

Esta situação requer hospitalização.

Traqueíte aguda bacteriana

Esta situação requer internação.

- Principais agentes:
  — *Staphylococcus aureus.*
  — *Haemophilus influenzae.*
  — *Streptococcus pyogenes.*
  — *Streptococcus pneumoniae.*
  — *Moraxella catarrhalis.*
- Tratamento:
  — Primeira escolha: oxacilina + ceftriaxone.

- Alternativas:
  - Cefuroxima.
  - Amoxicilina/clavulanato.
  - Cefotaxima.
  - Ampicilina + sulbactam.
- Se alergia: vancomicina + ciprofloxacino ou levofloxacino.
- Duração: 10 a 14 dias.

Bronquite aguda

Esta situação pode requerer internação.

- Principais agentes:
  - *Streptococcus pneumoniae.*
  - *Haemophilus influenzae.*
  - *Moraxella catarrhalis.*
  - *Staphylococcus aureus.*
  - *Mycoplasma pneumoniae.*
- Tratamento:
  - Primeira escolha: amoxicilina.
- Alternativas:
  - Amoxicilina/clavulanato.
  - Cefuroxima axetil.
  - Claritromicina.
  - Azitromicina (5 dias).
- Duração: 7 a 10 dias.

Pneumonias

Avaliação clínica radiológica sempre com hemograma e proteína C reativa. Avaliar se há derrame, necessidade de ultrassonografia e consulta com cirurgião. Muitas vezes, as pneumonias requerem internação (Tabela 2).

TABELA 2 Agentes mais frequentes de acordo com a faixa etária e tratamento

Faixa etária	Germes mais frequentes	Antimicrobianos, quando necessários
0 a 1 mês	Estreptococo do grupo B *Listeria monocytogenes* *Staphylococcus aureus* *Chlamydia trachomatis* Vírus	Ampicilina + gentamicina

(continua)

TABELA 2 (*continuação*) Agentes mais frequentes de acordo com a faixa etária e tratamento

Faixa etária	Germes mais frequentes	Antimicrobianos, quando necessários
1 a 3 meses	*Chlamydia trachomatis* Vírus *Streptococcus pneumoniae* *Staphylococcus aureus*	Macrolídeo ou penicilina
3 meses a 5 anos	Vírus *Streptococcus pneumoniae* *Staphylococcus aureus* *Mycoplasma pneumoniae*	Amoxicilina ou penicilina cristalina ou cefalosporina
> 5 anos	*Mycoplasma pneumoniae* *Chlamydia pneumoniae* *Streptococcus pneumoniae*	Amoxicilina e/ou macrolídeo

Observações:

1. O estreptococo do grupo B está relacionado a pneumonias de instalação precoce no período neonatal.
2. Nos casos de pneumonia neonatal sugestiva de *Chlamydia trachomatis*, a droga de escolha é a eritromicina por via oral e, em casos graves, por via intravenosa.
3. Em casos de pneumonia estafilocócica, muitas vezes, o tratamento deve prolongar-se até 21 dias e pode necessitar de avaliação de cirurgião e transferência para unidade de terapia intensiva (UTI).

Abscesso pulmonar

Esta situação requer internação.

- Principais agentes:
  - *Staphylococcus aureus.*
  - Gram-negativos: *E. coli, K. pneumoniae, Pseudomonas.*
  - Anaeróbios: *Bacteroides, Fusobacterium, Peptostreptococcus.*
  - *Streptococcus pneumoniae.*
  - *Pseudomonas aeruginosa.*
- Tratamento:
  - Opção terapêutica:
    - Penicilina cristalina ou metronidazol + oxacilina + aminoglicosídeo ou cefalosporina de terceira geração (se há suspeita de pneumonia aspirativa).

- Ceftriaxone + aminoglicosídeo (se o agente mais provável é a *Klebsiella pneumoniae*).

- Alternativas:
  — Ceftriaxone + clindamicina.
  — Cefepime + metronidazol.
- Duração: 21 a 28 dias.

Infecções do aparelho cardiovascular

Endocardite infecciosa

Esta condição clínica sempre requer internação hospitalar.

- Principais agentes:
  — Válvula nativa:
    - *Streptococcus viridans.*
    - *Staphylococcus aureus.*
    - Estreptococos dos grupos A e B.
    - Enterococos.

  — Válvula protética:
    - *Staphylococcus epidermidis.*
    - *Staphylococcus aureus.*
    - *Streptococcus viridans.*
    - Enterococos.
    - *Pseudomonas aeruginosa.*
    - Fungos (*Candida*).
- Tratamento:
  — Primeira escolha: penicilina cristalina ou ceftriaxone + oxacilina (se suspeita de *S. aureus*) + aminoglicosídeo (amicacina ou gentamicina).
- Alternativas:
  — Alergia a penicilina: vancomicina + aminoglicosídeo (gentamicina ou amicacina).
  — Nosocomial: vancomicina + aminoglicosídeo (gentamicina ou amicacina).
  — Anfotericina B (se etiologia por fungo).
- Duração: 4 a 6 semanas.

Pericardite bacteriana

Esta situação sempre requer hospitalização.

- Principais agentes:

  — *Staphylococcus aureus.*
  — *Streptococcus pneumoniae.*
  — Enterobacteriáceas.
- Tratamento:
  — Primeira escolha: cefalosporina de terceira geração + oxacilina + aminoglicosídeo.

Infecções do trato gastrintestinal

Abscesso hepático

Tratamento requer hospitalização. Pode necessitar de avaliação cirúrgica.

- Principais agentes:
  — *Staphylococcus aureus.*
  — Gram-negativas entéricos: *E. coli.*
  — Anaeróbios: *Bacteroides fragilis.*
  — *Entamoeba histolytica.*
- Tratamento:
  — Primeira escolha:
    - Oxacilina + ceftriaxone + metronidazol.
    - Oxacilina + metronidazol + aminoglicosídeo.
- Alternativas: clindamicina + aminoglicosídeo (abscesso piogênico).
- Duração: 4 a 6 semanas.

Diarreia aguda

- Principais agentes:
  — Enterovírus (norovírus, rotavírus).
  — *E. coli*: enteropatogênica, êntero-hemorrágica, enteroaderente, enteroinvasora.
  — *Salmonella* spp.
  — *Shigella* spp.
  — *Yersinia enterocolitica.*
  — *Listeria monocytogenes.*
  — *Vibrio cholerae.*
  — *Clostridium difficile.*

Na maioria dos casos, não há necessidade de antibióticos. Excepcionalmente, nos casos a seguir.

Colite grave causada por patógeno desconhecido

Colite acompanhada de febre alta, diarreia sanguinolenta e comprometimento evidente do estado geral: *Shigella* spp. é o provável agente etiológico envolvido.

- Tratamento:
  - Nos casos com diarreia com sangue, evidência de invasão bacteriana.
  - Quinolonas (para maiores de 1 ano) - ciprofloxacina.
  - Azitromicina.
- Alternativas:
  - Sulfametoxazol + trimetoprim (atentar para resistência bacteriana).
  - Ampicilina/sulbactam.
  - Nos casos muito graves, o tratamento parenteral deve ser feito com ceftriaxona ou cefotaxima.

Colite pseudomembranosa (Clostridium difficile)

- Tratamento:
  - Metronidazol, VO ou IV.
  - Vancomicina, VO (reservado especialmente para os casos graves não responsivos ao metronidazol).
- Duração: 7 a 10 dias.

Em geral, o internação é feito quando o quadro é grave, há desidratação significativa, a criança é lactente, se há doença de base, não responde à abordagem inicial e há evidência de disseminação da infecção.

Peritonites

Esta condição sempre requer internação e avaliação cirúrgica.

- Principais agentes:
  - Peritonite primária
    - *Streptococcus pneumoniae.*
    - *Streptococcus pyogenes.*
    - Gram-negativos entéricos: *E. coli, K. pneumoniae.*
    - Anaeróbios: *Bacteroides fragilis.*
  - Peritonite secundária
    - Gram-negativos entéricos: *E. coli, K. pneumoniae.*
    - *Staphylococcus aureus.*

    - Anaeróbios: *Bacteroides fragilis.*
    - Enterococos.
    - *Pseudomonas aeruginosa.*
- Tratamento:
  - Opção terapêutica:
    - Clindamicina + aminoglicosídeo.
    - Cefalosporina de primeira geração + metronidazol + aminoglicosídeo.
    - Cefalosporina de terceira ou quarta geração + metronidazol.
- Alternativas: clindamicina + aminoglicosídeo.
- Duração: 10 a 14 dias.

Infecções do trato urinário (ITU)

As ITU podem requerer internação nos casos graves e lactentes jovens.

- Principais agentes:
  - *Escherichia coli.*
  - *Proteus* spp.
  - *Klebsiella* spp.
  - *Staphylococcus saprophyticus.*
- Tratamento – avaliar o antibiograma:
  - Com suspeita de bacteremia: cefalosporina de primeira, segunda ou terceira geração, ciprofloxacino IV.
  - Sem suspeita de bacteremia (ITU baixa): sulfametoxazol/trimetropim ou cefalexina ou amoxicilina ou amoxicilina + ácido clavulânico.
- Duração: 7 a 14 dias.

Fundamentalmente, deve-se fazer coleta de urocultura de modo adequado antes do início da antibioticoterapia.

Infecções osteoarticulares

Osteomielite aguda

Esta situação sempre requer internação e consulta com ortopedista.

- Principais agentes:
  - *Staphylococcus aureus.*
  - *Streptococcus pyogenes.*

— *Haemophilus influenzae* (< 5 anos).
— *Salmonella* sp. (portadores de anemia falciforme).
— Estreptococos do grupo B (recém-nascidos).
— Bacilos entéricos Gram-negativos (recém-nascidos).

- Tratamento:
  — Primeira escolha:
    - Oxacilina.
    - Cefalotina.
    - Oxacilina + cefotaxima (recém-nascidos).
- Alternativas:
  — Oxacilina + ceftriaxone (ou cefotaxima).
  — Cefuroxima.
  — Amoxicilina/clavulanato.
  — Ciprofloxacino.
- Duração: 4 a 6 semanas.

Artrite séptica

Sempre há necessidade de internação e consulta com ortopedista (Tabela 3).

TABELA 3 Regimes terapêuticos dependendo da idade

Idade	Primeira escolha	Segunda escolha	Duração
Neonatos a 6 meses	Oxacilina + amicacina ou gentamicina	Cefalotina ou vancomicina ou clindamicina Associar cefotaxima ou ceftriaxone	6 semanas; pode ser inicialmente parenteral por 7 a 10 dias e completar por via oral Na suspeita de MRSA, utilizar vancomicina
7 meses a 3 anos	Oxacilina	Cefalotina ou vancomicina ou clindamicina	6 semanas
Maiores de 3 anos	Oxacilina ou cefalotina	Clindamicina ou vancomicina	6 semanas
Adolescentes	Ceftriaxone	Ceftriaxone Ciprofloxacina ou cefotaxima	6 semanas Na suspeita de MRSA, utilizar vancomicina

MRSA: *methicillin-resistant Staphylococcus aureus*.

- Principais agentes:
  — *Staphylococcus aureus.*
  — *Haemophilus influenzae* (< 5 anos).
  — Estreptococo do grupo A.
  — *Streptococcus pneumoniae.*

- Tratamento:
  - Oxacilina.
  - Cefalotina.
  - Cefuroxima.
  - Oxacilina + ceftriaxone.
  - Amoxicilina/clavulanato.
- Duração: 3 a 4 semanas.

Infecções do sistema nervoso central

Meningite bacteriana

Esta condição sempre requer internação e coleta de liquor.

- Principais agentes:
  - Até 2 meses:
    - Estreptococos dos grupos B e D: *S. agalactiae.*
    - Bacilos entéricos Gram-negativos: *Salmonella* sp., *Klebsiella* sp., *Enterobacter, Serratia, E. coli.*
    - *Listeria monocytogenes.*
    - *Haemophilus influenzae.*
  - 2 meses a 5 anos:
    - *Haemophilus influenzae.*
    - *Streptococcus pneumoniae.*
    - *Neisseria meningitidis.*
  - Maiores de 5 anos:
    - *Neisseria meningitidis.*
    - *Streptococcus pneumoniae.*
- Tratamento:
  - Até 2 meses:
    - Cefotaxima + ampicilina.
    - Ceftazidima (se *P. aeruginosa*).
  - 2 meses a 5 anos:
    - Ceftriaxone ou cefotaxima.
  - Maiores de 5 anos:
    - Ceftriaxone.
- Duração: 10 a 14 dias.

Meningite após neurocirurgia ou traumatismo com perda de líquido cefalorraquidiano

- Principais agentes:
  - *Staphylococcus aureus.*
  - *Staphylococcus epidermidis.*
  - *Streptococcus pneumoniae.*
  - *Pseudomonas aeruginosa.*
  - *E. coli, Klebsiella* sp., *Proteus* sp., *Citrobacter* sp.
- Tratamento:
  - Oxacilina + cefalosporina de terceira geração.
  - Ceftazidima + vancomicina + metronidazol.
  - Vancomicina + imipenem ou meropenem.

Ventriculite/contaminação de cateter de derivação ventriculoperitoneal

- Principais agentes:
  - *Staphylococcus aureus.*
  - *Staphylococcus epidermidis.*
  - Gram-negativos.
- Tratamento:
  - Cefalosporina de terceira geração + vancomicina.
  - Vancomicina + imipenem ou meropenem.

Abscesso cerebral

- Principais agentes:
  - *Streptococcus viridans.*
  - *Streptococcus pneumoniae.*
  - Bacilos Gram-negativos: *Klebsiella* sp., *E. coli, P. aeruginosa.*
  - *Staphylococcus aureus* (especialmente após trauma craniano ou bacteremia estafilocócica).
  - Anaeróbios: *Bacteroides fragilis, Clostridium* sp.
  - *Nocardia* e fungos (imunodeprimidos).
- Tratamento:
  - Primeira escolha: oxacilina + cefalosporina de terceira geração + metronidazol.
- Alternativas:
  - Oxacilina (ou vancomicina) + ceftriaxone + metronidazol (ou clindamicina).
  - Cefepime + metronidazol.

- Duração: 4 a 6 semanas.

Todos os pacientes com suspeita de infecções do sistema nervoso central necessitam de internação, e muitos requerem consulta com especialista.

Neutropenia febril

- Principais agentes:
  — Gram-positivos:
    - *Staphylococcus epidermidis.*
    - *Staphylococcus aureus.*
    - *Streptococcus pneumoniae.*
    - *Streptococcus pyogenes.*
    - *Streptococcus viridans.*
    - *Enterococcus faecalis.*

  — Gram-negativos:
    - *Escherichia coli.*
    - *Klebsiella* sp.
    - *Pseudomonas aeruginosa.*

  — Anaeróbios:
    - *Bacteroides* sp.
    - *Clostridium* sp.

  — Fungos:
    - *Candida* sp.
    - *Aspergillus* sp.
- Tratamento:
  — Primeira escolha: cefepime ou piperacilina + tazobactam.
- Alternativas:
  — Aztreonam.
  — Imipenem (ou meropenem).
  — Anfotericina B (se fungos).

Deve-se associar vancomicina ou oxacilina se há infecção de pele, de tecidos moles, pulmonar ou infecções graves. Além disso, é preciso ainda associar aminoglicosídeos em infecções graves. E, por fim, são importantes a avaliação do internação e a consulta com especialista.

É fundamental estar sempre alerta para as infecções e as possibilidades de evolução para quadros mais graves e sepse.

Todos os pacientes devem ter uma avaliação individualizada e afastar outros patógenos não bacterianos. Na Figura 1, está o fluxograma para o atendimento da criança com suspeita de infecção bacteriana.

Figura 1 Fluxograma de atendimento.

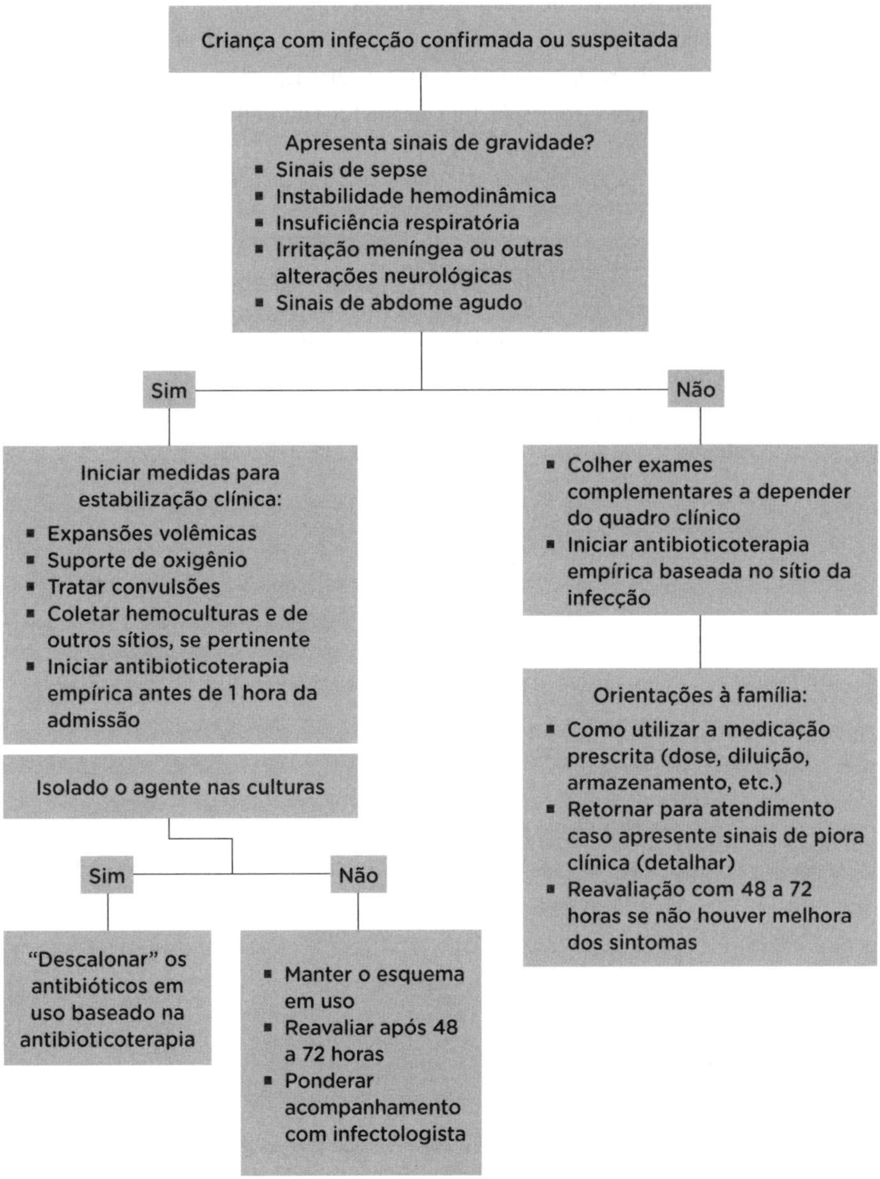

BIBLIOGRAFIA

1. Behrman RE. Tratado de pediatria. 17.ed. Elsevier; 2005.
2. Campos Júnior D, Burns DAR (orgs.). Tratado de pediatria: Sociedade Brasileira de Pediatria. 3.ed. Barueri: Manole; 2014.
3. Carvalho CMCN. Etiologia de meningites bacterianas em uma amostra da população de Salvador. Arquivos de Neuro-psiquiatria. 1998;56(1).
4. Clinical Practice Guideline for the Diagnosis and Management of the Initial UTI in Febrile Infants and Children 2 to 24 Months. Pediatrics. 2011.
5. Garcia DEMC. Antibioticoterapia. In: Luciana RS, Dilton RM. Pronto-atendimento em pediatria. 2.ed. MEDSI; 2006. p.89-119.
6. Guarino, et al. Evidence-based guidelines for management of gastroenteritis. JPGN. 2014;59(1).
7. Prado FC. Atualização terapêutica. 2006.
8. Reese RE. Manual de antibióticos. 3.ed. MEDSI; 2002.
9. Silva P. Farmacologia. 6.ed. Rio de Janeiro: Guanabara Koogan; 2005.
10. Taketomo CK, et al. Pediatric dosage handbook. 17.ed. 2010-2011.
11. The Sandford – Guide to Antimicrobial Therapy – 2005.

Apneia

Hans Walter Ferreira Greve
Luanda Flores da Costa

INTRODUÇÃO

A apneia é um sintoma relativamente comum na pediatria, principalmente entre os neonatos prematuros. A maioria dos casos está associada à apneia da prematuridade, porém outras causas menos frequentes podem ocorrer, determinando o atendimento nos serviços de pronto atendimento. A apneia é rara entre os bebês saudáveis a termo e, se presente, indica, geralmente, alguma doença subjacente.

DEFINIÇÕES

A apneia infantil é definida pela Academia Americana de Pediatria como "um episódio inexplicado de parada da respiração por 20 segundos ou mais ou uma pausa respiratória mais curta associada com bradicardia, cianose, palidez e/ou marcada hipotonia".

A apneia da prematuridade é definida como uma interrupção súbita da respiração que dura pelo menos 20 segundos ou é acompanhada por bradicardia ou dessaturação de oxigênio em uma criança com menos de 37 semanas de idade gestacional. Pausas respiratórias curtas de 5 a 10 segundos são frequentes em lactentes prematuros, por isso não são consideradas patológicas.

Um evento com aparente risco de vida (ALTE, na sigla em inglês) é definido como "um episódio assustador" para o observador e caracterizado por alguma combinação de apneia (central ou ocasionalmente obstrutiva), mudança da cor (geralmente a criança fica cianótica ou pálida, mas ocasionalmente pletórica), com alteração acentuada do tônus muscular (geralmente, flacidez), acompanhada de asfixia ou engasgo.

Desde 2016, a Academia Americana de Pediatria recomenda a substituição do termo ALTE por BRUE (*Brief Resolved Unexplained Event*). O termo é definido como um evento ocorrendo em uma criança menor de 1 ano quando o observador relata um episódio súbito, breve e agora resolvido, acompanhado por um ou mais dos seguintes sintomas:

- Cianose ou palidez.
- Apneia ou diminuição ou irregularidade da respiração.
- Alteração acentuada do tônus muscular (hiper ou hipotonia).
- Nível alterado de responsividade.

A BRUE é diagnosticada apenas quando não há explicação para o evento, após a obtenção de história adequada e exame físico completo.

ABORDAGEM CLÍNICA

Classificação da apneia

Apneia central

Na apneia central, há ausência de esforço respiratório, que pode ser identificado pela ausência de movimentação torácica e sons na ausculta respiratória. As causas podem estar relacionadas com os centros respiratórios centrais ou a incapacidade dos nervos periféricos e dos músculos respiratórios em receber ou processar os sinais do cérebro. Isso pode ser decorrente da imaturidade do sistema nervoso, como visto em alguns prematuros, que têm uma resposta diminuída à hipercapnia. Outras causas de apneia central são traumatismo craniano, toxinas, síndromes genéticas e outras.

Apneia obstrutiva

Este tipo de apneia resulta de tentativas de se respirar por meio de uma via aérea ocluída. A apneia obstrutiva do sono (AOS) é a forma mais comum de apneia obstrutiva em crianças e está relacionada a uma série de fatores, incluindo a menor permeabilidade das vias aéreas (forma congênita, hipertrofia adenoamigdaliana) associada à diminuição do tônus neuromuscular dos músculos faríngeos durante o sono. Além disso outras condições também podem estar associadas, como mucopolissacaridose, anomalias craniofaciais e obesidade. Outras causas de apneia obstrutiva são a aspiração de corpo estranho e a paralisia de cordas vocais.

Apneia mista

A apneia mista tem características das apneias central e obstrutiva, ocorrendo tanto a redução do controle respiratório central quanto a obstrução de vias aéreas.

Apneia da prematuridade

A apneia é um dos problemas mais frequentes nas unidades de terapia intensiva neonatais. Estudos demonstram que, essencialmente, todos os bebês nascidos com menos de 28 semanas de gestação apresentam apneia e, à medida que a idade gestacional aumenta, a proporção cai, com registros de 20% nos nascidos com 34 semanas de gestação.

A apneia da prematuridade é definida como uma cessação da respiração por 20 segundos ou mais ou uma pausa mais curta acompanhada de bradicardia (< 100 batimentos por minuto), cianose ou palidez. A maioria dos episódios de apneia em prematuros é constituída por eventos mistos, nos quais o fluxo de ar obstruído resulta em uma pausa apneica central ou vice-versa.

A maioria dos neonatos com mais de 37 semanas de idade gestacional corrigida já não apresenta apneia, mas os episódios de apneia e/ou bradicardia podem persistir além de 38 semanas naqueles com idade gestacional ao nascer entre 24 e 26 semanas. Além disso, os lactentes com displasia broncopulmonar podem ter atraso na maturação do controle respiratório, o que pode prolongar a apneia por até 2 a 4 semanas após o termo.

Apesar da frequente coexistência de apneia e refluxo gastroesofágico em prematuros, vários estudos que examinaram a ocorrência de episódios de refluxo em relação aos de apneia indicaram que raramente eles estão relacionados, não havendo evidências de que o tratamento farmacológico do refluxo possa prevenir os episódios de apneia nos recém-nascidos prematuros. No entanto, essa condição deve ser também investigada.

ABORDAGEM DIAGNÓSTICA

Anamnese

A história detalhada é importante para determinar a gravidade do episódio de apneia e sugerir um diagnóstico específico. Alguns pontos da história precisam ser esclarecidos:

- O episódio foi realmente de uma apneia?

- A duração do episódio.
- Se o evento ocorreu durante o sono ou a vigília.
- Sintomas associados: cianose, palidez, hipotonia e bradicardia; movimentos rítmicos sugestivos de convulsão; presença de vômitos ou secreção na boca ou nariz; febre e outros sinais de infecção.
- Se houve queda ou a criança foi sacudida antes do ocorrido.
- Relação com as refeições.
- Se a apneia se resolveu de forma espontânea ou foi necessária alguma intervenção.
- Buscar nos antecedentes: peso e idade gestacional ao nascimento; presença de episódios prévios de apneia; medicações em uso.

Exame físico

Além do estado geral no momento da avaliação, deve ser realizado exame físico completo, incluindo exame neurológico, em busca de alterações que sugiram algum diagnóstico.

Diagnóstico diferencial

Algumas doenças podem ser identificadas ou sugeridas com base em anamnese, exame físico ou exames complementares:

- Doenças respiratórias: a presença de estridor sugere laringotraqueomalácia ou corpo estranho; obstrução nasal, tosse e sibilância podem ser causados por infecção pelo vírus sincicial respiratório, uma causa significante de apneia em lactentes; tosse espástica na coqueluche. Exames específicos podem ser necessários para a confirmação (p. ex., radiografia, broncoscopia, culturas e sorologias).
- Hipoglicemia: história alimentar, presença de vômitos e glicemia capilar. A hipoglicemia pode ocorrer em casos de sepse, erros inatos do metabolismo, distúrbios hormonais e em outras condições. A investigação seguirá as suspeitas diagnósticas.
- Anemia: palidez cutânea, perfusão periférica, sinais de infecção. Hemograma e, se necessário, exames mais específicos.
- Sepse: alterações do exame físico, como taquicardia, alteração da perfusão, hipotensão, vômitos e febre; sinais localizados de infecção. Exames como hemograma, provas inflamatórias, culturas e exames radiológicos auxiliam no diagnóstico.

- Doenças neurológicas: história de crise epiléptica (caracterizar o tipo e a duração); hipotonia, alterações de deglutição. Exames de imagem (ressonância e tomografia), eletroencefalograma, polissonografia, dentre outros, podem identificar as doenças subjacentes.
- Doença do refluxo gastresofágico: história de regurgitações, sono interrompido, ganho ponderal insuficiente; exames como pHmetria e cintilografia podem ser necessários nos casos indefinidos. Estudos recentes realizados em neonatos com apneia da prematuridade não demonstraram nenhuma relação temporal com a doença do refluxo gastroesofágico, no entanto, há relatos da associação em até 89% dos lactentes que apresentaram um evento com aparente risco de vida, mas não necessariamente uma relação causal, podendo ser apenas uma condição coexistente.
- Erros inatos do metabolismo: história clínica e exame físico, hipoglicemia, teste do pezinho alterado.
- Intoxicação exógena: história súbita, rebaixamento do sensório, alterações pupilares; a triagem toxicológica pode identificar a substância ingerida.
- Doenças cardiovasculares: anamnese, exame físico, radiografia de tórax, eletrocardiograma e ecocardiograma. Se houver indícios dessa etiologia, incluir a aferição dos níveis tensionais nos quatro membros no exame físico.
- Síndromes genéticas. Algumas síndromes raras podem ser responsáveis pela apneia: a hipoventilação central congênita está associada a alterações autonômicas, doença de Hirschsprung e tumores da crista neural; pacientes com síndrome de Down têm maior incidência de apneia associada à hipotonia e à macroglossia.
- Apneia da prematuridade: é um diagnóstico de exclusão, devendo ser afastadas as causas anteriores antes de se afirmar que se trata dessa condição.

Monitoração

- Frequência cardíaca (FC): é muito importante para o diagnóstico de apneia da prematuridade. Bradicardia é quase sempre um sinal de queda na oxigenação do miocárdio. Embora a maioria das unidades de terapia intensiva neonatais considere bradicardia uma FC < 80 batimentos por minuto, não existem dados que determinem qual o limite ideal de FC para o acionamento do alarme nos monitores cardíacos.
- Oximetria de pulso: os oxímetros de pulso devem ser usados em conjunto com os monitores cardíacos para obtenção de diagnóstico mais acurado da apneia da prematuridade. Embora os episódios de dessaturação associados

à bradicardia determinem o diagnóstico de apneia da prematuridade, deve-se lembrar que baixos volumes pulmonares associados à doença pulmonar crônica (displasia broncopulmonar) podem ser responsáveis por quedas intermitentes de saturação sem relação com apneia.

- A Sociedade Americana de Pediatria orienta que lactentes que apresentaram um episódio de BRUE classificado como baixo risco não devem permanecer internados para monitoração e investigação, podendo ser mantidos em observação, ter apenas monitorada a saturação e realizado um eletrocardiograma; a presença de qualquer alteração durante a avaliação médica justifica a investigação e a monitoração.

ABORDAGEM TERAPÊUTICA

O tratamento a ser instituído dependerá do diagnóstico clínico:

1. Na apneia da prematuridade, são utilizadas as seguintes condutas terapêuticas:
   — Medidas gerais para diminuir o risco de apneia:
   - Controle da temperatura ambiental para evitar flutuações (incubadora).
   - Posicionamento da cabeça: manter em posição neutra para evitar obstrução das vias aéreas superiores.
   - Manutenção das narinas pérvias: evitar aspiração nasal em excesso e o uso prolongado de sondas nasogástricas.
   - Suplementação de oxigênio quando necessário (manter a saturação entre 90 e 95%).

   — Uso de pressão positiva contínua nas vias aéreas (CPAP nasal): o fluxo de ar contínuo reduz a incidência de apneia mista e obstrutiva, mantém a capacidade residual funcional e reduz a hipoxemia. Em geral, é iniciado com pressões de 4 a 6 cmH_2O.

   — Uso de ventilação nasal por pressão positiva intermitente (NIPPV).

   — Metilxantinas:
   - Cafeína – é a medicação de escolha por apresentar menos efeitos colaterais, maior margem de segurança e meia-vida mais longa.
   - Teofilina.

   — Tratar outras causas de apneia, como sepse e hipoglicemia.

   — Ponderar transfusão de concentrado de hemácias nos neonatos com anemia.
2. Tratamento da hipoventilação e obstrução das vias aéreas. A hipoventilação pode exigir o uso de respirador ou, em casos mais graves, de traqueostomia.
3. As outras intervenções para a apneia dependem da causa, por exemplo:

— As amígdalas obstrutivas devem ser removidas.
— A anemia ou arritmias devem ser corrigidas.
— As convulsões devem ser tratadas com anticonvulsivantes.
— Tratamento do refluxo gastresofágico.

4. A avaliação de especialistas deve ser solicitada conforme a necessidade: neuropediatra, cardiopediatra, gastropediatra ou endocrinologista, dependendo da suspeita diagnóstica.

Figura 1 Fluxograma para atendimento da criança com apneia.
CPAP: pressão positiva contínua nas vias aéreas; RN: recém-nascidos.

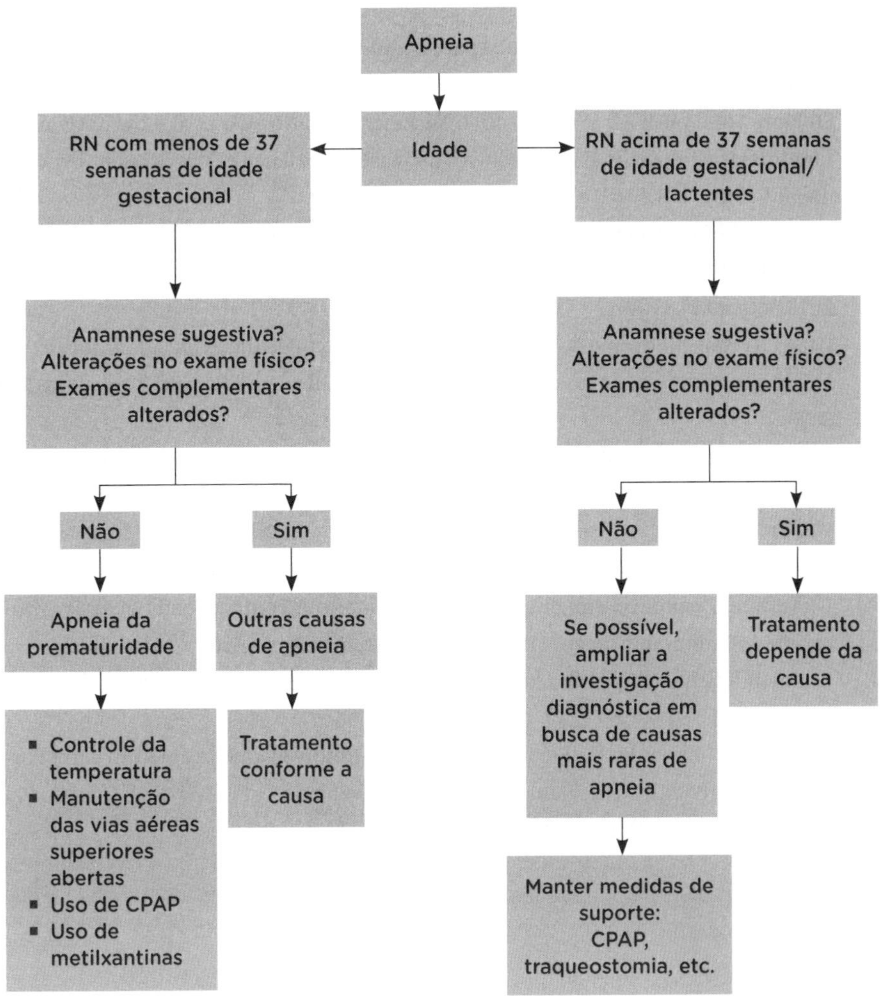

CRITÉRIOS DE ALTA

Os pacientes que estiveram internados na unidade de terapia intensiva pediátrica podem receber alta para uma unidade aberta após 48 a 72 horas sem novos episódios de apneia.

A monitoração cardiorrespiratória domiciliar não é necessária para crianças que estejam em condições de alta hospitalar e permanecem livres de qualquer episódio de apneia, bradicardia ou dessaturação durante 5 a 7 dias, já que o risco de um evento de apneia clinicamente significativo é muito baixo.

BIBLIOGRAFIA

1. American Academy of Pediatrics. Apnea, sudden infant death syndrome, and home monitoring. Pediatrics. 2003;111(4)914-7.
2. Di Fiore JM, Walsh M, Wrage L, Rich W, Finer N, Carlo WA, et al. Low oxygen saturation target range is associated with increased incidence of intermittent hypoxemia. J Pediatr. 2012;161(6):1047-52.
3. Eichenwald EC. Apnea of prematurity. Pediatrics. 2016;137(1).
4. Fagondes SC, Moreira GA. Apneia obstrutiva do sono em crianças. J Bras Pneumol. 2010;36(supl.2):S1-S61.
5. Lazari R, et al. Síndrome de hipoventilação central congênita associada à doença de Hirschsprung: relato de caso e revisão de literatura. Rev Paul Pediatr. 2016; 34(3)37-8.
6. Martin R. Management of apnea of prematurity. UpToDate. Disponível em: https://www.uptodate.com/contents/management-of-apnea-of-prematurity. (Acessado Jan 2017.)
7. Martin R. Pathogenesis, clinical presentation, and diagnosis of apnea of prematurity. UpToDate. Disponível em: https://www.uptodate.com/contents/pathogenesis-clinical-presentation-and-diagnosis-of-apnea-of-prematurity. (Acessado Jan 2017.)
8. Roitman I, Guillaumon MR. Anemia as a cause of apnea in a young infant. Einstein. 2004;2(2):117-9.
9. Tieder JS, Bonkowsky JL, Etzel RA, et al. Brief Resolved Unexplained Events (Formerly Apparent Life-Threatening Events) and Evaluation of Lower-Risk Infants. Pediatrics. 2016;138(2). pii: e20161488.

Arritmias

Danielle Lilia Dantas Tukamoto
Zilma Verçosa de Sá Ribeiro

As arritmias cardíacas são condições nas quais existe formação ou condução anormal do estímulo elétrico pelas estruturas do coração.

As arritmias cardíacas podem ser secundárias a alterações anatômicas ou funcionais (congênitas ou adquiridas), disfunções autonômicas e alterações tóxico-metabólicas.

O achado de uma arritmia deve ser interpretado dentro de uma avaliação geral do paciente. Na avaliação, deve-se estabelecer o tipo de arritmia e determinar a repercussão hemodinâmica (pressão arterial, perfusão periférica, nível de consciência e padrão respiratório).

A frequência cardíaca de acordo com a idade encontra-se na Tabela 1.

TABELA 1 Frequência cardíaca normal para idade (batimentos/minuto - bpm)

Idade	Mínima	Média	Máxima
0 a 24 horas	85	119	145
1 a 7 dias	100	133	175
8 a 30 dias	115	163	190
1 a 3 meses	115	154	205
3 a 6 meses	115	140	205
6 a 12 meses	115	140	175
1 a 3 anos	100	126	190
3 a 5 anos	85	98	145
5 a 8 anos	70	96	145
8 a 12 anos	55	79	115
12 a 16 anos	55	75	115

MANIFESTAÇÕES CLÍNICAS

As manifestações clínicas das arritmias variam desde sensação de palpitação, cefaleia ou mal-estar até situações de emergência, como síncope, alteração do nível de consciência e parada cardiorrespiratória (PCR).

ABORDAGEM DIAGNÓSTICA

- Causas de arritmias
  — Alterações anatômicas presentes nas cardiopatias congênitas ou adquiridas.
  — Pós-operatório de cirurgia cardíaca.
  — Alterações metabólicas.
  — Alterações hidreletrolíticas.
  — Alterações tóxicas.
  — Disautonomia.
  — Hipóxia.
  — Hipovolemia e choque.
  — Hipotermia.

- Classificação
  — Taquiarritmias.
  — Bradiarritmias.
  — Ritmos de colapso (ausência de pulso palpável).

TAQUIARRITMIAS

Com complexo ventricular estreito (QRS < 0,09 s)

- Taquicardia sinusal
  — Características: início gradual; frequência cardíaca (FC) < 220 bpm em lactentes e < 180 bpm em crianças; onda P presente; duração do intervalo PR_i constante; R-R variável.

Figura 1 Taquicardia sinusal.

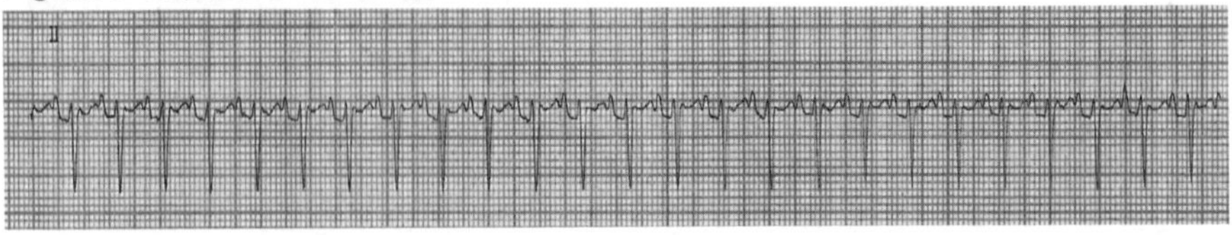

- Taquicardia supraventricular
  - Características: início súbito; FC > 220 bpm em lactentes e > 180 bpm em crianças; onda P ausente ou anormal (podem aparecer após o QRS); R-R constante.

Figura 2 Taquicardia supraventricular.

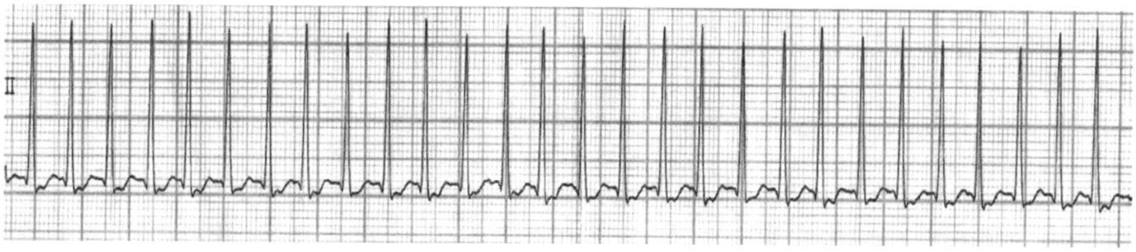

- *Flutter* atrial
  - Características: a frequência atrial pode chegar a 300 bpm; a frequência ventricular é mais baixa e pode ser irregular. Aspecto de "serra" no eletrocardiograma, especialmente D2, D3 e aVF

Figura 3 *Flutter* atrial.

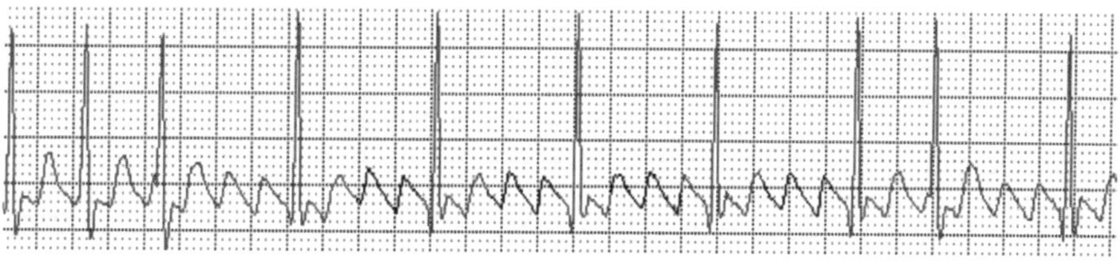

Com complexo ventricular alargado (QRS > 0,09 s)

- Taquicardia ventricular
  - Características: a frequência ventricular é de pelo menos 120 bpm e regular; onda P não é identificável; onda T de polaridade oposta ao QRS.

Figura 4 Taquicardia ventricular.

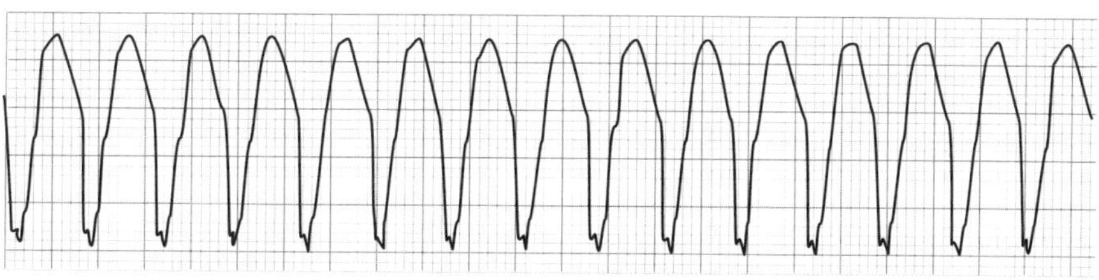

- Taquicardia ventricular polimórfica (*torsades de pointes*)
  — Presença de taquicardia rápida com mudanças frequentes no eixo dos complexos QRS, podendo ser autolimitada ou degenerar para fibrilação ventricular.

Figura 5 Taquicardia ventricular polimórfica (*torsades de pointes*).

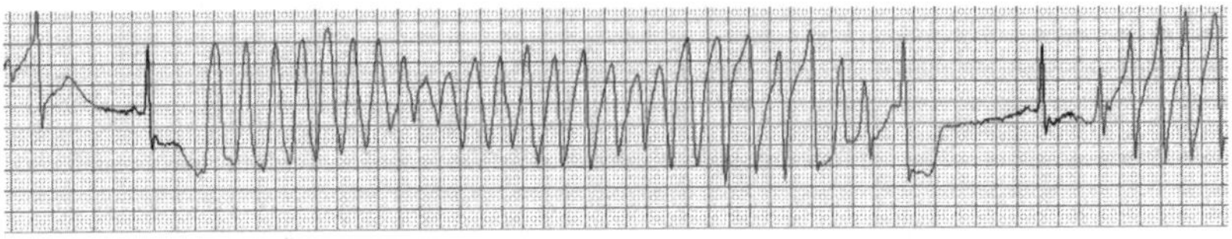

- Fibrilação ventricular
  — Uma série de despolarizações caóticas e desorganizadas que resultam em um miocárdio incapaz de gerar fluxo sanguíneo.

Figura 6 Fibrilação ventricular.

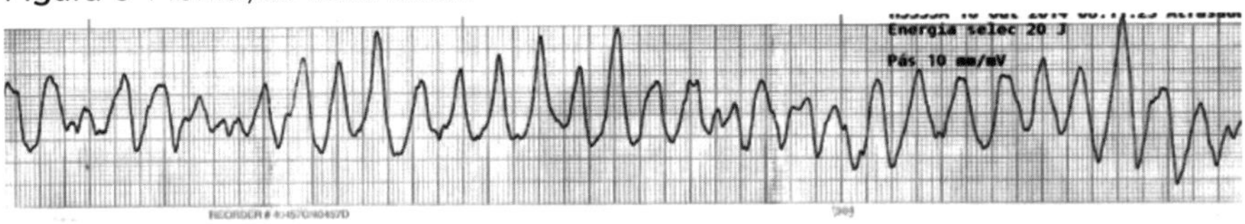

- Taquicardia supraventricular com condução aberrante (rara na faixa etária pediátrica), diferenciar de taquicardia ventricular.

ABORDAGEM TERAPÊUTICA

Tratamento das taquiarritmias

1. Determinar se a criança tem pulso:
   — Se pulso ausente, deve-se iniciar algoritmo de PCR.
   — Se pulso presente, deve-se iniciar algoritmo de taquicardia.
2. Determinar perfusão:
   — Perfusão inadequada, seguir algoritmo de taquicardia com perfusão inadequada.
   — Perfusão adequada, seguir algoritmo de taquicardia com perfusão adequada.
3. Determinar se o complexo QRS é estreito ou largo.
4. Fornecer suporte ABC e oxigenoterapia.
5. Estabelecer monitoração: monitor cardíaco, desfibrilador e oxímetro de pulso.
6. Estabelecer acesso vascular.

7. Obter eletrocardiograma (ECG) de 12 derivações, mas sem retardar a intervenção de emergência.
8. Obter estudos laboratoriais: potássio, cálcio ionizado, magnésio, glicose, gasometria arterial.
9. Avaliar o estado neurológico.
10. Prever a necessidade de medicações.
11. Tentar identificar e tratar causas reversíveis.
12. Manobras vagais: realizar se a criança com taquicardia de complexo estreito estiver estável ou enquanto são feitos os preparativos para cardioversão. O efeito principal da manobra é a depressão da condução pelo nó atrioventricular (AV), interrompendo as arritmias que o utilizam como parte do circuito. Recomenda-se gelo na face por 15 a 20 segundos (mais eficaz nos bebês) ou manobras de Valsalva nas crianças maiores (soprar canudo, esforço evacuatório). Compressão ocular está contraindicada.
13. Cardioversão elétrica: fornecer sedação e analgesia antes da cardioversão. Consiste na aplicação de uma descarga elétrica sincronizada com a onda R para despolarizar totalmente o coração e interromper os circuitos de reentrada.
    — Cardioversão sincronizada é usada para taquicardia supraventricular instável, *flutter* atrial, fibrilação atrial ou taquicardia ventricular com pulso.
    — Carga inicial: 0,5 a 1 J/kg.
    — Cargas subsequentes: 2 J/kg.
14. Desfibrilação elétrica: fibrilação ventricular e taquicardia ventricular sem pulso (ver algoritmo de PCR).
    — Carga inicial de 2 a 4 J/kg.
    — Cargas seguintes de 4 J/kg até 10 J/kg (não se pode exceder a carga de adulto máxima).
15. Tratamento medicamentoso.

Adenosina

- Eficaz para o tratamento de taquicardia supraventricular causada por reentrada envolvendo o nó AV (via acessória ou dupla via nodal).
- Mecanismo de ação: bloqueia a condução pelo nódulo AV por cerca de 10 segundos.
- Dose: 0,1 mg/kg (dose inicial máxima: 6 mg) na forma de *bolus*, intravenoso (IV), rápido (usar a técnica de lavagem rápida com 5 a 10 mL de soro fisiológico) e com monitoração do ECG (assistolia ou bloqueio cardíaco de terceiro grau pode ocorrer por um período de 10 a 15 segundos após sua administração).

- Se não produzir efeito, administra-se uma segunda dose de 0,2 mg/kg (segunda dose máxima de 12 mg).
- Meia-vida: 10 segundos.

Amiodarona

- Eficaz no tratamento de grande variedade de taquiarritmias atriais e ventriculares em crianças. Pode ser considerada no tratamento de taquicardia supraventricular hemodinamicamente estável, refratária às manobras vagais e adenosina.
- Eficaz na taquicardia ventricular hemodinamicamente instável.
- Mecanismo de ação: inibe os receptores alfa e beta-adrenérgicos, produzindo supressão do nódulo AV (retardando a condução pelo nódulo AV), inibe a corrente externa de potássio (prolonga o intervalo QT), inibe os canais de sódio (prolonga a duração do QRS).
- Dose de ataque: 5 mg/kg/dose, IV, 20 a 60 minutos (dose máxima: 300 mg). Pode ser repetida até a administração máxima de 15 mg/kg.
- Manutenção: dose inicial de 10 mg/kg/dia com aumentos progressivos (a cada 1 a 2 dias) até 40 mg/kg/dia e até a reversão para o ritmo sinusal ou ocorrência de efeitos colaterais (p. ex., bradicardia excessiva, hipotensão arterial, alargamento do QRS).
- Diluir em soro glicosado a 5%. Atenção: a administração rápida pode causar vasodilatação, hipotensão, bloqueio cardíaco ou taquicardia ventricular polimórfica, por isso necessita de monitoração de pressão arterial e FC durante a infusão.

Não é recomendado usar a droga associada a outros agentes que prolonguem o intervalo QT (p. ex., procainamida).

Lidocaína

- Indicada como agente alternativo para o tratamento da taquicardia ventricular estável. Ineficaz para arritmias supraventriculares.
- Mecanismo de ação: bloqueador dos canais de sódio que diminui o automatismo e suprime arritmias ventriculares de complexo largo.
- Dose de ataque: 1 mg/kg/dose em *bolus* IV. Manutenção: infundir 20 a 50 mcg/kg/min.
- Contraindicada para bradicardia com batimentos de escape ventricular de complexo largo e bloqueio cardíaco de alto grau.

Procainamida

- Pode ser usada para tratar ampla gama de arritmias atriais e ventriculares (taquicardias supraventricular e ventricular). Eficaz no tratamento de *flutter* e fibrilação atriais.
- Mecanismo de ação: bloqueia os canais de sódio, portanto, prolonga o período refratário efetivo dos átrios e ventrículos e reduz a velocidade de condução intraventricular (prolonga intervalos QT, QRS e PR).
- Dose de ataque: 10 a 15 mg/kg por 30 a 60 minutos com paciente monitorado.
- A procainamida pode predispor a taquicardia ventricular ou *torsades de pointes*.
- O uso de procainamida combinado com outro agente que aumente o intervalo QT, como amiodarona, não é recomendado sem consulta a um especialista.

Figura 7 Condutas nas taquiarritmias com pulso e perfusão adequada.

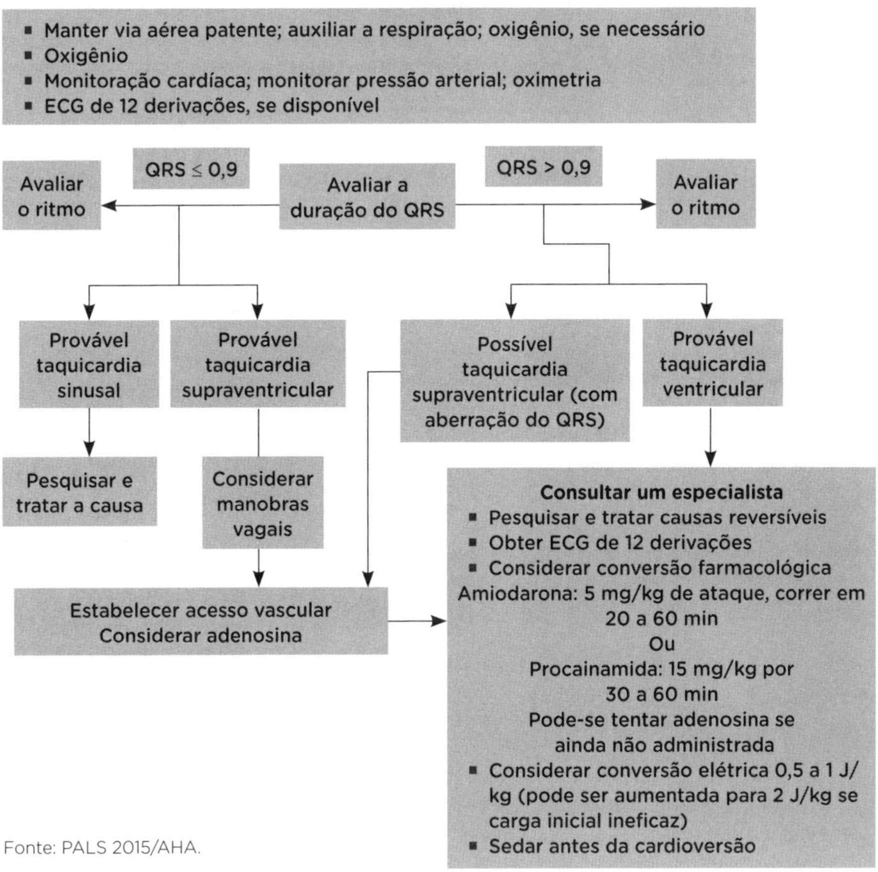

Fonte: PALS 2015/AHA.

Sulfato de magnésio

- Indicado para tratamento de *torsades de pointes* ou taquicardia ventricular com hipomagnesemia.
- Dose: 25 a 50 mg/kg IV/intraóssea (IO) (dose máxima de 2 g), administrar por 10 a 20 minutos (mais rápido para *torsades* com PCR).

Figura 8 Protocolo de tratamento de taquicardia com pulso e perfusão inadequada

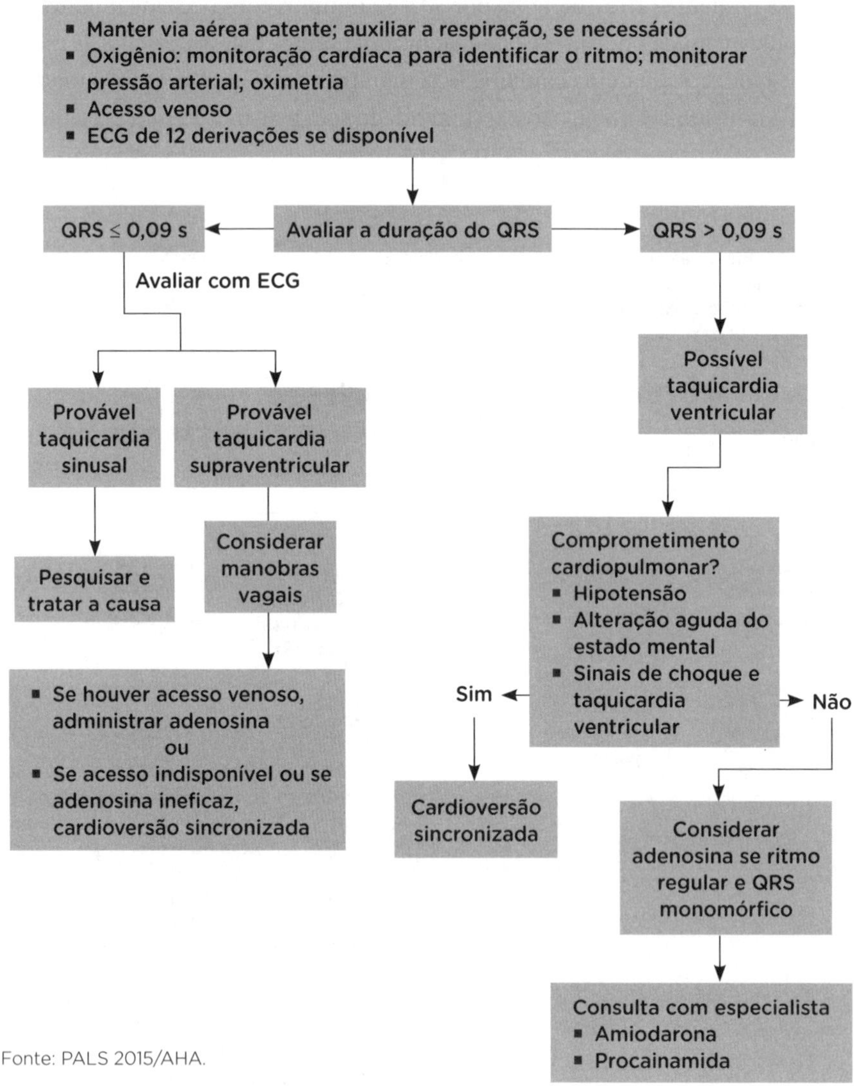

Fonte: PALS 2015/AHA.

BRADIARRITMIAS

Etiologia

Causas mais comuns das bradiarritmias:

- Bloqueio atrioventricular (BAV) congênito (filhos de mães lúpicas).
- Bloqueios secundários à correção cirúrgica das cardiopatias congênitas.
- Transplante cardíaco.
- Cardiomiopatia.
- Miocardite.
- Excessiva estimulação vagal (induzida por aspiração, intubação, vômitos, passagem de sonda nasogástrica).
- Hipotermia.
- Hipóxia.
- Acidose.
- Hipotensão.
- Toxinas e fármacos (intoxicação digitálica, bloqueadores de canais de cálcio ou betabloqueadores).
- Bradicardias por lesões de sistema nervoso central (SNC).

Diagnóstico

A FC está abaixo do mínimo normal para a idade.

Apresentação

a. Assintomática
   — Investigar a causa e consultar um especialista.
b. Sintomáticas: associada a sinais de hipoperfusão sistêmica
   — Hipotensão.
   — Dificuldade respiratória.
   — Alteração do nível de consciência.
   — Oligoanúria.
   — Palidez cutaneomucosa.
   — Choque.
   — Colapso súbito.

Classificação

a. Bradicardia sinusal.

Características: onda P positiva em D1, D2, D3, aVF e intervalos PR, PP, RR constantes.

Figura 9 Bradicardia sinusal.

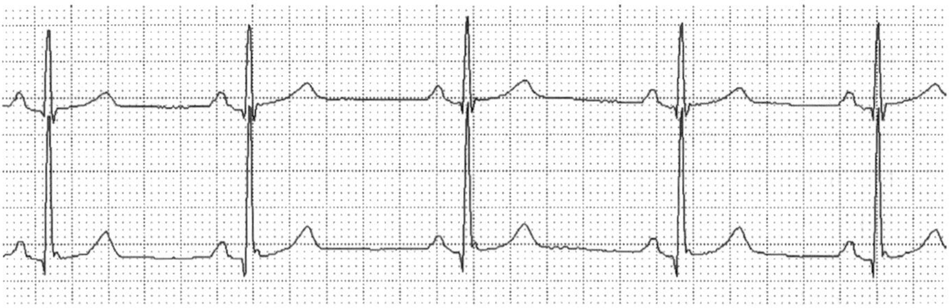

b. Bloqueio atrioventricular de 1º grau. Características: intervalo PR prolongado, todas as ondas P seguidas do QRS.

Figura 10 Bloqueio AV de 1° grau.

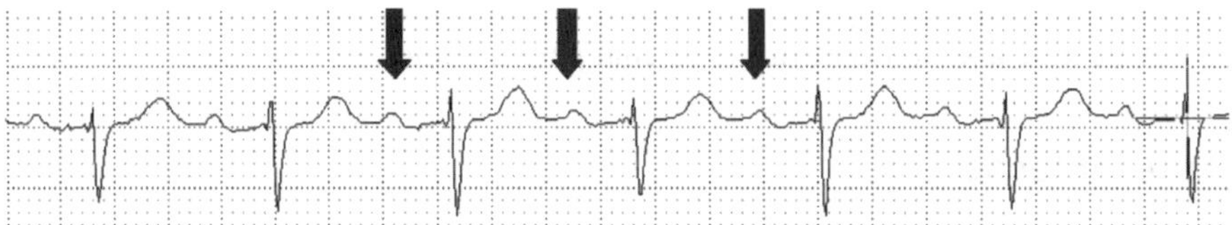

c. Bloqueio atrioventricular de 2º grau:

— Bloqueio atrioventricular de 2º grau Mobitz I (Wenckebach): aumento progressivo do intervalo PR até P bloqueada.

Figura 11 Bloqueio AV de 2° grau tipo I (Wenckebach).

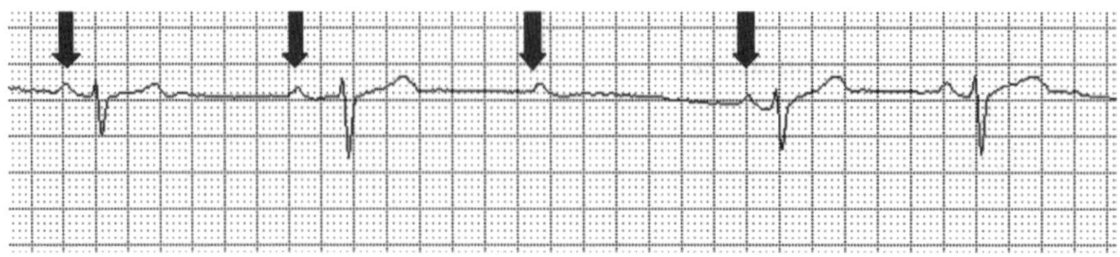

— Bloqueio atrioventricular de segundo grau Mobitz II: intervalo PR constante em todos os batimentos conduzidos; pode cursar com bloqueio avançado do tipo 2:1, 3:1.

Figura 12 Bloqueio AV de 2° grau tipo II.

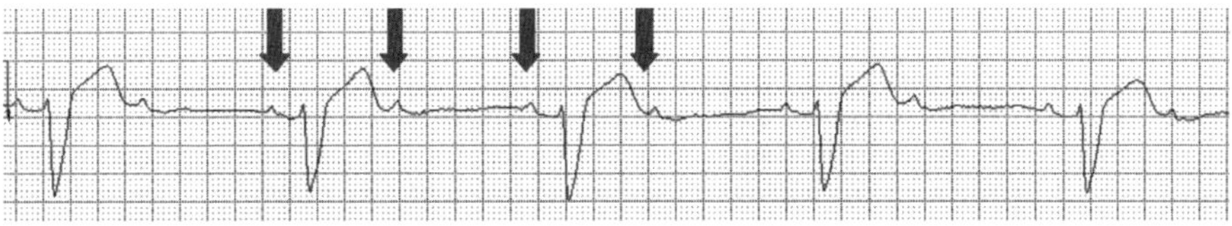

d. BAV de 3° grau ou total.
   — Características: ondas P e complexos QRS com intervalos regulares entre si, porém independentes. Frequência atrial maior que ventricular.

Figura 13 Bloqueio AV total.

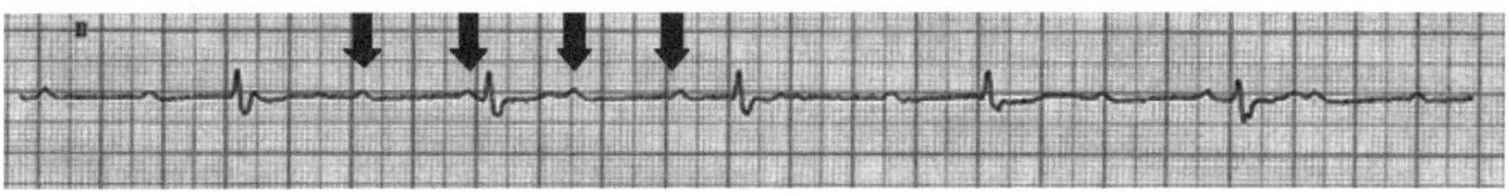

Tratamento

Na abordagem da bradicardia sintomática, deve-se fornecer suporte cardiorrespiratório à medida que realiza investigação da etiologia.

1. Tratamento farmacológico.
   — Atropina: dose de 0,02 mg/kg (crianças de 0,1 a 0,5 mg; adolescentes de 0,1 a 1 mg) por dose por via IV ou IO. Indicada na bradicardia por tônus vagal aumentado ou toxicidade farmacológica colinérgica (organofosforados).
   — Epinefrina: dose de 0,01 mg/kg ou 0,1 mL/kg da solução de 1:10.000, IV ou IO 0,1 mg/kg ou 0,1 mL/kg da solução de 1:1.000 por tubo orotraqueal.

No caso de bradicardia persistente, é possível utilizar:

- Epinefrina: 0,1 a 0,2 µ/kg/min.
- Isoproterenol: 0,1 a 1 µ/kg/min.
- Dopamina: 2 a 20 µ/kg/min.

2. Marca-passo provisório (transcutâneo ou endovenoso), até resolução da causa na bradicardia secundária ou como ponte até implante de marca-passo definitivo.

Figura 14 Protocolo de bradicardia com pulso e perfusão inadequada.

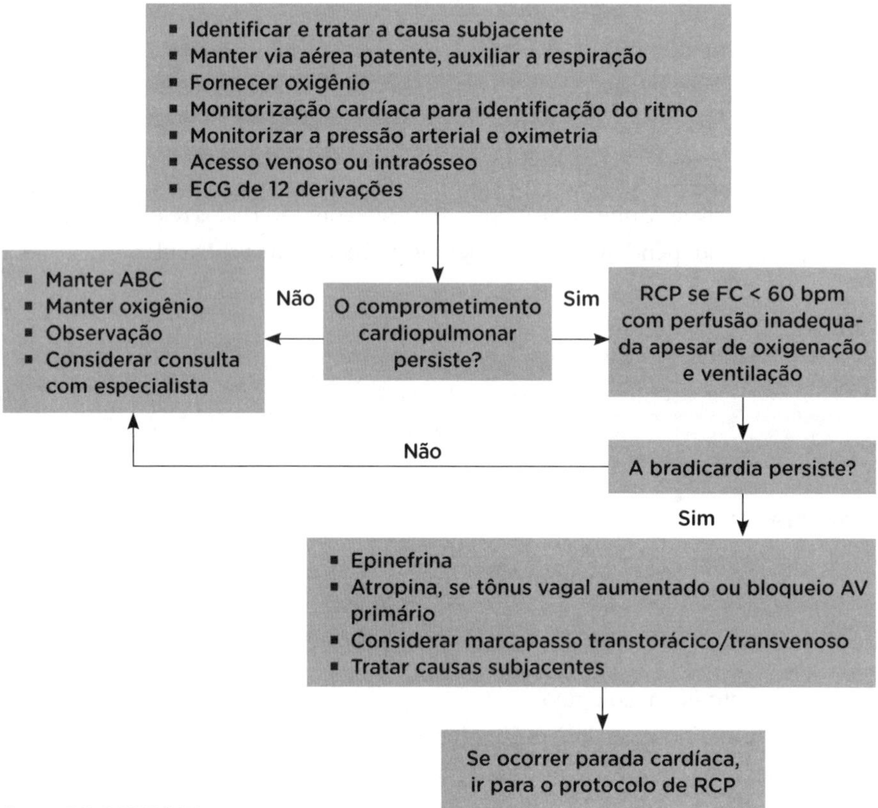

Fonte: PALS 2015/AHA.

BIBLIOGRAFIA

1. Kleinman ME et al. Part 14: Pediatric Advanced Life Support: 2015 American Heart Association Guidelines for Cardiopulmonary Resuscitation and Emergency Cardiovascular Care. Circulation. 2015;122;S876-S908.
2. Scanavaca MI, Camargo PR, Maeda WT. Arritmias cardíacas. In: Ebaid M (ed.). Cardiologia em pediatria. São Paulo: Roca; 2000. p.189-212.
3. Wren C. Concise guide to pediatric arrhythmias. 1st edt. Hoboken: Wiley-Blackwell; 2012.p.16-25.

12

Asma - crise aguda

Marli Soares da Silva Lima
Luciana Lopes de Sá Young

INTRODUÇÃO

A asma é a doença crônica mais frequente e a principal causa de morbidade na infância, atingindo cerca de 15 a 20% das crianças. Em serviços de pronto atendimento pediátrico, ela tem sido responsável por cerca de 12 a 16% dos atendimentos.

A asma é uma doença inflamatória crônica que tem como fatores importantes a interação entre genética e exposição ambiental a alérgenos e irritantes. É caracterizada por hiper-responsividade das vias aéreas inferiores (brônquios), decorrente de resposta exagerada das vias aéreas a vários estímulos físicos, químicos ou farmacológicos, com limitação variável ao fluxo aéreo, que pode ser reversível espontaneamente ou com tratamento farmacológico. É importante ressaltar que o diagnóstico da asma é eminentemente clínico.

ABORDAGEM CLÍNICA

A asma na infância pode se manifestar de forma heterogênea, e o seu diagnóstico pode ser difícil principalmente pela ausência de achados patognomônicos.

Algumas crianças com sintomas ocasionais iniciados por infecções do trato respiratório superior e outras com taquipneia, tosse e restrição às atividades físicas, além de tosse noturna ocasional, podem simular o diagnóstico de asma, a despeito de diferentes apresentações clínicas.

Os sintomas da asma incluem pelo menos dois dos seguintes achados:

- Dificuldade para respirar.
- Sibilos.
- Tosse frequente (principalmente após exercícios ou à noite).
- Sensação de aperto no peito.

PRINCIPAIS DIAGNÓSTICOS DIFERENCIAIS DE ASMA NA INFÂNCIA

- Mais comuns:
  - Infecções virais evoluindo com sibilância e/ou tosse.
  - Bronquiolite.
  - Infecções virais e bacterianas com comprometimento das vias aéreas baixas (bronquites).
- Menos comuns:
  - Apneia obstrutiva do sono.
  - Aspergilose broncopulmonar.
  - Bronquiectasias.
  - Síndrome de Löeffler.
  - Doença do refluxo gastroesofágico.
  - Displasia broncopulmonar.
  - Fibrose cística.
  - Fístula traqueoesofágica.
  - Anéis vasculares.
  - Tumores no mediastino.
  - Incoordenação da deglutição.
  - Insuficiência cardíaca.
  - Obstrução (infecciosa ou mecânica) das vias aéreas superiores.

A anamnese detalhada e o relato de episódios semelhantes anteriores facilitam muito o diagnóstico. A história deve incluir o grau e a duração dos sintomas, os fatores desencadeantes, o sucesso e o fracasso de terapias prévias, a limitação da atividade física, os sintomas noturnos que determinam a interrupção do sono e a presença de outros sintomas alérgicos associados, bem como a história familiar. Portanto, o diagnóstico de asma deve ser feito pelo médico-assistente ambulatorialmente. Nas unidades de emergência, cabe caracterizar a gravidade da crise e tratá-la.

A asma manifesta-se clinicamente por episódios recorrentes de sibilância, dispneia, aperto no peito e/ou tosse. A abordagem inicial de anamnese e o exame físico devem ser feitos com maior rapidez, dependendo da gravidade do paciente. A primeira etapa é caracterizar a gravidade da crise, se leve/moderada, grave ou muito grave (Tabelas 1 e 2). Posteriormente, deve-se optar por acompanhamento ambulatorial, observação hospitalar na unidade de emergência ou internamento em unidade pediátrica ou de tratamento intensivo.

TABELA 1 Classificação da intensidade da crise de asma em crianças

Achados	Asma muito grave	Asma grave	Asma moderada/ leve
Gerais	Cianose, sudorese, exaustão	Sem alterações	Sem alterações
Estado mental	Agitação, confusão, sonolência	Normal	Normal
Dispneia	Grave	Moderada	Ausente/leve
Fala	Frases curtas/ monossilábicas. Lactente: maior dificuldade de se alimentar	Frases incompletas/ parciais. Lactente: choro curto, dificuldade de se alimentar	Frases completas
Musculatura acessória	Retrações acentuadas ou em declínio (exaustão)	Retrações subcostais e/ou esternocleidomastóideas acentuadas	Retração intercostal leve ou ausente
Sibilos	Ausentes com MV localizados ou difusos	Localizados ou difusos	Ausentes com MV normais/localizados ou difusos
FR (ipm)*	Aumentada	Aumentada	Normal ou aumentada
FC (bpm)	> 140 ou bradicardia	> 110	≤ 110
PFE (% melhor ou previsto)	< 30%	30 a 50%	> 50%
$SatO_2$ (ar ambiente)	< 90%	91 a 95%	> 95%
PaO_2 (ar ambiente)	< 60 mmHg	Ao redor de 60 mmHg	Normal
$PaCO_2$ (ar ambiente)	> 45 mmHg	< 40 mmHg	< 40 mmHg

bpm: batimentos por minuto; FC: frequência cardíaca; FR: frequência respiratória; ipm: incursão por minuto; MV: murmúrios vesiculares; $PaCO_2$: pressão parcial de gás carbônico; PaO_2: pressão parcial de oxigênio; PFE: pico de fluxo expiratório; $SatO_2$: saturação de oxigênio.
*Frequência respiratória normal em crianças (incursões por minuto).
Fonte: IV Diretrizes Brasileiras para o Manejo da Asma, 2006.

TABELA 2 Faixa de frequência respiratória de acordo com a idade (incursões por minuto)

Idade	FR (ipm)
< 2 meses	< 60
2 a 11 meses	< 50
1 a 5 anos	<40
6 a 8 anos	< 30
> 8 anos	16 a 20

FR: frequência respiratória.

ABORDAGEM DIAGNÓSTICA

Avaliação complementar

O diagnóstico da crise de asma é eminentemente clínico. Uma abordagem prática para o diagnóstico da asma é sempre pensar nessa possibilidade diagnóstica na presença de sintomas recorrentes, como tosse e sibilância persistentes e prolongadas, após exposição a fatores desencadeantes como infecção viral, substâncias irritantes, alérgenos e exercício, se houver história de asma em familiares de primeiro grau, além de atopia na criança. Em serviços de emergência, os exames complementares devem ser solicitados para pacientes de maior gravidade para a instituição de medidas terapêuticas com maior segurança e identificação de complicações concomitantes.

Hemogasometria arterial

A maioria dos pacientes com asma aguda apresentará hipoxemia de leve a moderada intensidade. Grande parte dos pacientes com episódio agudo tem alcalose respiratória leve; apenas uma pequena proporção apresenta $PaCO_2$ normal ou elevada, existindo associação entre gravidade da obstrução aérea e hipercapnia. A acidose metabólica é encontrada em proporção significativa de pacientes com asma aguda grave, principalmente quando há hipoxemia. A realização da hemogasometria arterial está indicada nos casos de asma grave ou não responsiva à terapêutica inicial com broncodilatadores.

A medida da saturação da hemoglobina pelo oxigênio, por meio da oximetria de pulso, é um bom parâmetro para avaliação da gravidade da crise de asma. Pacientes com índices de saturação abaixo de 91% e sem resposta ao uso dos beta-2-agonistas devem ser observados por maior tempo, avaliando-se a necessidade de internamento para melhor monitoração.

Estudo radiológico do tórax em PA e perfil

Habitualmente, na avaliação radiológica de tórax do paciente em crise aguda de asma, encontram-se sinais de hiperinsuflação com rebaixamento das cúpulas diafragmáticas, retificação de arcos costais, alargamento de espaços intercostais e aumento do diâmetro anteroposterior do tórax. A sua indicação se restringe aos pacientes com suspeita clínica de complicações como atelectasia, pneumotórax, pneumomediastino e infecções bacterianas associadas. Deve-se estar alerta para a interpretação radiológica do tórax, visto que alguns casos de atelectasias são diagnosticados como processos pneumônicos e erroneamente tratados com antibioticoterapia.

Hemograma

Está indicado quando existe suspeita de infecção associada, representada pela presença de febre persistente, ausculta localizada e/ou toxemia. Deve-se estar atento à falsa interpretação do leucograma, como a presença de leucocitose, que pode ser encontrada 4 horas após o uso de corticosteroides por via sistêmica ou nos casos de doença febril recente.

Eletrólitos

O uso de beta-2-agonistas pode causar depleção de potássio, principalmente em musculatura esquelética. A dosagem de eletrólitos está indicada quando existe associação com doenças cardiovasculares, uso de diuréticos ou se é necessário o uso de altas doses de beta-2-agonistas, especialmente associados ao uso de xantinas e corticosteroides.

ABORDAGEM TERAPÊUTICA

Antes de instituir a terapêutica, alguns aspectos são importantes na avaliação da crise aguda de asma. A abordagem inicial de anamnese e o exame físico devem ser feitos com maior rapidez, dependendo da gravidade do paciente. Dados complementares como frequência, intervalo e gravidade das crises nos últimos 6 meses, uso de medicações e reações adversas a elas, além de frequência de internamentos, devem ser obtidos no curso do tratamento. As prioridades no tratamento hospitalar da crise aguda de asma são descritas a seguir.

Oxigenoterapia

A hipoxemia é um achado comum nos casos de asma aguda grave, apresentando-se como resultado de alterações na relação ventilação/perfusão (V/Q). Em adição, a hipoxemia aumenta o estímulo respiratório, causando taquipneia e contribuindo, assim, para a piora da hiperinsuflação pulmonar e fadiga muscular. A suplementação de oxigênio deve ser suficiente para manter a PaO_2 entre 80 e 100 mmHg, visto que as concentrações elevadas da fração inspirada de oxigênio podem piorar a desigualdade V/Q e o grau de *shunt* intrapulmonar. O oxigênio umidificado deve ser administrado preferencialmente por máscara (Venturi ou não reinalante), uma vez que a FiO_2 alcançada com o uso de cateter é baixa e irregular.

Hidratação

A reposição de líquidos e a manutenção do estado volêmico, por um lado, são importantes para minimizar o espessamento das secreções. Por outro lado, a hiper-hidratação não apresenta nenhum benefício na asma aguda e pode ser prejudicial, visto que costuma aumentar a pressão hidrostática intratorácica, causando edema pulmonar. A reposição volêmica deve ser feita com soluções cristaloides (soro fisiológico ou Ringer lactato) nos casos de desidratação e/ou choque, e a manutenção deve ser feita com solução glicofisiológica.

Drogas utilizadas no tratamento da crise aguda de asma

Broncodilatadores

Agonistas beta-adrenérgicos

Os avanços terapêuticos na condução da asma aguda grave têm sido crescentes nos últimos anos. Os beta-2-agonistas podem ser utilizados em doses maiores do que as anteriormente recomendadas e por períodos mais longos, inclusive com administração contínua quando necessário, representando as drogas de escolha no tratamento da crise aguda de asma. As drogas desse grupo mais frequentemente utilizadas são salbutamol, terbutalina e fenoterol, consideradas drogas seletivas para os receptores beta-2-adrenérgicos. Dentre essas drogas, o salbutamol apresenta menores efeitos adversos, como taquicardia e tremores, devendo ser a primeira opção no tratamento da asma aguda.

Essas drogas podem ser utilizadas por via inalatória ou intravenosa. A via preferencial de administração é a inalatória por atingir melhor o sítio de ação, com maior eficácia e menor incidência de efeitos colaterais. Evidencia-se, cada vez mais, a importância do uso dos inaladores dosimetrados com o auxílio de espaçadores para o tratamento da asma aguda nas unidades de emergência. A oferta de beta-2-agonistas por meio desses dispositivos obtém maior eficácia comparativamente ao uso das drogas por nebulização, já que se formam partículas com tamanhos mais adequados para atingir as vias aéreas inferiores, oferecendo dose específica e menores efeitos colaterais, como tremores e taquicardia. Apesar de a via inalatória ser a preferencial para a administração de beta-2-agonista, nos pacientes com crise aguda de asma grave deve-se optar pela via intravenosa.

A administração do beta-2-agonista na crise aguda de asma precisa ser feita a cada 20 minutos na primeira hora. O paciente deve ser reavaliado, e a prescrição repetida a cada administração. O intervalo a ser mantido posteriormente dependerá da evolução e da gravidade do quadro clínico. O início de ação dessas drogas por via inalatória é de 5 minutos, com pico de ação em 15 minutos.

A hipocalemia pode ser observada em pacientes que fazem uso de altas doses por via inalatória de forma contínua ou quando administrados por via parenteral. Os tremores e o aumento da frequência cardíaca são efeitos transitórios e não necessitam de modificação na terapêutica, quando utilizadas por via inalatória.

Antagonistas colinérgicos

O brometo de ipratrópio é o único anticolinérgico disponível para uso inalatório no Brasil. É um derivado quaternário da atropina e é uma droga que permanece indicada em alguns casos graves de asma. Quando associado aos beta-2-agonistas, aumenta a broncodilatação em pequeno percentual por antagonismo da via colinérgica. O seu início de ação, quando utilizado por via inalatória, ao contrário dos beta-2-agonistas, é mais lento e alcança ação máxima em torno de 60 minutos após a administração. A sua vida média é de 4 horas, embora em casos graves possa ser utilizado a cada 20 minutos, por haver efeito somatório na sua dose.

A dose ideal ainda não possui completa elucidação para uso na faixa etária pediátrica. Alguns autores recomendam a utilização de doses mais altas para melhor efeito terapêutico (250 a 500 μg, que corresponde a 20 a 40 gotas/dose). Os efeitos colaterais são infrequentes e, quando presentes, manifestam-se por rubor facial, além de gosto amargo e secura na boca. Em raros casos, observa-se broncoconstrição paradoxal.

Teofilina

Atualmente, o uso das metilxantinas tem indicação restrita no tratamento da asma aguda. A relativa eficácia, associada a seu potencial de toxicidade, fez com que sua indicação se tornasse cada vez menor. Estudos demonstraram a ausência de benefício adicional na administração rotineira da aminofilina associada aos beta-2-agonistas inaláveis e aos corticoides, quando comparada ao uso isolado destas últimas medicações. A sua principal indicação está no estado de asma grave não responsivo à terapêutica com beta-2-agonistas e corticosteroides. Quando indicada, a via de escolha é a intravenosa, devendo ser preferida a infusão contínua com monitoração do paciente e do seu nível sérico, preferencialmente em unidade de terapia intensiva, visto que os principais efeitos colaterais estão relacionados aos níveis séricos da droga. A faixa de níveis terapêuticos situa-se entre 10 e 20 μg/mL.

Drogas anti-inflamatórias

Glicocorticoides

Os glicocorticoides são as drogas anti-inflamatórias de escolha no tratamento da asma aguda. Os mais utilizados na crise aguda de asma são a prednisona, a prednisolona, a metilprednisolona e a hidrocortisona. No atendimento inicial da crise aguda, deve-se preferir o uso por via oral, porém, em casos graves, na falta de aceitação de medicação por via oral ou nos pacientes não responsivos a essa conduta, deve-se optar pelo corticosteroide de uso parenteral. Vale ressaltar que, após a instituição de corticoterapia por via oral, faz-se necessário aguardar o início e o pico de ação dos fármacos utilizados, que ocorrem com 1 e 6 horas, para a prednisona e a prednisolona, respectivamente. A metilprednisolona é preferida à hidrocortisona quando indicado o uso parenteral, por apresentar potência anti-inflamatória quatro vezes maior e menor poder retentor hidrossalino (Tabela 3).

TABELA 3 Comparação farmacocinética entre os corticoides

Corticoide	Meia-vida plasmática (minuto)	Meia-vida biológica (horas)	Potência anti--inflamatória	Potência retentora de sódio	Dose equivalente (mg)
Hidrocortisona	90	8 a 12	1	1	20
Prednisona	60	24 a 36	4	0,8	5
Prednisolona	200	12 a 36	4	0,8	5
Metilprednisolona	200	12 a 36	5	0,5	4

A abordagem da crise aguda de asma no serviço de emergência deverá ser executada de forma sequenciada, tomando-se como parâmetro básico a reavaliação sistemática do quadro após a instituição de cada conduta. Cada caso deve ser analisado individualmente, pelas peculiaridades de respostas de cada paciente (Figuras 1 e 2).

Broncodilatadores beta-2-agonistas

Salbutamol

- Nebulização:
  - Solução para nebulização: 0,15 mg/kg/dose = 1 gota para cada 2 kg.
    - Máximo: 20 gotas (5 mg).
  - Aerolin Nebules®: 1 flaconete a partir de 20 kg.
  - Nebulização contínua: 0,3 a 0,5 mg/kg/h. (2 a 4 gotas/kg/h):
    - Máximo: 10 mg/h.

Figura 1 Tratamento da crise aguda de asma na unidade de emergência.

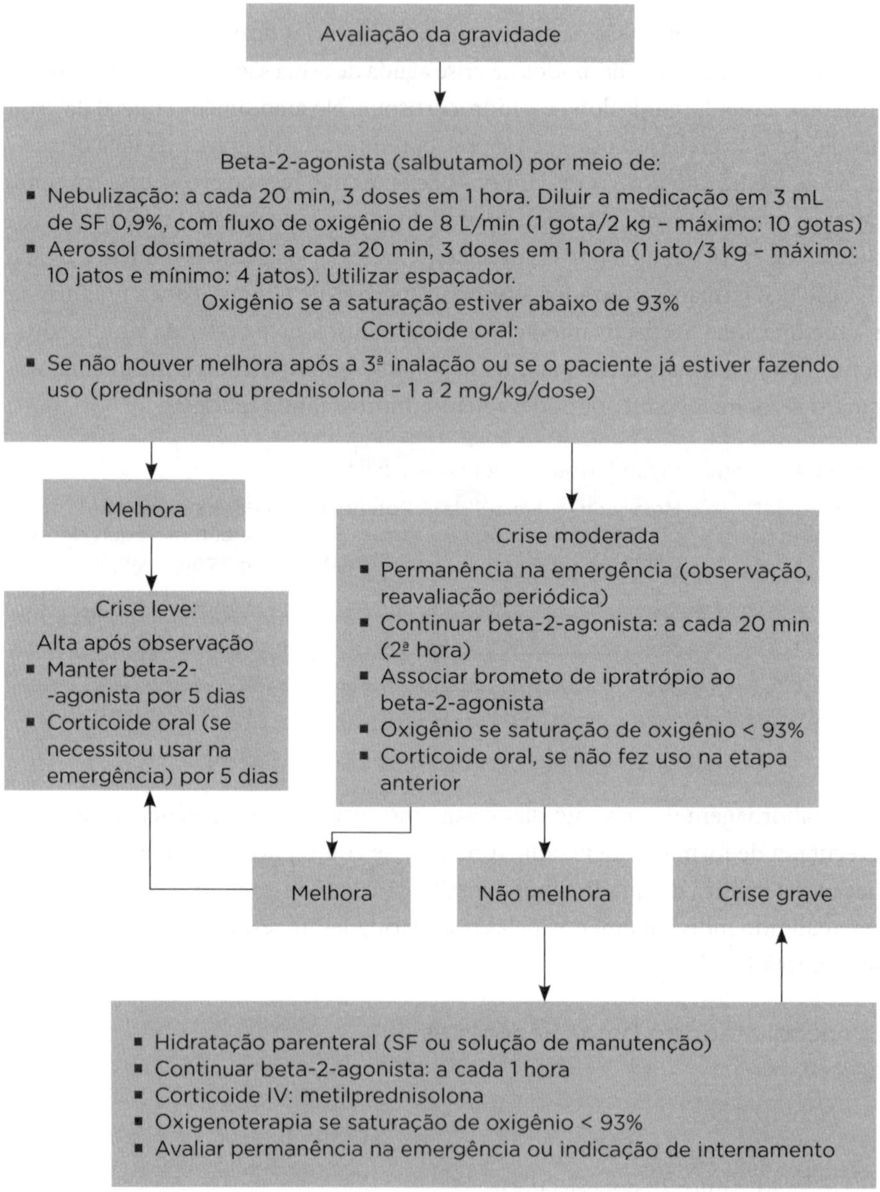

Figura 2 Tratamento da crise aguda da asma grave.

IV: intravenoso; FC: frequência cardíaca; $PaCO_2$: pressão parcial de gás carbônico.

* Para pacientes graves sem boa resposta ao uso inicial de terapia broncodilatadora, considerar dose única: sulfato de magnésio (25 a 75 mg/kg/dose. Máximo: 2 g). Infundir em 20 a 30 min.

Tratamento

- Oxigenoterapia - manter saturação de oxigênio > 93%
- Uso precoce de broncodilatador por via IV (salbutamol ou terbutalina) ou nebulização contínua com beta-2-agonista (0,3 a 0,5 mg/kg/h = 2 a 4 gotas/kg/h em 2 a 4 h), com oxigênio a 8 L/min
- Brometo de ipratrópio a cada 4 h (250 a 500 µg/dose - 20 a 40 gotas)
- Metilprednisolona por via IV (2 a 4 mg/kg/dia)
- Hidratação IV - soro fisiológico ou solução de manutenção

↓

- Saturação de oxigênio < 93%
- $PaCO_2$ > 45 mmHg
- Piora dos parâmetros clínicos

↓

Broncodilatador IV contínuo:

- Salbutamol ou terbutalina
  - Dose: 10 µg/kg dose de ataque, seguida de 1 µg/kg/min, IV, contínuo. Aumentar conforme clínica
  - Limite: dose máxima (até 15 µg/kg/min) ou FC > 200 bpm em lactentes ou FC > 180 bpm em > 2 anos

- Aerossol dosimetrado: 1 jato (100 µg) para cada 3 kg (máximo de 10 jatos), a cada 20 min:
  - Dose mínima de 400 µg (4 jatos).
  - *Spray*: 100 µg/jato.
- Venoso:
  - Ataque: 10 µg/kg/dose em 10 minutos.
  - Manutenção: 1 a 2 µg/kg/min.
  - Dose máxima: 15 µg/kg/min.

Terbutalina

- Venoso:
  - Ataque: 10 µg/kg/dose em 10 minutos.
  - Manutenção: 1 a 2 µg/kg/min.
  - Dose máxima: 10 µg/kg/min.

Ampola = 1 mL = 0,5 mg = 500 μg

Fenoterol

- Nebulização: 1 gota para cada 2 kg de peso.
  - Solução a 0,5% = 5 mg = 1 mL.
  - Máximo: 20 gotas.
- Contínua: 0,3 a 0,5 mg/kg/hora ou 2 a 4 gotas/kg/h.
  - Máximo: 10 mg/h.
- Aerossol dosimetrado: 1 jato (100 μg) para cada 3 kg, a cada 20 min.
  - Dose mínima: 4 jatos.
  - *Spray*: 100 e 200 μg/jato.

Brometo de ipratrópio

- Nebulização: crianças até 6 anos: 250 μg (20 gotas).
  - > 6 anos: 500 μg/dose (40 gotas).
  - Solução para nebulização = 0,25 mg = 1 mL.

Corticoides

Metilprednisolona

- Venoso: 1 mg/kg/dose a cada 6 h.
- Ampola: 40 mg/1 mL, 125 mg/2 mL e 500 mg/8 mL.

Hidrocortisona

- Venoso: 4 a 6 mg/kg/dose a cada 4 h ou 6 h.
  - Ampola: 100 mg/2 mL e 500 mg/5 mL.

Prednisona

- Oral: 1 a 2 mg/kg/dia a cada 12 h.
- Comprimido: 5 e 20 mg.

Prednisolona

- Oral: 1 a 2 mg/kg/dia a cada 12 h.
- Comprimido: 5 e 20 mg.
- Suspensão: 3 mg/mL.

CONDUTAS DE ORIENTAÇÃO PARA INTERNAMENTO

As principais condições consideradas de risco para evolução para asma grave:

- Episódio prévio de crise aguda, no qual tenha ocorrido risco de vida:
  - Convulsão por hipóxia.
  - Alteração da consciência ou síncope.
  - Hipercapnia.
  - Necessidade de internação em unidade de terapia intensiva.
- Asma com complicações (p. ex., atelectasias, pneumatórax, pneumomediastino e pneumonias).
- Asma persistente grave, caracterizada por:
  - Uso frequente de corticosteroides por via oral.
  - Uso frequente de broncodilatadores.
- Idade inferior a 2 anos.
- Asma lábil, caracterizada por séria variação circadiana na função pulmonar.
- Melhora discreta ou piora do pico de fluxo expiratório (PFE) após uso de broncodilatador.
- Asma não controlada, por uso inadequado do tratamento.
- Associação com outras doenças: fibrose cística, cardiopatias, displasia broncopulmonar, bronquiolite obliterante e outras doenças imunossupressoras.
- Hospitalização anterior por asma grave.
- Falta de conhecimento pela família da gravidade do quadro.
- Asma grave associada a problemas psicossociais.
- Ausência de resposta à terapêutica na unidade de emergência.

Parâmetros para internamento do paciente com crise aguda de asma:

- Frequências respiratória e cardíaca elevadas.
- Dispneia moderada a grave.
- Utilização da musculatura acessória de forma moderada a grave.
- Sibilos inspiratórios e expiratórios mantidos, associados ou não à diminuição do murmúrio vesicular e audíveis sem estetoscópio.
- Pulso paradoxal > 15 mmHg.
- Saturação de oxigênio < 90% (em ar ambiente).
- Fluxo expiratório máximo (FEM) < 40% do previsto para a faixa etária, para crianças > 5 anos, utilizando um *peak flow* (PFM).

- Ausência de resposta clínica aos medicamentos habituais.
- Aumento progressivo de $PaCO_2$ após conduta terapêutica preconizada.

Observação:

- Os dados relatados anteriormente devem ser correlacionados em conjunto com a condição clínica do paciente, analisando-se também a presença de comorbidades.
- O paciente deve ser internado após reavaliações periódicas na unidade de emergência, devendo decidir por internamento em unidade de baixo risco, em unidade semi-intensiva (quadros moderados) ou unidade de terapia intensiva.
- A indicação de internamento em unidade de terapia intensiva deve ocorrer para todo paciente em crise aguda de asma que não responde à terapêutica habitual (oxigênio, broncodilatadores e corticoide). Esses pacientes evoluem progressivamente para insuficiência respiratória grave com necessidade frequente de nebulização com broncodilatadores em intervalos curtos, suplementação de oxigênio com FiO_2 maior ou igual a 50%, ventilação mecânica não invasiva com necessidade de sedação, além da possibilidade de uso contínuo de broncodilatador por via intravenosa.
- Para os pacientes com asma atendidos em pronto-atendimento pediátrico, enfatiza-se sempre a necessidade de acompanhamento e orientação ambulatorial adequado com especialista e pediatra de modo sistemático.

Figura 3 Protocolo para tratamento da asma crise aguda.

FC: frequência cardíaca; FR: frequência respiratória; IV: intravenoso; $SatO_2$: saturação de oxigênio; UTI: unidade de terapia intensiva; VO: via oral.

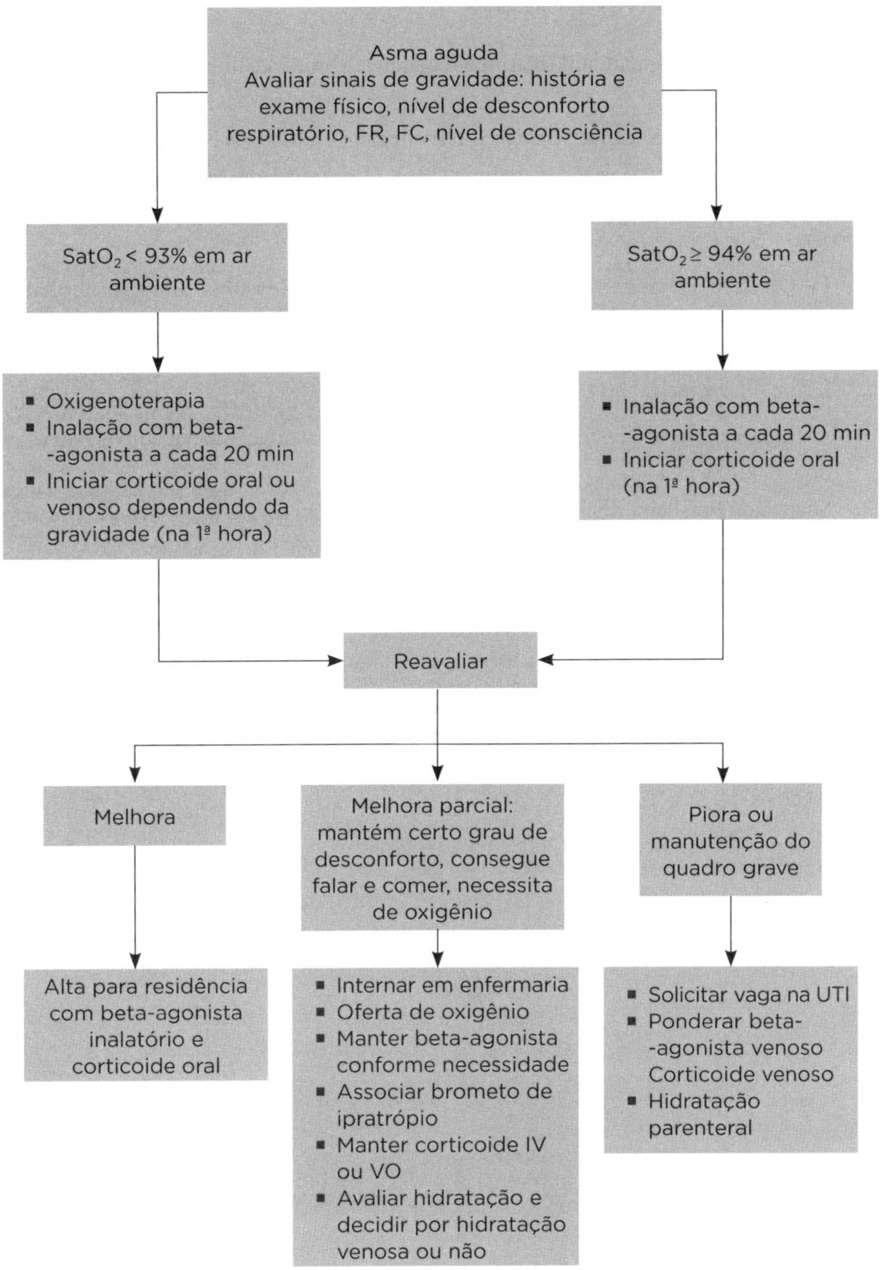

BIBLIOGRAFIA

1. Bacharier LB, Boner A, Carlsen KH, Eigenmann PA, Frischer T, Götz M, et al. Diagnosis and treatment of asthma in childhood: a PRACTALL consensus report. Allergy. 2008;63:5-34.
2. Bradley E. Assessment and treatment of acute asthma in children. J Pedr. 2005;288-98.
3. British Thoracic Society; Scottish Intercollegiate Guidelines Network. British Guideline on the Management of Asthma. 2016. Disponível em: http://www.sign.ac.uk/pdf/SIGN153.pdf. (Acessado em 15/05/17.)
4. GINA. Global Initiative for Asthma. Revised 2014.
5. IV Diretrizes Brasileiras para o Manejo da Asma. Rev Bras Alerg Imunopatol. 2006;29(5).
6. Scarfone RJ. Acute asthma exacerbations in children: Emergency department management. UpToDate, 2016. Disponível em: http://www.uptodate.com/contents/acute-asthma-exacerbations-in-children-emergency-department-management . (Acessado em 02/03/17.)
7. Sociedade Brasileira de Pneumologia e Tisiologia. Diretrizes da Sociedade Brasileira de Pneumologia e Tisiologia para o Manejo da Asma. J Bras Pneumol. 2012;38(Suplemento 1):S1-S46.
8. Teldeschi ALG, Sant'anna CC, Aires VLT. Prevalência de sintomas respiratórios e condições clínicas associadas à asma em escolares de 6 a 14 anos no Rio de Janeiro. Rev Assoc Med Bras. São Paulo. 2002;48(1):54-9.
9. The Saudi Initiative for Asthma Guidelines for Diagnosis and Management of Asthma in Adult and Children. 2016 Update.
10. Werk LN, Steinbach S, Adams WG, Bauchner H. Beliefs about diagnosing asthma in young children. Pediatrics. 2008;105:234-42.

Bronquiolite

Luis Claudio Paranhos da Cruz
Lara de Araújo Torreão

INTRODUÇÃO

A bronquiolite é uma doença frequente na infância, responsável por altas taxas de hospitalização. É caracterizada por inflamação da mucosa do trato respiratório inferior que determina obstrução brônquica por aumento de secreção de muco, edema e necrose do epitélio da mucosa, identificada clinicamente como episódio de sibilância associada a sinais gripais em criança de até 2 anos de idade.

A etiologia viral é a mais frequente, sendo o vírus sincicial respiratório (VSR) o mais prevalente agente etiológico, respondendo por até 80% dos casos, seguido por *influenza* vírus, rinovírus, metapneumovírus, bocavírus humano, adenovírus, entre outros.

É uma doença autolimitada e, na ausência de complicações, se resolve em 7 a 10 dias; no entanto, em algumas crianças, os sintomas podem permanecer por semanas. A mortalidade é baixa, em torno de 1%, porém, os pacientes com fatores de risco desenvolvem quadros mais graves e, consequentemente, com maior mortalidade (até 30%).

- Fatores de risco:
  - Prematuridade.
  - Lactente jovem (menores de 4 meses).
  - Portador de doença pulmonar crônica.
  - Cardiopatia congênita.
  - Imunodeficientes.
  - Defeito anatômico da via aérea (p.ex., laringotraqueomalácia).
  - Doença neurológica de base.
  - Fatores ambientais (creches, fumantes passivos, altitude > 2.500 m).

ABORDAGEM CLÍNICA

Quadro clínico

A bronquiolite caracteriza-se por um início agudo de sintomas respiratórios, como rinorreia hialina, obstrução nasal, tosse e espirros, que podem ou não vir acompanhados de febre, dependendo do agente etiológico. À medida que a doença progride, surgem sinais de comprometimento das vias aéreas inferiores, que tem seu ápice entre 4 e 6 dias após o início da doença. Na Tabela 1, está a avaliação da gravidade inicial da bronquiolite. São comuns os seguintes achados:

- Taquipneia e graus variados de desconforto respiratório.
- Sinais clínicos de obstrução das vias aéreas inferiores, como sibilos, expiração prolongada e alteração da mecânica respiratória.
- A presença de estertores difusos na ausculta pulmonar é um achado frequente, não sendo indicativo de pneumonia.
- Irritabilidade.
- Vômitos, anorexia, dificuldade para amamentar.
- Em lactentes jovens e prematuros, a apneia é comum.

TABELA 1 Avaliação inicial da gravidade da bronquiolite

	Leve	Moderada	Grave
FR (ipm)	< 60	60 a 80	> 80
Grau de obstrução	Sibilos (+)	Sibilos (++)	Sibilos (+++)
Cianose	Ausente	Presente e se reverte facilmente	Só reverte com FiO_2 > 40%
PaO_2	> 80 mmHg	50 a 80 mmHg	< 50 mmHg
$PaCO_2$	< 45 mmHg	45 a 60 mmHg	> 60 mmHg
pH	Normal	Acidose metabólica	Acidose mista

FiO_2: fração inspirada de oxigênio; FR: frequência respiratória; ipm: incursões por minuto; PaO_2: pressão parcial de oxigênio; $PaCO_2$: pressão parcial de gás carbônico.

Há indicação de internação em unidade de terapia intensiva pediátrica (UTIP) nas seguintes situações:

- Aparência toxemiada, há desidratação, letargia, baixa aceitação alimentar.
- Insuficiência respiratória tipo I ou II, pausas, apneia ou desconforto respiratório demonstrado por dispneia, retrações, batimento de asa de nariz, cianose e/ou frequência respiratória > 60 ipm.

- Necessidade de $FiO_2 \geq 40\%$ ou $SatO_2 \leq 90\%$ em ar ambiente.
- Crianças menores de 3 meses ou com fatores de risco.
- Necessidade de ventilação de suporte (VNI) e fisioterapia intensiva.

AVALIAÇÃO DA GRAVIDADE

É indicada a utilização de escores clínicos durante o atendimento das crianças com bronquiolite, pois, além da avaliação da gravidade inicial, podem-se observar a evolução e a resposta às intervenções terapêuticas. O escore ideal deve ser de fácil utilização e reprodutibilidade, devendo ser realizado na admissão e após cada intervenção para acompanhar a evolução do quadro (fisioterapia, nebulizações).

Há uma grande variedade de escores respiratórios utilizados na avaliação da insuficiência respiratória e na asma na Pediatria, mas ainda sem um padrão-ouro a ser recomendado na bronquiolite. Na Tabela 2, há uma sugestão de escore respiratório que utiliza apenas critérios clínicos, variando de 1 a 12 pontos.

TABELA 2 Escore respiratório (ER)

Variável	0 ponto	1 ponto	2 pontos	3 pontos
Frequência respiratória:				
≤ 2 meses		≤ 60 ipm	61 a 69 ipm	≥ 70 ipm
2 a 12 meses		≤ 50 ipm	51 a 59 ipm	≥ 60 ipm
13 a 24 meses		≤ 40 ipm	41 a 44 ipm	≥ 45 ipm
Retrações	Nenhuma	Subcostal ou intercostal	2 itens dos seguintes: subcostal, intercostal, substernal ou batimento de asa de nariz	3 itens dos seguintes: subcostal, intercostal, substernal, supraesternal, supraclavicular ou batimento de asa de nariz/balancim
Dispneia (0 a 2 anos)	Alimentação, atividade e vocalização preservadas	1 item dos seguintes: dificuldade para alimentar, agitação, diminuição da vocalização	2 itens dos seguintes: dificuldade para alimentar, agitação, diminuição da vocalização com SNE	Não aceita a dieta, não tem vocalização, confuso ou sonolento
Ausculta	Normal, sem sibilos	Sibilos no final da expiração (TE prolongado)	Sibilos expiratórios	Sibilos inspiratórios e expiratórios ou diminuição do MV ou ambos

Fonte: Seattle Children's Hospital Bronchiolitis Pathway.

ABORDAGEM DIAGNÓSTICA

O diagnóstico é eminentemente clínico, sendo baseado na história, que se caracteriza por um quadro inicial de infecção das vias aéreas superiores, que evolui em 3 a 5 dias para desconforto respiratório, e nos achados do exame físico.

Alguns exames complementares, que auxiliam no diagnóstico diferencial com outras doenças pulmonares ou evidenciam sinais de complicação, podem ser solicitados de acordo com a gravidade da doença:

- Hemogasometria arterial: deve ser realizada nos pacientes com quadros graves. Pode demonstrar hipoxemia, com alteração da relação PaO_2/FiO_2 e aumento da $PaCO_2$ nos casos graves.
- Hemograma: o leucograma nem sempre auxilia a diferenciar se a infecção é viral ou bacteriana, já que pode ser normal ou com leucocitose e linfocitose.
- Proteína C reativa (PCR): valores muito elevados (> 150 mg/dL) falam a favor de infecção bacteriana; no entanto, com valores baixos ou intermediários, há sobreposição importante com infecções virais, não sendo possível garantir a distinção apenas com os valores de PCR.
- Hemocultura: deve sempre ser obtida antes da introdução de antibioticoterapia nos pacientes com suspeita de infecção bacteriana associada.
- Isolamento do vírus na secreção nasofaríngea:
  - A pesquisa para vírus sincicial respiratório (PVS) não é obrigatória em todos os pacientes atendidos com bronquiolite, devendo ser realizada naqueles que necessitem de internação, com quadros mais graves ou diagnóstico incerto.
  - A pesquisa de outros vírus, dentre eles o vírus da influenza, também deve ser realizada em crianças com quadro grave ou em pacientes de alto risco (imunodeficientes e portadores de cardiopatias e doença pulmonar crônica).
- Sorologia para *Mycoplasma pneumoniae* na suspeita de etiologia bacteriana atípica.
- Investigação de apneia: nos pacientes com apneia, deve-se pesquisar infecção por *B. pertussis*, além de outras situações não infecciosas, como doença do refluxo gastroesofágico, hipoglicemia e doenças metabólicas, e alterações neurológicas.
- Eletrólitos: as principais alterações observadas são hipocalemia, principalmente em pacientes em uso de inalações com beta-agonistas, e hiponatre-

mia, que pode ser decorrente do uso de soluções hipotônicas ou por secreção inapropriada do hormônio antidiurético.

- Radiografia do tórax: não há evidências que justifiquem sua realização em todos os pacientes com bronquiolite, pois muitas vezes o exame é normal ou pouco alterado, sem correlação clínico-radiológica. Está indicada naqueles com quadros graves, com mais de 2 dias de febre, ausculta assimétrica ou que apresentem necessidade de oxigênio. Podem ser observados:
  - Sinais de hiperinsuflação pulmonar:
    - Rebaixamento da cúpula diafragmática, ângulos costofrênicos menos agudos.
    - Retificação de arcos costais.
    - Na incidência em perfil, pode-se observar aumento do diâmetro anteroposterior e coluna de ar retroesternal.
  - Espessamento peribrônquico e atelectasias.

Diagnóstico diferencial

- Lactente sibilante.
- Pneumonias por germes atípicos e aspirativa.
- Aspiração de corpo estranho.
- Laringotraqueobronquite viral.
- Síndrome *pertussis* associada a adenovírus e coqueluche (rara).
- Fibrose cística.

ABORDAGEM TERAPÊUTICA

O objetivo do tratamento é reduzir o desconforto respiratório, evitando e tratando a falência respiratória. A maioria dos casos pode ser tratada ambulatorialmente, no entanto, alguns pacientes podem evoluir com insuficiência respiratória, necessitando de internação, inclusive em UTI.

Tratamento ambulatorial

- Hidratação oral (fracionada em pequenos volumes).
- Oferta fracionada de alimentos e de líquidos.
- Reavaliação médica frequente e orientação quanto a sinais de piora: hipoatividade, recusa alimentar, febre, vômitos e desconforto respiratório.

Tratamento hospitalar

Critérios para internação:

- Sinais clínicos de insuficiência respiratória.
- Hipoxemia: $SatO_2 < 90\%$ acordado ou < 80% quando adormecido ou durante a alimentação.
- Letargia.
- Vômitos ou incapacidade de ingerir líquidos.
- Lactentes jovens (menores de 3 meses).
- Prematuro abaixo de 35 semanas.
- Portadores de displasia broncopulmonar.
- Portadores de cardiopatias congênitas cianogênicas ou com repercussão hemodinâmica.
- Imunodeprimidos.

Casos moderados a graves (escore respiratório entre 5 e 12)

- Medidas gerais:
  - Isolamento respiratório e de contato.
  - Cabeceira elevada, alternando os decúbitos e atentando para evitar a dependência do lado acometido em casos de atelectasia.
  - Jejum se frequência respiratória > 60 ipm ou dieta contínua por sonda nasoenteral.
  - Monitoração cardíaca e com oximetria de pulso.
  - Administração de oxigênio umidificado para manter a $SatO_2 \geq 90$ pela oximetria de pulso, tolerando a queda até 88% quando adormecido. Utilizar o menor fluxo possível para atingir essa saturação.
- Hidratação:
  - Manutenção do equilíbrio hidreletrolítico – além do aumento das perdas insensíveis, os pacientes têm risco aumentado de desenvolver hiponatremia por aumento de secreção do hormônio antidiurético (ADH).
  - Iniciar terapia de hidratação com taxa hídrica de 80% das necessidades basais.
  - Evitar soluções hipotônicas.
- Desobstrução nasal:
  - Utilizar soro fisiológico 0,9% e fisioterapia respiratória para desobstrução rinofaríngea retrógrada (DRR) e glossopulsão.

- Há pouca evidência de benefício na aspiração baixa rotineira (laringe ou hipofaringe) em pacientes com bronquiolite.

- Fisioterapia respiratória:
  - As manobras de vibração, percussão, expiratórias forçadas e de drenagem postural não mostraram resultados significativos na melhora dos sintomas da bronquiolite moderada e ainda podem determinar aumento da irritabilidade e estresse da criança. Podem ser realizadas manobras fisioterapêuticas de fluxo lento do volume residual e do volume de reserva expiratório, tipo aumento do fluxo expiratório lenta (AFEL), expiração lenta prolongada (ELPr), drenagem autógena (DA) ou de compressão torácica. Deve-se avaliar a resposta à fisioterapia para sua continuidade.
  - Ventilação não invasiva (VNI) – indicada quando houver hipoxemia e/ou dependência de suporte de oxigênio e/ou desconforto respiratório e/ou atelectasia importante. Utilizar os modos com dois níveis pressóricos, atentar para o nível de PEEP para evitar auto-PEEP, principalmente na ocorrência de sibilância. Habitualmente, usa-se por 2 horas, retirando para avaliar os efeitos e os benefícios da continuidade do suporte. Priorizar as técnicas desobstrutivas no caso de novo acúmulo após a retirada da VNI.
  - O uso de cânula nasal de alto fluxo (CNAF) deve ser considerado em pacientes selecionados. A cânula de alto fluxo é um dispositivo que permite a entrega de oxigênio aquecido e umidificado com fluxo de até 60 L/min, com uma concentração inspirada modificável de oxigênio de até 100%. Diversos estudos demonstram benefícios para os pacientes com bronquiolite.
- Broncodilatadores:
  - A maioria dos pacientes não se beneficia do tratamento com broncodilatadores, que são mais indicados para pacientes com quadro grave e história pessoal ou familiar de asma. Nesses pacientes pode ser tentado um teste terapêutico, com reavaliação criteriosa para definir sua manutenção.
  - A nebulização com epinefrina não mostra evidências de benefícios na bronquiolite, não sendo indicado seu uso de forma rotineira. Caso seja necessário realizar teste com broncodilatadores, deve-se preferir o salbutamol.
  - A manutenção dessas medicações só se justifica se houver melhora clínica significativa após 30 minutos da administração da primeira dose. Sugere-se a avaliação de parâmetros objetivos, como frequência respiratória, padrão respiratório e saturação de oxigênio. De preferência, deve-se usar o escore respiratório, sendo considerada uma resposta satisfatória a queda de 2 pontos. Caso não haja a resposta esperada, as medicações devem ser descontinuadas.

  - Não há benefício em usar brometo de ipratrópio em casos de bronquiolite.
  - Não é indicado o uso de broncodilatadores por via oral.
- Solução salina hipertônica:
  - Indicada atualmente para crianças com hiperviscosidade das secreções e que se encontram internadas por mais de 2 dias. Deve ser utilizada associada a um broncodilatador, considerando-se que pode ocasionar piora do broncoespasmo em alguns pacientes. A reavaliação periódica é sempre necessária.
  - Salina a 3%: 1 mL de NaCl a 20% + 5 mL de AD, no máximo a cada 4 horas.
  - Realizar atendimento pela fisioterapia após inalação para a adequada eliminação da secreção respiratória.
- Corticosteroides:
  - O uso de corticosteroides sistêmicos não é indicado no tratamento rotineiro dos pacientes com bronquiolite.
  - Não há benefício no uso de corticosteroides por via inalatória na fase aguda da doença.
  - Não foi demonstrado benefício em longo prazo com o uso de corticosteroides inalatórios para prevenção de hiper-reatividade brônquica pós-bronquiolite viral.
  - Deve-se ponderar o uso em pacientes broncodisplásicos, lactentes sibilantes recorrentes e nos pacientes em ventilação mecânica, com reavaliação periódica.
- Antimicrobianos:
  - Apenas 10% dos pacientes têm infecção bacteriana associada.
  - Se houver infecção secundária, pode-se optar por amoxicilina (com ou sem clavulanato) ou macrolídeos, em caso de dúvida na etiologia.
  - O uso de azitromicina como imunomodulador nos pacientes com bronquiolite ainda é controverso.
  - A infecção mais frequentemente associada à bronquiolite é a otite média aguda, que deve ser tratada da forma habitual.
  - A ribavirina não deve ser utilizada no tratamento rotineiro dos pacientes com bronquiolite.
  - O oseltamivir está liberado pela Agência Nacional de Vigilância Sanitária (Anvisa) para uso em crianças de qualquer idade e pode ser utilizado para o tratamento das infecções causadas pelo vírus *Influenza* H1N1 em duas situações:
    - Pacientes de alto risco para infecção grave.
    - Pacientes saudáveis com quadro clínico grave.

Outras terapias

- Palivizumabe:
  - É a imunoglobulina anti-VSR, utilizada na prevenção de bronquiolite por este vírus.
  - Há benefícios em crianças com fatores de risco e prematuros até 2 anos; deve-se lembrar de solicitar a identificação do VSR na vigência de infecção para os pacientes que tenham critérios para o uso.
  - Critérios do Ministério da Saúde para o uso preventivo:
    - Crianças com menos de 1 ano de idade que nasceram prematuras com idade gestacional ≤ 28 semanas.
    - Crianças com até 2 anos de idade com doença pulmonar crônica ou doença cardíaca congênita com repercussão hemodinâmica demonstrada.
- Montelucast:
  - Estudos controversos até o momento, não sendo indicado seu uso.
- Heliox:
  - É a mistura de hélio (He = 70 a 80%) e oxigênio (20 a 30%). Diminui a resistência das vias aéreas, reduzindo o fluxo turbulento e também o trabalho respiratório; pode ser usado por crianças que utilizem máscara facial ou CPAP.

Anti-histamínicos, descongestionantes e antitussígenos não devem ser utilizados em pacientes com bronquiolite.

- Cuidados gerais nas crianças hospitalizadas:
  - A cuidadosa lavagem de mãos entre contactantes com pacientes pode reduzir a probabilidade de o corpo clínico do hospital adquirir a infecção pelo vírus e disseminá-la.
  - Manter em isolamento de contato e uso de máscaras durante o período da internação para evitar a disseminação intra-hospitalar.

Na Figura 1, está o fluxograma para o atendimento inicial da bronquiolite. Na Figura 2, o fluxograma para o paciente com quadro moderado a grave.

Figura 1 Fluxograma do atendimento inicial da bronquiolite.

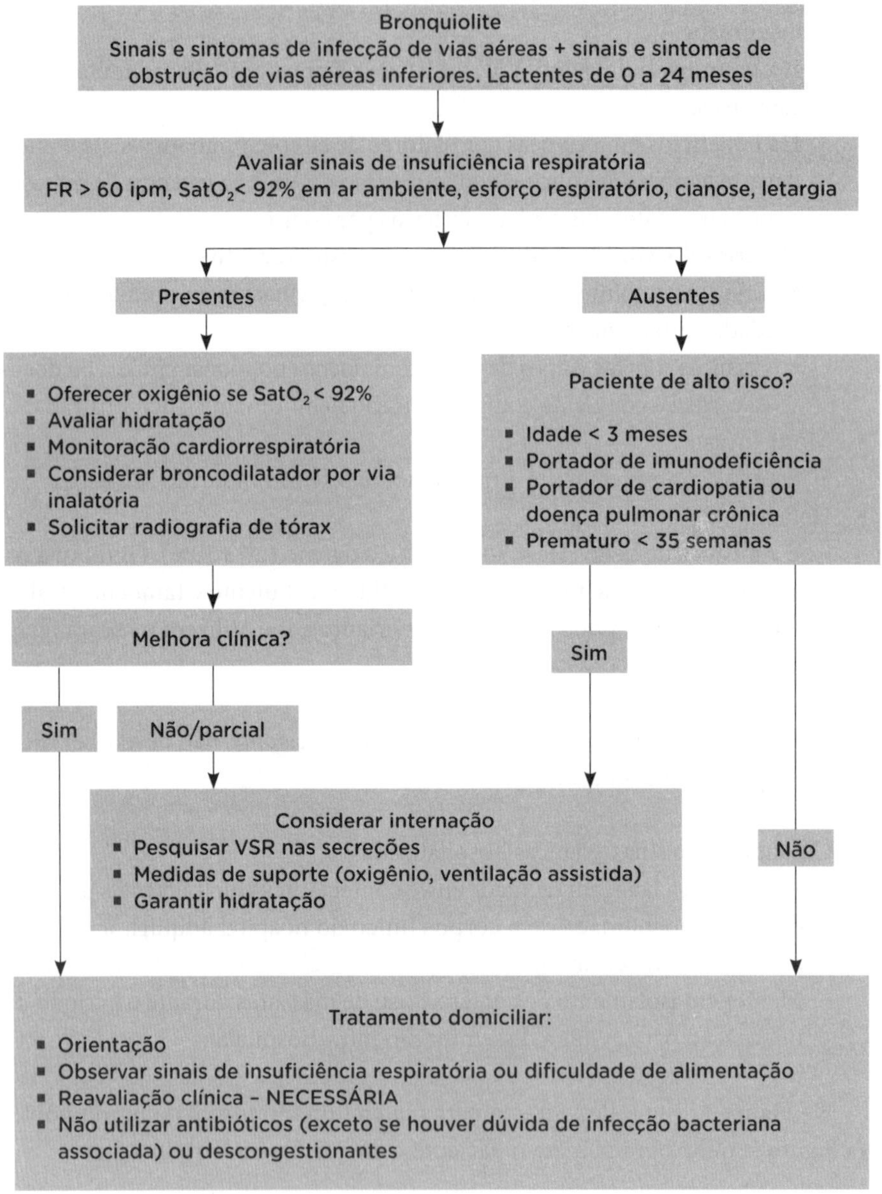

Figura 2 Fluxograma para o tratamento da bronquiolite moderada a grave.

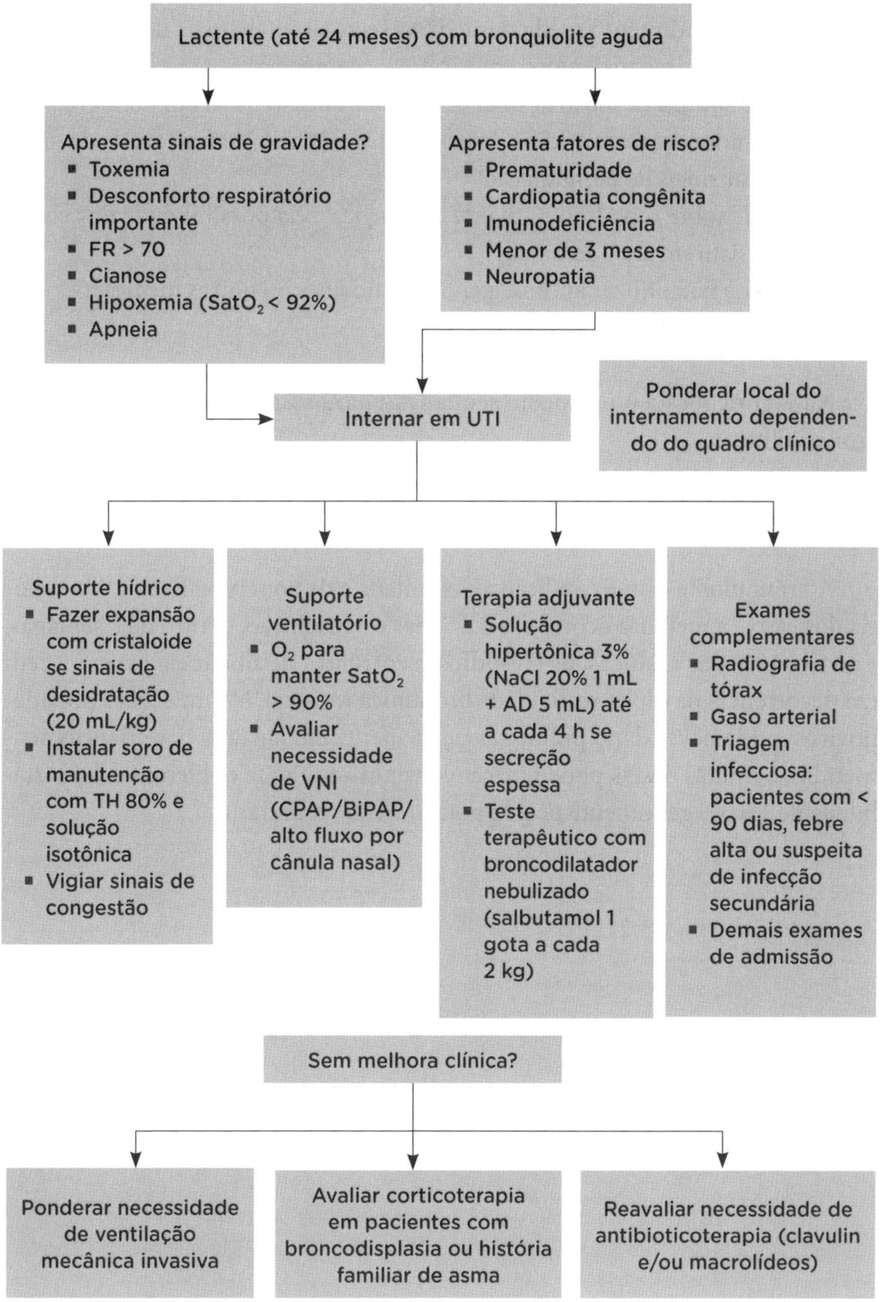

ORIENTAÇÕES À FAMÍLIA

- Procurar atendimento médico imediato se apresentar sinais de desconforto respiratório (tiragens, esforço respiratório, gemência).
- Orientar sobre a desobstrução e, se possível, sucção nasal em domicílio.
- Manter hidratação e nutrição adequadas através da oferta fracionada da dieta. Identificar sinais de desidratação.
- Informar sobre o padrão flutuante da doença e da possibilidade dos sintomas persistirem até 4 semanas.
- Orientar a não utilizar antitussígenos, corticoides ou outras medicações sem prescrição médica.

Na Figura 3, está o protocolo sequencial para assistência ao paciente com bronquiolite.

Prognóstico

A bronquiolite é uma condição autolimitada e de bom prognóstico. Na maioria dos casos, a melhora ocorre em 4 a 5 dias e a resolução, dentro de 2 semanas. Em 40 a 50% das crianças, os episódios recorrentes de sibilância permanecem em decorrência da hiper-reatividade brônquica residual. Nas infecções por adenovírus, pode haver dano pulmonar permanente em até 60% das crianças acometidas, e muitas destas podem desenvolver bronquiolite obliterante. A mortalidade de 1 a 3% geralmente ocorre por infecção secundária.

Figura 3 Protocolo da assistência ao paciente com bronquiolite.

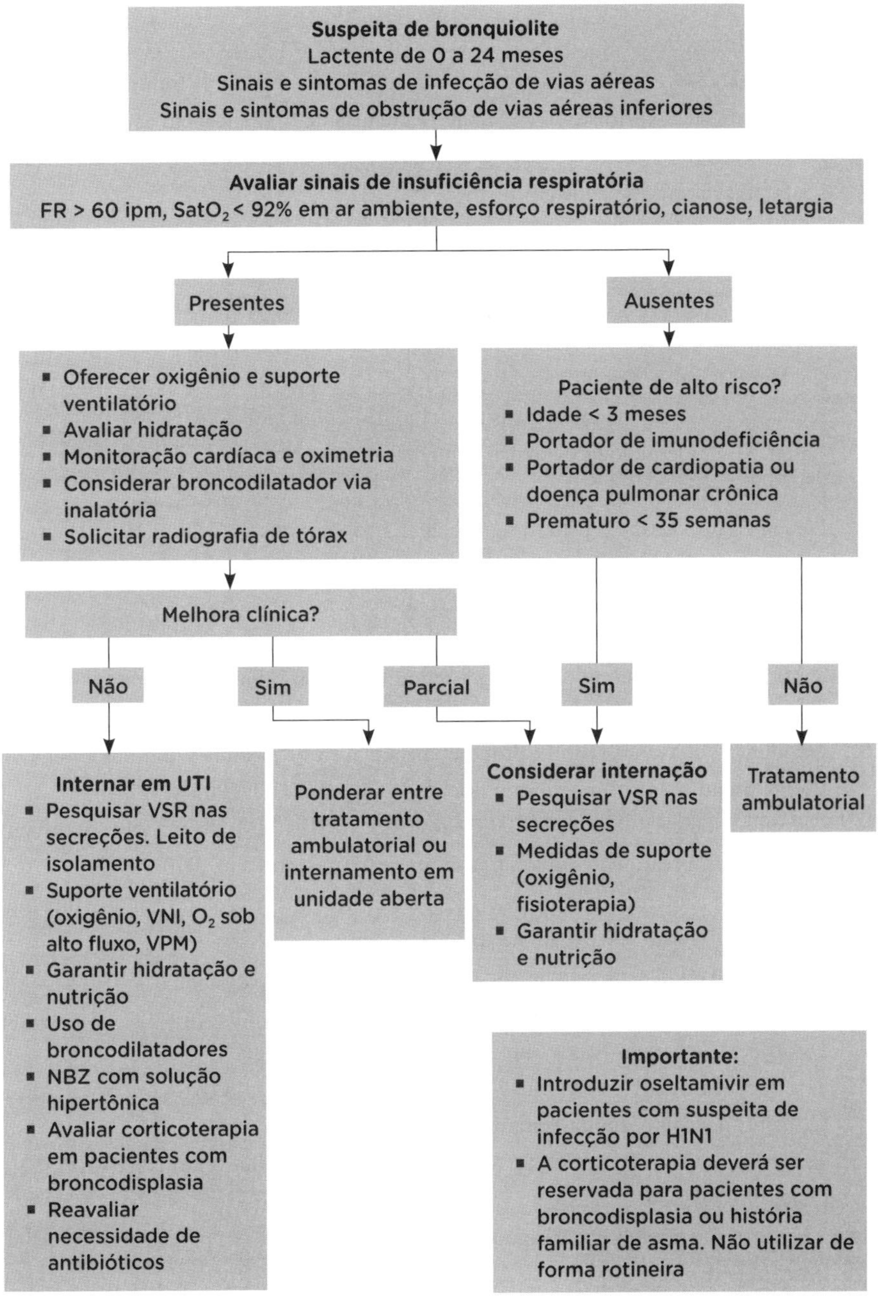

BIBLIOGRAFIA

1. Brasil. Ministério da Saúde. Secretaria de Vigilância em Saúde. Departamento de Vigilância das Doenças Transmissíveis. Protocolo de tratamento de Influenza: 2015 [recurso eletrônico]/Ministério da Saúde, Secretaria de Vigilância em Saúde, Departamento de Vigilância das Doenças Transmissíveis. Brasília: Ministério da Saúde; 2014. Disponível em www.saude.gov.br/bvs.
2. CSW Bronchiolitis Pathway – Seatle Children's Hospital. Disponível em: https://www.seattlechildrens.org/pdf/bronchiolitis-pathway.pdf. Acessado em 03/04/17.
3. Destino L, Neisgerber MC, Soung P, Bakalarski D, Yan K, Rehborg R et al. Validity of respiratory scores in bronchiolitis. Hosp. Pediatr. 2012; 2(4):202-9.
4. Gurkan F, Kiral A, Dagli E, Karakoc F. The effect of passive smoking on the development of respiratory syncytial vírus bronchiolitis. Epidemiol. 2000;16:465-8.
5. Kattan M. Epidemiologic evidence of increase airway reativity in children with a history of bronchiolitis. J Pediatric. 1999;135:8-13.
6. Larsen GL, Accurso FJ, Deterding RR, et al. Bronchiolitis. In: Hay Jr. WW, Hayward AR, Levin MJ, Sondheimer JM. Current – pediatric diagnosis and treatment. 14th ed. Stamford: Prentice-Hall; 2000. p.431-4.
7. Levin DL, Garg A, Hall LJ, Slogic S, Jarvis JD, Leiter JC. A prospective randomized controlled blinded study of three bronchodilators in infants with respiratory syncytial virus bronchiolitis on mechanical ventilation. Pediatr Crit Care Med. 2008;9:598-604.
8. Mendonça DR, Garcia DEMC. Bronquiolite. In: Silva LR, Garcia DE, Mendonça DR. Pronto atendimento em pediatria. Rio de Janeiro: MEDSI; 2000. p.127-33.
9. Pedra PA, Stark AR, Mallory GB, Edwards MS, Torchia MM. Bronchiolitis in infants and children: treatment, outcome, and prevention. UptoDate. 24/02/2015.
10. Postiux G. Fisioterapia respiratória pediátrica: o tratamento guiado por ausculta pulmonar. 2.ed. Porto Alegre: Artmed; 2004.
11. Sarmento GJV. Fisioterapia respiratória em pediatria e neonatologia. Barueri: Manole; 2007.
12. Sociedade Brasileira de Pediatria, Sociedade Brasileira de Pneumologia e Tisiologia. Diretrizes Clínicas na Saúde Suplementar. Bronquiolite aguda: tratamento e prevenção. SBP/SBPT; 2011. Disponível em: http://www.projetodiretrizes.org.br/ans/diretrizes/bronquiolite_aguda-tratamento_e_prevencao.pdf.
13. Teshome G, Gattu R, Brown R. Acute Bronchiolitis. Pediatr Clin North Am. 2013 Oct;60(5):1019-34
14. Vieira SE. Bronquiolite viral aguda. Doenças pulmonares em pediatria: Série Atualizações Pediátricas. São Paulo: Atheneu; 2014. p.69-81.
15. Zhang L, Mendoza-Sassi RA, Wainwright C, Klassen TP. Nebulized hypertonic saline solution for acute bronchiolitis in infants. Cochrane Database of Systematic Reviews. 2013;(7).

Cefaleias

Rachel Silvany Quadros Guimarães

INTRODUÇÃO

A cefaleia representa a expressão clínica de diversas doenças, tornando-se uma das queixas mais frequentes nos pacientes atendidos em serviços de emergência.

Quando a cefaleia é o motivo que leva a criança à emergência, dois grupos de pacientes devem ser identificados: os que apresentam histórico de cefaleia recente e os que já apresentaram episódios anteriores, mas que estão com queixa de cefaleia intensa, não responsiva ao tratamento instituído em domicílio. Na avaliação de um paciente com cefaleia aguda, é necessário que o profissional esteja atento para a presença de "sinais de alerta" que sinalizam para a necessidade de realizar investigação complementar.

ABORDAGEM CLÍNICA

A dor é sempre um sintoma subjetivo e, em algumas condições, como nas cefaleias primárias, o elemento mais importante para o diagnóstico. Assim, na história clínica, é necessário caracterizar a dor com relação a cronologia (aguda recente, aguda recorrente, crônica progressiva, crônica não progressiva, crônica agudizada), tipo, intensidade, localização, sintomas associados e fatores desencadeantes, fator de piora, fator de melhora, além dos antecedentes familiares. Ouvir a criança é fundamental, pois é ela quem sente a dor.

Características temporais da dor

O padrão temporal da dor é essencial no diagnóstico diferencial das cefaleias e deve incluir o tempo de início da queixa (aguda menos de 15 dias, crônica mais de 15 dias, por mais de 3 meses), a frequência dos episódios, a duração e sua correlação com o período do dia. Com essas informações, no atendimento de emergência, é possível identificar cinco grupos de cefaleias, relacionando-as com as seguintes possibilidades etiológicas:

1. Cefaleia aguda de início recente: deve-se pensar em algumas causas, como infecciosa (meningites, encefalites); traumática (traumatismo cranioencefálico); tóxica (dose excessiva de medicação); vascular (hemorrágica e/ou isquêmica); outras etiologias (sinusites, otites, afecções dentárias, glaucoma). Em conjunto com outras manifestações clínicas, deve ser considerado um "sinal de alerta".
2. Cefaleia aguda recorrente: é característica das cefaleias primárias, como a enxaqueca e a cefaleia tensional.
3. Cefaleia crônica progressiva: é um padrão que deve ser considerado também "sinal de alerta", sendo necessário afastar causas secundárias, como hipertensão intracraniana secundária a processo expansivo, hidrocefalia e pseudotumor cerebral.
4. Cefaleia crônica e não progressiva: pensar na possibilidade do uso abusivo de analgésico em indivíduos com cefaleia tensional.
5. Cefaleia recentemente agudizada: é um sinal de alerta e deve ser investigada (p. ex., afastar sangramento de um processo expansivo).

Características etiológicas da dor

- Cefaleias primárias: enxaqueca, cefaleia tensional, cefaleia diária crônica, cefaleia em salva.

A enxaqueca é a causa mais comum de cefaleia primária na infância e ocorre em 5% das crianças e em 10% dos adolescentes.

Tem caráter repetitivo, antecedentes familiares, fatores desencadeantes (p. ex., alimentos, estresse, exercício físico, barulho, insolação) e pode ser acompanhada de náusea ou vômito. Podem estar presentes sintomas premonitórios horas antes da fase álgica (alteração de humor, de apetite) e cerca de 20% deles têm aura súbita (manifestações visuais, como escotomas e micro ou macropsia; sensoriais, como parestesia; motoras, como plegias; de fala, como disartria, afasia, confusão mental ou amnésia).

A enxaqueca é hemicraniana, piora com atividades leves e, em geral, é acompanhada de fotofobia, fonofobia, osmofobia, anorexia, náusea, vômito ou adinamia.

A enxaqueca segue os critérios característicos diagnósticos de Presky e Sommer: cefaleia recorrente associada a pelo menos três destes sintomas:

1. Náusea, vômitos ou dor abdominal.
2. Cefaleia hemicraniana.
3. Cefaleia pulsátil latejante.
4. Aura visual sensitiva e motora.
5. Desaparecimento da cefaleia após período de sono ou repouso.
6. História de enxaqueca em familiar próximo.

- Cefaleias secundárias: trauma recente na cabeça, doença febril aguda (*influenza*, infecção de via aérea alta, sinusite), precipitada por uso de medicações (contraceptivos orais, corticosteroides, inibidores da recaptação da serotonina), hipertensão sistêmica aguda e grave, meningite aguda ou crônica, tumores do sistema nervoso central (SNC), hipertensão intracraniana idiopática, hidrocefalia, hemorragia intracraniana.

O exame físico deve ser o mais completo possível, sempre incluindo o exame neurológico com ênfase aos seguintes pontos descritos na Tabela 1.

TABELA 1 Aspectos relacionados aos quadros de cefaleia que podem sugerir a causa

Achado clínico associado à cefaleia	Prováveis etiologias
Febre	Origem infecciosa ou inflamatória (doenças a distância – toxicidade sistêmica; comprometimento de estruturas cranianas – otite, mastoidite, sinusite, meningite) Hemorragia subaracnóidea (ruptura de aneurisma ou malformação arteriovenosa)
Hipersensibilidade e edema ou abaulamentos na inspeção e na palpação craniana	Traumatismo cranioencefálico Sinais de hipertensão intracraniana (fontanela aberta: abaulamento de fontanela; fontanela fechada: hipertensão e bradicardia)
Pontos dolorosos	Mastoidite, otite, celulite, abscessos
Dor durante palpação de globo ocular	Glaucoma, neurite óptica
Alterações na otoscopia	Otite
Hipertensão arterial (deve-se ter atenção para cefaleia occipital matinal)	Doenças renais (glomerulonefrite aguda), afastar hipertensão intracraniana (conferir frequência cardíaca)

(continua)

TABELA 1 (*continuação*) Aspectos relacionados aos quadros de cefaleia que podem sugerir a causa

Achado clínico associado à cefaleia	Prováveis etiologias
Sinais de irritação meníngea (rigidez de nuca, sinal de Lasègue, de Kernig e de Brudzinski)	Meningite, meningoencefalite, reação meníngea asséptica e hemorragia subaracnóidea, principalmente quando associadas à febre Tumores de fossa posterior ou adenites cervicais podem se manifestar com rigidez de nuca
Papiledema: hipertensão intracraniana	Processos expansivos Pseudotumor cerebral (aumento da pressão intracraniana na ausência de lesão expansiva; pode ser idiopático ou secundário à trombose dos seios durais secundária à otite média, à retirada de corticosteroide e à hipervitaminose A)
Sinais neurológicos focais (alterações dos movimentos oculares, alterações pupilares, comprometimento de nervos cranianos, déficits motores, distúrbios de marcha, equilíbrio e coordenação)	Sinais de lesão intracraniana

ABORDAGEM DIAGNÓSTICA

Para o diagnóstico da causa da cefaleia, é importante que se proceda a uma investigação capaz de afastar causas secundárias, mesmo nos casos de crianças que já tenham histórico de episódios de cefaleia anteriores. Isso porque alguns tipos de cefaleia primária, como a enxaqueca e a cefaleia tensional, requerem um tempo de observação prolongado para que seja feito o diagnóstico de certeza; devendo este figurar como diagnóstico de exclusão.

Os exames a serem realizados na unidade de emergência dependem do provável diagnóstico pela análise clínica e incluem:

- Exames laboratoriais: triagem infecciosa (hemograma, VHS, PCR, hemocultura), ureia, creatinina, sódio, potássio, cálcio e magnésio, e glicemia. Quando houver indicação clínica (mais de 48 horas de febre, suspeita de alteração renal, sinais de alerta da cefaleia).
- Estudo do liquor: está indicado quando a cefaleia estiver associada a outros sinais de alerta que possam sugerir uma infecção no SNC ou hemorragia subaracnóidea.
- Exames de imagem:
  - A escolha para a emergência é a tomografia de crânio.

— A ressonância magnética de crânio não é um exame de utilização rotineira na avaliação de emergência e deve ser reservada aos casos cuja suspeita diagnóstica for de lesões desmielinizantes, malformações arteriovenosas e doenças de tronco cerebral ou caso seja sugerido pelo radiologista como sugestão de complementação diagnóstica após a realização da tomografia.

Critérios para indicação de tomografia computadorizada de crânio:

1. Cefaleia aguda, início abrupto e de forte intensidade, com ou sem irritação meníngea.
2. Pacientes com sinais neurológicos anormais (p. ex., déficit focal, papiledema, disjunção de suturas, ataxia de tronco ou de marcha), independentemente do tempo de evolução da cefaleia.
3. Episódios de cefaleia de curta duração, desencadeados pelo esforço (tosse, espirro).
4. Pacientes com modificação das características da cefaleia crônica, principalmente se apresentar aumento progressivo na frequência e na intensidade da dor.
5. Cefaleia com localização occipital.
6. Crianças, principalmente abaixo de 3 anos de idade, com despertar noturno pela dor ou dor ao despertar logo pela manhã.
7. Ocorrência de crises epilépticas em vigência da dor.
8. Cefaleia em salvas (dor unilateral, de localização frontal periorbital, dor grave com duração de menos de 3 horas, achados autonômicos ipsilaterais – lacrimejamento, rinorreia e ocasionalmente síndrome de Horner: miose, ptose e anidrose ipsilateral).
9. Pacientes com diagnóstico de enxaqueca com aura prolongada (por tempo maior que 1 hora) ou que apresentem sinais ou sintomas neurológicos focais durante a fase álgica.
10. Cefaleia acentuada associada a uma doença de base que pode predispor à doença intracraniana (p. ex., anemia falciforme, imunodeficiência, neurofibromatose, coagulopatia, hipertensão, história pessoal de neoplasia, doença cardíaca com *shunt* direito-esquerda, trauma recente no segmento cefálico, esclerose tuberosa).

Eletroencefalograma

O eletroencefalograma (EEG) está indicado para o paciente com queixa de cefaleia associada à diminuição do nível de consciência para afastar encefalite ou encefalopatia metabólica, quando o estudo do liquor ou outros exames complementares não confirmam esse diagnóstico.

ABORDAGEM TERAPÊUTICA

Deve-se observar o paciente em local silencioso e com baixa luminosidade e, de acordo com a intensidade da dor e a presença de sintomas ou doenças associadas, pode-se utilizar a via oral ou parenteral para a administração de medicações analgésicas ou anti-inflamatórias.

A dor pode ser definida como leve, quando a criança se queixa de cefaleia, mas não há interferência das atividades normais; moderada, quando interfere parcialmente nas suas atividades; ou de forte intensidade, quando impede as atividades normais.

A terapêutica deve ser escalonada, iniciando-se com o uso de analgésicos comuns (acetaminofeno ou paracetamol, dipirona, ácido acetilsalicílico), em seguida o uso de anti-inflamatórios não hormonais (cetoprofeno, naproxeno, ibuprofeno, diclofenaco) e, se não houver resposta, usar analgésicos mais potentes, como os opiáceos (derivados de codeína e morfina) ou drogas específicas, no caso das cefaleias primárias. Deve-se, para isso, levar sempre em conta o nível de dor que a criança apresenta (leve, moderado ou grave) e a duração da sintomatologia álgica. É necessário estar sempre atento para a restrição ao uso de opiáceos, principalmente em pacientes com histórico de cefaleia crônica ou recorrente.

Os analgésicos devem ser prescritos de maneira regular (de 4 em 4 horas ou de 6 em 6 horas), sempre com base no tempo médio de ação da droga e no grau de intensidade da dor. A administração regular dos analgésicos deve promover alívio consistente da dor e prevenir a cefaleia de rebote. Na emergência, o nível de dor relatado pela criança ou percebido por sua atitude deve ser avaliado após cada aplicação da droga, definindo-se a posologia para as próximas administrações dos medicamentos (Tabela 2).

No tratamento por via parenteral da cefaleia aguda, além dos analgésicos não opiáceos e dos anti-inflamatórios, pode ser necessário eventualmente o uso de tranquilizantes ansiolíticos e neurolépticos. Excepcionalmente, os analgésicos opiáceos, como morfina, cloridrato de petidina, propoxifeno e tramadol, podem ser necessários.

Na Figura 1, encontra-se o protocolo da sequência do atendimento do paciente pediátrico com cefaleia.

TABELA 2 Medicações que podem ser empregadas nas cefaleias

Nome da droga	Via de administração	Dose
Acetaminofeno/paracetamol	Oral	10 a 15 mg/kg/dose, a cada 4 ou 6 horas
Dipirona	Oral e intravenoso	20 a 30 mg/kg/dose, a cada 4 ou 6 horas
Ibuprofeno	Oral	30 a 40 mg/kg/dia, a cada 6 ou 8 horas
Naproxeno sódico	Oral	10 a 15 mg/kg/dia, a cada 6 ou 8 horas
Cetoprofeno	Oral e intravenoso	1 a 2 mg/kg/dose, a cada 8 horas
Isometepteno	Oral	6 a 16 mg/kg/dose (1 gota/kg/dose), a cada 6 horas
Derivados de ergotamina: ▪ mesilato de di-hidroergotamina ▪ tartarato de ergotamina	 Oral Oral	 0,02 a 0,04 mg/kg/dose, em até 3 doses/dia 0,04 a 0,08 mg/kg/dose, em até 3 doses/dia
Triptanos: ▪ sumatriptano (*spray* nasal) ▪ sumatriptano subcutâneo ▪ zolmitriptano (tabletes e *spray*) ▪ rizatriptano	 Intranasal, subcutâneo oral e intranasal	 > 12 anos - 20 mg > 12 anos - 0,06 mg/kg/dose, até 6 mg/dose > 12 anos - 2,5 a 5 mg/dose > 12 anos - 5 mg/dose
Derivados opiáceos: ▪ meperidina ▪ tramadol	Intravenoso e intramuscular Oral, intravenoso e retal	0,6 a 1 mg/kg. Dose máxima 100 mg 5 mg/kg/dia. Dose máxima 400 mg/dia
Clorpromazina	Intravenoso	0,25 a 0,5 mg/kg/dia, em 4 a 6 doses/dia
Metilprednisolona	Intravenoso	1 mg/kg/dose, a cada 6 horas
Dexametasona	Intravenoso	0,5 mg/kg/dia, em 4 doses

Tratar náusea ou vômito com antiemético.

Figura 1 Atendimento sequencial.

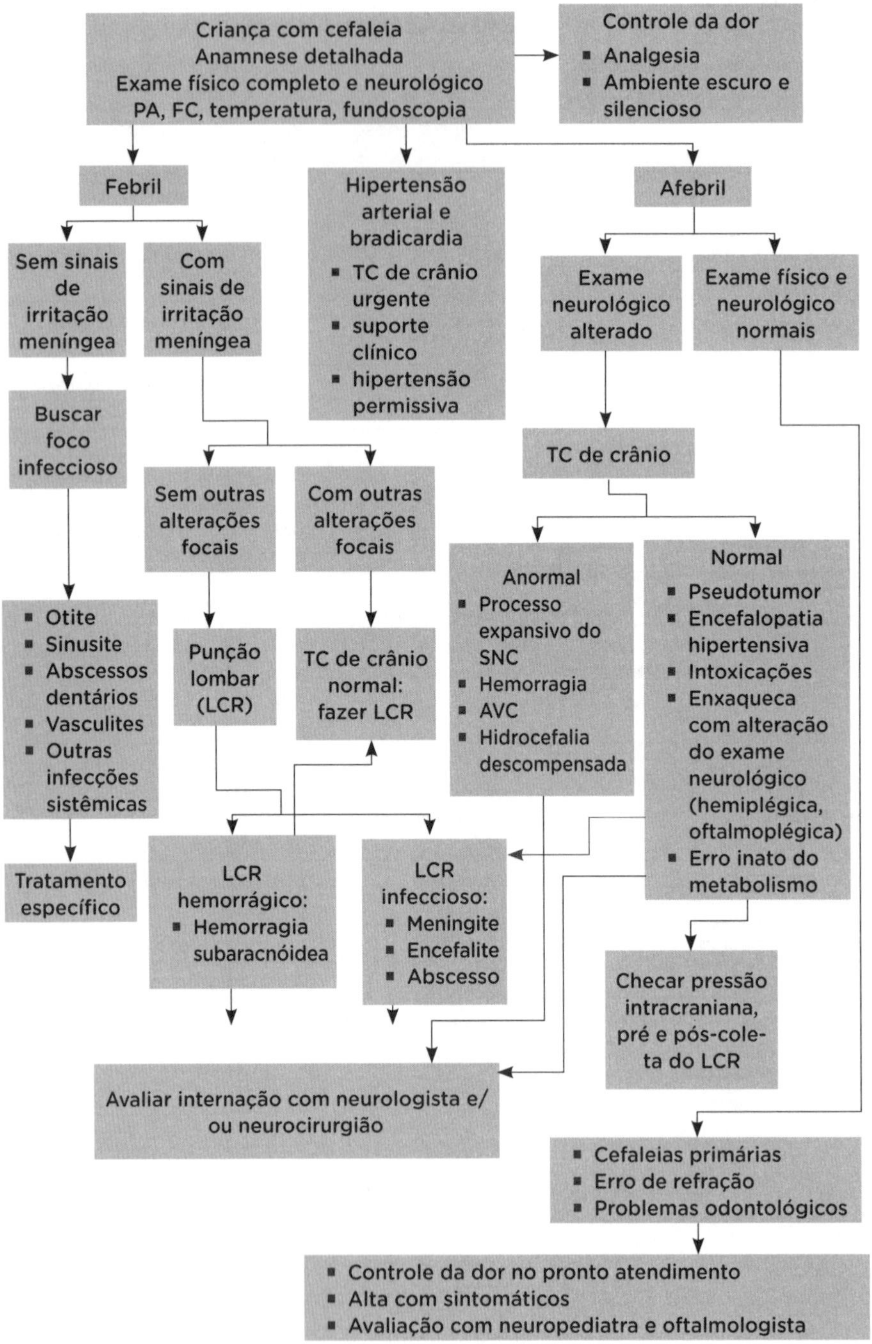
Criança com cefaleia
Anamnese detalhada
Exame físico completo e neurológico
PA, FC, temperatura, fundoscopia
Controle da dor
▪ Analgesia
▪ Ambiente escuro e silencioso
Febril
Hipertensão arterial e bradicardia
▪ TC de crânio urgente
▪ suporte clínico
▪ hipertensão permissiva
Afebril
Sem sinais de irritação meníngea
Com sinais de irritação meníngea
Exame neurológico alterado
Exame físico e neurológico normais
Buscar foco infeccioso
TC de crânio
Sem outras alterações focais
Com outras alterações focais
Anormal
▪ Processo expansivo do SNC
▪ Hemorragia
▪ AVC
▪ Hidrocefalia descompensada
Normal
▪ Pseudotumor
▪ Encefalopatia hipertensiva
▪ Intoxicações
▪ Enxaqueca com alteração do exame neurológico (hemiplégica, oftalmoplégica)
▪ Erro inato do metabolismo
▪ Otite
▪ Sinusite
▪ Abscessos dentários
▪ Vasculites
▪ Outras infecções sistêmicas
Punção lombar (LCR)
TC de crânio normal: fazer LCR
Tratamento específico
LCR hemorrágico:
▪ Hemorragia subaracnóidea
LCR infeccioso:
▪ Meningite
▪ Encefalite
▪ Abscesso
Checar pressão intracraniana, pré e pós-coleta do LCR
Avaliar internação com neurologista e/ ou neurocirurgião
▪ Cefaleias primárias
▪ Erro de refração
▪ Problemas odontológicos
▪ Controle da dor no pronto atendimento
▪ Alta com sintomáticos
▪ Avaliação com neuropediatra e oftalmologista

BIBLIOGRAFIA

1. Bonthius DJ, Lee AG, Hershey AD. Headache in children: approach to evaluation and general management strategies. Up To Date. 2017.
2. Carvalho WB, Troster EJ, Bousso A. Algoritmos em terapia intensiva pediátrica, neonatologia e emergências pediátricas. São Paulo, Rio de Janeiro, Ribeirão Preto e Belo Horizonte; 2007.
3. Colman I, Rothney A, Wright S, Zilkalns B, Rowe B. Use of narcotic analgesics in the emergency department treatment of migraine headache. Neurology. 2004;62:1695-1700.
4. Damen L, Bruijn J, Verhagen A, Berger MY, Passchier J, Koes BW. Symptomatic treatment of migraine in children: a systematic review of medication trials. Pediatrics. 2005;116(2):295-302.
5. Headache Classificacion Committee of the International Headache Society. The International Classification of Headache Disorders. Cephalalgia. 2004;24:1-160.
6. Kabbouche MA, Linder SL. Acute treatment of pediatric headache in the emergency department and inpatient settings. Pediatr Ann. 2005;34(6):466-71.
7. Lewis D, Ashwal S, Hershey A, Hirtz D, Yonker M, Silberstein S, et al. Practice parameter: pharmacological treatment of migraine headache in children and adolescents. Neurology. 2004;63:2215-24.
8. Veiga MF, Meneses FM. Cefaleias. In: Silva LR, Garcia DE, Mendonça DR (eds.). Pronto-atendimento em pediatria. Rio de Janeiro: MEDSI; 2006:206-17.

Cetoacidose diabética

Marli Soares da Silva Lima
Luanda Flores da Costa

INTRODUÇÃO

O *diabetes mellitus* tipo 1 é uma das principais doenças crônicas da infância, decorrente da destruição autoimune das células beta do pâncreas, produtoras de insulina. A cetoacidose diabética é a manifestação clínica inicial em cerca de 30% dos casos de diabetes tipo 1, com taxas ainda maiores em crianças menores de 6 anos. Vem se notando, em alguns grupos étnicos, o aumento da incidência de *diabetes mellitus* tipo 2 em crianças e adolescentes, aparentemente associado à obesidade e a fatores familiares. Entre esses pacientes, cerca de 20% podem apresentar cetoacidose diabética.

A cetoacidose diabética é a principal causa de hospitalização e mortalidade entre as crianças com o diagnóstico de *diabetes mellitus* tipo 1. Antes do advento da insulina, a mortalidade entre os pacientes com cetoacidose era de cerca de 90%; atualmente, a mortalidade situa-se em menos de 5% nos grandes centros, mas aumenta para 30% quando há edema cerebral concomitante.

A cetoacidose diabética é causada pela deficiência relativa ou absoluta de insulina, associada à elevação dos hormônios contrarreguladores, entre eles o glucagon, as catecolaminas e o cortisol, resultando em uma disfunção metabólica grave. Essas alterações hormonais provocam hiperglicemia, lipólise com posterior oxidação dos ácidos graxos no fígado e formação de corpos cetônicos (ácidos beta-hidroxibutírico e acetoacético). Finalmente, observa-se glicosúria elevada com diurese osmótica, resultando desidratação e perda de eletrólitos.

ABORDAGEM CLÍNICA

A cetoacidose diabética caracteriza-se clinicamente por desidratação, respiração acidótica e alteração do sensório. Os critérios laboratoriais definidos pela International Society for Pediatric and Adolescent Diabetes (ISPAD), em 2014, para o diagnóstico são:

- Hiperglicemia (glicemia > 200 mg/dL).
- Acidose metabólica (pH < 7,3 ou bicarbonato sérico < 15 mEq/L).
- Cetose (determinada pela presença de cetonas no sangue ou na urina).

É importante frisar que são necessários os três critérios para o diagnóstico, sendo que apenas a presença de hiperglicemia, sem os demais requisitos, não caracteriza a cetoacidose diabética. Por outro lado, pacientes em cetoacidose podem apresentar glicemia < 200 mg/dL, caso tenham utilizado insulina pouco antes do atendimento.

Em crianças já com o diagnóstico confirmado de *diabetes mellitus* tipo 1, os fatores relacionados ao maior risco de cetoacidose incluem:

- Crianças com controle metabólico inadequado.
- Vômitos e desidratação por outras causas.
- Infecções.
- Adolescentes femininas na puberdade.
- Crianças com distúrbios psiquiátricos ou em famílias desestruturadas.
- Omissão da dose da insulina, de forma inadvertida ou intencional, principalmente em adolescentes.
- Estresse.
- Uso de álcool ou drogas ilícitas.

Quadro clínico

O quadro clínico da cetoacidose diabética geralmente se caracteriza pelos sinais clássicos de *diabetes mellitus*, poliúria, polidipsia, polifagia e perda ponderal, seguidos pelos seguintes sintomas, conforme o quadro se agrava:

- Sinais de desidratação.
- Vômitos.
- Dor abdominal.

- Hiperpneia ou taquipneia.
- Hálito cetônico.
- Taquicardia e sinais de má perfusão periférica.
- Graus variáveis de redução do sensório, inclusive coma.
- Déficits neurológicos focais (nos casos com edema cerebral).

Escore de gravidade

A gravidade da cetoacidose diabética pode ser determinada pelos valores do pH e do bicarbonato:

- Leve: pH < 7,3 e bicarbonato < 15.
- Moderada: pH < 7,2 e bicarbonato < 10.
- Grave: pH < 7,1 e bicarbonato <5.

ABORDAGEM DIAGNÓSTICA

Anamnese

O diagnóstico do *diabetes mellitus* pode ser sugerido pelos sintomas clássicos, sendo posteriormente confirmado pela avaliação laboratorial. A alta suspeição clínica na presença de poliúria, polidipsia, polifagia e perda ponderal pode identificar o diabetes antes mesmo da instalação da cetoacidose metabólica. No entanto, na infância, é comum o paciente abrir o quadro em cetoacidose.

1. Além dos sinais e sintomas apresentados, é importante obter as seguintes informações:
   - Idade.
   - Peso anterior, para avaliar o grau de desidratação.
   - Detalhes sobre início, duração e progressão dos sintomas.
2. No paciente com diagnóstico prévio de diabetes, deve-se questionar:
   - Data do diagnóstico e se há complicações associadas.
   - Provável motivo para a descompensação.
   - Conduta tomada em casa ou em outro centro médico para tentar reverter a cetoacidose e a resposta clínica.
   - Regime atual de insulinoterapia: nome e tipo de insulina, doses de cada uma delas, locais de aplicação, conservação e conhecimento sobre o prazo de validade. É fundamental perguntar sobre o último horário e dose de insulina administrada antes da ida à unidade de emergência.

- Método de monitoração domiciliar da glicose (glicemia, glicosúria) e seus resultados mais recentes.
- Presença de alguma outra comorbidade: retinopatia, nefropatia, neuropatia, doença celíaca, tireoidopatia.
- Hospitalizações prévias.

Exame físico

O exame físico deve enfatizar os seguintes aspectos:

- Sinais vitais.
- Avaliação do grau de desidratação ou presença de choque.
- Investigação da presença de respiração de Kussmaul.
- Existência de hálito cetônico.
- Possibilidade de infecção como fator precipitante da cetoacidose.
- Capacidade e segurança de ingestão por via oral, necessidade de sondagem gástrica, sondagem vesical e oxigenoterapia.
- Possíveis diagnósticos diferenciais para hiperglicemia, desidratação e acidose.

Diagnóstico diferencial

A cetoacidose diabética deve ser diferenciada de outras condições que apresentem os mesmos aspectos clínicos ou laboratoriais.

- Intoxicação por salicilatos.
- Intoxicação por organofosforados.
- Infecção grave.
- Gastroenterite aguda.
- Desidratação hipernatrêmica.
- Tubulopatia renal.
- Pneumonia.
- Broncoespasmo.
- Coma.
- Abdome agudo.

Exames complementares

- Exames complementares imediatos (resultados em minutos).

- Glicemia capilar → usar glicosímetro.
- Glicosúria e cetonúria → usar fitas reagentes específicas.
- Gasometria arterial ou venosa.

- Exames complementares iniciais (Tabela 1).

TABELA 1 Exames complementares iniciais

Exames complementares	Comentários
Glicemia plasmática	O valor > 200 mg/dL é necessário para o diagnóstico
Hemograma	A presença de leucocitose sem desvio para a esquerda é frequente na cetoacidose e não necessariamente é indicativa de infecção
Ureia e creatinina	A presença de cetoácidos causa falsa elevação do nível sérico da creatinina, que não tem isoladamente valor diagnóstico para avaliar a função renal. A ureia pode se elevar em decorrência da desidratação
Ácido lático	Encontra-se elevado pela má perfusão periférica decorrente da presença de desidratação e/ou choque, acentuando o metabolismo anaeróbico
Reserva alcalina	Na impossibilidade da gasometria, a diminuição do nível sérico da reserva alcalina indica acidose metabólica
Sódio	Ocorre pseudo-hiponatremia secundária à hiperglicemia. O valor corrigido do sódio é calculado adicionando-se 1,6 mEq/L ao valor do sódio medido para cada 100 mg/dL de glicose > 100 mg/dL
Potássio	No início, ocorre pseudo-hipercalemia, porque, para cada redução de 0,1 no pH, ocorre um aumento de 0,2 a 0,6 mEq/L no potássio sérico. À medida que a cetoacidose melhora, o paciente pode desenvolver hipocalemia acentuada
Cloro	Pode ocorrer hipercloremia iatrogênica com agravamento ou persistência da acidose, se houver excesso na reposição de SF 0,9%
Fósforo	No início, ocorre pseudo-hiperfosfatemia pela saída de fósforo das células consequente ao estado hipercatabólico. À medida que a cetoacidose melhora, o paciente pode desenvolver hipofosfatemia
Osmolaridade sérica	Estará elevada por decorrência de hiperglicemia e elevação da ureia Osm (mOsm/kg) = [2 (Na^+) + glicose/18 + ureia/6] VN = 280 a 290 mOsm/kg
Hiato aniônico	Estará elevado pela presença de excesso de ânions não mensuráveis no sangue (cetoácidos, ácido lático) Hiato aniônico (mEq/L) = [Na^+ - (CL^-+ HCO_3^-)] VN = 12 + ou - 2 mEq/L
Urina tipo 1	Avalia glicosúria e cetonúria, além de poder sugerir infecção urinária

Exames complementares para solicitar de acordo com a suspeita diagnóstica:

- Hemocultura, urocultura.
- Radiografia de tórax.
- Radiografia e/ou ultrassonografia de abdome.
- Eletrocardiograma.
- Tomografia de crânio: nos pacientes em coma ou com suspeita de edema cerebral.
- Salicilemia: na suspeita de intoxicação por salicilatos.
- Atividade da colinesterase: na suspeita de intoxicação por organofosforados.

ABORDAGEM TERAPÊUTICA

O tratamento da cetoacidose diabética tem os seguintes objetivos principais (Figura 1):

- Promover a reposição volêmica e a correção do choque e da desidratação.
- Corrigir a hiperglicemia.
- Corrigir a acidose metabólica.
- Corrigir os distúrbios de potássio e fósforo.
- Monitorar e prevenir complicações.

Medidas gerais:

- Monitorar os dados vitais periodicamente.
- Assegurar vias aéreas, ventilação e circulação.
- Obter um ou mais acessos venosos calibrosos.
- Avaliar o grau de desidratação e o nível de consciência.
- Prover suporte de oxigênio se houver sinais de choque.
- Identificar a causa da descompensação.
- Pesquisar infecções.
- Se febre, ministrar antibiótico após coleta de culturas.
- Solicitar os exames laboratoriais pertinentes.
- Recomendar dieta zero até que o paciente esteja consciente, sem náusea, vômito ou distensão abdominal.

Figura 1 Sequência na condução terapêutica da criança com cetoacidose diabética.

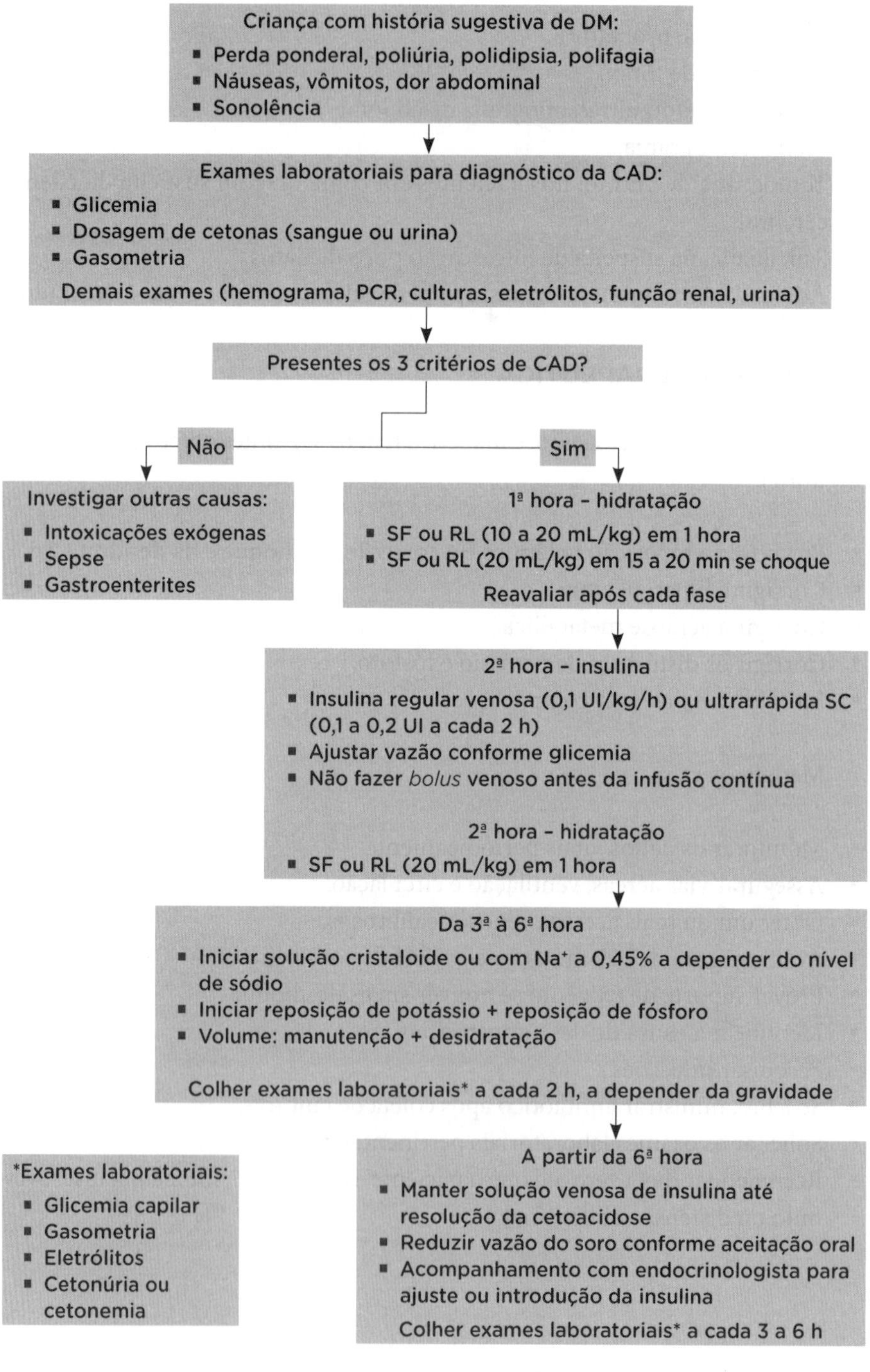

Medidas específicas:

- Promover hidratação.
- Repor a insulina.
- Corrigir os distúrbios eletrolíticos.
- Corrigir a acidose metabólica.
- Tratar infecção, quando presente.

Hidratação

Primeira fase ou fase de expansão:

- Desidratação sem choque: alíquotas de 10 a 20 mL/kg de soluções cristaloides (soro fisiológico [SF] 0,9% ou Ringer lactato [RL]), em 1 a 2 horas, com reavaliação a cada hora. Repetir os fluidos até obter perfusão periférica adequada: enchimento capilar < 3 segundos e pulsos periféricos normais. Se o paciente estiver clinicamente bem, sem náuseas ou vômito e tolerando bem a dieta por via oral, não é necessário administrar essa fase inicial de expansão no tratamento da cetoacidose. Nesse caso, a hidratação se inicia com a 2ª fase ou fase de reposição.
- Desidratação com choque: alíquotas de 20 mL/kg de solução cristaloide em até 20 minutos, com reavaliação após cada etapa. Se não houver resposta após 80 mL/kg, provavelmente não se trata apenas de uma cetoacidose. Nesses casos, procurar outra doença associada (p.ex., sepse).

Segunda fase ou fase de reposição:

- Volume da solução: o volume de líquidos endovenosos a ser infundido nas primeiras 24 horas após o cumprimento da 1ª fase de hidratação será a soma das necessidades de manutenção diária (pela fórmula de Holliday & Segar) + o déficit (D) baseado no grau de desidratação. Como é difícil estimar o grau de desidratação de forma confiável, pode ser utilizada uma forma simplificada para a reposição: infundir um volume de solução correspondente a 2 a 2,5× o valor da manutenção basal (fórmula de Holliday & Segar), reduzindo para 1 a 1,5× após 24h (ou antes disso se houver resolução da acidose). É preciso atenção às seguintes recomendações em relação à reposição do volume:
  - Calcular o volume das necessidades de manutenção pela fórmula de Holliday & Segar: 0-10 kg (100 mL/kg); 11-20 kg (1.000 mL + 50 mL/kg para cada kg acima de 10 kg); e > 20 kg (1.500 mL + 20 mL/kg para cada kg acima de 20 kg).

  - Em geral, o déficit corresponde a 5 a 10% do peso corporal e é calculado pela fórmula: déficit (mL) = [grau de desidratação (%) × 10 × peso (kg)].
  - Em pacientes acima de 32 kg, o volume total não deverá ultrapassar o valor de 2 vezes das necessidades de manutenção. Por exemplo, um paciente com 40 kg deverá receber, no máximo, 3.700 mL/24h (2 × 1.850 mL).
  - Nos pacientes que já estão se alimentando, o volume de líquidos ingerido deverá ser descontado do volume total de reposição.
- Tipo de solução: o tipo de solução a ser infundido nesta fase irá variar de acordo com a glicemia capilar do paciente:
  - Glicemia capilar acima de 200 mg/dL: repor com uma solução cristaloide (SF ou RL) se sódio normal ou baixo; se sódio acima de 150 mg/dL, infundir SF 0,45% (1/2 água destilada + 1/2 SF 0,9%).
  - Glicemia capilar < 200 mg/dL: usar a seguinte solução-padrão, que deverá ter modificada sua quantidade de eletrólitos dependendo das necessidades do paciente: SG 5% (500 mL) + NaCl 20% (12 mL) + KCl 19,1% (6 mL).

Essa solução-padrão visa apenas servir como parâmetro inicial de reposição, devendo ser modificada dependendo dos resultados dos exames laboratoriais subsequentes.

Uma vez iniciada a reposição de glicose por via IV, não se pode retornar ao uso de solução sem glicose, mesmo que a glicemia volte a se elevar acima de 250 mg/dL. Nesses casos, o importante é iniciar ou aumentar a dose da insulina, não retirar do paciente a sua fonte de glicose na tentativa de normalizar a glicemia.

Reposição de insulina

Iniciar após a primeira fase de hidratação, ou seja, a partir da segunda hora de tratamento.

- Infusão venosa contínua:
  - Insulina regular, Lispro ou Aspart + SF 0,9% em infusão contínua.
  - Sugestão de prescrição: 50 UI de insulina + 50 mL de SF 0,9% (1 mL = 1 unidade).
  - Em crianças menores, utilizar uma solução mais diluída (50 UI de insulina + 500 mL de SF 0,9%, em que 1 mL/kg/h = 0,1 UI/kg/h). Administrar a solução de insulina de acordo com a seguinte escala de glicemia capilar (GC):
    - GC > 250 mg/dL = 0,1 unidade/kg/h.
    - GC 180 a 250 mg/dL = 0,05 a 0,1 unidade/kg/h.

    - GC 80 a 180 mg/dL = 0,025 a 0,05 unidade/kg/h.
    - GC < 80 mg/dL = suspender infusão de insulina.
  - Ajustar as doses, medindo a glicemia capilar a cada 1 a 2 horas.
  - Evitar quedas bruscas ou redução da glicemia > 50 a 75 mg/dL/h, nas primeiras horas de terapia.
  - Após correção da acidose, administrar 0,1 unidade/kg/dose, SC, de insulina regular, Lispro ou Aspart 30 minutos antes de suspender a infusão endovenosa contínua de insulina.
- Administração subcutânea:
  - Apesar de muitos estudos demonstrarem mesmas eficácia e segurança das vias SC e intramuscular (IM), estas vias são recomendadas apenas em casos mais leves ou moderados, ou caso não seja possível a infusão por via intravenosa. Não usar a via SC para pacientes muito desidratados.
  - Fazer uma dose de ataque (0,3 UI/kg) de uma insulina rápida (Lispro ou Aspart), seguida por doses subsequentes a cada 2 horas de acordo com a seguinte escala de glicemia capilar:
    - GC > 250 mg/dL = 0,1 a 0,2 unidade/kg/dose.
    - GC 180 a 250 mg/dL = 0,05 a 0,1 unidade/kg/dose.
    - GC < 180 mg/dL = não administrar insulina.
  - Iniciar insulina de ação intermediária (NPH ou lenta) ou análogos de ação lenta (Glargina, Detemir) após a correção da hiperglicemia, da acidose e da desidratação.

Correção dos distúrbios eletrolíticos

Potássio

- Iniciar a reposição após ter-se assegurado da presença de diurese e se potássio sérico < 6 mEq/L.
- A quantidade de potássio a ser administrada dependerá do seu nível sérico:
  - < 2,5 mEq/L = repor 0,5 mEq/100 kcal/hora, IV, em 4 horas.
  - 2,5 a 3,5 mEq/L = repor 30 a 40 mEq/L, IV.
  - 3,5 a 5,0 mEq/L = repor 20 a 30 mEq/L, IV.
  - 5,0 a 6,0 mEq/L = repor 10 a 20 mEq/L, IV.
  - > 6 mEq/L = não administrar potássio.

Fósforo

Deve-se repor o fósforo na presença de hipofosfatemia moderada a grave, geralmente sob a forma de fosfato de potássio. A preparação de: [fosfato de potássio dibásico (1,567 gramas) + fosfato de potássio monobásico (0,3 gramas) + água para injeção (10 mL)] apresenta em cada 1 mL = 1,1 mmol ou 2 mEq de fosfato e 2 mEq de potássio. A dose recomendada de fosfato é de 0,5 a 3 mmol/100 kcal/dia. É importante lembrar-se de descontar do cálculo de reposição do potássio a quantidade de potássio administrada junto com o fósforo.

Correção da acidose metabólica

- A acidose metabólica da cetoacidose é corrigida por hidratação e reposição de insulina. A reposição de bicarbonato na cetoacidose diabética está indicada quando pH < 6,9 com sinais de disfunção miocárdica grave.
- Fazer de 1 a 2 mEq/kg em 60 minutos.
- Solicitar gasometrias a cada 2 horas até pH > 7,3.

Monitoração

A monitoração será clínica e laboratorial em uma frequência de avaliações ditada pela gravidade do paciente.

Monitoração clínica

Sinais vitais, nível de consciência, estado de hidratação, padrão respiratório, controle do balanço hídrico (líquidos totais administrados, diurese) e doses de insulina: de 1/1 hora a 4/4 horas.

Monitoração laboratorial

- Glicemia capilar: 1/1 hora a 2/2 horas.
- Gasometria: 2/2 horas até pH > 7,3.
- Eletrólitos, glicemia, ureia, creatinina, sumário urina: 4/4 a 6/6 horas.
- A cetonúria não deve ser usada como parâmetro de melhora da cetoacidose porque os seus métodos de detecção medem o acetoacetato e não o beta-hidroxibutirato. Como na cetoacidose grave a concentração do beta-hidroxibutirato pode ser até 15 vezes maior do que a do acetoacetato e, à medida que o paciente melhora, o beta-hidroxibutirato é convertido para acetoacetato, a utilização desse método de controle levará a uma avaliação incorreta da gravidade da cetoacidose.
- A glicosúria também não deve ser usada como método de controle da cetoacidose em razão das diferenças individuais no limiar de excreção renal da glicose.

TRANSIÇÃO: DA TERAPIA HOSPITALAR PARA A AMBULATORIAL

Os parâmetros a serem modificados na transição da terapia hospitalar para a ambulatorial são os seguintes:

- Dieta: iniciar com líquidos claros por via oral (para testar a aceitação alimentar) e progredir até a prescrição da dieta para diabéticos dividida em três refeições principais e três lanches.
- Hidratação venosa: à medida que o paciente estiver aceitando bem a dieta por via oral, a hidratação venosa será progressivamente reduzida até a sua completa suspensão.
- Insulinoterapia: iniciar insulina por via SC assim que o paciente estiver apto a se alimentar por via oral e que a hidratação venosa não seja mais necessária. Caso o paciente esteja fazendo uso de insulina IV contínua, a primeira dose da insulina SC deverá ser administrada 30 minutos antes da suspensão da infusão da insulina IV. O esquema de insulina a ser utilizado deverá ser orientado por endocrinologista, sendo necessário o treinamento da família antes da alta hospitalar.

Prevenção de hipoglicemia

Uma vez que a hidratação venosa for suspensa, o paciente correrá risco de desenvolver episódios de hipoglicemia. Como medida preventiva, deverá ser prescrita a orientação de oferecer ao paciente líquidos adocicados por via oral se a glicemia capilar for < 70 mg/dL.

COMPLICAÇÕES DO TRATAMENTO

- Hipoglicemia.
- Hipopotassemia.
- Hipocalcemia.
- Hipercloremia e acidose hiperclorêmica.
- Insuficiência renal aguda do tipo pré-renal, secundária a oligúria.
- Arritmias cardíacas.
- Edema cerebral.

BIBLIOGRAFIA

1. Adolfo Milech et al. Diretrizes da Sociedade Brasileira de Diabetes (2015-2016).Oliveira JEP, Vencio S (cords.). São Paulo: A.C. Farmacêutica; 2016.
2. Alves C. Situações de emergência em pediatria: cetoacidose diabética. Disponível em: http://www.medicina.ufba.br/educacao_medica/atualizacao/ext_pediatria/cetoacidose.pdf.
3. Douglas D. Isotonic fluids helpful in diabetic ketoacidosis in kids: study. Medscape. Apr 4 2013. Disponível em: http://www.medscape.com/viewarticle/781938. (Acessado em April, 2013.)
4. Puttha R, Cooke D, Subbarayan A, Odeka E, Ariyawansa I, Bone M, et al. Low dose (0.05 units/kg/h) is comparable with standart dose (0.1 units/kg/h) intravenous insulin infusion for the initial treatment of diabetic ketoacidosis in children with type 1 diabetes an observational study. Pediatr Diabetes. 2010;11:12-7.
5. Sherry NA, Levitsky LL. Management of diabetic ketoacidosis in children and adolescents. Pediatr Drugs. 2008;10(4):209-15.
6. White PC, Dickson BA. Low morbidity and mortality in children with diabetic ketoacidosis treated with isotonic fluids. J Pediatr. 2013;[Medline].
7. Wolfsdorf JI, Allgrove J, Craig ME, Edge J, Glaser N, Jain V, et al. A Consensus Statement from the International Society for Pediatric and Adolescent Diabetes: diabetic ketoacidosis and hyperglycemic hyperosmolar state. Pediatric Diabetes. 2014;15(Suppl. 20):154-79.

Choque hipovolêmico

Suedy Brito Coelho Wanderley
Hans Walter Ferreira Greve
Luanda Flores da Costa

INTRODUÇÃO

O choque hipovolêmico é uma síndrome clínica caracterizada por inadequada perfusão tecidual, resultante da diminuição do volume intravascular. A hipovolemia pode ser decorrente de perdas sanguíneas ou de outros fluidos corporais, como nos casos de desidratação grave.

ABORDAGEM CLÍNICA

Os sinais clínicos serão mais evidentes quanto maior for a perda de líquidos ou sangue. A hipotensão é um sinal tardio do choque decorrente de mecanismos compensatórios, como taquicardia e vasoconstrição.

- Sinais de choque compensado:
  - Taquicardia.
  - Taquipneia.
  - Sinais de vasoconstrição periférica: extremidades frias, pulsos periféricos diminuídos, pele rendilhada, retardo do enchimento capilar (maior do que 3 segundos, em temperatura ambiente adequada).
  - Pressão arterial normal e convergente.
  - Nível de consciência normal ou minimamente reduzido.
  - Redução do débito urinário.
- Sinais de choque descompensado:
  - Hipotensão.

— Taquicardia importante.
— Vasoconstrição grave: extremidades muito frias e cianóticas, tempo de enchimento capilar bastante lentificado (acima de 5 segundos), gradiente térmico nas extremidades.
— Pulsos centrais fracos e periféricos muitas vezes impalpáveis.
— Alteração importante do nível de consciência: letargia, ausência de resposta a estímulos dolorosos.
— Diurese ausente.

Nas crianças com hipovolemia por causas não hemorrágicas (p. ex., diarreia, vômitos ou diurese osmótica), o grau de desidratação pode ser estimado por sinais clínicos de desidratação e pela porcentagem de perda ponderal:

- Desidratação leve: perda de 3 a 5% com sinais mínimos de desidratação.
- Desidratação moderada: perda de 6 a 9% associada a sinais clássicos de desidratação, como olhos encovados, turgor da pele diminuído, taquicardia, taquipneia, enchimento capilar prolongado e mucosas secas.
- Desidratação grave: perda acima de 10% associada a sinais de choque hipovolêmico, como hipotensão, extremidades frias e rendilhadas e letargia.

Pacientes com perdas hemorrágicas podem ser classificados de acordo com o volume de sangue perdido. O volume sanguíneo circulante médio é de 80 mL/kg, sendo proporcionalmente maior em neonatos e pequenos lactentes. Nas crianças saudáveis, a perda de 10 a 15% desse volume pode ser bem tolerada e facilmente compensada (Tabela 1).

TABELA 1 Média do volume sanguíneo circulante por idade

Idade	Volume sanguíneo normal (média)
RN pré-termo	90 a 105 mL/kg
RN a termo	85 mL/kg
Lactentes entre 1 e 11 meses	75 mL/kg
Maiores de 1 ano	65 a 75 mL/kg
Adultos	55 a 75 mL/kg

RN: recém-nascido.

A classificação do estágio do choque depende do volume de perda sanguínea, sendo importante detectar precocemente e tratar desde a fase compensada para evitar progressão do quadro (Tabela 2).

TABELA 2 Classificação do choque hemorrágico em pediatria

Estágio do choque	Classe I	Classe II Compensado	Classe III Descompensado	Classe IV Irreversível
Porcentagem de perda sanguínea	Até 15%	15 a 30%	30 a 40%	Acima de 40 a 45%
Frequência cardíaca	Normal; pode ser elevada se a perda for súbita	Taquicardia leve a moderada	Taquicardia significativa; possíveis arritmias	Taquicardia acentuada ou bradicardia
Frequência respiratória	Normal	Leve taquipneia	Moderada taquipneia	Taquipneia intensa/ respiração agônica
Enchimento capilar	Normal	Lento (> 2 s)	Prolongado (> 3 s)	Muito prolongado (> 5 s)
Pressão arterial	Normal	Normal ou pouco diminuída	Diminuída	Diminuída
Pulsos	Normais	Normais ou periféricos finos	Periféricos finos ou ausentes	Periféricos ausentes, centrais finos ou ausentes
Pele	Aquecida	Extremidades frias e rendilhadas	Extremidades bastante frias, rendilhadas ou pálidas	Extremidades muito frias e cianóticas
Nível de consciência	Levemente ansioso	Moderadamente ansioso, irritado	Letárgico, com diminuição da resposta à dor	Comatoso, não responsivo
Débito urinário	Normal, urina concentrada	Diminuído	Mínimo	Mínimo ou ausente

ABORDAGEM DIAGNÓSTICA

O diagnóstico de choque hipovolêmico é essencialmente clínico, devendo ser levados em conta a história clínica, os sinais e sintomas presentes na admissão, bem como a doença que originou o quadro de choque. Após o atendimento inicial, todo paciente deverá ter avaliação e abordagem individualizadas de acordo com a etiologia do choque, de modo periódico e sistemático.

Causas mais frequentes de perda de volume que levam ao choque hipovolêmico:

- Diarreia.
- Vômitos.

- Hemorragia interna ou externa.
- Ingestão insuficiente de líquidos.
- Diurese osmótica (hiperglicemia, diuréticos, cetoacidose metabólica).
- Perdas para o terceiro espaço (grandes ascites, obstrução intestinal).
- Grandes queimaduras.
- Sequestro esplênico na anemia falciforme.

A abordagem diagnóstica inicial envolve o reconhecimento do colapso cardiovascular iminente, seguido por sua abordagem específica, além da coleta de uma história breve e sinais do exame físico que possam direcionar a terapêutica posterior.

História

Solicitar detalhes sobre início e duração dos sintomas. Os detalhes informados têm vital importância, pois poderão direcionar a origem do choque: história de diarreia e vômitos por gastroenterite, diurese osmótica na cetoacidose metabólica, perdas insensíveis e capilares nas queimaduras, perdas para terceiro espaço em doenças abdominais (p. ex., intussuscepção, obstrução intestinal, ascites), história de trauma ou presença de anemia falciforme.

Exame físico

- O exame físico inicial é similar ao realizado em outros tipos de choque, com atenção especial aos sinais de alteração da perfusão periférica, padrão ventilatório e sinais de redução da perfusão cerebral.
- Pacientes com história de trauma e que estejam hipotensos, mesmo sem sangramento visível, provavelmente têm hemorragia interna, por isso é necessária a busca minuciosa do local da hemorragia (ver Capítulo 3, "Abordagem da criança politraumatizada").
- Crianças com queimaduras moderadas ou graves têm risco aumentado de perdas capilares e insensíveis.
- Distensão e dor abdominais podem ser sinais de doenças graves que determinam perdas para o terceiro espaço, como invaginação, pancreatite e obstrução intestinal.
- Perdas mantidas devem ser identificadas e tratadas (p. ex., diarreia e vômitos ou hemorragia ativa).

Exames auxiliares

- No choque hipovolêmico sem hemorragia:
  - Glicemia capilar: pacientes com diarreia e vômitos têm risco aumentado de hipoglicemia, enquanto pacientes com queimaduras normalmente têm hiperglicemia decorrente de estresse. Glicemia muito elevada (acima de 250 a 300 mg/dL) pode levar a diurese osmótica e subsequente desidratação.
  - Dosagem de eletrólitos: anormalidades de sódio e potássio ocorrem comumente em várias situações de choque hipovolêmico, dependendo do tipo de perda, do fluido de reposição, da presença de acidose e da disfunção renal.
  - Lactato e bicarbonato: o nível de lactato é um parâmetro importante na avaliação inicial do choque, e valores acima de 5 mmol/L estão associados à maior mortalidade.
  - Sumário de urina ou tiras reagentes: a pesquisa de glicosúria e cetonúria é fundamental na investigação de pacientes que se apresentem com choque hipovolêmico, hiperglicemia e acidose metabólica, pela suspeita de cetoacidose diabética.
- No choque hipovolêmico hemorrágico – acrescentar aos exames já sugeridos:
  - Hematócrito/hemoglobina: pacientes com perdas sanguíneas agudas podem ter níveis normais inicialmente, porém terão queda progressiva do hematócrito nas dosagens subsequentes. Caso o hematócrito inicial já esteja baixo, o paciente encontra-se em uma situação crítica, com elevado risco de vida.
  - Coagulograma (plaquetas, TP, TTPa, fibrinogênio) deverá ser realizado em todos os pacientes nas seguintes situações: trombocitopenia conhecida ou suspeitada, disfunção hepática, em uso de anticoagulação e na hemorragia grave. Os fatores de coagulação podem cair durante a evolução pelo consumo excessivo nos casos de hemorragia maciça.
  - Tipagem sanguínea: solicitar logo na admissão, para tentar utilizar sangue compatível, quando necessário.
  - Hemogasometria arterial ou venosa: pacientes com perda sanguínea importante tipicamente têm acidose metabólica e hiperlactatemia decorrentes de oxigenação tecidual inadequada.
  - Radiografia de tórax: nos casos de politrauma, deve ser realizada para afastar hemotórax ou outras situações que possam causar o choque, como pneumotórax hipertensivo e derrame pericárdio. Nos pacientes que já receberam acima de 60 mL/kg de líquidos, a área cardíaca pequena é indi-

cativa da necessidade de novas expansões volêmicas, mas, caso a área cardíaca esteja aumentada, outras causas de choque devem ser consideradas (séptico ou cardiogênico).

ABORDAGEM TERAPÊUTICA

O manejo bem-sucedido do choque hipovolêmico visa a reconhecer as situações ameaçadoras de vida e o início imediato de reposição fluídica agressiva.

- Avaliação inicial:
  - Garantir vias aéreas pérvias. Os pacientes que apresentem sinais de falência cardiorrespiratória devem ser intubados de forma precoce.
  - Oxigenação efetiva com FiO_2 a 100%.
  - Imobilização cervical nos casos de trauma.
- Controle da hemorragia:
  - Nas hemorragias externas, é preciso realizar compressão manual diretamente no local do sangramento. Caso o sangramento não cesse com a compressão direta ou se houver um corpo estranho cortante no local e em amputações, deve-se fazer compressão nos grandes vasos próximos.
  - Nos pacientes com trauma e choque hipovolêmico, sem sangramento visível, é necessário procurar os locais mais frequentes de hemorragia interna e realizar seus tratamentos específicos. As fraturas de ossos longos e bacia podem ser o foco do sangramento, o que torna necessária a avaliação imediata com ortopedista. As hemorragias intra-abdominais podem demandar laparotomia exploradora de urgência.
  - Paciente com hemorragia alveolar por trauma torácico devem ser intubados e mantidos com pressão expiratória mais elevada, para tentar tamponar o sangramento e permitir a oxigenação adequada.
- Acesso vascular:
  - O acesso vascular deverá obtido imediatamente após a admissão para a infusão de fluidos, devendo ser o mais curto e calibroso possível (não usar cateter de PICC).
  - Se for possível, obter dois acessos venosos periféricos. Pelo menos um deles deve ser colocado em posição supradiagfragmática (veias cefálicas, jugular externa ou membros superiores), principalmente em pacientes que apresentem diminuição do retorno venoso pela veia cava inferior seja por sangramento ou por compressão extrínseca (p. ex., na distensão abdominal importante).

— Caso não seja possível conseguir o acesso venoso periférico, deve-se passar um acesso intraósseo imediatamente e, posteriormente, conseguir um segundo acesso (periférico ou central).

- Ressuscitação fluídica:
  — O objetivo da infusão de fluidos é restaurar o volume sanguíneo circulante e deverá ser feito inicialmente com cristaloides, podendo ser realizado com hemoderivados depois nos pacientes com choque hemorrágico. Assim que a perfusão for restaurada e a criança sair do choque, o déficit de fluido total poderá ser corrigido nas 24 ou 48 horas subsequentes.
  — Utilizar soluções cristaloides (soro fisiológico ou Ringer lactato) no volume de 20 mL/kg em infusão rápida.
  — Nos pacientes que apresentem choque descompensado (com hipotensão), infundir em 5 a 10 min, podendo ser repetido mais de três vezes, desde que não haja melhora clínica e não surjam sinais de hiper-hidratação. Pode ser necessário utilizar os dois acessos venosos de forma concomitante, para se conseguir infundir o líquido nesse intervalo de tempo ou infundir diretamente com uma seringa. É fundamental reavaliação constante.
  — Caso o paciente apresente choque ainda compensado, realizar a infusão mais lentamente, em cerca de 10 a 20 minutos.
  — Os pacientes deverão ser reexaminados após cada expansão realizada, tanto para avaliar a necessidade de novas expansões quanto para identificar os sinais de sobrecarga hídrica (estertores pulmonares, hepatomegalia, dessaturação, ritmo de galope).
  — Caso o paciente não apresente melhora após receber 60 mL/kg de expansão com cristaloides, avaliar as possibilidades: perdas não hemorrágicas mantidas (diarreia e vômitos continuados), perda inicial subestimada (queimaduras, perda pra terceiro espaço), hemorragia oculta (intra-abdominal, bacia, ossos longos).
  — O uso de concentrado de hemácias em pacientes com choque hemorrágico não deverá ser protelado. É ideal que sejam realizadas a tipagem sanguínea e a compatibilização da bolsa a ser utilizada, no entanto, dependendo da hemorragia (maciça, continuada) e da apresentação hemodinâmica (hipotensão grave), poderá ser necessário utilizar concentrado de hemácias tipo O negativo, caso não haja tempo para realizar os testes.
  — Pode ser necessário o uso de outros hemoderivados (plasma fresco, concentrado de plaquetas, crioprecipitado) em pacientes com choque hipovolêmico que apresentem distúrbios de coagulação ou nos casos de he-

morragia maciça que necessitarem de grandes volumes de concentrado de hemácias (coagulopatia de consumo).
— O uso de coloides (albumina) não é rotineiramente indicado nos pacientes com hipovolemia, porém deverá ser avaliado em pacientes que tenham pressão oncótica reduzida por hipoalbuminemia (síndrome nefrótica, desnutrição, hepatopatas) ou nas grandes perdas para terceiro espaço (queimaduras, grandes ascites).

Objetivos terapêuticos

Após o uso de fluidos e o controle das perdas hídricas, a normalização dos seguintes parâmetros fisiológicos indicará se o tratamento foi bem-sucedido:

- Melhora do estado mental.
- Frequências cardíaca e respiratória adequadas para a idade.
- Pressão arterial adequada para a faixa etária e a estatura.
- Perfusão periférica adequada e pulsos centrais e periféricos cheios.
- Débito urinário acima de 1 mL/kg/h após restauração do volume circulante.

Considerações adicionais

- Caso a apresentação inicial do paciente seja grave, mesmo com a melhora clínica, interná-lo em unidade de terapia intensiva para monitoração rigorosa.
- A avaliação conjunta de um cirurgião e/ou ortopedista poderá ser necessária dependendo da apresentação clínica (politrauma, hemorragias, etc.).
- O uso de drogas vasoativas no choque hipovolêmico isolado não apresenta embasamento, e o uso de vasopressores pode piorar a perfusão tecidual. Caso o paciente apresente sinais sugestivos de choque de múltiplas apresentações (séptico, cardiogênico), utilizar tais drogas de forma criteriosa e com monitoração intensiva.

Figura 1 Atendimento da criança com choque hipovolêmico.

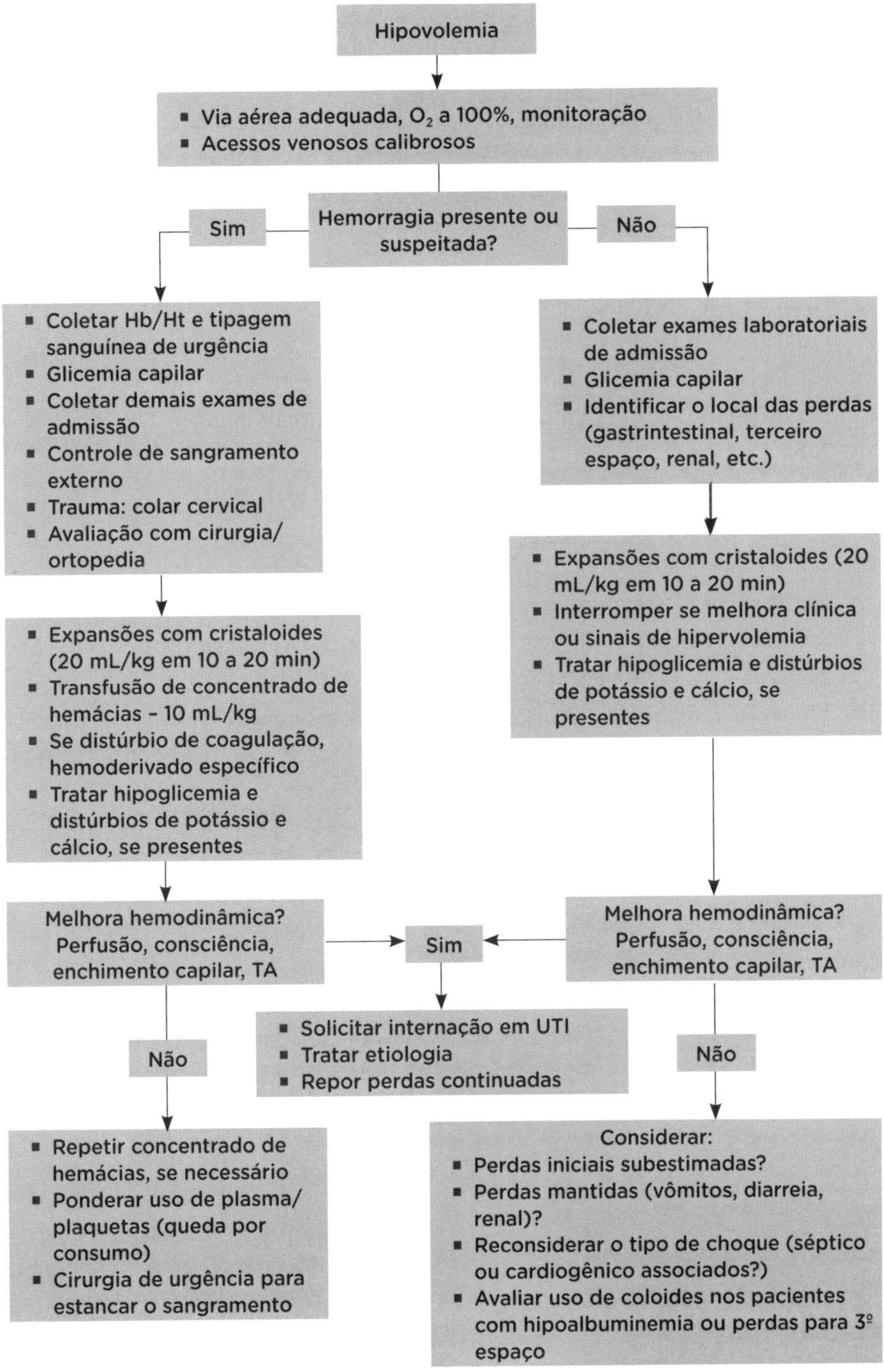

BIBLIOGRAFIA

1. American College of Surgeons - Comittee on Trauma. Advanced Trauma Life Support. 5.ed. Chicago: ACS; 1995.
2. American Heart Association. PALS – Suporte Avançado de Vida em Pediatria. Manual para o profissional de saúde. American Heart Association; 2011.
3. Brown K, Bocock J. Update in pediatric resuscitation. Emergency Medicine Clinics of North America. 2002;20(1):1-26.
4. Bruniera P. Crise de sequestro esplênico na doença falciforme. Rev Bras Hematol Hemoter. São José do Rio Preto. 2007;29(3):259-61.
5. Carvalho WB, Troster EJ, Bousso, A. Algoritos em terapia intensiva pediátrica, neonatologia e emergências. São Paulo: Atheneu; 2010. p.37-40.
6. Hypovolemic shock in children. Literature review current throught. UpToDate; Nov 2014.
7. Lee LK, Fleisher GR. Trauma management: approach to the unstable child. Literature review current through. UpToDate; Apr 2016.
8. Pomerantz WJ, Roback MG. Hypovolemic shock in children: initial evaluation and management. Literature review current throught. UpToDate; Mar 2016.
9. Santana JL, Garcia PCR, Kipper DJ. Punção intra-óssea em crianças. Revista de Medicina da PUC RS. 1996;6:31-6.
10. Younes RN, Birolini D. Hypertonic/hyperoncotic solution in hypovolemic patients: experience in the emergency room. Rev Hosp Fac Med. São Paulo. 2002;57(3):124-8.
11. Zaritsky A. Pediatric advanced life support. American Heart Association/American Academy of Pediatrics, Dallas: Recognition of Respiratory Failure and Shock, 2003. p.21-42.

Coagulação intravascular disseminada

Fábio Zattar Guerios

INTRODUÇÃO

A coagulação intravascular disseminada (CIVD) ocorre em até 30% dos pacientes críticos como complicação da sepse ou de outras condições que cursem com resposta inflamatória sistêmica (SRIS), como pacientes grandes queimados ou com politrauma. A CIVD faz parte da patogênese da disfunção de múltiplos órgãos e sistemas (DMOS) e é uma preditora independente de mortalidade.

O evento inicial da CIVD é a disfunção do endotélio com exposição do fator tecidual e ativação dos fatores de coagulação, determinando a formação excessiva de fibrina. O excesso de fibrina ativa o sistema fibrinolítico e causa uma situação paradoxal com microtrombos na circulação, responsáveis pela obstrução de pequenos vasos contribuindo com a DMOS, e sangramento.

ABORDAGEM CLÍNICA

A Sociedade Internacional de Trombose e Hemostasia (ISTH) recomenda que se faça uma abordagem das condições clínicas do paciente que podem estar ligadas a alterações de coagulação e CIVD:

1. Condições clínicas associadas à CIVD:
   - Sepse/infecção grave.
   - Trauma/queimadura/cirurgia.
   - Doenças neoplásicas.
   - Aneurismas/hemangiomas/vasculites.

   - Reações a veneno de cobra.
   - Reações transfusionais/rejeição a transplantes.
   - Calamidades obstétricas.
   - Doenças hepáticas.
   - Outros – pancreatite/isquemia/embolia gordurosa/rabdomiólise.
2. Condições clínicas que exigem atenção para CIVD:
   - Trombocitopenia.
   - Tempo de protrombina (TP) prolongado por anticoagulantes.
   - Trombose.

ABORDAGEM DIAGNÓSTICA

Não há um teste único padrão-ouro para o diagnóstico da CIVD. A recomendação é usar escores diagnósticos relacionados à condição clínica do paciente e, dessa forma, levantar suspeita diagnóstica forte. O escore deve ser de fácil execução, com exames disponíveis, ter acurácia diagnóstica e ainda demonstrar o prognóstico.

Os escores levam em consideração a contagem de plaquetas, o TP, a dosagem de fibrinogênio e os marcadores relacionados à detecção de fibrina.

O TP e a razão normalizada internacional (RNI) podem estar alterados em até 50 a 60% dos pacientes em condição crítica. A redução da contagem de plaquetas e, principalmente, uma tendência à queda estão relacionadas com CIVD. A redução do fibrinogênio é um critério diagnóstico importante, mas não observado na maioria dos pacientes. Elevação nos marcadores de fibrina como produtos de degradação (PDF), D-dímero e fibrina solúvel detectam a maior formação de fibrina, mas nem sempre são exames de fácil execução.

Os estudos de viscoelasticidade do trombo são promissores para a melhor e mais fina compreensão da cinética das alterações de coagulação, no entanto ainda são necessárias avaliações mais robustas e padronizadas dos aparelhos e de pessoal altamente habilitado para manipulá-los para que os resultados possam ser confiáveis.

É recomendada a repetição diária dos escores para avaliação evolutiva nos pacientes graves e de risco.

O escore diagnóstico para CIVD da ISTH, que foi criado em 2001 e validado em 2006, tem sensibilidade de 91% e especificidade de 97% e mostrou eficácia na predição de mortalidade em 28 dias.

O escore diagnóstico para CIVD da ISTH 2001 baseia-se em alguns parâmetros:

1. O paciente tem doença de base sabidamente associada a desencadeamento de CIVD?
   - Se sim, o escore deve ser aberto e repetido diariamente para acompanhamento evolutivo.
2. Devem ser solicitados contagem de plaquetas, TP, dosagem de fibrinogênio, PDF e/ou D-dímero e fazer uma pontuação:
   - Contagem de plaquetas:
     - Menor que 50.000 = 2.
     - Menor que 100.000 e maior que 50.000 = 1.
     - Maior que 100.000 = 0.
   - Prolongamento do TP:
     - Aumento maior que 6 segundos do basal ou menor que 40% = 2.
     - Aumento entre 3 e 6 segundos do basal ou entre 70 e 40% = 1.
     - Aumento de até 3 segundos ou maior que 70% = 0.
   - Elevação nos marcadores de presença de fibrina (PDF ou D-dímero):
     - Aumento importante (> 75%) = 3.
     - Aumento moderado (25 a 75%) = 2.
     - Sem aumento ou menor que 25% do basal = 0.
   - Fibrinogênio:
     - Menor que 100 g/mL = 1.
     - Maior que 100 g/mL = 0.

O cálculo do escore se faz por soma simples dos valores encontrados. Com a soma maior ou igual a 5, o diagnóstico é de CIVD evidente. Se a soma for menor que 5, o quadro é classificado como não evidente e deve ser reavaliado diariamente. Na sequência, podem ser avaliados dados dinâmicos diários de melhora ou piora:

a. O paciente tem condição que o exponha a risco de CIVD?
   - Sim = 2.
   - Não = 0.
b. Plaquetas:
   - Maiores que 100.000 = 0.
   - Menores que 100.000 = 1.
   - Contagem subindo = -1.
   - Estáveis = 0.
   - Contagem em queda = 1.
c. Prolongamento do TP:
   - Menor que 3 segundos do basal = 0.

- Maior que 3 segundos do basal = 1.
- Em melhora = -1.
- Estável = 0.
- Em piora = 1.

d. PDF ou D-dímero:
- Normal = 0.
- Aumentado = 1.
- Em melhora = -1.
- Estável = 0.
- Em piora = 1.

Algumas vezes, é possível que se obtenha escore acima de 5 nesta etapa e, assim, deve-se voltar a considerar CIVD instalada.

Os escores devem ser repetidos diariamente.

ABORDAGEM TERAPÊUTICA

O fundamental no tratamento da CIVD é o tratamento da causa, ou seja, da sepse ou da condição clínica que causou a SRIS. Muitas vezes, a CIVD tem resolução espontânea quando a causa é tratada, enquanto em outras vezes é necessário tratamento específico.

Os estudos com reposição de fatores de coagulação específicos ou terapêutica fibrinolítica específica mostram resultados inconclusivos ou de terapêutica questionável. Dessa forma, o recurso terapêutico resume-se à transfusão de hemoderivados:

- Plasma fresco congelado – na coagulopatia adquirida dos pacientes críticos, múltiplos fatores de coagulação estão deficientes. A relação com RNI prolongada representa apenas uma parte da alteração da cascata de coagulação, e essas deficiências não são bem estabelecidas. Portanto, a RNI prolongada reflete de maneira pobre a tendência a sangramento, pois apenas evidencia que pelo menos um dos fatores dependentes de vitamina K está em nível abaixo do mínimo para promoção da hemostasia. Ainda ocorre de muitos pacientes receberem transfusão de plasma fresco congelado sem indicação precisa e, algumas vezes, mesmo sem sinais de sangramento clínico ativo. As recomendações da ISTH para uso de plasma fresco congelado na CIVD restringem-se a pacientes com sangramento ativo evidente.

- Indicação: RNI > 1,5 com evidência de sangramento ativo ou antes de procedimento invasivo.
- Dose: 10 a 20 mL/kg. Considerar volumes menores conforme a tolerância do paciente.

- Crioprecipitado:
  - Indicação: dosagem de fibrinogênio abaixo de 50 mg/dL ou em pacientes com RNI persistentemente alargada mesmo após uso do plasma.
  - Dose: 4 UI/m^2.
- Plaquetas:
  - Indicação: contagem < 10.000/mm^3 sem evidência de sangramento; ou contagem entre 10.000 e 30.000/mm^3 com evidência ou risco importante de sangramento; ou contagem < 50.000/mm^3 em pré-operatório.
  - Dose: 4 UI/m^2.
- Vitamina K:
  - Indicação: evidência de deficiência de vitamina K, nutrição parenteral prolongada.
  - Dose: 10 mg, intravenoso (IV), de 1 a 3 doses.
- Anticoagulantes:
  - O uso de heparina em doses terapêuticas é bastante controverso e, até o momento, não existe recomendação para seu uso.A heparina de baixo peso molecular pode ser considerada em pacientes com predomínio evidente de ativação pró-coagulação.
  - Se o paciente tiver condição que o exponha a risco de trombose venosa profunda, a profilaxia está recomendada.
- Concentrado de fatores anticoagulantes:
  - Antitrombina – até o momento, estudos multicêntricos randomizados duplo-cego não evidenciaram melhora na mortalidade com uso de antitrombina, portanto o uso rotineiro não está recomendado.
- Proteína C ativada teve recomendação de uso suspensa por risco de sangramento fatal.
- Agentes antifibrinolíticos:
  - Pacientes com CIVD não devem receber agentes antifibrinolíticos, somente pacientes com leucemia promielocítica e outras malignidades associadas à hiperfibrinólise. Alguns pacientes adultos com trauma podem se beneficiar com esse tratamento.

Na Figura 1 está o protocolo para avaliar a coagulação intravascular disseminada no paciente pediátrico

Figura 1 Avaliação de CIVD em paciente de risco.

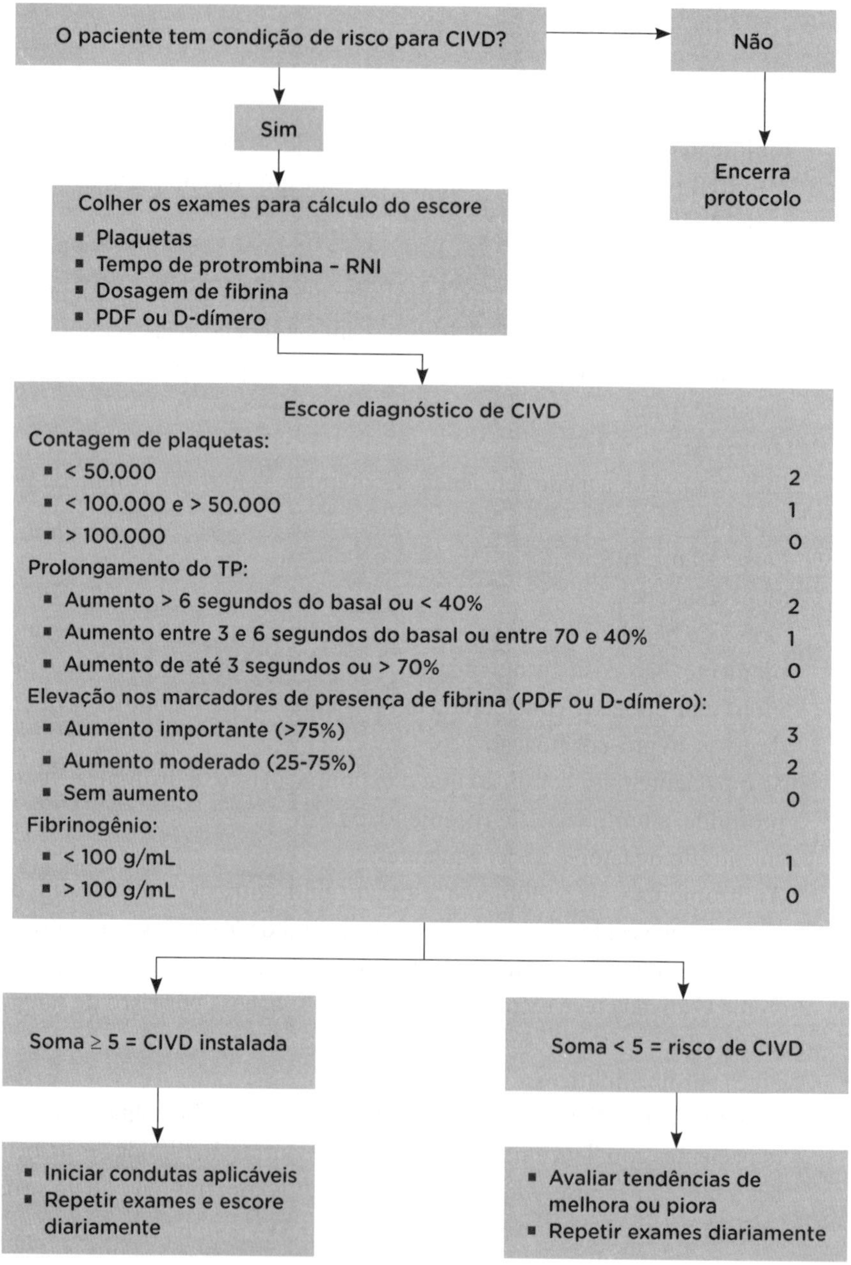

CIVD: coagulação intravascular disseminada; PDF: produtos de degradação; RNI: razão normalizada internacional; TP: tempo de protrombina.

CONDUTAS DE INTERNAÇÃO

- Pacientes críticos devem ser triados para alterações de coagulação e ter o escore avaliado.
- Deve-se repetir o escore diariamente.
- Atenção para qualquer tipo de sangramento – pontos de punção, mucosa gastrintestinal, urina.
- É preciso lembrar que todo paciente grave e com sangramento persistente deve ser triado para síndrome hemofagocítica e para outras microangiopatias trombóticas.

BIBLIOGRAFIA

1. Bakhtiari K, Meijers JCM, Levi M. Prospective validation on the International Society on Thrombosis and Haemostasia scoring system on disseminated intravascular coagulation. J Thromb Haemost. 2004;86:1327-30.
2. Gando S, Levi M. What´s new in diagnostic criteria of disseminated intravascular coagulation? Intensive Care Med. 2016;42:1062-4.
3. Goldstein B. ENHANCE: Results of a global open-label trial of drotrecogin alfa in children with severe sepsis. Pediatric Crit Care Med. 2006;7(3):200-12.
4. Grottke O. Management of refractory bleeding. Controversies on Intensive Care Medicine. ESICM; 2007.
5. Kitchen DP, Kitchen S, Jennings I. Quality assurance and quality control of thromboelastography and rotational thromboelastometry: the UK NEQAS for blood coagulation experience. Semin Thromb Hemost. 2010;36:757-63.
6. Leung L, Manucci P. Clinical features, diagnosis, and treatment of disseminated intravascular coagulation in adults. UpToDate; 2015.
7. Levi M. Disseminated intravascular coagulation. N Engl J Med. 1999;341:586-592.
8. Levi M. Pathogenesis of disseminated intravascular coagulation in sepsis. JAMA. 1993;270:975-9.
9. Muller MC, Meijers JCM, Vroom MB. Utility of thromboelastography and/or thromboelastometry in adults with sepsis: a systematic review. Crit Care. 2014;18 R:30.
10. Muller MCA, Straat M, Meijers JCM. Fresh frozen plasma transfusion fails to influence the hemostatic balance in critically ill patients with a coagulopathy. J Thromb Haemost. 2015;13:989-97.
11. Surviving Sepsis Campaign: International Guidelines for Management of Sepsis and Septic Shock. Intensive Care Medicine; 2016.

12. Taylor FB, Toh CH, Levi M. Toward definition, clinical and laboratory criteria, and a soring system for disseminated intravascular coagulation. J Thromb Haemost. 2001;86:1327-30.
13. Toh CH, Hoots WK. The scoring system of the Scientific standardization Committee on disseminated intravascular coagulation on the International Society on Thrombosis and Haemostasia; a 5-year overview. JThromb Haemost. 2007;7:604-6.
14. Wada H, Tachil J, Gando S, Levi M. Guidance for diagnosis and treatment of disseminated intravascular coagulation from harmonization of the recommendations of three guidelines. J Thromb Haemost. 2013;11:761-7.
15. Walsh TS, Stanworth SJ, Prescott RJ, Lee RJ, Watson DM, Wyncoll D. Prevalence, management, and outcomes of criticallyill patients with prothrombin time prolongation in United Kingdom intensive care units. Crit Care Med. 2010;38:1939-46.
16. Wong W, Glader B, Mahoney Jr D. Disseminated intravascular coagulation in infants and children. UpToDate; 2015.

Coma

Flávia Maria Aragão Lima

INTRODUÇÃO

O coma, do grego *koma* ("estado de dormir"), representa uma redução da atividade cerebral na qual o paciente perde completa ou parcialmente a consciência. A diminuição do nível de consciência de forma aguda é uma das situações mais críticas na prática pediátrica, que demanda medidas de intervenção rápidas e adequadas com intuito de reduzir a morbidade e a mortalidade em curto e longo prazos. O coma é um sintoma, não uma doença, e pode ser comum a muitos processos que envolvem o sistema nervoso central (SNC). A mortalidade do coma agudo em crianças oscila entre 22 e 33%, de acordo com alguns autores, com relatos de sequelas neurológicas em um terço dos casos.

ABORDAGEM CLÍNICA

A redução do nível de consciência tem várias graduações, que são medidas em escalas de profundidade do coma (Tabela 1) ou por nomenclaturas distintas:

- Letargia: dificuldade para manter-se desperto, podendo estímulos luminosos repetitivos manter o paciente acordado.
- Estupor: redução do nível de consciência, mas com possibilidade de ser despertado com estímulos dolorosos.
- Coma: o paciente não pode ser acordado e não responde a estímulos verbais ou dolorosos.
- *Delirium*: estados de confusão alternados com agitação e, algumas vezes, alucinações.

A escala universalmente aceita é a escala de coma de Glasgow, descrita em 1974, e modificada por vários autores, tendo em vista a dificuldade em aplicá-la em lactentes e crianças pequenas (utilizada para menores de 5 anos) (Tabela 1).

TABELA 1 Escala de coma de Glasgow e Pediatric Coma Scale (PCS)

Escore	Resposta	Resposta modificada para lactentes
	Abertura ocular	
4	Espontânea	Espontânea
3	Ao estímulo verbal	Ao estímulo verbal
2	Ao estímulo doloroso	Ao estímulo doloroso
1	Ausente	Ausente
	Melhor resposta motora	
6	Obedece o comando	Movimentação espontânea
5	Localiza dor	Localiza dor (retirada ao toque)
4	Retirada ao estímulo doloroso	Retirada ao estímulo doloroso
3	Flexão ao estímulo doloroso (postura decorticada)	Flexão ao estímulo doloroso (postura decorticada)
2	Extensão ao estímulo doloroso (postura descerebrada)	Extensão ao estímulo doloroso (postura descerebrada)
1	Ausente	Ausente
	Melhor resposta verbal	
5	Orientado	Balbucios
4	Confuso	Choro irritado
3	Palavras inapropriadas	Choro à dor
2	Sons inespecíficos	Gemido à dor
1	Ausente	Ausente

A classificação do coma e sua gravidade dependem de três componentes:

- Etiopatogenia.
- Extensão do sofrimento cerebral (focal ou difuso).
- Progressão do comprometimento do SNC.

Classificação pela etiopatogenia (Tabela 2)

- Coma metabólico: distúrbios do metabolismo endógeno com substâncias agindo no SNC (p. ex., diabetes, coma hepático, coma urêmico, erros inatos do metabolismo).
- Coma toxêmico: determinado por infecções do SNC (virais, bacterianas ou protozoários).
- Coma neurológico: afecção primária do SNC (p. ex., traumatismo cranioencefálico [TCE], mal convulsivo, acidente vascular cerebral [AVC]).

- Coma por intoxicação: substâncias exógenas depressoras do SNC (p. ex., barbitúricos, benzodiazepínicos).

TABELA 2 Classificação do coma pela etiopatogenia

Metabólico	Toxêmico	Neurológico	Intoxicação
Acidose metabólica	Meningites	**Edema cerebral**	**Toxinas**
Cetoacidose	Encefalites	Pós-ictal	Metais pesados
Hipoglicemia	Abscessos	Pós-hipóxia	Cogumelos
Hiperglicemia	Sífilis	TCE	Cianeto
Hiper/hiponatremia	Sepse	Afogamento	Metanol
Hiper/hipocalcemia	Febre tifoide	Hipo/hipertermia	Gás carbônico
Hipermagnesemia	Malária	Encefalopatia secundária à HAS	
Coma hepático	Pós-vacinais		**Drogas**
Coma urêmico			Diazepínicos
Erros inatos do metabolismo		**AVC**	Barbitúricos
		Hemorragias	Outros hipnóticos
Síndrome de Reye		Tromboses	Álcool
Hipotireoidismo		Embolias	Opioides
			Salicilato
		Tumores (HIC)	Anticolinérgicos
		Meningiomas	Anfetaminas
		Gliomas	Lítio
		Hidrocefalia	Inibidores da MAO

TCE: traumatismo cranioencefálico; HAS: hipertensão arterial sistêmica; AVC: acidente vascular cerebral; HIC: hipertensão intracraniana; MAO: monoaminoxidase.

Critérios de admissão na UTI

- Alteração do nível de consciência aguda e/ou grave, com potencial deterioração neurológica (queda do Glasgow em 2 pontos ou ≤ 8).
- TCE moderado a grave.
- Mal convulsivo.
- Pós-operatório de neurocirurgias.

ABORDAGEM DIAGNÓSTICA

O coma é uma emergência médica, cujas avaliação e condução clínica inicial devem ser rápidas e sistemáticas, buscando identificar-se a causa de base, o que é crucial na conduta terapêutica e no prognóstico.

Questões clínicas

- A criança está inconsciente e, se está, qual a profundidade do coma?

- O distúrbio é de natureza funcional ou orgânica?
- Se orgânica, é focal ou difuso; existe o risco de hipertensão intracraniana (HIC)?
- A criança está melhorando, estável ou piorando?
- Qual doença está determinando o quadro comatoso?
- Qual o tipo de tratamento: clínico ou cirúrgico?

História clínica

A busca de informações clínicas deve ser ampla e direcionada para as principais causas de coma na pediatria:

- Instalação dos sintomas: o surgimento de sintomas neurológicos de forma progressiva e recorrente sinaliza a possibilidade de doença preexistente.
- Fatores desencadeantes.
- Sintomas associados: febre, cefaleia, vômitos, crises convulsivas, sintomas respiratórios ou gastrintestinais, alterações na acuidade visual, marcha ou equilíbrio, perda de peso.
- Episódios anteriores e sua evolução.

Exame físico

Deve ser realizado um exame físico completo, não apenas neurológico, já que os indícios da etiologia podem ser encontrados em outros sistemas.

- Sinais vitais: temperatura, frequências cardíaca e respiratória, pressão arterial.
- Fundoscopia: procurar por papiledema e hemorragia retiniana (ênfase para a síndrome do bebê sacudido).
- Alterações pupilares: anisocoria, miose e midríase.
- Alterações da pele e mucosas: atentar para presença de cianose e icterícia; sinais de trauma; *rash* cutâneo.
- Pesquisa de sinais meníngeos: rigidez de nuca, sinais de Kernig, Brudzinski e Lasègue.
- Estadiamento do coma (Tabela 1).
- Exame neurológico detalhado:
  - Nível de consciência.
  - Resposta motora (assimetria, resistência, tônus).
  - Reflexos de tronco cerebral (pupilar, oculocefálico, oculovestibular, corneopalpebral).

Avaliação laboratorial

Em todos os casos:

- Glicemia capilar.
- Hemograma, eletrólitos, função renal, glicemia, função hepática, TP, TTPa, gasometria arterial e lactato.

Exames específicos dependendo da suspeita etiológica:

- Infecções: estudo do liquor (afastar HIC antes da coleta), PCR, VHS, hemoculturas.
- Intoxicação exógena: *screening* toxicológico (sangue e urina).
- Convulsivos crônicos: nível sérico de anticonvulsivantes, eletroencefalograma (EEG).
- Mal convulsivo: EEG (fazer quando o diagnóstico permanecer obscuro; p. ex., mal epiléptico não convulsivo).
- Presença de sinais focais, papiledema, abaulamento de fontanelas, bradicardia com hipertensão arterial sistêmica (HAS) ou febre: tomografia computadorizada ou ressonância magnética de crânio (esta se o diagnóstico permanecer obscuro ou após avaliação de neuropediatra).
- AVC: malformações vasculares, vasculites, tromboses – acrescentar angiotomografia, se possível.
- Triagem para erros inatos: amônia, lactato, piruvato, dosagem de açúcares e aminoácidos na urina e demais testes específicos.
- Outros: função tireoidiana, cortisol, estudos da coagulação (D-dímero, fibrinogênio, etc.), carboxi-hemoglobina.

É necessária a avaliação de neuropediatra e, em algumas situações, da neurocirurgia.

ABORDAGEM TERAPÊUTICA

Conduta inicial

a. Via aérea:
   - Posicionar a cabeça de forma neutra e centralizada.
   - Proteger a coluna cervical em caso de trauma.

- Abertura da via aérea com a manobra da elevação do mento e extensão do pescoço.
- Intubar se Glasgow ≤ 8 ou incapacidade de proteger via aérea.

b. Respiração:
- Monitoração com oxímetro de pulso e $ETCO_2$ se intubado.
- Oxigênio FiO_2 100% ou ventilação por pressão positiva (não hiperventilar).

c. Circulação:
- Monitorar pressão arterial, frequência cardíaca, perfusão, diurese, pulso.
- Acesso venoso calibroso.
- Glicemia capilar: oferecer *push* de glicose 25% (2 a 5 mL/kg) se glicemia ≤ 60 mg/dL.
- PVC e SVO_2, se cateter central.
- Tratar choque e hipovolemia.

d. Neurológico:
- Cateter para aferir pressão intracraniana (PIC): TCE grave, pós-operatório de ressecção de tumor cerebral ou encefalopatia hepática.
- Manter pressão de perfusão cerebral (PPC) adequada para a idade.
- Instalar sensor BIS, se disponível.

Tratamento definitivo (considerar tratamento empírico até definição etiológica)

1. Iniciar anticonvulsivantes se houver mal convulsivo: diazepam, fenitoína ou fenobarbital.
2. Para possível infecção: ceftriaxone e/ou aciclovir.
3. Para possível intoxicação: naloxone, flumazenil, lavagem gástrica com carvão ativado (que deve ser feito em tempo menor que 1 hora da ingestão), conforme Tabela 3.
4. Para possível HIC, seguir protocolo específico.

Na Tabela 3, estão listadas as situações que podem determinar coma acompanhadas de seus sintomas específicos, que podem sugerir algumas etiologias.

Na Tabela 4, estão as drogas que podem ser utilizadas de acordo com a avaliação individualizada, e suas respectivas posologias e efeitos adversos.

Na Figura 1 está o protocolo sequencial de atendimento do paciente com quadro de coma.

TABELA 3 Apresentação das intoxicações

Síndrome	Estado mental	Pupilas	Sinais vitais	Outras manifestações	Exemplos
Simpaticomimética	Agitação, paranoia, alucinação	Midríase	Hipertermia, taquicardia, HAS, taqui e hiperpneia	Diaforese, tremores, hiper-reflexia e convulsões	Cocaína, anfetamina, efedrina, pseudoefedrina, teofilina, cafeína, fenilpropanolamina
Anticolinérgica	Hipervigilância, agitação, alucinação, *delirium* e coma	Midríase	Hipertermia, taquicardia, HAS, taqui e hiperpneia	Pele e mucosas secas, retenção urinária, coreoatetose e convulsão	Anti-histamínicos, antidepressivos tricíclicos, antiespasmódicos, fenotiazinas, atropina, escopolamina, beladona, ciclobenzaprina
Alucinógena	Alucinações, sinestesia, agitação, alteração da percepção	Midríase	Hipertermia, taquicardia, HAS, taqui e hiperpneia	Nistagmo	LSD, fenilciclidina, mescalina, anfetaminas
Opioides	Depressão do SNC, coma	Miose	Hipotermia, bradicardia, hipotensão, hipo e bradipneia	Hiporreflexia, edema pulmonar, marcas de agulha	Heroína, morfina, metadona, oxicodona, difenoxilato
Sedativos-hipnóticos	Depressão do SNC, confusão, estupor e coma	Miose	Hipotermia, bradicardia, hipotensão, hipo e bradipneia	Hiporreflexia	Benzodiazepínicos, barbitúricos, carisoprodol, glutamida, álcool
Colinérgica	Confusão e coma	Miose	Hipotermia, bradicardia, hipertensão, taqui e bradipneia	Salivação, incontinência fecal e urinária, diarreia, êmese, diaforese, câibras, broncoconstrição, fasciculação e convulsão	Organofosforados e inseticidas carbamatos, nicotina, pilocarpina, fisostigmina, edrofônio
Serotoninérgica	Confusão, agitação e coma	Midríase	Hipertermia, taquicardia, HAS, taqui e hiperpneia	Tremor, mioclonia, hiper-reflexia, clônus, diaforese, *rash*, trismo, rigidez e diarreia	IMAO, SSRI, meperidina, l-triptofano
Antidepressivos tricíclicos	Confusão, agitação e coma	Midríase	Hipertermia, taquicardia, HAS, então hipotensão e hipopneia	Convulsão, mioclonia, coreoatetose, arritmias e distúrbios de condução cardíaca	Amitriptilina, nortriptilina, imipramina, clomipramina, desipramina

HAS: hipertensão arterial sistêmica; IMAO: inibidores da monoamino oxidase; LSD: dietilamida do ácido lisérgico; SNC: sistema nervoso central; SSRI: inibidores seletivos da recaptação da serotonina.

TABELA 4 Medicamentos que podem ser utilizados de acordo com a etiologia do coma

Droga	Dose	Administração	Efeitos adversos
Ceftriaxone	100 mg/kg/d, a cada 12 h	IV, 2 a 4 min, máx. 40 mg/mL	Febre, *rash*, prurido, vômitos, diarreia, lama biliar, colelitíase, eosinofilia, leucopenia, anemia, icterícia, disfunção renal
Aciclovir	10 mg/kg/dose, a cada 8 h	IV, infundir em 1 hora, máx. 7 mg/mL	Agitação, encefalopatia, *delirium*, prurido, *rash*, alopecia, vômito, diarreia, supressão medular, hematúria, nefrotoxicidade, hepatite
Diazepam	0,3 a 0,5 mg/kg/dose	IV, 1 a 2 mg/min, máx. 5 mg/mL	Bradicardia, hipotensão, apneia, laringoespasmo, icterícia, hepatite, urticária, incontinência ou retenção urinária
Midazolam	0,15 a 0,5 mg/kg/dose Contínuo: 0,1 a 1 mg/kg/h	IV, 1 a 2 min, 1 a 5 mg/mL	Bradicardia, hipotensão, agitação, *delirium*, apneia, laringoespasmo, vômitos, náusea, dependência e abstinência
Fenitoína	20 mg/kg (ataque) 5 a 10 mg/kg/dia de 8/8h	1 a 3 mg/kg/min, máx. 1 a 10 mg/mL	Bradicardia, hipotensão, arritmias, letargia, ataxia, vômitos, náusea, hirsutismo, Stevens-Johnson, flebites, linfadenopatia, discrasias sanguíneas
Fenobarbital	20 mg/kg (ataque) 5-8 mg/kg/d a cada 12 h (manutenção)	1 mg/kg/min, máx. 30 mg/min	Bradicardia, hipotensão, síncope, apneia, sonolência X agitação, vômitos, náusea, anemia megaloblástica, urticária, hepatite, dependência
Naloxone	0,01 mg/kg	Diluir 1:9	Hipertensão, hipotensão, taquicardia, arritmias, diaforese
Flumazenil	0,02 mg/kg	Sem diluir	Arritmias, taqui ou bradicardia, hiper ou hipotensão, dor torácica, convulsão, agitação, diaforese, vômitos
Manitol	0,5 a 1 g/kg/dose	3 a 5 min	Urticária, edema pulmonar, desidratação
Tiopental	5 mg/kg (ataque)	10 min a 1 h com máx. de 50 mg/mL	Hipotensão, apneia, laringoespasmo, anafilaxia

IV: intravenoso.

Figura 1 Protocolo de atendimento de paciente em coma.

FC: frequência cardíaca; FR: frequência respiratória; PA: pressão arterial; SNC: sistema nervoso central; TC: tomografia computadorizada; UTI: unidade de terapia intensiva.

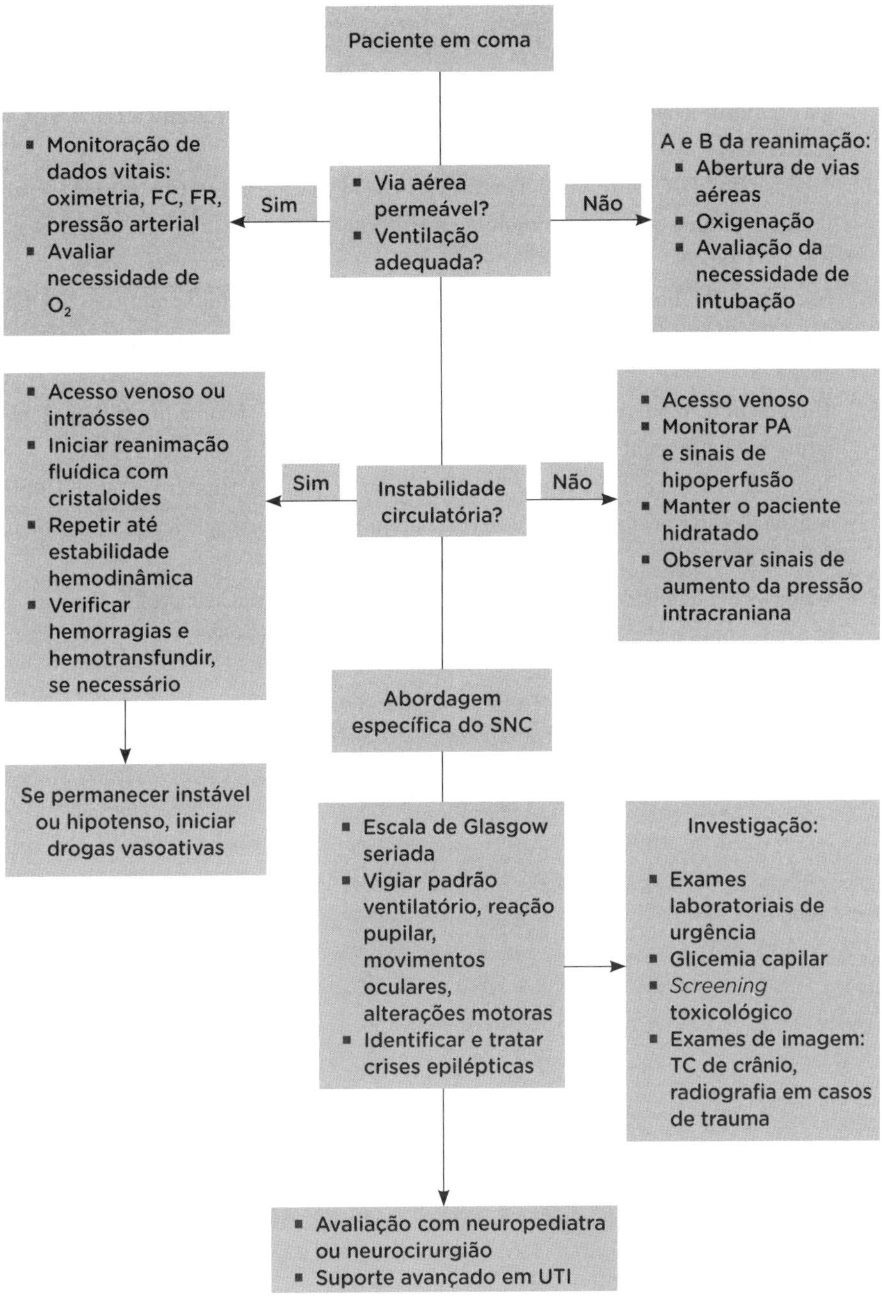
Paciente em coma
▪ Via aérea permeável?
▪ Ventilação adequada?
Sim
▪ Monitoração de dados vitais: oximetria, FC, FR, pressão arterial
▪ Avaliar necessidade de O_2
Não
A e B da reanimação:
▪ Abertura de vias aéreas
▪ Oxigenação
▪ Avaliação da necessidade de intubação
Instabilidade circulatória?
Sim
▪ Acesso venoso ou intraósseo
▪ Iniciar reanimação fluídica com cristaloides
▪ Repetir até estabilidade hemodinâmica
▪ Verificar hemorragias e hemotransfundir, se necessário
Se permanecer instável ou hipotenso, iniciar drogas vasoativas
Não
▪ Acesso venoso
▪ Monitorar PA e sinais de hipoperfusão
▪ Manter o paciente hidratado
▪ Observar sinais de aumento da pressão intracraniana
Abordagem específica do SNC
▪ Escala de Glasgow seriada
▪ Vigiar padrão ventilatório, reação pupilar, movimentos oculares, alterações motoras
▪ Identificar e tratar crises epilépticas
Investigação:
▪ Exames laboratoriais de urgência
▪ Glicemia capilar
▪ *Screening* toxicológico
▪ Exames de imagem: TC de crânio, radiografia em casos de trauma
▪ Avaliação com neuropediatra ou neurocirurgião
▪ Suporte avançado em UTI

BIBLIOGRAFIA

1. Ikhlas Ahmad, Kaisar Ahmed, Imran Ahmad Gattoo, Mohmmad Younus Mir, Muddasir Maqbool, Akhter Rasool Baba. Non traumatic coma in children: a prospective observational study. Int J Contemp Pediatr. 2015;2(2):77-84.
2. Lohr Jr A, Liberalesso BN, Luzzi GC, Faria AC, Bugallo MJC, Santos MLSF. Etiologia e a morbi-letalidade do coma agudo em crianças. Arq Neuropsiquiatr. 2003;61(3-A):621-4.
3. Mewasingh LD, Christophe C, Fonteyne C, Dachy B, Ziereisen F, Christiaens F, et al. Predictive value of electrophysiology in children with hypoxic coma. Pediatr Neurol. 2003;28:178.
4. Michelson D, Thompson L, Williams E, et al. Evaluation of stupor and com in children. Up to Date. Literature review current: Aug 2016./ This topic last update: Jun 26, 2016.
5. Thompson L, Williams E, et al. Treatment and prognosis of coma in children. Literature review current through: May 2015./ This topic last update: Ago 1, 2103.
6. Tong KA, Ashwal S, Holshouser BA, Nickerson JP, Wall CJ, Shutter LA, et al. Diffuse axonal injury in children: clinical correlation with hemorrhagic lesions. Ann Neurol. 2004;56:36.
7. Wijdicks EF, Bamlet WR, Maramattom BV, Manno EM, McClelland RL. Validation of a new coma scale: The FOUR score. Ann Neurol. 2005;58:585.

Constipação intestinal

Renata Serravalle Rocha Felippi
Luciana Rodrigues Silva

INTRODUÇÃO

A constipação intestinal pode ser definida pela ocorrência de qualquer uma das seguintes manifestações, independentemente do intervalo entre as evacuações:

- Eliminação de conteúdo fecal endurecido, na forma de cíbalos, seixos ou cilindros com rachaduras.
- Dificuldade e/ou dor para evacuar.
- Eliminação esporádica de fezes muito calibrosas, que entopem o vaso sanitário.
- Frequência de evacuações inferior a três por semana, exceto em crianças em aleitamento natural.
- Sensação de esvaziamento retal incompleto após evacuar (crianças maiores e adolescentes).

Por vezes, a constipação crônica (duração maior que 2 semanas) pode ser caracterizada pela presença isolada de suas complicações: escape fecal, dor abdominal recorrente, enurese ou infecções do trato urinário de causa não estrutural.

ABORDAGEM CLÍNICA

Podem estar presentes nas crianças constipadas:

- Eliminação de fezes ressecadas, de dimensões variadas, desde o formato de cíbalos até fezes muito calibrosas que entopem o vaso sanitário.

- Dificuldade e dor com o ato de evacuação.
- Comportamento de retenção de fezes, que ocorre especialmente em torno do segundo ano de vida; a criança sofre para evacuar e, muitas vezes, não quer se sentar no vaso, evita o horário da evacuação.
- Escape fecal ou *soiling*, que pode ser confundido com diarreia.
- Dor abdominal recorrente.
- Flatulência.
- Anorexia.
- Náuseas e vômitos.
- Presença de sangue nas fezes: rajas de sangue no exterior na superfície do bolo fecal.
- Infecções urinárias de repetição.
- Retenção urinária.
- Enurese.
- Cólicas ou desconforto abdominal que coincidem com o início das refeições e são causadas pelo reflexo gastrocólico.

Em lactentes, atenção deve ser dada para que não ocorra confusão com a disquesia do lactente e a pseudoconstipação em amamentados exclusivamente com leite materno. A disquesia é caracterizada pela ocorrência de pelo menos 10 minutos de esforço e choro que antecedem a eliminação de fezes moles. Trata-se de uma situação transitória que ocorre nos primeiros 6 meses de vida e não requer nenhum tratamento. A pseudoconstipação ocorre em lactentes que recebem leite materno exclusivo ou predominantemente e caracteriza-se pela eliminação de fezes amolecidas em intervalos superiores a 3 dias e que, às vezes, podem atingir até mais de 1 a 2 semanas.

Deve-se considerar que mais de 90% dos casos de constipação em pediatria são de natureza funcional. Em número expressivo de casos, está relacionada a fatores psicológicos, erros dietéticos e treinamento precoce da evacuação. Em geral, estabelece-se um círculo vicioso com fezes progressivamente endurecidas e medo para evacuar. Orienta-se que o treinamento não ocorra antes dos 2 anos de idade.

ABORDAGEM DIAGNÓSTICA

Na maior parte dos casos, a anamnese e o exame físico são suficientes para se estabelecer o diagnóstico inicial de constipação crônica funcional.

Na Tabela 1, estão as principais causas de constipação.

TABELA 1 Diagnóstico diferencial da constipação funcional na criança e no adolescente

Causas anatômicas	**Anormalidades da musculatura abdominal**
Ânus imperfurado	Síndrome de *prune belly*
Estenose anal	Gastrósquise
Ânus anteriorizado	Síndrome de Down
Causas metabólicas e intestinais	**Doenças do tecido conectivo**
Hipotireoidismo	Esclerodermia
Hipercalcemia	Lúpus eritematoso sistêmico
Hipocalemia	Síndrome de Ehlers-Danlos
Diabetes mellitus	**Drogas**
Doença celíaca	Opiáceos
Causas neurológicas	Sucralfato
Anormalidades medulares	Antiácidos
Trauma de medula	Anti-hipertensivos
Medula presa	Anticolinérgicos
Encefalopatia crônica não progressiva	Antidepressivos, simpatomiméticos
Distúrbios da musculatura e do sistema nervoso entérico	**Outras**
	Ingestão de chumbo
Doença de Hirschsprung	Intoxicação por vitamina D
Displasia neuronal	Botulismo
Miopatias viscerais	Alergia à proteína do leite de vaca
Neuropatias viscerais	Erros dietéticos

Fonte: modificada de Baker et al., 2006.

No exame físico, os dados de maior relevância são a palpação de massa fecal no abdome, principalmente no hipogástrio e na fossa ilíaca esquerda, e a presença de fezes impactadas na ampola retal. A inspeção anal pode revelar a presença de plicomas e fissura anal.

São sinais de alarme que devem alertar o médico para indicar avaliação com especialista e avaliação complementar:

- Histórico de retardo na eliminação de mecônio.
- Constipação significativa desde o nascimento.
- Febre, vômitos e períodos intercalados de diarreia com sangue e constipação.
- Distensão abdominal acentuada.
- Déficit de crescimento.

- Ausência de comportamento de retenção.
- Estenose retal.
- Ampola retal vazia no toque retal.
- Eliminação de fezes explosivas logo após o toque retal.
- Anormalidades na pigmentação cutânea.
- Presença de sintomas extraintestinais.
- Falta de resposta ao tratamento convencional.

A inspeção anal e o toque retal permitem, ainda, identificar causas anatômicas, como ânus em posição anterior e estenose anal.

Principais exames complementares

A investigação de constipação intestinal deve ser efetuada durante o acompanhamento ambulatorial. Os principais exames complementares incluem:

- Anticorpos da doença celíaca: antitransglutaminase.
- TSH, T4.
- Dosagem de cloro no suor.
- Dosagem de cálcio e chumbo.
- Radiografia simples de abdome e ressonância magnética da medula espinhal.
- Enema opaco.
- Manometria anorretal e colônica.
- Biópsia de mucosa anorretal e duodenal.

ABORDAGEM TERAPÊUTICA (FIGURA 1)

Tratamento

A primeira etapa do tratamento é eliminar a impactação das fezes. A duração do processo é variável, dependendo da quantidade de fezes impactadas e da duração da condição.

Pode ser feita com o emprego de enemas retais ou com doses altas de laxantes por via oral, que, entretanto, são pouco toleradas por crianças.

Para as crianças com mais de 3 anos de idade, podem ser utilizados enemas com fosfato hipertônico (*fleet* enema), uma vez ao dia, durante 3 a 5 dias. Para os menores, minienemas com sorbitol (minilax). Nos casos mais graves, pode ser necessária a hospitalização para realização de lavagem intestinal com solução glicerinada a 10%.

Figura 1 Atenção aos passos diante do paciente com constipação.

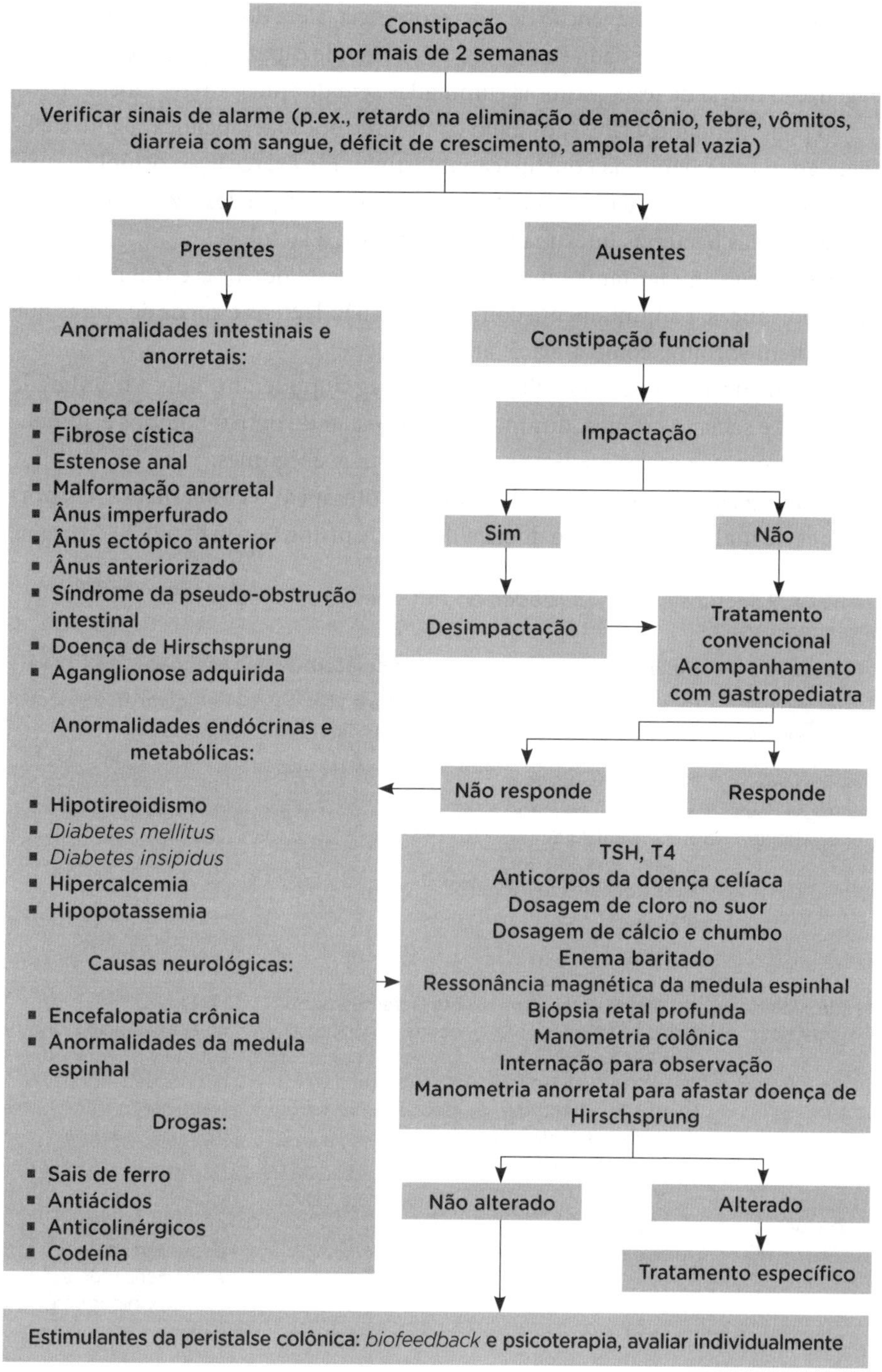

Após o tratamento da impactação fecal, é necessária a administração prolongada de laxantes para prevenção de sua recorrência, além do treinamento adequado. A conduta recomendada é usar um único laxante capaz de proporcionar uma evacuação diária de fezes pastosas eliminadas sem dor ou esforço (Tabela 2).

O polietilenoglicol (PEG) é citado como uma opção terapêutica segura e efetiva para o tratamento da constipação intestinal. Ele exerce ação osmótica, não irritativa, com consequente aumento do conteúdo de água das fezes, sem ser degradado pelas bactérias intestinais. Outra opção é a lactulose.

Deve-se estimular também o aumento da ingesta de fibras e frutas com bagaço, hortaliças, conjuntamente com líquidos não lácteos e sucos de frutas que contenham sorbitol, como a maçã, ameixa e pera.

O consumo excessivo de leite de vaca integral pode diminuir a motilidade intestinal e saciar a criança, diminuindo a ingestão de outros líquidos e alimentos que promovem fezes moles, como água, frutas e legumes.

Muitas crianças necessitam de apoio psicoterápico ou *biofeedback*. Os portadores de malformações e de doença de Hirchsprung necessitarão de cirurgia.

TABELA 2 Medicamentos utilizados no tratamento da constipação intestinal crônica

Agente	Dose	Efeitos colaterais	Atenção
Óleo mineral Não usar em menores de 1 ano, nem em crianças com encefalopatia	1 a 3 mL/kg/dia divididos em uma ou duas tomadas Desimpactação: 15 a 30 mL/ano de idade até 240 mL/dia (pouco tolerado em altas doses, risco de aspiração)	Aspiração e pneumonia lipoídica	Refrigeração melhora paladar; pode ser misturado com aveia Perda anal de óleo indica dose excessiva Teoricamente, pode interferir na absorção de vitaminas lipossolúveis, mas não há comprovação na literatura
Hidróxido de magnésio	< 2 anos: 0,5 mL/kg/dia, 2 a 5 anos: 5 a 15 mL/dia, 6 a 11 anos: 15 a 30 mL/dia, > 12 anos: 30 a 60 mL/dia ao deitar-se ou dividido em duas tomadas	Em lactentes, pode ocorrer intoxicação com hipermagnesemia, hipofosfatemia e hipocalcemia secundária	Libera colecistoquinina, que estimula a secreção e a motilidade intestinal Não usar na insuficiência renal
Lactulose (10 g/15 mL)	1 a 3 mL/kg/dia divididos em duas tomadas	Flatulência e cólicas	Na encefalopatia hepática, o uso em dose elevada pode excepcionalmente provocar hipernatremia

(continua)

TABELA 2 (*continuação*) Medicamentos utilizados no tratamento da constipação intestinal crônica

Agente	Dose	Efeitos colaterais	Atenção
Polietilenoglicol (3.350 ou 4.000) sem eletrólitos	PEG 4.000: dose média 0,5 a 0,8 g/kg/dia PEG 3.350: dose média 0,8 g/kg/dia (Muvinlax® sachê 14 g) Na desimpactação: dose média de 1,5 g/kg/dia por 3 dias	Raramente dor abdominal, flatulência, *rash* cutâneo, diarreia	Absorção intestinal < 0,1% Excelente aceitação
Enemas de fosfato (via retal)	< 2 anos de idade devem ser evitados ≥ 2 anos de idade: 6 mL/kg até 135 mL	Risco de trauma mecânico do reto, dor abdominal, vômitos, hipocalemia com tetania, hiperfosfatasemia	
Solução salina glicerinada a 12% (via retal)	10 a 20 mL/kg/dia, a cada dose	Risco de trauma mecânico do reto, dor abdominal e vômitos	

BIBLIOGRAFIA

1. Aguirre Ande C, Vitolo MR, Puccini RF, Morais MB. Constipação em lactentes: influência do tipo de aleitamento e da ingestão de fibra alimentar. Jornal de Pediatria (Rio J). 2002;78(3):202-8.
2. Baker SS, Liptak GS, Colletti RB, Croffie JM, Di Lorenzo C, Ector W, et al. Constipation in infants and children: evaluation and treatment. A medical position statement of the North American Society for Pediatric Gastroenterology and Nutrition. J Pediatr Gastroenterol Nutr. 1999;29(5):612-26.
3. Constipation Guideline Committee of the North American Society for Pediatric Gastroenterology, Hepatology and Nutrition. Evaluation and treatment of constipation in infants and children: recommendations of the North American Society for Pediatric Gastroenterology, Hepatology and Nutrition. J Pediatr Gastroenterol Nutr. 2006;43:e1.
4. Gomes PB, Melo MB, Duarte MA et al. Polietilenoglicol na constipação intestinal crônica funcional em crianças. Paul Pediatr. 2011;29(2):245-50.
5. Hyams J, Colleti R, Moraes MB et al. Functional gastrointestinal disorders. In: World Congress Pediatr Gastroenterol, Hepatol & Nutr (Boston USA) Report of the Working Groups, 83-94.
6. Loening-Baucke V. Prevalence, symptoms and outcome of constipation in infants and toddlers. J Pediatr. 2005;146:359.

7. Moraes MB, Maffei HVL. Constipação intestinal e encoprese. In: Ferreira CT, Carvalho E, Silva LR. Gastroenterologia e hepatologia em pediatria: diagnóstico e tratamento. Rio de Janeiro: MEDSI; 2003. p.215-29.
8. Nurko S, Zimmerman LA. Evaluation and treatment of constipation in children and adolescentes. American Family Physican, United States. 2014;90(2):82-90.
9. Rasquim-Weber A, Hyman PE, Cucchiara S, Fleisher DR, Hyams JS, Milla PJ, et al. Childhood functional gastrointestinal disorders. Gut. 1999;45 Suppl 2:II60-8.
10. Sdepanian VL. Gastroenterologia pediátrica: manual de condutas. Barueri: Manole; 2010. p.27-41.
11. Sdepanian VL. Gatroenterologia pediátrica. Barueri: Manole; 2010.
12. Tabbers MM, Dilorenzo C, Berger MY, Faure C, Langendam MW, Nurko S, et al. Evaluation and treatment of functional constipation in infants and children: evidence-based recommendations from ESPGHAN and NASPGHAN. J Pediatr Gastroenterol Nutr. 2014;58(2):265-281.

Corpo estranho em vias aéreas

Leila Vieira Borges Trancoso Neves

INTRODUÇÃO

Trata-se da presença de material estranho, de natureza orgânica ou inorgânica, em qualquer trajeto do trato respiratório, desde vias aéreas superiores até a árvore brônquica, causando obstrução parcial ou total. As manifestações clínicas variam de acordo com o tipo de objeto aspirado, sua localização e o tempo decorrido entre o episódio e o diagnóstico (Tabela 1).

ABORDAGEM CLÍNICA

Identificar a fase clínica em que se encontra o paciente:

1. Fase 1 – fase de asfixia – as principais manifestações clínicas são:
   - Tosse.
   - Taquipneia.
   - Estridor.
   - Sibilância.
   - Redução na distribuição do murmúrio vesicular.
   - Episódios de cianose.
2. Fase 2 – quiescência.
   - O corpo estranho pode mudar sua posição, com mudança de sinais e sintomas, o que pode contribuir com o retardo no diagnóstico, que pode demorar de minutos a meses, dependendo da localização, do grau de obstrução e da reação inflamatória ao material aspirado.

3. Fase 3 – retorno do período sintomático (secundário à inflamação e/ou infecção) – os principais dados clínicos são estes:
   - Tosse.
   - Expectoração.
   - Dispneia.
   - Febre.
   - Sibilância.
   - Hemoptise (rara).
   - História de evento aspirativo não testemunhado.

Os pacientes podem ter história de pneumonia recorrente (relato de melhora clínica com antibioticoterapia, sem resolução total de imagem radiológica).

Diagnóstico diferencial

- Hiper-reatividade das vias aéreas.
- Pneumonia.
- Broncomalácia.
- Laringite.
- Bronquite.
- Tosse psicogênica.
- Tumor endobrônquico.
- Empiema.

Quadro clínico

As manifestações clínicas dependem da localização do corpo estranho no trato respiratório:

1. Corpo estranho laringotraqueal:
   - Sibilância.
   - Estridor.
   - Dispneia.
   - Rouquidão.
   - Tosse espástica.
   - Odinofagia.
   - Hemoptise.

Na localização traqueal, o paciente pode apresentar sibilância (inspiratória), que pode variar conforme decúbito, assim como estridor bifásico ou expiratório.

2. Corpo estranho brônquico (mais frequentes):
   - Tosse.
   - Sibilância assimétrica unilateral monofônica.
   - Retração do hemitórax comprometido.
   - Hemoptise.
   - Dispneia.
   - Enfisema subcutâneo.
   - Atelectasia.
   - Pneumonia.
   - Edema pulmonar.

TABELA 1 Suspeita moderada a alta de aspiração de corpo estranho

Evento testemunhado de engasgo
História de asfixia
Presença de sintomas como dispneia, febre, estridor, tosse ou sibilos (especialmente se focais), redução do murmúrio unilateralmente de origem repentina em crianças jovens, mesmo se há imagem radiológica normal

ABORDAGEM DIAGNÓSTICA

Plano diagnóstico

Os principais exames na investigação diagnóstica são os de imagem descritos a seguir:

- Radiografia do pescoço com incidências posteroanterior (PA) e lateral: quando há suspeita de corpo estranho em região laringotraqueal (ver item Quadro clínico). Observa-se uma densidade subglótica ou edema.
- Na radiografia do tórax em PA e perfil, os principais achados são:
  - Hiperinsuflação obstrutiva ou atelectasia lobar ou segmentar e consolidações.
  - Pneumomediastino.
  - Desvio ipsilateral do mediastino e enfisema obstrutivo.
  - Abscesso pulmonar, como manifestação tardia.

- Obs.: a radiografia de tórax com resultado normal não afasta a presença de corpo estranho em vias aéreas. A presença de anormalidades radiográficas é mais frequente após 24 horas da aspiração.

- Tomografia de tórax: em casos específicos e sem evidência diagnóstica na radiografia de tórax. Não retardar broncoscopia para realização de tomografia de tórax em casos com moderada a alta suspeição.
- Broncoscopia: a broncoscopia flexível é indicada para inspeção da via aérea e diagnóstico de aspiração do corpo estranho. No entanto, ao utilizá-la para diagnóstico, deve-se ter um broncoscópio rígido disponível, pois, uma vez identificado o corpo estranho durante o procedimento, é a melhor opção para a sua remoção.

ABORDAGEM TERAPÊUTICA

Plano terapêutico

A conduta depende da gravidade de cada caso. Em pacientes com obstrução completa da via aérea, que não conseguem falar ou tossir, pode-se tentar a manobra de Heimlich, porém essa manobra deve ser evitada naqueles capazes de falar ou tossir. Não realizar varredura "às cegas" da cavidade oral, pelo risco de deslocamento do corpo estranho e obstrução total da via aérea.

Procedimentos nos casos moderados:

1. Monitoração cardiorrespiratória
   - Oxigenoterapia com máscara de Venturi ou não reinalante.
   - Hidratação parenteral.
   - Se broncobstrução: corticosteroide e inalação com beta-2-agonista.
   - Se infecção secundária, antibioticoterapia.
   - Nos casos graves, além das medidas anteriores:
     - intubação orotraqueal: quando há corpo estranho abaixo da laringe e ele for imóvel, a intubação pode permitir ventilação até a broncoscopia ser possível.
2. A broncoscopia é fundamental para a confirmação, localização e remoção do corpo estranho.
   - Flexível: não é a mais indicada para remoção do corpo estranho, no entanto pode ser utilizada com esse propósito.
     - Fibroscópio com 3 mm de calibre com canal de trabalho para pacientes menores de 5 anos.

- Fibroscópio com 5,9 mm para pacientes maiores de 5 anos.

- Rígida: com broncoscópios de 3 mm e com óticas de ângulos variados e com pinça ótica. É a mais indicada para remoção do corpo estranho. Se o corpo estranho foi mantido por mais de 24 horas, durante broncoscopia, deve-se coletar material para Gram e cultura.

3. Toracotomia: a cirurgia está indicada quando o corpo estranho é visualizado durante a broncoscopia e não consegue ser removido pela broncoscopia rígida.

CONDUTAS DE INTERNAÇÃO

Todos os casos em que exista a suspeita de corpo estranho nas vias aéreas devem ser internados, até avaliação com exames complementares (Figuras 1 e 2).

Figura 1 Orientação quando há história recente compatível com aspiração de corpo estranho.

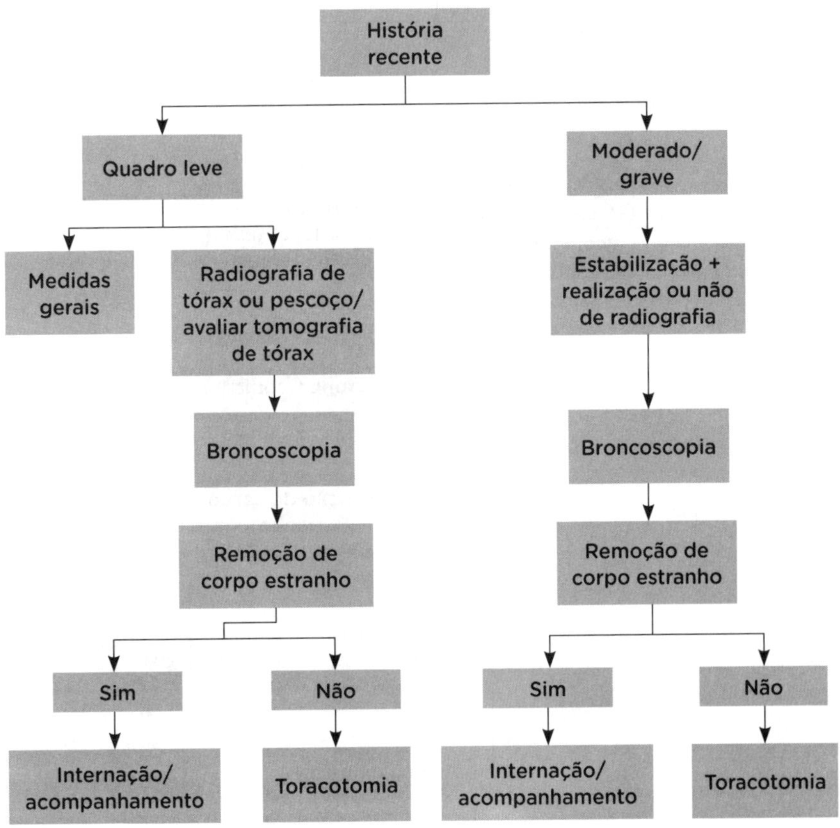

Figura 2 Orientação quando há história tardia compatível com aspiração de corpo estranho.

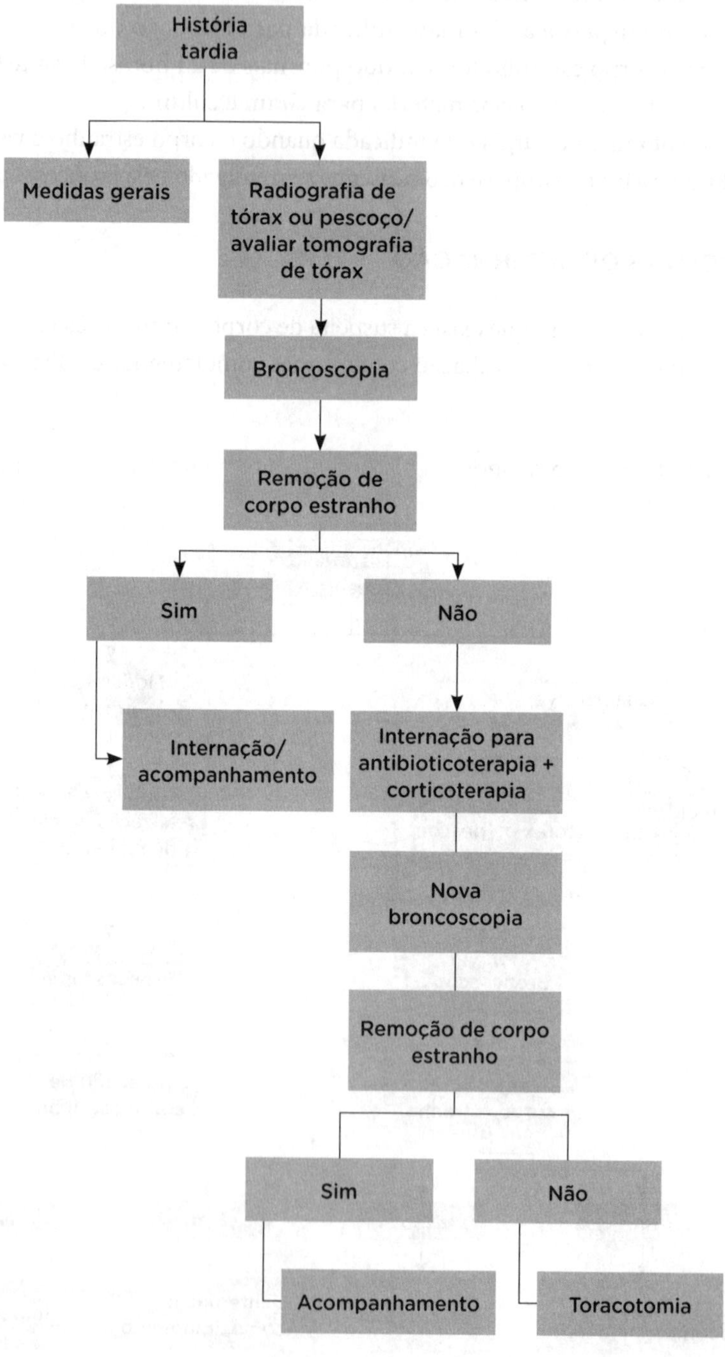

Nos pacientes nos quais o corpo estranho foi mantido por semanas, pode não ser possível remover por broncoscopia. Nesses casos, deve-se coletar material para cultura e Gram durante o procedimento, instituindo antibioticoterapia específica, associada a um curso de 3 a 7 dias de corticoterapia, reduzindo-se inflamação para programação de nova broncoscopia rígida.

Caso haja nova falha no procedimento, deve-se programar toracotomia.

Na maioria dos casos, é necessário acompanhamento com equipe multidisciplinar (broncoscopista, otorrinolaringologista, cirurgião de tórax). Dependendo da gravidade de cada caso, os pacientes podem ter indicação de internamento em unidade semi-intensiva ou terapia intensiva.

BIBLIOGRAFIA

1. Faro A, Wood RE, Schechter MS, Leong AB, Wittkugel E, Abode K, et al. Official American Thoracic Society technical standards: flexible airway endoscopy in children. Am J Respir Crit Care Med. 2015;191:1066.
2. Girardi G, Contador A, Castro-Rodriguez J. Two new radiological findings to improve the diagnosis of bronchial foreign body aspiration in children. Pediatric Pulmonoloy. 2004;38:164-261.
3. Heyer C, Bollmeier M, Rossler L, Nuesslein T, Stephan V, Bauer T, et al. Evaluation of clinical, radiologic, and laboratory prebronchoscopy findings in children with suspected foreign body aspiration. Journal of Pediatric Surger. 2006;41:1882-8.
4. Karakoc F, Cakir E, Ersu R, Uyan Z, Colak B, Karadag B, et al. Late diagnosis of foreign body aspiration in children with chronic respiratory symptoms. International Journal of Pediatric Otorhinolaryngology. 2007;71:241-6.
5. Kim IA, Shapiro N, Bhattacharyya N. The national cost burden of bronchial foreign body aspiration in children. Laryngoscope. 2015;125:1221.
6. Lea E, Nawaf H, Yoav T, Elvin S, Ze'ev Z, Amir K. Diagnostic evaluation of foreign body aspiration in children: a prospective study. Journal of Pediatric Surgery. 2005;40:1122-7.
7. National Safety Council, Injury Facts 2015. Disponível em: http://www.nsc.org/learn/safety-knowledge/Pages/injury-facts.aspx. [Acesso em novembro, 2016.]
8. Ramos R, Machado Júnior A. Síndrome aspirativa pulmonar. In: Silva LR. Pronto atendimento em pediatria. Salvador: Guanabara Koogan; 2006.
9. Tokar B, Ozkan R, Ilhan H. Tracheobronchial foreign bodies in children: importance of accurate history and plain chest radiography in delayed presentation. Clinical Radiology. 2004;59:609-15.
10. Yang C, Hua R, Xu K, Hua X, Ma P, Zheng JN, et al. The role of 3D computed tomography (CT) imaging in the diagnosis of foreign body aspiration in children. Eur Rev Med Pharmacol Sci. 2015;19:265.

Crises epilépticas

Rachel Silvany Quadros Guimarães
Marli Soares da Silva Lima

INTRODUÇÃO

Crise epiléptica

As crises epilépticas representam a expressão clínica de uma alteração súbita e excessiva da atividade elétrica cerebral e caracterizam-se por manifestações motoras, sensoriais, cognitivas e autonômicas isoladas ou em associação, com comprometimento ou não da consciência. As descargas elétricas podem ser originadas em um local específico do cérebro (crises parciais) ou em ambos os hemisférios (crises generalizadas).

Convulsão ou crise convulsiva

É a crise epiléptica que se manifesta por sintomas motores associados ou não a outros sintomas.

Convulsão febril simples

Convulsão do tipo generalizada na vigência de febre em crianças entre 6 meses e 5 anos de idade, sem evidência de infecção do sistema nervoso ou causas definidas, sem diagnóstico de epilepsia, com duração inferior a 10 a 15 minutos e sem recorrência nas próximas 24 horas.

Convulsão febril complexa

A convulsão febril é considerada complexa caso apresente manifestações focais, com duração superior a 15 minutos ou com recorrências em 24 horas na vigência de febre. O risco de desenvolvimento de epilepsia futura é maior que nas convulsões febris simples.

Estado de mal epiléptico

Crise com duração superior a 30 minutos ou crises recorrentes sem recuperação completa da consciência entre os episódios.

ABORDAGEM CLÍNICA

Epidemiologia e fatores de risco para convulsões febris

Convulsões febris ocorrem em aproximadamente 2 a 4% das crianças abaixo de 6 anos, com maior incidência entre 12 e 18 meses. Os fatores de risco já identificados para maior predisposição ao desenvolvimento de convulsões febris são:

- Idade.
- Febre elevada.
- Infecções virais – herpes vírus tipo 6, citomegalovírus (CMV), vírus sincicial respiratório (VSR), adenovírus, *parainfluenza*, rotavírus e *influenza*.
- Vacinação (DPT, MMR, varicela).
- Suscetibilidade genética (parentes em primeiro grau com história semelhante).
- Exposição pré-natal à nicotina.
- Deficiência de ferro.
- Atopia.

Epidemiologia e fatores de risco para estado de mal epiléptico

Entre 10 e 20% das crianças com epilepsia terão ao menos um episódio de estado de mal epiléptico (EME), ocorrendo como primeira manifestação de epilepsia em 12% dessas crianças. Os fatores de risco identificados para EME são:

- Anormalidades no eletroencefalograma (EEG).
- Crises parciais com generalização secundária.

- Ocorrência de EME como primeiro episódio convulsivo.
- Anormalidades em estudos de neuroimagem.
- Histórico de EME prévio.
- Menores de 12 meses de idade.
- Epilepsia de origem sintomática (ver a seguir).

Classificação etiológica

- Sintomáticas agudas: infecção, hipóxia, distúrbios metabólicos, trauma, hemorragia intracraniana, acidente vascular cerebral (AVC), intoxicação.
- Idiopáticas ou criptogênicas: sem causa identificável.
- Remoto sintomático: ocorre na ausência de acometimento agudo em paciente com história de lesão prévia no sistema nervoso central (SNC).
  — Malformações do SNC.
  — Lesão cerebral traumática prévia.
  — Cromossomopatias.
  — Paralisia cerebral.
  — Síndromes epilépticas (p.ex., West, Lennox-Gastaut).
  — Encefalopatia progressiva: ocorre em pacientes com doenças neurológicas progressivas, como em erros inatos do metabolismo.

Formas de apresentação

- Crises generalizadas: podem se apresentar das seguintes formas:
  — Crise tônico-clônica generalizada: inicia-se com um breve período de hipertonia, muitas vezes relatado como perda de fôlego ou engasgo pela família, seguido por atividade convulsiva clônica. As contrações musculares são intermitentes e bilaterais, com acometimento de músculos faciais e respiratórios. É a forma mais comum de apresentação na infância e representa uma emergência médica. No período pós-ictal, o paciente pode apresentar-se sonolento e confuso e queixar-se de cefaleia.
  — Crise clônica: é caracterizada por contrações musculares clônicas intermitentes, sem a presença da fase tônica. É mais comum em lactentes e crianças abaixo de 5 anos.
  — Crise tônica: ocorre hipertonia nas extremidades, podendo ser em flexão, extensão ou uma combinação de ambas, com flexão dos membros superiores e extensão dos inferiores. O estado epiléptico tônico é raro e ocorre em crianças com síndromes epilépticas raras (p.ex., síndrome de Lennox-Gastaut).

— Crise mioclônica: caracteriza-se por abalos mioclônicos bilaterais, sem perda da consciência. Ocorre em síndromes epilépticas graves.
— Crise atônica: caracteriza-se por perdas súbitas do tônus muscular e da consciência, podendo ser confundida com síncope.
— Crise de ausência: a crise típica manifesta-se com perda de contato de início e fim abruptos, muitas vezes com duração de segundos, associada ou não a manifestações motoras discretas e automáticas. Na crise atípica, o início e o fim são graduais e manifestam-se por lentidão mental e movimentos palpebrais.

- Crises parciais: ocorrem quando há ativação neuronal em uma área localizada do cérebro, sendo os sintomas bastante variados dependendo da área afetada (p.ex., crises motoras, sensoriais, autonômicas, psíquicas). Se não houver perda da consciência, é considerada crise parcial simples; ao contrário, se o paciente não responder ou se apresentar amnésia pós-ictal, ela é chamada de crise parcial complexa. A atividade prolongada pode ser seguida por um déficit focal transitório, a paralisia de Todd.

Convulsão febril

- Convulsão febril simples: são as crises mais frequentes na pediatria e caracterizam-se por crises associadas à febre, na ausência de doença de base que justifique a crise. Na maioria das vezes, tem curta duração (entre 1 e 3 minutos), e muitos pacientes são admitidos no período pós-crise. A forma de apresentação é a do tipo tônico-clônico generalizada, e crianças em estado pós-ictal podem apresentar confusão mental, letargia ou agitação psicomotora.
- Os critérios diagnósticos são os seguintes:
  — Crise epiléptica na vigência de febre acima de 38°C.
  — Criança entre 3 meses e 6 anos de idade.
  — Ausência de inflamação ou infecção do SNC.
  — Ausência de anormalidade metabólica aguda que cause convulsões.
  — Sem história prévia de convulsão afebril.
- Convulsão febril complexa: definida como crises febris de manifestação focal, com duração acima de 15 minutos ou recorrência em 24 horas.

Diagnóstico diferencial

- Calafrios.
- Apneia em neonatos e pequenos lactentes.
- Síncope.

- Crises de perda de fôlego.
- Coreia e tiques.
- Enxaqueca.
- Parassonias: pesadelos, terror noturno, sonambulismo.
- Eventos paroxísticos não epilépticos: crise de pânico, ataques de raiva, transtornos conversivos.
- Síndrome de Münchausen por procuração.

ABORDAGEM DIAGNÓSTICA

- Convulsões febris: critérios diagnósticos:
  - Convulsão em vigência de febre.
  - Idade entre 3 meses e 6 anos.
  - Ausência de infecção ou inflamação do SNC.
  - Ausência de distúrbios metabólicos associados à convulsão.
  - Sem histórico de convulsão afebril prévia.
- Convulsões febris simples: crianças com histórico de convulsões febris e apresentação da crise típica, exames complementares deverão ser direcionados para o diagnóstico da doença febril subjacente. Os pais devem ser esclarecidos sobre risco de recorrências e desenvolvimento de epilepsia futura nas crianças.
- Convulsões febris complexas: convulsões focais em vigência de febre, especialmente o primeiro episódio, devem ser investigadas, pois há a possibilidade de causas subjacentes relacionadas ao SNC.
- Exames complementares: solicitá-los caso o paciente apresente história sugestiva de infecção ou inflamação do SNC, presença de sintomas ou sinais clínicos sugestivos de distúrbio metabólico, presença de anormalidades no exame neurológico sugestivas de malformação do SNC ou crises focais recorrentes:
  - Estudo do líquido cefalorraquidiano (LCR) (indicação absoluta em lactentes menores de 12 meses ou crianças maiores sem histórico vacinal confiável para *S. pneumoniae* ou *H. influenzae*, exame físico sugestivo de meningite ou encefalopatia, crise após segundo dia de doença febril).
  - Hemograma, glicemia, bioquímica, culturas, função hepática e renal, hemogasometria.
  - Tomografia computadorizada (TC) de crânio.
  - Ressonância magnética (RM) de crânio; se possível, realizá-la na emergência.
- EME: identificação:
  - Crise com duração prolongada (acima de 30 minutos) ou recorrente não responsiva aos anticonvulsivantes de primeira linha.

— Fatores identificáveis por anamnese e exame físico inicial sugestivos de epilepsia sintomática ou criptogênica.

Exames complementares para pacientes em estado de mal epiléptico

- Todos os pacientes:
  - Eletrólitos (sódio, potássio, cálcio, fosforo, magnésio).
  - Estudo de imagem (TC ou RM de crânio).
  - EEG durante internamento.
- Pacientes epilépticos em uso de anticonvulsivantes:
  - Dosar nível sérico das drogas antiepilépticas em uso.
- Pacientes febris:
  - Hemograma, VHS, PCR, hemocultura, sumário de urina, urocultura, radiografia de tórax, estudo do liquor (se a TC exclui hipertensão intracraniana).
- Suspeita de intoxicação:
  - Triagem toxicológica, hemogasometria arterial, eletrocardiograma, bioquímica, função hepática e renal.
- Dependendo da avaliação individualizada:
  - Hemograma, glicemia, eletrólitos (Na, K, Ca, Mg), avaliação hepática (TGO, TGP, TP, albumina), hemogasometria arterial.
  - Hemocultura, VHS, PCR, urina tipo I, Gram, urocultura, radiografia de tórax - nos quadros sugestivos de infecção.
  - Lactato, ureia e creatinina.
  - Amônia no plasma.
  - TP, TTPa.
  - Aminoácidos urinários.
  - Estudo do LCR.
  - EEG: indicado, inicialmente, na suspeita de EME subclínico, nos casos de coma ou após estabilização clínica.
  - Neuroimagem.

Dados essenciais para o diagnóstico e terapêutica

- Duração do ataque epiléptico sem recuperação da consciência.
- História clínica: caracterização da crise e identificação de fatores precipitantes, como trauma ou infecção.

- Exame físico rápido para detectar possíveis focos de infecção. Avaliar a temperatura nos primeiros minutos do atendimento.
- Relato de uso de anticonvulsivantes ou caso de exposição a drogas ou toxinas.
- História familiar de epilepsia.
- No exame neurológico, devem-se avaliar o comprometimento da consciência, os reflexos pupilares, a simetria e o diâmetro das pupilas, a presença de sinais focais e sinais de irritação meníngea.
- Deve-se estar atento para a possibilidade de distúrbio metabólico ou hidreletrolítico: a crise responde mal ao uso de anticonvulsivantes, porém cessa imediatamente com a correção do distúrbio de base.

Os pacientes devem permanecer no setor de observação, para monitoração, até definição da unidade de internamento (UTI ou unidade aberta).

ABORDAGEM TERAPÊUTICA

Convulsão febril: a maioria das crises convulsivas febris resolve-se espontaneamente antes da chegada à unidade de emergência. Nesses casos, manter em monitoração e investigar a causa da doença febril.

Chegada do paciente em crise na unidade de emergência:

- Posicioná-lo para manutenção de via aérea pérvia.
- Aspirar vias aéreas se necessário para reestabelecer fluxo ventilatório adequado.
- Cânula orofaríngea em pacientes inconscientes.
- Administrar oxigênio a 100% sob máscara não reinalante, caso respiração espontânea eficaz.
- Caso respiração ineficaz ou apneia, medidas avançadas de suporte ventilatório (ventilação com pressão positiva e intubação orotraqueal).
- Acesso venoso (periférico ou intraósseo).
- Benzodiazepínico intravenoso (IV) (diazepam 0,3 a 0,5 mg/kg/dose ou lorazepam 0,05 a 0,1 mg/kg/dose).
- Caso acesso venoso não disponível, midazolam sublingual, intramuscular ou intranasal 0,2 mg/kg/dose; diazepam retal: 0,5 mg/kg/dose.
- Caso a crise persista após 1ª dose de benzodiazepínico, repetir a mesma dose.
- Infundir cristaloides 20 mL/kg em 10 a 20 minutos.
- Realizar glicemia capilar e corrigir hipoglicemia caso necessário (glicose a 25% 2 a 4 mL/kg).
- Corrigir hipertermia (dipirona 20 a 30 mg/kg/dose).

- Colher exames laboratoriais para correção de distúrbios hidreletrolíticos.
- Após estabilização do paciente, avaliar indicação de internamento.
- Discutir com neurologista.

Na Tabela 1, mostra-se a sequência da condução no paciente com estado de mal epiléptico. Na Figura 1, apresenta-se a conduta terapêutica para as crises epilépticas.

TABELA 1 Estado de mal epiléptico

Linha do tempo	Abordagem	Suporte	Drogas
0 a 5 minutos	▪ Sinais vitais ▪ Identificar obstrução de via aérea ou hipoxemia ▪ Identificar insuficiência respiratória ▪ Glicemia capilar ▪ Avaliar sinais de sepse ou meningite ▪ Avaliar sinais de TCE	▪ Abrir vias aéreas ▪ Aspirar secreções ▪ Administrar oxigênio a 100% ▪ Monitor cardíaco e oximetria contínua ▪ Ventilação assistida se necessário ▪ Acesso venoso ou IO ▪ Tratar hipoglicemia ▪ Tratar febre ▪ Manter bom acesso venoso e suporte ventilatório ▪ Antibiótico se suspeita de sepse ou meningite	▪ Benzodiazepínico ▪ Lorazepam 0,1 mg/kg, IV ou IO, máximo 4 mg ▪ Diazepam 0,3 a 0,5 mg/kg, IV ou IO, máximo 8 mg ▪ Paciente sem acesso em 3 minutos: midazolam bucal 0,1 a 0,2 mg/kg, máximo 10 mg ou diazepam retal 0,5 mg/kg, máximo 20 mg
5 a 10 minutos	▪ Reavaliar sinais vitais, vias aéreas e circulação ▪ Avaliar sinais de trauma, sepse, meningite ou encefalite	▪ Manter bom acesso venoso e suporte ventilatório ▪ Antibiótico se suspeita de sepse ou meningite	▪ Segunda dose de benzodiazepínico
10 a 15 minutos	▪ Reavaliar sinais vitais, vias aéreas, circulação	▪ Manter suporte ventilatório e acesso venoso adequado ▪ Obter segundo acesso venoso ▪ Sequência de intubação provavelmente indicada	▪ Segunda linha: fenitoína 20 mg/kg, IV ou IO, máximo 1 g ▪ Caso crise induzida por toxina, fenobarbital 20 mg/kg, IV ou IO, máximo 1 g ▪ Fenobarbital 10 mg/kg, IV ou IO
15 a 30 minutos	▪ Garantir vias aéreas e circulação	▪ Sequência de intubação provavelmente indicada ▪ Solicitar vaga na UTI	▪ Midazolam contínuo: *bolus* de 0,2 mg/kg seguido por 0,1 a 1 mg/kg/h ▪ Tiopental de ataque: 3 a 5 mg/kg seguido por 1 a 3 mg/kg/h

IO: intraósseo; IV: intravenoso; TCE: traumatismo cranioencefálico.

Figura 1 Protocolo para tratamento de crises epilépticas.

IM: intramuscular; EEG: eletroencefalograma; IV: intravenoso; RM: ressonância magnética; TC: tomografia computadorizada; UTI: unidade de terapia intensiva.

*Preferir fenitoína nos casos de trauma.

**Preferir fenobarbital em convulsões febris em crianças menores de 6 meses.

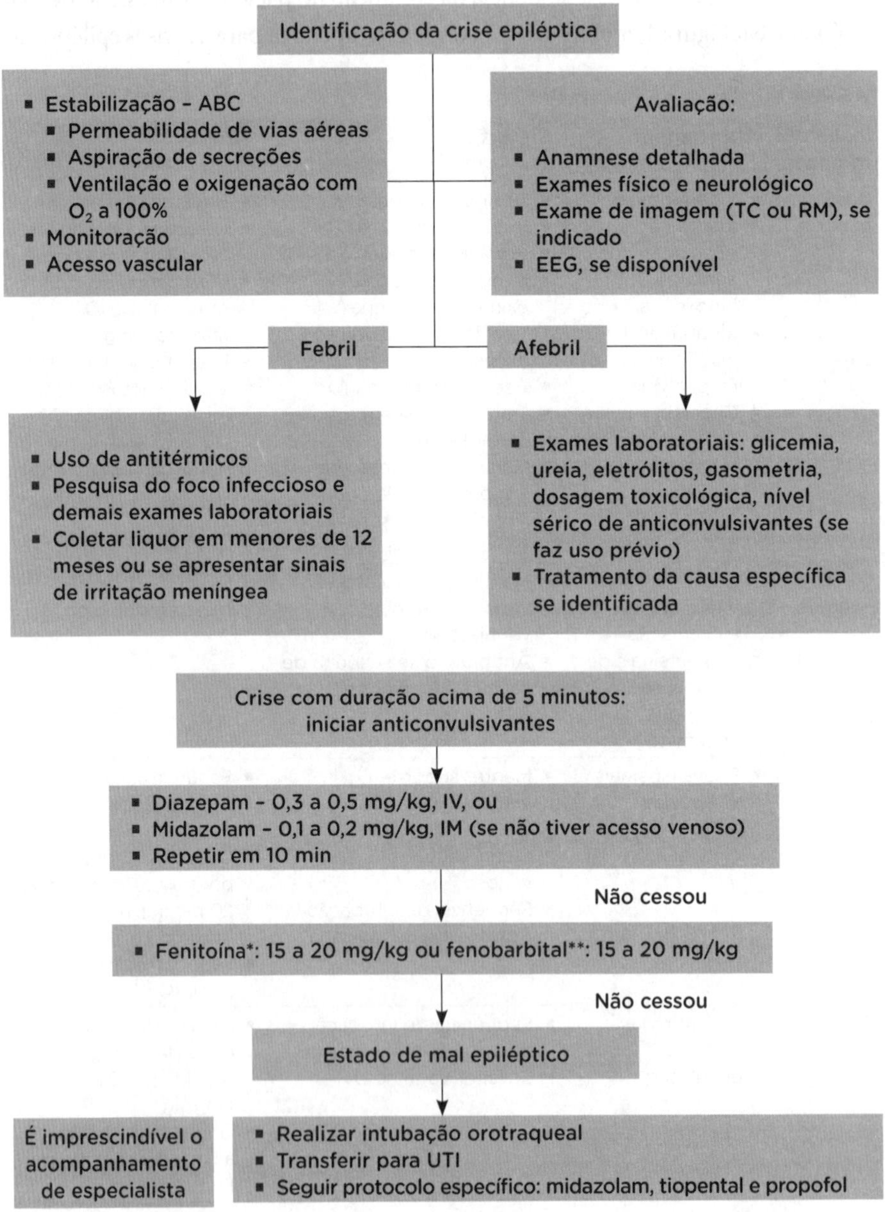

BIBLIOGRAFIA

1. Agertt F. Tratamento de estado de mal epilético em pediatria. Jornal of Epilpsy and Clinical Neurophysiology. 2005;183-8.
2. Appleton R, Sweeney A, Choonara I, Robson J, Molyneux E. Lorazepam versus diazepam in the acute treatment of epileptic seizures and status epilepticus. J Emerg Med. 1991;9:13.
3. Brophy GM, Bell R, Clasassen J, Alldredge B, Bleck TP, Glauser T, et al. Guidelines for the evaluation and management of status epilepticus. Neurocrit Care. 2012;17:3.
4. Carvalho WB, Troster, EJ, Bousso, A. Algoritmos em terapia intensiva pediátrica, neonatologia e emergências pediátricas. São Paulo: Atheneu;, 2010. p.483-6.
5. Chamberlain JM, Okada P, Holsti M, Mahajan P, Brown KM, Vance C, et al. Lorazepam vs diazepam for pediatric status epilepticus: a randomized clinical trial. JAMA. 2014;311:1652.
6. Diament A, Cypel S. Neurologia infantil. 4.ed. V.2. São Paulo: Atheneu; 2005. p.1641-56.
7. Hirtz D, Berg A, Bettis D, Camfield C, Camfield P, Crumrine P, et al. Practice parameter: treatment of the child with a first unprovoked seizure. Report of the Quality Standards Subcommittee of the American Academy of Neurology and the Practice Committee of the Child Neurology Society. Neurology. 2003;60;166-75.
8. Khan A, Baheerathan A. Electroencephalogram after first unprovoked seizure in children: routine, unnecessary or case specific. J Pediatr Neurosci. 2013;8(1):1-4.
9. Lopes C. Estado de mal convulsivo. Terapia intensiva em pediatria. São Paulo: Sarvier; 2010. p.459-64.
10. Millichap JJ, Millichap JG. Clinical features and evaluation of febrile seizures. Uptodate. Literature review current through: Jun 2016. | This topic last updated: Feb 19, 2016.
11. Riviello JJ Jr, Ashwal S, Hirtz D, Glauser T, Ballaban-Gil K, Kelley K, et al.; American Academy of Neurology Subcommittee; Practice Committee of the Child Neurology Society. Practice parameter: diagnostic assessment of the child with status epilepticus (an evidence-based review): report of the Quality Standards Subcommittee of the American Academy of Neurology and the Practice Committee of the Child Neurology Society. Neurology. 2006;67(9):1542-50.
12. Silva LR. Pronto atendimento em pediatria. Salvador: Guanabara Koogan; 2006. p.297-314.
13. Wilfong A. Seizures and epilepsy in children: initial treatment and monitoring. Uptodate. Literature review current through: Jun 2016. | This topic last updated: Jan 18, 2016.

22

Dengue

Lílian Maria Andrade Souza Carvalho

INTRODUÇÃO

A dengue é uma doença viral febril transmitida pelo mosquito *Aedes aegypti*, sendo a arbovirose que mais se espalha no mundo, estimando-se que cerca de 50 milhões de novas infecções ocorram anualmente. As regiões tropicais e subtropicais, que oferecem melhores condições de desenvolvimento do mosquito vetor, são as mais atingidas. No Brasil, a transmissão vem ocorrendo desde 1986, e o maior surto ocorreu em 2003, com aproximadamente 2 milhões de casos notificados.

O vírus da dengue é um vírus RNA da família Flaviviridae, gênero *Flavivirus*, com quatro sorotipos conhecidos (DENV 1, 2, 3 e 4), todos presentes no Brasil. A imunidade é permanente para um mesmo tipo de sorotipo.

A dengue, habitualmente, manifesta-se como uma síndrome febril aguda, com duração em torno de 7 dias, sem deixar sequelas; no entanto, alguns casos podem evoluir com as formas graves, com choque hipovolêmico e óbito.

A identificação precoce é de vital importância para a tomada de decisões e implantação de medidas clínicas, visando principalmente a evitar a ocorrência de óbitos. Para isso, é necessário:

- Pesquisar sinais de choque e alarme.
- Fazer o estadiamento clínico preconizado pelo Ministério da Saúde.
- Realizar exames laboratoriais.
- Avaliar com rigor a hidratação.
- Reavaliar continuamente o paciente.

ABORDAGEM CLÍNICA

A dengue pode se manifestar em três fases clínicas:

1. Febril – a febre é alta e surge de forma abrupta, geralmente dura de 3 a 7 dias, com outros sintomas associados:
   - Cefaleia e dor retro-orbitária.
   - Adinamia.
   - Mialgia e artralgia.
   - Exantema clássico em 50% dos casos (maculopapular em face, tronco, membros, mãos e pés de forma aditiva, com ou sem prurido).
   - Anorexia, náuseas e vômitos.
   - Petéquias.
   - Diarreia – ocorre em cerca de 40% dos casos (fezes pastosas, 3 a 4 vezes ao dia, não volumosa).
   - Particularidade na criança: pode se apresentar com sinais e sintomas inespecíficos: adinamia, sonolência, recusa da alimentação e de líquidos, vômitos, diarreia ou fezes amolecidas. Em menores de 2 anos, choro persistente, hipoatividade e irritabilidade.
2. Crítica – está presente em alguns pacientes, podendo evoluir para as formas graves da doença. Em geral, ocorre em torno do 5º dia do início dos sintomas, coincidindo com a redução da febre, acompanhada do surgimento de sinais de alarme.
   - Dengue com sinais de alarme: os sinais de alarme estão relacionados com o início do aumento da permeabilidade vascular. Todo paciente deve ser orientado a retornar para o atendimento caso surjam os sinais relacionados no Quadro 1.
   - Dengue grave: com o aumento da permeabilidade vascular, surgem os sintomas da dengue grave, podendo ocorrer disfunção cardiovascular, neurológica, renal e hepática. Derrames cavitários são frequentemente observados. A elevação do hematócrito está diretamente relacionada com a gravidade, sendo também observada a redução da albumina sérica.
   - Choque: se a perda de líquido para o espaço extravascular for muito intensa, os sinais de choque surgirão. O choque é de rápida instalação, mas, em geral, responde bem se a terapia adequada for iniciada rapidamente. Outros fatores podem estar relacionados com a fisiopatologia do choque da dengue, além do extravasamento capilar: miocardite com disfunção miocárdica grave, pneumonites e síndrome da angústia respiratória aguda.
   - Hemorragias: podem ocorrer hemorragias graves mesmo sem trombocitopenia associada ou choque prolongado. Quando o sangramento é digestivo, em geral, está relacionado ao uso de anti-inflamatórios não hormonais ou à presença de úlcera péptica prévia.

- Disfunção orgânica: vários órgãos podem ser acometidos pelo vírus da dengue, mesmo na ausência de choque. Hepatite leve é frequente, podendo evoluir para disfunção hepática grave. A miocardite pode se expressar com alterações eletrocardiográficas, distúrbios do ritmo cardíaco ou até mesmo choque cardiogênico. A disfunção neurológica manifesta-se de várias formas, como convulsões, encefalites, meningites e síndrome de Guillain-Barré.

3. Recuperação – os pacientes que apresentaram a fase crítica evoluem com melhora clínica progressiva, sendo observados:
   - Reabsorção gradual do conteúdo extravasado com débito urinário normal ou aumentado.
   - Bradicardia e mudanças no eletrocardiograma.
   - *Rash* cutâneo acompanhado ou não de prurido generalizado.

QUADRO 1 Sinais de alarme na dengue

- Dor abdominal intensa e contínua (relatada ou na palpação)
- Vômitos importantes e persistentes
- Acúmulos de líquidos (ascite, derrame pleural e derrame pericárdico)
- Hipotensão postural e/ou lipotimia
- Sonolência e/ou irritabilidade excessiva
- Hepatomegalia (> 2 cm abaixo do rebordo costal)
- Hemorragias importantes (hematêmese e/ou melena) ou de mucosas
- Aumento repentino do hematócrito

Fonte: Brasil, 2016.

ABORDAGEM DIAGNÓSTICA

A história clínica deve ser a mais detalhada possível:

- Data de início do quadro febril e de outros sintomas associados.
- Caracterização da curva febril.
- Cronologia dos sinais e sintomas.
- Alterações gastrintestinais (p. ex., náuseas, vômitos, diarreia, gastrite).
- Alterações do estado da consciência: irritabilidade, sonolência, letargia, lipotímias, tontura, convulsão e vertigem.
- Diurese: frequência nas últimas 24 horas, volume e hora da última micção.
- Pesquisa dos sinais de alarme.
- Epidemiologia positiva: dengue em familiares ou na comunidade ou história de viagem recente para áreas endêmicas 14 dias antes do início dos sintomas.

- Atentar para as condições clínicas especiais: menores de 2 anos, doenças hematológicas crônicas (p. ex., anemia falciforme, púrpuras), outras doenças crônicas (p. ex., *diabetes mellitus,* autoimunes, renais), doença péptica, gravidez.
- História de dengue anterior.
- Uso de medicamentos (principalmente AAS, corticosteroides e anti-inflamatórios não hormonais).
- História vacinal (para o diagnóstico diferencial).

Exame físico

O exame físico deve ser completo, com registro dos dados vitais e alterações sistêmicas que sinalizem a gravidade do quadro clínico (Tabela 1):

- Dados vitais: frequências cardíaca e respiratória, temperatura, pressão arterial (PA) e oximetria de pulso, se disponível.
- Registrar o peso. Se não for possível pesar o paciente, buscar informações com a família sobre o último peso registrado ou fazer estimativa pela idade:
  - Lactentes de 3 a 12 meses: peso = idade em meses × 0,5 + 4,5.
  - Crianças de 1 a 8 anos: peso = idade em anos × 2 + 8,5.
- Avaliação hemodinâmica: PA, perfusão periférica, amplitude de pulsos, pressão diferencial.
- Avaliar sistema nervoso central: estado de consciência com escala de coma de Glasgow, irritação meníngea, força muscular, fontanela em lactentes.
- Avaliação respiratória: desconforto respiratório, sinais de derrame pleural, taquipneia.
- Procurar sinais de derrames cavitários (pleural, pericárdico e ascite).
- Pesquisar a presença de dor abdominal, ascite e hepatomegalia.
- Avaliar pele e subcutâneo: presença de edema, petéquias e equimoses, exantema.
- Procurar manifestações hemorrágicas espontâneas (mucosas, conjuntivas, pele) ou provocadas (realizar a prova do laço).
- Prova do laço (não é específica, mas serve de alerta):
  - A prova deverá ser realizada em todo paciente com a suspeita de dengue e que não apresente manifestações hemorrágicas.
- Técnica:
  - Aferir a PA e obter a PA média pela fórmula: PAM = (PAS + PAD)/2.
  - Insuflar o manguito até o valor da PAM e mantê-lo garroteado por 3 minutos em crianças e por 5 minutos em adolescentes.

- Desenhar um quadrado com lados de 2,5 cm no antebraço e contar o número de petéquias dentro:
  - Em crianças, positivo se mais de 10 petéquias.
  - Em adolescentes (e adultos), positivo se mais de 20 petéquias.
- Se as petéquias surgirem antes do tempo determinado, o teste pode ser interrompido e considerado positivo.
- Em pacientes em choque, o teste pode ser negativo.

TABELA 1 Avaliação hemodinâmica no paciente com dengue

Parâmetros	Choque ausente	Choque compensado (fase inicial)	Choque com hipotensão (fase tardia)
FC	Normal	Taquicardia	Taquicardia intensa, com bradicardia no choque tardio
Extremidades	Com temperatura normal e rosadas	Distais, frias	Frias, úmidas, pálidas ou cianóticas
Intensidade do pulso periférico	Pulso forte	Pulso fraco e filiforme	Tênue ou ausente
TEC	Normal (< 2 s)	Prolongado (> 2 s)	Muito prolongado, pele mosqueada
Pressão arterial	Normal para a idade e pressão de pulso normal para a idade	Redução de pressão do pulso (≤ 20 mmHg)	Hipotensão ou pressão arterial não detectável
Ritmo respiratório	Normal para a idade	Taquipneia	Acidose metabólica, hiperpneia ou respiração de Kussmaul
Diurese	Normal 1,5 a 4 mL/kg/h	Oligúria < 1,5 mL/kg/h	Oligúria persistente < 1,5 mL/kg/h

FC: frequência cardíaca; TEC: tempo de enchimento capilar.
Fonte: OPAS, 2010.

Exames laboratoriais

A investigação diagnóstica a ser realizada nos pacientes com dengue dependerá da classificação de gravidade do paciente. Dentre os exames que poderão ser realizados, destacam-se:

- Hemograma.
- Proteína C reativa (PCR).
- Gasometria e lactato.
- Eletrólitos.
- Ureia e creatinina.

- Transaminases.
- Albumina.
- Coagulograma: TP, TTPa, fibrinogênio, D-dímeros, produtos da degradação de fibrina (PDF).
- Análise de urina.

Além disso, a confirmação laboratorial da dengue deverá ser solicitada nos pacientes dos grupos B, C ou D:

- Sorologia (ELISA) – deverá ser solicitada a partir do 6º dia de doença.
- Detecção de antígenos virais (NS1, isolamento viral, RT-PCR e imuno-histoquímica) – solicitar até o 5º dia de doença e, se positiva, confirma a dengue. Se negativa, realizar posteriormente a sorologia IgM para confirmação ou não.

O acompanhamento dos valores do hematócrito é fundamental, pois a sua elevação (hemoconcentração) está relacionada com a gravidade dos pacientes. Na Tabela 2, estão os valores normais em cada faixa etária.

TABELA 2 Valores de referência do hematócrito (Ht)

Idade	RN	3 meses	6 meses	1 a 2 anos	±5 anos	10 anos	Adolescentes
Valor Ht em %	52 a 60%	37±4	35±4	36±4	37±4	40±4	Masc = 46±6 Fem = 42±6

Fonte: Brasil, 2016.

Diagnóstico diferencial

Várias doenças agudas febris podem apresentar quadro clínico semelhante ao da dengue:

- Síndrome febril: enteroviroses, *influenza* e outras viroses respiratórias, hepatites virais, malária, febre tifoide e outras arboviroses (p. ex., chikungunya, oropouche, zika).
- Síndrome exantemática febril: rubéola, sarampo, escarlatina, eritema infeccioso, exantema súbito, enteroviroses, mononucleose infecciosa, parvovirose, citomegalovirose, outras arboviroses (p. ex., chikungunya, zika, mayaro), farmacodermias, doença de Kawasaki, doença de Henoch-Schönlein.
- Síndrome hemorrágica febril: hantavirose, febre amarela, leptospirose, malária grave, riquetsioses e púrpuras.

- Síndrome dolorosa abdominal: apendicite, obstrução intestinal, abscesso hepático, abdome agudo, pneumonia, infecção urinária, colecistite aguda.
- Síndrome do choque: meningococcemia, septicemia, febre purpúrica brasileira, síndrome do choque tóxico e choque cardiogênico (miocardites).
- Síndrome meníngea: meningites virais, meningites bacterianas e encefalites.

ABORDAGEM TERAPÊUTICA

A condução adequada dos pacientes depende do reconhecimento precoce dos sinais de alarme e da pronta reposição volêmica. Os pacientes deverão ser acompanhados e reavaliados de forma sistemática, pois a dengue é uma doença dinâmica e o paciente pode evoluir de uma fase para outra rapidamente.

O Ministério da Saúde recomenda a classificação dos pacientes em grupos de risco, visando ao atendimento mais eficaz e à redução do tempo de espera em pacientes graves.

Classificação de riscos de acordo com os sinais e os sintomas:

- Azul: grupo A – atendimento de acordo com o horário de chegada.
- Verde: grupo B – prioridade não urgente.
- Amarelo: grupo C – urgência, atendimento mais rápido possível.
- Vermelho: grupo D – emergência, paciente com necessidade de atendimento imediato.

Grupo A (azul)

- Suspeita de dengue.
- Sem manifestações hemorrágicas espontâneas e prova do laço negativa.
- Sem sinais de alarme.
- Sem comorbidades, grupo de risco ou condições especiais (crianças acima de 2 anos).

Plano diagnóstico

- Considerar: hemograma (no momento do atendimento) e outros exames se febre > 48 horas para diagnóstico diferencial.
- Neste grupo, não são obrigatórios os exames confirmatórios de dengue.

Conduta na unidade de emergência

Orientar repouso e prescrever dieta e hidratação oral.

A hidratação oral dos pacientes com suspeita de dengue deve ser iniciada ainda na sala de espera enquanto aguardam a consulta médica:

- Volume diário da hidratação oral em crianças (abaixo de 13 anos): soro de reidratação oral (1/3 do volume) + outros líquidos (2/3 restante).
- Considerar o volume de líquidos a ser ingerido conforme recomendação a seguir (baseado na regra de Holliday-Segar acrescido de reposição de possíveis perdas de 3%):
  - Crianças até 10 kg: 130 mL/kg/dia.
  - Crianças de 10 a 20 kg: 100 mL/kg/dia.
  - Crianças acima de 20 kg: 80 mL/kg/dia.
- Nas primeiras 4 a 6 horas do atendimento, cogitar a oferta de 1/3 desse volume.
- Especificar em receita médica ou no cartão da dengue o volume a ser ingerido.
- Manter a hidratação durante todo o período febril e por até 24 a 48 horas após a defervescência da febre.

A alimentação não deve ser interrompida durante a hidratação e sim administrada de acordo com a aceitação do paciente. O aleitamento materno dever ser mantido e estimulado.

- Sintomáticos (evitar via intramuscular):
  - Antitérmicos e analgésicos: dipirona ou paracetamol (não usar salicilatos e anti-inflamatórios não hormonais).
- Acompanhamento ambulatorial:
  - Orientar repouso e hidratação oral.
  - Retornar imediatamente na presença dos sinais de alarme.
  - Consulta com pediatra assistente ou retorno entre o 3º e 6º dia de doença (fase crítica) ou no dia de melhora da febre.
  - Não se automedicar.

Grupo B (verde)

- Suspeita de dengue.
  - Com manifestações hemorrágicas espontâneas leves (petéquias, hematomas pequenos, gengivorragia discreta e epistaxe discreta) ou prova do laço positiva ou
  - Com comorbidades: menores de 2 anos, grupo de risco ou condições clínicas especiais.

- Sem sinais de alarme.

Plano diagnóstico

- Solicitar hemograma (liberação entre 2 e 4 horas), AST, ALT, TP, TTPa, eletrólitos, ureia, creatinina, albumina, glicemia.
- Avaliar a hemoconcentração.
- Solicitar exames confirmatórios de dengue: teste rápido, sorologia, isolamento viral.
- Outros exames se houver indicação: sumário de urina (avaliar hematúria), gasometria, radiografia de tórax e ultrassonografia de abdome (se apresentar dor abdominal) – analisar cada caso ou reclassificar o quadro clínico.

Conduta na unidade de emergência

- Iniciar hidratação oral na unidade de emergência e nos sintomáticos (igual ao grupo A) até resultado de exames laboratoriais.
- Medicamentos sintomáticos (evitar via intramuscular): dipirona ou paracetamol (não usar salicilatos e anti-inflamatórios não hormonais). Antieméticos, se necessários.
- Reavaliação:
  - Se hematócrito normal:
    - Acompanhamento ambulatorial com orientações de alta semelhante às do grupo A.
    - Agendar o retorno com reavaliações clínica e laboratorial diária, até 48 horas após a queda da febre.
    - Orientar o paciente a não se automedicar.
    - Permanecer em repouso e procurar imediatamente o serviço de urgência em caso de sangramentos ou sinais/sintomas de alarme.
- Se surgirem sinais de alarme, inclusive elevação do hematócrito, seguir conduta do grupo C.

Grupo C (amarelo)

- Suspeita de dengue.
- Com ou sem manifestações hemorrágicas.
- Com algum sinal de alarme:
  - Dor abdominal intensa e contínua (relatada ou na palpação).
  - Vômitos persistentes.
  - Derrames cavitários (ascite, derrame pleural, derrame pericárdico).

- Hipotensão postural e/ou lipotímia.
- Hepatomegalia maior que 2 cm abaixo do rebordo costal.
- Sangramento de mucosa.
- Letargia e/ou irritabilidade.
- Aumento progressivo do hematócrito.

Plano diagnóstico

- Solicitar: hemograma, tipagem sanguínea, prova do laço, transaminases, coagulograma, eletrólitos, ureia, creatinina, gasometria, glicemia, albumina.
- Os exames confirmatórios são obrigatórios neste grupo: teste rápido, sorologia ou isolamento viral.
- Radiografia de tórax, ultrassonografia de abdome e ecocardiograma nos casos mais graves para avaliar derrames cavitários.

Conduta na unidade de emergência

- Leito de observação e internação por no mínimo 48 horas (analisar se há indicação de UTI).
- Hidratação parenteral – deve ser iniciada de forma imediata, assim que o paciente for classificado.
- Fases de expansão: cada fase terá 2 horas de duração, sendo iniciada a reposição volêmica com soluções cristaloides na vazão de 10 mL/kg/hora, ou seja, 20 mL/kg em cada fase.
- Reavaliação clínica após 1 hora, observando os sinais vitais com PA e diurese (desejável 1 mL/kg/h).
- Solicitar novo hematócrito após a 1ª fase de expansão, ou seja, após 2 horas:
  - Sem melhora do hematócrito ou dos sinais hemodinâmicos:
    - Repetir a fase de expansão até três vezes.
    - Seguir a orientação de reavaliação clínica (sinais vitais, PA e diurese) após 1 hora e de hematócrito em 2 horas (após conclusão de cada etapa).
  - Hematócrito normal e melhora clínica:
  - Iniciar a fase de manutenção:
    - Primeira fase: 25 mL/kg em 6 horas. Se houver melhora, iniciar segunda fase.
    - Segunda fase: 25 mL/kg em 8 horas, sendo um terço com soro fisiológico e dois terços com soro glicosado.
- Sem melhora clínica e laboratorial, conduzir como grupo D.
- Sintomáticos conforme necessidade.

- Os pacientes deverão permanecer internados por um período mínimo de 48 horas, até estabilização e com critérios de alta.
- Monitoração: avaliação clínica periódica, monitorar dados vitais com PA a cada 2 horas, diurese e observar sinais de alarme.
- Após preencher critérios de alta, o retorno para reavaliação clínica e laboratorial segue a mesma orientação do grupo B.

Grupo D (vermelho)

- Suspeita de dengue.
- Com sinais de choque, sangramento grave ou disfunção grave de órgãos.

Plano diagnóstico

- Solicitar: hemograma, tipagem sanguínea, transaminases, coagulograma, eletrólitos, ureia, creatinina, gasometria arterial ou venosa completa, glicemia, albumina, lipase, amilase, fibrinogênio e análise de urina.
- Os exames confirmatórios são obrigatórios neste grupo: teste rápido, sorologia ou isolamento viral.
- Solicitar radiografia de tórax e ultrassonografia de abdome.
- Considerar ecocardiograma.

Conduta na unidade de emergência

- Medidas de atendimento do paciente crítico:
  - Manter vias aéreas pérvias, analisar necessidade de intubação.
  - Oxigenoterapia (máscara não reinalante).
  - Dois acessos venosos calibrosos ou intraósseos para reposição volêmica rápida:
    - Reposição volêmica imediata com soluções cristaloides – 20 mL/kg em até 20 minutos, repetindo até três vezes. Reavaliar após cada expansão.
- Monitoração contínua (cardíaca, oximetria, dados vitais e diurese).
- Reavaliação do hematócrito após 2 horas:
  - Se melhora clínica e do hematócrito (sinais vitais estáveis, diurese normal):
    - Retornar para a fase de expansão do grupo C e seguir conduta.
    - Internar em leito de UTI por, no mínimo, 48 horas e, após estabilização, transferir para leito de internação.

Na persistência do choque após as três fases de reposição volêmica, considerar:

- Hematócrito em ascensão: reposição com albumina a 5% – 0,5 a 1 g/kg (diluir 1 parte de albumina 20% em três partes iguais de SF a 0,9%) ou, se não disponível, coloide sintético – 10 mL/kg.
- Queda do hematócrito, mas choque mantido: avaliar hemorragias e coagulopatias. As manifestações hemorrágicas são causadas por alterações vasculares, plaquetopenia e coagulopatia de consumo.
  - Hemorragia: transfusão de concentrado de hemácias (10 a 15 mL/kg/dia).
  - Coagulopatias: uso de plasma fresco (10 mL/kg), vitamina K venosa e crioprecipitado (1 UI para cada 5 a 10 kg).
  - Considerar a transfusão de plaquetas nas seguintes condições:
    - Sangramento persistente não controlado, depois de corrigidos os fatores de coagulação e do choque.
    - Trombocitopenia com RNI maior que 1,5 vez o valor normal.
    - A intenção do uso de plaquetas é realizar o tamponamento local e não elevar sua contagem, inclusive seu uso pode piorar a CIVD.
- Queda de hematócrito, sem choque ou sangramentos, mas com surgimento de outros sinais de gravidade: avaliar a possibilidade de insuficiência cardíaca congestiva e hipervolemia:
  - Avaliar aumento da hepatomegalia, turgor jugular, estertores pulmonares, perfusão periférica lentificada.
  - Tratar com diminuição da infusão de líquidos, diuréticos e inotrópicos, conforme necessidade.

A infusão de líquidos deve ser interrompida ou reduzida à velocidade mínima necessária nos seguintes casos:

- Resolução do extravasamento plasmático.
- Normalização da pressão arterial, do pulso e da perfusão periférica.
- Diminuição do hematócrito, na ausência de sangramentos e no paciente sem sinais de choque.
- Diurese normalizada.
- Resolução dos sintomas abdominais.

Considerações sobre os grupos C e D

- Oferta de oxigênio em todas as situações de choque, definindo a escolha (cateter, máscara, CPAP, ventilação invasiva) em função da gravidade.

- A anasarca e os derrames cavitários ocorrem por extravasamento capilar, podendo, inclusive, piorar após as reposições volêmicas, não significando, em princípio, hiper-hidratação.
- O acompanhamento da reposição volêmica é feito por hematócrito, diurese e sinais vitais.
- Considerar a via intraóssea em crianças para administração de líquidos e medicamentos durante a RCP ou tratamento do choque descompensado, se o acesso vascular não for rapidamente conseguido.
- Considerar máscara laríngea em casos de parada cardiorrespiratória e parada respiratória com sangramento excessivo, em que fica inviável a intubação orotraqueal.
- Evitar procedimentos invasivos desnecessários.
- O choque com disfunção miocárdica pode necessitar de inotrópicos (milrinona, dobutamina, adrenalina).
- Na fase de reabsorção plasmática, o paciente não necessita mais de hiper-hidratação, sendo necessária, muitas vezes, restrição hídrica.

Distúrbios hidreletrolíticos associados

Os principais distúrbios de eletrólitos identificados nos pacientes com quadros graves de dengue são:

- Hiponatremia: corrigir se sódio abaixo de 120 mEq/L ou se sintomas neurológicos.
- Hipocalemia: ocorre, principalmente, na fase de recuperação quando ocorre poliúria.
- Acidose metabólica: o foco deve ser tratar o choque e a desidratação. Avaliar reposição se bicarbonato abaixo de 10 e/ou pH abaixo de 7,2.

CONDUTAS DE INTERNAÇÃO

- Principais indicações de internamento:
  - Recusa de ingestão de líquidos ou alimentos.
  - Presença de sinais de alarme (grupo C ou D).
  - Choque.

- Comprometimento respiratório: dor torácica, tiragem, alteração da ausculta pulmonar, diminuição do murmúrio vesicular ou outros sinais de gravidade.
- Manifestações hemorrágicas graves, independentemente do valor das plaquetas ou comprometimento grave de órgão (grupos C e D).
- Comorbidades descompensadas: cardiopatias, hipertensão, diabetes, pneumopatias crônicas, doença falciforme, crise asmática, imunodeprimidos.
- Impossibilidade de acompanhamento ambulatorial adequado.
- Outras situações a critério clínico.

Na Figura 1, encontram-se as sequências de condutas a serem tomadas no paciente com dengue de acordo com a classificação.

Critérios de alta hospitalar

Os pacientes precisam preencher todos os seis critérios a seguir:

- Ausência de febre por 48 horas.
- Melhora clínica, principalmente da atividade e da aceitação alimentar.
- Estabilização hemodinâmica por 48 horas – ausência de sangramentos.
- Hematócrito normal e estável por 24 horas.
- Tendência crescente do número de plaquetas (> 50.000).
- Derrames cavitários em regressão e sem repercussão clínica.

A dengue é uma doença de notificação compulsória, devendo ser notificados imediatamente as formas graves e os óbitos por dengue.

A vacina contra dengue foi recentemente licenciada em nosso país, no esquema de três doses (0, 6 e 12 meses), e está recomendada rotineiramente para crianças e adolescentes a partir de 9 anos até no máximo 45 anos de idade, em regiões endêmicas. Está contraindicada para gestantes, mulheres que amamentam e portadores de imunodeficiências.

Figura 1 Sequências de atendimento no paciente com dengue de acordo com a classificação.

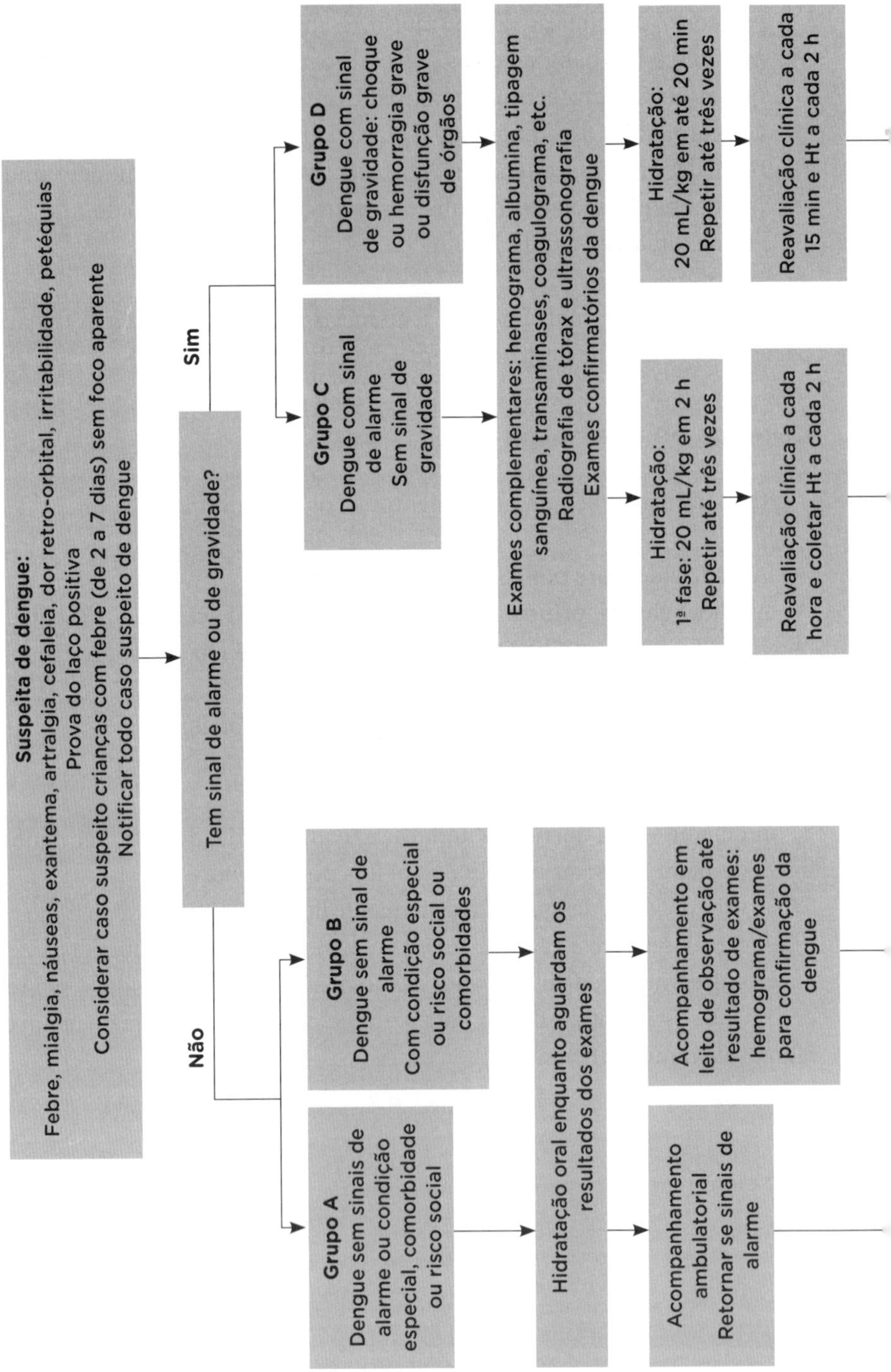

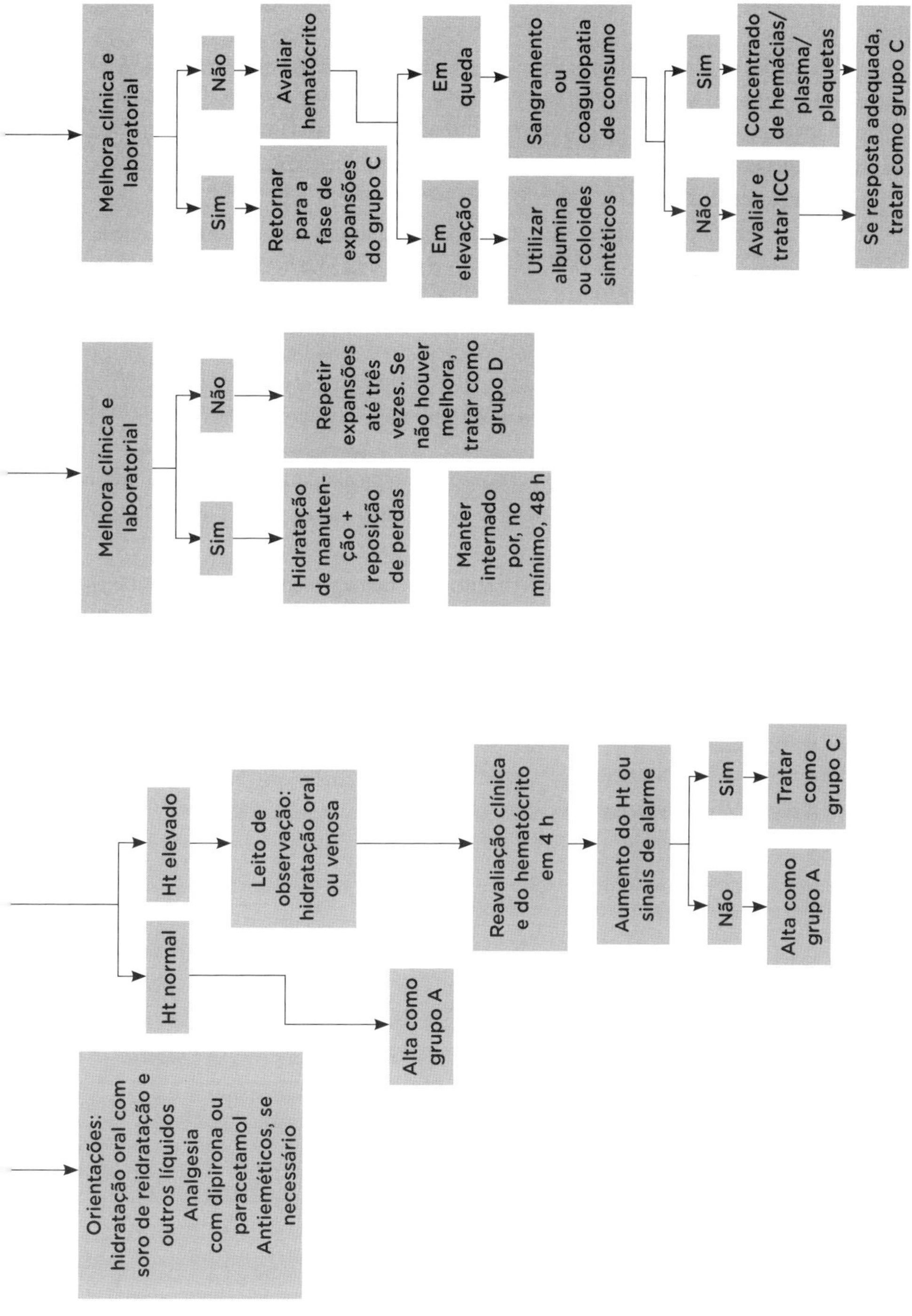
Orientações: hidratação oral com soro de reidratação e outros líquidos Analgesia com dipirona ou paracetamol Antieméticos, se necessário
Ht normal
Ht elevado
Alta como grupo A
Leito de observação: hidratação oral ou venosa
Reavaliação clínica e do hematócrito em 4 h
Aumento do Ht ou sinais de alarme
Não
Sim
Alta como grupo A
Tratar como grupo C
Melhora clínica e laboratorial
Sim
Não
Hidratação de manutenção + reposição de perdas
Repetir expansões até três vezes. Se não houver melhora, tratar como grupo D
Manter internado por, no mínimo, 48 h
Melhora clínica e laboratorial
Sim
Não
Retornar para a fase de expansões do grupo C
Avaliar hematócrito
Em elevação
Em queda
Utilizar albumina ou coloides sintéticos
Sangramento ou coagulopatia de consumo
Não
Sim
Avaliar e tratar ICC
Concentrado de hemácias/ plasma/ plaquetas
Se resposta adequada, tratar como grupo C

BIBLIOGRAFIA

1. Brasil. Ministério da Saúde. Secretaria de Vigilância em Saúde. Departamento de Vigilância das Doenças Transmissíveis. Dengue: diagnóstico e manejo clínico: adulto e criança [recurso eletrônico]/Ministério da Saúde, Secretaria de Vigilância em Saúde, Departamento de Vigilância das Doenças Transmissíveis. 5. ed. Brasília: Ministério da Saúde; 2016.
2. Green S. Immunopathological mechanisms in dengue and dengue hemorrhagic fever. Current Opinion in Infectious Diseases. 2006;19:S429-436.
3. Morens D. Dengue fever and dengue hemorrhagic fever. Concise Reviews of Pediatric Infectious Diseases. 2009;28:SS635-48.
4. Opas. Dengue – Guías de Atención para Enfermos en la Región de las Américas. La Paz, Bolívia, 2010. Disponível em <http://www.ops.org.bo/textocompleto/ndeng31482.pdf>. Acessado em 20/01/2017.
5. Shrishu R. Clinical features, complications and atypical manifestations of children with severe forms of dengue and dengue hemorrhagic fever. Indian Journal of Pediatrics. 2006;73:S889-906.
6. Singhi S. Dengue and dengue hemorrhagic fever: management issues in an intensive care unit. J Pediatr. 2007;83:S22-35.

Diarreia aguda e desidratação

Luciana Rodrigues Silva

INTRODUÇÃO

Tem ocorrido a diminuição do número de casos e da mortalidade por diarreia aguda nos últimos anos, embora ela continue a levar pacientes, frequentemente, aos serviços de pronto atendimento. A diminuição na mortalidade por diarreia se deve à melhoria das condições de vida, à vacinação para rotavírus e à utilização sistemática da reidratação oral.

A diarreia aguda é uma situação clínica caracterizada pela presença de dejeções aquosas, com consistência diminuída e/ou com frequência maior que a habitual. Representa um desequilíbrio entre os processos de absorção e secreção do intestino. É de natureza autolimitada e dura no máximo 14 dias, e a maioria dos casos não ultrapassa 7 dias. Os episódios diarreicos com duração igual ou superior a 14 dias, iniciados por processo infeccioso gastrintestinal, são denominados diarreia persistente e requerem orientação específica. A disenteria, por sua vez, é definida como um quadro diarreico, no qual se observa a presença de sangue e muco.

Diante de um paciente com diarreia aguda, o pediatra deve: pesquisar na anamnese os elementos em favor de uma etiologia provável e avaliar se há necessidade de pedir exames complementares; avaliar se há ou não desidratação e em que grau; avaliar os fatores de risco de gravidade (p. ex., sepse, choque, comorbidades, lactente jovem) e se há necessidade de hospitalização.

Em todos os episódios diarreicos, o pediatra deve orientar os pais sobre os cuidados, os sinais de gravidade e como evitar novos quadros.

Os agentes mais comuns da diarreia aguda estão relacionados na Tabela 1.

TABELA 1 Agentes infecciosos causais de diarreia aguda

Bactérias	Vírus	Parasitas
Escherichia coli (enteroinvasiva, enterotoxigênica, enteroagregativa, êntero-hemorrágica), *Campylobacter jejuni, Vibrio cholerae, Shigella, Salmonella* não tifoide, *Aeromonas, V. parahaemolyticus, Bacteroides fragilis, Plesiomonas, C. upsaliensis, Clostridium difficile, Yersinia enterocolitica, Y. pseudotuberculosis*	Rotavírus, norovírus, adenovírus, astrovírus, bocavírus, citomegalovírus	Protozoários: *Cryptosporidium parvum, Giardia intestinalis, Microsporidia, Entamoeba histolytica, Isospora belli, Cyclospora cayetanensis, Dientamoeba fragilis, Blastocystis hominis* Helmintos: *Strongyloides stercoralis, Schistosoma mansoni*

Na maioria das vezes, a etiologia da diarreia aguda se deve a agentes infecciosos, sobretudo rotavírus e norovírus, e menos frequentemente aos agentes bacterianos. Também outros diagnósticos podem ser pensados, sobretudo quando o quadro se prolonga (intolerância à lactose, alergia à proteína do leite de vaca, colites inflamatórias, uso de antibióticos e outros medicamentos, doença celíaca, intoxicações por metais pesados). Em algumas situações, a apendicite aguda e a invaginação intestinal podem iniciar com quadro de diarreia.

ABORDAGEM CLÍNICA

Na avaliação inicial do paciente com diarreia, alguns parâmetros devem ser considerados, como: a idade, o peso, os sinais de desidratação, o estado nutricional, a temperatura e os sinais de toxemia. Esta última deve ser reavaliada sempre e sobretudo depois de o paciente ter sido reidratado. Enfatiza-se que, quanto mais jovem a criança, mais rápidas podem ser a evolução do quadro e a chance de desidratação.

Anamnese

A história clínica, habitualmente, fornece informações importantes para o diagnóstico e a conduta terapêutica, como:

- Tipo de alimentação atual.
- Duração do quadro; história de possível contágio ou contaminação; viagem recente ou em curso.

- Características das evacuações (número de dejeções, volume, consistência fecal, cor, presença de sangue, pus, muco ou restos alimentares).
- Aceitação alimentar, tipo de alimentação habitual e em uso, ocorrência de ingestão de alimentos não habituais.
- Presença e características dos vômitos: frequência, relação com alimentação (ou tosse), intensidade, conteúdo, resposta a antieméticos.
- Presença de dor abdominal: forma de início (súbito ou gradual), localização, característica, intensidade, duração, periodicidade, irradiação, fatores de piora e de melhora.
- Presença de distensão abdominal: relação com alimentação e/ou tipo de alimento.
- Presença de diurese: quantidade e frequência.
- Presença de febre: intensidade, frequência, duração, resposta a antitérmicos.
- Presença de outros sintomas e sinais não relacionados ao trato digestivo, como: alterações da atividade, prostração, sintomas respiratórios.
- Uso recente de medicamentos, sobretudo antibióticos.
- Internação hospitalar nas últimas 2 semanas.
- Contato com outras pessoas com diarreia ou conhecimento da ocorrência de surto (casos semelhantes) em casa, na escola, na creche, no berçário ou em outros ambientes comunitários frequentados pelo paciente.
- Peso anterior ao início da diarreia.
- Uso ou não de leite materno, época do desmame e práticas alimentares.
- Episódios anteriores semelhantes.
- Histórico das imunizações.

Comumente, a febre ocorre nas infecções por patógenos invasivos, porém também está presente na maioria das crianças infectadas com rotavírus.

Os vômitos frequentemente ocorrem na diarreia viral ou são provocados por toxinas bacterianas e são bem comuns na cólera.

Exame físico

No exame físico, é imprescindível avaliar:

- Estado geral e atividade: normal/alerta, irritado/hipoativo, letárgico/comatoso.
- Estado de hidratação (definir se o paciente está hidratado, tem desidratação leve ou desidratação grave).
- Avaliação nutricional.

- Peso atual com a criança sem roupa (comparar com peso anterior, se possível); verificar perda de peso.
- Sede.
- Perfusão periférica (enchimento capilar).
- Turgor cutâneo.
- Como se encontra o pulso, se taquicárdico ou débil.
- Se os movimentos respiratórios estão acelerados.
- Cor (palidez, icterícia, cianose).
- Temperatura, pressão arterial, frequência cardíaca, frequência respiratória, padrão respiratório.
- Fontanela baixa.
- Extremidades frias.
- Saliva espessa.
- Se tem atividade espontânea.

Se há informação do peso prévio da criança, pode-se classificar a desidratação em leve (se há perda de peso até 5%), moderada (perda de peso entre 5 e 10%) ou grave (perda de peso acima de 10%). Muitas vezes, essa informação não está disponível.

ABORDAGEM DIAGNÓSTICA

Diagnóstico clínico

É fundamental fazer a avaliação das condições de hidratação do paciente com diarreia aguda e traçar os planos terapêuticos recomendados de acordo com o estado em que a criança se encontra: se está com diarreia, mas ainda está hidratada; se tem diarreia e já apresenta desidratação leve a moderada; ou se tem diarreia e já chega ao atendimento com desidratação grave (Tabela 2).

ABORDAGEM DIAGNÓSTICA E TERAPÊUTICA

Avaliação laboratorial

O hemograma, a pesquisa de leucócitos fecais ou sangue oculto e outros exames podem ser necessários, de acordo com o quadro de cada paciente.

Nos quadros sugestivos de infecções virais, pode-se solicitar a identificação de alguns vírus. Habitualmente, não são necessárias as coproculturas nos

TABELA 2 Condições de hidratação do paciente com diarreia aguda

Avaliação clínica	Diagnóstico	Conduta terapêutica
Ausência de sinais suficientes para a identificação de desidratação	Sem desidratação	Plano A
Dois dos seguintes sinais: ▪ Inquietação, irritabilidade ▪ Bebe líquidos com avidez, criança sedenta ▪ Olhos encovados ▪ Sinal da prega cutânea: retorno lento (< 2 segundos)	Desidratação leve até 2 sinais	Plano B
Dois dos seguintes sinais: ▪ Anormalmente sonolento ou letárgico, inconsciência ▪ Bebe pouco líquido ou não ingere líquidos ▪ Olhos encovados ▪ Sinal da prega cutânea: retorno muito lento (> 2 segundos) ▪ Enchimento capilar retardado	Desidratação grave > 2 sinais	Plano C

pacientes imunocompetentes com diarreia aquosa aguda, exceto se há suspeita de infecções bacterianas com disseminação de infecção, em pacientes muito jovens, nos quadros graves ou em pacientes imunossuprimidos ou em pacientes com cólera.

A dosagem de eletrólitos pode ser necessária em algumas crianças com diarreia aguda com desidratação moderada ou grave, particularmente quando existem história atípica e achados não habituais.[1]

Tratamento

As duas "pedras angulares" do tratamento da diarreia aguda são representadas pela reidratação e pela realimentação precoce. O pediatra diante de uma criança com diarreia aguda deve:

1. Pesquisar os dados de história, a fim de identificar os possíveis agentes infecciosos ou não.
2. Avaliar se há ou não necessidade de realização de exames complementares.
3. Avaliar se há desidratação e qual a intensidade.
4. Avaliar os fatores de risco de gravidade que traduzam a necessidade de hospitalização.

Terapia de reidratação oral segundo o grau de desidratação

Sem desidratação/plano A (Tabela 3)

TABELA 3 Conduta terapêutica no paciente com diarreia, mas está hidratado

Terapia de reidratação	Reposição de perdas	Nutrição
Oferecer maior cota de líquidos após cada evacuação	< 2 anos: 50 a 100 mL > 2 anos: 100 a 200 mL após cada evacuação diarreica ou episódio de vômitos	Continuar lactação ou dieta normal correspondente à idade

Baseada na evidência de eficácia e segurança, a Organização Mundial da Saúde (OMS) recomenda o soro de reidratação oral (SRO) com 75 nmol/L de sódio, mas essa solução ainda não está disponível no Brasil. Nos pacientes com cólera, as soluções de osmolaridade reduzida estão associadas à hiponatremia quando comparadas à solução-padrão, embora tenham efeitos similares. Deve-se enfatizar aos pais os sinais de piora, para a criança retornar à unidade de atendimento se for necessário.

O SRO deve sempre ser oferecido em colher ou copo, nunca na mamadeira.

Manter a dieta com alimentos que não agravem a diarreia, preferindo sopa de frango com hortaliças ou verduras, carne ou galinha, arroz, banana, goiaba, água de coco, água. São inadequados refrigerantes, líquidos açucarados, sucos artificiais, chás e café.

Nessa fase, iniciar a suplementação de zinco.

Desidratação leve/plano B (Tabela 4)

TABELA 4 Conduta terapêutica no paciente com diarreia e desidratação leve

Terapia de reidratação	Reposição de perdas	Nutrição
SRO 50 a 100 mL/kg de peso corporal em 2 a 4 horas	< 2 anos: 50 a 100 mL > 2 anos: 100 a 200 mL após cada evacuação diarreica ou episódio de vômitos	Continuar lactação ou retornar à dieta normal correspondente à idade após hidratação inicial

SRO: soro de reidratação oral.

O paciente deve permanecer em observação na unidade de saúde, para que seja garantida sua hidratação eficaz e possa ser detectado mais facilmente o surgimento de complicações que venham a dificultar ou impedir o sucesso dessa medida, inclusive a piora da diarreia e da desidratação. Em todo o período de observação, os pais devem ser informados sobre a prevenção e a detecção de sinais que traduzam piora do quadro.

O soro oral deve ser administrado sob supervisão médica. O aleitamento materno é mantido sempre, mas os outros alimentos suspensos devem logo ser reintroduzidos após o período da reparação. O soro oral deve ser sempre oferecido em colher ou copo, nunca na mamadeira. Não há justificativa para se retardar a introdução dos alimentos, exceto nos casos graves.

Nessa fase, deve-se iniciar a suplementação de zinco.

Desidratação grave/plano C (Tabela 5)

TABELA 5 Conduta terapêutica no paciente com diarreia e desidratação leve

Terapia de reidratação	Reposição de perdas	Nutrição
Reidratar com soro fisiológico a 0,9% intravenoso ou Ringer lactato em 4 a 6 horas. Após reavaliação, repetir esta fase ou passar para manutenção e reposição e em seguida introduzir simultaneamente o SRO, a fim de manter a hidratação até que o paciente se recupere	< 2 anos: 50 a 100 mL > 2 anos: 100 a 200 mL por cada evacuação diarreica ou episódio de vômitos	Continuar lactação e retornar dieta normal correspondente à idade após a hidratação inicial

SRO: soro de reidratação oral.

A hidratação venosa sempre é feita no serviço de saúde, inicialmente a fase de expansão ou reparação e, em seguida, as fases de manutenção e de reposição. Após a reidratação venosa, quando o paciente estiver hidratado, já se inicia a tentativa de oferta do SRO, que deve ser feita com o uso de copo ou colher, em pequenos volumes, com o líquido em temperatura ambiente, pois o resfriamento retarda o esvaziamento gástrico, e nunca em mamadeiras. O aleitamento materno não deve ser interrompido.

Após a reidratação, deve-se iniciar a reposição de potássio. Também após a reidratação, deve-se iniciar a suplementação de zinco.

São indicações para hidratação parenteral: desidratação grave, choque, íleo paralítico, abdome agudo, alteração do estado de consciência, convulsões, vômitos de difícil controle, falha na reidratação oral.

A avaliação do sucesso da terapia de reidratação oral (TRO) pode ser feita por meio do cálculo da porcentagem de retenção:

$$\text{Retenção (\%)} = \frac{(\text{peso atual - peso inicial}) \times 100}{\text{Volume ingerido}}$$

Se há retenção ≥ 20% na primeira hora de retenção, deve-se manter terapêutica e, se < 20%, deve-se avaliar indicação de hidratação venosa.

Indicações de hidratação intravenosa, se houver:

1. Choque.
2. Sepse.
3. Coma, comprometimento do estado geral.
4. Crise convulsiva.
5. Vômitos incoercíveis.
6. Diarreia profusa.
7. Insucesso na tentativa de reidratação oral.
8. Acidose metabólica grave (pH < 7,10 e/ou HCO_3^- < 7).

A fase de reparação acaba após o desaparecimento dos sinais de desidratação ou após presença de diurese de mais de 1 mL/kg/h com densidade urinária de 1.020 e recuperação do peso, quando o paciente já está hidratado. Após a reidratação, deve-se iniciar a reposição de potássio.

A fase de manutenção é realizada calculando-se o volume pela regra de Holliday-Segar, utilizando-se preferencialmente soluções isotônicas (Tabela 6).

TABELA 6 Cálculo para fase de manutenção

Peso		Necessidades hídricas
Até 10 kg		100 mL/kg
10 a 20 kg		1.000 mL + 50 mL/kg acima de 10 kg
> 20 kg		1.500 mL + 20 mL/kg acima de 20 kg
Necessidades diárias de eletrólitos e glicose a cada 100 kcal		
Na: 3 a 5 mEq	K: 2,5 a 5 mEq	Glicose: 4 a 8 g

A fase de reposição visa a repor as perdas que continuam, mesmo após a correção da desidratação, durante o período de 24 horas. Na diarreia leve a moderada, pode-se usar reposição de 30 a 60 mL/kg com soro fisiológico (SF) 0,9%.

Dieta

A amamentação não deve ser interrompida.

Não convém interromper a alimentação durante mais de 4 horas nos casos de desidratação. Recomenda-se oferecer alimentos 4 horas após o início da TRO. As observações a seguir aplicam-se tanto para os adultos como para as crianças.

- Administrar:
  - Uma dieta apropriada para a idade, independentemente do líquido utilizado para TRO/manutenção.
  - Nos lactentes, aumentar a frequência do aleitamento materno ou dieta de que fazem uso — fórmulas ou diluições especiais não são necessárias na diarreia aguda. Podem ser corrigidos os erros alimentares.
  - As crianças mais velhas devem receber mais líquidos de maneira apropriada.
  - Refeições frequentes e leves distribuídas ao longo do dia (seis refeições por dia).
  - Alimentos ricos em energia e micronutrientes (carne, frango, frutas e verduras e alimentos obstipantes).
  - Depois do episódio diarreico, e dependendo da tolerância, ir aumentando a ingestão energética.
  - Não se recomendam as dietas restritivas, nem a ingestão de bebidas com elevado teor de açúcar.
- Proibidos:
  - Sucos de fruta enlatados e refrigerantes, porque são hiperosmolares e podem agravar a diarreia.
- Observações:
  - Nos casos de choque, idealmente, devem-se puncionar dois acessos venosos e administrar soro fisiológico ou Ringer lactato 20 a 25 mL/kg, repetido a cada 10 a 20 minutos. Quando ocorrer normalização da pressão arterial, os pulsos periféricos estiverem vigorosos e a perfusão cutânea restaurada, devem-se instituir as soluções isotônicas de manutenção, além da reposição das perdas. O débito urinário é o melhor parâmetro para avaliar o restabelecimento do volume intravascular e deve ser, no mínimo, de 1 mL/kg/h. Nos casos graves de choque descompensado, quando não for possível obter o acesso venoso periférico, deve-se indicar a punção intraóssea. É fundamental, nesse momento, manter a permeabilidade das vias aéreas e administrar oxigenoterapia.
  - Na desnutrição grave, com frequência, a desidratação é do tipo hipotônica. As necessidades de potássio são maiores (5 mEq/100 cal), de sódio são menores (1,5 a 2,0 mEq/100 cal) e de água também menores (80% da criança normal). Se a criança apresentar desidratação, deve-se instituir reposição volêmica com SF, de forma mais lenta, 50 mL/kg em 2 horas e meia. É frequente a ocorrência de hipoglicemia grave nesses casos. O médico deve estar alerta para a necessidade de correção com solução hipertônica de glicose.

A Figura 1 demonstra a sequência do tratamento da criança com diarreia.

Figura 1 Sequência de condutas no paciente com diarreia.

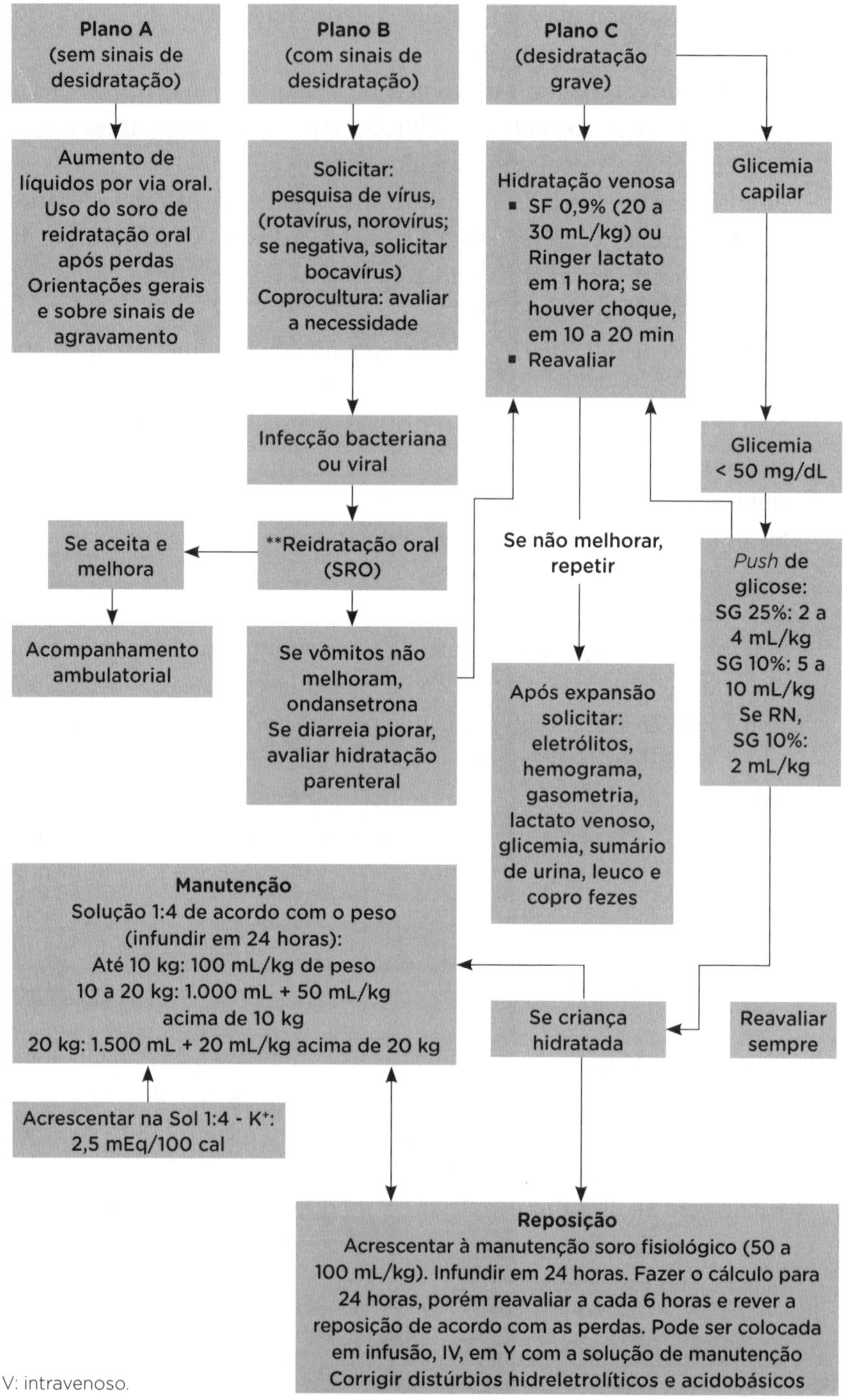

IV: intravenoso.

Terapia de zinco suplementar

A OMS indica, nos países em desenvolvimento, para todas as crianças com diarreia: 20 mg/dia de zinco para crianças acima de 6 meses e 10 mg/dia de zinco para crianças abaixo de 6 meses, por 14 dias, com a finalidade de diminuir o período de diarreia e diminuir novos casos subsequentes.

1. Critérios de alta hospitalar:
   - Quadro clínico e peso recuperados.
   - Sem necessidade de reposição venosa ou nasogástrica.
   - Aporte de líquidos orais igual ou superior às perdas.
   - Adequada orientação familiar e encaminhamento para o pediatra da criança.
   - Retaguarda médica.
2. Critérios de internamento:
   - Choque.
   - Desidratação grave (perda ponderal acima de 9%).
   - Alterações neurológicas.
   - Vômitos biliares ou persistentes.
   - Falha da reidratação oral.
   - Suspeita de doença cirúrgica.
   - Suspeita de disseminação bacteriana.
   - Lactentes muito jovens.
   - Pacientes com outras morbidades e imunossuprimidos.

Probióticos/prebióticos

Foi confirmada a existência de diferentes cepas de probióticos (incluindo *S. boulardi, L. reuteri, L. rhamnosus, L. casei e S. cerevisae*) úteis para reduzir a gravidade e a duração da diarreia aguda infecciosa infantil. A administração oral de probióticos abrevia aproximadamente em 24 horas a duração da doença diarreica aguda em crianças; as evidências fortes disponíveis são sobretudo com o *S. boulardi e o Lactobacillus GG*[1] por 5 a 7 dias. Esses produtos também têm sido usados na prevenção e no tratamento na diarreia por antibióticos.

Antimicrobianos

A terapia antimicrobiana não é geralmente indicada em crianças com diarreia aguda e tem indicações bem restritas, sobretudo porque a maioria dos casos tem etiologia viral e, mesmo quando se trata de etiologia bacteriana, os quadros são autolimitados. Os antimicrobianos são indicados só na diarreia infantil sanguinolenta (quando o agente mais provável for a *Shigella*), na suspeita de cólera, e quando houver outras infecções bacterianas graves, sinais evidentes de disseminação bacteriana com sepse, em lactentes menores de 3 meses, em pacientes imunossuprimidos, nos falcêmicos.

Os antiparasitários estão indicados em algumas situações se houver indicação com infestação por giárdia, ameba ou estrongiloides.

Não devem ser utilizados antibióticos em infecções por *Salmonella*, visto que podem induzir a estado de portador, a não ser em situações de sepse.

A Tabela 7 apresenta os antibióticos que, eventualmente, podem ser empregados em casos de diarreia aguda, quando formalmente indicados.

TABELA 7 Escolha de antibióticos deve ser eventual e sistematizada

Cólera	Shigelose	Amebíase	Giardíase
Primeira escolha Tetraciclina (50 mg/kg/dia, divididos em quatro doses)	Primeira escolha Ciprofloxacino Crianças: 15 mg/kg, 2 vezes/dia por 3 dias Adultos: 500 mg, 2 vezes/dia por 3 dias	Metronidazol (30 mg/kg/dia 3 vezes/dia, por 5 a 7 dias; fazer 10 dias em doença grave)	Metronidazol (15 a 20 mg/kg/dose, 3 vezes/dia por 5 a 7 dias)
Alternativos ▪ Sulfametoxazol/trimetoprim, na dose de 40 mg/kg/dia, a cada 12 horas por 3 dias ▪ Ciprofloxacino 15 mg/kg, a cada 12 horas por 3 dias ▪ Azitromicina 20 mg/kg em dose única	Alternativos ▪ Azitromicina – 20 mg/kg por 3 dias (máx. de 500 mg) ▪ Ampicilina + sulbactam (50 mg/kg/dia, a cada 12 horas, por 5 dias) ▪ Ceftriaxone (50 a 100 mg/kg 1 vez/dia, IM, de 2 a 5 dias) nos casos muito graves ▪ Ácido nalidíxico (40 mg/kg/dia, a cada 6 horas, por 5 dias). Raramente é empregado		Alternativos Tinidazol 50 mg/kg, máx. de 2 g, dose única Secnidazol

Observações:

Outros agentes acompanhados de disseminação bacteriana devem ser analisados individualmente quanto à indicação do antibiótico a ser empregado. Para *Campylobacter*, azitromicina ou ciprofloxacina; para *Clostridium difficile*, metronidazol ou vancomicina.

A seleção de antibiótico deve se basear nos padrões de sensibilidade das cepas dos patógenos da localidade/região.

Orientação domiciliar da diarreia aguda

Com a administração de líquidos e SRO para repor as perdas, é possível tratar os casos não complicados de diarreia em crianças no domicílio, independentemente do agente etiológico. Os cuidadores devem ser orientados para detectar sinais de desidratação e de gravidade, com orientações para retorno ao serviço de urgência/emergência, nos seguintes casos:

- Sinais que correspondam à desidratação.
- Febre $\geq$ 38ºC para crianças < 3 meses de idade ou $\geq$ 39ºC para crianças entre 3 e 36 meses.
- Sangue visível nas fezes.
- Diarreia abundante, incluindo volumes importantes e evacuações frequentes.
- Vômitos persistentes, desidratação grave, febre persistente.
- Quando não houver melhora do quadro ou os sintomas se exacerbarem ou o estado geral deteriorar.
- Os pacientes com muitas evacuações, desidratados graves com instabilidade hemodinâmica, lactentes muitos jovens, portadores de doenças crônicas e imunossupressão necessitam de observação e requerem hospitalização.

Agentes antidiarreicos inespecíficos e outras drogas

- O racecadotril é um inibidor (não opiáceo) da encefalinase com atividade antissecretora, que eventualmente pode ser empregado nas diarreias secretoras.
- A vitamina A tem sido aplicada em áreas mais carentes para diminuir a prevalência dos quadros diarreicos e a mortalidade.
- Em geral, os vômitos melhoram com a correção da desidratação. Caso persistam, pode-se tentar a sonda nasogástrica para administrar o soro oral. Se ainda assim persistirem, emprega-se a ondansetrona na dose de 0,1 mg/kg até o máximo de 4 mg por via oral ou intravenosa.
- Outros antidiarreicos são contraindicados no tratamento da diarreia aguda.

A prevenção da diarreia aguda é feita sobretudo com o aleitamento materno e a vacina para rotavírus, além dos cuidados de higiene no preparo dos alimentos e melhora das condições de saneamento.

BIBLIOGRAFIA

1. Carvalho E, Silva LR, Ferrreira CT. Gastroentertologia e nutrição em pediatria. Barueri: Manole; 2013.
2. CDC Recommendations and Reports. Managing acute gastroenteritis among children. MMWR, CDC. 2013;52/RR-16.
3. Guarino A et al. Recomandations de bonne pratique de la Societé Européenne de Gastroenterológie, d´heaptologie et de Nutition Pédiatrique relatives à la prise em charge de la gastroenterite aigue chez les enfants. JPGN. 2014;59(1).
4. Martins S, et al. Diagnóstico e tratamento da gastroenterite aguda – as perspectivas da ESPGHAN-ESPID e da SLAGHNP. Acta Pediátrica Portuguesa. 11/42-4/172
5. Pieścik-Lech M, Shamir R, Guarino A, Szajewska H. Review article: the management of acute gastroenteritis in children. Aliment Pharmacol Ther. 2013;37:289-303.
6. Silva LR, Guerra I. Diarreia aguda e desidratação. In: Silva LR, Moreira D, Mendonça. Pronto atendimento em pediatria. Rio de Janeiro: Medsi; 2000. p.219-38.
7. Silva LR. Diarreia aguda In: Silva LR. Urgências clínicas e cirúrgicas em gastroenterologia e hepatologia pediátriacas. Rio de Janeiro: Medsi; 2004. p. 233-55.
8. WHG. Practice Guidelines. Acute diarrhea. World Gastroenterology Organisation; 2008.
9. WHO/FCH/CAH/03.7. The Treatment of Diarrhoea. A manual for physicians and other senior health workers; 2005.
10. WHO/Unicef. Diarrhoea Treatment Guidelines including New Recommendations for the use of ORS and zinc supplementation for Clinic-Based Healthcare Workers; 2005.
11. WHO/Unicef Joint Statement. Clinical management of Acute Diarrhoea; 2004.
12. World Gastroenterology Organization Global Guideline. Diarreia aguda em adultos e crianças: uma perspectiva mundial. Fevereiro; 2012.

Distúrbios acidobásicos

Luanda Flores da Costa
Juliana Vieira Ramalho

INTRODUÇÃO

O funcionamento normal do organismo depende de uma série de processos bioquímicos e enzimáticos no metabolismo celular, e um dos fatores mais importantes é a quantidade de hidrogênio livre, existente dentro e fora das células. Pequenas variações da concentração do hidrogênio podem produzir grandes alterações na velocidade das reações químicas das células, a ponto de inibir inteiramente certas funções, inclusive com morte celular.

A cada dia, o corpo humano gera grandes quantidades de ácidos, que devem ser expirados, excretados, metabolizados em moléculas neutras não carregadas ou tamponados para evitar variações no pH sérico, incompatíveis com o desempenho adequado das funções orgânicas. O equilíbrio acidobásico é mantido por meio de eliminação pulmonar de dióxido de carbono, utilização metabólica de ácidos orgânicos e excreção renal de ácidos não voláteis.

O estado acidobásico é, usualmente, avaliado medindo-se os componentes do sistema tampão bicarbonato-dióxido de carbono no sangue:

$$CO_2 \text{ dissolvido} + H_2O \leftrightarrow H_2CO_3 \leftrightarrow HCO_3^- + H^+$$

A análise dos gases sanguíneos é realizada pela hemogasometria, que mede a pressão parcial de CO_2 (pCO_2) e o pH por meio de eletrodos analíticos; já a concentração de bicarbonato (HCO_3^-) é calculada pela equação de Henderson-Hasselbalch ($pH = 6{,}10 + \log([HCO_3^-] \div [0{,}03 \times pCO_2])$).

Os valores normais de pH, pCO_2 e HCO_3^- variam de acordo com o tipo de amostra sanguínea coletada, conforme mostra a Tabela 1.

TABELA 1 Valores normais das hemogasometrias

Amostra	pH	pCO_2 (mmHg)	HCO_3^- (mEq/L)
Sangue arterial (SA)	7,36 a 7,44	36 a 44	21 a 27
Sangue venoso periférico	0,02 a 0,04 < pH arterial	3 a 8 mmHg > pCO_2 arterial	1 a 2 mEq/L > HCO_3^- arterial
Sangue venoso central	0,03 a 0,05 < pH arterial	4 a 5 mmHg > pCO_2 arterial	± HCO_3^- arterial

Antes de se iniciar a avaliação dos distúrbios acidobásicos, é importante entender algumas definições baseadas nos princípios da equação de Henderson-Hasselbalch:

- Acidemia: pH arterial abaixo do normal (menor que 7,36).
- Alcalemia: pH arterial acima do normal (maior que 7,44).
- Acidose: processo que tende a diminuir o pH do fluido extracelular, ou seja, a concentração de íons de hidrogênio aumenta. Isso pode ser causado por uma queda no HCO_3^- sérico e/ou uma elevação na pCO_2.
- Alcalose: um processo que tende a aumentar o pH do fluido extracelular (a concentração de íons de hidrogênio diminui). Pode ser causado por uma elevação no HCO_3^- sérico e/ou uma queda na pCO_2.
- Transtorno simples: a presença de um dos distúrbios anteriores com a compensação respiratória ou renal apropriada para esse transtorno.
- Transtorno misto: presença simultânea de mais de um distúrbio acidobásico. Os distúrbios mistos são gerados por uma resposta respiratória ou renal compensatória menor ou maior do que a esperada, na tentativa de compensar o distúrbio inicial.

ABORDAGEM CLÍNICA

Acidose metabólica

Distúrbio que reduz o pH e o HCO_3^- sérico, podendo ser causado por:

- Administração exógena de ácidos (p.ex., intoxicação exógena por ácido acetilsalicílico).

- Produção endógena de ácidos (p.ex., cetoacidose diabética, acidose lática).
- Déficit da excreção de hidrogênio renal (p.ex., acidose tubular renal).
- Perda renal de HCO_3^- (p.ex., acidose tubular) ou por secreções gastrintestinais (p.ex., diarreia).

Ânion *gap*

O cálculo do ânion *gap* (AG) auxilia no diagnóstico diferencial entre as causas da acidose metabólica. O princípio da eletroneutralidade determina que a soma das cargas positivas dos cátions deve ser igual à soma das cargas negativas dos ânions, tanto dos mensuráveis quanto dos não mensuráveis. O AG é a diferença entre os cátions (K^+ e Na^+) e os ânions rotineiramente dosados (HCO_3^- e Cl^-), assim, o seu resultado reflete os ânions não mensuráveis, principalmente albumina, sulfatos e fosfato.

O AG deve ser calculado pela fórmula:

$$AG = [Na^+] - [HCO_3^- + Cl^-]$$

(Valor normal = 12 ± 2 mEq/L).

Se o potássio for considerado no cálculo ($[Na^+ + K^+] - [HCO_3^- + Cl^-]$), o valor de referência será 12 ± 4 mEq/L. O valor do AG deve ser ajustado pela concentração de albumina, que constitui seu principal componente, assim, para cada 1 g/L de diminuição na concentração plasmática de albumina, o AG diminui 2,5 mEq/L:

$$\text{AG corrigido} = \text{AG calculado} + 2{,}5\ (4 - \text{albumina})$$

Por exemplo, em um paciente com albumina de 1,5 g/dL e AG calculado de 10, após a correção o valor do AG será 10 + 2,5 (4,0 – 1,8) = 16,25.

Acidose com ânion gap *normal (acidose hiperclorêmica)*

Neste tipo de distúrbio, ocorrem diminuição do bicarbonato e elevação do cloro, sem acréscimo de outros ânions, mantendo a neutralidade eletroquímica.

- Causas:
  - Diarreia.
  - Fístula com drenagem (intestino, biliar, pancreática).
  - Ureterossigmoidostomia.
  - Administração exógena de compostos com cloro.

- Colestiramina, nutrição parenteral prolongada ácida.
- Acidose tubular renal.
- Uso de inibidores da anidrase carbônica (acetazolamida).
- Acidose dilucional.

Acidose com ânion gap aumentado (acidose normoclorêmica)

Neste caso, a acidose é causada por consumo do bicarbonato por ânions diferentes do cloro, que permanece dentro do valor normal, com consequente elevação do AG.

- Causas:
  - Cetoacidose (*diabetes mellitus*, jejum, doença de depósito do glicogênio).
  - Acidose láctica (hipóxia tecidual, erro inato do metabolismo dos carboidratos e piruvato).
  - Intoxicação exógena (salicilatos, metano, paraldeído, etilenoglicol).
  - Falência renal (acúmulo de fosfatos/sulfatos e ácidos orgânicos).

Um valor superior a 16 mEq/L é bastante sugestivo de acidose orgânica, e valores acima de 20 mEq/L indicam acidose metabólica, independentemente do valor do pH ou do bicarbonato.

Quadro clínico

Os sinais e os sintomas podem ser decorrentes da doença primária e/ou da compensação respiratória (ou da falha desta):

- Alteração do nível de consciência; fácies ansiosa, estupor, coma.
- Respiração de Kussmaul, aumento do trabalho respiratório, apneia.
- Cianose, alteração da perfusão periférica, hipotermia.
- Vômitos, diminuição do peristaltismo, distensão e dor abdominal.
- Depressão da contratilidade miocárdica, arritmias, hipotensão (até um pH de 7,20, um aumento de catecolaminas pode proteger desses efeitos).
- Hipercalemia.

Abordagem terapêutica

- Objetivos:
  - Restaurar o volume extracelular.
  - Corrigir a causa básica que desencadeou o distúrbio.
  - Corrigir déficits de potássio e cloro.

- Estabelecer ventilação pulmonar adequada e perfusão.
- Reposição de bicarbonato: deve ser feita somente se pH < 7,1 e/ou bicarbonato ≤ 10, com o fim de remover o paciente da faixa crítica, exceto nos pacientes com cetoacidose diabética, que toleram valores mais baixos.

- Medidas terapêuticas:
  - Expansão volêmica com soluções salinas (ver tratamento de choque).
  - Iniciar drogas vasoativas para restauração da perfusão adequada.
  - Tratamento da causa subjacente.
  - Correção de bicarbonato de sódio, se necessário.

Cálculo da reposição do bicarbonato

A quantidade (em mEq) de bicarbonato a ser infundida deverá ser definida por meio da seguinte fórmula:

$$HCO_3^- \text{ em mEq} = \Delta\, HCO_3^- \times P \times 0{,}3$$

Sendo:

- $\Delta\, HCO_3^-$ = o bicarbonato desejado (em geral, 10 a 15 mEq) – bicarbonato encontrado.
- P = peso em quilogramas.
- 0,3 = constante de distribuição do bicarbonato (na criança, 30%).

Velocidade de infusão

A velocidade depende da gravidade:

- Gravidade extrema (PCR): fazer *bolus* de 1 a 2 mEq/kg de bicarbonato de sódio, diluído a 4,2%.
- pH ≤ 7,1: infundir todo o volume calculado em 30 a 60 minutos.
- pH entre 7,1 e 7,2: infundir 50% do volume em 1 hora e o restante em 6 horas (avaliar necessidade de reposição nessa faixa de pH).

Complicações do uso do bicarbonato

- Hipernatremia.
- Desvio da curva de dissociação da hemoglobina para a esquerda, com aumento da sua afinidade pelo oxigênio e consequente hipóxia tissular.
- Sobrecarga de volume.

- Hipocalemia (aumento do influxo de K^+ para a célula).
- Hipocalcemia sintomática.
- Alcalose metabólica.
- Alcalose respiratória transitória.
- Hemorragia intraventricular neonatal.

É imprescindível a realização de controles gasométricos após a infusão de bicarbonato.

Alcalose metabólica

A alcalose metabólica pode ocorrer por aumento de bicarbonato ou perda de H^+ ou de secreções com mais cloretos que bicarbonato, elevando o pH plasmático (pH > 7,4).

- Causas:
  - Vômitos.
  - Sonda nasogástrica aberta.
  - Diarreia perdedora de cloro (uso de laxantes, cloridorreia congênita).
  - Diuréticos (perda de volume com HCO_3^- mantido – "alcalose de contração").
  - Excesso de mineralocorticoides: endógeno (hiperaldosteronismo, síndrome de Cushing, síndrome adrenogenital) e exógeno (corticoterapia, licores, fumo de mascar).
  - Síndrome de Bartter.
  - Pós-correção de hipercapnia.
  - Álcalis exógenos (bicarbonato, citrato, lactato em transfusão de sangue, antiácidos).
  - Fibrose cística (perda de cloro no suor).
- Quadro clínico:
  - Fraqueza, íleo paralítico (pela diminuição de potássio).
  - Arritmias.
  - Cãibras, parestesias, tetania.
  - Confusão mental.
  - Hipóxia tecidual (maior afinidade da hemoglobina pelo O_2).
  - Maior propensão à intoxicação digitálica.

Abordagem terapêutica

- Objetivos:
  - Corrigir a causa básica que desencadeou o distúrbio.
  - Corrigir a alcalemia.
  - Corrigir os distúrbios associados, se presentes: hipocalemia e depleção de cloro.

É útil dividir as alcaloses de acordo com a concentração urinária de cloro (Cl^-), pela diferença de resposta à terapêutica, conforme descrito a seguir.

Cloro urinário menor que 10 mEq/L → salino-responsivo

Alcalose associada à hipovolemia (p.ex., vômitos, sonda gástrica aberta, diarreia perdedora de cloro, diuréticos, fibrose cística, uso de dietas pobres em cloro).

- Medidas terapêuticas:
  - Expansão volêmica com solução fisiológica.
  - Reposição de cloro.
  - Tratamento da causa subjacente.

Cloro urinário acima de 10 a 15 mEq/L → salino-resistente

Alcalose geralmente decorrente do excesso de mineralocorticoides, associada a um volume extracelular normal (deficiência de magnésio ou potássio e síndrome de Bartter) ou aumentado (p.ex., hiperaldosteronismo, síndrome de Cushing, estenose de artéria renal).

- Medidas terapêuticas:
  - Se necessário, diurético poupador de potássio (p.ex., espironolactona).
  - Pode ser utilizada a acetazolamida.
  - Corrigir a hipocalemia.
  - Tratar a causa subjacente.

Acidose respiratória

A acidose respiratória caracteriza-se pelo aumento primário na pCO_2, causada por redução da ventilação, com consequente redução do pH plasmático ($pH < 7,4$).

Causas

- Doença pulmonar aguda ou crônica:
  - Obstrução das vias aéreas (crupe, corpo estranho, broncoaspiração).
  - Asma, bronquiolite, doença intersticial pulmonar, pneumonias.
  - Edema pulmonar.
  - Fibrose cística, displasia broncopulmonar.
  - Restrição ventilatória (p.ex., derrame pleural, pneumotórax, anormalidades na caixa torácica, como escoliose e osteogênese imperfeita).
- Desordens neuromusculares:
  - Neurológicas: síndrome de Guillain-Barré, poliomielite, trauma raquimedular, esclerose múltipla.
  - Placa mioneural: miastenia *gravis*, uso de curares, intoxicação por organofosforados.
  - Muscular: distrofia muscular, hipocalemia, hipofosfatemia.
- Disfunção do sistema nervoso central (SNC):
  - Depressão do SNC por drogas (sedativos, narcóticos, barbitúricos), infecções (meningites, encefalites), traumas, tumores (comprometimento do centro respiratório).
  - Oxigenoterapia em pacientes com doença pulmonar crônica.
- Ventilação mecânica inadequada: parâmetros ventilatórios inadequados com retenção de CO_2.

Quadro clínico

As manifestações clínicas são decorrentes da retenção de gás carbônico com ou sem hipoxemia associada:

- Agitação ou letargia, confusão mental, tremores, coma (hipercapnia pode ocasionar vasodilatação cerebral, levando a edema cerebral).
- Os sinais de desconforto respiratório são mais comuns nos casos agudos.

Abordagem terapêutica

- Objetivos:
  - Corrigir a causa básica que desencadeou o distúrbio.
- Medidas terapêuticas:
  - Suporte ventilatório invasivo (ventilação pulmonar mecânica) ou não invasivo (VNI).
  - Ajustar a ventilação para reduzir o CO_2 em torno de 10 mmHg por hora para evitar alcalose metabólica grave.

Alcalose respiratória

A alcalose respiratória decorre da diminuição do CO_2 com consequente elevação do pH plasmático (pH > 7,4).

- Causas:
  - Hiperventilação psicogênica (ansiedade), hiperventilação mecânica.
  - Fase inicial de sepse (pela taquipneia).
  - Embolia pulmonar.
  - Insuficiência hepática (encefalopatia metabólica).
  - Hipertireoidismo.
  - Insuficiência cardíaca congestiva com hipoxemia (hiperventilação compensatória).
  - Altas altitudes.
  - Acidente vascular cerebral.

Quadro clínico

A apresentação clínica está relacionada à causa básica, além disso, podem ocorrer:

- Parestesias, irritabilidade neuromuscular (secundária à diminuição da fração ionizada do cálcio).
- Náuseas e vômitos.
- Alteração do nível de consciência (por hipofluxo cerebral), apneia (vasoconstrição cerebral e menor resposta dos seios carotídeos à anóxia quando a pCO_2 é baixa).

Abordagem terapêutica

- Objetivos:
  - Corrigir a causa básica.
  - Corrigir os distúrbios associados: hipocalcemia, hipocalemia.
- Medidas terapêuticas:
  - Pacientes em ventilação mecânica: ajustar parâmetros do respirador.
  - Pacientes com crises de ansiedade: respiração em máscara fechada ou saco de papel.
  - Estados hiperadrenérgicos: usar bloqueadores beta-adrenérgicos.
  - Em casos graves, alcalinizar a urina com uso de acetazolamida.

Distúrbios mistos

Alguns pacientes podem ter dois ou mais transtornos acidobásicos independentes, incluindo combinações de distúrbios metabólicos (p.ex., alcalose metabólica por vômitos associada à acidose lática), transtornos respiratórios e metabólicos (acidose lática e alcalose respiratória na intoxicação por salicilato) ou combinações ainda mais complexas. Para identificar esses distúrbios, é necessário conhecer a compensação que o organismo utiliza, conforme descrito a seguir.

Compensação respiratória na acidose metabólica

Existem algumas fórmulas que tentam predizer a compensação respiratória à acidose metabólica, todas com resultados muito parecidos:

- pCO_2 arterial = 1,5 × HCO_3^- + 8 ± 2 (equação de Winters).
- pCO_2 arterial = HCO_3^- + 15.
- pCO_2 arterial = o valor dos dígitos decimais do pH arterial (p.ex., a pCO_2 esperada para uma acidose com pH de 7,25 seria 25 mmHg).

Há um limite para a compensação respiratória máxima que pode ser alcançada: mesmo na acidose metabólica grave, a pCO_2 não cai abaixo de 8 a 12 mmHg. Além disso, a duração que essa compensação pode ser mantida é limitada em virtude da fadiga da musculatura respiratória.

Na acidose metabólica, além da compensação respiratória, é importante calcular o AG e determinar se é normal ou elevado. Além das acidoses com AG normal (hiperclorêmica) e elevada, pode ocorrer uma combinação das duas, por exemplo, em pacientes com diarreia e perda de bicarbonato que evoluem com hipovolemia e acidose lática.

Compensação na alcalose metabólica

A compensação respiratória esperada na alcalose metabólica deve elevar a pCO_2 em cerca de 0,7 mmHg para cada 1 mEq/L de elevação no HCO_3^- sérica. Na alcalose metabólica grave, a pCO_2 arterial geralmente não aumenta acima de 55 mmHg.

Compensação na acidose respiratória

A resposta compensatória à acidose respiratória aguda aumenta a concentração sérica de bicarbonato em cerca de 1 mEq/L para cada elevação de 10 mmHg na pCO_2. Se a pCO_2 elevada persistir, o bicarbonato sérico continuará a aumentar gradualmente e, após 3 a 5 dias, o distúrbio é considerado crônico. Na acidose respiratória crônica, a elevação do bicarbonato pode ser de 3,5 a 5 mEq/L para cada elevação de 10 mmHg na pCO_2.

Compensação na alcalose respiratória

A resposta compensatória à alcalose respiratória aguda reduz o HCO_3^- sérica em 2 mEq/L para cada declínio de 10 mmHg na pCO_2. Se a alcalose respiratória persistir por mais de 3 a 5 dias, então o distúrbio é considerado crônico e o HCO_3^- sérica deve cair em cerca de 4 a 5 mEq/L para cada redução de 10 mmHg na pCO_2.

ABORDAGEM DIAGNÓSTICA

Independentemente do distúrbio apresentado, uma abordagem diagnóstica mínima deverá ser realizada, baseada na anamnese e nos exames físico e laboratorial.

Triagem inicial

- Anamnese.
- Quadro clínico.
- Exame físico.
- Análise laboratorial:
  - Gasometria (arterial ou venosa): determinar o valor do pH, bicarbonato e pCO_2 para identificar o tipo de distúrbio.
  - Eletrólitos: a dosagem de sódio, potássio e cloro é imprescindível para o cálculo do AG, além da identificação de distúrbios que estão associados aos transtornos acidobásicos (p.ex., hipo e hipercalemia).
  - Lactato.
  - Albumina.
  - Exames para avaliar disfunções orgânicas que possam estar associadas: função renal, transaminases, enzimas cardíacas, etc.
  - Pesquisa para erros inatos do metabolismo e outros exames mais específicos.

Identificação do distúrbio inicial

A avaliação dos valores do pH, do bicarbonato e da pCO_2 permite identificar qual o distúrbio principal. Além disso, é importante conhecer as respostas compensatórias que o organismo utiliza para diagnosticar os distúrbios mistos (Tabela 2).

TABELA 2 Distúrbios acidobásicos e suas respostas compensatórias

Distúrbio primário	Alteração inicial	Efeito sobre o pH	Resposta compensatória	
			Direção	Valor esperado
Acidose metabólica*	HCO_3^- baixo	Redução	Redução da pCO_2	$8 + 1{,}5 \times [HCO_3^-] \pm 2$
Alcalose metabólica	HCO_3^- elevado	Aumento	Aumento da pCO_2	↑ 0,7 da pCO_2 para cada mEq/L de aumento do HCO_3^-
Acidose respiratória	Aumento da pCO_2	Redução	Aumento do HCO_3^-	Aguda: $0{,}1 \times \Delta\ pCO_2$**
				Crônica: $0{,}4 \times \Delta\ pCO_2$
Alcalose respiratória	Redução da pCO_2	Aumento	Redução do HCO_3^-	Aguda: $0{,}2 \times \Delta\ pCO_2$
				Crônica: $0{,}5 \times \Delta\ pCO_2$

* A acidose metabólica pode ter ânion *gap* normal ou elevado.
** Δ (delta) se refere a quanto a pCO_2 se afastou do valor de referência de 40 mmHg.

Com exceção da alcalose respiratória crônica e da acidose respiratória de leve a moderada, as respostas compensatórias normalmente não retornam o pH arterial ao normal. Assim, um pH arterial normal na presença de alterações substanciais tanto no HCO_3^- sérico como na pCO_2 arterial é geralmente indicativo de uma desordem acidobásica mista.

Calcular o ânion *gap*

Principalmente nas acidoses, é importante definir se o AG está elevado ou não.

Identificar a causa

Uma vez que os distúrbios acidobásicos são identificados, as causas subjacentes de cada transtorno devem ser determinadas e tratadas.

Figura 1 Fluxograma para atendimento dos distúrbios acidobásicos.

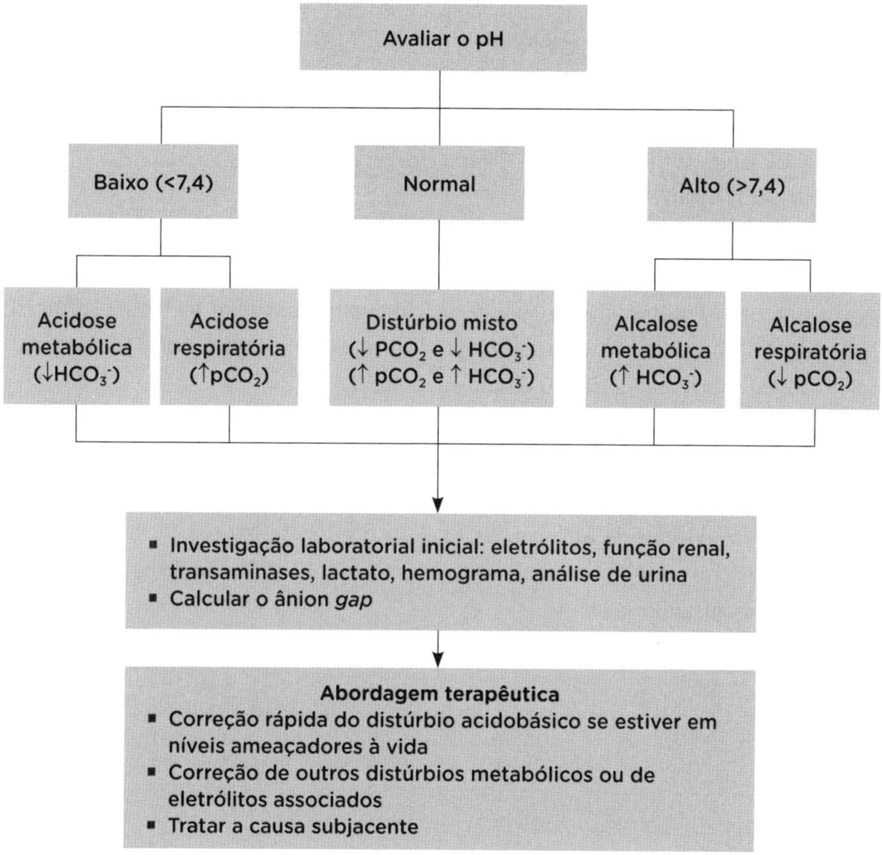

BIBLIOGRAFIA

1. Ávila MON, Torreão LA. Distúrbios ácido-básicos em pediatria. In: Silva LR. Urgências clínicas e cirúrgicas em gastroenterologia e hepatologia pediátricas. Rio de Janeiro: MEDSI; 2004. p.351-64.
2. Carlotti APCP. Abordagem clínica dos distúrbios do equilíbrio ácido-base. Medicina (Ribeirão Preto). 2012;45(2):244-62.
3. Carvalho WB, Troster EJ, Bousso A. Algoritmos em terapia intensiva pediátrica, neonatologia e emergências pediátricas. São Paulo: Atheneu; 2010. p.447-61.
4. Chan JCM, Mak RHK. Acid-base homeostasis. In: Avner ED, Harmon WE, Niaudet P. Pediatric nephrology. 5th ed. Philadelphia: Lippincott Williams & Wilkins; 2004. p.190-208.

5. Emmett M, Palmer BF. Simple and mixed acid-base disorders. UpToDate; 2017. Disponível em: https://www.uptodate.com/contents/simple-and-mixed-acid-base-disorders. (Acessado em 08/03/2017.)
6. Évora PRB, Garcia LV. Equilíbrio ácido-base. Simpósio: fundamentos em clínica cirúrgica. 1ª Parte. Medicina, Ribeirão Preto. 2008;41(3):301-11.
7. Figge J, Jabor A, Kazda A, Fencl V. Anion gap and hypoalbuminemia. Crit Care Med. 1998;26(11):1807.
8. Gauthier PM, Szerlip HM. Metabolic acidosis in intensive care unit. Crit Care Clin. 2002;18(2):289-308.
9. Kanwal K, Matthew S. Approach to the child with metabolic acidosis. UpToDate; 2016. Disponível em: https://www.uptodate.com/contents/approach-to-the-child-with-metabolic-acidosis. (Acessado em 20/02/2017.)
10. Siegel NJ. Fluids, electrolytes, and acid-base. In: Rudolph CD, Rudolph AM, Hostetter MK, Lister G, Siegel NJ. Rudolph's pediatrics. 21st ed. Nova York: McGraw-Hill; 2003. p.1644-58.
11. Torreão LA, Valente ACM, Silva EECM. Distúrbios ácido-básicos. In: Silva LR, Mendonça DR, Moreira DEQ. Pronto atendimento em pediatria. Rio de Janeiro: Guanabara Koogan; 2006. p.333-44.

Distúrbios hidreletrolíticos

Lara de Araújo Torreão
Marli Soares da Silva Lima

INTRODUÇÃO

Os distúrbios hidreletrolíticos em pediatria permeiam uma gama de doenças, principalmente em ambientes de pronto atendimento e emergência. As alterações eletrolíticas, quando instaladas de forma aguda, podem ameaçar a vida, por isso devem ser prontamente identificadas e corrigidas.

Como a água movimenta-se livremente através de todas as membranas celulares de acordo com os gradientes osmóticos, os distúrbios eletrolíticos em essência sofrem influência direta dessa movimentação. Em contrapartida, diferentemente da água, muitos dos solutos orgânicos estão confinados aos seus respectivos compartimentos. Sabe-se que o potássio, o magnésio, os fosfatos e as proteínas são os principais solutos osmóticos intracelulares, enquanto o sódio e seus aniontes correlatos, incluindo cloro e bicarbonato, representam os principais solutos osmóticos extracelulares.

Cada distúrbio do equilíbrio hidreletrolítico caracteriza-se como déficit ou excesso de água, absoluto ou relativo, ou de algum dos solutos orgânicos. Por sua importância clínica, serão abordados, neste capítulo, os distúrbios do sódio, do potássio, do cálcio e do magnésio.

DISTÚRBIOS DO SÓDIO

O sódio é o principal cátion do compartimento extracelular e, em virtude de suas altas concentrações, o sódio corporal total é o mais importante determinante do volume desse compartimento. Em última análise, é o responsável pela manutenção do volume circulante efetivo e da pressão arterial.

O distúrbio de sódio está intrinsecamente ligado ao equilíbrio da água, logo, quando se acrescenta sódio ao líquido extracelular, aumentando, assim, a sua osmolaridade e tonicidade, ocorre um desvio de água para fora das células, o que determina a expansão do volume extracelular e a contração do volume intracelular. Inversamente, quando se reduz a osmolaridade (tonicidade) do espaço extracelular, a água move-se para o interior das células, a fim de equilibrar a osmolaridade entre os compartimentos intracelular e extracelular.

Valores normais de sódio: de 136 a 145 mEq/L.

Hiponatremia

A hiponatremia, considerada o distúrbio hidreletrolítico mais frequente em pacientes hospitalizados, reflete uma diluição da tonicidade corporal e, em geral, é definida como uma concentração plasmática de sódio menor que 135 mEq/L, podendo ocorrer secundariamente a uma deficiência de sódio ou como resultado de excessiva retenção de água.

A hiponatremia deve ser prontamente reconhecida e tratada, pois, quando os níveis séricos de sódio declinam agudamente para concentrações menores que 120 mEq/L, danos neurológicos podem ocorrer em consequência do edema cerebral.

Classificações

Existem diversas classificações da hiponatremia, segundo fisiopatologia, etiologia, tempo de instalação e gravidade.

As principais causas de hiponatremia podem ser englobadas em dois grupos, descritos a seguir.

Déficit de água e sódio corporal total ou hiponatremia hipovolêmica

Nesta situação clínica, há real depleção de sódio. Esse déficit ocorre na vigência de perdas renais e perdas extrarrenais (Quadro 1). No desnutrido grave, existe acentuada diminuição da concentração plasmática de sódio, embora o sódio intracelular esteja normal ou mesmo aumentado.

QUADRO 1 Causas de hiponatremia hipovolêmica

Perdas renais	Perdas extrarrenais
Excesso de diuréticos	Vômitos
Deficiência de mineralocorticoides	Diarreia
Nefropatia perdedora de sal	Queimaduras
Acidose tubular renal	Pancreatite
	Trauma muscular
	Desnutrição energético-proteica grave

Excesso de água corporal total

Pode se apresentar como:

- Hiponatremia hipervolêmica. Ocorre em situações de excesso de volume do líquido extracelular e edema, em que há dificuldade para a excreção normal de água. Nesses casos, a retenção hídrica é proporcionalmente maior que a retenção de sódio, configurando um quadro de hiponatremia hipotônica. Isso ocorre em estados edematosos generalizados, por exemplo, cirrose hepática, insuficiência cardíaca e síndrome nefrótica, e em doenças como insuficiência renal, aguda e crônica.
- Hiponatremia euvolêmica. Nesta situação clínica, a hiponatremia ocorre em pacientes com leve aumento do volume extracelular, embora não apresentem edema. Esses pacientes também apresentam sódio corporal total normal ou quase normal, apesar da presença de hiponatremia. A síndrome da secreção inapropriada de hormônio antidiurético é a causa mais comum de hiponatremia euvolêmica em crianças. Trata-se de uma forma de hiponatremia crônica mantida pelo aumento na secreção do hormônio antidiurético, que retém água livre de sódio, determinando um quadro de hiponatremia hipotônica. A síndrome da secreção inapropriada do hormônio antidiurético (ADH) pode ocorrer em várias circunstâncias, sendo mais comumente observada em pacientes com distúrbios pulmonares e cerebrais, incluindo infecções, tumores malignos, estresse traumático e pós-operatório, além dos distúrbios hormonais, deficiência de glicocorticoides e o hipotireoidismo. O uso de soluções parenterais hipotônicas pode precipitar hiponatremia em pacientes com maior estímulo para a liberação do ADH como no pós-operatório imediato.

Pseudo-hiponatremia

Antes de iniciar as medidas corretivas da hiponatremia, é importante afastar as situações de pseudo-hiponatremia, que estão associadas à osmolaridade normal ou elevada. Na hiponatremia verdadeira, a osmolaridade plasmática sempre será reduzida.

O cálculo da osmolaridade plasmática é feito pela fórmula:

$$\text{Osmolaridade plasmática} = 2 \times \text{Na} + \text{Gli}/18 + \text{ureia}/6 = \text{Normal: } 280 - 295 \text{ mOsm/L}$$

O quadro de pseudo-hiponatremia com osmolaridade normal ocorre quando a fração aquosa do plasma está reduzida pelo aumento excessivo dos níveis de proteínas ou lipídios, levando a um erro na aferição quando o sódio é dosado pela técnica da espectrofotometria.

A hiponatremia hipertônica ocorre quando uma substância osmolar é adicionada ao plasma, causando saída da água intracelular para equilibrar a osmolaridade entre os dois espaços. A hiperglicemia é o exemplo clássico e pode ocorrer também com o uso de manitol e contraste iodado hiperosmolar. Na vigência de hiperglicemia, o sódio sérico diminui em torno de 1,6 mEq/L para cada elevação da glicemia acima de 100 mg/dL, podendo ser utilizada a fórmula de Katz para estimar seu valor corrigido:

$$\text{Sódio corrigido} = \text{Na sérico} + 1{,}6 \times \frac{\text{glicose (mg/dL)} - 100\ \text{mg/dL}}{100\ \text{mg/dL}}$$

Outras classificações de hiponatremia (Tabela 1)

TABELA 1 Definição de hiponatremia

Segundo a gravidade	
Hiponatremia leve	Na = 134 a 130 mEq/L
Hiponatremia moderada	Na = 129 a 126 mEq/L
Hiponatremia grave	Na ≤ 125 mEq/L
Segundo o tempo de instalação	
Hiponatremia aguda	Até 48 h
Hiponatremia crônica	Após 48 h

Obs.: se a hiponatremia não pode ser classificada quanto ao tempo, ela é considerada crônica.

Quadro clínico

As manifestações clínicas de hiponatremia são variáveis, porém tendem a ser mais graves com a queda aguda do sódio para níveis abaixo de 125 mEq/L (Tabela 2). Embora os efeitos sobre o sistema nervoso central sejam os mais deletérios e, em geral, os mais visíveis, os sinais de disfunção cardiovascular e osteomuscular também podem ser clinicamente importantes.

Com o declínio da concentração do sódio sérico e, consequentemente, da osmolaridade plasmática, a água se desloca para o cérebro, levando a graus variáveis de edema cerebral, que é a principal causa das manifestações neurológicas da hiponatremia. Alguns estudos mostram que, por um lado, o tempo de adaptação do cérebro é em torno de 48 horas, assim, na hiponatremia aguda, a sintomatologia neurológica costuma ser mais importante. Por outro lado, quando o sódio plasmático decresce lentamente durante vários dias ou semanas, como resultado de uma combinação de depleção de sódio e água, os pacientes são menos sintomáticos. Na hiponatremia crônica, o cuidado deve ser com a mielinólise pontina decorrente da rápida correção.

TABELA 2 Quadro clínico de acordo com a concentração sérica do sódio

Na = 115 a 125 mEq/L	Apatia, anorexia, náuseas, vômitos, agitação, confusão mental, irritabilidade e cefaleia, podendo ocorrer sonolência e letargia
Na = 110 a 115 mEq/L	Letargia, fraqueza muscular, diminuição dos reflexos osteotendinosos profundos, crises convulsivas e coma

Nos quadros mais leves associados à desidratação hiponatrêmica, os sintomas e os sinais mais importantes surgirão da própria desidratação. A suspeita clínica de hiponatremia deve ser pensada em casos de difícil hidratação, ou seja, se após várias expansões o quadro clínico de desidratação persiste, a despeito da presença de diurese clara. Nesses casos, afastando-se a possibilidade de hiperglicemia causando diurese osmótica, a presença de hiponatremia deve ser aventada.

Tratamento

Níveis para correção:

- Recém-nascidos: sódio sérico < 120 mEq/L.
- Crianças eutróficas: sódio sérico < 125 mEq/L.
- Desnutridos: sódio sérico < 118 mEq/L.

De modo geral, qualquer paciente com sódio sérico < 120 mEq/L deve ser rapidamente tratado para a correção dos níveis séricos de sódio, com a finalidade de elevar os níveis para um mínimo de 125 mEq/L, no qual os sintomas de hiponatremia costumam ser minimizados. Quando os níveis séricos de sódio se encontrarem entre 120 e 130 mEq/L, a correção rápida deverá ser realizada apenas na presença de sintomatologia clínica sugestiva de hiponatremia.

Advoga-se, atualmente, que a correção da hiponatremia não deve exceder 10 mEq/L por dia, e tal correção deve ser suspensa assim que desaparecerem as manifestações clínicas ou o nível sérico de sódio atinja 125 mEq/L. Estudos mais recentes preconizam que a velocidade máxima preferível de aumento dos níveis séricos de sódio seja de 8 mEq/L/dia, porém, em pacientes gravemente sintomáticos, a velocidade de aumento inicial do sódio pode ser de 1 a 2 mEq/L/h, monitorando o sódio sérico a cada 2 ou 3 horas.

A fórmula de Adrogué e Madias é atualmente a mais recomendada para se calcular a correção do sódio. Na fórmula, projeta-se o aumento do sódio sérico em 8 a 10 mEq/L em 24 horas, a partir da retenção de 1 litro da solução salina infundida. As soluções mais utilizadas são o NaCl a 3% e o soro fisiológico. Caso não haja disponibilidade do NaCl a 3%, pode-se formulá-lo com 15 mL de NaCl a 20% + 85 mL de água destilada, em que cada 1 mL tem 0,5 mEq de sódio.

Fórmula de Adrogué e Madias:

$$\text{Mudança no sódio sérico} = \frac{\text{sódio infundido}^{*} - \text{sódio sérico}}{(0{,}6 \times \text{peso})^{**} + 1}$$

* Solução de sódio infundido: habitualmente, NaCl a 3% = 513 mEq/L de sódio.

** Água corpórea total: peso em quilogramas × 0,6 para crianças e homens adultos; peso em quilogramas × 0,5 para mulheres adultas (adolescentes).

Na Tabela 3, estão descritas as soluções com suas respectivas concentrações de sódio.

TABELA 3 Concentração de sódio/solução

Solução escolhida	Na^+ infudido (mmol/L)
3% NaCl	513
0,9% NaCl	154
Ringer lactato	130
0,45% NaCl	77
0,2% NaCl (solução 1:4)	34
5% dextrose em água	0

Exemplo de correção

Criança de 10 kg, com quadro de diarreia aguda, apresentando crise convulsiva e sódio sérico de 115 mEq/L. Cálculo para a correção do sódio, utilizando-se NaCl a 3% (513 mEq/L):

$$\text{Mudança desejada do sódio} = \frac{\text{sódio total (mEq/L) da solução de correção} - \text{sódio sérico}}{(0{,}6 \times \text{peso}) + 1}$$

$$\text{Mudança no sódio} = \frac{513 - 115}{(0{,}6 \times 10) + 1} = \frac{398}{7} = +\ 56{,}8\ \text{mEq/L}$$

Ou seja, a retenção de 1 litro de NaCl a 3% elevará a natremia em 56,8 mEq/L, porém a finalidade é aumentar o sódio em apenas 8 mEq/L/dia.

Logo:

1.000 mL de NaCl a 3% ------------- + 56,8 mEq/L
× --------------- + 8,0 mEq/L
× = 140 mL de NaCl a 3%, que equivale a 70 mEq de sódio (cada mililitro fornece 0,5 mEq).

O volume de 140 mL de NaCl a 3% pode ser corrigido em 24 horas ou no máximo 5 mEq/kg/h. No exemplo, o paciente tem 10 kg (50 mEq/h, logo, 70 mEq = 86 min).

Quando as concentrações de sódio se encontram entre 120 e 130 mEq/L, na ausência de sintomatologia clínica ou evidências de desidratação, a correção pode ser realizada na venóclise habitual.

Se existem sinais de desidratação grave, caracterizando a hiponatremia hipovolêmica, o tratamento consiste na administração de solução salina isotônica para corrigir o volume intravascular. Após a estabilização hemodinâmica, procede-se à correção da hiponatremia.

Os pacientes euvolêmicos, sem evidências de perdas hídricas recentes, têm níveis elevados de ADH circulantes e volume extracelular levemente expandido. A urina habitualmente apresenta-se com osmolaridade mais elevada (sódio urinário elevado) que a esperada para o grau de hiponatremia. Para a maioria desses pacientes, a simples restrição de água pode representar a terapia eficaz. Para os gravemente sintomáticos, pode-se aplicar furosemida seguida de solução salina hipertônica calculada conforme a fórmula descrita.

A terapia apropriada para os pacientes hiponatrêmicos hipervolêmicos é a restrição de sal e de água. Nesses casos, os esforços para aumentar a concentração do sódio sérico pela administração de solução salina poderão resultar em maior expansão do volume do líquido extracelular e piorar o quadro de edema. Nos casos de sobrecarga acentuada de sal e água associados à insuficiência renal aguda, a terapia mais eficaz é a diálise.

Na condução da hiponatremia, algumas medidas devem ser consideradas:

- Dosagem do sódio urinário para monitorar a função renal: sódio urinário < 20 mEq/L indica função tubular preservada e é esperado nas hiponatremias hipovolêmicas.
- Possíveis perdas por insuficiência renal.

- Avaliação da possibilidade de perdas renais secundárias ao uso de drogas natriuréticas (p.ex., diuréticos, dopamina).
- Controle laboratorial seriado, conforme a necessidade, até o término da correção dos níveis séricos de sódio.
- Restrição hídrica nos casos associados à secreção inapropriada do hormônio antidiurético.
- Avaliação laboratorial complementar (ureia, creatinina, glicemia e osmolaridade plasmática), para a orientação no diagnóstico diferencial da etiologia do processo.
- Identificação e tratamento da causa de base da hiponatremia.

Hipernatremia

A hipernatremia é definida como concentração sérica de sódio superior a 145 mEq/L, podendo ocorrer como resultado de excesso puro de sódio ou secundária à perda de água livre maior que a perda de sódio. A hipernatremia não indica o conteúdo do sódio corporal total, que poderá estar alto, baixo ou normal, dependendo da causa da hipernatremia e do conteúdo da água corporal total.

A hipernatremia reflete sempre um estado hiperosmolar e de hipertonicidade, caracterizado por um distúrbio da água e não do sódio, uma vez que as membranas celulares são permeáveis à água, logo, a hipertonicidade é determinada pelo acúmulo de solutos (sódio) no líquido extracelular.

Habitualmente, a hipernatremia é menos comum que a hiponatremia, porém está associada a morbidade e mortalidade maiores, principalmente quando os níveis de sódio ultrapassam 155 mEq/L.

Quadro clínico

A hipernatremia provoca um desvio de água do compartimento intracelular para o extracelular, resultando em desidratação celular. Por esse motivo, os sinais típicos de desidratação, como a diminuição do turgor cutâneo, a taquicardia e a hipotensão, são muito menos acentuados do que naqueles pacientes com grau semelhante de desidratação hiponatrêmica ou isonatrêmica.

Clinicamente, a hipernatemia pode causar disfunção aguda do sistema nervoso central pela desidratação das células cerebrais, geralmente, quando ocorre elevação aguda do sódio acima de 160 mEq/L. Os sintomas são intensa irritabilidade alternada com períodos de letargia, hipertonia e rigidez muscular, podendo evoluir para o surgimento de crises convulsivas, depressão do sensório e coma. Algumas crianças podem, ainda, apresentar febre como resultado da desidratação hipernatrêmica e, embora não haja nenhum mecanismo elucidado, esse distúrbio eletrolítico costuma acompanhar-se da diminuição dos níveis de cálcio sérico.

Se a hipertonicidade se desenvolve gradualmente, a desidratação intracelular pode ser evitada pelo acúmulo dos chamados "osmóis idiogênicos" nas células cerebrais, aminoácidos osmoticamente ativos que atuam aumentando a osmolaridade intracelular e atraindo água para dentro das células, o que restaura o volume intracelular. Esse mecanismo pode evitar a contração celular e a hemorragia cerebral, no entanto, a resposta protetora tem implicações significativas para a correção da hipernatremia, pelo risco de se desenvolver um edema cerebral iatrogênico.

Causas

A despeito de a hipernatremia não ser um achado frequente, inúmeras causas podem determinar esse distúrbio, que é intimamente relacionado a distúrbios da água (Tabela 4).

TABELA 4 Causas de hipernatremia

Ganho de sódio hipertônico	Por ingestão ▪ Fórmula lácteas pouco diluídas em lactentes e recém-nascidos (alta concentração de solutos) ▪ Soluções de reidratação oral diluídas inadequadamente ▪ Ingestão de cloreto de sódio ou água do mar Por infusões ▪ Enemas de salina hipertônica ▪ Infusão de soluções hipertônicas de sódio (nutrição parenteral, uso do bicarbonato de sódio) ▪ Diálise hipertônica Distúrbios endócrinos ▪ Hiperaldosteronismo primário ▪ Síndrome de Cushing (reabsorção intensa de sódio pelos túbulos)
Déficit de água	Baixa ingestão ▪ Diminuição da oferta em lactentes ou crianças com distúrbios cognitivos que dependem da oferta do cuidador (oferta fixa) ▪ Distúrbios hipotalâmicos (hipodipsia ou adipsia), por exemplo, tumores do sistema nervoso central ▪ Insensibilidade ao centro da sede e da hiperosmolaridade – "hipernatremia essencial" Perdas renais ▪ *Diabetes insipidus* central, *diabetes insipidus* nefrogênico Perdas extrarrenais ▪ Diarreia, vômitos, queimaduras ▪ Medicações – lactulona, manitol, diuréticos ▪ Perdas insensíveis: sudorese excessiva, febre

Tratamento

Níveis para correção: sódio acima de 150 mEq/L.

O tratamento inicia-se com o diagnóstico da causa do processo e corrigindo a hipertonicidade. Quando a desidratação é grave e o choque está presente ou iminente, deve ser realizada a reposição do volume plasmático com líquidos expansores do plasma, independentemente da concentração do sódio sérico, conforme o quadro clínico, até que se restabeleça a perfusão periférica.

Uma vez restabelecidas a perfusão e a filtração glomerular, deve ser iniciada a correção da desidratação hipernatrêmica, que será completada em 48 a 72 horas.

É importante ressaltar que a reposição de água deve ser muito gradual, recomendando-se uma velocidade de redução do sódio sérico de 10 mEq/L/dia ou, no máximo, 0,5 mEq/L/h, até atingir 145 mEq/L, principalmente nas hipernatremias instaladas > 48 horas. Nos pacientes com hipernatremia aguda, que se desenvolve após algumas horas, a correção rápida melhora o prognóstico, sem risco de provocar edema cerebral. Nesses pacientes, a redução de 1 mEqL/l/h é adequada.

Essa correção gradual visa a evitar o edema cerebral, uma vez que os osmóis idiogênicos intracelulares devem estar presentes, o que acarretaria a piora acentuada do quadro neurológico, muitas vezes fatal.

A fórmula de Adrogué e Madias é facilmente aplicável, estimando a mudança (redução) na concentração de sódio causada pela retenção de 1 litro de solução infundida. Com base no resultado, aplica-se a regra de três para obter o volume necessário, a fim de reduzir o sódio em 8 a 10 mEq/L em 24 horas. A correção deve ser feita com solução hipotônica: soro glicosado a 5%, solução 1:4 ou solução 1:1.

Fórmula para a correção da hipernatremia:

$$\text{Mudança no sódio sérico} = \frac{\text{sódio infundido}^{*} - \text{sódio sérico}}{(0{,}6 \times \text{peso})^{**} + 1}$$

* Solução de sódio infundido;

** Água corpórea total é o peso em quilogramas × 0,6 para crianças e homens adultos e o peso em quilogramas × 0,5 para mulheres adultas (adolescentes).

Exemplo:

- Lactente de 10 kg com quadro de diarreia aguda, clinicamente desidratada, apresentando sódio sérico de 165 mEq/L.
- Objetivo: corrigir a hipernatremia com solução 1:4, diminuindo o sódio sérico em 8 mEq/L/24 horas (observar o sinal negativo "-").

$$\text{Mudança no sódio sérico} = \frac{\text{sódio em 1 litro de solução (34 mEq) - sódio sérico (165)}}{(0,6 \times 10\text{ kg}) + 1}$$

$$\text{Mudança no sódio sérico} = \frac{131\text{ mEq}}{7} = -\ 18,7\text{ mEq/L}$$

Ou seja, a infusão de 1.000 mL de solução 1:4 diminuirá o sódio sérico em 18,7 mEq/L, porém, deseja-se a redução de apenas 8 mEq/L/dia. Logo:

1.000 mL ---------------------- 18,7 mEq/L
× --------------------- 8 mEq/L
× = 427 mL de solução 1:4, que deverá ser infundida em 24 horas.

Durante a correção, são recomendáveis avaliações clínicas e monitoração laboratorial a cada 6 horas.

Se durante a correção surgirem crises convulsivas, sinal de edema cerebral, o tratamento é a interrupção da correção, seguida da administração de sódio, na dose de 3 mEq/kg de peso, sob a forma de NaCl a 3%, ou manitol na dose de 0,25 a 0,5 g/kg de peso/dose, por via intravenosa a cada 2 horas até desaparecimento dos sintomas.

As crianças vítimas de intoxicação aguda por sal gravemente sintomáticas podem ter suas concentrações de sódio rapidamente reduzidas por meio de uma combinação da administração de soluções glicosadas e de diuréticos de alça como a furosemida, na dose de 0,5 a 2 mg/kg, a cada 12 horas, ou, ainda, por intermédio de diálise peritoneal.

O tratamento específico das doenças que determinaram a hipernatremia deve ser realizado o mais precocemente possível:

- Uso da vasopressina no *diabetes insipidus* central.
- Diuréticos e/ou dieta no *diabetes insipidus* nefrogênico.
- Interrupção da oferta excessiva de sódio a recém-nascidos e lactentes.
- Diálise, na insuficiência renal não compensada clinicamente.
- Reposição de perdas de água livre nas diarreias.

DISTÚRBIOS DO POTÁSSIO

O potássio é um cátion que se distribui por todo o organismo, porém, cerca de 98% do potássio corporal encontra-se no espaço intracelular, sendo o tecido muscular o maior depósito. Cerca de 2% do potássio corporal total encontra-se no espaço extracelular, variando sua concentração de 3,5 a 5,0 mEq/L.

Pequenas variações no nível sérico podem acarretar distúrbios elétricos na função muscular (principalmente no músculo cardíaco), na atividade neuronal e em tecidos não excitáveis, como o epitélio de transporte.

Hipocalemia

A hipocalemia é definida como o valor de potássio abaixo de 3,5 mEq/L, podendo ser secundária a um déficit do potássio corporal total ou ocorrer como consequência do deslocamento desse íon do fluido extracelular para o intracelular.

Causas

Na etiopatogenia da hipocalemia da criança, as perdas gastrintestinais desempenham papel importante. Os vômitos e a sucção gástrica espoliam o organismo em ácido clorídrico e potássio e, como agravante, a alcalose metabólica resultada da perda de ácido clorídrico leva à alcalose metabólica, aumentando a entrada de potássio para o espaço intracelular. Por outro lado, na diarreia aguda, ocorre a espoliação desse íon em torno de 30 a 70 mEq/L de potássio nas fezes diarreicas.

As perdas renais de potássio podem ser primárias ou secundárias (Tabela 5), determinando um aumento da excreção urinária desse íon, em geral superior a 20 mEq/L/dia.

A síndrome de Bartter é uma doença genética que leva à diminuição da absorção de potássio e da capacidade de concentração da urina. As manifestações clínicas dos lactentes acometidos incluem anorexia, retardo de crescimento, poliúria, cãibras e obstipação.

A síndrome de Liddle caracteriza-se por hipertensão arterial, alcalose hipocalêmica e níveis normais de renina e aldosterona, e a sua etiopatogenia ainda não é completamente elucidada.

As perdas renais de potássio denominadas secundárias são determinadas por fatores sistêmicos que atuam em rins normais por diversas causas (Tabela 5).

Uma situação inusitada de transferência de potássio para o espaço intracelular ocorre na paralisia periódica familiar, que se caracteriza por crises de hipocalemia, sobretudo em adolescentes e adultos jovens, precipitada por exercícios extenuantes ou ingestão de grandes quantidades de carboidratos. A concentração de potássio é normal nos períodos intercrise.

TABELA 5 Causas de hipocalemia

Perdas gastrintestinais	▪ Vômitos, sucção gástrica ▪ Diarreia aguda ▪ Uso de laxantes ▪ Presença de tumores de cólon e reto
Causas renais primárias	▪ Acidose tubular renal ▪ Tumores secretantes de renina ▪ Síndrome de Bartter ▪ Síndrome de Liddle ▪ Nefropatia perdedora de sal ▪ Fase poliúrica da necrose tubular aguda
Causas renais secundárias	▪ Uso de diuréticos de alça ▪ Terapia com penicilina e carbenicilina (que estimulam a secreção tubular de potássio) ▪ Excesso de glicocorticoides e de mineralocorticoides ▪ Hipomagnesemia ▪ Distúrbios alimentares (anorexia nervosa, desnutrição, geofagia)
Causas hormonais	▪ Hiperaldosteronismo primário (hiperplasia congênita suprarrenal, hiperplasia bilateral das adrenais, tumores suprarrenais produtores de aldosterona) ▪ Hiperaldosteronismo secundário (insuficiência cardíaca, cirrose, síndrome nefrótica)
Transferência para o espaço intracelular (sem déficit corporal total de potássio)	▪ Alcalose metabólica ▪ Drogas – insulina, betacatecolaminas, bicarbonato ▪ Exercícios físicos prolongados (incorporação muscular) ▪ Paralisia periódica familiar

Quadro clínico

O quadro clínico da depleção de potássio pode variar consideravelmente, dependendo de perda aguda ou crônica. Frequentemente, os pacientes apresentam fraqueza muscular, flacidez ou tetania, dores musculares, sensação de fadiga e parestesias, associadas ao surgimento de anorexia, náuseas, vômitos, distensão abdominal, íleo paralítico ou adinâmico e diminuição dos ruídos hidroaéreos. Clinicamente, em situações de hipocalemia grave, os pacientes podem exibir apatia, sonolência, irritabilidade ou mesmo confusão mental.

As alterações eletrocardiográficas são comuns (Tabela 6), e outras arritmias podem estar presentes se o paciente estiver em uso de digitálicos.

Tratamento

O tratamento da hipocalemia leve a moderada (potássio de 2,5 a 3,5 mEq/L) e assintomática pode ser realizado no soro de manutenção, com infusão de 3 a 5 mEq/100 kcal/dia ou 25 a 40 mEq/L/dia, devendo-se ter o cuidado com a concentração do potássio da solução, ou seja, até 40 mEq/L em veia periférica e 80 mEq/L em veia central.

TABELA 6 Alterações do eletrocardiograma

Alterações de repolarização	▪ Diminuição da amplitude das ondas T ▪ Ondas U proeminentes ▪ Depressão de ST ▪ Fusão de onda T e U (em hipocalemia grave) ▪ Prolongamento do intervalo QT
Anormalidades de condução	▪ Aumento de duração de QRS ▪ Bloqueio do atrioventricular ▪ Aumento de duração e amplitude de onda P ▪ Prolongamento de PR ▪ Parada cardiorrespiratória

Quando existem sintomas ou alterações eletrocardiográficas, com níveis séricos de potássio menores que 2,5 mEq/L, realiza-se a correção rápida de 3 a 6 horas, em velocidade de 0,3 a 0,5 mEq/kg/h, diluída em soluções cristaloides ou glicosadas. Nessa situação, o ideal é a monitoração contínua do eletrocardiograma, além da dosagem sérica de potássio após a correção.

- Exemplo: paciente com 13 kg, apresentando vômitos incoercíveis e potássio plasmático de 1,8 mEq/L.
- Correção para 6 horas: 0,5 mEq/kg/h = 0,5 x 13 x 6 = 39 mEq/L.

Na apresentação de KCl 19,1%, 1 mL tem 2,5 mEq de potássio. Logo, 39 mEq de potássio equivalem a 15,6 mL de KCl 19,1%. Obedecendo-se a concentração de 40 mEq/L, tem-se então:

1.000 mL --------- 40 mEq
X ----------- 39 mEq
X = 975 mL

Assim, a prescrição seria a seguinte:

- SF ou SG5% ____________ 975 mL
- KCl 19,1% ______________ 15,6 mL
- Uso: IV em 6 horas (em bomba de infusão 41,2 mL/h).

Hipercalemia

Define-se hipercalemia quando o potássio plasmático excede 5,5 mEq/L, sendo classificada de acordo com o valor sérico:

- Leve: potássio entre 5,5 e 6,5 mEq/L.
- Moderada: potássio entre 6,5 e 8,0 mEq/L.
- Grave: potássio acima de 8 mEq/L.

Causas

A hipercalemia pode ocorrer em consequência do excesso de potássio corporal total ou da saída do potássio do espaço intracelular para o extracelular (Tabela 7).

TABELA 7 Causas de hipercalemia

Excesso de potássio corporal total	Insuficiência renal Carga de potássio exógena Carga de potássio endógena ▪ Esmagamento ▪ Hemólise ▪ Hipercatabolismo ▪ Lise tumoral pós-QT ▪ Rabdomiólise Diuréticos poupadores de potássio ▪ Espironolactona, amilorida Uso de inibidores da enzima de conversão ▪ Captopril e enalapril Uso de penicilina G potássica (1,7 mEq de potássio) Uso de sangue estocado há mais tempo Hipoaldosteronismo Hipocortisolismo Doenças tubulares renais Ureterojejunostomia
Por redistribuição	Acidose metabólica ou respiratória Betabloqueadores Hipoinsulinemia (diabetes do tipo 1) Infusão de arginina Intoxicação digitálica Succinilcolina Paralisia periódica hiperpotassêmica familiar

Hipercalemia secundária ao excesso de potássio corporal total

A causa mais importante de hipercalemia com risco iminente de vida para o paciente é a insuficiência renal aguda oligúrica. Os pacientes portadores de anormalidades urológicas congênitas ou de longa duração, como nefropatia de refluxo e hidronefrose, frequentemente não apresentam hipercalemia grave, o mesmo ocorrendo na insuficiência renal crônica oligúrica, uma vez que os néfrons remanescentes têm habilidade em se adaptar à variação da carga de potássio.

Outras situações que levam à hipercalemia por diminuição da excreção renal de potássio, sem que a função renal esteja comprometida, são o uso de algumas drogas (diuréticos poupadores de potássio e inibidores da enzima de conversão da angiotensina), a doença de Addison e a síndrome adrenogenital, por falta de mineralocorticoides, assim como no hipoaldosteronismo isolado primário, hiporreninêmico e pseudo-hipoaldosteronismo, distúrbios hormonais acompanhados de hiponatremia e hipercalemia de evolução prolongadas.

Ocorre hipercalemia também por liberação maciça e rápida de potássio por células lesadas, como em traumatismos por esmagamento, lise tumoral, rabdomiólise, hemólise, queimaduras e cirurgias de grande porte.

Hipercalemia secundária à passagem do potássio do espaço intracelular para o extracelular (redistribuição)

Um dos exemplos mais importantes desta forma de hipercalemia é a acidose metabólica, na qual ocorre entrada de íons hidrogênio para as células em troca da saída de potássio. Habitualmente, a diminuição de 0,1 no pH determina a elevação de aproximadamente 0,3 a 0,6 mEq/L no potássio sérico.

Ocasionalmente, o achado laboratorial de hipercalemia pode ser irreal. Em crianças, a hemólise durante a coleta e a presença de trombocitose (contagem de plaquetas acima de 500.000/mm^3) podem também ser responsáveis por falsas elevações nas concentrações de potássio.

Quadro clínico

A hipercalemia age nas células excitáveis, impedindo a sua repolarização. Por esse motivo, existe nítido predomínio de sinais e sintomas neuromusculares, como fraqueza muscular, que pode progredir para paralisia, perda dos reflexos osteotendinosos profundos, sensação de parestesia e confusão mental.

As alterações eletrocardiográficas são comumente observadas nessa situação clínica, de acordo com a magnitude e o prolongamento do distúrbio. Inicialmente, surgem ondas T pontiagudas, com aumento da amplitude (ondas T em tenda), que depois se alargam nas derivações precordiais. A seguir, ocorre aumento do intervalo PR e a onda P desaparece, seguidos por alargamento do QRS e, finalmente, fibrilação ventricular e assistolia. Vale ressaltar que é possível a ocorrência de parada cardíaca antes do surgimento de qualquer sintoma ou sinal clínico de hipercalemia, o que torna a detecção e o tratamento da hipercalemia uma emergência médica.

Tratamento

O tratamento da hipercalemia pode ser dividido em duas fases:

- Aumento do potencial de ação da membrana celular para reverter os efeitos da hipercalemia sobre o coração.
- Excreção real de potássio do organismo.

Se o potássio sérico for superior a 7,0 mEq/L ou se o eletrocardiograma mostrar alterações típicas de hipercalemia, é preciso iniciar infusão intravenosa rápida de cloreto ou gluconato de cálcio. Este a 10% poderá ser utilizado na dose de 0,5 mL/kg, por via intravenosa, administrado lentamente, em 5 minutos, devendo-se monitorar o paciente com eletrocardiograma, interrompendo-se a administração se houver bradicardia.

A segunda fase do tratamento consiste na diminuição sérica do potássio por transferência do potássio do líquido extracelular para o intracelular ou por eliminação do potássio do organismo (Tabela 8).

TABELA 8 Tratamento da hipercalemia

Estabilização da membrana celular	**Gluconato de cálcio a 10% - 0,5 mL/kg, em 5 min IV**
Redistribuição do potássio do espaço extracelular para intracelular	▪ Solução polarizante: glicose (0,5 a 1 g/kg) + insulina simples (0,1 U/kg), IV, proporção de 1 U de insulina para 4 g de glicose infundida. O início da ação ocorre em 30 min, com o pico em 60 min, e o efeito se prolonga por 4 a 6 h ▪ Bicarbonato de sódio - 1 a 2 mEq/kg, IV, em 20 a 30 min, se a causa for acidose metabólica. ▪ Agentes beta-2-adrenérgicos - via inalatória com dose habitual ou IV em *bolus* (5 a 10 μg/kg/dose) - Obs.: este método é menos usado pelo potencial arritmogênico
Eliminação do potássio do organismo	▪ Sulfonato poliestireno de cálcio, Sorcal® - 0,5 a 1 g/kg/dose (máx. = 30 g), VO ou VR, diluído com água a cada 6 h. Seu efeito se inicia após 1 a 2 h, com duração de até 6 h ▪ Diuréticos de alça - furosemida 1 a 2 mg/kg/dose, IV, pouco efetivo para pacientes oligúricos ▪ Métodos dialíticos - caso não haja resposta às medidas anteriores

IV: intravenoso; VO: via oral; VR: via retal.

DISTÚRBIOS DO METABOLISMO DO CÁLCIO

A maior parte do cálcio do organismo, cerca de 99%, encontra-se nos ossos e é responsável por manter a estrutura do esqueleto. Somente 1% do cálcio está presente no fluido extracelular, com níveis séricos mantidos normalmente entre 8,5 e 11 mg/dL.

No plasma, o cálcio se apresenta de três formas distintas: íon cálcio livre, que é o componente fisiologicamente ativo do cálcio sanguíneo, uma fração ligada às proteínas e o restante sob a forma de cálcio em complexo, associado a bicarbonato, citrato, fosfato, lactato e sulfato. Assim, as alterações nos valores do cálcio sérico podem ser interpretadas mais completamente se o fosfato sérico, proteínas e pH também forem determinados.

O cálcio ionizado sérico e o cálcio total geralmente estão intimamente relacionados, mas a relação pode variar em configurações de concentrações anormais de albumina, pH extremos e durante transfusões de sangue. Como exemplo, cada redução de 1 g/dL na concentração de albumina sérica diminuirá a concentração total de cálcio em aproximadamente 0,8 mg/dL (0,2 mmol/L), sem afetar a concentração de cálcio ionizado.

Hipocalcemia

A hipocalcemia fora do período neonatal pode ser definida por níveis plasmáticos de cálcio inferiores a 8,5 mg/dL ou de cálcio iônico < 1 mEq/L. Em recém-nascidos, admite-se como limite inferior um cálcio sérico total de 7,5 mg/dL.

Causas

A hipocalcemia resulta com maior frequência da deficiência de paratormônio, da deficiência de vitamina D ou de seus metabólitos ativos ou de anormalidades nas respostas de seus órgãos-alvo (osso, intestinos e rim).

A deficiência de paratormônio pode ser determinada por fatores genéticos ou distúrbios congênitos das glândulas paratireoides, mas é mais frequentemente secundária a distúrbios adquiridos, como no pós-operatório de cirurgias da região cervical, infiltração tumoral das paratireoides ou por autoimunidade.

A hipocalcemia pode ser também secundária à deficiência congênita ou adquirida do metabólito ativo da vitamina D, resultando em raquitismo. Na infância, está mais associada aos distúrbios adquiridos do metabolismo da vitamina D, como ingestão deficiente, falta de exposição à luz solar e diminuição da atividade da vitamina D na falência renal e na insuficiência hepática.

A hipocalcemia pode ser desencadeada por sepse pela ação de Gram-negativos, na síndrome do choque tóxico ou queimaduras graves. O mecanismo é desconhecido, mas pode estar relacionado com citocinas geradas por macrófagos, que podem afetar a secreção e a ação do hormônio da paratireoide (PTH) e da vitamina D (Quadro 2).

Quadro clínico

A hipocalcemia caracteriza-se por um aumento da irritabilidade neuromuscular e neuronal, tanto do sistema nervoso central quanto do sistema nervoso periférico.

QUADRO 2 Causas de hipocalcemia

Relacionada ao PTH
Destruição das paratireoides por radiação, cirurgias, neoplasias ou doenças infiltrativas
Autoimunidade
Síndrome de Di George
Infiltração de metais (ferro, cobre)
Resistência hormonal
Hipomagnesemia
Relacionadas à vitamina D
Falta de exposição solar
Nutricional
Distúrbios de absorção intestinal
Insuficiência hepática e renal
Raquitismo por deficiência de 1-alfa-hidroxilase
Uso de anticonvulsivantes
Resistência a 1,25(OH)2D
Drogas
Bisfosfonatos
Fosfato
Politranfusão (sangue contendo citrato)
Outros
Sepse
Lise tumoral
Metástases osteoblásticas
Pancreatite aguda
Síndrome de fome óssea (após cura de hiperparatireoidismo e hipertireoidismo)

- Sintomas neuromusculares: hipertonia, parestesias, cãibras, espasmos musculares, tetania. Alguns pacientes podem apresentar os sinais de Chvostek e Trousseau, característicos de hipocalcemia.
- Alterações respiratórias, como apneia ou laringoespasmo nos casos graves.
- Alterações cardíacas com bloqueios, arritmias e possibilidade de evolução para parada cardíaca.
- Sintomas neurológicos: irritabilidade, ansiedade, papiledema e crises convulsivas.

Tratamento

O tratamento de emergência para a hipocalcemia de qualquer outra causa que não a hipomagnesemia é a administração de cálcio intravenoso. A infusão rápida de cálcio deve ser realizada especialmente na vigência de crise convulsiva, tetania ou apneia.

A infusão deve ser administrada sob monitoração cardíaca cuidadosa, com dose inicial de 1 mL/100 kcal de gluconato de cálcio a 10%, diluída ao meio em água destilada ou soro glicosado a 5% e administrada entre 5 a 10 minutos, não ultrapassando a velocidade de 2 mL/minuto.

Na ausência de convulsão, essa mesma dose poderá ser diluída em 20 mL de soro glicosado a 5% e administrada em 2 horas, o que diminui o risco de bradicardia.

A infusão deve ser interrompida se a frequência cardíaca diminuir para valores inferiores a 60 batimentos por minuto.

Após o alívio dos sintomas, inicia-se o tratamento de manutenção, com 100 a 200 mg/100 kcal/dia de cálcio elementar, sob a forma de lactato, gluconato ou cloreto de cálcio, por via intravenosa ou oral, durante 2 a 3 dias.

Quando a deficiência de magnésio é a causa de hipocalcemia, ele deve ser administrado, nas doses habitualmente utilizadas para o tratamento desse distúrbio.

Hipercalcemia

Considera-se que a hipercalcemia está presente quando os níveis séricos de cálcio total ultrapassam 11 mg/dL, mas é situação rara em pediatria.

A hipercalcemia pode resultar do aumento da absorção intestinal de cálcio e/ou da reabsorção do cálcio ósseo, secundários a distúrbios das glândulas paratireoides ou do metabolismo da vitamina D (Quadro 3).

É importante lembrar que, em virtude da necessidade do diagnóstico precoce, deve-se proceder à pesquisa de neoplasias em qualquer paciente com hipercalcemia de etiologia inexplicada.

QUADRO 3 Causas de hipercalcemia

Com PTH aumentado
Hiperparatireoidismo primário (raro na pediatria) Uso de lítio Hipercalcemia familiar hipocalciúrica
Com PTH diminuído
Neoplasias malignas (síndromes paraneoplásicas ou metástases ósseas)
Outras causas
Hipervitaminose A Hipervitaminose D Diuréticos tiazídicos Imobilização prolongada com aumento da reabsorção óssea Excesso de oferta oral ou parenteral de cálcio Doenças granulomatosas Hipertireoidismo Insuficiência adrenal

Quadro clínico

O quadro clínico da hipercalcemia é geralmente inespecífico, e o paciente pode ser completamente assintomático. A intensidade dos sintomas correlaciona-se com os níveis séricos de cálcio, sendo os quadros leves geralmente assintomáticos, enquanto os valores elevados (acima 15 mg/dL), principalmente na instalação abrupta, desencadeiam uma crise hipercalcêmica grave com vômitos, hipertensão arterial, desidratação poliúrica, falência renal aguda e coma. Nessas circunstâncias, há maior risco de arritmias, incluindo fibrilação ventricular.

Avaliação diagnóstica

A avaliação laboratorial para a investigação etiológica da hipercalcemia na criança deve ser realizada inicialmente com os seguintes exames:

- Dosagem do cálcio sérico total e ionizado.
- Fósforo, magnésio, fosfatase alcalina, proteínas totais e albumina.
- Ureia e creatinina.
- Hemograma, desidrogenase láctica.
- PTH e 25(OH) vitamina D.

Caso necessário, uma abordagem complementar pode ser feita:

- Cálcio e fósforo urinários.
- Métodos de imagem: ultrassonografias, tomografia computadorizada, ressonância magnética, cintilografia óssea e radiografias simples do esqueleto.

Qualquer criança com crise de hipercalcemia, apresentando nível sérico de cálcio maior que 13 mg/dL, deve ser hospitalizada para tratamento e investigação diagnóstica.

Tratamento

A escolha da terapêutica na hipercalcemia depende da etiologia do distúrbio, do nível sérico de cálcio, da gravidade dos sintomas e, sobretudo, da função renal. O tratamento de uma crise hipercalcêmica sempre requer a hospitalização em unidade de terapia intensiva.

O tratamento de emergência inicial visa a aumentar a excreção renal de cálcio. Em pacientes sintomáticos, na ausência de insuficiência cardíaca ou renal, deve-se fazer o esquema:

- Infusão salina isotônica, em um volume de 10 mL/kg em 1 hora, seguida da infusão de um volume de duas a três vezes a manutenção diária, até que o cálcio sérico retorne ao normal.
- Essa infusão de volume deve ser associada à furosemida, na dose de 1 a 2 mg/kg, repetidos a cada 6 a 8 horas.

O uso de medicamentos está indicado apenas em pacientes sintomáticos e com cálcio sérico superior a 15 mg/dL:

- Hidrocortisona nas situações relacionadas ao aumento da vitamina D (intoxicação, linfoma, sarcoidose), na dose de 5 a 10 mg/kg/dia, durante um período de 5 a 7 dias.
- As drogas que atuam na diminuição da reabsorção óssea, como os bifosfonatos (pamidronato) e a calcitonina, podem ser usadas em associação, apresentando ação calciúrica associada.

Na insuficiência renal aguda em fase oligúrica, a diálise peritoneal ou a hemodiálise com um líquido pouco concentrado em cálcio é usualmente efetiva.

DISTÚRBIOS DO MAGNÉSIO

O magnésio é um cátion de predomínio intracelular, e a regulação dos seus níveis séricos é realizada, principalmente, por meio da reabsorção tubular renal, que pode ser aumentada pela ação de paratormônio, vitamina D, depleção de magnésio, hipotireoidismo e hipocalcemia.

Hipomagnesemia

A hipomagnesemia pode ser definida como a diminuição dos níveis séricos de magnésio para valores inferiores a 1,5 mEq/L.

Causas

A hipomagnesemia geralmente está associada a perdas renais ou gastrintestinais de magnésio, podendo ocorrer também nas situações de hipercalciúria e hipofosfatemia, além de outras mais raras, como erros inatos do metabolismo (Quadro 4).

QUADRO 4 Causas da hipomagnesemia

Renais
Diuréticos de alça e tiazídicos Outros medicamentos (anfotericina B, aminoglicosídeos, quimioterápicos) Síndromes genéticas (Bartter e Gitelman) Diurese pós-obstrutiva
Gastrintestinais
Diarreia crônica Desnutrição Síndromes de má absorção Pancreatite Drenagem nasogástrica Vômitos repetidos
Outros
Distúrbios hormonais (hiperaldosteronismo, hipertireoidismo, SSIHAD) Diabetes

Quadro clínico

O quadro clínico da hipomagnesemia pode ser completamente assintomático, porém, nos quadros graves, podem ocorrer:

- Anorexia e náuseas.
- Fraqueza muscular, tremores e espasticidade, que podem evoluir para quadros de tetania.
- Confusão mental, convulsões tônicas focais ou generalizadas.
- Cianose e apneia.
- Arritmias cardíacas.

Na propedêutica neurológica, é comum a presença de hiper-reflexia, devendo-se considerar sempre essa possibilidade diagnóstica quando a tetania hipocalcêmica não responder à terapêutica adequada com cálcio.

Tratamento

Nos casos graves, com arritmias cardíacas ameaçadoras da vida (fibrilação ventricular ou *torsades de pointes*), utiliza-se o sulfato de magnésio a 50% (0,05 a 0,1 mL/kg), por via venosa, em 1 minuto. Em outras arritmias ventriculares, tetania ou convulsão, usa-se a mesma dose intramuscular ou intravenosa em 30 minutos.

A correção da hipomagnesemia sintomática pode ser realizada utilizando-se o sulfato de magnésio, na dose de 1 a 2 mEq/100 cal/dia, por via intravenosa ou em doses fracionadas, por via intramuscular, de 0,25 mEq/100 cal/dose, a cada 6 horas. A dose de manutenção é de 0,3 a 0,5 mEq/100 cal/dia, por via intravenosa ou por via oral.

Durante a correção da hipomagnesemia, é necessária a monitoração cardíaca para a detecção de possível bloqueio atrioventricular.

Hipermagnesemia

A hipermagnesemia pode ser definida como a elevação dos níveis séricos de magnésio acima de 2,8 mEq/L.

É um distúrbio raro na infância. No período neonatal, a sua instalação deve-se mais frequentemente à administração materna de sulfato de magnésio durante o trabalho de parto para o tratamento da toxemia gravídica. Após o período neonatal, as principais causas de hipermagnesemia são a insuficiência renal crônica, com manutenção da oferta de magnésio, o hipotireoidismo, a insuficiência suprarrenal ou doença de Addison, a intoxicação pelo lítio e o uso excessivo de antiácidos contendo magnésio.

Quadro clínico

Muitos pacientes portadores de hipermagnesemia são assintomáticos. As manifestações clínicas estarão habitualmente presentes quando os níveis séricos de magnésio excederem 5 mEq/L:

- Náuseas e vômitos.
- Manifestações do bloqueio neuromuscular, por diminuição na liberação de acetilcolina, com hipotonia e hiporreflexia, paralisia da musculatura respiratória, bradicardia e assistolia.

Tratamento

O tratamento da hipermagnesemia baseia-se nos seguintes passos:

- Diminuição da ingestão de magnésio.
- Estimulação da diurese, com hidratação adequada e furosemida.
- Administração de cálcio, na dose de 1 mL/100 kcal/dia de gluconato de cálcio a 10%, por via intravenosa.
- Nos pacientes não responsivos à terapia ou naqueles com sintomatologia neurológica, procedimentos como diálise peritoneal ou hemodiálise poderão ser indicados.

BIBLIOGRAFIA

1. Amoedo C, et al. Hipertensão arterial sistêmica secundária. J Bras Nefrol. 2010;32(supl.1). Dutra VF, et al. Desequilíbrios hidroeletrolíticos na sala de emergência. Rev Bras Clin Med. São Paulo, 2012;10(5):410-9.
2. Ariceta IG, AMMEMF (ed.). Protocolos terapéuticos de la asociación Espanola de pediatria: nefrologia pediátrica. Tubulopatias. Asociación Española de Pediatria – Sociedad Española de Nefrologia Pediatrica, 2008. Disponível em: http:/www.aeped.es/protocolos/nefro/12.pdf.
3. Bruno F, Lago P, Loch LF, et al. Distúrbios hidroeletrolíticos na criança. In: Pizza JP, Garcia PCR, Piva C. Medicina intensiva em pediatria. Rio de Janeiro: Revinter; 2005. p.317-33.
4. Calculadora hiponatremia e hipernatremia. Disponível em: http://www.bibliomed.com.br/calculadoras/sodium/index.cfm. (Acesso em 15/12/2016.)
5. Fernandes JC, Ogawa AR. Distúrbios do metabolismo do sódio. In: Carvalho WB, Troster EJ, Bousso A. Algoritmos em terapia Intensiva pediátrica e emergências pediátricas. São Paulo: Atheneu; 2010. p.425-8.
6. Noronha JL, Matuschak GM. Magnesium in critical illness: metabolism, assessment, and treatment. Intensive Care Med. 2002;28:667-9.
7. Raman S, Peter MJ. Fluid management in the critically ill child. Pediatr Nefrol. 2014;29(1):23-34.
8. Ruth JL, Wassner SJ. Body composition: salt and water. Pediatr Rev. 2006;27(5):181-8.
9. Spasovski G, Vanholder R, Allolio B, Annane D, Ball S, Bichet D, et al. Clinical practice guideline on diagnosis and treatment of hyponatraemia. Eur J Endocrinol. 2014;170(3):G1-47.
10. Sterns RH. General principles of disorders of water balance (hyponatremia and hypernatremia) and sodium balance (hypovolemia and edema). Disponível em: https://

www.uptodate.com/contents/general-principles-of-disorders-of-water-balance-hyponatremia-and-hypernatremia-and-sodium-balance-hypovolemia-and-edema. (Acesso em 12/12/16.)

11. Torre FPFL, Storni JG, Chicuto LAD, Cesar RG, Pecchini R. Distúrbios do cálcio, fósforo e magnésio. In: UTI pediátrica. Barueri: Manole; 2015. p.1156-64.
12. Torreão LT, Avila MON, Quintella NF, Soledade LA. Distúrbios eletrolíticos. In: Silva LR, editor. Urgências clínicas e cirúrgicas em gastroenterologia e hepatologia pediátricas. Rio de Janeiro: Medsi; 2004. p.319-50.
13. Vieira Neto OM, Moysés Neto M. Distúrbios eletrolíticos, 2003. Disponível em: http://revista.fmrp.usp.br/2003/36n2e4/17disturbios_equilibrio_hidroeletrolitico.pdf. (Acesso em 14/12/2016.)

Doença falciforme

Isa Menezes Lyra

INTRODUÇÃO

O termo doença falciforme (DF) caracteriza um grupo de doenças genéticas no qual está presente a hemoglobina S, resultante da mutação genética no gene da betaglobina, com substituição do ácido glutâmico pela valina. Os indivíduos heterozigotos são denominados portadores do traço falciforme (HbAS) e são assintomáticos. Os indivíduos homozigotos (HbSS) e os heterozigotos compostos (doença falciforme), HbSC, HbSD, HbSB talassemia, HbS alfatalassemia, entre outras, apresentam doença sintomática. Em geral, as crianças com HbSS e HbS/β^0 talassemia apresentam as manifestações clínicas mais graves.

É uma patologia de caráter inflamatório crônico com eventos clínicos diversos, que estão presentes nas diferentes faixas etárias e são responsáveis por morbidade e mortalidade variáveis. Caracteriza-se pela presença de anemia hemolítica crônica, fenômenos vasoclusivos e risco infeccioso aumentado, por asplenia funcional e imunidade celular comprometida. A DF é a doença genética hereditária mais comum no Brasil, com incidência variável nas determinadas regiões do país, sendo a Bahia o estado de maior prevalência da doença.

ABORDAGEM CLÍNICA

Os sintomas da DF, habitualmente, têm início a partir do 6º mês de vida, sendo as manifestações clínicas divididas em agudas e crônicas e distribuídas nas diversas faixas etárias (Tabela 1).

TABELA 1 Manifestações clínicas da anemia falciforme nas diversas faixas etárias

Manifestação clínica	Idade		
	0 a 5 anos	5 a 15 anos	> 15 anos
Asplenia funcional	+++	±	0
Autoesplenectomia	±	++	+++
Infecções	+++	++	±
Sequestro esplênico	+++	++	±
Dactilite	+++	±	0
Síndrome torácica aguda	+++	++	+
AVC isquêmico	++	+	±
Dor	++	++	+++

AVC: acidente vascular cerebral. Frequência: 0 ausente ou raro; ± pouco frequente; ++ frequente; +++ frequência máxima. Fonte: adaptada de Zago, 2007.

ABORDAGEM DIAGNÓSTICA

O diagnóstico da DF é baseado em critérios clínicos e laboratoriais. Os principais exames a serem realizados são:

- Teste do pezinho: utiliza a técnica de cromatografia líquida de alta resolução (HPLC) ou eletroforese por focalização isoelétrica (IEF) para identificação da hemoglobina anômala.
- Hemograma completo: apresenta anemia normocítica na anemia falciforme ou microcítica quando em associação com síndromes talassêmicas e HbSC. A morfologia eritrocitária é diversificada, podendo apresentar células falciformes, em alvo, dacriócitos, esquisócitos, eritroblastos, policromasia, corpos de Howell-Jolly, pontilhados basófilos, micrócitos e macrócitos.
- A contagem de reticulócitos aumentada, no entanto, estará reduzida na crise aplástica.
- Eletroforese quantitativa e qualitativa de hemoglobina: evidencia a presença de hemoglobina anormal (HbS, HbC, HbD ou outra) e das hemoglobinas F e A_2.
- Técnicas de diagnóstico por biologia molecular: tem sido utilizadas com diversas finalidades, entre elas identificação da associação com talassemia alfa, diagnóstico pré-natal, identificação de haplótipos, sequenciamento gênico, entre outras.

ABORDAGEM TERAPÊUTICA

Episódios álgicos ou dolorosos

Os episódios dolorosos são os eventos mais frequentes em pacientes portadores de DF nos primeiros 10 anos de vida, podendo, no entanto, ocorrer desde a infância até a idade adulta. A frequência desses eventos tem variação individual, desde nenhuma crise até várias crises ao mês, sendo modulados por fatores genéticos, celulares e ambientais/epigenéticos. A presença de três ou mais episódios ao ano está associada à redução na expectativa de vida.

Definição

Dor aguda com duração de pelo menos 2 horas, atribuída exclusivamente a vaso-oclusão, localizada habitualmente em extremidades, região dorsal, abdome, tórax ou cabeça, com necessidade de uso de medicamentos analgésicos e/ou atendimento médico em unidade de emergência.

Clinicamente, pode haver dor local simétrica ou assimétrica e de caráter migratório, de intensidade, normalmente, acima de 6 na escala visual analógica. Pode estar associada a edema, calor e febre baixa. Febre persistente e/ou elevada pode ser indício de um processo infeccioso concomitante.

A dactilite é comum nos primeiros 2 anos de vida e manifesta-se por dor intensa, edema e calor nos dedos ou articulações das mãos e dos pés.

As etapas para a condução do episódio de dor devem ser realizadas conforme ilustra a Figura 1.

A avaliação inicial da dor deve ser realizada por meio de escalas adequadas à idade e, em menores de 3-4 anos, é importante considerar o relato dos pais ou cuidadores. A identificação e o tratamento precoce das comorbidades associadas são essenciais para um bom controle da dor.

FIGURA 1 Sequência de atendimento da crise álgica no portador de doença falcêmica.

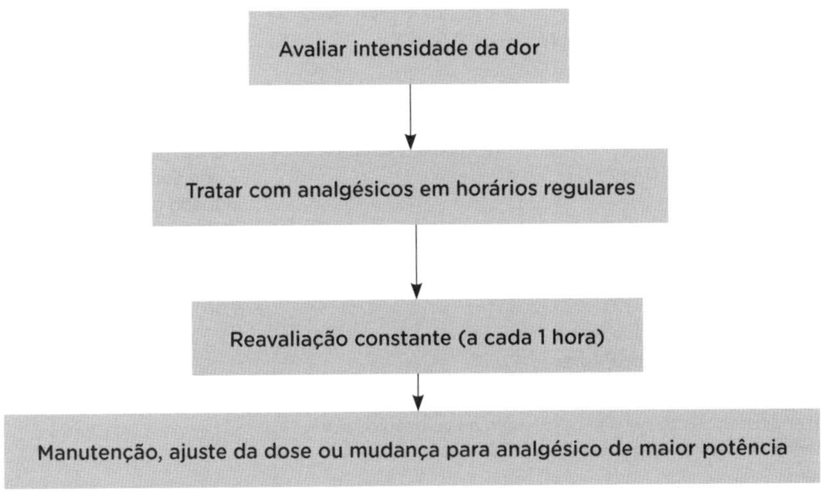

Hidratação

A desidratação é um processo que ocorre frequentemente durante o episódio álgico. Nos casos leves e moderados, a hidratação pode ser feita por via oral, com orientação para acompanhamento ambulatorial. Nos casos graves ou naqueles sem boa resposta clínica, deve-se instituir a hidratação por via intravenosa, utilizando-se soro glicosado a 5% ou solução 1:4. O volume deve ser, no máximo, 1 a 1,5 vezes a hidratação basal, descontando-se o volume infundido de medicamentos nas primeiras horas do quadro, sendo reduzido posteriormente.

O uso de solução salina isotônica (soro fisiológico ou solução de Ringer lactato) não está indicado no tratamento da vaso-oclusão pela hipertonicidade dessas soluções, exceto em situações de choque. A avaliação hemodinâmica e a monitoração de dados vitais são importantes para evitar a hiper-hidratação e a sobrecarga cardíaca ou pulmonar.

Analgesia

O uso de analgésicos para pacientes que não estão em uso de crônico de opioide deve seguir as recomendações da Organização Mundial da Saúde (OMS) para crianças maiores e menores de 12 anos de idade de acordo com a intensidade da dor (Tabelas 2 e 3).

TABELA 2 Avaliação da dor e analgesia recomendada de acordo com a Organização Mundial da Saúde para crianças maiores de 12 anos e adultos

Dor leve **Escala visual de dor (1-4)**	**Dor moderada** **Escala visual de dor (5-7)**	**Dor grave** **Escala visual de dor (8-10)**
Não opioides	Opioide fraco	Opioide forte
Aspirina 30 a 60 mg/kg/dia a cada 4 horas, VO, máximo 3,6 g/24 h ou Acetaminofeno 10 a 15 mg/kg/dia a cada 4 horas, VO ou Dipirona 10 a 30 mg/kg/dose, VO, a cada 4 horas ou Ibuprofeno 5 a 10 mg/kg/dose ou 30 a 40 mg/kg/dia, a cada 6 ou 8 horas, VO, máximo 40 mg/kg/dia	Codeína 0,5 a 0,75 mg/kg/dose, a cada 4 h, VO Tramadol 0,5 mg/kg, IV, máximo: 5 mg/kg/dia a cada 6 horas	Codeína 0,75 a 1,5 mg/kg/dose, a cada 4 h, VO ou Morfina 0,1 a 0,2 mg/kg/dose, IV ou SC, a cada 3 a 4 horas. Pode ser usada em infusão contínua 0,01 a 0,03 mg/kg/h ou Tramadol 0,1-0,25 mg/kg/h, IV

Fazer ajustes das doses de acordo com a evolução da dor.
IV: intravenoso; SC: subcutâneo; VO: via oral.

TABELA 3 Avaliação da dor e analgesia recomendada de acordo com a Organização Mundial da Saúde para crianças menores de 12 anos e adultos

Dor leve Escala visual de dor (1-4)	Dor moderada/grave Escala visual de dor
Não opioides	Opioide forte
Acetaminofeno 10 a 15 mg/kg/dia a cada 4 horas, VO, máximo 635 mg/kg/dia ou Dipirona 10 a 30 mg/kg/dose, VO, a cada 4 horas	Morfina 0,1 a 0,2 mg/kg/dose, IV ou SC, a cada 3-4 horas Pode ser usada em infusão contínua 0,01 a 0,03 mg/kg/h
Ibuprofeno 5 a 10 mg/kg/dose ou 30 a 40 mg/kg/dia, a cada 6 ou 8 horas, VO, máximo 40 mg/kg/dia	

IV: intravenoso; SC: subcutâneo; VO: via oral.

Para a analgesia, empregam-se drogas progressivamente mais potentes, mantidas em horários regulares, de acordo com a resposta clínica. Quando necessário, deve-se realizar a associação de analgésicos de classes distintas e, na ocasião da retirada, fazê-lo em ordem decrescente de potência.

Dor abdominal

O abdome é um importante sítio de vaso-oclusão no paciente portador de DF. O fenômeno vaso-oclusivo é caracterizado por dor abdominal recorrente, de intensidade variável, geralmente associada a um fator desencadeante. A peristalse intestinal está mantida e pode ocorrer febre. Na avaliação laboratorial, o hemograma, além de anemia, pode evidenciar leucocitose.

Os principais diagnósticos diferenciais são abdome agudo cirúrgico, pancreatite, colecistite, colelitíase, infecção do trato urinário e pneumonias. Nesses casos, o paciente deve sempre ser internado e devem ser adotadas medidas como hidratação venosa, analgesia e controle rigoroso de dados vitais. Em alguns casos, é necessária a avaliação do cirurgião para afastar quadros de abdome agudo cirúrgico.

Priapismo

O priapismo, habitualmente, ocorre em crianças acima de 10 anos de idade e em adultos, atingindo aproximadamente 7% dos pacientes de sexo masculino, podendo ocorrer na primeira década de vida. Pode ser definido como uma falha na detumescência do pênis acompanhada de dor, sem desejo sexual, sendo o seu mecanismo específico ainda desconhecido. A história clínica e o exame físico são suficientes para o diagnóstico. Disúria, crises de dor generalizada, febre e sepse são sinais e sintomas que podem estar relacionados com esse evento.

O tratamento inicial consiste em hidratação venosa, analgesia e controle da ansiedade. Geralmente, essas medidas estão associadas à boa resposta terapêutica. Quando não existe melhora com o tratamento conservador, deve-se solicitar a presença de um urologista para condução do caso na emergência, em um período inferior a 12 horas.

Acidente vascular encefálico

O acidente vascular encefálico (AVE) é uma manifestação que ocorre principalmente em menores de 10 anos de idade. Habitualmente, é causada por infarto cerebral, sendo os episódios hemorrágicos pouco frequentes. O AVE geralmente é espontâneo ou está associado a fatores desencadeantes, como infecções, crises vaso-oclusivas e desidratação, podendo ser a única manifestação clínica da DF. O sintoma neurológico mais comum é a hemiparesia. Convulsões, coma, distúrbios visuais, afasias e paralisias de nervos cranianos também são descritos. A cefaleia é um sintoma frequentemente relatado, mas isoladamente não é fator preditivo de AVE.

Duas síndromes clínicas distintas devem ser investigadas: o AVE completo e o ataque isquêmico transitório (AIT). A avaliação e a conduta de pacientes com DF diante de um episódio de AVE estão listadas na Tabela 4.

TABELA 4 Medidas importantes na condução da criança com AVE

1.	Avaliação de hematologista pediatra e neuropediatra
2.	Obter bom acesso venoso, avisar o serviço de hemoterapia Solicitar tipagem ABO e Rh, fenotipagem eritrocitária Realizar transfusão de troca com hemácias fenotipadas e filtradas (solicitar avaliação do hemoterapeuta) Objetivo: reduzir %HbS para 30 a 50% Obter consentimento dos pais ou responsáveis para a realização da transfusão
3.	Avaliação laboratorial: hemograma, contagem de reticulócitos, porcentagem da HbS, tipagem sanguínea ABO e Rh, TTPa, função renal, hepática e eletrólitos
4.	Medidas de suporte Manter saturação de hemoglobina > 95% Se sinais de infecção ou febre, iniciar antibioticoterapia empírica
5.	Solicitar exames de imagem: Ressonância magnética (RM) ou tomografia de crânio (na indisponibilidade da RM), nas primeiras 6 horas após estabilização do paciente

Obs.: na ausência de achados compatíveis com dano cerebral, pensar em desordens convulsivas, enxaqueca hemiplégica e ataque isquêmico transitório.

A tomografia computadorizada (TC) pode estar normal nas primeiras 6 horas, enquanto a ressonância magnética (RM) demonstra alterações mais precocemente, já nas primeiras 4 horas após o acidente vascular encefálico.

A recuperação pode ser completa, com melhora lenta e progressiva, ou até permanecer com lesão irreversível. A taxa de recorrência situa-se em torno de 85% nos primeiros 3 anos após o episódio inicial, e a mortalidade encontra-se em torno de 20%.

Infecções

As infecções representam importante causa de morbidade e mortalidade em crianças portadoras de DF, principalmente nos primeiros 5 anos de vida. As bactérias mais frequentemente envolvidas são *Streptococcus pneumoniae, Haemophilus influenzae, Neisseria meningitidis, Salmonella* sp., *Mycoplasma pneumoniae, Staphylococcus aureus, Escherichia coli* e *Streptococcus pyogenes.* Podem ocorrer infecções por outros micro-organismos como vírus ou parasitas. Nos pacientes, o quadro infeccioso pode ter disseminação rápida e ser de difícil controle. Deve-se sempre estar atento à presença de infecções que causem episódios vaso-oclusivos. As infecções mais frequentes são: pneumonia, osteomielite, meningite, infecção do trato urinário e sepse.

A presença de febre em crianças portadoras de DF é uma situação que merece avaliação clínica precoce e criteriosa, pois pode estar presente não somente nas infecções, como na síndrome torácica aguda (STA) e no episódio vaso-oclusivo. No Brasil, a infecção é a causa mais comum de internação de crianças com anemia falciforme, além de ser importante causa de óbito.

Conduta na avaliação da febre

- História clínica: importante identificar sintomas de infecção localizada ou sistêmica; antecedentes infecciosos pregressos e comorbidades; uso de medicações, em especial a hidroxiureia (risco de neutropenia); internações anteriores e suas causas; histórico de AVE, sequestro esplênico e hepático, uso de transfusões de sangue.
- Exame físico minucioso para identificar o foco da infecção; avaliar o tamanho do baço (solicitar ao médico assistente a medida do valor de base); exame neurológico; dados vitais com oximetria.
- Exames laboratoriais: culturas (hemoculturas e culturas de prováveis sítios de infecção), hemograma, contagem de reticulócitos, PCR, análise de urina e bacterioscopia, radiografia de tórax (se sintomas respiratórios, hipoxemia

ou dor torácica), liquor (se houver alteração da consciência ou suspeita de infecção do sistema nervoso central).

- Na presença de sintomas neurológicos ou pulmonares graves e aumento no tamanho do baço, deve-se realizar tipagem ABO/Rh pela possibilidade de transfusão de urgência.

Após a coleta de exames, especialmente culturas, deve-se instituir antibioticoterapia empírica, visando os patógenos mais prováveis. Esta deve ser realizada e direcionada aos patógenos mais comuns, observando-se a sensibilidade e flora local. O tempo ideal para instituição da antibioticoterapia é de até 60 minutos após a triagem.

Antibioticoterapia empírica sugerida

- Ceftriaxone: 50 a 100 mg/kg/dia (máximo de 2 g por dose); nas regiões com elevada prevalência de *S. pneumoniae* resistentes utilizar 75 a 100 mg/kg. Pode-se também utilizar a cefuroxima como opção.
- Vancomicina: 15 mg/kg (máximo de 1 g), reservada para pacientes com suspeita de meningite ou que estão hemodinamicamente instáveis para realizar punção lombar.

Observações importantes

- Avaliar resultado de hemoculturas durante a evolução do paciente e ajustar os antibióticos em uso.
- Considerar uso de macrolídeo nos casos de infecção pulmonar em razão da possibilidade de infecção pelo agente *Mycoplasma pneumoniae.*
- Nos pacientes politransfundidos que apresentem hemossiderose, deve-se estar atento à possibilidade de infecção causada por *Yersinia* enterocolítica. Os pacientes podem ser tratados com sulfametoxazol-trimetoprim, cefotaxima ou ciprofloxacina.
- Para pacientes alérgicos à cefalosporina, a opção terapêutica é o uso da clindamicina.
- A coleta de hemoculturas e o uso de antibioticoterapia empírica estão indicados mesmo na suspeita de infecção viral pelo risco de infecção bacteriana secundária.
- A presença de um foco infeccioso identificado na criança febril não descarta o uso de antibiótico por via parenteral, pelo risco de bacteremia e possibilidade de sepse associada.
- Deve-se estabelecer uma rotina de tratamento antibiótico de acordo com os padrões de sensibilidade local dos germes. Foco infeccioso identificado, deve ser tratado de acordo com protocolos previamente estabelecidos pelos serviços.

- Considerar a história infecciosa prévia da criança, antibioticoterapia utilizada e tempo decorrido desde o último episódio febril para a melhor escolha do antibiótico.

Crise aplástica

A crise aplástica, geralmente, ocorre após processos infecciosos e é caracterizada por queda súbita da hemoglobina associada à reticulocitopenia, traduzida clinicamente por palidez acentuada sem aumento de baço ou fígado. Quando essas alterações são graves, geralmente, estão associadas a infecções pelo parvovírus B19.

Habitualmente, a recuperação espontânea ocorre em 5 a 10 dias. Além das medidas de suporte, a transfusão de concentrado de hemácias está indicada se houver queda importante no valor da hemoglobina associado a sinais de descompensação hemodinâmica/hipoxemia.

Sequestro esplênico

É uma condição grave que acomete principalmente os lactentes, sendo caracterizada pelo quadro clássico de palidez repentina acentuada e esplenomegalia, podendo ocorrer choque hipovolêmico e morte súbita. Pela gravidade do quadro, o reconhecimento precoce é de fundamental importância. Os familiares devem ser orientados a reconhecer a síndrome clínica por meio da avaliação do grau de palidez e do tamanho do baço. Podem estar presentes irritabilidade, queda do estado geral e hipoatividade.

A principal alteração laboratorial é representada pela anemia importante, geralmente com queda de, pelo menos, 2 g/dL dos níveis de hemoglobina basal, associada ou não à plaquetopenia (efeito do hiperesplenismo). O paciente deve ser hospitalizado e ter sua volemia restaurada de modo imediato.

É importante relatar ao hematologista assistente o evento e as condutas adotadas para o melhor planejamento terapêutico.

Algumas medidas imediatas devem ser adotadas:

- Controle frequente dos sinais vitais.
- Monitoração da hemoglobina, função renal, função hepática e fatores da coagulação.
- Manutenção de acesso venoso para correção da volemia.
- Solicitar transfusão de concentrado de hemácias (CH). Devem ser utilizadas hemácias filtradas e quando possível fenotipadas. Evitar utilizar grandes volumes, mesmo com baixo valor da hemoglobina, pois após a transfusão na maioria dos casos há liberação das hemácias retidas no baço, o que pode cau-

sar hemoconcentração. A dose de CH de 10 a 15 mL/kg deve ser fracionada (5 mL/kg dose), podendo ser repetida se não houver normalização dos dados vitais.
- Deve-se avaliar criteriosamente a realização de esplenectomia na presença de uma crise grave, em crianças maiores de 5 anos. Em crianças abaixo dessa faixa etária, a esplenectomia deve ser considerada se a função esplênica estiver ausente. .

Síndrome torácica aguda

A síndrome torácica aguda (STA) é definida como uma doença aguda caracterizada pela presença de febre e ou sintomas respiratórios (p. ex., taquipneia, dispneia, tosse, dor torácica) e alteração radiológica, que pode não estar presente logo no início do quadro. Em pacientes portadores de HbSS, a incidência de STA está relacionada a baixos níveis de hemoglobina fetal, leucometria elevada e altos níveis de hematócrito na fase estável da doença. Na faixa etária pediátrica, a presença de tosse e febre deve sempre suscitar essa possibilidade diagnóstica, mesmo na ausência de dor torácica ou hipoxemia. Pode ser causada por edema pulmonar, embolia gordurosa, infecções, trombose pulmonar ou hipoventilação/atelectasia; além disso, o broncoespasmo é um fator importante na gênese desse quadro.

No estudo radiológico do tórax, podem-se encontrar infiltrado pulmonar, consolidação, atelectasias e efusão pleural.

O tratamento deve ser realizado em unidade hospitalar, considerando-se alguns aspectos importantes:

- A hidratação deve ser criteriosa: volume basal, por via oral e intravenosa. Cuidado para não ocorrer hiper-hidratação, evitando-se dessa forma o edema pulmonar.
- Iniciar antibioticoterapia de amplo espectro, visando à cobertura de Gram-negativos, Gram-positivos e bactérias atípicas.
- Considerar a realização de transfusão sanguínea ou exsanguinotransfusão precoces, se há hipoxemia presente.
- Uso de nebulização com broncodilatador, se necessário.
- Realização de fisioterapia respiratória.
- Oxigenoterapia para manter saturação de $O_2 > 93\%$.

Transfusões sanguíneas na doença falciforme

O uso de transfusões nesses pacientes deve ser realizado de forma criteriosa pelo risco de aquisição de doenças virais, especialmente citomegalovirose e hepatite C. É importante lembrar que os pacientes apresentam anemia crônica e que se adaptam bem a baixos níveis de hemoglobina.

As principais indicações para transfusão são: AVE, sequestro esplênico, crise aplástica com queda importante nos níveis de hemoglobina, preparo de cirurgias de médio e grande porte, gravidez, além de processos infecciosos graves com queda importante nos níveis de hemoglobina e sinais de descompensação cardíaca.

As unidades de concentrado de hemácias devem ser fenotipadas e filtradas.

Sempre que se fizer necessário, transfundir um paciente com doença falciforme, solicitar apoio da equipe de hemoterapia do hospital.

BIBLIOGRAFIA

1. Ballas SK, Lieff S, Benjamin LJ, Dampier CD, Heeney MM, Hoppe C, et al.; Investigators, Comprehensive Sickle Cell Centers. Definitions of the phenotypic manifestations of sickle cell disease. Am J Hematol. 2010;85(1):6-13.
2. Braga JA, Loggetto SR, Tone LG. Hematologia para o pediatra. 2.ed. São Paulo: Atheneu; 2014.
3. Braga JA, Veríssimo MP, Saad ST, Cançado RD, Loggetto SR. Guidelines on neonatal screening and painful vaso-occlusive crisis in sickle cell disease: Associação Brasileira de Hematologia, Hemoterapia e Terapia Celular: Project guidelines: Associação Médica Brasileira - 2016. Rev Bras Hematol Hemoter. 2016;38(2):147-57.
4. Braga JAP. Medidas gerais no tratamento das doenças falciformes. Rev Bras Hematol Hemoter. 2007;29(3):233-8.
5. Brousse V, Kossorotoff M, de Montalembert M. How I manage cerebral vasculopathy in children with sickle cell disease. Br J Haematol. 2015;170(5):615-25.
6. Bruniera P. Crise de sequestro esplênico na doença falciforme. Rev Bras Hematol Hemoter. 2007;29(3):259-61.
7. Cançado RD, Jesus JA. A doença falciforme no Brasil. Rev Bras Hematol Hemoter. 2007;29(3):203-6.
8. DeBaun MR, Kirkham FJ. Central nervous system complications and management in sickle cell disease. Blood. 2016;127(7):829-38.
9. Mirre E, Brousse V, Berteloot L, Lambot-Juhan K, Verlhac S, Boulat C, et al. Feasibility and efficacy of chronic transfusion for stroke prevention in children with sickle cell disease. Eur J Haematol. 2010;84(3):259-65.
10. Zago MA, Pinto ACP. Fisiopatologia das doenças falciformes: da mutação genética à insuficiência de múltiplos órgãos. Rev Bras Hematol Hemoter. 2007;29(3):207-14.

Doenças de pele

Renata Serravalle Rocha Felippi

INTRODUÇÃO

As doenças dermatológicas são queixas frequentes nos serviços de pronto atendimento, por isso é importante que o pediatra do setor de emergência esteja familiarizado com as doenças mais comuns na criança, procedendo à conduta terapêutica mais adequada para cada caso.

DERMATITES

As dermatites ou eczemas são dermatoses inflamatórias comuns em pediatria e manifestam-se por lesões elementares na pele, constituídas por eritema, edema, vesículas ou bolhas (eczema agudo), escamas e crostas (eczema subagudo) ou liquenificação da pele (eczema crônico), sendo o prurido o sintoma mais evidente. As etiologias são variadas com mecanismos fisiopatológicos diversos e, em pediatria, os tipos mais frequentes são a dermatite seborreica, a dermatite atópica (DA), a dermatite de contato (DC) e a dermatite de fraldas.

Dermatite seborreica

A dermatite seborreica pode ter início desde as primeiras semanas de vida até os 6 a 8 meses de idade, quando tende a desaparecer, podendo retornar na adolescência pela maior atividade das glândulas sebáceas. Sua etiologia não está completamente definida, porém há forte associação com a presença de *Malassezia* sp. na pele dos indivíduos acometidos.

Apresentação clínica

Em lactentes, caracteriza-se por lesões eritematodescamativas pruriginosas em couro cabeludo (crosta láctea), face, ao redor das orelhas, supercílios e grandes dobras. Em adolescentes, acomete preferencialmente o couro cabeludo (caspa), a região pré-esternal e a face. A complicação com infecção bacteriana secundária é possível, com o surgimento de pústulas, crostas purulentas e candidose, caracterizada por secreção e maceração nas áreas intertriginosas. O diagnóstico é feito normalmente pelo exame físico.

- Diagnóstico diferencial: é realizado principalmente com DA e psoríase.

Abordagem terapêutica

Permanganato de potássio a 1:40.000 ou água boricada, se houver exsudação, pois têm efeito secativo. O amolecimento e a retirada das crostas em couro cabeludo podem ser feitos com o uso de óleo de amêndoas, vaselina ou óleo mineral. São utilizados, também, xampus à base de alcatrão, cetoconazol 2%, ciclopirox, enxofre ou piritionato de zinco para controlar a oleosidade e o prurido.

Corticosteroides em baixas dosagens (hidrocortisona creme 1%) são usados diariamente, por curto período de tempo (de 3 a 5 dias).

O uso de inibidores tópicos da calcineurina, aplicados 1 vez ao dia, tem atividade anti-inflamatória, sem os riscos do corticosteroide. Para crianças maiores de 6 meses, usa-se o pimecrolimo e, naquelas entre 2 e 12 anos, o tacrolimo 0,03%.

Dermatite atópica

DA é uma doença inflamatória crônica e pruriginosa da pele, podendo se associar a outras manifestações atópicas, como asma ou rinite alérgica, sendo considerada o componente cutâneo do complexo atópico. A prevalência é de 10 a 20% na população em geral.

Ocorrem duas alterações significativas na DA, que são as disfunções da barreira epidérmica e a imunológica. O prurido intenso e a escarificação, associados à hiper-reatividade cutânea e à diminuição do limiar do prurido, são a base do círculo vicioso na DA. Como consequência do ato de coçar, ocorrem estimulação mecânica contínua e liberação de citocinas pelos queratinócitos, que alimentam o processo inflamatório. A pele dos indivíduos com DA é seca, com maior perda de água transepidérmica. A composição alterada dos lipídios do extrato córneo é o defeito básico da DA, levando a aumento da permeabilidade a alérgenos e a irritantes.

Pacientes com DA têm propensão para infecções cutâneas fúngicas, bacterianas e virais, e o *Staphylococcus aureus* é encontrado em 90% das lesões de pele de pacientes com DA.

É uma doença de caráter crônico e recidivante, caracterizada clinicamente por lesões pruriginosas e descamativas, de distribuição clínica característica, dependendo da idade do paciente:

- Fase do lactente: pode ocorrer entre 2 meses e 2 anos de idade. O mais comum é manifestar-se do segundo ao terceiro mês de vida. A lesão elementar predominante é o eczema agudo, que afeta principalmente a face, o couro cabeludo e o pescoço.
- Fase infantil: abrange o período de 2 a 12 anos. Acomete preferencialmente áreas extensoras e flexoras, com especial afinidade pelas fossas poplíteas e cubitais, assim como dorso das mãos, tornozelos e pescoço.
- Fase da adolescência: inicia-se a partir dos 12 anos de idade. Predomina a morfologia liquenoide, com formação de placas que acometem, principalmente, as superfícies de flexão, punhos, dorso das mãos, pescoço e pálpebras inferiores.

O diagnóstico é baseado na história pessoal e familiar de atopia e na presença de prurido e eczema característico. Pode estar associado a xerose cutânea, pitiríase alba, ceratose pilar ou hiperlinearidade palmoplantar.

Abordagem terapêutica

O tratamento baseia-se no afastamento de fatores irritantes e desencadeantes, na hidratação adequada e continuada da pele e no controle da inflamação e do prurido com medicamentos.

Hidratantes, corticoterapia tópica por tempo curto, uso de imunomoduladores tópicos, como pimecrolimo a 1% ou tacrolimo a 0,03%, e anti-histamínicos por via oral.

Dermatite de contato

Abordagem clínica

DC é uma reação inflamatória cutânea caracterizada morfologicamente por lesões do tipo eczema, ou seja, eritema, vesículas, exsudação, pápulas, escamas e liquenificação, que podem ocorrer isoladas ou simultaneamente. Essas dermatites são resultantes da exposição direta a algum agente externo na superfície da pele.

Embora a DC seja frequentemente associada à etiologia alérgica, cerca de 80% das DC são provocadas por substâncias irritantes, causando DC não alérgica ou irritativa. Esse quadro ocorre quando a barreira normal da epiderme é rompida e uma inflamação irritante e secundária se desenvolve. A DC alérgica usualmente é causada por cosméticos, fragrâncias e conservantes, sais metálicos (p. ex., níquel, cromo, cobalto, mercúrio), germicidas (formaldeído), plantas, aditivos da borracha, resinas plásticas (epóxi, acrílico), látex, medicamentos tópicos. E por água, sabões, detergentes, solventes, graxas, ácidos e álcalis, poeira e fibra de vidro em casos de dermatite por irritante primário.

As DC costumam aparecer nas áreas de pele mais delgadas, como pálpebras, face, orelhas, pescoço, dorso das mãos e dos pés e região inguinal. As lesões são mais frequentes nas áreas descobertas, porém podem aparecer nas áreas cobertas. Em lesões hiperpigmentadas e expostas ao sol, deve-se pensar em plantas como fator etiológico, como frutas cítricas ou limão. A dor é comum quando existem erosões e fissuras.

O diagnóstico é feito por anamnese e exame físico.

Abordagem terapêutica

O tratamento depende da gravidade da dermatite. É possível usar corticosteroide tópico de média potência por tempo limitado, sabões ou loções para banho com calamina ou anti-histamínicos. Nos casos que envolvem mais que 10% da superfície corporal, o tratamento com corticosteroides sistêmicos e anti-histamínicos pode ser necessário.

Dermatite das fraldas

Abordagem clínica

É uma DC caracterizada por reação inflamatória aguda iniciada por uma combinação de fatores, entre eles o contato prolongado com fraldas úmidas e materiais impermeáveis, assim como o uso de lenços umedecidos, com consequente maceração da pele, bem como a irritação proporcionada pela presença de urina e fezes. A umidade constante aumenta o pH e a permeabilidade da pele, intensificando a ação das lipases e das proteases fecais que, associadas à fricção das fraldas, ocasionam irritação da pele.

Classificação

- Forma leve ou por fricção: caracteriza-se por eritema, descamação, aspecto brilhante da pele e, eventualmente, pápulas. As lesões são tipicamente localizadas nas regiões convexas cobertas pelas fraldas, poupando as dobras, as nádegas e a porção inferior do abdome.

- Forma moderada: as lesões são papuloerosivas ou maceradas e tornam-se violáceas e liquenificadas.
- Forma grave ou ulcerativa: também conhecida como dermatite amoniacal, é mais comum em crianças menores de 2 anos. Caracteriza-se por pápulas com ulcerações apicais, que variam de profundidade e são denominadas úlceras de Jacquet. Localizam-se nas regiões convexas da área das fraldas, dispostas em W, face interna das coxas, glúteos e glande ou vulva.

Deve-se suspeitar de infecção secundária por *Candida albicans* se o eritema for intenso, com presença de lesões satélites, e não há melhora após o tratamento inicial com medicações tópicas sem antifúngicos.

- Diagnóstico diferencial: os principais diagnósticos diferenciais incluem intertrigo, dermatite seborreica, histiocitose de células de Langerhans, candidíase, dermatofitose, psoríase, doença de Letterer-Siwe, acrodermatite enteropática e sífilis congênita.

Abordagem terapêutica

O tratamento da dermatite de fraldas inclui:

- A higiene da área afetada, utilizando água morna nas trocas e evitando a fricção e o uso de lenços umedecidos que alteram o pH da pele.
- A troca frequente das fraldas.
- As medicações tópicas utilizadas não devem ter ação cáustica. O óxido de zinco pode ser aplicado a cada troca de fraldas, evitando-se a retirada excessiva da pomada para não promover fricção. O uso de óleos de sementes pode produzir camada protetora e acelerar a epitelização.
- O uso de nistatina e imidazólicos tópicos, como o cetoconazol, visa ao tratamento da infecção fúngica associada. A nistatina sistêmica pode ser usada para casos resistentes e também se houver monilíase oral associada. Os antibióticos tópicos ou sistêmicos são habitualmente utilizados para a infecção bacteriana secundária conforme necessidade.
- Os corticosteroides tópicos de baixa potência (creme de hidrocortisona a 1%) podem ser necessários nos processos inflamatórios graves, por curto período de tempo (de 3 a 5 dias).

- Aguardar alguns minutos antes de ser colocada a fralda seca, a fim de reduzir a hiper-hidratação cumulativa entre as trocas. Deixar a criança sem fraldas durante o maior tempo possível.

PRURIGO ESTRÓFULO

Abordagem clínica

O prurigo estrófulo é uma reação de hipersensibilidade tardia às picadas de insetos. É uma dermatose comum da infância que ocorre com mais frequência na faixa etária entre 1 e 7 anos de idade e em regiões de clima tropical e subtropical, principalmente nos meses de verão. É mais comum em crianças atópicas e tende a desaparecer com o avançar da idade, pela dessensibilização natural decorrente da repetida exposição aos alérgenos por intermédio das picadas dos insetos.

Abordagem diagnóstica

Caracteriza-se por lesões polimórficas constituídas por pápulas enduradas ou seropápulas, dispostas aos pares, de distribuição linear e extremamente pruriginosas. Geralmente, aparecem nas áreas descobertas, quando causadas por picadas de mosquitos voadores, ou no tronco se o agente for um inseto não voador, como pulgas e percevejos. Ocorrem escoriações pelo intenso prurido, resultando na formação de crostas hemáticas na superfície das lesões. O prurigo bolhoso é uma forma rara de prurigo por insetos, caracterizada pela presença de bolhas.

Complicações

As complicações mais comuns estão representadas pela infecção secundária das lesões e manchas hiper ou hipocrômicas residuais. A reação anafilática é raramente descrita. Pode haver manifestação intensa do prurigo em pacientes portadores de HIV.

Abordagem terapêutica

O principal objetivo nessa condição é a prevenção das picadas, mas, em casos com grande número de picadas, o controle do prurido deve ser iniciado, além do tratamento de infecções secundárias.

- Prevenção: pode ser feita pelo uso de mosquiteiros, roupas claras e compridas e sapatos fechados. Orientar a família a fechar portas e janelas ao entardecer para evitar a entrada de mosquitos do gênero *Anopheles* (muriçocas/pernilongos). Os mosquitos *Aedes* têm hábitos diurnos, devendo ser prevenidos com o uso de roupas e repelentes (para maiores de 6 meses e menores de 2 anos, IR 3.535 e, para maiores de 2 anos, icaridina 20% ou DEET infantil 6 a 9%). O uso de óleo de citronela tem resultado variável, mas é seguro. A administração de vitaminas do complexo B ainda é controversa.
- Tratamento sintomático: o prurido pode incomodar bastante, causando escoriações e infecção secundária, além de interromper o sono. O controle é feito com anti-histamínicos por via oral, loção de calamina, podendo-se associar precocemente o tratamento tópico com corticosteroide de média a alta potência nos casos mais graves (mometasona, betametasona) por 3 a 5 dias.
- Tratamento das complicações: quando houver infecção bacteriana associada, deve-se associar antibioticoterapia tópica ou sistêmica, dependendo da extensão do processo infeccioso.
- Orientações adicionais: manter as unhas das crianças curtas e fazer a limpeza sistemática das lesões para evitar infecções secundárias. Manter o ambiente limpo e sem focos de mosquitos. Na presença de animais domésticos, tratar e prevenir infestações por pulgas e carrapatos. Nos quadros recidivantes, convém encaminhar para alergista ou dermatologista.

INFECÇÕES BACTERIANAS DA PELE

As piodermites compreendem infecções cutâneas causadas, principalmente, pelo *Streptococcus* beta-hemolítico do grupo A e pelo *Staphylococcus aureus*. Outras bactérias podem estar implicadas: *Haemophilus influenzae, Corynebacterium diphteriae, Escherichia coli, Pseudomonas aeruginosa, Clostridium perfringens* e *Bacterioides fragilis.*

As lesões estreptocócicas tendem a se alastrar através do tecido conectivo pela ação da enzima hialuronidase produzida por essa bactéria. Tais lesões são mais superficiais e acometem a epiderme e a derme. Por outro lado, as lesões estafilocócicas tendem a se apresentar de forma mais localizada, acometendo desde anexos cutâneos até as camadas mais profundas da pele.

TABELA 1 Localização e formas clínicas das infecções bacterianas da pele

Localização	Forma clínica
Epiderme	Impetigo
Derme	Celulite, erisipela, linfangite, abscessos
Tecido celular subcutâneo	Ectima, exulceração, ulceração
Glândulas apócrinas	Hidradenite
Glândulas écrinas	Periporite
Cutículas das unhas/pregas ungueais	Paroníquia, panarício
Folículo piloso	Foliculite, furúnculo, antraz, hordéolo
Fáscia	Fasciíte

Impetigo

Abordagem clínica

O impetigo é uma lesão cutânea superficial que atinge apenas a epiderme. Existem duas formas de impetigo:

- Bolhoso: é usualmente causado pelo *Staphylococcus aureus*, afetando crianças entre 2 e 5 anos. As lesões caracterizam-se por bolhas flácidas, de menos de 3 cm de diâmetro, e resultam das toxinas produzidas pelo *S. aureus*. As bolhas podem romper, deixando uma crosta na superfície da lesão.
- Não bolhoso: ocorre em cerca de 70% dos casos. O *Streptococcus pyogenes* (beta-hemolítico do grupo A) era considerado a bactéria mais frequentemente envolvida, porém evidências recentes sugerem uma infecção inicial pelo *S. pyogenes* do grupo A seguida por colonização rápida pelo *S. aureus*. Essa infecção é classicamente precedida por trauma cutâneo mínimo, como picadas de insetos, e usualmente apresenta-se como pequenas vesículas ou pústulas, que rompem rapidamente deixando crostas melicéricas (da cor do mel).

Diagnóstico diferencial: herpes simples, varicela, estrófulo bolhoso.

Abordagem terapêutica

Nos casos localizados, a mupirocina tópica aplicada 3 vezes/dia por 7 a 10 dias tem a mesma eficácia que a antibioticoterapia sistêmica.

- Tratamento local: limpeza com água e sabão, compressa com água boricada a 3%, remoção das crostas antes da medicação tópica, antibiótico tópico (p.ex., pomada de mupirocina, ácido fusídico ou gentamicina/bacitracina).

- Tratamento sistêmico: é necessário nos casos não localizados e quando estão envolvidos o couro cabeludo e a boca. A penicilina G benzatina, a eritromicina, a claritromicina, a azitromicina, a cefalexina e a amoxacilina são comumente prescritos. Recentemente, tem-se enfatizado a necessidade do uso de antibióticos resistentes à betalactamase, uma vez que o *S. aureus* penicilina-resistente é o agente infeccioso mais frequente no impetigo. Assim, a cefalexina continua a ser droga de escolha, por via oral, no tratamento do impetigo em crianças. Se o tratamento inicial não apresentar boa resposta em 7 dias, deve-se suspeitar de resistência, uma vez afastada a não aderência ao tratamento. Deve-se obter novo material para cultura de secreção e antibiograma. Se a cepa estafilocóccica for meticilino-resistente, são boas opções a vancomicina, a linezolida e a teicoplanina, com base no antibiograma.

Prevenção

O cuidado mais importante para a prevenção do impetigo é a higienização imediata de pequenos ferimentos e picadas de insetos. No caso de doença recorrente, deve-se tentar a eliminação do reservatório nasal de *S. aureus* com mupirocina tópica, 2 a 4 vezes ao dia, por 5 dias. Se a doença recorrer após a erradicação da cepa nasal, outros sítios comuns de colonização, como unhas, regiões interdigitais, períneo e axilas, devem ser pesquisados e tratados, se as culturas são positivas.

Os banhos com clorexidina ajudam o *clearance* da bactéria. A antibioticoprofilaxia não é recomendada para os casos de impetigo recorrente.

Celulite e erisipela

Abordagem clínica

A celulite e a erisipela são infecções de pele que se desenvolvem como resultado da entrada de bactérias através da camada cutânea rompida.

A celulite envolve a derme profunda e a gordura subcutânea, apresentando-se com calor, edema e hiperemia mais difusos; já a erisipela acomete a derme superior e os linfáticos superficiais, manifestando-se com uma placa eritematosa com bordas bem definidas, usualmente em face ou membros inferiores.

Abordagem diagnóstica

O diagnóstico é baseado nas manifestações clínicas, e as hemoculturas são positivas em menos de 5% dos casos. Os agentes mais frequentemente envolvidos são o *S. pyogenes* e o *S. aureus*. Alguns casos podem ser atribuídos ao *H. in-*

fluenzae do tipo B, em lactentes não vacinados, ou ao *S. pneumoniae*. Em recém-nascidos, *Streptococcus* do grupo B é um patógeno possível.

Abordagem terapêutica

- A internação sempre deve ser discutida. A hospitalização é obrigatória nas celulites extensas, nas celulites de face e nos lactentes jovens e imunodeprimidos.
- Cuidados locais.
- Antibioticoterapia sistêmica: penicilina G cristalina, penicilina G procaína, oxacilina, cefalotina, cefazolina, cefuroxima, amoxicilina + ácido clavulânico.

Linfangite

Abordagem clínica

É a inflamação dos canais linfáticos que resulta de infecção a distância. Nessa situação clínica, ocorre invasão dos vasos linfáticos por bactérias, que se espalham ao longo dos canais, em direção aos gânglios regionais.

- Etiologia: o *Streptococcus* beta-hemolítico do grupo A é o patógeno mais frequente. Pode haver, ainda, infecção por *S. aureus* e por *Pseudomonas aeruginosa*.

Abordagem terapêutica

- Avaliar a hospitalização.
- Antibioticoterapia sistêmica: penicilina G cristalina, penicilina G procaína, oxacilina, cefalotina, cefazolina e cefuroxima.
- Drenagem dos abscessos, se necessário.

Ectima

Abordagem clínica

É uma infecção ulcerada profunda da pele que atinge a derme, sendo prevalente em regiões de clima tropical em decorrência de umidade e calor.

- Etiologia: *Streptococcus* beta-hemolítico do grupo A é a bactéria mais frequente. Pode haver infecção por *S. aureus* e por *P. aeruginosa*.
- Diagnóstico diferencial: vasculite, leishmaniose, pioderma gangrenoso, púrpura fulminante, fasciíte necrosante.

Abordagem terapêutica

- Manter condições vitais e avaliar internação hospitalar.
- Desbridamento cirúrgico.
- Antibioticoterapia sistêmica: ceftazidima, imipenem, cefoperazona, oxacilina e vancomicina.

Abscessos da pele e tecidos moles

Abordagem clínica

- Etiologia: geralmente causados pelo *S. aureus*.
- Complicações: disseminação hematogênica resultando em sepse.

Abordagem terapêutica

A drenagem é essencial para a cura, e a antibioticoterapia sistêmica é instituída utilizando-se drogas que atuem sobre o *S. aureus* coagulase positivo. Avaliar a necessidade de hospitalização dependendo da área, da idade e de condições mórbidas associadas.

Infecções bacterianas dos anexos da pele

Abordagem clínica

- Paroníquia: lesão inflamatória do leito periungueal causada pelo *S. aureus*.
- Panarício: complicação da paroníquia, caracterizada pela infecção da extremidade do dedo, com formação de abscesso e sinais inflamatórios importantes. Pode ocorrer em associação com *Candida albicans*.
- Hidradenite supurativa: infecção das glândulas sudoríparas apócrinas, caracterizadas por nódulos inflamatórios com drenagem espontânea, formação de trajetos fistulosos e coleções purulentas. É habitualmente causada pelo *S. aureus*.
- Periporite: inflamação cutânea pouco frequente, que acomete recém-nascidos e lactentes e caracteriza-se por atingir glândulas sudoríparas écrinas. Também é usualmente causada pelo *S. aureus*.

Abordagem terapêutica

A drenagem pode ser necessária, e a antibioticoterapia sistêmica deve ser iniciada com o uso de cefalotina, cefazolina, oxacilina ou cefuroxima.

- Hordéolo: lesão furunculoide que acomete cílios e anexos. O agente etiológico mais frequente é o *S. aureus*.
- Infecção bacteriana dos folículos pilosos: ostiofoliculite, foliculite, furúnculo, antraz. Também causadas pelo *S. aureus*. A foliculite apresenta-se como pústula de 1 a 5 mm, com halo eritematoso, e frequentemente pode-se notar a presença de um pelo emergindo do seu centro. A distribuição pode ser focal ou difusa. Fatores predisponentes: obesidade, fricção, diabetes e hiperidrose.

Abordagem terapêutica

A drenagem pode ser necessária. Deve-se realizar higiene local com antisséptico e iniciar o uso de antibiótico tópico, com mupirocina, ácido fusídico ou bacitracina. Em alguns casos, é necessário o uso de antibioticoterapia sistêmica, utlizando-se cefalexina, cefalotina, cefazolina, cefuroxima ou amoxicilina-ácido clavulânico.

Fasciíte necrosante

Abordagem clínica

Infecção grave e profunda que causa vasculite, edema e necrose dos tecidos moles, progredindo pela fáscia muscular e resultando em destruição importante dos tecidos.

- Etiologia: o agente etiológico mais frequente é o *S. aureus*.

Abordagem terapêutica

A hospitalização é obrigatória. Devem-se adotar medidas de suporte, com antibioticoterapia sistêmica. O tratamento cirúrgico pode ser necessário para excisão extensa, exposição e desbridamento de todo o tecido necrótico, com instalação de drenos de grosso calibre. O uso de câmara hiperbárica é necessário em alguns casos.

Síndrome do choque tóxico

Abordagem clínica

A síndrome do choque tóxico instala-se na vigência de infecção causada pelo *S. pyogenes* sorotipos 1, 2, 3, 12 e 28. Em crianças, o início é súbito, com febre alta, hipotensão, exantema escarlatiniforme, hiperemia conjuntival, diarreia, vômitos, insuficiência renal e choque. O foco inicial, geralmente, localiza-se em pele, ossos ou pulmões.

Abordagem terapêutica

Além do tratamento de suporte em terapia intensiva, deve-se instituir antibioticoterapia sistêmica, utilizando-se cefazolina, cefalotina, cefotaxima, ceftriaxona, oxacilina ou vancomicina.

Síndrome da pele escaldada estafilocócica

Abordagem clínica

Essa síndrome resulta da ação das toxinas esfoliativas A e B produzidas pelo *S. aureus* fagotipo II (tipos 3A, 3B, 3C, 55 e 7A). Após infecções, como otites, conjuntivites ou faringites estafilocócicas, surgem febre e eritema difuso com formação de grandes bolhas flácidas, que se rompem formando grandes áreas erosivas circundadas por retalhos epidérmicos. As mucosas são poupadas. O sinal de Nikolsky (formação de bolha pela pressão pela fragilidade epitelial) é positivo tanto na pele lesada quanto na pele sã. É mais frequente em recém-nascidos (doença de Ritter), mas pode, também, acometer crianças maiores.

O diagnóstico diferencial é realizado com a necrólise epidérmica tóxica, doença de Kawasaki e síndrome de Stevens-Johnson.

Abordagem terapêutica

Baseia-se em hospitalização, medidas de suporte, cuidados de reposição hidreletrolítica como em grandes queimados e antibioticoterapia sistêmica, utilizando oxacilina, vancomicina ou clindamicina.

ERUPÇÕES DECORRENTES DE DROGAS

Necrólise epidérmica tóxica – síndrome de Lyell

Abordagem clínica

É uma doença caracterizada por bolhas difusas, de evolução extremamente grave e quase sempre fatal. Desencadeada por drogas e, raramente, por infecções. Afeta mais adultos e, nestes, a evolução é mais grave.

As drogas mais comumente associadas são: sulfonamidas, anti-inflamatórios não hormonais (AINE), derivados de pirazolona, dipirona, fenilbutazona, alopurinol, anticonvulsivantes, cefalosporinas e antineoplásicos.

Outras causas desencadeantes: infecções virais, vacinações, radioterapia, linfomas, infecção por HIV.

Quadro clínico

Inicia-se com uma fase prodrômica, de duração variável, com mal-estar, febrícula, hipersensibilidade cutânea e de conjuntivas. A esta fase, segue-se a instalação de um eritema de grandes dobras com formação de bolhas, que se desprendem em retalhos, dando ao paciente um aspecto de grande queimado. As mucosas estão afetadas, havendo febre alta e toxemia.

O sinal de Nikolsky é positivo somente em áreas visivelmente comprometidas.

O diagnóstico diferencial é realizado com síndrome da pele escaldada estafilocócica, doença de Kawasaki e síndrome de Stevens-Johnson.

Abordagem terapêutica

O tratamento requer a internação e o isolamento do paciente, com medidas de suporte, assepsia das lesões e reposição hidreletrolítica.

A antibioticoterapia sistêmica é instituída se a hemocultura é positiva. Não se deve usar as mesmas drogas que o paciente usou nos últimos 10 dias. Evitar uso de analgésicos e antitérmicos.

Eritema multiforme e síndrome de Stevens-Johnson

Abordagem clínica

O eritema multiforme é um quadro de hipersensibilidade, com lesões em pele e/ou mucosas, de evolução geralmente benigna, mas com formas mais graves representadas pela síndrome de Stevens-Johnson.

Etiologia

- Medicamentosa: secundária ao uso de drogas como analgésicos, sulfas, barbitúricos, antibióticos, anti-inflamatórios, carbamazepina, etc.
- Infecciosa: pode ser causada por bactérias, vírus, fungos e protozoários. As causas mais importantes são: hanseníase, herpes simples, micoplasma, mononucleose e histoplasmose.
- Diversa: imunizações ou dessensibilizações com BCG, vacina para difteria-pertussis, pólio, tifo e sarampo, neoplasias, colagenoses, alimentos e inalantes.

Quadro clínico

O início é habitualmente súbito, com desenvolvimento de, em 1 ou 2 dias, lesões eritematopapulosas, urticariformes, vesicobolhosas ou purpúricas, principalmente em dorso das mãos e pés, antebraços, pernas e face. As lesões mais características são as denominadas lesões "em alvo" ou "herpes íris", com bordas papulosas ou vesiculosas e centro deprimido purpúrico ou pigmentado. Os sintomas variam de ardor ou leve prurido até febre, artralgias e dor nas lesões. As mucosas podem estar comprometidas com enantema e lesões em placa ou aftoides. A síndrome de Stevens-Johnson caracteriza-se por quadro extenso e associado a complicações sistêmicas, como distúrbios hidreletrolíticos e infecção secundária, com possível evolução para sepse e alta mortalidade.

- Diagnóstico diferencial: pode ser realizado com urticária e, nas formas bolhosas, com os pênfigos e a necrólise epidérmica tóxica.

Abordagem terapêutica

Consiste na eliminação do agente causal, quando identificável. Nos casos leves, podem ser utilizados anti-histamínicos e corticoterapia tópica. Se houver febre, deve-se investigar e tratar a infecção e, se o paciente desenvolve a síndrome de Stevens-Johnson, procede-se a internação em unidade de terapia intensiva (UTI), tratamento de suporte e antibioticoterapia empírica.

VIROSES CUTÂNEAS OU DERMATOVIROSES

Alguns vírus podem causar infecção da pele, com ou sem envolvimento sistêmico, configurando as dermatoviroses. Além desses, outras viroses apresentam manifestações dermatológicas, mas dentro de um quadro mais amplo (p.ex., sarampo, rubéola, eritema infeccioso, exantema súbito, citomegalovírus, mononucleose ou varicela; essas afecções estão detalhadas no Capítulo 28, "Doenças exantemáticas".)

Herpes simples

Abordagem clínica

Causada pelo *Herpesvirus hominis*, que apresenta dois sorotipos: o herpes vírus tipo 1 (HSV1), mais associado a lesões orofaciais, e o herpes vírus do tipo 2 (HSV2), mais frequente nas lesões anogenitais.

A transmissão ocorre por contato pessoal, e o HSV2 é considerado uma infecção sexualmente transmissível.

Quadro clínico

Em crianças, é comum a manifestação inicial (primoinfecção) por meio da gengivoestomatite herpética, caracterizada por lesões ulceradas orolabiais, bastante dolorosas, impossibilitando inclusive a deglutição. As lesões recorrentes geralmente manifestam-se de forma mais branda, com um início de prurido e dor localizada, precedendo as lesões típicas (vesículas coalescentes em base eritematosa). As vesículas transformam se em pústulas, que se rompem com formação de crostas. A resolução espontânea ocorre, em geral, em 7 dias.

Abordagem diagnóstica

O diagnóstico é eminentemente clínico, baseado em anamnese e exame físico. Em alguns casos, é necessário o exame citológico do raspado da base da úlcera.

Abordagem terapêutica

O tratamento será feito de acordo com a apresentação clínica. Nos quadros leves e limitados, pode-se utilizar aciclovir tópico. Nas primoinfecções e recidivas com quadro exuberante, deve-se iniciar o tratamento sistêmico com aciclovir (200 mg, via oral, 5 vezes ao dia, por 7 a 10 dias).

Herpes-zóster

A doença é causada pela reativação do vírus varicela-zóster (família *Herpesviridae*), que, após um episódio de varicela, fica latente nos gânglios nervosos. A reativação viral ocorre mais frequentemente em adultos e, em geral, apenas uma vez. No entanto, em pacientes imunodeficientes (p.ex., leucoses, SIDA, transplantados), pode surgir de forma recorrente e com gravidade maior.

O quadro clínico típico caracteriza-se por vesículas agrupadas em fundo eritematoso seguindo o trajeto de um dermátomo, sendo mais afetados os torácicos, cervicais e trigeminais. A dor pode acompanhar as manifestações cutâneas, principalmente em idosos, podendo persistir mesmo após o desaparecimento das lesões.

Abordagem terapêutica

O tratamento específico deverá ser iniciado o mais rapidamente possível. Em crianças, o aciclovir é a droga de escolha (800 mg, via oral, 5 vezes ao dia, por 7 dias).

Viroses exclusivamente tegumentares

Verrugas vulgares

São proliferações epiteliais na pele e em mucosas causadas pelo papilomavírus humano (HPV) e são comuns na infância. As lesões são papulosas, queratόsicas, com superfície áspera e coloração amarelada, com delicado pontilhado escuro na superfície. Acometem mais as mãos, os cotovelos e os joelhos e podem se espalhar por autoinoculação.

Abordagem terapêutica

Em cerca de 50% dos casos, as verrugas comuns desaparecerão sem tratamento.

- Opções: ácido salicílico a 30% tópico, ácido nítrico fumegante, ácido tricloracético a 90%, ácido retinoico a 0,1%, neve carbônica, nitrogênio líquido ou eletrocoagulação.

Condiloma acuminado

São verrugas genitais causadas pelo HPV que acometem a região vulvar, o períneo e o ânus. Quando diagnosticado em crianças, deve ser feita uma anamnese cuidadosa para tentar diferenciar a transmissão sexual, o que caracterizaria abuso sexual, da inoculação acidental.

Abordagem terapêutica

Deverá ser feita por especialista treinado, sendo opções o uso de podofilina, nitrogênio líquido e vaporização com *laser* de CO_2.

Molusco contagioso

Infecção cutânea benigna, contagiosa e comum na infância. É transmitida pelo contato direto com a lesão e é comumente observada em crianças atópicas.

- Etiologia: poxvírus.
- Apresentação clínica: pápula semiesférica, da cor da pele ou rosada com centro umbilicado, que acomete mais frequentemente o tronco, o pescoço e a face em crianças e região genital em pessoas sexualmente ativas.

Abordagem terapêutica

A doença é autolimitada, com regressão espontânea cerca de 6 a 24 meses após o início.

- Opções terapêuticas: curetagem com posterior aplicação de tintura de iodo, quando há pequeno número de lesões, nitrogênio líquido. Pacientes com lesões genitais devem ser investigados para HIV, sífilis e hepatite B.

MICOSES SUPERFICIAIS

Abordagem clínica

As micoses superficiais são enfermidades causadas por fungos que comprometem a epiderme e os anexos cutâneos. As de maior interesse prático são as dermatofitoses (tineas), a pitiríase versicolor e a candidíase.

Tineas (*T. corporis, T. cruris, T. pedis*)

- Tinha do corpo: lesões eritematodescamativas, de crescimento centrífugo, circinadas, ou seja, com vesículas e maior atividade nas bordas. Podem ser únicas ou múltiplas. O diagnóstico é clínico, associado ao exame micológico direto e à cultura do raspado da lesão. O diagnóstico diferencial deve ser realizado com eczemas e dermatite seborreica.
- Tinha do pé e da mão: descamação e vesículas na planta dos pés e maceração entre os dedos e os artelhos, associadas a prurido. Em crianças, é mais frequente a tinha do pé.
- Tinha crural: descamação e eritema na região inguinal e coxas, podendo atingir nádegas. É comum na adolescência, principalmente no sexo masculino.

Abordagem terapêutica

O tratamento tópico é eficaz na grande maioria dos casos. São indicados: miconazol a 2%, clotrimazol a 1%, isoconazol, tioconazol a 1%, cetoconazol a 2%, oxiconazol a 1%, ciclopirox alamina, terbinafina e amorolfina.

Esses medicamentos são utilizados de uma a duas vezes ao dia por 2 a 4 semanas, exceto a terbinafina, que é utilizada por 1 a 2 semanas. Na *Tinea pedis*, é fundamental a orientação quanto à higiene, particularmente da região interdigital.

Tinea capitis (do couro cabeludo)

Quanto à apresentação clínica, as lesões são geralmente arredondadas, bem delimitadas, descamativas, de número variável e sem inflamação. Quando estão inflamadas, denominam-se quérion. O achado de adenopatias assintomáticas retroauriculares ou occipitais é frequente.

O diagnóstico é eminentemente clínico, associado ao exame micológico direto e à cultura do raspado das lesões em couro cabeludo.

O diagnóstico diferencial deve ser realizado com dermatite seborreica do couro cabeludo, alopecia areata, psoríase e tricotilomania.

Abordagem terapêutica

Utilizam-se antimicóticos tópicos associados a tratamento sistêmico. Os seguintes fármacos são eficazes (manter o tratamento oral até no mínimo por 2 semanas após a cura clínica):

- Griseofulvina: 20 mg/kg/dia, por 6 a 12 semanas (> 2 anos), ingerir com refeição gordurosa.
- Cetoconazol: 5 a 10 mg/kg/dia (máx. 200 mg/dia) por 4 a 8 semanas.
- Terbinafina: > 2 anos e < 20 kg = 62,5 mg/dia, entre 20 e 40 kg de peso = 125 mg/dia; > 40 kg = 250 mg/dia, por 4 a 6 semanas.

Pitiríase versicolor

É causada por um fungo lipofílico, a *Malassezia furfur*. Caracteriza-se por lesões eritêmato-hipocrômicas ou eritematoacastanhadas, com descamação fina e furfurácea, localizadas em tronco, membros superiores e face (áreas de maior produção sebácea), podendo disseminar-se por todo o corpo. É mais frequente no verão.

Abordagem terapêutica

O tratamento tópico geralmente é eficaz, mas a recorrência é comum. Podem-se utilizar xampus com sulfeto de selênio a 2,5% e soluções aquosas de hipossulfito de sódio a 30% aplicadas topicamente por 1 mês. Os antimicóticos tópicos, à base de cetoconazol e miconazol, são habitualmente efetivos. Para as lesões extensas, pode-se utilizar o cetoconazol na dose de 5 mg/kg/dia, até o máximo de 200 mg/dia, por 10 dias, ou o itraconazol, após os 12 anos de idade, 200 mg/dia, por 5 dias.

Candidíase

É causada por espécies do gênero *Candida* sp. Na infância, a apresentação clínica mais comum é a da candidíase oral, além das localizações perigenital e perianal, geralmente acompanhando a dermatite amoniacal.

Abordagem terapêutica

Cremes ou suspensões contendo nistatina ou miconazol gel, em uso diário, de três a cinco vezes ao dia, associados à correção dos fatores predisponentes.

DERMATOZOONOSES

Escabiose

A escabiose ou sarna ainda é uma dermatose bastante comum, sendo causada pelo ácaro *Sarcoptes scabiei var hominis*, que se aloja na região subcutânea. É transmitida por contato pessoal direto ou por intermédio de toalhas, roupas de cama ou outros fômites.

Há prurido intenso, principalmente à noite, quando a elevação da temperatura cutânea favorece a movimentação do ácaro. As lesões são pápulas eritematosas, frequentemente escoriadas, com presença de sulcos com vesicopápula perlácea em uma das extremidades (na qual se encontra a fêmea). A distribuição das lesões é característica, comprometendo pregas axilares, interdígitos, cintura, nádegas, mamas, genitália masculina e punho. Em lactentes, as lesões podem se localizar no couro cabeludo, na face, na área das fraldas e nas palmas e plantas. São comuns as lesões secundárias, como escoriações e piodermites.

Abordagem terapêutica

Tratamento medicamentoso

- Permetrina a 5%, creme ou loção: liberada para o uso a partir dos 2 meses de idade. Aplicar do pescoço aos pés, mas, em lactentes, aplicar também na cabeça, evitando a região ao redor dos olhos; deixar agir por 10 a 12 horas. Uma aplicação geralmente é curativa, mas poderá ser repetida em 1 a 2 semanas, se houver indícios de infestação.
- Enxofre precipitado a 5% em vaselina: pode ser usado em qualquer idade. Deve ser aplicado por 3 dias, com pausa de 5 dias, sendo, em seguida, repetido por mais 3 dias.
- Sulfiram em solução alcoólica: em crianças, deve ser usado após diluição do medicamento em três partes de água. Aplicar no corpo e deixar secar antes de se vestir; repetir por 2 a 3 dias.
- Deltametrina em loção: relatos frequentes de reações alérgicas. Deve ser utilizada no corpo, repetindo-se a aplicação por 4 dias.
- Ivermectina: único tratamento disponível por via oral, pode ser utilizado nas lesões extensas e em pacientes imunodeprimidos. A droga só está liberada para crianças maiores de 5 anos ou maiores de 15 kg. Deve ser utilizada em dose única diária, a dose equivalente a 200 mcg/kg.

Medidas gerais

- No dia seguinte ao tratamento, deve ser feita a troca das roupas de uso pessoal, de cama e de banho, que deverão ser lavadas e passadas a ferro ou expostas ao sol. Não há necessidade de fervura ou esterilização das roupas.
- As crianças deverão manter as unhas curtas e limpas para evitar infecção secundária.
- O tratamento dos contactantes é essencial e deve ser simultâneo, mesmo naqueles que não apresentem prurido.
- Lesões infectadas devem ser tratadas com antibióticos tópicos ou sistêmicos, de acordo com a extensão do processo.
- O prurido persistente após o tratamento pode ser causado por dermatite irritativa de contato, ressecamento da pele ou falha do tratamento ou reinfecção. Pode persistir por semanas em pacientes atópicos, podendo ser utilizados anti-histamínicos para o controle do sintoma.

Pediculose

É uma infestação frequente na infância, causada pelo *Pediculus humanus capitis*. O sintoma principal é o prurido intenso na cabeça, podendo ocorrer escoriações causadas pelo ato de coçar. O diagnóstico é confirmado pela presença de lêndeas (ovos) nos fios ou dos próprios piolhos.

Abordagem terapêutica

O tratamento segue as mesmas orientações e cuidados do tratamento da escabiose, e as medicações empregadas também são basicamente as mesmas, principalmente os xampus de permetrina 1% ou de deltametrina 0,02%, devendo ser aplicadas no couro cabeludo, por 5 a 10 minutos e enxaguar.

Aplicar nos cabelos uma solução de vinagre e água a 50% e penteá-los com um pente fino, no intuito de remover as lêndeas, diariamente.

Todos os contactantes devem ser examinados, lavar as roupas de uso pessoal e de cama, além de escovas, chapéus e outros objetos de contato com o couro cabeludo.

Larva *migrans* cutânea

Esta afecção também é conhecida como bicho geográfico ou bicho de praia e é causada pela penetração ativa na pele de larvas de ancilostoma, presentes em solos arenosos contaminados por excrementos de cães e gatos. A penetração na pele produz um trajeto linear e sinuoso, erupção ligeiramente saliente, com pápula na porção terminal. Acomete frequentemente os pés ou outras áreas que tenham apresentado contato com a areia, como dorso ou nádegas. A impetiginização e eczematização secundárias são bastante comuns, em decorrência do prurido intenso associado.

Abordagem terapêutica

Em casos localizados, utiliza-se o tiabendazol em pomada 5%, três a quatro vezes ao dia, até a cura completa, que ocorre em aproximadamente 2 semanas. Em casos extensos, emprega-se o albendazol, dose única, 400 mg, ou tiabendazol por via oral, na dose de 25 mg/kg/dose, duas vezes ao dia, por 3 dias, ou a ivermectina, 200 mcg/kg, dose única (em crianças acima de 15 kg ou 5 anos).

Miíase

É uma infestação cutaneomucosa causada pela presença de larvas de mosca em tecidos sãos (miíase primária) ou necróticos (miíase secundária). Nas crianças, a forma mais comum de miíase é a furunculoide ou berne.

Abordagem terapêutica

O tratamento consiste na remoção da larva, que pode ser feita de várias maneiras de acordo com as particularidades de cada caso.

É preciso tratar as infecções secundárias existentes.

Tungíase

A tungíase ou bicho-de-pé é causada por uma pulga que habita locais secos e arenosos, a *Tunga penetrans*, sendo largamente encontrada em zonas rurais, em chiqueiros e estábulos, sendo que os ovos, as pupas e as larvas da pulga podem permanecer por semanas ou meses no ambiente propício, tornando seu controle um desafio. Caracteriza-se pelo encontro de pápulas amareladas dolorosas com pontos enegrecidos centrais, conhecidas como batatas, ao redor das unhas dos artelhos, pregas interartelhos e plantas.

Abordagem terapêutica

O tratamento consiste na enucleação da pulga, que pode ser realizada com agulhas estéreis e desinfecção com iodo. Em casos de infestações maciças, emprega-se o tiabendazol (25 mg/kg) por via oral, por 3 a 5 dias. Usa-se antibiótico via oral se houver infecção secundária.

MILIÁRIA

Abordagem clínica

É uma dermatose comum na infância, causada pela retenção de suor decorrente da obstrução dos canais sudoríparos. Acomete principalmente neonatos, e as lesões geralmente aparecem quando o ambiente está quente e úmido.

A miliária é classificada em quatro tipos: miliária cristalina (vesículas superficiais, translúcidas, agrupadas sobre a pele normal e aparece geralmente no primeiro mês de vida); miliária rubra (brotoeja – pequenas pápulas eritematosas ou papulovesículas, isoladas e pruriginosas, sobre pele eritematosa); miliária pustulosa (é uma variante da rubra, com lesões pustulosas superficiais e discretas, que se rompem facilmente); miliária profunda (ocorre após episódios recorrentes de miliária rubra).

Abordagem terapêutica

O principal modo de evitar e tratar a miliária é evitando o calor e a sudorese excessiva. É recomendado manter a criança em ambiente fresco e ventilado, o uso de roupas leves e de tecido não sintético, banhos com a temperatura mais baixa e, em dias muito quentes, até o uso de ar condicionado e/ou ventiladores. Podem ser utilizadas compressas de água boricada ou loções com calamina para aliviar os sintomas. Nos casos mais graves, com prurido intenso, o uso de corticosteroide tópico de baixa potência pode ser indicado por 3 dias.

URTICÁRIA E ANGIOEDEMA

Abordagem clínica

A urticária é uma das dermatoses mais comuns e caracteriza-se pelo surgimento de urticas na pele após a exposição a algum agente desencadeante, ocorrendo ativação dos mastócitos com liberação de substâncias químicas, principalmente a histamina.

As urticas são pápulas eritematosas e bastante pruriginosas de duração efêmera que acometem a pele. Quando o fenômeno ocorre em camadas mais profundas da pele, é conhecido como angioedema.

Tipos de urticária

- Aguda: os casos agudos geralmente se manifestam por dias ou até 2 semanas. Pode ser causada por alimentos – 63%, medicamentos, infecções (principalmente os vírus), contato direto com agentes químicos (glutaraldeído) ou proteicos (látex) e picadas de insetos.
- Crônica: a urticária que ocorre diariamente por mais de 6 semanas. A causa é desconhecida, mas parece estar associada à autoimunidade, ocorrendo em pacientes com doenças reumatológicas, da tireoide, etc.
- Física: são aquelas nas quais o surgimento das urticas aparecem após algum estímulo físico sobre a pele, com duração de poucas horas. São divididas em urticária ao frio, ao calor, vibratória, solar e dermográfica.

Abordagem diagnóstica

O exame físico e uma anamnese detalhada em geral são suficientes para definir o diagnóstico e identificar o agente responsável por desencadear a urticária. Em casos atípicos ou na urticária crônica, podem ser necessários o acompanhamento com especialista e a realização de testes específicos ou biópsia cutânea.

Abordagem terapêutica

Os anti-histamínicos são o tratamento de escolha, muitas vezes, sendo necessária dose elevada para controle. Os de segunda geração são preferidos pela menor incidência de efeitos colaterais e maior aderência ao tratamento, já que muitos podem ser utilizados uma ou duas vezes ao dia. Os mais utilizados são a cetirizina, afexofenadina, loratadina, levocetirizina, desloratadina e ebastina.

Em casos graves, com angioedema associado, deve-se introduzir corticosteroide oral (prednisona ou prednisolona) por 3 dias.

A urticária e o angioedema podem ser os sinais iniciais de uma crise grave de anafilaxia. Caso o paciente apresente sinais de instabilidade hemodinâmica ou obstrução de vias aéreas, o tratamento imediato da anafilaxia deverá ser iniciado.

BIBLIOGRAFIA

1. Gaspar MA, Pinheiro AF, Sanches A. Molusco contagioso – intervenção terapêutica na idade pediátrica: revisão baseada na evidência. Rev Port Med Geral Fam. Lisboa. 2012;28(6).

2. George A, Rubin G. A systematic review and metanalysis of treatments for impetigo. British Journal of General Practice. 2003;53:480-7.
3. Gontijo B, Duarte IAG, Sittart JAS, Pires MC, Takaoka R, Cestari SCP, et al. Avaliação da eficácia e segurança do tacrolimo pomada 0,03% no tratamento da dermatite atópica em pacientes pediátricos. An Bras Dermatol.Rio de Janeiro 2008;83(6).
4. Grupta AK, Bluhm R. Seborrheic dermatitis. J Eur Acad Dermatol Venereol 2004; 18:13.
5. Guay D. Treatment of bacterial skin and skin structure infections. Expert Opin Pharmacother. 2003;4(8):1259-75.
6. Haas N, Birkle-Berlinger W, Henz BM. Prognosis of acute urticarial in children. Acta Derm Venereol. 2005;85(1):74-5.
7. Hartman Adams H, Banvard C, Juckett G. Impetigo: diagnosis and treatment. American Family Physician. United States, 2014;90(4):229-35.
8. Motta AA, Aun MV, Kalil J, Giavina-Bianchi P. Dermatite de contato. Rev Bras Alerg Imunopatol. 2011;34(3):73-82.
9. Naldi L, Rebora A. Clinical practice. Seborrheic dermatitis. N Engl J Med 2009; 360:387.
10. Oliveira IS, Moreira BSV, Pereira SO, Castro ASB, Moreira TR, Santana LA. Tungíase – atualidades clínicas. J Bras Med. 2014;102(6). Disponível em: http://files.bvs.br/upload/S/0047-2077/2015/v102n6/a4554.pdf (acesso em 20 dez. 2016).
11. Rizzo MCV, Solé D. Dermatite atópica. Revista Compacta – Temas de Pediatria. Unifesp/Escola Paulista de Medicina. 2007;I(2).
12. Sackesen C, Sekerel BE, Orhan F, Kocabas CN, Tuncer A, Adalioglu G. The etiology of different forms of urticaria in childhood. Pediatr Dermatol. 2004;21(2):102-8.
13. Sanfilippo A, Barrio V, Kulp-Shorten C, Callen JP. Common pediatric and adolescent skin conditions. J Pediatr Adolesc Gynecol. 2003;16(5):269-83.
14. Silva L, Garcia D, Mendonça D. Pronto-atendimento em pediatria. São Paulo: MEDSI; 2000.
15. Tavares M, Selores M. Escabiose: recomendações práticas para diagnóstico e tratamento. Nascer e Crescer. Porto 2013;22(2):80-6.
16. Zuberbier T, Greaves MW, Juhlin L, Merk H, Stingl G, Henz BM. Management of urticarial – a consensus report. J Invest Dermatol Symp Proc. 2001;6:128-31.
17. Zuberbier T, Maurer M. Urticaria: current opinions about etiology, diagnosis and therapy. Acta Derm Venereol. 2007;87:196-205.

Doenças exantemáticas

Fernando Antônio Castro Barreiro
Lis Thomazini de Magalhães Machado
Mariana Freire Rodamilans

INTRODUÇÃO

As doenças exantemáticas são doenças infecciosas que se acompanham de exantema, sendo um motivo frequente de atendimento nos serviços de pronto-atendimento pediátrico. Os exantemas, entretanto, não são exclusivos das doenças infecciosas, podendo ocorrer em situações diversas: reações de hipersensibilidade a medicamentos, alimentos e outros alérgenos, colagenoses, vasculites, entre outros.

No pronto-atendimento, é importante diferenciar o exantema de origem infecciosa daqueles de outras causas e, sobretudo, identificar as doenças com potencial de evoluir com quadros graves, como meningococcemia, síndrome da pele escaldada e síndrome de Stevens-Johnson, que necessitam de terapêutica precoce.

Muitas vezes, o diagnóstico pode ser dado pelas características clínicas e epidemiológicas, no entanto, alguns vírus e bactérias manifestam-se com exantema inespecífico, impedindo sua classificação. Assim, nem sempre é possível estabelecer no atendimento inicial o diagnóstico de certeza da etiologia do exantema, devendo-se orientar a família sobre a necessidade de reavaliações com o pediatra assistente ou mesmo de consulta com especialista ou, nos casos mais graves, de observação e realização de exames durante o internamento para investigação diagnóstica.

ABORDAGEM CLÍNICA

Tipos de exantemas

1. Maculopapulares:
   — Morbiliformes: pápulas de tamanho variável (de 3 a 10 mm), contorno pouco regular e cor avermelhada, com pele sã de permeio, podendo confluir.

- Doenças: sarampo (típico), rubéola, exantema súbito, echovírus e coxsackie, reações medicamentosas, síndrome de Kawasaki, febre Chikungunya, Zika.
- Escarlatiniforme: áreas extensas de vermelhidão difusa, sem solução de continuidade, poupando a região perioral; áspero (sensação de lixa). Pode ser denominado micropapular.
- Doenças: escarlatina (típico), rubéola, síndrome de Kawasaki, reações medicamentosas, miliária, dengue, queimadura solar, Zika.
- Rubeoliforme: semelhante ao morbiliforme, porém de coloração rósea, constituído de pápulas, às vezes confluentes, um pouco menores.
- Doenças: rubéola (típico), enteroviroses, viroses respiratórias (adenovírus e *parainfluenza*), micoplasma.
- Urticariforme: erupção papuloeritematosa de localização variável e contornos irregulares.
- Doenças: reações medicamentosas, alergias alimentares, echoviroses, coxsackioses, mononucleose.

2. Exantema papulovesiculoso: caracteriza-se pela presença de pápulas e de lesões com conteúdo líquido (vesículas). Frequentemente, há transformação sucessiva de maculopápulas em vesículas, pústulas e crostas. Pode ser localizado (p.ex., herpes simples e herpes-zóster) ou generalizado (p.ex., varicela, varíola, impetigo, estrófulo, enteroviroses, dermatite herpertiforme, molusco contagioso e candidíase sistêmica).
3. Exantema petequial ou purpúrico: resulta de alterações vasculares (extravasamento de hemácias) com ou sem distúrbios de plaquetas e de coagulação. Está associado a infecções potencialmente graves, como meningococcemias, septicemias bacterianas, febre purpúrica brasileira, febre maculosa e dengue hemorrágica. Está presente também em outras infecções, como citomegaloviroses, rubéola, enteroviroses, sífilis, síndrome luva-meia papular-purpúrica e reações por drogas (p.ex., sulfonamidas, penicilinas, fenitoína e alopurinol) ou ainda em doenças reumatológicas (p.ex., púrpura de Henoch-Schölein e púrpura trombocitopênica idiopática).
4. Nodular ou ulcerativo: mais raro que as anteriores. Ocorre em infecções como hanseníase, tuberculose cutânea, candidíase sistêmica e esporotricose.

ABORDAGEM DIAGNÓSTICA

O diagnóstico é fundamentado na história clínica e em achados do exame físico. São essenciais os dados da anamnese e do exame físico e o conhecimento das características morfológicas, topográficas, temporais e evolutivas dos principais exantemas (Tabelas 1, 2 e 3).

Atualmente, a etiologia de alguns exantemas é atribuída a enteroviroses e adenoviroses, que apresentam quadros eruptivos inespecíficos, em contraposição aos exantemas bem definidos das doenças exantemáticas clássicas da infância: sarampo, rubéola, eritema infeccioso, roséola *infantum* e varicela.

Anamnese

Faixa etária

— Lactentes: muito frequentes o exantema súbito e enteroviroses (entre elas, coxsackioses).
— Menores de 5 anos: prevalecem as enteroviroses; doença de Kawasaki tem predileção por essa faixa de idade.
— Pré-escolar e escolar: eritema infeccioso e escarlatina.
— Adolescentes: são comuns as infecções por *Mycoplasma pneumoniae*, sífilis secundária, leptospirose e mononucleose infecciosa. Rubéola e sarampo, embora cada vez menos frequentes, devem ser lembrados.

Procedência

Pesquisar as zonas endêmicas para dengue, Zika vírus, período da estação chuvosa (leptospirose), viagens recentes, contato com animais e hábitos rurais.

Antecedentes imunitários

Sarampo, varicela e rubéola são algumas das doenças exantemáticas que podem ser prevenidas por imunização, por isso é necessário questionar sobre essas vacinas.

Fontes de contágio

Identificação do caso índice, surtos em instituições ou comunidades.

Manifestações prodrômicas

Algumas doenças podem ser diferenciadas pelos pródromos apresentados (Tabelas 1, 2 e 3). Por exemplo, o período prodrômico do sarampo é caracterizado por febre alta, sintomas gripais e toxemia, enquanto, na rubéola, o quadro costuma ser oligossintomático ou assintomático.

Uso de medicamentos

Reações a brometos, iodetos, analgésicos, antimicrobianos, anti-inflamatórios não hormonais, barbitúricos e hidantoinatos.

Exposição a doenças sexualmente transmissíveis

Infecção primária por HIV e sífilis secundária.

Exame físico

O paciente deve estar totalmente despido, e o exame deverá ser realizado sob luz natural, de preferência, com análise minuciosa do tipo de lesão, distribuição, evolução e presença de sinais diagnósticos ou patognomônicos. É necessário avaliar:

- Estado geral: presença de toxemia e choque sugerem sepse bacteriana, como na meningococemia, nas estafilococcias e nas estreptococcias.
- Associação com adenomegalia e/ou hepatomegalia: rubéola, citomegalovirose, mononucleose, toxoplasmose, infecção aguda pelo HIV, síndrome de Kawasaki, hepatite B e outros.
- Conjuntivite: sarampo, síndrome de Kawasaki, leptospirose e febre purpúrica brasileira.
- Faringoamigdalite membranosa: mononucleose ou escarlatina.
- Sinais inflamatórios articulares: rubéola, dengue, síndrome de Kawasaki e meningococcemia, febre Chikungunya.
- Descamação lamelar da pele: escarlatina, síndrome de Kawasaki, síndrome do choque tóxico estafilocócico.
- Exantema petequial ou purpúrico associado a sopro cardíaco: endocardite infecciosa.
- Sinais e sintomas sugestivos de envolvimento neurológico: vírus *Herpes simplex*, enterovírus (coxsackie e echovírus 4, 6, 9, 11, 14, 17, 25, 33), *Neisseria meningitidis, Listeria monocytogenes, Haemophilus influenzae, Toxoplasma gondii* e *Leptospira* sp. O diagnóstico diferencial mais importante nesse grupo deve ser feito entre as infecções por enterovírus e a meningococemia.
- Sinais e sintomas decorrentes de envolvimento pulmonar: adenovírus, *Herpes simplex*, varicela-zóster, Epstein-Barr, sarampo, *Chlamydia psittaci, Mycoplasma pneumoniae, Neisseria meningitidis, Mycobacterium tuberculosis, Histoplasma capsulatum, Cryptococcus neoformans, Coccidioidis immitis.*

- Envolvimento cardiovascular: pode sugerir síndrome de Kawasaki e endocardite infecciosa.
- Sinais patognomônicos e/ou característicos:
  - Manchas de Koplik: manchas esbranquiçadas na mucosa oral antes do exantema no sarampo ou concomitante a ele.
  - Sinal de Theodor (adenomegalia retroauricular e suboccipital) e manchas de Forchheimer (petéquias em palato) na rubéola.
  - Língua em framboesa, sinal de Pastia (acentuação do exantema nas dobras, cotovelo e quadris) e sinal de Filatov (palidez perioral) na escarlatina.
  - Edema de mãos e pés, língua em framboesa na síndrome de Kawasaki.
  - Lesões petequiais e purpúricas na meningococcemia, febre maculosa, febre purpúrica brasileira e nas enteroviroses.
  - Lesões vesiculares em mucosa oral na varicela, síndrome "mão-pé-boca" e no herpes simples.
  - Aspecto de face esbofeteada no eritema infeccioso.

Avaliação laboratorial

As sorologias devem ser obtidas, quando necessário, em regime de internação ou ambulatorial ou ainda, se disponível, nos serviços de emergência. A solicitação de exames complementares irá depender da suspeita diagnóstica diante da anamnese e do exame físico minuciosos e pode incluir:

- Hemograma.
- Hemoculturas.
- Velocidade de hemossedimentação (VHS) e proteína C reativa (PCR).
- ASLO.
- Teste rápido para estreptococos do grupo A em orofaringe.
- Coagulograma.
- Radiografia de tórax.
- Transaminases.
- Desidrogenase lática (LDH).
- Teste rápido para dengue.
- Teste látex para mononucleose.
- Dependendo da área, dengue, Zika e outros agentes.
- Outros exames de acordo com o quadro (p. ex., liquor).

PRINCIPAIS ENTIDADES NOSOLÓGICAS

TABELA 1 Características mais frequentes nas doenças exantemáticas em pediatria - grupo 1

	Sarampo	Rubéola	Eritema infeccioso	Exantema súbito ou roséola *infantum*	Varicela
Etiologia	Vírus do sarampo (gênero *Morbilivirus*)	*Rubella virus*	Parvovírus B19	Herpes vírus tipos 6 e 7	Vírus varicela--zóster
Período prodrômico	Duração de 3 a 5 dias Sintomas gripais: febre alta, tosse seca, conjuntivite e irritabilidade Manchas de Koplik podem surgir 48 h antes do exantema	Duração de 2 a 3 dias Em crianças pequenas, habitualmente, não há pródromos Febrícula, astenia, adenopatia retroauricular, cervical e occipital Adenopatia pode estar ausente	Geralmente sem pródromo Pode cursar com mal-estar, cefaleia, febre baixa e mialgia 7 a 10 dias antes do exantema	Febre alta (39 a 40°C), iniciada de forma abrupta, durante 3 a 5 dias A criança permanece com bom estado geral no período afebril Podem ocorrer sintomas leves (p. ex., hiperemia orofaringe, adenopatia cervical)	Duração de 1 a 5 dias Quando ocorre, manifesta-se com febre, astenia, mal-estar. Podem surgir faringite e tosse
Período exantemático	Exantema surge entre o 3º e o 7º dia, com piora da febre e dos fenômenos catarrais. Tem padrão morbiliforme confluente de distribuição craniocaudal. Inicia-se atrás das orelhas, estendendo-se pela face, tronco e membros Intensidade máxima em 3 dias associada à febre alta. Dura de 4 a 7 dias e desaparece com descamação leve furfurácea	Febrícula e exantema maculopapular róseo No 1º dia, surge na face, podendo atingir troncos e membros em 24 a 48 h Começa a se extinguir a partir do 3º e 4º dias no sentido do seu aparecimento, desaparecendo no 4º ou 5º dia. Não muda de cor nem descama. Pode faltar em 40% dos casos (rubéola subclínica) Um enantema (manchas de Forchheimer) pode surgir em 20% dos casos, junto com o exantema	1ª fase: aparecimento de mancha vermelha nas bochechas (face esbofeteada), palidez perioral 2ª fase: 24 a 48 h após, aparecem pápulas na região de extensão dos membros, durando de 1 a 2 semanas Aspecto rendilhado nos membros 3ª fase: exacerbação do exantema após exposição ao sol, calor e exercícios	Exantema maculopapular, que surge após cessar a febre, inicialmente no tronco, estendendo-se pelos membros e face, durando 2 a 3 dias, podendo regredir em horas Em geral, não pruriginoso	Erupção generalizada de distribuição centrípeta. Podem ser encontradas ao mesmo tempo pápulas, vesículas, máculas e escoriações. Inicia na face, couro cabeludo e tronco, depois se estende para os membros. Bastante pruriginoso

(continua)

TABELA 1 (*continuação*) Características mais frequentes nas doenças exantemáticas em pediatria – grupo 1

	Sarampo	**Rubéola**	**Eritema infeccioso**	**Exantema súbito ou roséola *infantum***	**Varicela**
Sinais importantes	Manchas de Koplik "Fácies sarampenta" (exantema facial, conjuntivite, lacrimejamento e coriza)	Sinal de Theodor (adenomegalia retroauricular e suboccipital) e manchas de Forchheimer (petéquias no palato)	Aspecto de face esbofeteada Calor e exposição ao sol podem fazer as lesões reaparecerem	Exantema surge com o fim da febre	Exantema de distribuição centrípeta, com raras confluências de lesões, pleomórfico
Transmissão	Entre 4 dias antes até 4 dias após surgimento do exantema Transmissão por meio dos aerossóis respiratórios	De 1 semana antes até 5 dias após o aparecimento do exantema Transmitida por meio de secreções nasofaríngeas ou por transmissão vertical	Transmissão por secreções respiratórias ou transmissão vertical	Transmissão por contato com secreções do portador assintomático	48 horas antes do surgimento do *rash* e até as lesões tornarem-se crostas
Tratamento	Sintomático Vitamina A Antibiótico nas infecções bacterianas secundárias	Sintomático	Sintomático	Sintomático	Sintomáticos para febre e prurido. Não usar salicilatos pelo risco de síndrome de Reye
Avaliação laboratorial	Hemograma (leucopenia com linfomonocitose) Células gigantes multinucleadas em esfregaço de exsudato nasal (pré-eruptivo) Aumento de anticorpos específicos	Hemograma em geral normal Isolamento do vírus, títulos ascendentes de anticorpos inibidores de hemaglutinação, ELISA IgM positivo	Leucopenia com eosinofilia ocasional Contraimuno-eletroforese, hibridação, PCR	Nos primeiros dias, ocorre leucocitose com neutrofilia e, depois, leucopenia com linfomonócitos Isolamento do vírus	PCR para demostrar vírus no líquido vesicular. ELISA ou aglutinação no látex

TABELA 2 Características mais frequentes nas doenças exantemáticas em pediatria – grupo 2

	Mononucleose infecciosa	Enterovirose	Escarlatina	Doença meningocócica	Toxoplasmose
Etiologia	Vírus Epstein-Barr	Vírus echo ou coxsackie A e B	*Streptococcus pyogenes* (beta--hemolítico do grupo A)	Meningococo	*Toxoplasma gondii*
Período prodrômico	Em crianças, pode ser assintomático e, quando presentes, os sintomas são mais brandos Febre alta, mialgias, náuseas, fotofobia, odinofagia, adenomegalia generalizada cervical importante. Pode ocorrer aumento do fígado e do baço Faringite variável, desde apenas hiperemia até a presença de exsudato branco-acinzentado	Febre por 3 a 4 dias	Cerca de 24 a 48 h de febre alta, amigdalite purulenta, língua saburrosa, vômitos e dor abdominal	No quadro de meningococcemia fulminante, o quadro se desenvolve rapidamente, podendo evoluir com óbito em poucas horas Na meningite, início de febre, mialgia por 24 h, seguidas por meningismo e vômitos	Geralmente assintomático Podem ocorrer febre e mialgia Período de incubação de 7 dias
Período exantemático	O surgimento de exantema maculopapular variável está associado ao uso de ampicilina e outros derivados da penicilina	Exantema maculopapular, rubeoliforme ou urticariforme, atípico na distribuição e, às vezes, hemorrágico Na síndrome boca-mão-pé, surgem enantema ulcerativo e vesículas nas mãos e pés	Eritema no corpo, com pequenas pápulas (pele em lixa), linha vermelha na prega do cotovelo (sinal de Pastia), palidez oral (sinal de Filatov), língua saburrosa (1º e 2º dias) e em framboesa (4º e 5º dias) Descamação laminar de dedos	Exantema maculopapular e/ou hemorrágico com distribuição predominante nos membros superiores e face	Sintomas geralmente são inespecíficos Ocasionalmente, caracteriza-se como uma síndrome mononucleose-*like*, com exantema macular e hepatoesplenomegalia

(continua)

TABELA 2 (*continuação*) Características mais frequentes nas doenças exantemáticas em pediatria – grupo 2

	Mononucleose infecciosa	Enterovirose	Escarlatina	Doença meningocócica	Toxoplasmose
Transmissão	Transmitida por meio da saliva (oral-oral)	Transmissão oral-fecal e por gotículas de saliva	Gotículas de saliva e secreções respiratórias	Secreção respiratória	Ingestão por meio de carne mal cozida, mãos e alimentos contaminados por fezes de gatos; transmissão vertical
Tratamento	Sintomático	Sintomático	Penicilina benzatina dose única ou amoxacilina 10 dias	Reposição volêmica agressiva, antibiótico empírico precoce (ceftriaxone 100 mg/kg) e terapia de suporte	Sintomático Tratamento específico (sulfadiazina e pirimetamina) apenas em casos com acometimento ocular ou lesão orgânica significativa
Sinais importantes	Amigdalite membranosa, adenomegalia generalizada, hepatoesplenomegalia	Exantema oral Adenomegalia ocasional Meningite asséptica Síndrome boca-mão-pé	Amigdalite membranosa	*Purpura fulminans* (rápida evolução para choque e púrpura disseminada) Os sinais de hipertensão intracraniana podem surgir logo no início nos quadros graves de meningite	Hepatosplenomegalia, adenopatia generalizada Coriorretinite frequente na forma congênita
Avaliação laboratorial	Leucocitose com linfócitos atípicos, elevação discreta de transaminases Detecção de anticorpos heterófilos (menor sensibilidade em menos de 4 anos) ou de anti-VCA (IgM + ou soroconversão de IgG)	Hemograma normal ou leucopenia com linfocitose; diagnóstico específico por sorologia ou PCR é pouco acessível e tem pouca utilidade clínica	Leucocitose, neutrofilia, eosinofilia, Gram e cultura de secreção amigdaliana podem revelar a presença de estreptococo	Leucocitose com neutrofilia e formas jovens; liquor compatível com meningite bacteriana ou normal (meningococcemia); isolamento do meningococo no sangue e/ou liquor, cocos Gram-negativos no Gram ou látex positivo	Eosinofilia pode estar presente Detecção de anticorpos IgM ou IgA ou soroconversão de IgG antitoxoplasma

TABELA 3 Características mais frequentes nas doenças exantemáticas em pediatria - grupo 3

	Dengue	Síndrome do choque tóxico	Síndrome da pele escaldada	Febre Chikungunya	Zika
Etiologia	Vírus dengue (sorotipos: DENV-1, DENV-2, DENV-3 e DENV-4)	*S. aureus* (toxina TSST-1)	*S. aureus* fagotipo II (toxina epidermolítica)	Vírus Chikungunya	Zika vírus
Período prodrômico	1 a 5 dias Febre alta, mialgia, dor retro-orbitária	Mialgia, vômitos, cefaleia, hiperemia conjuntival e calafrios		Febre alta e mal-estar com duração média de 3 a 5 dias	Entre 1 e 2 dias de febre baixa ou ausência de febre A maioria das infecções é assintomática
Período exantemático	Exantema maculopapular; inicia-se no tronco e depois dissemina-se; pode acometer a região palmoplantar acompanhado de prurido, mais intenso na fase de convalescença Pode ter padrão escarlatiniforme nas áreas de confluência e petequial em membros inferiores	*Rash* eritematoso intenso, febre alta, hipotensão, diarreia, confusão mental, insuficiência renal	Começa de forma abrupta com eritema perioral *Rash* eritematoso intenso espalha-se pelo corpo inteiro em 2 a 3 dias, e surgem lesões bolhosas extensas com aspecto de queimadura. A fricção leve da pele provoca separação de áreas extensas da epiderme	Exantema macular ou maculopapular, com surgimento em geral 3 dias após o início da doença Prurido pode ocorrer em 50% dos pacientes Poliartralgia bilateral que se inicia de 2 a 5 dias após o início da febre	Exantema maculopapular associado a prurido intenso Podem ocorrer mialgia, conjuntivite e edema em extremidades
Sinais importantes			A forma generalizada em recém-nascidos é conhecida como doença de Ritter, e em crianças e adultos como doença de Lyell	Dor intensa e incapacitante Cefaleia, mialgias, edema periarticular e linfadenopatia, em geral, cervical	A infecção congênita está associada a lesão cerebral e microcefalia Relatos de síndrome de Guillain-Barré após a infecção

(continua)

TABELA 3 (*continuação*) Características mais frequentes nas doenças exantemáticas em pediatria - grupo 3

	Dengue	**Síndrome do choque tóxico**	**Síndrome da pele escaldada**	**Febre Chikungunya**	**Zika**
Transmissão	Picada dos mosquitos *Aedes aegypti*	A maioria dos casos está associada ao uso de tampões menstruais Os demais casos estão relacionados à infecção estafilocócica de outros sítios (peles, cirurgia)	O *S. aureus* penetra nos locais com quebra da barreira de proteção (pele ou mucosas), causando infecção focal e produção da toxina epidermolítica	Picada dos mosquitos *Aedes aegypti*	Picada dos mosquitos *Aedes aegypti*
Tratamento	Sintomáticos Reposição volêmica			Sintomáticos	Sintomáticos
Avaliação laboratorial	Leucopenia, neutropenia, linfocitose, elevação do hematócrito, plaquetopenia	Elevação da ureia, creatinina, bilirrubina e transaminases, trombocitopenia, piúria	Nas formas generalizadas, não se encontra o estafilococo nas lesões de pele, e a infecção é a distância	Linfopenia e trombocitopenia, elevação de enzimas hepáticas Coletar sorologia	Leucopenia, trombocitopenia, elevação discreta de LDH e GGT e dos marcadores de atividade inflamatória Coletar sorologia específica

DOENÇA DE KAWASAKI

A doença de Kawasaki ou síndrome linfonodomucocutânea é uma vasculite sistêmica aguda e febril, de etiologia desconhecida que acomete predominantemente crianças menores de 5 anos. Há suspeita de ser causada por infecção viral pelo seu padrão sazonal, porém ainda não foi identificado um responsável. Nos países desenvolvidos, é a principal causa de doença cardíaca adquirida.

Os principais critérios diagnósticos da doença de Kawasaki são:

1. Febre com duração superior a 5 dias: habitualmente, ela tem início súbito e não é responsiva a antibióticos. É persistente e prolongada (maior que 7 dias), elevada, geralmente entre 39 e 40°C e remitente. Em lactentes, a febre pode ser intermitente. Na ausência de terapia adequada, pode permanecer por 3 a 4 semanas. Quando adequadamente tratada, no entanto, usualmente, resolve-se em 2 dias.
2. Conjuntivite bulbar bilateral não exsudativa: a hiperemia conjuntival ocorre 1 a 2 dias após o início da febre, e não se observa a presença de secreções em mais de 90% dos pacientes.
3. Exantema polimorfo: o exantema geralmente surge entre o terceiro e o quinto dia de doença, traduzido por exantema macular polimorfo (morbiliforme, escarlatiniforme ou multiforme), com as lesões medindo de 5 a 30 mm de diâmetro. Usualmente, inicia-se nas superfícies extensoras das extremidades e evolui em 48 horas para o tronco, com acentuação na região perianal, na qual a descamação precoce pode ocorrer. É comum a presença de prurido. As lesões aumentam de modo progressivo e frequentemente coalescem. Pode-se, também, observar a presença de eritema palmar e plantar.
4. Alterações das extremidades: na fase aguda, observa-se edema endurado das mãos e dos pés com hiperemia palmoplantar. A partir da segunda semana, ocorre uma descamação membranosa da ponta dos dedos, que geralmente se inicia na região periungueal, podendo estender-se às palmas e às plantas. Em geral, são as últimas manifestações a surgirem.
5. Alterações da mucosa oral: a mucosa oral, quando acometida, demonstra lábios hiperemiados, ressecados e com formação de fissuras e placas. A língua torna-se hiperemiada e saburrosa, adquirindo aspecto em framboesa, indistinguível daquela da escarlatina, em decorrência de eritema e proeminência das papilas.
6. Adenopatia cervical não supurativa: é a alteração clássica menos comumente observada. Geralmente, é unilateral e confinada à cadeia anterior, incluindo um ou mais linfonodos, com 1,5 ou mais centímetros de diâmetro, firmes, não flutuantes, associados a eritema marcante sobre a pele.

O diagnóstico baseia-se na presença da febre há 5 dias ou mais, associada a quatro dos outros cinco critérios descritos. Tipicamente, nem todos os achados estão presentes em uma única avaliação, sendo necessária a observação cuidadosa antes que o diagnóstico seja estabelecido. Há ainda a possibilidade de doença de Kawasaki incompleta, quando o paciente preenche parcialmente esses critérios e outras doenças são afastadas (Figura 1).

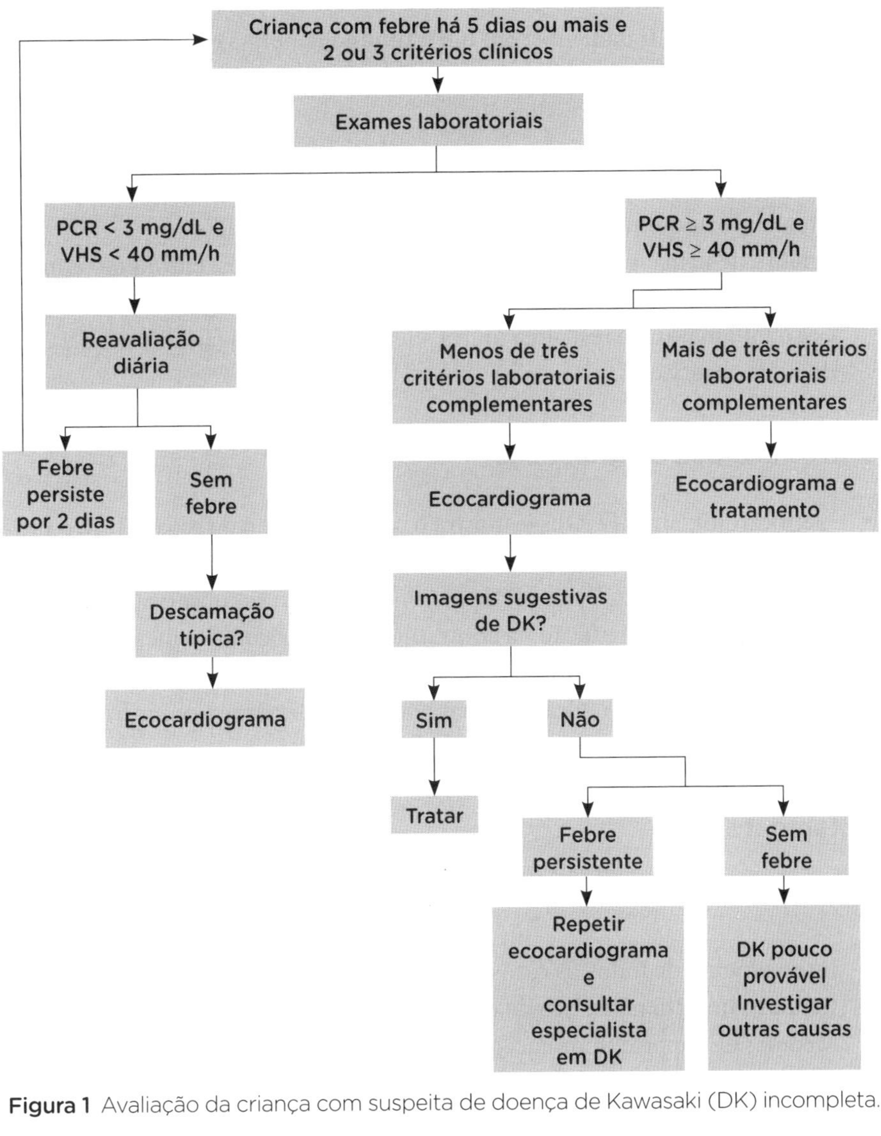

Figura 1 Avaliação da criança com suspeita de doença de Kawasaki (DK) incompleta.

Exames laboratoriais complementares

- Hemograma: anemia normocítica e normocrômica, leucocitose com desvio para a esquerda. Uma característica das fases tardias é a trombocitose, geralmente na segunda semana da doença, com plaquetometria variando de 500.000 a mais de 1 milhão/mm^3. A trombocitopenia pode ser sinal de coagulação intravascular disseminada.
- Proteína C reativa geralmente encontra-se elevada, e os seus valores não são alterados com o tratamento com IGIV (imunoglobulina endovenosa), sendo, portanto, considerado melhor marcador de atividade inflamatória nos pacientes que fizeram uso da medicação.
- Bilirrubinas e aminotransferases: estão elevadas em 10% e 40% dos pacientes, respectivamente.
- Creatinofosfoquinase (CPK) está frequentemente elevada.
- Análise de urina: pode revelar piúria em 33% dos casos, entretanto a urina obtida por punção suprapúbica é livre de leucócitos, sugerindo que o processo inflamatório é restrito à uretra. Hematúria ocasional e proteinúria podem ser observadas.

Outros exames diagnósticos

- Eletrocardiograma (ECG): ele mostra o prolongamento do espaço P-R, o prolongamento do intervalo Q-T, bem como alterações no segmento ST e onda T.
- Ecocardiograma (ECO) com Doppler: nele, podem ser observados aneurismas coronarianos, redução da contratilidade ventricular esquerda, regurgitação mitral, efusão pleural.
- Estudo radiológico do tórax: útil para descartar derrame pericárdico, dilatações cardíacas e infiltrações pulmonares.

Tratamento

A conduta a ser adotada nesses casos é a seguinte:

- Internamento de todos os casos.
- Repouso no leito pelo risco de complicações cardíacas.
- Medidas de suporte (hidratação, dieta e uso de medicações sintomáticas).
- Monitorações clínica e laboratorial.

- Uso de aspirina na dose de 80 a 100 mg/kg/dia, dividida em quatro doses, a cada 6 horas, até ceder a febre (em geral, 10 dias). Durante a fase aguda da doença, ela é administrada na dose de 80 a 100 mg/kg/dia, dose máxima de 4 g/dia, em quatro doses, associada a IGIV. Muitos serviços reduzem a dose da aspirina quando o paciente se mantém afebril por um período de 48 a 72 horas; outros preferem fazê-lo após um período mínimo de 14 dias, desde que afebril por 48 horas. Nesta fase, é ajustada para a dose de 3 a 5 mg/kg/dia, mantida até que não haja evidências de alterações coronarianas, após um período de 6 a 8 semanas. Para as crianças que apresentarem lesão coronariana, a aspirina deve ser mantida indefinidamente.
- Uso de gamaglobulina (IGIV) em altas doses: quando administrada até o décimo dia da doença, tem reduzido em até 75% a ocorrência de aneurisma de coronária. A dose recomendada é de 2 g/kg, em dose única, infundida em 8 a 12 horas. Durante a infusão, deve-se fazer monitoração cardiocirculatória pela possibilidade de ocorrer choque anafilático.

DIAGNÓSTICO DIFERENCIAL DA DENGUE, ZIKA E CHIKUNGUNYA

Em áreas de circulação simultânea dos vírus da dengue, Zika e Chikungunya, é importante fazer o diagnóstico diferencial entre essas três doenças, uma vez que a condução e o prognóstico diferem em alguns aspectos. A dengue é uma doença de quadro clínico geralmente mais exuberante, com febre mais alta, mal-estar e mialgia importante. Fenômenos hemorrágicos, que não ocorrem na infecção por Zika, podem acontecer, sendo uma das principais complicações da dengue. A febre Chikungunya é caracterizada pela intensa dor e inflamação das articulações, que, por vezes, pode durar até meses, comprometendo a qualidade de vida dos pacientes (Tabela 4).

TABELA 4 Diagnóstico diferencial entre Zika, dengue e Chikungunya

Sinais/sintomas	Dengue	Chikungunya	Zika
Febre	++++	+++	0/++
Tempo de febre	4 a 7 dias	2 a 3 dias	1 a 2 dias
Mialgia/artralgia	+++	++++	++
Edema de extremidades	0	0	++
Exantema maculopapular	++	++	+++
Frequência do exantema	30 a 50%	50%	90 a 100%
Prurido	+	+	++/+++

(continua)

TABELA 4 (*continuação*) Diagnóstico diferencial entre Zika, dengue e Chikungunya

Sinais/sintomas	Dengue	Chikungunya	Zika
Dor retro-orbitária	++	+	++
Conjuntivite	0	+	+++
Linfadenopatia	++	++	+
Hepatomegalia	0	+++	0
Leucopenia/trombocitopenia	+++	+++	0
Hemorragia	+	0	0

Fonte: Marques, 2016.

As doenças exantemáticas podem representar um desafio para o pediatra no serviço de pronto-atendimento, e os pacientes devem ser individualizados na sua assistência.

BIBLIOGRAFIA

1. American Academy of Pediatrics. Enteroviroses. In: Pickering LK, Baker CJ, Overturf GD, Prober CG (eds.). Red Book: Report of the Committee on Infectious Diseases. 26. ed. Elk Grove Village, IL: American Academy of Pediatrics; 2003. p.320-2.
2. American Academy of Pediatrics. Human Herpevirus 6 (Including roséola) and 7. In: Red Book: 2012 Report of Comittee on Infections diseases. 29. ed. Elk Grove Village, IL: American Academy of Pediatrics; 2012. p.414.
3. American Academy of Pediatrics. Varicella. In: Pickering LK, Baker CJ, Overturf GD, Prober CG (eds.). Red Book: Report of the Committee on Infectious Diseases. 26. ed. Elk Grove Village, IL: American Academy of Pediatrics; 2003. p.646-60.
4. Anderson LJ. Role of Parvovirus B19 in human disease. Pediatric Infect Dis J. 1987;6.
5. Brasil. Ministério da Saúde. Secretaria de Atenção à Saúde. Protocolo de atenção à saúde e resposta à ocorrência de microcefalia relacionada à infecção pelo vírus zika [recurso eletrônico]. Ministério da Saúde, Secretaria de Atenção à Saúde. Brasília: Ministério da Saúde; 2016. Disponível em: http://bvsms.saude.gov.br/bvs/publicacoes/protocolo_resposta_microcefalia_relacionada_infeccao_virus_zika.pdf.
6. Burt FJ, Rolph MS, Rulli NE, Mahalingam S, Heise MT. Chikungunya: a re-emerging virus. Lancet. 2012;379(9816):662-71.
7. Carvalho ES, Martins RM. Varicela: aspectos clínicos e prevenção. Jornal de Pediatria. 1999;75(Supl 1):S126-34.
8. Carvalho LHFR. Mononucleose Infecciosa. Jornal de Pediatria (Rio J). 1999;75(Supl 1):S 115-S125.

9. Cheny JD. Measles vírus. In: Feigin RD, Cheny JD, Demmler-Harrison GJ, et al (eds.). Textbook of pediatric infectious diseases. 6. ed. . Philadelphia: Saunders; 2009. p.2427.
10. Clemens HH. Exanthem subitum (roseola infantum): report of 80 cases. J Pediatr. 1945;26:66.
11. De Quadros CA, Izurieta H, Carrasco P, Brana M, Tambini G. Progress toward measles erradication in the region of the Americas. The Journal of Infectious Diseases. 2003;187(Suppl 1):S102-10.
12. Fundação Nacional de Saúde. Dengue: diagnóstico e manejo clínico. Brasília: Fundação Nacional de Saúde; 2002.
13. Hall CB, Long CE, Schnabel KC, Caserta MT, McIntyre KM, Costanzo MA, et al. Human Herpesvirus-6 Infection in Children – a prospective study of Complications and reactivation. N Engl J Med. 1994;331(7):432-8.
14. Halstead SB. Dengue e dengue hemorrágico. In: Berhman RE, Kliegman RM, Jensoon HB (eds.). Nelson, tratado de Pediatria. Rio de Janeiro: Elsevier; 2005. p.1163-6.
15. Heininger U, Seward JF. Varicella. Lancet. 2006;368:1365.
16. Hochedez P, Jaureguiberry S, Debruyne M, Bossi P, Hausfater P, Brucker G, et al. Chikungunya infection in travelers. Emerg Infect Dis. 2006;12(10):1565-7.
17. Hukin J, Farrell K, MacWilliam L, Colbourne M, Waida E, Tan R, et al. Case-control study of primary human herpesvirus 6 infection in children with febrile seizures. Pediatrics. 1998;101(2):E3.
18. Jenson HB. Vírus Epstein-Barr. In: Berhman RE, Kliegman RM, Jensoon HB (eds.). Nelson, tratado de Pediatria. Rio de Janeiro: Elsevier; 2005. p.1131-5.
19. Maldonado Y. Rubéola. In: Berhman RE, Kliegman RM, Jensoon HB (eds.). Nelson, tratado de Pediatria. Rio de Janeiro: Elsevier; 2005. p.1097-100.
20. Marques HHS. Infecção pelo Zika vírus. Uma breve revisão. 2016. Disponível em: http://www.sbp.com.br/zika-virus-informacoes-atualizadas/nocoes-sobre-virus-a--doenca-e-as-potenciais-complicacoes-com (acessado em 15/03/2017).
21. Myers MG, Stanberry LR, Seward JF. Vírus varicela-zóster. In: Berhman RE, Kliegman RM, Jensoon HB (eds.). Nelson, tratado de Pediatria. Rio de Janeiro: Elsevier; 2005. p.1125.
22. Newburger JW, Takahashi M, Gerber MA, Gewitz MH, Tani LY, Burns JC, et al. Diagnosis, treatment, and long-term management of Kawasaki disease: a statement for health professionals from the Committee on Rheumatic Fever, Endocarditis, and Kawasaki Disease, Council on Cardiovascular Disease in the Young, American Heart Association. Pediatrics. 2004;114(6):1708-33.
23. Nogueira SA. O desafio do diagnóstico da dengue em crianças. Jornal de Pediatria. 2005;81(3):191-2.

24. Parola P, de Lamballerie X, Jourdan J, Rovery C, Vaillant V, Minodier P, et al. Novel Chikungunya virus variant in travelers returning from Indian Ocean Islands. Emerg Infect Dis. 2006;12(10):1493-9.
25. Posicionamento oficial da Sociedade Brasileira de Patologia Clínica/Medicina Laboratorial referente ao diagnóstico laboratorial do Zika vírus em 15/02/2016. Disponível em: http://www.sbpc.org.br/upload/conteudo/sbpcml_posicionamento_zika_virus.pdf (acessado em 15/03/17).
26. Taubitz W, Cramer JP, Kapaun A, Pfeffer M, Drosten C, Dobler G, et al. Chikungunya fever in travelers: clinical presentation and course. Clin Infect Dis. 2007;45(1):e1-4.
27. Yoshikawa T, Ihira M, Suzuki K, Suga S, Kito H, Iwasaki T, et al. Fatal acute myocarditis in an infant with human herpesvirus 6 infection. J Clin Pathol. 2001;54(10):792-5.
28. Young NS, Brown KE. Parvovirus B19. N Engl J Med. 2004;350(6):586.

Infecções sexualmente transmissíveis

Maria Heloina Moura Costa Campos
Luanda Flores da Costa

INTRODUÇÃO

As infecções sexualmente transmissíveis (IST) compreendem ampla gama de infecções e condições transmitidas principalmente pela atividade sexual, com mais de trinta agentes etiológicos conhecidos (vírus, bactérias e protozoários). Entre eles, destacam-se a sífilis, a gonorreia, o vírus da imunodeficiência humana (HIV), os vírus das hepatites B e C, a clamídia e o papilomavírus humano (HPV), todos com importante repercussão na vida e na saúde dos afetados.

A terminologia "infecções sexualmente transmissíveis" substituiu o termo "doenças sexualmente transmissíveis" (DST) e é atualmente adotada pela Organização Mundial da Saúde (OMS), pelo Ministério da Saúde e por diversos países, considerando-se que muitas pessoas têm infecção assintomática, e não doença instalada.

O aumento da incidência das IST em crianças e adolescentes, principalmente neste último grupo, associado à ampla sintomatologia, geralmente envolvendo a área genital, favorece a procura de serviços de pronto atendimento para esclarecimento diagnóstico.

A presença de uma infecção preexistente em adultos é geralmente relacionada à atividade sexual anterior. Em crianças, entretanto, infecções preexistentes podem estar relacionadas à colonização prolongada após a aquisição perinatal (aquisição imediatamente antes e após o nascimento), propagação acidental não sexual antes de atividade sexual ou abuso sexual anterior. Quando uma criança apresenta um quadro clínico compatível com doença sexualmente transmissível, o médico deve tentar determinar absolutamente se a infecção foi associada ao contato sexual. Os seguintes fatos devem ser considerados:

- IST podem ser transmitidas durante o abuso sexual. Muitas crianças que sofreram abuso não conseguem falar que têm dor genital ou problemas relacionados.
- Múltiplos episódios de abuso aumentam o risco de infecção.
- As taxas de infecção também variam de acordo com o tipo de contato: a penetração vaginal ou retal é mais suscetível de transmitir IST do que apenas carícias.
- Todo ano, cerca de 1% das crianças vivenciam alguma forma de abuso sexual. Mundialmente, uma estimativa de 25% das meninas e 9% dos meninos são expostos a alguma forma de abuso sexual durante a infância.
- Abuso sexual ocorre primariamente na pré-adolescência. Meninas são mais suscetíveis ao abuso que meninos, porém os meninos reportam menos frequentemente o abuso.
- Os agressores são usualmente homens e frequentemente adultos da confiança da criança.

No atendimento da criança e do adolescente com suspeita de IST, são sempre recomendáveis, além da uma consulta cuidadosa, a orientação psicológica e a notificação ao Juizado de Menores nos casos suspeitos de abuso sexual.

ABORDAGEM CLÍNICA

A Tabela 1 mostra, de forma direta e simplificada, as principais IST e suas características, além de sugerir a abordagem diagnóstica. Outras infecções também podem ser transmitidas por via sexual: hepatites A e B; giardíase.

ABORDAGEM TERAPÊUTICA

Algumas IST, quando não diagnosticadas, podem evoluir para complicações graves. O atendimento clínico a um possível caso de infecção exige a adoção de uma das seguintes abordagens diagnósticas: clínica/sindrômica e a etiológica. A abordagem etiológica é a ideal por permitir a identificação do agente causal, entretanto, isso implica equipamento e profissional especializados, nem sempre disponíveis.

A abordagem sindrômica permite o atendimento rápido, assim como facilita o acesso ao tratamento e impede a falha no tratamento ou perda do paciente, em caso de não haver retorno, facilitando a disseminação das doenças.

A conduta ideal deve ser a coleta dos exames necessários para o diagnóstico etiológico e, em seguida, a prescrição conforme os fluxogramas sindrômicos (Figuras 1 a 4).

TABELA 1 Principais infecções sexualmente transmissíveis e suas características

Doenças e microrganismos	Incubação	Quadro clínico	Transmissão	Diagnóstico
Gonorreia *Neisseria gonorrhoeae*	2 a 5 dias	Uretrite, vaginite, faringite e proctite Raros: artrite e conjuntivite 50% das infecções vaginais em crianças podem ser assintomáticas	Todo tipo de contato sexual Exceção: a conjuntivite neonatal é adquirida durante o parto Não há evidência de transmissão por fômites (p.ex., por meio de assentos sanitários, toalhas, etc.) O risco de transmissão de um parceiro infectado a outro é de 50% por ato. O tratamento eficaz rapidamente interrompe a transmissão	Cultura para *N. gonorrhoeae* utilizando meios seletivos com a confirmação por pelo menos dois métodos diferentes, utilizando princípios diferentes Uso de outros métodos, incluindo Gram, não é recomendado, porque outras bactérias podem ser identificadas erroneamente como *N. gonorrhoeae*
Infecções por clamídia *Chlamydia trachomatis*	5 a 7 dias	Em adultos e adolescentes: uretrite e cervicite mucopurulenta, que podem levar à doença inflamatória pélvica Na sua maioria, infecções em adultos e crianças são assintomáticas	Sexualmente pode ser adquirida apenas por contato vulvar, sem necessidade de penetração Infecção perinatal adquirida Não há evidência de transmissão por fômites	Isolamento do organismo em cultura de tecidos Ensaios imunoenzimáticos e fluorescência direta de anticorpos (DFA) e sondas de DNA não são aprovados para uso em crianças
Sífilis *Treponema pallidum*	Infecção primária: 10 a 90 dias, geralmente 3 a 4 semanas Secundária: 6 semanas a 6 meses após a cura da lesão primária	Sífilis primária: úlcera indolor no local da inoculação que cicatriza espontaneamente após 1 a 2 semanas Sífilis secundária: erupção cutânea difusa, inclusive palmoplantar, febre, aumento dos gânglios linfáticos Sífilis latente: assintomática, embora os resultados positivos sorológicos possam persistir por anos	Por meio do contato sexual As úlceras nas mucosas são muito infectantes Bebês podem adquirir sífilis congênita de suas mães. A apresentação é semelhante à da sífilis secundária	Identificação de *T. pallidum* em lesões por microscopia de campo escuro ou método sorológico: VDRL (*Venereal Disease Research Laboratory*) ou FTA-ABS, teste para um anticorpo específico anti-*T. pallidum* O VDRL será negativo após o tratamento eficaz; o FTA-ABS permanece elevado por toda a vida do paciente

(continua)

TABELA 1 (*continuação*) Principais infecções sexualmente transmissíveis e suas características

Doenças e microrganismos	Incubação	Quadro clínico	Transmissão	Diagnóstico
Tricomoníase *Trichomonas vaginalis*	5 a 28 dias	Vaginite No sexo masculino, a infecção parece ser assintomática, mas pode causar alguns casos de uretrite não específica	Por meio do contato sexual Não há relato de crianças de 1 ano de idade ou mais velhas sem história de contato sexual Bebês podem adquirir a infecção da mãe no momento do parto, e isso pode causar vaginite Infecção perinatal adquirida pode persistir por 6 a 9 meses após o nascimento Não há evidência de transmissão por fômites	Identificação microscópica do organismo no fluido vaginal Métodos de cultura podem ser mais sensíveis, mas não amplamente disponíveis O achado de *Trichomonas* em urina coletada para outra finalidade não é suficiente para o diagnóstico preciso, porque a urina pode estar contaminada com *T. hominis*, um habitante normal do intestino que não é sexualmente transmissível
Vaginose bacteriana *Gardnerella vaginalis* e outros anaeróbios	5 a 28 dias	Não é realmente uma infecção, mas uma perturbação da flora vaginal normal, substituída pela *Gardnerella* Corrimento vaginal de odor fétido Pode ser assintomática	Por meio do contato sexual e não sexual Provavelmente relacionada à falta de higiene em algumas crianças	Identificação microscópica de células epiteliais com a bactéria nas secreções vaginais Teste de amina positivo: liberação de odor de peixe característico quando hidróxido de potássio a 10% (KOH) é adicionado ao fluido vaginal pH do fluido vaginal > 4,5 Esse teste só deve ser feito em adolescentes, pois não existem normas de pH vaginal para crianças pré-púberes Cultura de *G. vaginalis* não é indicada e não é de diagnóstico para VG Obs.: *G. vaginalis* pode ser flora vaginal normal e foi isolado em 5 a 15% das crianças normais, que não foram abusadas

(*continua*)

TABELA 1 (*continuação*) Principais infecções sexualmente transmissíveis e suas características

Doenças e microrganismos	Incubação	Quadro clínico	Transmissão	Diagnóstico
Herpes *Herpes simplex virus* (HSV) tipos 1 e 2	2 a 5 dias	Lesões dolorosas vesiculares que se tornam úlceras na vulva, vagina, pênis e área perirretal Pode estar associado com linfadenopatia inguinal e febre	Por meio do contato sexual Crianças com infecção herpética dos tecidos gengivais (gengivoestomatite herpética) podem infectar-se na área genital. Deve haver história de estomatite nas últimas 2 semanas	Isolamento do vírus a partir das lesões
Condiloma acuminado *Human papilloma virus* (HPV)	4 a 12 semanas, mas pode ser clinicamente inaparente por até 18 meses	Lesões papilomatosas vegetantes na região anogenital	Sexual, perinatal e, raramente, não sexual	Diagnóstico clínico e pela identificação do DNA viral por meio de testes de hibridização molecular (hibridização *in situ*, PCR, captura híbrida II)
SIDA *Human immunodeficiency virus (HIV)*	Soroconversão: 6 semanas após a exposição, mais de 90% dos indivíduos serão HIV positivos por 6 meses Desenvolvimento de SIDA: 5 a 10 anos	As crianças que são HIV positivo antes de desenvolver SIDA são indivíduos assintomáticos Podem desenvolver uma síndrome retroviral aguda semelhante à gripe, com linfadenopatia após a infecção	Aproximadamente 30% das crianças nascidas de mães HIV positivas vão desenvolver a infecção pelo HIV, se não for feita a profilaxia da transmissão vertical Aquisição por abuso sexual precisa ser diferenciada da infecção perinatal, porque fatores de risco para a infecção materna e abuso sexual são semelhantes	Presença de anticorpos anti-HIV e detecção de antígeno p24 A criança a ser avaliada para HIV após abuso necessita ser testada durante 6 meses Considerar o teste de HIV se a criança é de uma área de alta prevalência do HIV, se o agressor está em um grupo de alto risco (p.ex., usuário de drogas) ou se outra IST está presente

Figura 1 Síndrome de úlceras genitais.
EV: endovenoso; IM: intramuscular; VO: via oral; SMZ + TMP: sulfametoxazol + trimetoprim.

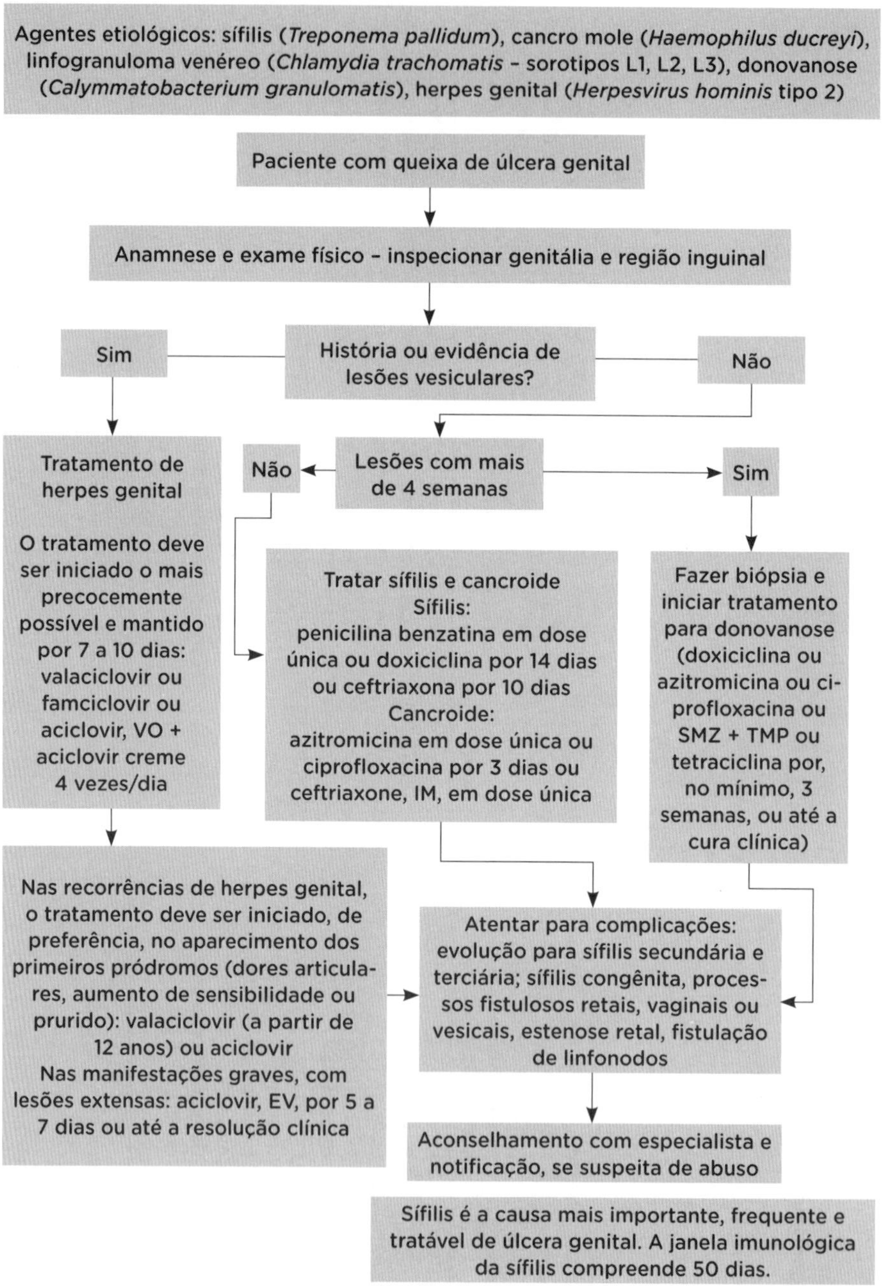

Fonte: Brasil, 2015.

Figura 2 Síndromes de corrimento uretral.
IM: intramuscular.

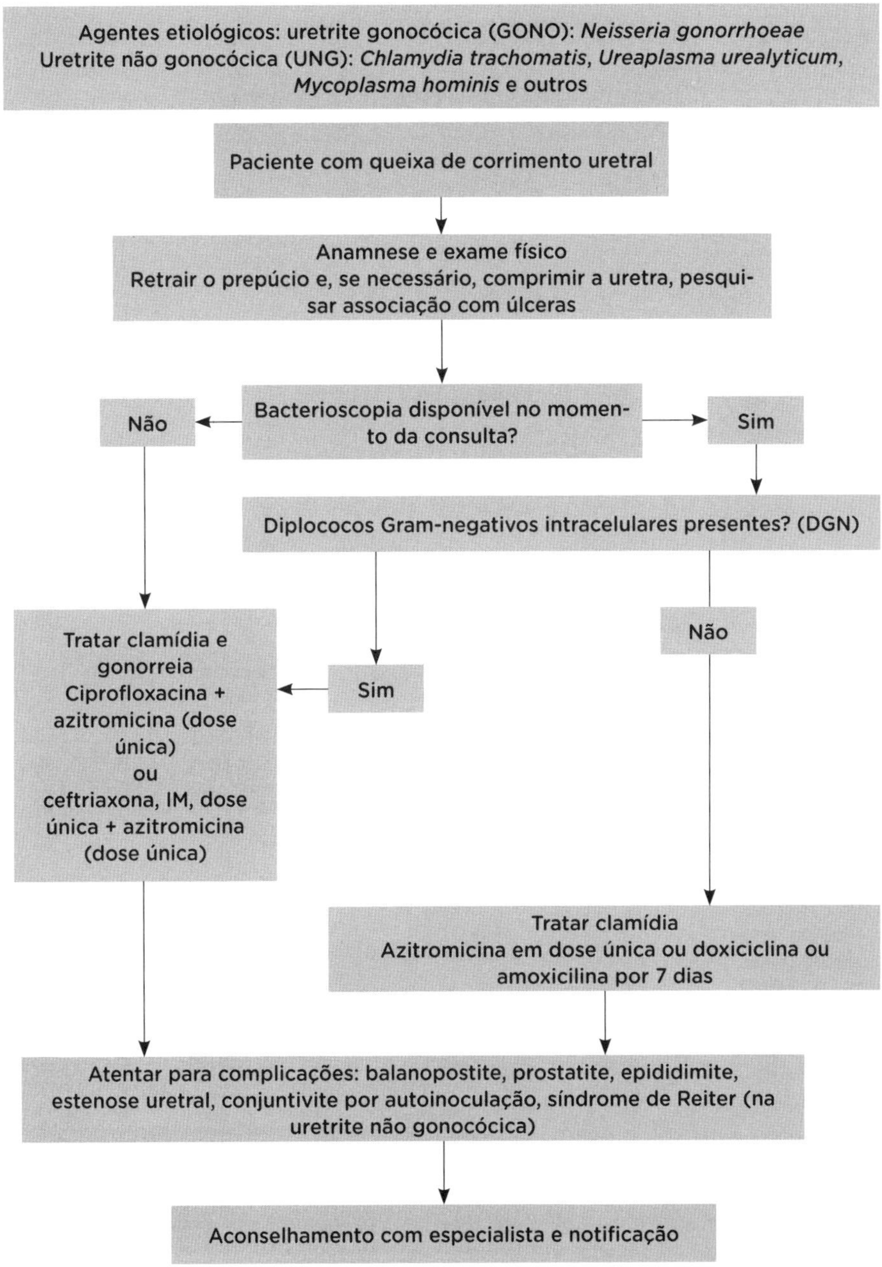

Fonte: Brasil, 2015.

Figura 3 Síndromes de corrimento vaginal.

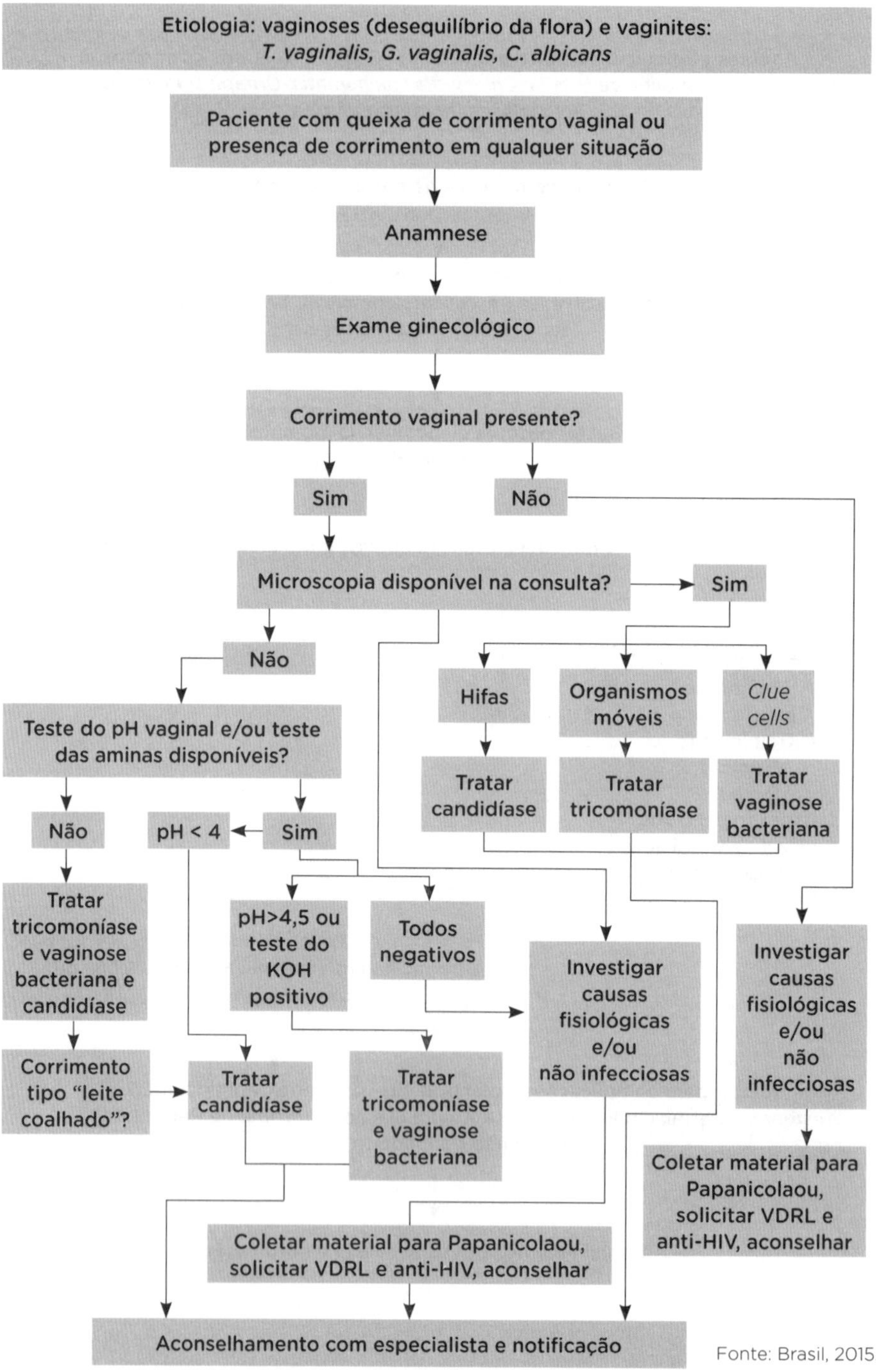

Fonte: Brasil, 2015.

Figura 4 Síndrome do desconforto ou dor pélvica.
DIP: doença inflamatória pélvica.

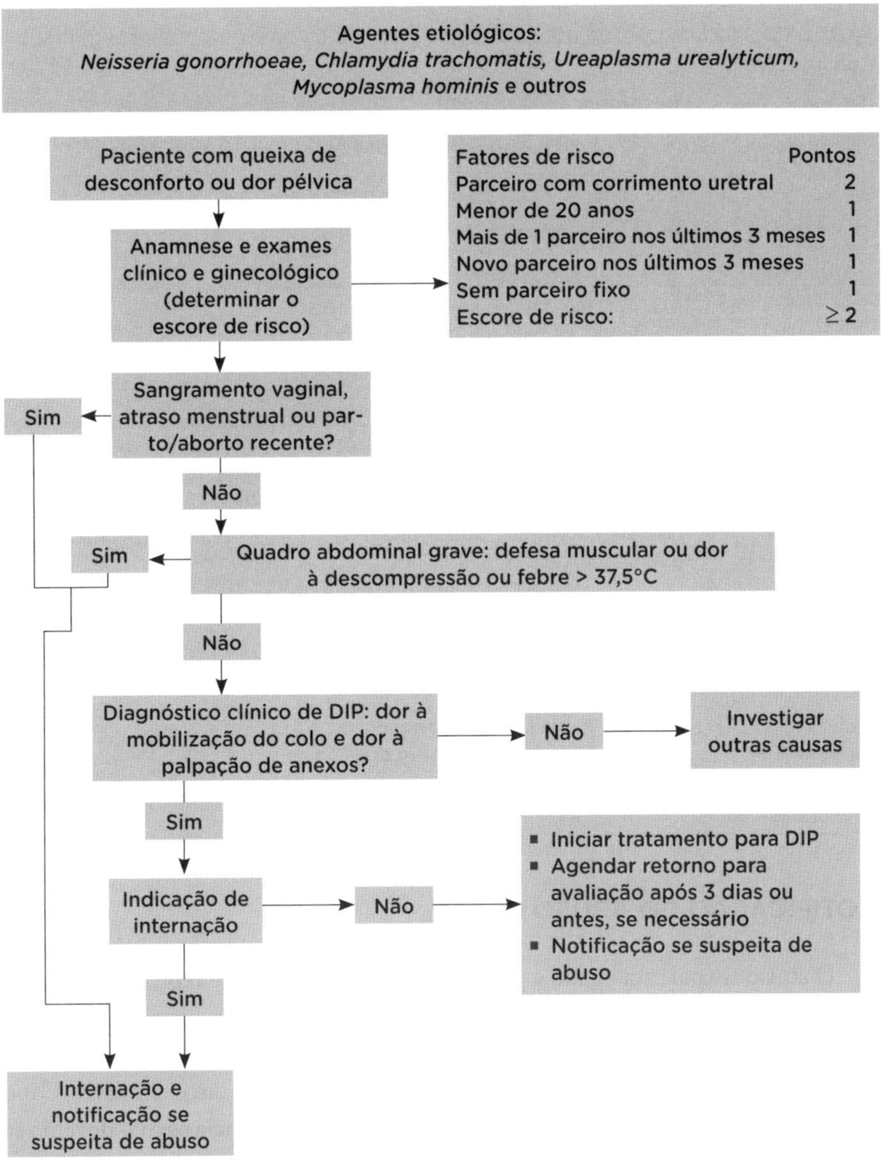

Fonte: Brasil, 2015.

Em várias situações pode ser necessário discutir o caso e encaminhar para infectologista, ginecologista ou urologista.

As posologias habitualmente empregadas no tratamento das IST estão na Tabela 2.

TABELA 2 Medicamentos utilizados no tratamento das infecções sexualmente transmissíveis

Droga	Posologia
Aciclovir	< 12 anos: 40 a 80 mg/kg/dia divididos em 3 a 4 vezes/dia por 5 a 10 dias > 12 anos VO: 400 mg a cada 8 h por 7 a 10 dias
Azitromicina	VO: 1 g em dose única ou 20 mg/kg
Ceftriaxone	IM: 250 mg em dose única
Cefixime	VO: 400 mg em dose única
Ciprofloxacina	VO: 500 mg em dose única Contraindicado em gestantes e nutrizes
Doxiciclina	VO: 100 mg a cada 12 h por 14 dias
Estearato de eritromicina	< 45 kg: VO, 50 mg/kg/dia divididos em 4 vezes/dia por 14 dias Dose máxima diária 2 g/dia > 45 kg: VO, 500 mg a cada 6 h por 7 a 21 dias
Fanciclovir	Dados insuficientes para definir uma dose apropriada para crianças e adolescentes
Metronidazol	< 45 kg: VO, 15 mg/kg/dia divididos em 3 vezes por 7 dias > 45 kg: VO, 2 g em dose única
Ofloxacina	Dados insuficientes para definir uma dose apropriada para crianças e adolescentes
Penicilina benzatina	< 45 kg: 50 mil IU/kg em dose única > 45 kg: IM: 2,4 milhões UI em dose única
Sulfametoxazol + trimetoprim	VO: 800 mg + 160 mg a cada 12 h por 10 dias ou até a cura clínica

NOTIFICAÇÃO DO ABUSO SEXUAL

O abuso sexual está ligado a problemas de saúde pública e reprodutiva, como IST e gravidez indesejada, além das disfunções sexuais que podem produzir.

O atendimento à vítima de estupro é complexo, necessitando idealmente de cuidados de uma equipe multidisciplinar familiarizada com casos similares. Cabe ao médico atender a vítima da violência, e os casos de violência sexual devem ser notificados pelos serviços que prestam atendimento segundo a Lei n. 10.778/03 (ver protocolo de maus-tratos).

Os pacientes devem ser informados sobre os efeitos físicos e psicológicos do abuso sexual e da necessidade de profilaxia da gravidez (nos casos de coito desprotegido para mulheres em período fértil), início da antibioticoprofilaxia para IST, coleta imediata de sangue para sorologia para sífilis, HIV, hepatites B e C (para conhecimento do estado sorológico no momento do atendimento para posterior comparação), vacina e imunoterapia passiva para hepatite B e profilaxia do HIV.

No atendimento à mulher, que corresponde à maioria dos casos, devem ser colhidos espécimes de conteúdo vaginal para exame direto a fresco e corado pelo Gram, endocérvice e reto para cultura em meio Thayer-Martin (gonococo) e endocérvice para imunofluorescência direta (clamídia), quando disponíveis.

PROFILAXIA DAS IST NÃO VIRAIS EM VÍTIMAS DE VIOLÊNCIA SEXUAL

1. Crianças e adolescentes (< 45 kg):
   - Profilaxia para sífilis: penicilina G benzatina, IM, dose única de 50 mil UI/kg (dose máxima: 2,4 milhões UI).

     +
   - Profilaxia para gonorreia: ceftriaxona, IM, dose única de 125 mg.

     +
   - Profilaxia para cancro mole e clamídia: azitromicina, VO, dose única 20 mg/kg (dose máxima: 1 g).

     + ou –
   - Profilaxia para tricomoníase: metronidazol, VO, 15 mg/kg/dia (a cada 8 horas, por 7 dias, máximo: 2 g).
2. Adultos e adolescentes (> 45 kg):
   - Profilaxia para sífilis: penicilina G benzatina, IM, dose única de 2,4 milhões UI. Aplicar 1,2 milhão UI em cada glúteo.

     +
   - Profilaxia para gonorreia: ceftriaxona, IM, dose única de 500 mg.

     +
   - Profilaxia para cancro mole e clamídia: azitromicina, VO, dose única, 1 g, VO.

     + ou –
   - Profilaxia para tricomoníase: metronidazol, VO, 2 g, dose única.

PROFILAXIA DA HEPATITE B

O Programa Nacional de Imunizações e o Programa Nacional de Hepatites Virais recomendam o uso de imunoglobulina hiperimune para hepatite B (IGHAHB) em todas as mulheres em situação de violência sexual não imunizadas ou com esquema vacinal incompleto.

Dose única de IGHAHB, 0,06 mL/kg, IM, dose única, em extremidade diferente da vacina e se a dose da vacina ultrapassar 5 mL, deve-se dividir a aplicação em duas áreas corporais diferentes. A IGHAHB pode ser administrada até, no máximo, 14 dias após a violência sexual, embora se recomende o uso nas primeiras 48 horas.

A vacina para hepatite B deve ser aplicada no músculo deltoide ou na região do vasto lateral da coxa, em três doses. Como essa vacina está inclusa no calendário vacinal, devem ser imunizadas apenas as mulheres que não foram vacinadas previamente.

Não devem receber a imunoprofilaxia para hepatite B vítimas de violência sexual cujo indivíduo apresente exposição crônica e repetida com mesmo agressor ou quando ocorrer uso de preservativo, masculino ou feminino, durante o crime sexual.

PREVENÇÃO DA GRAVIDEZ INDESEJADA

Uso de progestágeno puro – levonorgestrel 0,75 mg/comprimido, usando-se 2 comprimidos, VO, dose única ou 1 comprimido, VO, a cada 12 horas.

Caso a gravidez já tenha ocorrido e seja decorrente de estupro, a possibilidade de realizar abortamento legal é amparada pelo Decreto-lei n. 2.848, de 7 de dezembro de 1940, inciso II do Código Penal brasileiro.

PROFILAXIA DA INFECÇÃO PELO HIV

Nas situações em que o estado sorológico do agressor não pode ser conhecido rapidamente, a profilaxia do HIV deve ser indicada quando ocorrer penetração vaginal e/ou anal, associada ou não ao coito oral. Em situações de violência sexual com sexo oral exclusivo, não existem evidências para assegurar a indicação profilática dos antirretrovirais, até o momento, mesmo com ejaculação dentro da cavidade oral.

Nos casos em que o agressor é sabidamente HIV positivo e está em tratamento com uso de antirretrovirais, a decisão do tipo de combinação de medicamentos para profilaxia deve ser individualizada, idealmente sob orientação de um infectologista.

Na Figura 5 está o protocolo de atendimento dos pacientes pediátricos com infecções sexualmente transmissíveis.

A profilaxia do HIV com o uso de antirretrovirais deve ser iniciada no menor prazo possível, de preferência em até 2 horas do evento, com limite de 72 ho-

Figura 5 Protocolo de atendimento a crianças e adolescentes com infecções sexualmente transmissíveis (IST).
DIP: doença inflamatória pélvica; HBV: vírus da hepatite B; HIV: vírus da imunodeficiência humana; HPV: papilomavírus humano.
*Candidíase não é considerada infecção sexual; ** vaginose é decorrente de alteração da flora vaginal normal.

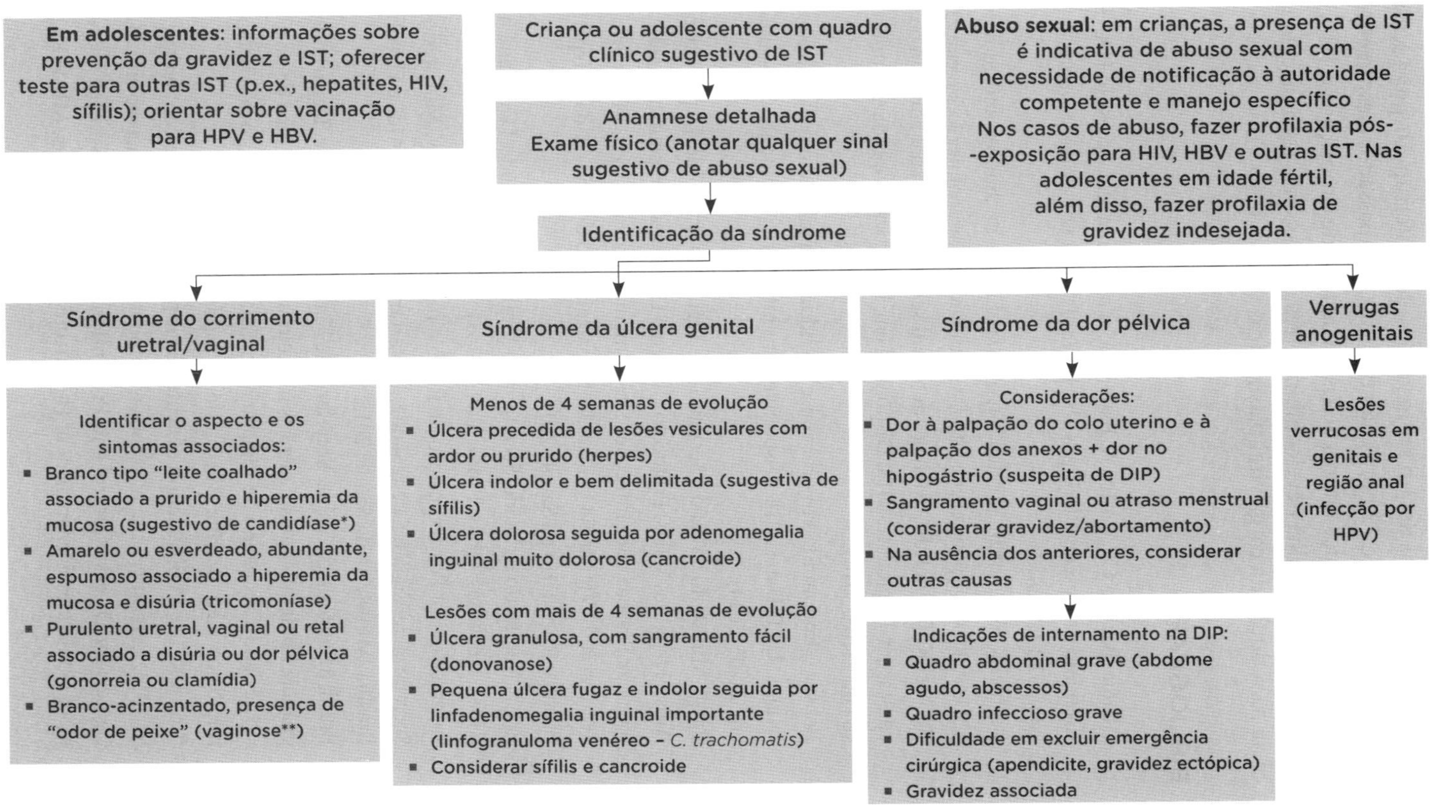

ras. Os medicamentos devem ser mantidos, sem interrupção, por 4 semanas consecutivas. O prazo de 72 horas não deve ser ultrapassado, mesmo em situações de múltiplos e elevados fatores de risco e agravo de exposição ao HIV. O esquema de primeira escolha deve combinar três drogas, pela reconhecida maior eficácia na redução da carga viral plasmática.

BIBLIOGRAFIA

1. Abadia-Barreto CE, Castro A. Experiences of stigma and Access to HAART in children and adolescents living with HIV/aids in Brazil. Social Science & Medicine. 2005;62:1219-28.
2. Bechtel K, Bennett BL. Evaluation of sexual abuse in children and adolescents. UpToDate; 2014. Disponível em: http://www.uptodate.com/online (acesso em: 21/05/2014).
3. Bechtel K, Bennett BL. Management and sequelae of sexual abuse in children and adolescents. Uptodate. 2014. Disponível em: http://www.uptodate.com/online (acesso em: 21/05/2014).
4. Boos SC, Endom EE. Physical abuse in children: epidemiology and clinical manifestations. UpToDate; 2014. Disponível em: http://www.uptodate.com/online (acesso em: 21/05/2014).
5. Brasil. Ministério da Saúde. Secretaria de Vigilância em Saúde. Departamento de DST, Aids e Hepatites Virais. Protocolo Clínico e Diretrizes Terapêuticas para Atenção Integral às Pessoas com Infecções Sexualmente Transmissíveis. Ministério da Saúde, Secretaria de Vigilância em Saúde, Departamento de DST, Aids e Hepatites Virais. Brasília: Ministério da Saúde; 2015.
6. Brasil. Ministério da Saúde. Secretaria de Vigilância em Saúde. Departamento de DST, Aids e Hepatites Virais. Protocolo Clínico e Diretrizes Terapêuticas para Profilaxia Antirretroviral Pós-Exposição de Risco à Infecção pelo HIV. Ministério da Saúde, Secretaria de Vigilância em Saúde, Departamento de DST, Aids e Hepatites Virais. Brasília: Ministério da Saúde; 2015.
7. Brasil. Ministério da Saúde. Secretaria de Vigilância em Saúde. Departamento de Vigilância Epidemiológica. Doenças infecciosas e parasitárias: guia de bolso. Ministério da Saúde, Secretaria de Vigilância em Saúde, Departamento de Vigilância Epidemiológica. 8.ed. Brasília: Ministério da Saúde; 2010.
8. Brown K, Lee JA. Evaluation of acute pelvic pain in the adolescent female. UpToDate; 2014. Disponível em: http://www.uptodate.com/online (acesso em: 21/05/2014).
9. Centers for Disease Control and Prevention. Sexually Transmitted Diseases Treatment Guidelines. Department of Health and Human Services. MMWR. 2010;59.

10. Forhan SE, Gottlieb SL, Sternberg MR, Xu F, Datta SD, McQuillan GM, et al. Prevalence of sexually transmitted infections among female adolescents aged 14 to 19 in the United States. Pediatrics. 2009;124(6):1505-12.
11. Fortenberry JD. Sexually transmitted diseases: overview of issues specific to adolescents. UpToDate; 2014. Disponível em: http://www.uptodate.com/online (acesso em: 21/05/2014).
12. Kahn JA, Rosenthal SL, Succop PA, Ho GY, Burk RD. Mediators of the association between age of first sexual intercourse and subsequent human papillomavirus infection. Pediatrics. 2002;109(1):E5.
13. Kellog N. The evaluation of sexual abuse in children. Pediatrics. 2005;116:506-12.
14. Laufer MR, Emans SJ. Vulvovaginal complaints in the prepubertal child. UpToDate; 2014. Disponível em: http://www.uptodate.com/online (acesso em: 21/05/2014).
15. Morais VO, Moura MVQ, Costa MCO, Patel BN. Doenças sexualmente transmissíveis, aids e uso/abuso de substâncias psicoativas na adolescência. J Pediatr. 2001;77(8):S190-S203.
16. Newbern EC, Anschuetz GL, Eberhart MG, Salmon ME, Brady KA, De Los Reyes A, et al. Adolescent sexually transmitted infections and risk for subsequent HIV. Am J Public Health. 2013;103(10):1874-81.
17. Taketomo CK, Hodding JH, Kraus DM. Pediatric & neonatal dosage handbook. 20. ed. Lexicomp; 2013.
18. Tu W, Batteiger BE, Wiehe S, Ofner S, Van Der Pol B, Katz BP, et al. Time from first intercourse to first sexually transmitted infection diagnosis among adolescent women. Arch Pediatr Adolesc Med. 2009;163(12):1106-11.

30

Dor abdominal

Rafaela Borges Rolim Barbosa
Luciana Rodrigues Silva

INTRODUÇÃO

A dor abdominal é uma queixa comum nos serviços de emergência e, geralmente, é causada por condições autolimitadas, como constipação e gastroenterite viral. No entanto, o diagnóstico diferencial é bastante amplo, com causas abdominais ou extra-abdominais, doenças clínicas ou cirúrgicas e doenças sistêmicas ou localizadas, além dos casos funcionais. O desafio para o pediatra é identificar os pacientes com dor abdominal que apresentem situações graves e potencialmente fatais e que necessitem de atendimento ou cirurgia de urgência e diferenciá-los de outros quadros que necessitam de assistência e tratamento clínico.

A avaliação da dor abdominal exige compreensão dos mecanismos responsáveis pela dor, amplo conhecimento das causas mais comuns e reconhecimento de padrões típicos de apresentação. Na pediatria, o diagnóstico pode ser mais difícil pela impossibilidade de as crianças menores verbalizarem as características da dor e os sintomas associados. Assim, durante o atendimento de uma criança com dor abdominal, é preciso estar atento para a ampla possibilidade de situações clínicas e cirúrgicas como possíveis diagnósticos, realizando-se anamnese e exames físicos minuciosos para solicitação de exames complementares de modo individualizado.

ABORDAGEM CLÍNICA

A dor abdominal pode ser considerada aguda ou crônica dependendo do tempo de evolução, tendo diagnósticos e abordagens distintas. A dor abdominal aguda ocorre quando é possível definir o momento exato do início dos sintomas e tem duração menor que 7 dias. A dor abdominal crônica é definida como a dor constante ou intermitente, que ocorre por um período superior a 2 meses, podendo ser causada por doenças orgânicas ou desordens funcionais.

Algumas condições podem ocorrer mais frequentemente em determinadas idades, devendo-se fazer o diagnóstico diferencial para cada faixa etária, conforme mostra a Tabela 1.

TABELA 1 Principais causas de dor abdominal de acordo com a faixa etária

Recém-nascidos e lactentes	Pré-escolares
▪ Cólica do lactente ▪ Intolerância à lactose ▪ Alergia à proteína alimentar ▪ Superalimentação ▪ Doença celíaca ▪ Gastroenterites bacterianas ou virais ▪ Hérnias umbilicais, inguinais ou femorais encarceradas ▪ Torção de testículo ▪ Vólvulo em intestino delgado, estenoses e duplicações ▪ Estenose hipertrófica do piloro ▪ Intussuscepção ▪ Doença de Hirschsprung ▪ Refluxo gastroesofágico/esofagite	▪ Gastroenterites ▪ Apendicite aguda ▪ Adenite mesentérica ▪ Doença péptica, hepática ou de vesícula ▪ Hidronefrose ou pielonefrite ▪ Hepatites ▪ Parasitoses ▪ Constipação crônica ▪ Pneumonia ▪ Doença inflamatória intestinal ▪ Colelitíase ▪ Pancreatite aguda ou crônica ▪ Vólvulo intermitente ▪ Doença celíaca ▪ *Diabetes mellitus* ▪ Cisto de colédoco ▪ Intussuscepção recorrente
Crianças e adolescentes entre 6 e 18 anos	**Outras causas**
▪ Apendicite aguda ▪ Cólica menstrual ▪ Torção de ovário/aderências pélvicas ▪ Doença inflamatória pélvica ▪ Colecistite ▪ Gravidez ▪ Trauma abdominal ▪ Doença inflamatória intestinal ▪ Doenças pépticas ▪ Intussuscepção ▪ Síndrome do cólon irritável ▪ Constipação crônica ▪ Torção de testículo/epididimite ▪ Crise álgica na anemia falciforme ▪ Divertículo de Meckel	▪ Infecções do trato urinário ▪ Faringite estreptocócica ▪ Doenças virais ▪ Ingestão de corpo estranho ▪ Abscesso intra-abdominal ▪ Porfiria aguda ▪ Tumores sólidos malignos ▪ Púrpura de Henoch-Schönlein ▪ Enxaqueca abdominal ▪ Urolitíase ▪ Asma ▪ Febre familiar do Mediterrâneo ▪ Envenenamento por chumbo e ferro ▪ Neoplasias

CONSIDERAÇÕES SOBRE ALGUMAS CAUSAS DE DOR ABDOMINAL AGUDA

Constipação

As crianças com constipação podem apresentar impactação fecal e dor abdominal em cólica, e o exame de toque retal é um dos passos para estabelecer o diagnóstico. A constipação é um diagnóstico provável em crianças com, pelo menos, duas das seguintes características: menos de três evacuações semanais, incontinência fecal (associada à encoprese), fezes palpáveis no reto ou no abdome e defecação dolorosa.

Infecção gastrintestinal

As crianças com gastroenterite aguda podem apresentar febre, cólicas intensas e sensibilidade abdominal difusa antes do início da diarreia, podendo ser confundida com outras situações graves, como apendicite.

Infecção urinária

Crianças de até 5 anos podem apresentar dor abdominal e febre como principais manifestações clínicas de infecção urinária.

Pneumonia

Crianças com pneumonia nos lobos inferiores podem apresentar dor abdominal e febre como sintomas iniciais de pneumonia. A associação de outros sintomas respiratórios, como tosse e taquipneia, torna o diagnóstico mais fácil.

Faringoamigdalite estreptocócica

A amigdalite, principalmente quando causada pelo estreptococo beta-hemolítico do grupo A, é causa comum de dor abdominal, estando associada a febre, odinofagia e exsudato purulento em orofaringe, podendo determinar adenite mesentérica.

Linfadenite mesentérica

É uma condição inflamatória na qual ocorre aumento dos linfonodos mesentéricos, causando dor abdominal, que, muitas vezes, pode ser confundida com apendicite. A etiologia mais frequente é a gastroenterite viral, porém também pode ser causada por bactérias (*Yersinia enterocolitica*), doença inflamatória intestinal, faringoamigdalite estreptocócica e linfomas.

Cólicas do lactente

O termo se refere ao choro forte e inconsolável sem causa aparente, que ocorre em recém-nascidos e perdura até o 4º mês de vida. Geralmente, ocorre no final da tarde e tem melhora parcial após a eliminação de flatos. O exame físico e os exames diagnósticos são normais, sendo considerado um diagnóstico de exclusão. Apesar de várias suspeitas, ainda não está definida qual a sua etiologia, sendo considerada uma manifestação da imaturidade do sistema digestório dos pequenos lactentes.

Pancreatite

A pancreatite geralmente se manifesta com dor no abdome superior que se irradia para o dorso, associada a vômitos e, algumas vezes, febre. As principais causas de pancreatite na infância são os traumas abdominais e infecções virais.

Anemia falciforme

As crises de vaso-oclusão nos pacientes com falcemia podem causar dor abdominal de intensidade variável, associada a diferentes sintomas, dependendo do órgão comprometido. Assim, os casos de infarto mesentérico se apresentam com dor intensa e sinais de peritonite, a anemia grave com sinais de choque hipovolêmico sugere sequestro esplênico, e a presença de icterícia pode ser sinal de sequestro hepático ou colelitíase.

PRINCIPAIS CAUSAS DE DOR ABDOMINAL COM RISCO DE VIDA

Trauma abdominal

Crianças que sofreram trauma e que apresentam dor abdominal devem ser cuidadosamente avaliadas para afastar lesões intra-abdominais. Os mecanismos de trauma tipicamente associados à lesão significativa incluem colisões de veículos, atropelamentos, quedas e abuso infantil. É fundamental a consulta com cirurgião.

Apendicite

O quadro típico de apendicite se caracteriza por anorexia, vômitos, febre, migração de dor periumbilical para o quadrante inferior direito, além de rigidez e dor à palpação no quadrante inferior direito. No entanto, muitas crianças podem não apresentar o quadro completo, principalmente as mais jovens ou nos estágios iniciais da doença, quando ainda não surgiram os sinais de peritonite. Assim, os médicos devem considerar o diagnóstico de apendicite nos casos de crianças previamente saudáveis que tenham história de dor abdominal e vômitos, com ou sem febre ou dor abdominal focal. É fundamental a consulta com cirurgião.

Intussuscepção

A intussuscepção ocorre normalmente em lactentes até 2 anos de idade e se manifesta com dor intensa e de forma intermitente, e a criança pode se comportar normalmente entre os episódios. Os sintomas iniciais podem ser confundidos com gastroenterite, evoluindo posteriormente com distensão abdominal e vômitos biliosos. O sinal clássico de invaginação-sangue nas fezes com aspecto de geleia de framboesa – não é frequentemente observado, sendo que a maioria das crianças tem sangue oculto nas fezes. É fundamental a consulta com cirurgião.

Má rotação com vólvulo intestinal

Deve-se suspeitar de vólvulo intestinal em recém-nascidos que se apresentem com vômitos e aparente desconforto abdominal. Entre crianças mais velhas com vólvulo intestinal, o início dos sintomas geralmente é agudo, mas algumas apresentam padrões crônicos de vômito e dor abdominal episódica. É fundamental a consulta com cirurgião.

Hérnia inguinal encarcerada

Crianças com hérnia inguinal encarcerada apresentam-se chorosas, e, no exame físico, é observada uma tumoração inguinal firme, que não se reduz à pressão. Vômitos e distensão abdominal podem ocorrer se houver obstrução intestinal. É fundamental a consulta com cirurgião.

Aderências com obstrução intestinal

Crianças com dor abdominal e/ou vômitos que tiveram a cirurgia abdominal anterior podem ter obstrução do intestino delgado como resultado de aderências e bridas. É fundamental a consulta com cirurgião.

Enterocolite necrosante

A enterocolite é a emergência abdominal mais comum entre recém-nascidos e está associada a vários fatores, como prematuridade, hipóxia perinatal e hipotensão. Habitualmente, manifesta-se por vômitos e distensão abdominal associados a sinais sistêmicos, como apneia, insuficiência respiratória, letargia, alteração da temperatura e, nos casos mais graves, choque circulatório. É fundamental a consulta com cirurgião.

Gravidez ectópica

Gravidez ectópica deve ser considerada no diagnóstico da dor abdominal em adolescentes em período fértil. Os sintomas clássicos são dor abdominal, amenorreia e sangramento vaginal, que, geralmente, aparecem entre 6 e 8 semanas após um atraso menstrual. É fundamental a consulta com cirurgião.

DOR ABDOMINAL CRÔNICA

A dor abdominal crônica muitas vezes é um desafio na prática clínica pediátrica, causando interferência na atividade diária e ansiedade tanto na criança quanto em seus familiares. Na grande maioria das vezes, a causa da dor abdominal é funcional, resultante de uma associação de fatores biopsicossociais e fatores individuais (viscerais e de motilidade).

A abordagem da dor abdominal crônica deve ser feita preferencialmente de forma ambulatorial, com pediatra que estabeleça um bom vínculo com os envolvidos. É importante excluir as causas orgânicas por meio de exame físico e anamnese cuidadosos, além de tranquilizar a família e a criança. Caso haja alterações no exame físico ou a presença de sinais de alarme, a investigação diagnóstica em busca de causas orgânicas deve ser iniciada.

Sinais de alarme na dor abdominal crônica:

- Início antes dos 4 anos de idade.

- Perda de peso ou desaceleração do ganho ponderal.
- Vômitos persistentes ou biliosos.
- Febre recorrente.
- Dor longe do umbigo.
- Dor que acorda a criança do sono.
- Sangramento gastrintestinal.
- Diarreia noturna.
- Diarreia grave crônica.
- Artrite.
- História familiar de doença péptica, doença celíaca e doença inflamatória intestinal.

De modo geral, a dor abdominal funcional é bem mais frequente que a dor de causa orgânica e não apresenta sinais de alarme, apesar de poder estar associada a sintomas autonômicos, como náuseas, palidez cutânea e sudorese. Pode ser dividida em uma das quatro categorias apresentadas na Tabela 2, de acordo com os sintomas predominantes.

TABELA 2 Características da dor abdominal crônica funcional

Diagnóstico	Características da dor	Sintomas gerais	Ritmo intestinal
Síndrome do intestino irritável	Dor abdominal associada a alterações do ritmo intestinal	Distensão abdominal, cólicas, piora com o uso de cintos, sensação de evacuação incompleta	Dejeções de frequência ou forma anormais, com ou sem muco A dor melhora com a evacuação
Dispepsia funcional	Dor ou desconforto recorrente no abdome superior	Azia, saciedade precoce, eructações, ânsia de vômitos podem estar associadas	Sem relação com a defecação
Enxaqueca abdominal	Episódios súbitos de dor intensa periumbilical, com duração de cerca de 1 hora, geralmente associada a sintomas vasomotores (palidez, sudorese, náuseas)	Intervalos assintomáticos Pode estar associada a cefaleia unilateral, aura, fotofobia. História familiar de enxaqueca	Sem relação com a defecação
Síndrome de dor abdominal crônica funcional	Dor contínua ou esporádica, sem preencher os critérios para os outros tipos	Sem características especiais associadas	Sem relação com a defecação

As principais causas de dor abdominal orgânica estão listadas a seguir:

- Esofagite de refluxo.
- Doença péptica.
- Doença inflamatória intestinal.
- Doença celíaca.
- Anemia falciforme.
- Constipação intestinal.
- Parasitoses intestinais.
- Intolerância à lactose.
- Neoplasias.
- Doenças ginecológicas (p.ex., doença inflamatória pélvica, dismenorreia).

ABORDAGEM DIAGNÓSTICA

A história clínica fornece importantes informações, que podem ajudar a identificar a causa da dor abdominal:

- Tempo de duração: menos de 1 semana é considerada aguda.
- Tipo: contínua, intermitente, em cólica.
- Localização e irradiação da dor.
- Frequência e duração dos ataques de dor.
- Fatores de melhora ou exacerbação.
- Relação com alimentação e evacuação.
- Sintomas gastrintestinais associados, suas características e relação com a dor: náuseas, vômitos, diarreia, eructações, distensão abdominal, parada na eliminação de fezes.
- Características das evacuações, presença de muco e sangue.
- Queixas extraintestinais, como cefaleia, aura, sintomas urinários, sintomas respiratórios, púrpura e artralgia.
- Na presença de febre associada, suspeitar tanto de doenças intestinais (apendicite, gastroenterite) quanto de infecções em outros locais (urinária, pneumonia, amigdalite).
- História de trauma abdominal.
- Cirurgias abdominais prévias.
- Presença de doença crônica: diabetes, anemia falciforme, síndrome nefrótica.
- Em meninas adolescentes: ciclo menstrual, atividade sexual, história de infecção sexualmente transmissível.

- História familiar de doença inflamatória intestinal, enxaqueca, doença celíaca, distúrbios psiquiátricos.

O exame físico deve ser realizado de forma completa e detalhada, não apenas no abdome, à procura de sinais que auxiliem o diagnóstico e alterações que indiquem quadro grave:

- Avaliar os dados vitais (frequências cardíaca e respiratória, temperatura, tensão arterial) e procurar sinais de gravidade: alteração da perfusão, hipotensão, desidratação, rebaixamento do sensório.
- Postura física: posição antálgica; flexão das pernas durante o choro em lactentes.
- Exame dos campos pulmonares e orofaringe.
- Exame do abdome: distensão, cicatrizes cirúrgicas, circulação colateral, massas palpáveis, ruídos hidroaéreos aumentados ou ausentes, sinais de irritação peritoneal. Palpação superficial e profunda.
- Toque retal: observar fezes impactadas, sangramento retal, compressão extrínseca.
- Exame dos testículos e da região inguinal.
- Em meninas com suspeita de doença inflamatória pélvica, abortamento ou gravidez ectópica, deve-se realizar exame vaginal.
- Procurar sinais de abuso sexual, com exame das regiões anorretal e genital.

Exames complementares serão realizados após análise crítica e individualizada de cada caso:

- Hemograma.
- Velocidade de hemossedimentação.
- Proteína C reativa.
- Proteínas totais e frações.
- Aminotransferases.
- Amilase e lipase.
- Glicemia.
- Gasometria arterial.
- Eletrólitos séricos.
- Parasitológico de fezes com Baermann e lâmina direta para pesquisa de giárdia e ameba.
- Avaliação de caracteres fecais, como pesquisa de leucócitos, sangue oculto, pH fecal e substância redutoras.

- Coprocultura.
- Sumário de urina e urocultura.
- Radiografia simples do abdome.
- Ultrassonografia de abdome.
- Tomografia computadorizada de abdome.

Outros exames podem ser úteis conforme a história clínica e o exame físico, guiados pelas suspeitas diagnósticas levantadas:

- Endoscopia digestiva alta (com biópsia e pesquisa para *H. pylori*).
- Sorologia para doença celíaca.
- Enema opaco.
- Trânsito intestinal.
- Radiografia de tórax.
- Eletroforese de hemoglobina.
- Aspirado duodenal para pesquisa de parasitas.
- Colangiopancreatografia endoscópica retrógrada.
- Colonoscopia.
- Estudo radiológico de esôfago, estômago e duodeno (EREED).
- Ressonância magnética abdominal.
- Laparotomia exploradora.

Muitas vezes, é necessário solicitar avaliação do gastroenterologista pediátrico e/ou do cirurgião pediátrico para esclarecimento diagnóstico.

ABORDAGEM TERAPÊUTICA

O tratamento da dor abdominal aguda ou crônica é específico para cada situação diagnosticada, daí a importância de se identificar de forma correta a causa da dor. No entanto, durante o atendimento na emergência, é primordial identificar os sinais de gravidade para que as medidas, clínicas ou cirúrgicas, sejam tomadas sem demora. Na Figura 1, encontra-se o protocolo sequencial do atendimento da criança com dor abdominal, enfatizando-se sempre a análise individualizada e a reavaliação sistemática.

- Sinais de gravidade:
  — Dor abdominal de forte intensidade com sinais clínicos de doença grave.
  — Vômitos fecaloides, com bile ou sangue.

Figura 1 Protocolo de atendimento da criança com dor abdominal.

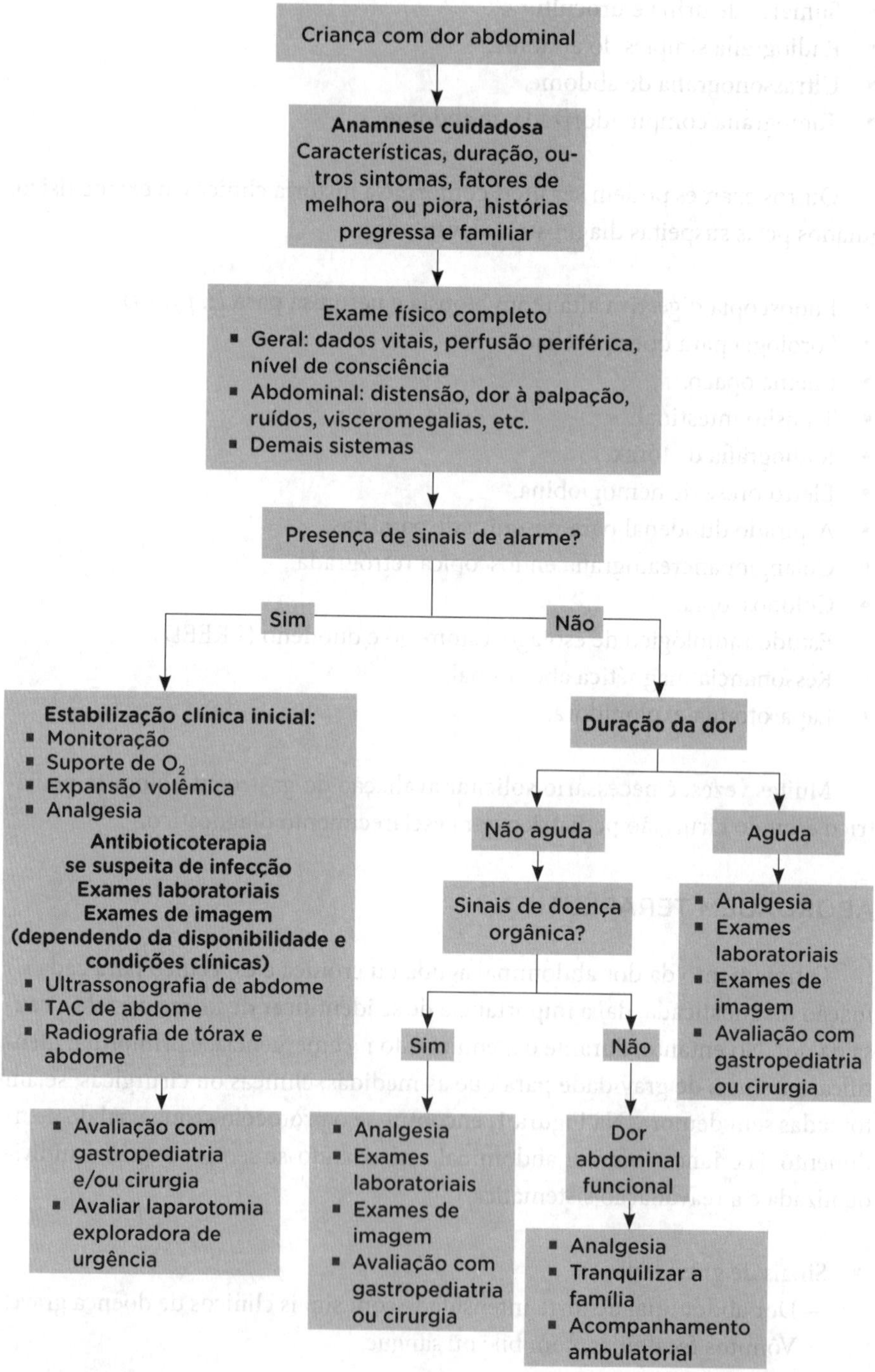

— Sinais de irritação peritoneal: rigidez abdominal e descompressão brusca positiva.
— Exames de imagem mostrando líquido livre ou sangue na cavidade abdominal.
— História de trauma abdominal com distensão e dor de forte intensidade.

Pacientes que apresentem algum desses sinais devem realizar exames laboratoriais e de imagem, além da avaliação periódica com a equipe de cirurgia. Muitas vezes, não é possível fazer o diagnóstico etiológico, mas, diante de um paciente com sinais de abdome agudo, é necessário o encaminhamento para cirurgia de urgência (laparotomia exploradora).

O uso de analgesia no setor de emergência é fortemente recomendado, com a escolha do analgésico definida pelo grau de desconforto do paciente.

BIBLIOGRAFIA

1. Barbieri D. Doenças inflamatórias intestinais. Jornal de Pediatria. 2000;76(supl.2):S173-80.
2. Coughlin EC. Assessment and management of pediatric constipation in primary care. Pediatr Nurs. 2003;29(4):296-301.
3. Di Lorenzo C, Colletti RB, Lehmann HP, Boyle JT, Gerson WT, Hyams JS, et al., American Academy of Pediatrics/AAP Subcommittee on Chronic Abdominal Pain, NASPGHAN Committee on Abdominal Pain. Chronic abdominal pain in children: a clinical report of the AAP and the NASPGHAN. J Pediatr Gastroenterol Nutrition. 2005;40(3):245-8.
4. Leung AK, Sigalet DL. Acute abdominal pain in children. Am Fam Physician. 2003;67(11):2321-6.
5. Campo JV, Bridge J, Ehmann M, Altman S, Lucas A, Birmaher B, et al. Recurrent abdominal pain, anxiety, and depression in primary care. Pediatrics. 2004;113(4):817-24.
6. American Academy of Pediatrics, Subcommittee on Chronic Abdominal Pain; North American Society for Pediatric Gastroenterology, Hepatology, and Nutrition. Chronic abdominal pain in children. Pediatrics. 2005;115:e370-e381.
7. Marincek B. Nontraumatic abdominal emergencies: acute abdominal pain: diagnostic strategies. Eur Radiol. 2002;12(9):2136-50.
8. Dorsa TK, Hessel G, Neto MCV, Pinto EALC. Estudo prospectivo de pacientes pediátricos com dor abdominal crônica. Rev Paul Pediatr. 2007;25(3):47-53.
9. Chang Y, Chao H, Kong M, Hsia S, Yan D. Misdiagosed acute appendicitis in children in the emergency department. Chang Gung Med J. 2010;33:551-7.

10. Martins BS, Brandão MAB, Brandão MB, Reis MC, Servidone MFCP, Zambon MP. Diagnóstico pouco frequente de dor abdominal em unidade de emergência infantil. Rev Paul Pediatr. 2010;28(2):249-52.
11. Green R, Bulloch B, Kabani A, Hancock BJ, Tenenbein M. Early analgesia for children with acute abdominal pain. Pediatrics. 2005;116:978.
12. Clouse RE, Mayer EA, Aziz Q, Drossman DA, Dumitrascu DL, Monnikes H, et al. Functional abdominal pain syndrome. Gastronterology. 2006;130:1492-7.
13. Tack J, Talley NJ, Camilleri M, Holtmann G, Hu P, Malagelada J, et al. Functional gastroduodenal disorders. Gastroenterology. 2006;130:1466-79.

Emergências no paciente oncológico

Paula de Almeida Azi
Lílian Maria Burlacchini de Carvalho

INTRODUÇÃO

Apesar de o diagnóstico de câncer na infância e adolescência ser pouco comum, continua sendo líder como causa de morte por doença na criança, representando 10% de todas as fatalidades na infância.

Após 1970, as taxas de sobrevida aumentaram de 45% para mais de 80%, e as taxas de mortalidade caíram de 85% para 15%. Atualmente, espera-se a cura de 6 em cada 7 crianças com câncer. O progresso não se deve apenas a avanços nas terapias oncológicas específicas, mas também ao diagnóstico precoce e aos avanços nos cuidados de suporte, incluindo aqueles oferecidos nas unidades de emergência.

As emergências oncológicas são condições potencialmente ameaçadoras da vida e devem ser reconhecidas imediatamente, com intervenção decisiva para minimizar a morbidade e a mortalidade. Os sinais e os sintomas de uma emergência oncológica podem estar presentes em qualquer período da evolução da doença, desde o período anterior ao diagnóstico até o momento final de uma malignidade.

A maioria das emergências oncológicas é decorrente de anormalidades metabólicas e hormonais, do próprio tratamento da malignidade ou da invasão do tumor comprimindo órgãos vitais.

Todas as condutas aqui sugeridas devem ser discutidas com a equipe de oncologia, visando ao conforto e ao bem-estar do paciente, em sintonia com o seu plano de cuidados e sua proposta de tratamento, associados com a perspectiva de vida e a conduta dos sintomas.

O tratamento da dor em cuidados oncológicos é uma prioridade, porém não será discutido neste capítulo, assim como a ansiedade, a agitação e as alterações de comportamento, que serão orientadas em outro capítulo.

ABORDAGEM CLÍNICA

Neste capítulo, serão abordadas as seguintes complicações:

1. Respiratórias:
   - Massa mediastinal:
     - síndrome da veia cava superior (SVCS);
     - síndrome do mediastino superior (SMS).
   - Dispneia.
   - Derrame pleural.
2. Cardíacas:
   - Cardiotoxicidade por drogas.
3. Neurológicas:
   - Coma.
   - Hipertensão intracraniana.
   - Crise convulsiva.
   - Compressão medular.
   - Neurotoxicidade por drogas.
4. Gastrointestinais:
   - Mucosite.
   - Tiflite.
   - Diarreia.
   - Náuseas e vômitos.
   - Constipação e obstrução intestinal.
5. Metabólicas/endócrinas:
   - Síndrome de lise tumoral.
   - Hipercalcemia.
   - Secreção inapropriada de hormônio antidiurético (SIHAD).
   - *Diabetes insipidus*.
6. Renais:
   - Nefrotoxicidade.
   - Insuficiência renal aguda.
   - Cistite hemorrágica.
   - Uropatia obstrutiva.
7. Hematológicas:
   - Anemia.
   - Plaquetopenia.

  - Sangramentos.
  - Leucoestase.
8. Infecciosa:
  - Neutropenia febril.

COMPLICAÇÕES RESPIRATÓRIAS

As complicações respiratórias mais frequentes são decorrentes de tumorações no tórax ou via aérea alta, alterações no parênquima pulmonar secundárias à congestão, pneumonia, derrame pleural, processo inflamatório pós-quimioterapia ou radioterapia, além de hemorragia pulmonar e leucoestase. Essas complicações podem ocasionar desconforto respiratório e evoluir com insuficiência respiratória aguda.

Massa mediastinal

A presença de uma massa no mediastino pode causar sintomas de compressão de via aérea (traqueia e brônquios), além da compressão da veia cava superior, causando congestão venosa da cabeça e do tórax superior, bem como sintomas do sistema nervoso central (SNC), secundários à hipertensão intracraniana.

A SVCS consiste em sinais e sintomas de compressão ou obstrução da veia cava superior causada por tumoração mediastínica anterior. A SMS se manifesta com compressão traqueal. Em pediatria, SVCS e SMS geralmente ocorrem simultaneamente.

- Sinais e sintomas:
  - Obstrução da veia cava superior:
    - edema, pletora e cianose na face, pescoço e extremidades superiores;
    - sufusões em conjuntiva;
    - ingurgitamento de veias colaterais;
    - turgor da veia braquial mesmo se o braço direito estiver acima da cabeça;
    - síndrome do cérebro molhado: cefaleia, alteração do nível de consciência, alterações visuais, síncope, estupor e tonturas.
  - Síndrome mediastinal superior: tosse, rouquidão, dispneia, ortopneia, ronco, estridor e dor torácica com piora dos sintomas na posição supina.
  - Etiologia: na faixa etária pediátrica, as principais causas são tumores malignos: linfoma não Hodgkin, linfoma de Hodgkin, leucemia linfoblástica aguda, teratoma maligno, neuroblastoma, sarcomas, câncer de tireoide.
  - Causas não oncológicas: tuberculose e obstrução de cateter venoso central.

- Diagnóstico:
  - História clínica e exame físico.
  - Radiografia de tórax.
  - Tomografia computadorizada (TC) ou ressonância magnética (RM) para identificação da massa mediastinal.
  - Avaliar necessidade de ecocardiograma e ultrassonografia com Doppler.
- Diagnóstico diferencial: pericardite constritiva, aneurisma de aorta ascendente, hipertensão portal, tromboembolismo pulmonar.
- Tratamento:
  - Suporte: oxigenoterapia, elevação de tórax, evitar ao máximo uso de sedação (a perda da pressão negativa fisiológica pode comprometer o retorno venoso e a respiração, precipitando a parada cardiorrespiratória), posição confortável. Deve-se avaliar uso de diurético e a internação em unidade de terapia intensiva (UTI).
  - Radioterapia: atualmente tratamento de escolha de forma empírica.
  - Quimioterapia: pode impossibilitar a interpretação do diagnóstico histopatológico em 48 horas.
  - Corticosteroide (sempre após contato com oncologista). Opções:
    - hidrocortisona: 10 mg/kg/dose, intravenosa (IV), a cada 6 horas;
    - metilprednisolona: 2 a 4 mg/kg/dia, IV, a cada 6 horas;
    - prednisona ou prednisolona: 1 a 2 mg/kg/dia, via oral, a cada 12 horas.
  - Hiper-hidratação. Não colocar acesso venoso em membros superiores.
  - Tratamento específico da neoplasia, acompanhamento com oncologista.
  - Avaliação de equipe cirúrgica caso o oncologista indique.

Dispneia

A dispneia pode ser um sintoma subjetivo, de "falta de ar", ou identificado como um aumento da frequência respiratória e de uso de musculatura acessória para manter a demanda metabólica. Em todos os casos de dispneia, deve-se tentar tratar possíveis causas de congestão, broncoespasmo, derrame pleural ou infecção. O tratamento deve estar associado com o plano de cuidados junto à equipe multidisciplinar.

Para o tratamento do sintoma, a ser conduzido nos casos de limitação terapêutica, avaliar uso de morfina ou opioide equivalente, em infusão contínua, ou sedação paliativa com midazolam. Suporte de ventilação não invasiva deve ser feito, se bem tolerado, com oxigênio sob cateter nasal ou cânula de alto fluxo.

- Medicações:
  - Morfina: 0,05 a 0,1 mg/kg, via oral (VO), ou 0,015 a 0,03 mg/kg, IV/subcutâneo (SC), a cada 3 a 4 horas (5 mg, VO, 2,5 mg, IV) ou outro opioide em dose equivalente.
  - Lorazepam: 0,02 a 0,05 mg/kg, VO/sublingual (SL)/IV/SC, a cada 6 horas (dose máxima 2 mg).
  - Midazolam 0,01 a 0,05 mg/kg/h.
- Tratamento da secreção pulmonar excessiva:
  - Ipratrópio: nebulizado.
  - Atropina: sublingual (solução oftalmológica).
  - Escopolamina: 6 μg/kg/dose a cada 6 a 8 horas.

Derrame pleural

A avaliação e a condução do derrame pleural devem ser avaliados individualmente para cada paciente. Na presença de desconforto respiratório e imagem radiológica sugestiva de derrame pleural, deve ser solicitada uma avaliação de cirurgião para drenagem de tórax, coleta do líquido para avaliação citológica e bioquímica, além de pesquisa de BAAR e culturas (aeróbica e fúngica) e introdução de antibióticos.

COMPLICAÇÕES CARDÍACAS

Cardiotoxicidade por drogas

A cardiotoxicidade por drogas quimioterápicas pode causar arritmias, disfunção miocárdica (diastólica ou sistólica), insuficiência cardíaca, derrame pericárdico, cardiomiopatia dilatada, vaso-oclusão e vasoespasmo, e este último pode ocasionar isquemia miocárdica.

Diagnóstico

Na presença de taquicardia, sinais clínicos de baixo débito cardíaco, congestão pulmonar ou redução das bulhas cardíacas, solicitar:

- Eletrocardiograma (ECG).
- Ecocardiograma (ECO).
- Enzimas cardíacas (troponina, CPK e CK-MB) seriadas.
- Avaliação com cardiologista pediátrico.

- Tratamento específico para o quadro apresentado.
- Internação em UTI.

Quimioterápicos potencialmente tóxicos

Antraciclina: doxorrubicina, daunoblastina e idarrubicina.

COMPLICAÇÕES NEUROLÓGICAS

Coma

O coma no paciente oncológico pode ser secundário a infiltração tumoral, ressecção tumoral, *status* pós-operatório, toxicidade de quimioterápicos, hemorragia intracraniana, epilepsia, dentre outros.

Para avaliação do quadro de coma, são fundamentais a história clínica e a avaliação neurológica minuciosa. Caso haja risco, afastar crise de hipertensão intracraniana com a realização de TC de crânio e investigação de distúrbios de sódio, além de quadros infecciosos do SNC com a coleta de liquor.

O tratamento deve ser dirigido à doença de base.

Hipertensão intracraniana

Caracteriza-se por elevação da pressão intracraniana e, nos pacientes oncológicos, habitualmente é secundária a:

- Tumor ou metástase para o SNC.
- Trombose venosa.
- Leucoestase.
- Metabólicas – alterações do sódio secundárias a *diabetes insipidus* ou SIADH.
- Infecciosas – ventriculites, encefalites ou menigoencefalites.

As manifestações clássicas são:

- Cefaleia.
- Alterações visuais.
- Náuseas e vômitos.
- Hipertensão arterial.
- Outros sinais observados: distúrbios psíquicos, paresia de pares cranianos (estrabismo, ptose) e tonturas.

Nos recém-nascidos e lactentes, pela não soldadura das suturas, esses sinais não são observados e as manifestações clínicas apresentadas são abaulamento da fontanela, irritabilidade, macrocrania e outras alterações, como choro fácil e recusa da alimentação.

Os quadros graves de hipertensão intracraniana, relacionados à herniação do tecido cerebral, podem estar associados a outros sintomas e, algumas vezes, ao surgimento da resposta de Cushing, caracterizada por um aumento reflexo da pressão arterial, bradicardia e alterações do ritmo respiratório.

Na suspeita de hipertensão intracraniana descompensada, realizar:

- TC de crânio.
- Avaliação com neurocirurgião.
- Medidas clínicas:
  - Posição de cabeceira neutra a 30º.
  - Entubação orotraqueal, para manter $PaCO_2$ dentro da normalidade (35 a 40 mmHg) e $PaO_2 > 60$ mmHg.
  - Sedação e analgesia.
  - Correção de distúrbios eletrolíticos.
  - Avaliar uso de corticoide.
  - Controle e tratamento de crise convulsiva.
  - Avaliar colocação de derivação ventricular para drenagem de liquor e monitoração da pressão intracraniana.
  - Solução hipertônica (NaCl 3% – 5 mL/kg, IV, em *bolus*) ou manitol (0,5 a 1 g/kg, IV, em 20 a 30 min).

Crise convulsiva

As convulsões habitualmente são decorrentes de lesão no SNC, primária ou metastática, infecções, alterações metabólicas (principalmente do sódio), uso de drogas antineoplásicas (vincristina, metotrexato intratecal, ifosfamida, ciclofosfamida, cisplatina) ou radioterapia intracraniana.

Diagnóstico

Na avaliação diagnóstica, alguns aspectos são importantes:

- História do paciente (passado médico).
- Presença de válvula de derivação ventricular.
- Presença de lesão cerebral.
- Uso de anticonvulsivante prévio.

Investigação com:

- TC ou RM de crânio.
- Estudo do liquor.
- Eletroencefalograma.

Tratamento

- Suporte respiratório.
- Anticonvulsivantes conforme protocolos clínicos de epilepsia/convulsão. Drogas habitualmente utilizadas: diazepam, fenitoína e fenobarbital.

Compressão medular

Cerca de 4% das crianças com câncer desenvolvem compressão de medula espinhal ou cauda equina. A síndrome de compressão medular pode ser a primeira manifestação de sarcomas (metade dos casos), neuroblastomas, leucemias e linfomas. A compressão pode ocorrer por extensão direta do tumor, disseminação metastática pela coluna vertebral, disseminação para o espaço subdural através da infiltração do forame vertebral e disseminação subaracnóidea de tumor primário no SNC.

Quadro clínico

As manifestações clínicas dependerão da altura da compressão, normalmente apresentando-se com dor, parestesia e fraqueza muscular, seguidas por incontinência ou retenção urinária e/ou fecal e déficits sensoriais.

Diagnóstico

No caso de qualquer criança com câncer e dor nas costas, deve-se presumir que há envolvimento de medula espinhal até que se prove o contrário. Dentre as possibilidades diagnósticas, destacam-se:

- Avaliação neurológica completa.
- Exames de imagem: TC ou, de preferência, RM.
- A coleta de liquor pode desencadear ou agravar os sintomas, devendo-se ponderar sua realização com o oncologista assistente.

Tratamento

O início imediato do tratamento é crucial pelo alto potencial de dano neurológico permanente.

- Dexametasona deve ser iniciada antes de qualquer estudo diagnóstico. Dose: disfunção progressiva e déficits significativos: 1 a 2 mg/kg/dose (máx. 10 mg/dia), seguido de 1,5 mg/kg/dia, dividido em quatro doses (máx. 4 mg/dose). Casos leves ou estáveis: 0,25 a 1 mg/kg/dose, a cada 6 horas.
- Intervenção cirúrgica para rápida descompressão.
- Radioterapia.
- Quimioterapia específica pode ser utilizada em adição a radioterapia e dexametasona.

Neurotoxicidade por drogas

A neurotoxicidade caracteriza-se por redução da força muscular, que pode estar associada às drogas quimioterápicas, à doença de base, às hospitalizações ou à desnutrição. É uma complicação comum e limitante; o risco é maior com o uso de drogas combinadas e na associação com radioterapia. A seguir, estão relacionadas as principais drogas e seus efeitos no SNC:

- Quimioterápicos:
  - Metotrexato → meningite asséptica/leucoencefalomalácia/aracnoidite.
  - Citarabina → toxicidade cerebelosa.
  - Vincristina → neuropatia periférica (na grande maioria dos casos, reversível).
  - L-asparaginase → encefalopatia periférica.
  - Carmustina → cefaleia e parestesias peribucais.
  - Corticoides → debilidade muscular/alterações psiquiátricas/euforia.
  - Cisplatina → ototoxicidade/neuropatia/neurite retrobulbar.
  - Ácido transretinoico → pseudotumor cerebral.
  - Busulfan → convulsões.
  - Carboplatina → neurite óptica/periférica/ototoxicidade.
  - Ciclofosfamida → leucoencefalopatia.
  - Etoposide → cegueira transitória/neuropatia periférica.
  - Ifosfamida → encefalopatia.
  - Mercaptopurina → encefalopatia.
  - Topotecan → neuropatia periférica.

- Tratamento:
  - Plano precoce de fisioterapia.
  - Plano precoce de acompanhamento nutricional.
  - Acompanhamento com neuropediatra.
  - Avaliação de manutenção do quimioterápico.
  - Tratamento sintomático individualizado.

COMPLICAÇÕES GASTRINTESTINAIS

Mucosite

A mucosite é uma importante manifestação clínica associada à toxicidade por drogas quimioterápicas. É uma inflamação da mucosa do tubo digestivo, desde a boca até o ânus, habitualmente caracterizada por lesões na cavidade oral ou esofágica, podendo apresentar-se desde pequenas feridas até lesões mais generalizadas e infectadas. É de fundamental importância o exame físico detalhado e afastar a presença de fissuras anais e abscesso perianal.

A mucosite está associada a grande desconforto para o paciente, dor, dificuldade de alimentação e ingestão hídrica e irritabilidade. Há risco aumentado de sangramento, possibilidade de translocação bacteriana e infecção fúngica e reativação de vírus do herpes.

A mucosite afeta cerca de 20 a 40% dos pacientes que recebem quimioterapia citotóxica convencional, está associada ao uso de citarabina, doxorrubicina, metotrexato, etoposide ou melphalan e pode afetar até 80% dos pacientes submetidos a transplantes de medula óssea, particularmente transplante halogênico e nos pacientes irradiados, assim como o uso de metrotexato para profilaxia de doença enxerto *versus* hospedeiro aguda (GVHD).

- Prevenção e tratamento:
  - Dieta sem alimentos ácidos.
  - Dieta com menos sal.
  - Dieta com alimentos em temperatura morna ou fria.
  - Dieta sem alimentos de consistência dura e seca.
  - Avaliar presença de monilíase oral e necessidade de tratamento específico.
  - O uso de glutamina, um precursor da síntese de nucleotídeo, importante fator da divisão celular e epitelização do trato gastrintestinal, é controverso na profilaxia ou tratamento da mucosite.

- Higiene oral com solução contendo: água bicarbonatada a 2% ou solução contendo nistatina + hidróxido de alumínio + lidocaína (manipulada).
- Laserterapia profilática e terapêutica com odontólogo especializado.
- A analgesia, com o uso de lidocaína tópica e morfina enteral ou venosa, por vezes, tem fundamental importância para permitir a adequada higiene oral e alimentação.
- Acompanhamento com dentista para tratamento das pulpites, abscessos dentários e extrações dentárias deve ser adequadamente avaliado.
- Na presença de abscesso perianal, iniciar cobertura antimicrobiana para anaeróbios e Gram-negativos.

Tiflite (enterocolite neutropênica)

É a invasão bacteriana da mucosa cecal no paciente neutropênico, secundária ao tratamento quimioterápico.

O quadro clínico habitual é de dor e distensão abdominais associadas à neutropenia (< 500 leucócitos), febre, náuseas, vômitos e diarreia. Na presença de irritação peritoneal, solicitar avaliação da cirurgia para afastar perfuração intestinal.

- Diagnóstico:
  - TC de abdome (falso-negativo em 15%).
  - Ultrassonografia (falso-negativo em 23%).
  - Estudo radiológico do abdome (falso-negativo em 48%).
  - Na presença de distensão abdominal, preenchimento e dilatação do ceco, investigar perfuração e imagens sugestivas de abscesso.
- Diagnóstico diferencial: apendicite, íleo metabólico, colite pseudomembranosa (*C. difficile*).
- Tratamento:
  - Tiflite não complicada: jejum com sondagem gástrica para descompressão, nutrição parenteral, antibioticoterapia empírica (piperacilina/tazobactam ou cefepime + metronidazol) e, se necessário, uso de antifúngicos. Discutir com o oncologista o uso de Granulokine® (fator de crescimento de colônias de granulócitos).
  - Consulta com equipe de cirurgia pediátrica para avaliar tratamento cirúrgico.

Diarreia

A diarreia é uma anormalidade no transporte de água e eletrólitos secundária à agressão que a quimioterapia ou radioterapia local podem causar na mucosa intestinal.

- Tratamento:
  - Controle de ingestão de sacarose.
  - Controle da ingestão de alimentos gordurosos.
  - Restrição de lactose.
  - Restrição de alimentos ricos em fibras insolúveis ou laxativos.
  - Aumento da ingestão hídrica para reidratação. Avaliar a necessidade de reposição eletrolítica e hidratação venosa e eventualmente de antibióticos.

Náuseas e vômitos

Náuseas e vômitos são sintomas que impactam negativamente e de maneira muito importante na ingestão alimentar, além de poderem causar desidratação e alteração eletrolítica.

- Tratamento:
  - Fracionamento das refeições em 6 a 8 por dia.
  - Evitar alimentos com odor forte.
  - Preferir alimentos menos quentes.
  - Posicionamento reclinado por, no mínimo, 1 hora após as refeições.
  - Evitar alimentos muito doces ou gordurosos.
  - Avaliar uso de antieméticos: a escolha da droga dependerá do mecanismo de náusea envolvido (Tabela 1).

Constipação e obstrução intestinal

Constipação

A constipação intestinal não causa perdas nutricionais importantes como a diarreia, entretanto, é um sintoma que ocasiona desconforto considerável nos pacientes oncológicos.

TABELA 1 Mecanismos de náuseas e vômitos e possibilidade terapêutica

Local do sistema nervoso central	Causas	Receptor cerebral	Agente terapêutico
Centro do vômito	Final comum de diversos mecanismos	Histamina (H1)	Anti-histamínico (difenidramina)
		Acetilcolina (Ach)	Anticolinérgico (escopolamina)
		Serotonina (5-HT2)	5-HT2 antagonista (cipro-heptadina)
Zona quimiorreceptora de gatilho (*chemoreceptor trigger zone* - CTZ)	Medicações: quimioterapia, opioides, antibióticos, anticonvulsivantes	Serotonina (5-HT3)	Antagonista da serotonina (ondansetrona, granisetrona)
	Metabólico: hiponatremia, hipercalcemia, acidose, uremia	Dopamina (D2)	Butirofenona (haloperidol, droperidol) antipsicótico atípico (olanzapina)
	Toxinas intestinais	Neurokinina (NK1)	NK1 antagonista (aprepitanto)
Vestibular	Desordem do núcleo vestibular e nervo craniano - VIII par	Histamina (H1)	Anti-histamínico (difenidramina)
		Acetilcolina (Ach)	Anticolinérgico (escopolamina)
Mecanorreceptores meníngeos	Elevação de pressão intracraniana, tumor, infecção	Estímulo no centro do vômito	Corticosteroides
Córtex	Ansiedade	Estímulo da zona de QT (CTZ) e do centro do vômito	Técnicas de relaxamento, benzodiazepínicos, dronabinol
Receptores gastrintestinais - mecanorreceptores e quimiorreceptores	Drogas (opioides, anticolinérgicos), constipação, neuropatia autonômica, mucosite, gastrite, QT e radiação, tumor, distensão abdominal	Vagal aferente (CN X)	Bloqueadores H2 (ranitidina), BBP (omeprazol, pantoprazol); agentes procinéticos
		Histamina (H1)	Anti-histamínico (difenidramina)
		Serotonina (5-HT3)	Antagonista da serotonina (ondansetrona, granisetrona)

5-HT: serotonina; Ach: acetilcolina; D2: dopamina; H: histamina; NK: neurokinina; CTZ: *chemoreceptor trigger zone*; BBP: bloqueador da bomba de prótons.

Em geral, a constipação é ocasionada por vários fatores:

- Relacionado ao próprio tumor (obstrução intestinal, compressão da medula espinal ou cauda equina).
- Efeitos secundários da doença (inapetência, dieta pobre em fibras, desidratação, inatividade, depressão, etc.).
- Medicamentos (opioides, anticolinérgicos, antiácidos com cálcio e alumínio, diuréticos, anticonvulsivantes, vincristina).
- Doenças concomitantes (diabetes, hipotireoidismo, hipocalemia, hipercalcemia, lesões anais).

Tratamento

- Aumento da ingestão hídrica.
- Inclusão de módulo de fibra solúvel (10 g/dia).
- Inclusão de alimentos como: grãos integrais, pipoca, frutas (de preferência com casca), verduras (de preferência cruas), suco laxativo e iogurte com probióticos.

O tratamento medicamentoso será instituído nos pacientes que não respondam às medidas acima:

- Polietilenoglicol (osmótico).
- Senna (estimulante).
- Ducosato (humectante).
- Lactulose (osmótico).
- Leite de magnésio (osmótico).
- Bisacodil (estimulante).
- Enema fosfato de sódio (Fleet® enema).

Obstrução intestinal

Em um terço dos casos de obstrução intestinal, as causas são benignas, geralmente secundárias a:

- Complicações pós-cirúrgicas, como aderências e bridas.
- Hiperplasia linfoide intramural em pacientes com LLA ou linfoma (linfoma de Burkitt).
- Íleo paralítico por drogas (vincristina e opioides).
- Intussuscepção em crianças com mais de 6 anos (deve-se sempre pensar em linfoma não Hodgkin).

Obstrução intestinal maligna

A obstrução intestinal maligna pode estar associada a desmotilidade intestinal, presença de massas intra ou extraluminais, bridas, distúrbios hidreletrolíticos, ascite, dentre outros. O quadro clínico é insidioso, com dor e distensão abdominais tipo cólica, náuseas e vômitos, parada de eliminação de gases e fezes.

Diagnóstico

O diagnóstico é feito por meio da história clínica e do exame físico, auxiliados por exames radiológicos do abdome. É preciso avaliar a possibilidade de realizar enema baritado (evitar em neutropênicos e nos pacientes submetidos a radiação recente ou quimioterapia).

Tratamento

O objetivo terapêutico deve estar associado ao plano de cuidados e à avaliação de terminalidade. O tratamento pode ser conservador, com jejum, hidratação e sonda gástrica aberta ou pela abordagem cirúrgica. Além da correção dos eletrólitos, a desobstrução pode ser tentada com corticoide venoso, octreotide (1 a 2 µg/kg, subcutâneo ou IV, a cada 8 h) ou 3 a 6 µg/kg/dia em infusão venosa contínua.

COMPLICAÇÕES METABÓLICAS/ENDOCRINOLÓGICAS

Síndrome de lise tumoral

A síndrome de lise tumoral (SLT) é uma potencial emergência oncológica que ocorre com maior frequência em pacientes com linfoma não Hodgkin de alto grau, especialmente linfoma de Burkitt, e outras neoplasias hematológicas, como leucemia linfoide aguda (LLA) e leucemia mieloide aguda (LMA).

A incidência, o risco e a gravidade da SLT dependem de:

- Tamanho da massa tumoral.
- Tipo do tumor.
- Intensidade da terapia antineoplásica.
- Velocidade de proliferação da célula cancerígena e da sensibilidade dessas células à terapêutica empregada.
- Nível do LDH (desidrogenase lática).
- Condições clínicas preexistentes, como insuficiência renal, hipotensão e desidratação.

A rápida lise de células tumorais causa grande liberação de conteúdos intracelulares, particularmente potássio, fósforo e ácidos nucleicos, que são metabolizados em ácido úrico. Isso resulta na tríade clássica de hiperuricemia, hiperpotassemia e hiperfosfatemia, acompanhada de hipocalcemia.

Se não for adequadamente tratada, pode resultar em arritmias cardíacas, falência renal, convulsões, coma, coagulação intravascular disseminada (CIVD) e morte.

Quadro clínico

- Hiperuricemia: cristais de ácido úrico podem obstruir os túbulos renais, causando nefropatia, com hematúria, dor em flancos, hipertensão, azotemia, acidose, edema, oligúria, letargia e sonolência, além de manifestações do trato gastrintestinal (p.ex., náuseas, vômitos, diarreia e anorexia).
- Hipocalcemia: pode causar tetania, parestesias, espasmos musculares e convulsões por hiperexcitabilidade neuromuscular, além de arritmias ventriculares, hipotensão, delírio e alucinações.
- Hipercalemia: manifesta-se com fraqueza muscular, inclusive da musculatura respiratória, e arritmias cardíacas.
- Hiperfosfatemia pode levar a náuseas, vômitos, diarreia, letargias e crises convulsivas.

Algumas vezes, o processo pode ocasionar a síndrome de resposta inflamatória sistêmica, com alterações hemodinâmicas e distúrbios da coagulação, inclusive CIVD.

Conduta inicial para pacientes com risco de lise tumoral

- Identificação do paciente de risco.
- Admissão em UTI.
- Acesso venoso adequado.
- Monitoração cardíaca.
- Dosagem sérica de LDH, sódio, potássio, ureia, creatinina, ácido úrico, cálcio ionizado, fósforo (diariamente ou a cada 12 horas).
- Alopurinol: 300 a 400 mg/m^2/dia.
- Bicarbonato de sódio: 50 a 100 mEq/L, se ácido úrico elevado.
- Acetazolamida: 150 a 500 mg/m^2/dia, se necessário.

Tratamento – medidas gerais

- Hiper-hidratação: 3 a 5 L/m^2/dia, com o objetivo principal de manter a diurese acima de 100 mL/m^2/h.

- Controle rigoroso de diurese: manter acima de 100 $mL/m^2/h$.
- Diurético: furosemida/manitol. Avaliar a necessidade para manter a diurese anteriormente descrita.
- Monitorar eletrólitos, ácido úrico, cálcio e creatinina, pelo menos, a cada 6 horas.
- Monitoração cardíaca, se houver hipercalemia ou hipocalcemia.
- Não administrar potássio venoso.
- Correção dos distúrbios eletrolíticos específicos.
- Avaliação precoce de diálise.

Tratamento da hiperuricemia

- Alopurinol: 100 a 500 $mg/m^2/dia$, a cada 8 horas (máx. 800 mg/dia), para profilaxia em pacientes com baixo ou médio risco de lise tumoral.
- Urato oxidase (rasburicase): 0,15 a 0,2 mg/kg, EV, em 30 minutos, a cada 24 horas por 5 dias, em todos os pacientes com alto risco para SLT.

Tratamento da hiperpotassemia

- O tratamento depende do nível do potássio.
- Resina de troca: SORCAL®, 2 g/dia, VO, a cada 6 horas, ou enema de retenção.
- Diálise se potássio persistente e não responsivo a outras terapêuticas.
- Se alterações eletrocardiográficas, fazer: gluconato de cálcio 10%, 0,5 mL/kg, 10 a 30 minutos; bicarbonato de sódio, 0,5 mEq/kg, EV, em *bolus*.
- Solução polarizante: 0,5 g/kg glicose 10%, EV, com 0,3 U de insulina simples por grama de glicose.
- Outros: salbutamol (aerosol ou EV), diurético de alça (furosemida).

Tratamento da hiperfosfatemia

A quebra celular rápida pode levar a hiperfosfatemia e hipocalcemia secundária. Quando a concentração de cálcio multiplicada pela de fósforo (produto cálcio × fósforo) excede 70 mg^2/dL^2, há um aumento de risco de precipitação de cristais nos túbulos renais e insuficiência renal e precipitação no coração, causando arritmias.

A terapia de substituição renal pode ser necessária se o produto cálcio × fosforo ≥ 70 mg^2/dL^2.

- Hidróxido de alumínio (50 a 150 mg/kg/dia a cada 6 horas).
- Diuréticos: furosemida.

- Diálise: indicação individualizada: oligúria não responsiva a hidratação e diuréticos, oligúria persistente com ácido úrico > 15 mg/dL, e/ou fosfato > 10 mg/dL, hipocalcemia sintomática refratária com hiperfosfatemia.
- Carbonato de cálcio – fazer uso de 1 a 2 cápsulas de carbonato de cálcio por refeição e ajustar dose conforme resposta.
- Leucocitaferese, exsanguinotransfusão – controversos.
- Hiper-hidratação (conforme descrito anteriormente).

Hipercalcemia

Aumento da concentração de cálcio sérica (> 11 mg/dL) secundário a metástases osteolíticas, produção tumoral de calcitriol ou tumores produtores de proteínas relacionadas ao hormônio da paratireoide (PTHrP).

- Quadro clínico: poliúria e nictúria, anorexia e náuseas, fraqueza muscular e fadiga, desidratação grave, rebaixamento do nível de consciência e coma.
- Tratamento: hidratação e diuréticos.
- Tratamento específico:
  - Pamidronato/clodronato/zoledronato – análogos do pirofosfato. Indicação: hipercalcemia moderada ou grave. Toxicidade: irritação venosa e febre.
  - Calcitonina. Indicação: hipercalcemia leve a moderada; tem mínima toxicidade, ação rápida, pode levar a náusea e hipersensibilidade.
  - Corticoides (prednisona). Ação: inibe a absorção óssea por osteoclastos. Indicação: mieloma, linfoma e tumores com resposta maciça a drogas citotóxicas. Vantagem: administração oral. Toxicidade: hiperglicemia, gastrite e osteopenia.

Secreção inapropriada de hormônio antidiurético (SIHAD)

A SIHAD ocorre quando há liberação maior desse hormônio pela hipófise, independentemente da osmolaridade plasmática, levando à hiposmolaridade. Habitualmente, está presente em leucemias e linfomas com descompensação clínica, sarcomas de Ewing, tumores cerebrais, pós-operatórios neurocirúrgicos e uso de drogas (vincristina, vimblastina e dexametasona).

Caracteriza-se por manifestações neurológicas, como fadiga, letargia, confusão mental, convulsões e coma, além de oligúria e ganho ponderal.

Diagnóstico

A investigação laboratorial deve ser realizada na suspeita clínica. Solicitar:

- Osmolaridade urinária (habitualmente < 280 mOsm/L).
- Sódio sérico (< 135 mEq/L).
- Densidade urinária (> 1.020).

Tratamento: restrição hídrica, tratamento da hiponatremia, se sintomática, avaliação do uso de diurético, se houver anasarca.

Diabetes insipidus

As causas mais comuns de *diabetes insipidus* (DI) central na criança com câncer estão relacionadas à ressecção de tumores no SNC. Caracteriza-se por poliúria, habitualmente acima de 10 mL/kg/h, polidipsia e hipernatremia (sódio sérico acima de 145 mEq/L).

Habitualmente, há necessidade de internamento em UTI para o devido manejo das oscilações da osmolaridade sanguínea, do sódio e da volemia. O tratamento é feito com uso de desmopressina – DDAVP, um análogo sintético do hormônio antidiurético. Dose: 5 a 10 mcg, nasal, ou 2 a 4 mcg, via intravenosa ou subcutânea.

COMPLICAÇÕES RENAIS

Nefrotoxicidade

É definida como a disfunção renal ou hematúria associada ao uso de drogas quimioterápicas, estando especialmente associada a cisplatina, ifosfamida e ciclofosfamida.

Na presença de elevação de ureia e creatinina, deve-se solicitar avaliação de nefrologista pediátrico, avaliar hidratação venosa e uso de diurético. Indicação de terapia de substituição renal conforme protocolo específico.

Insuficiência renal aguda

O controle da ingestão hídrica e das perdas urinárias deve ser rigoroso em pacientes com disfunção renal, uso de drogas com risco de nefrotoxicidade (derivados de platina e metotrexato), necessidade de hiper-hidratação e naqueles com risco de SLT. Pacientes portadores de doença linfoproliferativa podem ter infiltração da doença nos rins, o que pode precipitar uma disfunção grave.

Os pacientes que evoluem com disfunção renal, elevação das escórias renais, oligúria, anasarca, hematúria e/ou hipertensão devem ser avaliados por um nefropediatra. O manejo adequado de diuréticos, a correção de possíveis distúrbios eletrolíticos e o início da terapia de substituição renal precoce devem ser avaliados em conjunto com equipe de oncologia, baseados na proposta terapêutica.

- Indicações de diálise:
  - Potássio > 6 mEq/L.
  - Ácido úrico >10 mg/dL.
  - Creatinina > 10 vezes o normal para a idade.
  - Fósforo > 10 mg/dL.
  - Hipocalcemia sintomática.
  - Hipervolemia não controlada.
  - Hipertensão não controlada.

Cistite hemorrágica

A cistite hemorrágica é uma complicação decorrente do uso de altas doses de ciclofosfamida e da ifosfamida, podendo causar lesão vesical irreversível.

Os sintomas podem ser agudos (24 a 48 horas) ou aparecer até 29 meses após o uso da droga, sendo as principais queixas: disúria, hematúria, desconforto suprapúbico e urgência miccional.

O diagnóstico é confirmado pela análise da urina. Hidratação vigorosa pode ser a única medida necessária para o tratamento. É importante ressaltar que a melhor medida é a prevenção com o uso de Mesna antes das drogas anteriormente descritas.

Uropatia obstrutiva

A uropatia obstrutiva deve ser suspeitada na presença de redução de diurese, dor abdominal tipo cólica (mais frequente) ou lombar (em casos agudos) e pela presença de uremia nos casos crônicos.

Etiologias

- Obstrução extrínseca:
  - Tumores abdominais, retroperitoneais e pélvicos.
  - Ureter: tumor de Wilms ou tumor de células germinativas.
  - Bexiga: sarcoma pélvico.
  - Uretra: rabdomiossarcoma.
- Obstrução intrínseca:
  - Rabdomiossarcoma de bexiga.
  - Nefrolitíase.
  - Nefrocalcinose.
  - Cistite hemorrágica: coágulos.

O diagnóstico pode ser dado por história clínica e exame físico, associados a exames complementares, como ultrassonografia, TC ou RM contrastada.

O tratamento dependerá do local da obstrução e necessita do acompanhamento com urologista:

- Vias urinárias superiores: tratamento desobstrutivo cirúrgico (cirurgião ou urologista).
- Vias urinárias inferiores:
  - Sondagem vesical.
  - Cistostomia.
  - Diuréticos/tratamento de hipertensão arterial.
  - Considerar métodos de substituição renal – diálise.

COMPLICAÇÕES HEMATOLÓGICAS

As alterações hematológicas são prevalentes em crianças em tratamento oncológico, sendo a pancitopenia secundária à invasão direta na medula óssea por células malignas ou mielossupressão por agentes quimioterápicos.

A administração de componentes do sangue em geral é segura, porém existem riscos:

- Reações febris e hemolíticas.
- Desenvolvimento de aloimunizações e refratariedades.
- Transmissão de agentes infecciosos.
- Desenvolvimento de doença do enxerto contra o hospedeiro (DECH), também conhecida como *graft-versus-host-disease* (GVHD).

Anemia

A anemia é uma das complicações mais frequentes em pacientes submetidos à quimioterapia. O nível de hemoglobina desejado depende do quadro clínico do paciente, mas não deve ficar abaixo de 6 g/dL.

Pode ser feita a correção por meio de:

- Transfusão de concentrado de hemácias, de preferência, com uso de filtro.
- Eritropoetina, em casos em que a anemia não caracterize risco de vida.

Plaquetopenia

Outra complicação frequente em pacientes submetidos à quimioterapia, sobretudo, nos portadores de leucemias agudas e linfomas é a redução plaquetária. A indicação da transfusão depende do valor das plaquetas ou da presença de sangramentos, conforme indicado na Tabela 2. Pode ser realizada a transfusão de plaquetas randômicas (1 UI a cada 6 a 10 kg) ou por aférese (5 a 10 mL/kg), sempre com filtro.

TABELA 2

Indicações de transfusão de plaquetas	Limiar
Sangramento mucocutâneo/gastrintestinal	50.000/mm^3
Leucemias	
Indução da quimioterapia	20.000/mm^3
Leucemia aguda	5.000 a 10.000/mm^3
Profilaxia	
Assintomático	5.000/mm^3
Cirurgia extensa	50.000/mm^3
Procedimento invasivo	
Pequeno porte	50.000/mm^3
Grande porte	75.000/mm^3

Sangramentos

Distúrbios hemorrágicos e tromboses são complicações frequentes na criança com câncer. Os sangramentos são mais frequentes nas leucemias, sendo menos comuns nos tumores sólidos. Deverá ser indicado uso de fatores de coagulação, se houver sangramento ativo, uso de ventilação mecânica ou necessidade de procedimentos invasivos.

Avaliar dosagem de fatores de coagulação, tempo de protrombina (TP), tempo de tromboplastina parcial ativada (TTPa) e fibrinogênio. Avaliar a possibilidade de a deficiência ser secundária à deficiência de vitamina K (baixa ingesta alimentar e associada a quadros infecciosos) e proceder à sua reposição, venosa ou intramuscular, por 3 dias consecutivos.

Pacientes com sangramento ativo e/ou disfunção hepática devem receber plasma, 10 mL/kg, principalmente antes de procedimentos invasivos. Avaliar o uso de crioprecipitado na presença de hipofibrinogenemia.

Leucostase

Trata-se de uma síndrome clínica caracterizada por:

- Hiperleucocitose:
  - Contagem de leucócitos no sangue periférico > 100.000/mm^3.
  - Ocorre em 9 a 13% das crianças com leucemia linfoide aguda, em 5 a 22% das crianças com leucemia mieloide aguda e na maioria dos pacientes com leucemia mieloide crônica.
- Aumento da viscosidade sanguínea.
- Obstrução vascular secundária a agregação leucocitária ou trombose.

Em determinadas leucemias, há invasão do leito vascular por blastos (mielo ou linfoblastos), que são maiores e mais rígidos, menos deformáveis que os leucócitos normais. A agregação entre os blastos com a formação de trombos resulta em distúrbios da coagulação e no aumento da viscosidade sanguínea, podendo levar à estase na microcirculação, a chamada leucoestase.

O quadro clínico depende do local de estase:

- Pulmão: hipoxemia, dispneia, cianose, tosse seca, febre e insuficiência cardíaca direita; radiografia de tórax pode apresentar infiltrado intersticial difuso.
- Cerebral: fenômenos hemorrágicos ou trombóticos. Quadro de alteração de consciência, cefaleia, alterações visuais, convulsões, papiledema, hipertensão intracraniana (HIC).
- Periférico: priapismo, dactilite.
- Pode levar à síndrome de lise tumoral (SLT) espontânea.

Na presença de hiperleucocitose, deve ser avaliado risco para SLT e solicitar radiografia de tórax para afastar alargamento de mediastino e infecção pulmonar associada.

O tratamento visa à rápida citorredução:

- Hiper-hidratação: 3 a 5 L/m²/dia, mas principalmente com o objetivo de manter a diurese > 100 mL/m²/h.
- Diurético: furosemida (0,5 a 4 mg/kg/dia) – avaliar o uso para manter a diurese anteriormente descrita.
- Acetazolamida: 150 a 500 mg/m²/dia, se necessário. Trata-se de diurético inibidor da anidrase carbônica que reduz a reabsorção de bicarbonato nos túbulos proximais, levando à alcalinização da urina.
- Uso de corticoide para citorredução sob a orientação do oncologista, pois pode comprometer o diagnóstico.
- Alopurinol ou rasburicase, para prevenir SLT.
- Leucoaférese – avaliar.
- Tratamento sintomático, suportes ventilatório e hemodinâmico.

COMPLICAÇÃO INFECCIOSA

Neutropenia febril

Os pacientes oncológicos e, principalmente, os que estão em quimioterapia são mais suscetíveis a infecções em razão de redução das defesas naturais causadas pela doença ou imunossupressores, quebra das barreiras pela presença de dispositivos invasivos, uso de antimicrobianos por tempo prolongado, comprometimento nutricional e hospitalizações frequentes.

Nas leucoses, o risco aumenta de acordo com o número de neutrófilos, associado ao tempo de neutropenia (> 7 dias), atividade ou recaída da doença, estado geral da criança, instabilidade hemodinâmica e comorbidades presentes.

A neutropenia febril se caracteriza por:

- Elevação da temperatura acima de 38,3°C ou permanência de 37,9°C por 1 hora.
- Neutrófilos < 500 céls./mL ou 1.000 céls./mL em queda.

A estratificação do risco de infecção grave no paciente com neutropenia febril permite uma orientação direta na abordagem diagnóstica e terapêutica.

- Fatores de baixo risco em pacientes com neutropenia:
  - Contagem de neutrófilos > 100 céls./mm^3.
  - Contagem de monócitos > 100 céls./mm^3.
  - Radiografia de tórax normal.
  - Função hepática e renal normais.
  - Neutropenia há menos de 7 dias.
  - Resolução da neutropenia em menos de 10 dias.
  - Ausência de infecção de cateter.
  - Evidência de recuperação medular.
  - Remissão da doença oncológica.
  - Temperatura < 39°C.
  - Sem alteração neurológica.
  - Bom estado geral.
  - Ausência de dor abdominal.
  - Ausência de comorbidades: choque, hipóxia, pneumonia ou infecção invasiva, vômitos e diarreia.
- Fatores de risco intermediário em pacientes com neutropenia:
  - Tipo do câncer: câncer de pequenas células, linfomas.
  - Função renal ou hepática alterada.
  - História de uso prévio de quimioterapia ou radioterapia.
  - Condições preexistentes: neutropenia, infecção e lesões de pele.
- Fatores de risco elevado em pacientes neutropênicos (mortalidade de 70% sem tratamento):
  - Tipo de quimioterápico: antraciclina, topotecan, mitomicina, etoposide, cisplatina, ciclofosfamida, ifosfamida.
  - Número de agentes mielossupressores (mais de dois).
  - Ausência de uso de fator estimulador de colônia de granulócitos.

Diagnóstico

- História e exame físico.
- Hemograma.
- Hemocultura/urocultura/cultura de sangue de cateter central e de outros sítios, se indicado para tentar identificação etiológica.
- Radiografia de tórax.
- Se sintomas abdominais, avaliar TC de abdome e consulta com cirurgia pediátrica.

- Exames gerais conforme a apresenção clínica: gasometria, lactato, ureia, creatinina, TGO, TGP, sódio, potássio, coagulograma.

Tratamento

A antibioticoterapia empírica no paciente assintomático será baseada no risco infeccioso, associado à procedência, se domiciliar ou hospitalar, passado de internações e uso de dispositivos invasivos (Figura 1):

- Se baixo risco, o antibiótico oral pode ser iniciado em casa, avaliando-se as condições sociais e acompanhamento médico. Amoxacilina e clavulanato + ciprofloxacina.
- Paciente de alto risco: cefepime; associar vancomicina se presença de colonização por estafilococos meticilino-resistente ou uso de dispositivos invasivos. Avaliar uso de piperaciclina/tazobactan.
- Guiar escolha de antimicrobiano com culturas, presença de outros sintomas e evolução clínica.
- Associação antifúngica precoce. O risco adicional de infecção fúngica inclui LMA, recaídas de leucemia, quimioterapia mielossupressora e transplante medular halogênico. Se há suspeita de infecção fúngica filamentosa, introduzir anfotericina B ou voriconazol; se de leveduriforme, introduzir caspofungina ou micafungina. Solicitar hemoculturas para fungos, fungigrama, ecocardiograma, ultrassonografia de abdome e avaliação do fundo de olho. Avaliar dispositivos semi-implantáveis.
- Fatores estimulantes de colônias (G-CSF), discutir uso com a oncologia, habitualmente indicado em pacientes neutropênicos de alto risco.

Na Tabela 3, estão os antibióticos mais frequentemente empregados em pacientes oncológicos. Vale lembrar que cada situação deve ser individualizada e muitas vezes há necessidade de outras medicações.

Nas Tabelas 4 e 5, estão as drogas antivirais, antiparasitárias e anti-helmínticas mais frequentemente utilizadas.

Na Figura 1 se encontra o tratamento da neutropenia febril.

TABELA 3 Antibioticoterapia comumente empregada em crianças com neoplasias

Classe	Agente	Espectro de ação	Dose
Antibióticos			
Cefalosporina de 3ª geração	Cefepime	Gram–, alguns Gram+	150 mg/kg/dia
Carbapenêmicos	Meropenem	Gram–, Gram+ e anaeróbios	120 mg/kg/dia
Penicilinas modificadas	Piperacilina + tazobactam	Gram– (*P. aeruginosa*) e anaeróbios	300 mg/kg/dia
Monobactâmicos	Aztreonam	Gram– (*Pseudomonas*)	150 a 200 mg/kg/dia
Glicopeptídeos	Vancomicina	Gram+ (*Staphylococcus, Streptococcus, Enterococcus*)	60 mg/kg/dia

TABELA 4 Antimicóticos habitualmente empregados em pacientes oncológicos

Classe	Espectro de ação	Dose
Antifúngicos		
Anfotericina B lipossomal	Cândidas (*albicans, parapsilosis, kruseii*), *Aspergilus, Criptococcus*, histoplasma	3 a 5 mg/kg/dia
Fluconazole	*C. albicans, Cryptococcus*	6 a 12 mg/kg/dia
Micafungina	*C. albicans, Aspergilus*	3 a 4 mg/kg/dia

TABELA 5 Drogas antivirais, antiparasitárias e anti-helmínticas habitualmente empregadas em pacientes oncológicos

Classe	Espectro de ação	Dose
Antivirais		
Aciclovir	Herpes, varicela-zóster	250 mg/m² a cada 8 h
Ganciclovir	Citomegalovírus, herpes e varicela	5 mg/kg a cada 12 h
Foscarnet	Herpes, varicela, citomegalovírus, resistentes a ganciclovir	60 mg/kg a cada 8 h
Antiparasitários		
Sulfametoxazol + trimetoprim (SMX + TMP)	*P. jirovecii* (antigo *P. carinii*)	200 mg/kg/dia (do TMP) a cada 6 h
Pentamidina (na intolerância ao SMX +TMP)		4 mg/kg, 1 vez/dia
Anti-helmínticos		
Albendazol	Anti-helmíntico de amplo espectro, inclusive *S. stercoralis*	400 mg, 2 vezes/dia, por 7 dias
Mebendazol	Anti-helmínticos de amplo espectro	200 mg/dia por 3 dias, VO
Metronidazol	Giardia e amebas	30 a 50 mg/kg/dia, VO, a cada 8 h
Ivermectina	*S. stercolaris*	200 µg/kg/dia, por 2 dias

Figura 1 Tratamento da neutropenia febril baseado na estratificação de risco.

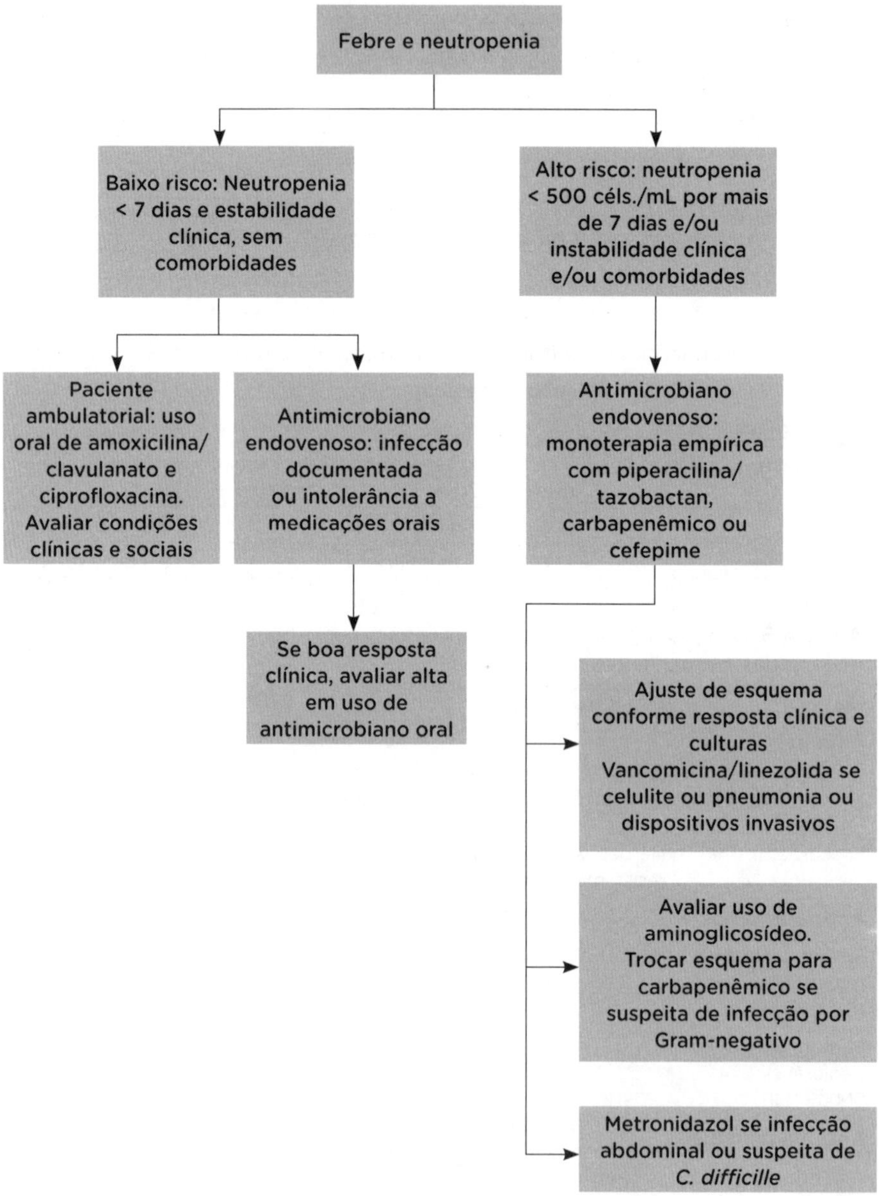

BIBLIOGRAFIA

1. Carlotti Jr CG, Colli BO, Dias LAA. Hipertensão intracraniana (intracranial hypertension). Simpósio: Medicina intensiva: II. Tópicos selecionados, capítulo V. Medicina, Ribeirão Preto. 1998:552-62.
2. Hauer J, Duncan J, Scullion BF. Pain and symptom. Management guidelines. Dana Farber Cancer Institute/Boston Children's Hospital Pediatric Advanced Care Team. Revised 2014. Disponível em: http://www.virtualhospice.ca/Assets/Boston%20Pediatric%20Pain%20&%20Symptom%20Management%20Guidelines%20-%20 2014_20170104132605.pdf (acessado em 04/01/2017).
3. Larson RA, PUI CH. Tumor lysis syndrome: definition, pathogenesis, clinical manifestations, etiology and risk factors. UpToDate. Disponível em: https://www.uptodate.com/contents/tumor-lysis-syndrome-definition-pathogenesis-clinical-manifestations-etiology-and-risk-factors (acessado em 21/01/17).
4. Manual de condutas para pacientes oncológicos: Protocolo nutricional. São Paulo: Hospital Samaritano; 2010.
5. Negrin RS, Toljanic JA. Pediatric oncologic emergencies. UpToDate. Disponível em: https://www.uptodate.com/contents/emergencies-in-pediatric-cancer-patients (acessado em 04/01/17).
6. Petrilli AS, Carvalho WB, Lee, JH (eds.). Cuidados intensivos no paciente oncológico pediátrico. São Paulo: Atheneu; 2004.
7. Pi J, Kang Y, Smith M, Earl M, Norigian Z, Mcbride A. A review in the treatment of oncologic Emergencies. J Oncol Pharm Practice. 2016;22(4):625-38.
8. Piva JP, garcia PCR. Piva & Celiny: medicina intensiva em pediatria. Rio de Janeiro: Revinter; 2005.
9. Stubbs JR, Yu ASL. Overview of the causes and treatment of hyperphosphatemia. UpToDate. Disponível em: https://www.uptodate.com/contents/overview-of-the-causes-and-treatment-of-hyperphosphatemia (acessado em 21/01/17).

Emergências urológicas

Luciana Rodrigues Silva
Ubirajara de Oliveira Barroso Júnior

INTRODUÇÃO

As urgências urológicas ocupam um lugar de destaque na prática clínica pediátrica, por sua frequência e necessidade de diagnóstico correto, com encaminhamento adequado ao especialista. Assim, o pediatra do serviço de pronto atendimento deverá estar apto a reconhecer as principais emergências urológicas, orientando os pacientes de forma cuidadosa, rápida e eficiente.

ABORDAGEM CLÍNICA

Urgências perinatais

Hidronefrose antenatal

A dilatação pielocalicial é um achado frequente na investigação antenatal realizada por avaliação ultrassonográfica durante a gestação. Estima-se que 15% das crianças com diâmetro anteroposterior da pelve renal acima de 0,4 cm apresentem refluxo vesicuretral na avaliação pós-natal. Portanto, todos os fetos que apresentem dilatação da pelve renal maior que 0,4 cm antes da trigésima semana de gestação ou acima de 0,7 cm após esse período devem ser investigados depois do nascimento. As principais causas de dilatação pielocalicial podem ser observadas na Tabela 1.

TABELA 1 Causas mais frequentes de dilatação pielocalicial e suas características

Doença	Características clínicas
Refluxo vesicuretral	Dilatação geralmente leve, unilateral ou bilateral
Obstrução da junção ureteropiélica	Dilatação mais intensa. Cerca de 20% dos casos são bilaterais
Megaureter	Dilatação da pelve e do ureter
Ureterocele	Em geral, associada à duplicidade pieloureteral no sexo feminino. O ureter em geral está dilatado. Existe lesão cística na bexiga
Ureter ectópico	Em geral, associado à duplicidade pieloureteral. O ureter pode encontrar-se dilatado. A característica principal nas meninas é incontinência contínua associada à micção presente
Válvula de uretra posterior	Atinge o sexo masculino. Dilatação em geral bilateral. O ureter pode estar dilatado. Habitualmente, a bexiga tem paredes espessadas e elevado resíduo pós-miccional. Pode haver história de oligodrâmnio
Síndrome de *prune belly*	Associação de "abdome em ameixa", criptorquidia e dilatação do trato urinário. Os ureteres encontram-se muito dilatados bilateralmente. Pode haver história de oligodrâmnio
Atresia uretral	Em geral, é incompatível com a vida, a menos que haja fístula retovesical associada
Idiopática	Não há causa aparente. Pode ser fisiológica ou secundária a uma obstrução ureteral transitória no período antenatal. Não necessita de tratamento

Dentre as causas citadas anteriormente, aquelas que mais frequentemente causam dilatação pielocalicial são: refluxo vesicuretral (dilatações menores e bilaterais) e obstrução da junção ureteropiélica (dilatações maiores que 1 cm). Na duplicidade pieloureteral, as causas mais comuns são ureterocele e ureter ectópico, que dilatam a unidade superior.

Diagnóstico

Nos casos de dilatação renal unilateral ou bilateral no sexo feminino, é preciso realizar nova ultrassonografia ao fim da primeira semana de vida e cistouretrografia miccional (CUM) ao fim do primeiro mês, para avaliar refluxo vesicuretral. Se este não for evidenciado nessa avaliação e se persistir hidronefrose significativa, deve-se realizar no segundo mês uma cintilografia renal dinâmica com DTPA ou MAG3, que ajudará na definição do diagnóstico de obstrução ureteropiélica ou megaureter.

Nos pacientes com dilatação piélica bilateral do sexo masculino, principalmente quando associada à bexiga de paredes espessadas e que não se esvazia completamente após a micção, o recém-nascido não deve receber alta até que se afaste o diagnóstico de válvula de uretra posterior. É necessário realizar, ainda no hospital, a avaliação com ultrassonografia e CUM, que definirão o diagnóstico. Vale ressaltar a necessidade de se monitorar os níveis séricos de creatinina, pois, nos casos de elevação persistente, indica-se a sondagem vesical (com cateter sem balão) até que a válvula seja incisada por via endoscópica. Habitualmente, cerca de 24 horas após o tratamento, a criança poderá receber alta hospitalar. Nos casos de oligodrâmnio, o recém-nato pode apresentar desconforto respiratório.

Ambiguidade genital

É uma situação de emergência médica pela grande preocupação e ansiedade geradas nos pais e no ambiente familiar. As principais causas são relacionadas a seguir.

Desordens da diferenciação gonadal

- Síndrome de Klinefelter.
- Síndrome de Turner.
- Disgenesia gonadal pura e mista.
- Síndromes de regressão testicular.

Desordens da diferenciação sexual (DDS) XX

- Hiperplasia adrenal congênita.
- Andrógenos maternos.

Desordens da diferenciação sexual (DDS) XY

- Agenesia das células de Leydig.
- Desordens da síntese de testosterona.
- Insensibilidade androgênica parcial ou completa.
- Deficiência de fator inibidor mülleriano.
- Deficiência de 5-alfa-redutase.

Diagnóstico

- História clínica: é importante investigar o uso materno de medicamentos com potencial de virilização de fetos femininos e história de óbitos neonatais na família (suspeita de hiperplasia adrenal congênita).
- Exame físico: a existência de gônadas palpáveis sugere a presença de testículos e, portanto, a presença de cromossomo Y. O tamanho do falo também tem importância fundamental, considerando-se micropênis aquele que tem medida inferior a 1,9 cm. Recém-nascidos com pênis presente, mas gônadas

palpáveis ausentes não devem ter alta até esclarecimento diagnóstico, pois pode-se tratar de hiperplasia adrenal congênita.

- Exames laboratoriais: é necessária a realização do cariótipo nas primeiras 72 horas de vida e dosagem sérica de 17-hidroxiprogesterona, além da dosagem urinária de 17-cetosteroides e da 17-hidrociprogesterona, com o objetivo de afastar a presença de hiperplasia adrenal congênita.
- Exame de imagem: a ultrassonografia pélvica deve ser realizada em todas as crianças portadoras de ambiguidade genital, para avaliar a presença de aparelho reprodutor feminino.

O tratamento abrange uma avaliação multidisciplinar com urologista, geneticista, pediatra, endocrinologista e psicólogo, além dos pais, para uma decisão final sobre o sexo. A criança com ambiguidade genital ou testículos não palpáveis bilateralmente não deve ser registrada até a avaliação dessa equipe.

Testículo não descido

A criptorquidia está presente em 4% dos recém-nascidos a termo. Cerca de metade dos casos se resolve, espontaneamente, até 6 meses de vida.

Os métodos de imagem são pouco úteis. Cerca de 80% dos testículos são palpados na região inguinal e 20% não são palpáveis. Nesses últimos, a laparoscopia, que é o método diagnóstico de escolha, é realizada no momento da correção cirúrgica.

O tratamento deve ser instituído até o primeiro ano de vida, uma vez que após esse período, lesões significativas podem ter ocorrido nas células germinativas.

A criptorquidia associada à hipospádia pode ser sinal de intersexo. Nesse caso, a avaliação com o cariótipo é obrigatória, devendo ser realizada o quanto antes.

O tratamento utilizando-se a gonadotrofina coriônica é mais empregado no testículo retrátil do que na criptorquidia verdadeira.

Na criptorquidia verdadeira, a cirurgia corretiva, orquidopexia, é o tratamento de escolha.

Extrofia de bexiga

A extrofia de bexiga ocorre em 1:40 mil nascidos vivos e caracteriza-se pela exteriorização da parede vesical associada à ectopia do meato uretral (epispádia). Geralmente, associa-se a anormalidades ortopédicas da bacia e membros inferiores.

Após o nascimento, o local extrófico deve ser coberto com plástico, evitando-se o uso de gazes ou compressas. A seguir, deve-se avaliar o falo cuidadosamente, solicitando-se também uma avaliação ultrassonográfica.

O tratamento definitivo é o fechamento primário da bexiga nas primeiras 48 horas de vida, com ou sem correção da uretra. Outra alternativa é aguardar até o segundo/terceiro mês de vida e reconstruir a bexiga, a uretra e a anormalidade da bacia.

Escroto agudo

O escroto agudo é uma situação clínica comum nos serviços de pronto atendimento e caracteriza-se por dor e edema testicular. O diagnóstico diferencial é a torção testicular e a torção do apêndice testicular, epididimite, trauma escrotal, hérnia encarcerada, varicocele (indolor), hidrocele (indolor) e edema escrotal idiopático (indolor).

Torção testicular

É uma emergência médica decorrente da rotação do testículo sobre o próprio eixo, com dobramento do cordão espermático e obstrução do retorno venoso, levando a isquemia testicular por edema e compressão das arteríolas.

Ocorre mais frequentemente na puberdade e ao nascimento.

O quadro clínico caracteriza-se por dor súbita, que acorda o paciente durante o sono, podendo associar-se a náuseas.

Ocorre aumento do volume testicular, que geralmente está tenso e em posição elevada no escroto. Pode haver eritema testicular com presença de nódulo no cordão espermático (vasos dobrados).

O diagnóstico é eminentemente clínico. Nos casos de dúvida no diagnóstico, a exploração cirúrgica está indicada.

A ultrassonografia com Doppler depende do observador, sendo pouco útil, mas pode identificar ausência de fluxo sanguíneo no testículo e um halo ao redor do órgão (que é a tradução ultrassonográfica para a reação inflamatória local). Está indicada apenas nos casos em que a torção testicular é pouco provável, como dor leve, insidiosa e testículo pouco tenso.

O tratamento é sempre cirúrgico. Embora a redução por profissional habilitado seja possível na emergência, a cirurgia sempre está indicada para evitar novos episódios e deve ser realizada nas primeiras 4 horas após o início da dor. Após 12 horas de história clínica, em 75% dos casos, o testículo não poderá mais ser preservado e, em 24 horas, a sua perda é praticamente certa.

Torção do apêndice testicular

O apêndice testicular é um remanescente do ducto de Müller e assemelha-se a uma vesícula localizada preferencialmente no polo superior do testículo. Algumas vezes, esse apêndice torce sobre o seu próprio eixo, tornando-se isquêmico, causando dor. A faixa etária mais acometida é entre 7 e 12 anos de idade.

No quadro clínico, a dor é menos intensa do que na torção de testículo, sendo mais insidiosa, algumas vezes, com história pregressa de alguns dias. Entretanto, a diferenciação clínica muitas vezes é impossível e exames de imagem não ajudam muito nos casos de dúvida diagnóstica com torção testicular.

No exame físico, existe dor na palpação do polo superior do testículo, com eritema local.

O diagnóstico diferencial é feito com a torção testicular, porém, muitas vezes, ele só é possível no ato cirúrgico.

O tratamento é expectante, com prescrição de repouso, elevação escrotal associado ao uso de anti-inflamatórios.

Epididimite – orquite

A epididimite é a inflamação do epidídimo e, comumente, está associada à inflamação do testículo (orquiepididimite).

O quadro clínico caracteriza-se por dor leve e insidiosa, que não impede a deambulação e pode associar-se a disúria, polaciúria e febre.

No exame físico, observa-se hiperemia do hemiescroto atingido.

A ultrassonografia com Doppler quase sempre revela aumento de fluxo sanguíneo na área epididimária.

O tratamento é realizado com prescrição de antibioticoterapia por 7 a 10 dias, utilizando-se cefalosporina de primeira geração (cefalexina ou cefadroxil), além de suspensório, gelo local e analgésicos.

Trauma escrotal

O traumatismo escrotal fechado leva à compressão do testículo contra o púbis, com a formação de hematoma intratesticular ou laceração da túnica albugínea, constatada por ultrassonografia. A conduta é cirúrgica quando existir hematocele em grau avançado.

Balanopostite e parafimose

Balanopostite

A balanopostite é a inflamação do prepúcio e da glande. Comumente, ocorre em crianças menores de 5 anos de idade, portadoras de fimose.

O quadro clínico caracteriza-se por hiperemia e edema do prepúcio e da glande, com secreção purulenta e dor local. Podem ocorrer disúria e, às vezes, retenção urinária.

O tratamento consiste na aplicação tópica de agentes antifúngicos associados a corticosteroides, por 5 a 7 dias.

Parafimose

A parafimose ocorre quando o prepúcio é retraído e impedido de retornar à posição original em decorrência de um anel estenótico importante.

A dificuldade para o retorno venoso leva a edema local progressivo, conferindo um aspecto de "cogumelo" ao pênis.

A redução da parafimose pode ser feita com aplicação de lidocaína gel e gaze, pressionando-se a glande gentilmente para baixo.

O procedimento cirúrgico é realizado por meio da incisão prepucial nos casos de impossibilidade da redução manual ou quando a criança é não colaborativa, em que há necessidade de anestesia.

Trauma urológico

Trauma renal

O trauma renal é geralmente causado por um mecanismo de desaceleração em acidentes automobilísticos e quedas. É classificado de acordo com o Surgery of Trauma's Organ Injury Sacaling Commitee conforme mostra a Tabela 2.

TABELA 2 Classificações dos traumas renais

Grau	Descrição
I	Contusão renal. Sem laceração
II	Laceração renal < 1 cm
III	Laceração renal > 1 cm
IV	Laceração se estende ao sistema coletor
V	Laceração total do rim ou avulsão do hilo renal

O diagnóstico é realizado por meio da tomografia computadorizada contrastada, que está indicada em todas as crianças com trauma renal e hematúria e com trauma de grande velocidade. Se a tomografia for inconclusiva, está indicada a ressonância magnética. A ultrassonografia é pouco útil nesses casos.

O tratamento, na maioria das vezes, é conservador. As principais indicações de cirurgia são: traumas grau V ou graus II a IV associados a hematoma em expansão e/ou instabilidade hemodinâmica. Outra indicação de intervenção é quando há extravasamento urinário persistente. No tratamento conservador, as crianças devem ser mantidas em repouso e a avaliação tomográfica é realizada a cada

2 a 3 dias, de acordo com a magnitude do trauma. O monitoramento da pressão arterial e dos níveis de hematócrito e hemoglobina é essencial.

Trauma ureteral

O trauma ureteral é raro em crianças. O diagnóstico é feito por meio da urografia excretora ou da tomografia computadorizada. O tratamento consiste no reparo da lesão com cirurgia aberta. Mais raramente, pode ser necessário o uso de derivação interna com cateter duplo J.

Trauma vesical

A lesão vesical ocorre, quase sempre, secundariamente a traumas fechados e, mais raramente, a lesões penetrantes. O trauma vesical deve ser suspeitado quando houver hematúria. Nesse caso, é obrigatória a realização de cistouretrografia, que definirá se a lesão é intra ou extraperitoneal. As lesões intraperitoneais devem ser tratadas com cirurgia aberta. Nas lesões extraperitoneais, realiza-se a sondagem vesical por 10 a 14 dias, seguida de nova cistouretrografia, para confirmar a cura da lesão. Se a lesão ainda persiste, a sondagem é mantida por mais 3 semanas. Quando não existe melhora após esse período, a cirurgia aberta está indicada.

Trauma uretral

Cerca de 4 a 14% das fraturas de bacia cursam com trauma de uretra (mais comum no sexo masculino). No diagnóstico, é necessária a atenção para a tríade: descarga uretral sanguinolenta, retenção urinária e bexiga palpável. Vale ressaltar que o volume da hematúria não se correlaciona com a gravidade da lesão.

A presença de sangue no meato uretral contraindica a passagem de sonda pelo risco de agravar a lesão. Nesse caso, recomenda-se a realização de citostomia. A uretrografia retrógrada é obrigatória para confirmar e localizar a lesão. Nas fraturas de ossos pélvicos, o local mais atingido é a uretra posterior. Por outro lado, nas denominadas "quedas a cavaleiro", quando a criança traumatiza a região perineal, sobre uma superfície dura, o local mais lesado é a uretra bulbar.

O trauma uretral completo jamais é corrigido inicialmente, pois a região encontra-se com edema e sangramento, havendo risco de disfunção erétil e incontinência urinária. Na maioria das vezes, é realizada a citostomia, com reavaliação após 3 meses. Após esse período, é comum o achado de estenose de uretra, sendo, então, realizada a uretroplastia perineal para correção.

Nos casos de lesão parcial de uretra identificada na uretrografia retrógrada, um realinhamento uretral primário por via endoscópica deve ser tentado ainda com a criança internada.

BIBLIOGRAFIA

1. Barroso Jr. U. Emergências urológicas. In: Silva LR, Mendonça DR, Garcia DEMC. Pronto-atendimento em pediatria. 2.ed. Rio de Janeiro: Guanabara-Koogan; 2006.
2. Grohmann EJP. Emergências geniturinárias. In: Carvalho B, Souza N, Souza RL. Emergência e terapia intensiva pediátrica. 2.ed. São Paulo: Atheneu; 2004. p. 632-5.
3. Yerkes EB, Rink RC, SnyderIII HM. Exstrophy and epispadias. Pediatric Surgery and Pediatric Surgical Specialities. 2004. Disponível em: eMedicine.com.
4. Wessells H. Injuries to urogenital tract. ACS Surgery Online. 2002. WebMd.Inc.

Enteroparasitoses

Mariana Freire Rodamilans

INTRODUÇÃO

Estima-se que aproximadamente dois bilhões de pessoas em todo o mundo sejam infectadas por helmintos transmitidos pelo solo, 200 milhões por *Schistosoma* spp. e 100 milhões por *Strongyloides*. Esses agentes, juntamente com protozoários que também parasitam o trato gastrintestinal do ser humano, constituem um grupo complexo responsável ainda hoje por elevadas morbidade e mortalidade, especialmente em países subdesenvolvidos.

As crianças representam um grupo de alto risco para parasitoses intestinais, associado tanto à convivência intensa com outras crianças em creches e escolas quanto aos hábitos de brincar no chão, levar as mãos à boca e ao sistema imunológico em amadurecimento.

A transmissão ocorre, na grande maioria das vezes, por via oral, por meio da ingestão de água ou alimentos contaminados ou pela penetração cutânea da larva presente em solo contaminado. Embora frequentemente assintomáticas, essas infecções podem resultar em doença grave e até mesmo morte e, não raramente, estão relacionadas a deficiências nutricionais. A condição nutricional e imunológica prévia do hospedeiro é determinante sobre o impacto das parasitoses intestinais individualmente. Fatores socioeconômicos, especialmente saneamento, nível de escolaridade e acesso à saúde, estão intimamente relacionados à sua distribuição. A ampla diversidade desses fatores no Brasil reflete-

-se em grandes diferenças epidemiológicas entre regiões ou mesmo dentro de uma mesma cidade.

ABORDAGEM CLÍNICA

A sintomatologia das enteroparasitoses depende do seu ciclo evolutivo e da patogenia no hospedeiro humano (Tabela 1).

ABORDAGEM DIAGNÓSTICA

Exames inespecíficos

- Hemograma: eosinofilia (> $500/mm^3$), mesmo na ausência de sintomas clínicos, pode ser decorrente de infecções por helmintos, especialmente aquelas com ciclo larvário extraintestinal. Contagens mais altas são vistas na primoinfecção por *S. mansoni* e durante o ciclo pulmonar de *S. stercoralis* e *Ascaris lumbricoides,* assim como na toxocaríase. A anemia ferropriva é mais comum nas infecções por ancilóstomos e na tricuríase, mas pode ocorrer em outras parasitoses. *S. stercoralis* está relacionado à anemia por carência de vitamina B12 e folato.
- Exames de imagem: radiografia contrastada, ultrassonografia, tomografia e ressonância podem ser necessárias para avaliação de obstrução intestinal e complicações extraintestinais.

A investigação específica representa métodos para visualização direta de ovos, cistos e trofozoítos nas fezes, complementados, quando necessário, por técnicas e colorações especiais para visualização de larvas e métodos imunoenzimáticos e sorológicos. A coleta de fezes em pelo menos três amostras em dias distintos (idealmente a intervalos de 48 horas) aumenta a sensibilidade diagnóstica.

Na Tabela 2, estão os métodos diagnósticos para as parasitoses intestinais.

TABELA 1 Aspectos do ciclo evolutivo, patogenia e clínica dos parasitas mais frequentes

Parasitas	Ciclo evolutivo	Patogenia	Clínica
Giardia lamblia (protozoário)	Eliminação de cistos nas fezes com ingestão por novo hospedeiro por meio do solo, da água e de alimentos contaminados (permanecem viáveis no ambiente por meses, mesmo em água clorada). No duodeno, os cistos geram trofozoítos, que se reproduzem gerando novos cistos	Desconjugação de sais biliares no intestino, bloqueio na mucosa duodenal de absorção, com má absorção de gorduras, açúcares e vitaminas lipossolúveis Trofozoítos habitam porções mais altas do intestino	Maioria assintomática. Crianças podem ter diarreia aquosa ocasional com dor abdominal ou apresentar doença protraída, intermitente, frequentemente debilitante, com fezes malcheirosas, anorexia, flatulência e distensão abdominal. Juntas, anorexia e má absorção podem causar desnutrição e anemia
Entamoeba histolytica (protozoário)	Eliminação de cistos nas fezes com ingestão por novo hospedeiro por meio do solo, da água e de alimentos contaminados. Cistos ingeridos liberam trofozoítos, que infectam o intestino grosso e produzem novos cistos (excreção intermitente, dura anos se não tratado). Eventualmente, os trofozoítos podem disseminar-se pela corrente sanguínea e chegar a outros órgãos	Reação inflamatória intensa e ulceração da mucosa do intestino grosso. Nos tecidos, provocam liquefação focal (necrose amebiana)	Maioria assintomática. Pode cursar de forma subaguda com diarreia mucossanguinolenta, cólicas intestinais, tenesmo e perda ponderal. Formas graves com perfuração e megacólon tóxico são descritas. Quando se dissemina para o fígado (abscesso hepático), causa febre e dor em hipocôndrio direito. Nas infecções crônicas, períodos de diarreia e cólica alternados com períodos de obstipação simulam doença inflamatória
Ascaris lumbricoides (helminto)	Eliminação dos ovos nas fezes, ingeridos pelo novo hospedeiro por meio do solo ou de alimentos contaminados. Após penetração na mucosa do delgado, as larvas migram pelo fígado e pelo coração até os pulmões e daí para via respiratória alta, sendo então deglutidas e voltando ao delgado, no qual se tornam vermes adultos (chegam a medir até 35 cm e vivem de 1 a 2 anos)	Ação espoliadora no intestino delgado, prejudicando absorção de nutrientes; enteropatia exsudativa perdedora de proteínas	Maioria assintomática; quando ocorrem, sintomas gastrintestinais costumam ser leves e inespecíficos. Pode haver tosse, broncoespasmo e febre durante passagem pulmonar (síndrome de Löeffler), sinais de obstrução da via biliar ou ainda oclusão intestinal nas infestações maciças

(continua)

TABELA 1 (*continuação*) Aspectos do ciclo evolutivo, patogenia e clínica dos parasitas mais frequentes

Parasitas	Ciclo evolutivo	Patogenia	Clínica
Ancylostoma duodenale e *Necator americanus* (helmintos)	Eliminação dos ovos nas fezes, que se transformam em larvas que penetram ativamente a pele do novo hospedeiro. Migram por linfáticos e apresentam ciclo pulmonar obrigatório, voltando ao jejuno após deglutição. Vermes adultos fixam-se na mucosa intestinal por meio do aparelho bucal	Ação espoliadora por microssangramentos no intestino delgado. Graus variáveis de enteropatia exsudativa perdedora de proteínas	Dermatite pruriginosa no local de penetração das larvas; síndrome de Löeffler; cólicas, diarreia, anemia microcítica, edema por hipoalbuminemia, prostração na infestação intensa
Enterobius vermiculares (helminto) Também conhecido como oxiúro	Ovos depositados na região perianal contaminam roupas de cama, mãos, água e alimentos. Após serem ingeridos (autoinfecção ou transmissão pessoa a pessoa), geram larvas que se transformam em vermes adultos que habitam ceco e apêndice. Fêmea migra para região à noite e deposita até 10 mil ovos/dia	Reação inflamatória discreta na região cecal	Prurido anal predominantemente noturno, insônia; dermatite perianal e perineal; vulvovaginite nas meninas. Causa rara de apendicite
Trichuris trichiura (helminto)	Eliminação dos ovos nas fezes e ingestão pelo novo hospedeiro por meio do solo, da água e de alimentos contaminados ou por vetores (p.ex., mosca, animais domésticos). Ovos eclodem e liberam larvas, que evoluem para vermes adultos que habitam o ceco e cólon ascendente, no qual se fixam à mucosa e alimentam-se de sangue do hospedeiro	Reação inflamatória do ceco e do cólon ascendente e necrose por liquefação da mucosa intestinal	Maioria assintomática; nos casos graves, pode haver anemia, perda de peso, colite crônica e prolapso retal. Apendicite e possibilidade de facilitação de invasão bacteriana na mucosa são descritas

(*continua*)

TABELA 1 (*continuação*) Aspectos do ciclo evolutivo, patogenia e clínica dos parasitas mais frequentes

Parasitas	Ciclo evolutivo	Patogenia	Clínica
Strongyloides stercoralis (helminto)	Larva rabditiforme liberada nas fezes pode se tornar larva filariforme infectante ou gerar vermes adultos de vida livre que copulam e eventualmente geram larvas infectantes no ambiente. A larva filariforme penetra ativamente a pele do novo hospedeiro e por rotas aleatórias (às vezes, passando pelo pulmão) migra para intestino delgado, no qual se torna fêmea adulta que produz ovos por partenogênese. As larvas rabditiformes geradas podem ser eliminadas ou evoluir para larvas filariformes que podem reinfectar o mesmo hospedeiro (autoinfecção) e se disseminar pelo organismo	Ação irritativa e inflamatória do intestino delgado, levando à enteropatia exsudativa perdedora de proteínas. Apresenta também ação espoliadora	Dermatite pruriginosa no local de penetração das larvas; síndrome de Löeffler; infestação leve costuma ser assintomática. Pode haver sintomas gastrintestinais, como dor epigástrica, síndrome de má absorção, vômitos, diarreia e anorexia. Nos quadros de hiperinfecção e disseminação: febre, colite grave, infiltrado pulmonar difuso, perfuração entérica, sepse ou meningite por bacilos Gram-negativos
Hymenolepis nana (helminto)	Eliminação de ovos nas fezes com ingestão pelo novo hospedeiro. Ovos transformam-se em larvas e em seguida em vermes adultos que habitam o intestino delgado. Tênia mais comum da criança	Discreta ação inflamatória e pequenas ulcerações na mucosa do intestino delgado	Maioria assintomática; infestações maciças podem gerar diarreia, cólicas e anorexia
Taenia solium e *saginata* (helmintos)	Os anéis do verme adulto (proglotes) são eliminados nas fezes ou fora das evacuações; contêm ovos que podem permanecer viáveis no solo por até 1 ano; hospedeiros intermediários (boi e porco) ou o próprio ser humano podem ingerir os ovos, que se transformam em cisticerco nos tecidos (cisticercose); a ingestão de carne de boi ou porco mal cozida contendo cisticercos leva à teníase no humano (gera vermes adultos de até 5 a 7 metros que habitam intestino delgado)	Parece não haver alterações patológicas na mucosa do intestino na maioria dos casos. Processo inflamatório em locais de implantação dos cisticercos	Maioria assintomática. Podem ocorrer sintomas gastrintestinais leves, como dor abdominal, anorexia e náusea. Sintomas de cisticercose são dependentes do local acometido (convulsões, hidrocefalia e alterações comportamentais na neurocisticercose, perda visual na forma ocular, nódulos cutâneos, mielite transversa)

(*continua*)

TABELA 1 (*continuação*) Aspectos do ciclo evolutivo, patogenia e clínica dos parasitas mais frequentes

Parasitas	Ciclo evolutivo	Patogenia	Clínica
Schistosoma mansoni (helminto)	Ovos eliminados pelas fezes liberam os miracídios (forma larvária), que penetram em caramujos do gênero *Biomphalaria*. Após 4 a 6 semanas, caramujos liberam cercárias, que nadam e penetram ativamente na pele do hospedeiro humano. Após entrar na corrente sanguínea, migram através dos pulmões e amadurecem em vermes adultos que habitam o plexo venoso mesentérico. Ovos são movidos progressivamente em direção ao lúmen intestinal	Verme adulto localiza-se, preferencialmente, na veia mesentérica inferior; a ovopostura provoca reação granulomatosa em fígado, baço, pulmões e intestino	Maioria assintomática em um primeiro momento Forma aguda: dermatite cercariana; febre de Katayama: 4 a 8 semanas após infecção, quadro de febre, mal-estar, dor abdominal, hepatoesplenomegalia, diarreia, tosse, linfadenopatia e eosinofilia Forma crônica: 90% assintomáticos (disseminadores); pode haver emagrecimento, anorexia, hepatoesplenomegalia, hipertensão portal e suas complicações. Mais raramente, hipertensão pulmonar e sintomas neurológicos podem advir da deposição de ovos nos pulmões e no sistema nervoso central
Toxocara canis e *gatis* (helmintos)	Ovos eliminados nas fezes dos hospedeiros definitivos (cão ou gato, principalmente filhotes). Ser humano ingere ovos acidentalmente (solo contaminado). Ovos liberam larvas que cruzam parede intestinal e disseminam-se para vários órgãos	Reação inflamatória em locais em que há passagem de larvas	Maioria assintomática. As duas formas de apresentação clínica mais frequentes são larva *migrans* visceral (larvas penetram fígado, cérebro, músculo, pulmões, coração, causando sintomas diversos) e ocular
Cryptosporidium spp. (protozoário)	Ingestão (e possivelmente aspiração) acidental de oocistos eliminados nas fezes diarreicas do ser humano ou de animais infectados, por água ou solo contaminado (ou ar). Liberação de esporozoítos no estômago, que parasitam células epiteliais do intestino ou outros tecidos, nos quais se reproduzem gerando novos oocistos	Processo inflamatório epitelial com atrofia vilositária e aprofundamento das criptas	Enterocolite aguda e autolimitada em imunocompetentes (diarreia aquosa e cólica com duração de 1 a 2 semanas). Em imunossuprimidos, pode cursar com diarreia crônica, perda de peso e síndrome de má absorção

TABELA 2 Métodos diagnósticos das parasitoses

Giardia lamblia	▪ Exame direto de duas ou mais amostras de fezes identifica cistos (fezes duras) ou trofozoítos (fezes diarreicas) em 85 a 95% dos casos ▪ Detecção de antígenos nas fezes ou em aspirado duodenal ou material de biópsia, por ELISA ou IFI, alcança sensibilidade próxima a 100%
Entamoeba histolytica	▪ Visualização de cistos e trofozoítos no EPF; pelo menos três amostras são necessárias para aumentar sensibilidade. Esse método, porém, não diferencia *E. histolytica* da *E. dispar*, mais comum e não invasiva ▪ Pesquisa de antígeno nas fezes (ELISA) e métodos moleculares (PCR) permitem a distinção. Sorologia seriada é útil nos casos de doença extraintestinal ▪ Eventualmente detectada em biópsias
Ascaris lumbricoides	▪ Uma amostra para EPF costuma ser suficiente para visualização dos ovos. Na fase pulmonar, o exame é negativo, positivando após cerca de 4 semanas. Eventualmente, o diagnóstico é clínico, quando o verme adulto é exteriorizado pelo ânus ou pela boca
Ancylostoma duodenale e Necator americanus	▪ Ovos facilmente detectados no EPF
Enterobius vermicularis	▪ Baixa taxa de detecção em EPF. O diagnóstico é feito por visualização direta das fêmeas na região perianal na ovopostura ou por fita adesiva nessa região com posterior visualização microscópica do parasita
Trichuris trichiura	▪ Ovos facilmente detectados no EPF
Strongyloides stercoralis	▪ Visualização de larvas nas fezes. O EPF tem baixa sensibilidade, sendo necessários, além da coleta de amostras seriadas, métodos de concentração, como o Baermann-Moraes, para aumentar chance de detecção ▪ Larvas também podem ser vistas em aspirado duodenal ou secreção respiratória de indivíduo sintomático pulmonar e podem crescer em culturas em meios específicos ▪ Exames sorológicos (ELISA, Western-Blot) estão disponíveis em alguns locais e devem ser interpretados em conjunto com os exames diretos. Método molecular (PCR) tem maior sensibilidade, mas ainda não é amplamente disponível
Hymenolepis nana	▪ Detecção de ovos no EPF
Taenia solium e saginata	▪ Identificação de proglótides no EPF. Os ovos são indistinguíveis de outras espécies ▪ Métodos sorológicos podem ajudar no diagnóstico de cisticercose

(continua)

TABELA 2 (*continuação*) Métodos diagnósticos das parasitoses

Schistosoma mansoni	▪ Identificação de ovos nas fezes por meio do método de Kato-Katz. Várias amostras seriadas são necessárias para aumentar a sensibilidade (de três a seis) ▪ Métodos sorológicos são úteis em viajantes e em indivíduos com infecções leves ▪ Eventualmente, podem ser detectados em biópsias
Toxocara canis* e *gatis	▪ Como as larvas não evoluem para vermes adultos nos hospedeiros intermediários, não são liberados ovos nas fezes ▪ Diagnóstico presuntivo por dados clínicos, epidemiológicos, laboratoriais (eosinofilia) e detecção de anticorpos contra *Toxocara*
***Cryptosporidium* spp.**	▪ Visualização de oocistos nas fezes ou em tecidos biopsiados, exigindo, contudo, técnicas específicas de coloração, como Ziehl-Neelsen ou Kinyoun modificadas ▪ Estão também disponíveis técnicas de imunofluorescência e imunoenzimáticas para detecção de antígenos nas fezes. Mais de uma amostra costuma ser necessária

EPF: exame parasitológico de fezes; IFI: imunofluorescência indireta.

No ciclo pulmonar de alguns parasitas, o diagnóstico poderá ser realizado por métodos sorológicos e pela soma de dados clínicos e epidemiológicos. O exame de fezes nessa fase não contribui para definição diagnóstica, mas se realizado após 4 a 6 semanas, quando os parasitas já terão chegado à fase intestinal, será de grande valor. O mesmo raciocínio é válido para a forma aguda da esquistossomose (febre de Katayama), quando ainda não há identificação de ovos nas fezes.

Nas formas extraintestinais (p. ex., abscesso amebiano, neuroesquistossomose, neurocisticercose, toxocaríase ocular e visceral), os métodos sorológicos e os exames de imagem têm grande importância, juntamente com aspectos clínicos e epidemiológicos. Eventualmente, a biópsia é necessária para o diagnóstico.

Parasitas não patogênicos

- Amebas: *Entamoeba dispar, Entamoeba coli, Entamoeba hartmanni, Entamoeba moshkovskii, Entamoeba chattoni, Endolimax nana, Iodamoeba buetschlii, Entamoeba gingivalis, Entamoeba polecki.*
- Protozoários flagelados: *Trichomonas hominis, Chilomastix mesnili, Embadomonas intestinalis, Enteromonas hominis, Dientamoeba fragilis, Trichomonas tenax.*
- Nemátodes: *Capillaria hepatica, Dioctophyma renale, Dipetolanema streptocerca, Mansonella ozzardi, Syngamus laryngeus, Ternidens deminutus.*
- Outros: *Blastocystis hominis.*

ABORDAGEM TERAPÊUTICA (TABELA 3)

TABELA 3 Terapêutica para as parasitoses

Parasita	Droga	Posologia
Giardia lamblia	Primeira escolha: metronidazol	30 mg/kg/dia em três doses diárias por 5 a 7 dias (máx. 250 mg/dose)
	Tinidazol	50 mg/kg dose única (máx. 2 g)
	Nitazoxanida	1 a 3 anos: 100 mg, 2 vezes/dia, por 3 dias; 4 a 11 anos: 200 mg, 2 vezes/dia, por 3 dias; ≥ 12 anos: 500 mg, 2 vezes/dia, por 3 dias
	Alternativa: albendazol	10 a 15 mg/kg (máx. 400 mg) em dose única diária, por 5 dias (liberado para > 2 anos)
Entamoeba histolytica	Forma assintomática Amebicida luminal Teclozan	> 8 anos: dose total de 1.500 mg (500 mg em três doses a cada 12 horas, ou 500 mg/dia por 3 dias ou 100 mg a cada 8 horas por 5 dias) 4 a 7 anos: 50 mg, 3 vezes/dia, por 5 dias 1 a 3 anos: 25 mg, 3 vezes/dia, por 5 dias
	Forma intestinal invasiva e extraintestinal: amebicida tissular (abaixo), seguido de amebicida luminal: metronidazol (em 60 a 90% dos casos também elimina os cistos intraluminais)	35 a 50 mg/kg/dia, em três doses diárias, por 7 a 10 dias
	Tinidazol	50 mg/kg em dose única diária por 3 dias
Ascaris lumbricoides	Albendazol (liberado para > 2 anos)	400 mg em dose única
	Mebendazol (a partir de 1 ano)	100 mg a cada 12 horas por 3 dias
	Ivermectina (> 15 kg)	200 mcg/kg, dose única (máx. 6 mg)
	Pamoato de pirantel (a partir de 1 ano)	11 mg/kg (máx. 1 g) em dose única
Ancylostoma duodenale e *Necator americanus*	Albendazol (liberado para > 2 anos)	400 mg em dose única
	Mebendazol (a partir de 1 ano)	100 mg a cada 12 horas, por 3 dias
	Palmoato de pirantel (a partir de 1 ano)	11 mg/kg (máx. 1 g), 1 vez/dia, por 3 dias

(continua)

TABELA 3 (*continuação*) Terapêutica para as parasitoses

Parasita	Droga	Posologia
Enterobius vermicularis	Albendazol (liberado para > 2 anos)	400 mg em dose única, repetir em 2 semanas
	Mebendazol (a partir de 1 ano)	100 mg em dose única, repetir em 2 semanas
	Pamoato de pirantel (a partir de 1 ano)	11 mg/kg (máx. 1 g) em dose única, repetir em 2 semanas
Trichuris trichiura	Albendazol (liberado para > 2 anos)	400 mg/dia, por 3 dias
	Mebendazol (a partir de 1 ano)	100 mg a cada 12 horas por 3 dias
	Ivermectina	200 mcg/kg em dose única diária (máx. 6 mg), por 3 dias
Strongyloides stercoralis	Infecção aguda ou crônica Ivermectina (> 15 kg)	200 mcg/kg/dia (máx. 6 mg), por 1 a 2 dias
	Albendazol (liberado para > 2 anos)	400 mg, 2 vezes/dia, por 7 dias
	Infecção disseminada/ hiperinfecção Ivermectina (> 15 kg)	200 mcg/kg diariamente até que duas amostras de fezes e/ou escarro sejam negativas por pelo menos 2 semanas
Hymenolepis nana	Praziquantel	25 mg/kg, dose única
	Nitazoxanida	1 a 3 anos: 100 mg, 2 vezes/dia, por 3 dias; 4 a 11 anos: 200 mg, 2 vezes/dia, por 3 dias; > 11 anos: 500 mg, 2 vezes/dia, por 3 dias
	Niclosamida	11 a 34 kg: 1 g, 1 vez no primeiro dia, e 500 mg 1 vez/dia por mais 6 dias > 34 kg: 1,5 g, 1 vez no primeiro dia, e 1 g, 1 vez/dia, por mais 6 dias
Taenia solium e *saginata*	Praziquantel	5 a 10 mg/kg, dose única
	Nitazoxanida	1 a 3 anos: 100 mg, 2 vezes/dia, por 3 dias; 4 a 11 anos: 200 mg, 2 vezes/dia, por 3 dias; > 11 anos: 500 mg, 2 vezes/dia, por 3 dias
	Niclosamida	50 mg/kg, dose única
Schistosoma mansoni	Praziquantel	40 mg/kg divididos em duas doses em um único dia
	Esquistossomose aguda toxêmica (febre de Katayama) Praziquantel Com ou sem prednisona	40 a 60 mg/kg/dia em duas a três doses diárias, por 3 a 6 dias Repetir em 4 a 6 semanas, quando vermes estão maduros

(continua)

TABELA 3 (*continuação*) Terapêutica para as parasitoses

Parasita	Droga	Posologia
Toxocara canis e *gatis*	Visceral (forma moderada a grave): albendazol (liberado para > 2 anos) Com ou sem prednisona	400 mg, a cada 12 horas, por 5 dias
	Formas leves: não tratar	
Cryptosporidium spp.	Imunocompetentes: nitazoxanida	1 a 3 anos: 100 mg, 2 vezes/dia, por 3 dias; 4 a 11 anos: 200 mg, 2 vezes/dia, por 3 dias; > 11 anos: 500 mg, 2 vezes/dia, por 3 dias
	Imunossuprimidos: redução da imunossupressão/ início de antirretroviral; efetividade da nitazoxanida é incerta	

Observações

1. Uso da nitazoxanida está bem estabelecido na giardíase, criptosporidíase, himenoleptíase e teníase, porém ela pode ser efetiva contra *E. histolytica* (menos que outras drogas disponíveis), e estudos não controlados mostram atividade contra outros parasitos intestinais (*Enterobius vermicularis, Ascaris lumbricoides, Strongyloides stercolaris, Ancylostoma duodenale, Necator americanus, Trichuris trichiura, Blastocistis hominis, Balantidium coli* e *Isospora belli*).
2. Nos quadros de obstrução intestinal por áscaris, a literatura atual indica tratamento conservador com sonda nasogástrica aberta, jejum, reposição hidreletrolítica e, quando a motilidade intestinal for restaurada, administração de anti-helmíntico. A cirurgia está indicada em caso de obstrução completa com descompressão inadequada, ausência de resposta após 24 a 48 horas, intussuscepção, volvo, apendicite ou perfuração.
3. O tratamento de abscesso amebiano pode ser realizado com metronidazol oral ou venoso, dependendo da condição clínica do paciente. Em algumas situações, podem ser associados antibióticos.
4. A síndrome de Löeffler deve ser tratada com medidas de suporte. Habitualmente, não se usam antiparasitários nessa fase, uma vez que ainda não há vermes adultos no lúmen intestinal.
5. O uso de corticosteroides está indicado em situações em que a sintomatologia está relacionada ao processo inflamatório desencadeado pela presença de

ovos ou larvas do parasita (p. ex., neuroesquistossomose, toxocaríase ocular, síndrome de Löeffler muito sintomática). Sempre deve ser descartada, entretanto, a possibilidade de infecção por *S. stercoralis*.

6. Devem ser tratados os distúrbios hidreletrolíticos e carências nutricionais associados.

CONDUTAS DE INTERNAÇÃO

Raramente, há indicação de internação hospitalar. São exemplos excepcionais quadros de oclusão ou semioclusão intestinal, desidratação grave, anemia sintomática e quadros disseminados ou com complicações extraintestinais. Na Figura 1, está o fluxograma de atendimento aos pacientes portadores de parasitoses intestinais.

ORIENTAÇÕES AO PACIENTE

Medidas preventivas devem ser adotadas para interromper o ciclo epidemiológico das enteroparasitoses. Em saúde pública, o controle das águas por meio de saneamento básico é a medida de maior impacto para redução dos indicadores de morbidade. Os cuidados individuais são fundamentais: higiene das mãos, preparação adequada de alimentos, como lavagem de frutas e vegetais e cozimento adequado de carne e peixe, bem como consumo de água filtrada e clorada e proteção das mãos com luvas ao lidar com terra ou excretas de animais.

Eventualmente, se houver persistência ou recorrência de parasitas em exames de fezes após tratamento adequado, pode ser necessário tratar os contactantes íntimos (possíveis fontes de reinfecção). Afora essa situação, o uso rotineiro de antiparasitários quando não há evidência clínica de parasitose é controverso. O uso generalizado dessas medicações pode conduzir ao desenvolvimento de resistências, com redução da eficácia dos fármacos usados habitualmente. Há ainda teorias que defendem o papel simbiótico entre hospedeiro e helmintos, considerado potencialmente benéfico na presença de poucos parasitas, sem repercussão clínica. A Organização Mundial da Saúde atualmente recomenda o uso de antiparasitário profilático rotineiro apenas em locais com taxas de parasitismo intestinal superiores a 20% e especialmente acima de 50%, mas mesmo nesses locais não há evidências de que a conduta melhore as condições nutricionais e cognitivas das crianças tratadas.

Figura 1 Fluxograma de atendimento dos pacientes com parasitoses.

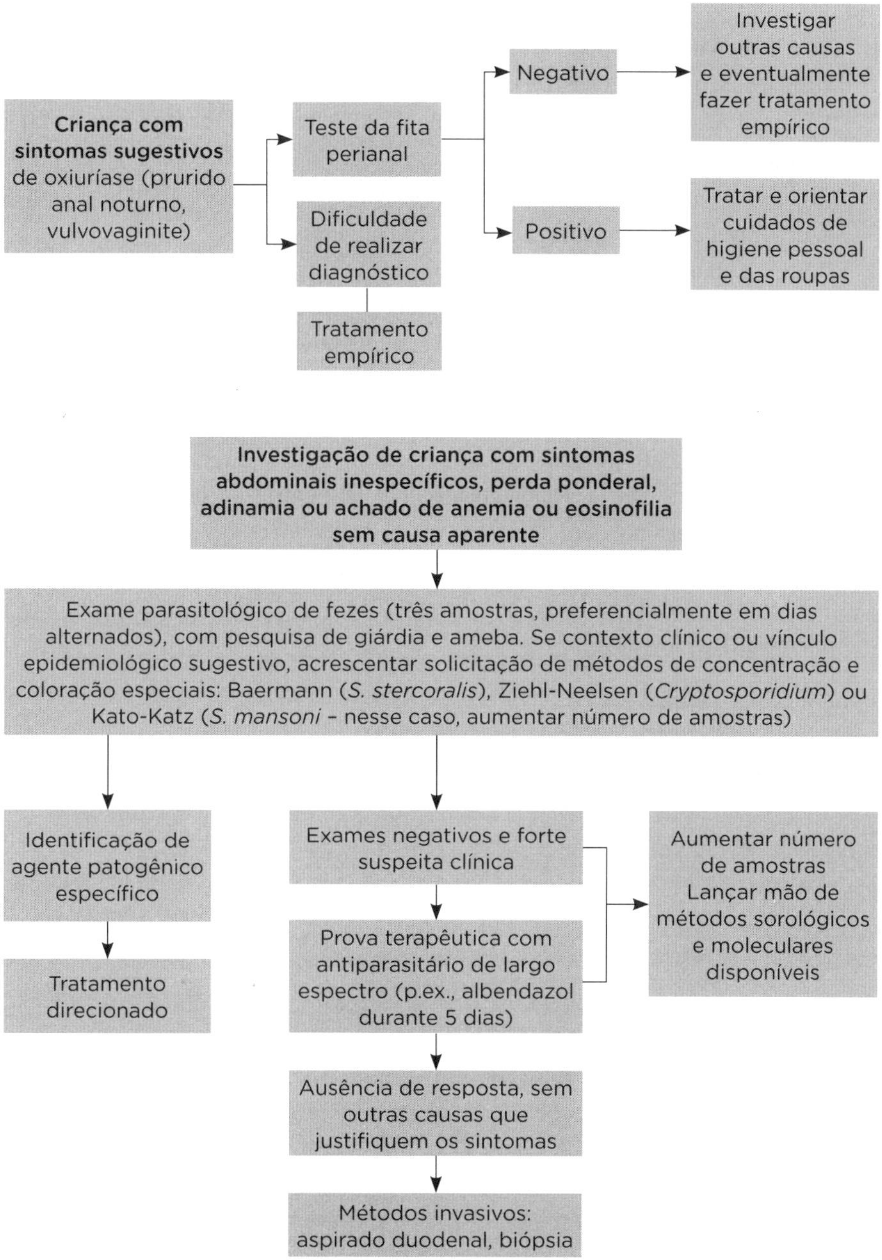

BIBLIOGRAFIA

1. Alves JAR, Santos Filho E. Parasitoses intestinais na infância. Revista Brasileira de Medicina. São Paulo, 2005;41(1).
2. American Academy of Pediatrics. Red Book: 2015 Report of the Committee of Infectious Diseases. 30. ed. Elk Grove Village: American Academy of Pediatrics; 2015.
3. Centers for Disease Control and Prevention. CDC Health Information for International Travel 2016. New York: Oxford University Press; 2016.
4. DPDx – Laboratory Identification of Parasitic Diseases of Public Health Concern. Centers for Disease Control and Prevention, Global Health – Division of Parasitic Diseases and Malaria; 2016. Disponível em: https://www.cdc.gov/dpdx/ (acessado em 20 de dezembro de 2016).
5. Fernandes S, Beorlegui M, Brito MJ, Rocha G. Protocolo de parasitoses intestinais. Acta Pediátrica Portuguesa. 2011;43(1).
6. Intestinal Worms. World Health Organization. Disponível em: http://www.who.int/intestinal_worms/more/en/ (acessado em 20 de dezembro de 2016).
7. Marie C, Petri WA Jr. Amoebic dysentery. BMJ Clin Evid. 2013;2013: pii: 0918.
8. The Sanford guide to antimicrobial therapy 2016. 46. ed. Library, Sperryville: Antimicrobial Therapy; 2016.

Febre

Marina Torga Trocado Dantas

INTRODUÇÃO

A febre é definida como a presença de temperatura axilar igual ou superior a 37,8°C. Sua presença é uma das queixas mais frequentes na pediatria e corresponde a aproximadamente 25% das consultas de emergência, no entanto, em 20% dos casos, o pediatra pode se deparar com uma criança febril cujo foco de infeção não é identificado.

As principais causas de febre na pediatria são: infecção respiratória viral, infecção do trato urinário, pneumonia, bacteremia e meningite bacteriana. Cerca de 7 a 13% das crianças menores de 36 meses com febre sem sinais de localização têm bacteremia oculta e infecção bacteriana grave.

ABORDAGEM CLÍNICA

Na abordagem inicial da criança febril, é muito importante considerar os seguintes aspectos:

- Idade: crianças menores de 3 meses apresentam quadros de maior gravidade.
- Caracterização da febre: duração, intermitência, intensidade, suscetibilidade ao uso de antitérmicos, sinais e sintomas associados (p.ex., vômitos, diarreia, tosse, coriza).
- Antecedentes médicos: história de convulsão febril e alergias medicamentosas.
- Contato com doenças infectocontagiosas.
- Antecedentes familiares: história familiar de convulsão febril.

- Estado geral: verificar atividade, inabilidade de interagir com os pais ou responsáveis, irritabilidade, toxemia, letargia, gemência, nível de consciência.
- Exame físico: hipo ou hiperventilação, hipotensão, taquicardia, cianose, pele mosqueada e presença de sufusões hemorrágicas.

No momento da triagem, deve ser identificado o risco de gravidade, analisando-se, individualmente, cada paciente (Tabela 1). Nos casos não graves, o paciente deve ser medicado e permanecer em observação para atendimento médico. Nos casos graves, o atendimento deve ser imediato e condutas específicas devem ser adotadas. Atenção aos pacientes com suspeita de sepse para condutas diagnóstica e terapêutica imediatas.

O paciente com quadro febril, quando indicada a avaliação laboratorial, deve permanecer em observação até resultado de exames e definição de internação ou liberação para acompanhamento ambulatorial.

ABORDAGENS DIAGNÓSTICA E TERAPÊUTICA

O objetivo da avaliação da criança que se apresenta com febre e sem foco aparente de infecção é identificar infecção bacteriana grave e/ou oculta, ambas exigindo antibioticoterapia.

Os critérios de baixo risco para infecção bacteriana grave (critérios de Rochester para crianças de 28 a 90 dias) são relacionados a seguir.

- Critérios clínicos:
  - Previamente saudável.
  - Nascido a termo e sem complicações durante a hospitalização no berçário.
  - Sem aparência tóxica e evidências de infecção bacteriana no exame físico.
  - Sem doença crônica.
- Critérios laboratoriais:
  - Contagem de leucócitos entre 5.000 e 15.000/mm^3.
  - Contagem absoluta de neutrófilos < 1.500/mm^3.
  - Microscopia de sedimento urinário com contagem ≤ 10 leucócitos/campo.
  - Microscopia de fezes com contagem ≤ 5 leucócitos/campo nas crianças com diarreia.

A criança que apresenta quadro benigno ou de baixo risco de febre possui bom estado geral, sem sinais de comprometimento sistêmico. Nesses casos, devem ser adotadas as condutas a seguir.

TABELA 1 Avaliação da gravidade das doenças febris

Dados clínicos	Benigno	Moderado	Grave
Idade	> 2 anos	De 3 a 24 meses	Até 2 meses
Intensidade da febre (°C)	Até 38,5°C	38,5 a 39,5°C	> 39,5°C ≥ 40°C ou < 36°C
Cor	Corado	Extremidades pálidas ou cianóticas	Pálida ou cianótica ou mosqueada
Respiração	Normal	Taquipneia Saturação de O_2 < 95% Estertores na ausculta	Gemência Taquipneia (FR > 60 ipm, em qualquer idade), moderada a grave retração torácica
Hidratação	Normal	Mucosas secas	Turgor pastoso, mucosas secas, má perfusão capilar
Choro	Ausente ou choro forte	Choro fraco ou com soluços	Fraco ou gemente ou estridente
Reação da criança na estimulação dos pais	Não chora ou o choro cessa logo	Choro intermitente	Choro inconsolável ou quase não reage
Estado de consciência e variação do estado geral	Ativa (um pouco menos ativa, quando estimulada)	Irritabilidade ou sonolência	Letargia
Resposta (fala, sorriso)	Se dormindo, acorda rapidamente, quando estimulada Sorriso ou alerta	Breve sorriso ou alerta por curto período, diminuição do interesse e atividade	Não sorri, olhar vago, fácies ansiosa, inexpressiva ou de sofrimento

*O estado geral da criança febril deve ser reavaliado durante e após o controle de temperatura, assim como os dados vitais – frequências respiratória (FR) e cardíaca (FC).

Quadro clínico benigno

- Observação ambulatorial cuidadosa, com avaliações clínicas repetidas nas próximas 24 a 48 horas.
- Evitar o uso desnecessário de antibiótico (por mascarar o diagnóstico de certeza e aumentar a resistência bacteriana).
- Se o tempo de evolução for superior a 48 horas e/ou a hipertermia encontrar-se mais persistente e elevada, deve-se considerar a realização de exames laboratoriais de triagem inicial, como:
  - Em todos os casos: hemograma, hemocultura, VHS, PCR, sumário de urina, Gram (urina), urocultura: coleta de no mínimo duas hemoculturas, em sítios diferentes, com intervalos de 30 minutos.
  - Em casos selecionados, dependendo da história clínica: radiografia de tórax PA e perfil.

Quadro clínico moderado

A criança que se apresenta com febre e, mesmo no período afebril, mostra-se hipoativa e com queda do estado geral, pode ter uma infecção bacteriana. Nesses casos, devem ser adotadas as seguintes condutas:

- Observação no serviço de emergência e investigação laboratorial.
- Solicitar estudo do liquor nas seguintes situações:
  - Lactentes menores 2 anos com febre, queda do estado geral e hipoatividade; crianças maiores conforme o quadro clínico.
  - Considerar esse exame para crianças que apresentem letargia, hipoatividade e ausência de foco infeccioso evidente.
  - Primeiro episódio de crise convulsiva no curso de febre em crianças menores de 18 meses, sem foco infeccioso identificado.

Quadro clínico grave

A criança que apresenta febre e os sinais de gravidade listados abaixo deve ser abordada de forma urgente:

- Criança com idade menor ou igual a 24 meses.
- Temperatura maior ou igual a 39ºC.
- Leucometria maior ou igual a $15.000/mm^3$, com granulações tóxicas, desvio para a esquerda, doença de base (falcemia, desnutrição, imunodeficiências); PCR elevado.
- Epidemiologia: contato com *N. meningitidis* ou *H. influenzae.*
- Toxemia, letargia, irritabilidade, ingesta insuficiente.

Nesses casos, devem ser adotadas as seguintes condutas (Figura 1):

- Investigação diagnóstica completa: hemograma, VHS, PCR, sumário de urina e Gram (urina), urocultura e hemoculturas (2 ou 3 com maior volume de sangue, com intervalos de 30 minutos), radiografia de tórax e, dependendo do quadro clínico, solicitar estudo do liquor e ultrassonografia do abdome.
- Após coleta das hemoculturas e outras culturas: instituição de terapia antimicrobiana empírica com ceftriaxona, na dose de 100 mg/kg/dia, a cada 12 horas, até nova reavaliação clínica e laboratorial.

Figura 1 Avaliação laboratorial e conduta em quadros graves enquanto se aguardam as culturas.

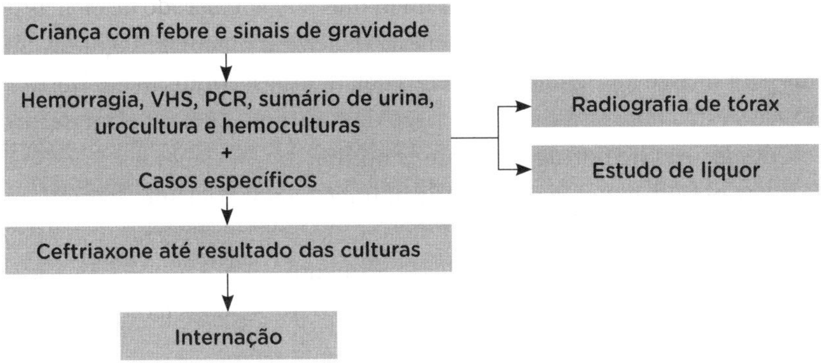

Obs.: são importantes algumas considerações especiais para pacientes com doenças de base, como imunodeficiências, neoplasias, desnutrição, doença falciforme, cardiopatias congênitas, insuficiência renal e hepática crônica.

Medicações mais utilizadas na unidade de emergência

1. Antitérmicos:
   - Dipirona – 20 a 30 mg/kg/dose, a cada 4 ou 6 horas: via oral, via retal ou intravenosa.
   - Paracetamol – 15 mg/kg/dose, a cada 4 ou 6 horas: via oral.
2. Outras opções:
   - Ibuprofeno – 10 mg/kg/dose, a cada 6 horas, via oral.
3. Antibioticoterapia empírica em casos individualizados com suspeita de sepse:
   - Ceftriaxone – 100 mg/kg/dia, a cada 12 horas, intravenoso.

ORIENTAÇÕES AO PACIENTE

- Oferecer líquidos com frequência e de acordo com a preferência (p. ex., água, chás, suco, água de coco).
- Advertir que a redução do apetite é inevitável e que a criança deve ser alimentada com aquilo que ela aceita e tolera melhor e reforçado de acordo com as possibilidades.
- Observar sinais de alerta: febre acima de 39,4°C, com calafrios, abatimento acentuado ou forte indisposição (p.ex., sonolência, irritabilidade, choro in-

consolável ou gemência), que não melhoram após efeito do antitérmico, aparecimento de sintomas diferentes; febre por mais de 72 horas.

- O uso intercalado de antitérmicos diferentes não altera a evolução, mas pode ser uma alternativa quando o intervalo da febre é menor que 4 horas. Atentar para o risco aumentado de efeitos colaterais e a confusão nas doses.
- O AAS está contraindicado pelo risco de síndrome de Reye e em decorrência das viroses hemorrágicas comuns no Brasil.
- Avaliar periodicamente o estado de hidratação nos pacientes febris.

Na Figura 2, está o fluxograma de atendimento.

Figura 2 Protocolo para avaliação do paciente com febre.

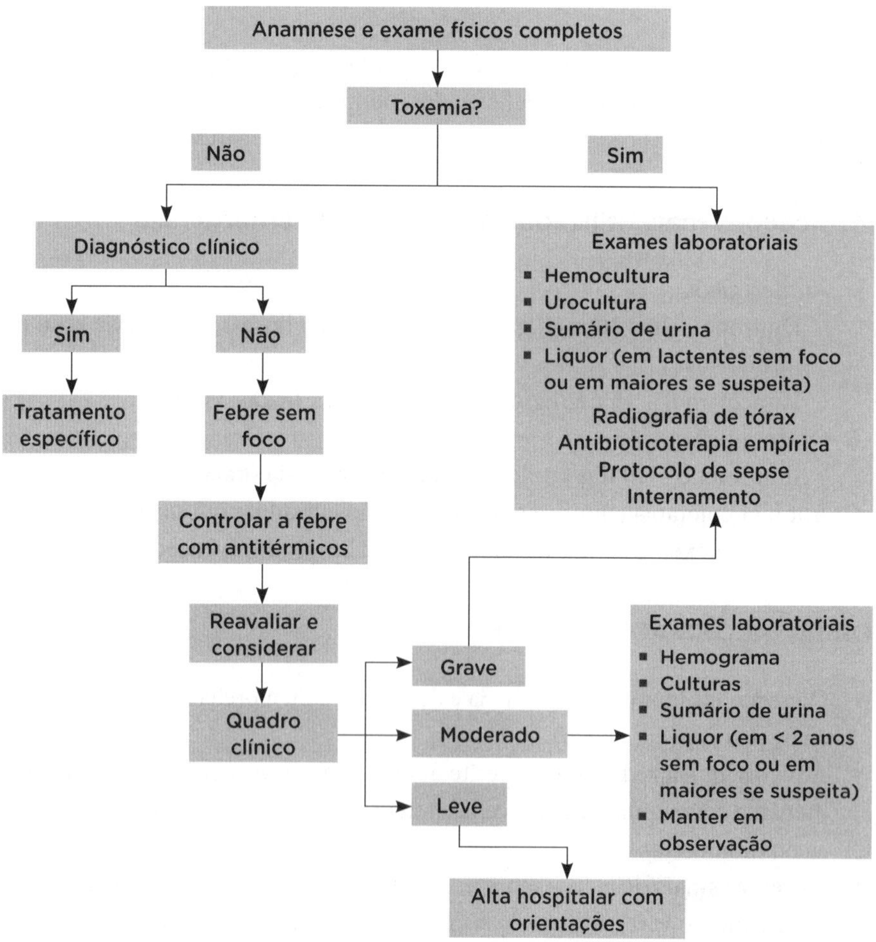

A avaliação deverá ser individualizada e muitas vezes será necessário aprofundar a investigação e convocar especialistas.

Cada paciente com febre deve ser sistematicamente reavaliado e a evolução pode ser distinta a depender da etiologia.

BIBLIOGRAFIA

1. Bachur RG, Harper MB. Predictive model for serious bacterial infections among infants younger than 3 months age. Pediatrics. 2001;108:311-6.
2. Baker MD, Bell LM, Avner JR. Outpacient management without antibiotics of fever in selected infants. New Engl J Med. 1993;329:1437-41.
3. Baroff LJ, Bass JW, Fleisher GR. Practice guidelines for the management of infants and children 0 to 36 months of age with fever without source. Pediatrics. 1995;92:1-12.
4. Brockmann P, Ximena IG, SIlva SI, Hirsch BT. Etiologia del síndrome febril agudo sin foco en niños bajo 36 meses de edad que consultan a um servicio. Rev Chil Infect. 2007;24(1):3.
5. Carvalho WB, Troster EJ, Bousso A. Algoritmos em terapia intensiva pediátrica, neonatologia e emergências pediátricas. São Paulo: Atheneu; 2007. p.325-7.
6. Denise KL, Bukont EL. Evaluating fever of unidentifiable source in young children. Am Fam Physician. 2007;75:1805-11.
7. Doran TF, De Angekus C, Baumgardner RA, Mellits ED. Acetaminophen: more harm than good for chickenpox? Pediatr. 1989;114-1045-8.
8. Finkelstein JA, Cristiansen CL, Platt R. Fever in pediatric care: occurrence, management, and outcomes. Pediatrics. 2000;105:260-6.
9. Goh PL, Lee SW, Wong EH. Predictors of serious bacterial infection in children aged 3 to 36 months with fever without source. Singapore Med J. 2006;47(4):276-80.
10. Jo-Ann SH. Managing fever without a source in young children: the debate continues. Am Fam Physician. 2007;75(12):1774-6.
11. Jones RG, Bass JW. Febrile children with no focus of infection: a survey of their management by primary care physicians. Pediatr Infect Dis J. 1993;12:179-83.
12. Klein J. Management of the febrile child without a focus of infection in the era of universal pneumococcal immunization. Pediat Infect Dis J. 2002;21:584-2.
13. Knoebel EE, Nrang AS, Ey JL. Fever: to treat or not to treat. Clinical Pediatric. 2002;41:9-16.
14. Kramer MS, Shapiro ED. Management of the young febrile child: a commentary on recent practice guidelines. Pediatrics. 1997;100:128-34.

15. Kuppermann N. The evaluation of young febrile children for occult bacteremia. Time to reevaluate our approach? Arch Pediatr Adolesc. 2002;156:855-7.
16. Luxmore B, Powell R, Diaz SR, Novak RW. Absolute band counts in febrile infants: know your laboratory. Pediatrics. 2002;110:11-2.
17. Machado BM, Cardoso DM, Paulis M, Escobar AMU, Glio AE. Fever without source: evaluation of a guideline. J Pediatr. 2009;85(5):426-32.
18. Mayoral CE, Marino RV, Rosenfeld W, Greensher J. Alternating antipyretics: is this an alternative? Pediatrics. 2000;105:1009-12.
19. McCarthy PL. The febrile infant. Pediatrics. 1994;94:397-8.
20. McCracken Jr GH. Summary and conclusion. Pediat Infect Dis J. 2002;21:613-4.
21. Miser WF. Fever without source in infants and young children – a hot potato? American Family Physician. 2001;64:1148-53.
22. Murahovschi J. Fever in pediatric office practice. J Pediatr. 2003;79(supl.1):55-64.
23. Okay Y, Ejzaeberg B, Lotufo JPB, Mukai KS, et al. Febre no lactente jovem atendido em serviço de emergência – aspectos diagnósticos e terapêuticos. Jornal de Pediatria. 1995;71:322-30.
24. Peter G, Halsey NA, Marcuse EK, Pickering LK (eds.). Red book: report of the Committee on Infectious Diseases. 23.ed. Elke Grove Village: American Academy of Pediatrics; 1994. 687p.
25. Richardson M, Lakhanpaul M. Assessment and initial management of feverish illness in children younger than 5 years: summary of NICE guidance. BMJ. 2007;334:1163-4.
26. Silvestrini WS. Febre. In: Farhat CK, Carvalho ES, Carvalho LHFR, Fucci RCM (eds.). Infectologia pediátrica. São Paulo: Atheneu; 1993. p.41-4.
27. Simon HB, Hyperthermia. N Engl J Med. 1993;329:483-7.
28. Ward MA. Fever in infants and children: pathophysiology and management. Uptodate. 2016. (Acessado em 28/07/16.)

35

Febre no recém-nascido

Maria Heloina Moura Costa Campos

INTRODUÇÃO

Febre é a elevação da temperatura mediada pela interleucina-1 (IL-1) no centro termorregulador hipotalâmico. É a causa de 25% das consultas nas unidades de emergência e, em até 20% dos casos, não é possível definir o foco. Poucos são os casos que se apresentam com bacteremia ou doença infeciosa grave ou potencialmente grave, porém, quanto mais alta a temperatura, maior a chance de gravidade do quadro.

Conceitualmente, define-se como febre para o recém-nascido (crianças de 0 a 28 dias) a temperatura retal ≥ 38ºC. Apesar de ser a forma de mensuração não invasiva mais acurada para estimar a temperatura corporal central, além de ser a mais utilizada em estudos clínicos, não é utilizada na maioria das unidades de pronto-atendimento do Brasil em razão da aceitação pelos pacientes e familiares. Em substituição, a temperatura axilar é rotineiramente utilizada pela fácil aplicabilidade, apesar de não ser a mais fidedigna para demonstrar a temperatura corporal central, uma vez que sofre influência do ambiente externo e da vasoconstrição da pele. Estudos de termometria demonstram uma diferença média de 0,5°C a menos da temperatura axilar em relação à retal. Assim, define-se febre como a temperatura axilar ≥ 37,5ºC, sendo esta a escolha de mensuração neste capítulo.

ABORDAGEM CLÍNICA

A febre sem sinais de localização é definida quando a anamnese e o exame físico não revelam sua causa e tem duração inferior a 7 dias (a maioria dos casos se apresenta com 2 a 3 dias de febre).

A febre é o sintoma proeminente de muitos processos diferentes de doenças. Recém-nascidos e lactentes jovens podem manifestar febre como o único sinal de infecção subjacente significativa. Clinicamente, distinguir aqueles com doença febril grave daqueles que são levemente doentes pode ser difícil. Essa questão determinou a recomendação de abordagem agressiva para febre nessa faixa etária, geralmente incluindo exames diagnósticos, antibioticoterapia empírica e, na maioria das vezes, a internação hospitalar.

Os neonatos são um grupo de alto risco. Cerca de 10 a 28% de todos os neonatos febris admitidos na emergência pediátrica possuem uma infecção bacteriana grave. Os principais agentes etiológicos implicados são *Streptococcus* do grupo B, *Escherichia coli* e *Listeria monocytogenes.* Além disso, *Streptococcus pneumoniae*, *Haemophilus influenzae* e *Neisseria meningitidis*, mais frequentes em crianças mais velhas, também podem afetar os recém-nascidos.

A ingestão hídrica reduzida é uma importante causa de febre em recém-nascidos menores de 7 dias, que se apresentam com perda de peso excessiva e sódio sérico elevado, sendo esta uma hipótese diagnóstica que deverá ser aventada.

Embora a maioria dos recém-nascidos com febre tenha uma doença viral benigna, o objetivo da avaliação é identificar as crianças que estejam em alto risco para a doença bacteriana grave (p. ex., bacteremia, infecção do trato urinário, meningite, gastroenterite bacteriana ou pneumonia) e que, portanto, necessitam de terapia antimicrobiana empírica precoce e hospitalização.

ABORDAGEM DIAGNÓSTICA

A abordagem sistemática ideal para avaliar neonatos com febre sem sinais de localização é justificada para identificar o paciente com doença bacteriana grave e minimizar a realização de testes diagnósticos e tratamento no paciente com doença leve.

Investigação da febre sem sinais de localização

Anamnese

A história completa é um componente essencial da avaliação de todos os recém-nascidos com febre. A história deve abordar as seguintes pistas para a etiologia da febre:

- Sintomas associados (respiratórios, gastrintestinais) e comportamentos (p. ex., alimentação, irritabilidade, atividade).

- Exposições a contactantes doentes (p. ex., irmãos, babás, creches).
- Qualquer doença anterior ou uso de antibióticos.
- História do nascimento, incluindo fatores perinatais que sugiram o aumento do risco de infecção por transmissão vertical, como febre materna no intraparto, realização de cultura para estreptococos do grupo B durante o pré-natal e uso de profilaxia, história materna de infecções sexualmente transmissíveis como o herpes vírus simples (HVS), gonorreia e clamídia, sorologias do pré-natal (toxoplasmose, citomegalovírus, vírus das hepatites B e C, HIV 1 e 2, HTLV 1 e 2), ruptura prolongada das membranas ovulares (bolsa rota por mais de 18 horas), prematuridade, gemelaridade ou corioamnionite materna.

Exame físico

O exame físico deve identificar rapidamente a criança grave que requer tratamento imediato. Atenção para os seguintes achados:

- Sinais vitais anormais, incluindo a oximetria de pulso, que pode ser melhor preditor de infecção pulmonar que a frequência respiratória.
- Aparência toxemiada, incluindo características como irritabilidade, choro inconsolável, sinais de má perfusão, gemência, hipoatividade ou letargia.
- Sinais de infecção localizada, como onfalite, artrite e lesões de pele, incluindo lesões de pele ou membrana mucosa consistentes com etiologia herpética.
- Sinais e sintomas associados com meningite bacteriana podem ser mínimos ou completamente ausentes. Pistas sutis incluem alterações no padrão de sono, diminuição da ingestão oral, hipertermia, hipotermia ou irritabilidade paradoxal (p. ex., bebê mais irritado ao ser manipulado que quando deitado).

Exames laboratoriais

Todo recém-nascido com febre, toxemiado ou não, deve realizar avaliação laboratorial completa. Mesmo os que apresentam quadro clínico reconhecido de infecção viral (p. ex., bronquiolite, crupe, enterovirose, gripe) deverão ser submetidos à investigação. Qualquer neonato com doença sugestiva de infecção por HVS, como vesículas mucocutâneas, convulsões ou déficits neurológicos focais, especialmente aqueles cujas mães apresentem fatores de risco para transmissão vertical, também devem realizar avaliação para doenças bacterianas.

Essa investigação inclui:

- Leucometria total e diferencial.
- Glicemia sérica para comparar com a do liquor e afastar hipoglicemia.
- Marcadores inflamatórios: proteína C-reativa (PCR) e procalcitonina (PCT).
- Hemocultura.
- Urina tipo 1 (sumário de urina).
- Urocultura (por cateterismo vesical ou punção suprapúbica).
- Radiografia de tórax.
- Coprocultura se diarreia ou fezes com sangue ou muco.
- Estudo de liquor: citologia total e diferencial, glicose, proteína, bacterioscopia (Gram), cultura. Realizar reação em cadeia da polimerase com base no risco: para enterovírus se durante período de alta prevalência ou presença de pleocitose; para herpes simples se quadro clínico compatível ou risco aumentado de transmissão vertical; cultura para vírus se pleocitose.

Se houver sinais de choque séptico, é preciso incluir:

- Tempo de protrombina (TP), tempo de tromboplastina parcial ativada (TTPa) e RNI.
- Fibrinogênio e D-dímero.
- Gasometria arterial.
- Lactato arterial sérico.
- Bilirrubinas e transaminases.
- Cálcio ionizado.

Se o recém-nascido ou lactente jovem apresentar quadro clínico de bronquiolite, deve-se coletar painel para vírus respiratórios, principalmente vírus sincicial respiratório (VSR) e *influenza.*

Nos pacientes graves, outras causas devem ser aventadas, como cardiopatia congênita, hiperplasia adrenal congênita, erros inatos do metabolismo, má rotação intestinal, invaginação intestinal ou volvo, além de outras condições.

ABORDAGEM TERAPÊUTICA

Em razão das altas taxas de infecção bacteriana grave e alto risco de mortalidade se não tratada, recomendam-se o tratamento empírico com antibióticos e a internação hospitalar. Ampicilina e gentamicina ou ampicilina e cefotaxima são regimes potenciais que irão fornecer cobertura para os patógenos implicados até os resultados das culturas estarem disponíveis.

Embora o aciclovir não seja utilizado rotineiramente no tratamento de neonatos febris, aqueles que aparentem sinais de gravidade associados a vesículas mucocutâneas, história materna de herpesvírus genital (HSV) ou que apresentarem convulsões devem ser tratados com aciclovir (60 mg/kg por dia, dividido em três doses). Além disso, a elevação das enzimas hepáticas pode ser um indicador precoce de doença disseminada por HSV em recém-nascidos com menos de 2 semanas de idade.

Observações importantes

Apesar da preocupação com doenças bacterianas invasivas, a maioria dos neonatos e lactentes jovens com febre tem uma doença viral. A presença de sintomas respiratórios superiores não descarta uma doença bacteriana invasiva. No entanto, as crianças com uma "síndrome viral clássica", como bronquiolite, crupe, varicela ou estomatite, têm risco significativamente menor de bacteremia, embora a infecção do trato urinário (ITU) continue a ser uma infecção concomitante significativa naqueles com bronquiolite e *influenza*.

Neonatos febris com bronquiolite permanecem em alto risco para doenças bacterianas invasivas e devem ter avaliação laboratorial completa e internamento com terapia antibiótica.

Recomendações finais

Recomenda-se que recém-nascidos febris em bom estado geral recebam antibioticoterapia empírica (ampicilina e cefotaxima ou ampicilina e gentamicina) e sejam admitidos em unidade hospitalar após a completa avaliação clínica e laboratorial para sepse, independentemente dos seus resultados iniciais para reavaliação contínua (1B). É preciso aguardar os resultados das culturas coletadas, realizar vigilância clínica e curva térmica rigorosa por período mínimo de 48 horas.

Na Figura 1, encontra-se o fluxograma de atendimento ao recém-nascido com febre.

Figura 1 Fluxograma de atendimento ao recém-nascido com febre.
UTI: unidade de terapia intensiva.

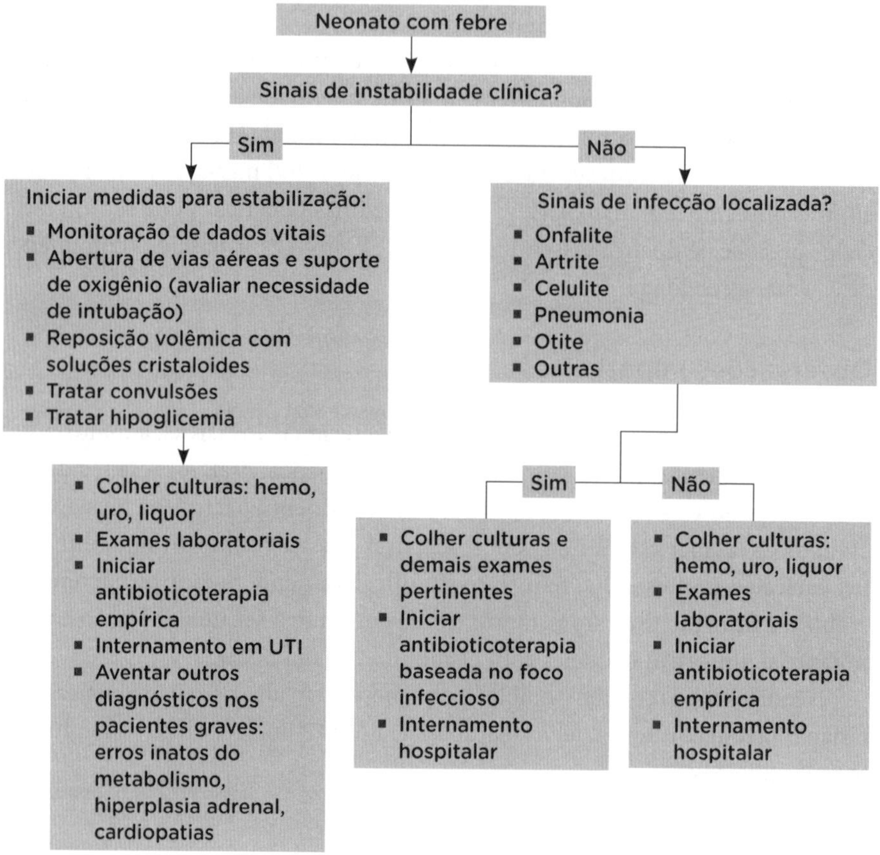

BIBLIOGRAFIA

1. Baraff LJ. Management of fever without source in infants and children. Ann Emerg Med. 2000;36:602.
2. Bonadio W, Maida G. Urinary tract infection in outpatient febrile infants younger than 30 days of age: a 10-year evaluation. Pediatr Infect Dis J. 2014;33:342.
3. Bonsu BK, Chb M, Harper MB. Identifying febrile young infants with bacteremia: is the peripheral white blood cell count an accurate screen? Ann Emerg Med. 2003;42:216.
4. Bonsu BK, Harper MB. Utility of the peripheral blood white blood cell count for identifying sick young infants who need lumbar puncture. Ann Emerg Med. 2003;41:206.

5. Bressan S, Gomez B, Mintegi S, Da Dalt L, Blazquez D, Olaciregui I, et al. Diagnostic performance of the lab-score in predicting severe and invasive bacterial infections in well-appearing young febrile infants. Pediatr Infect Dis J. 2012;31:1239.
6. Chiu CH, Lin TY, Bullard MJ. Identification of febrile neonates unlikely to have bacterial infections. Pediatr Infect Dis J. 1997;16:59.
7. El-Radhi AS, Barry W. Thermometry in pediatric practice. Arch Dis Child. 2006;91:351-6.
8. Ferrera PC, Bartfield JM, Snyder HS. Neonatal fever: utility of the Rochester criteria in determining low risk for serious bacterial infections. Am J Emerg Med. 1997;15:299.
9. Goldman RD, Scolnik D, Chauvin-Kimoff L, Farion KJ, Ali S, Lynch T, et al. Practice variations in the treatment of febrile infants among pediatric emergency physicians. Pediatrics. 2009;124:439.
10. Hernández-Bou S, Trenchs V, Alarcón M, Luaces C. Afebrile very young infants with urinary tract infePantell RH. Febrile infants: aligning science, guidelines, and cost reduction with quality of individualized care. Pediatrics 2012; 130:e199.ction and the risk for bacteremia. Pediatr Infect Dis J. 2014;33:244.
11. Hui C, Neto G, Tsertsvadze A, et al. Diagnosis and Management of Febrile Infants (0-3 months). Evidence Report/Technology Assessment No. 205 (Prepared by the University of Ottawa: Evidence-based Practice Center under Contract No. HHSA 290-2007-10059-I). AHRQ Publication No. 12-E004-EF. Rockville, MD: Agency for Healthcare Research and Quality. March 2012. Disponível em: http://www.ahrq.gov/research/findings/evidence-based-reports/febrinftp.html (acessado 3 august de 2015).
12. Huppler AR, Eickhoff JC, Wald ER. Performance of low-risk criteria in the evaluation of young infants with fever: review of the literature. Pediatrics. 2010;125:228.
13. Kadish HA, Loveridge B, Tobey J, Bolte RG, Corneli HM. Applying outpatient protocols in febrile infants 1-28 days of age: can the threshold be lowered? Clin Pediatr (Phila). 2000;39:81.
14. Mahajan P, Ramilo O, Kuppermann N. The future possibilities of diagnostic testing for the evaluation of febrile infants. JAAPA. 2013;167:1.
15. Schnadower D, Kuppermann N, Macias CG, Freedman SB, Baskin MN, Ishimine P, et al. Febrile infants with urinary tract infections at very low risk for adverse events and bacteremia. Pediatrics. 2010;126:1074.
16. Trotta EA, Gilio AE. Acute fever without source in infants and children less than 36 months of age. J Pediatr (Rio J). 1999;75 Suppl 2:S214-22.

Febre reumática

Úrsula Schaun Krauss
Luanda Flores da Costa

INTRODUÇÃO

A febre reumática é uma doença inflamatória não supurativa, que ocorre como manifestação tardia de uma faringoamigdalite causada pelo estreptococo beta-hemolítico do grupo A (*Streptococcus pyogenes*), em indivíduos geneticamente suscetíveis.

O mecanismo fisiopatológico está associado à reação cruzada de anticorpos entre os antígenos da bactéria e as células do hospedeiro. A poliartrite e a cardite são as manifestações clínicas mais frequentes da febre reumática, seguidas por coreia, nódulos subcutâneos e eritema marginado, no entanto somente o acometimento cardíaco pode deixar sequela, a cardiopatia reumática crônica (CRC).

A incidência de febre reumática na população é de 1 a 3% (em situações epidêmicas) e de 0,1 a 0,3% (em situações endêmicas), ocorrendo com maior frequência entre 5 e 15 anos de idade. O seu início é raro antes dos 3 anos e após os 20 anos de idade. A febre reumática é a principal causa de cardiopatia adquirida e de mortalidade cardiovascular em adultos jovens nos países em desenvolvimento. A redução da incidência em países desenvolvidos está associada ao atendimento precoce das faringites e à erradicação do estreptococo pelo uso adequado de antibióticos.

ABORDAGEM CLÍNICA

O diagnóstico da febre reumática é clínico, e não existe nenhum sinal patognomônico da doença ou exame específico, de modo que os critérios de Jones são a base do diagnóstico. Até recentemente, os critérios modificados pela American Heart Association (AHA), em 1992, eram considerados o padrão-ouro no diagnóstico do primeiro surto de febre reumática. No entanto, em 2015, a AHA fez sua última revisão, passando a adotar critérios baseados na classificação de risco da população em leve, moderado ou alto risco (Quadro 1).

QUADRO 1 Critérios de Jones modificados pela American Heart Association

<table>
<tr><th rowspan="2">Critérios de Jones modificados em 1992</th><th colspan="2">Critérios de Jones modificados em 2015*</th></tr>
<tr><th>Populações de baixo risco</th><th>Populações de médio e alto riscos</th></tr>
<tr><th></th><th colspan="2">Critérios maiores</th></tr>
<tr><td>▪ Poliartrite
▪ Cardite
▪ Coreia
▪ Eritema marginado
▪ Nódulos subcutâneos</td><td>▪ Poliartrite (somente)
▪ Cardite
▪ Coreia
▪ Eritema marginado
▪ Nódulos subcutâneos</td><td>▪ Monoartrite ou poliartrite ou poliartralgia
▪ Cardite
▪ Coreia
▪ Eritema marginado
▪ Nódulos subcutâneos</td></tr>
<tr><th></th><th colspan="2">Critérios menores</th></tr>
<tr><td>▪ Artralgia
▪ Febre
▪ Provas de atividade inflamatória elevadas
▪ Aumento do intervalo PR no ECG</td><td>▪ Poliartralgia
▪ Febre
▪ VHS ≥ 60 mm e/ou PCR ≥ 3 mg/dL
▪ Aumento do intervalo PR no ECG</td><td>▪ Monoartralgia
▪ Febre
▪ VHS ≥ 30 mm e/ou PCR ≥ 3 mg/dL
▪ Aumento do intervalo PR no ECG</td></tr>
<tr><th colspan="3">Evidências de infecção estreptocócica recente</th></tr>
<tr><td colspan="3">▪ Cultura de orofaringe positiva para estreptococo beta-hemolítico do grupo A
▪ Títulos elevados de ASLO ou outro anticorpo estreptocócico; teste rápido para antígenos do estreptococo ou escarlatina recente</td></tr>
<tr><td colspan="3">O diagnóstico de febre reumática é bastante provável se, na evidência de infecção estreptocócica, o paciente apresentar:
— 2 critérios maiores ou
— 1 critério maior e dois menores</td></tr>
</table>

* Fonte: Gewitz et al., 2015.[1]

ECG: eletrocardiograma; PCR: proteína C-reativa; VHS: velocidade de hemossedimentação.

A Organização Mundial da Saúde (OMS) realizou sua própria modificação nos critérios de Jones, orientando também o diagnóstico das recorrências em pacientes com ou sem cardiopatia reumática estabelecida (Quadro 2).

MANIFESTAÇÕES CLÍNICAS

Os sintomas da febre reumática surgem, em média, em 2 a 3 semanas após um episódio de faringite, exceto a coreia, que tem um período de latência mais alto, de 2 a 3 meses.

QUADRO 2 Critérios da Organização Mundial da Saúde (2004) baseados nos critérios de Jones modificados[2]

Categorias diagnósticas	Critérios
Primeiro episódio de FR*	2 critérios maiores ou 1 maior e 2 menores mais a evidência de infecção estreptocócica anterior
Recorrência de FR em paciente sem CRC estabelecida	2 critérios maiores ou 1 maior e 2 menores mais a evidência de infecção estreptocócica anterior
Recorrência de FR em paciente com CRC estabelecida	2 critérios menores mais a evidência de infecção estreptocócica anterior
Coreia de Sydenham, CRC de início insidioso	Não é exigida a presença de outra manifestação maior ou evidência de infecção estreptocócica anterior
Lesões valvares crônicas da CRC: diagnóstico inicial de estenose mitral pura ou dupla lesão de mitral e/ou doença na valva aórtica, com características de envolvimento reumático	Não há necessidade de critérios adicionais para o diagnóstico de CRC

CRC: cardiopatia reumática crônica; FR: febre reumática.
* Pacientes podem apresentar apenas poliartrite ou monoartrite + ≥ 3 sinais menores + evidência de infecção estreptocócica prévia. Esses casos devem ser considerados como febre reumática "provável".

Sinais maiores

1. Artrite: ocorre em cerca de 75% dos casos. Geralmente, apresenta-se como uma poliartrite aguda, predominando em grandes articulações e de caráter migratório, ou seja, após a melhora de uma articulação, há o acometimento de outra. Raramente, tem duração acima de 4 semanas e evolui sem deixar sequelas. A artrite é bastante dolorosa, mas tem excelente resposta ao uso de anti-inflamatórios não hormonais (AINH), e seu uso logo após o surgimento dos sintomas pode não permitir a manifestação da poliartrite migratória.

   Quadros atípicos podem ocorrer, caracterizados por artrite aditiva, assimétrica e acometimento de pequenas articulações ou de articulações não habituais, como as da coluna. A artrite reativa pós-estreptocócica tem caráter cumulativo, sem resposta adequada aos AINH e surge em torno de 10 dias após a faringite, ou seja, mais precocemente que a artrite clássica da febre reumática. Muitos autores consideram que, caso os critérios de Jones sejam preenchidos, essas formas de artrite devem ser consideradas febre reumática.

2. Cardite: ocorre em 50% dos pacientes no primeiro episódio da doença e é a manifestação mais grave, capaz de causar lesão orgânica, permanente ou reversível, e até mesmo óbito. Pode se manifestar de forma insidiosa e ser apenas um achado causal no exame físico. A febre reumática acomete todas as camadas do coração, porém a pericardite e a miocardite manifestam-se de forma leve e, na maioria das vezes, sem repercussão clínica. A lesão endocárdica, principalmente nas valvas mitral e aórtica, é a principal responsável pelo quadro clássico e pelas sequelas permanentes. As manifestações mais frequentes são: sopros orgânicos que não existiam previamente ou modificações de sopros já existentes, cardiomegalia, insuficiência cardíaca congestiva, atrito ou derrame pericárdico. Cerca de um terço dos pacientes com quadro de febre reumática aguda evoluem para CRC.
3. Coreia de Sydenham: é a manifestação mais tardia da febre reumática, ocorrendo após 2 meses da faringite, sendo mais comum na adolescência e no sexo feminino. Caracteriza-se por movimentos incoordenados e involuntários, labilidade emocional, distúrbios da marcha, fala e escrita. A apresentação, frequentemente, é bilateral, podendo ocorrer hemicoreia. É frequente a associação com cardite. Por ser uma manifestação tardia e não é comum alterar as provas de atividade inflamatória aguda, porém o eletroencefalograma encontra-se alterado em cerca de 50% dos casos.
4. Eritema marginado: é uma manifestação pouco frequente da febre reumática, ocorrendo em cerca de 3% dos casos, caracterizada por um exantema com centro mais claro, bordas elevadas e bem delimitadas, de forma circular, oval ou irregular. É observado com maior frequência no tronco, no abdome e na região proximal dos membros. É fugaz, com desaparecimento em minutos ou horas, e recidivante. Apresenta grande associação com cardite.
5. Nódulos subcutâneos: são usualmente pequenos, indolores, movimentando-se livremente sob a pele. Encontrados sobre as proeminências ósseas e ao longo dos tendões extensores, principalmente em cotovelos, mãos, joelhos, tornozelos e ao longo da coluna. Aparecem, em geral, ao final da fase aguda e associados à cardite, com frequência inferior a 5%.

Sinais menores

1. Clínicos:
   - — Febre: não tem características típicas e responde bem aos anti-inflamatórios.
   - — Artralgia: não deverá ser considerada um critério menor se a artrite estiver presente. Nos critérios atuais da AHA (2015), a presença de poliartralgia

migratória deve ser considerada um critério maior em populações de médio e alto risco.

2. Exames complementares:
   - Alterações de provas inflamatórias agudas: não são específicas, mas auxiliam no controle do tratamento e da remissão – velocidade de hemossedimentação (VHS) elevada, proteína C-reativa (PCR) positiva, mucoproteína, alfa-2-globulina, alfa-1-glicoproteína ácida.
   - Prolongamento do intervalo PR no eletrocardiograma: pode estar aumentado nos pacientes com febre reumática, mesmo na ausência de cardite. Em crianças, é considerado aumentado se acima de 0,18 s e, em adultos, se acima de 0,20 s.
3. Critérios obrigatórios: evidências de infecção por estreptococo beta-hemolítico:
   - Cultura de orofaringe ou
   - Teste rápido positivo para *Streptococcus* beta-hemolítico.

ABORDAGEM DIAGNÓSTICA

Os exames diagnósticos solicitados para os pacientes com suspeita de febre reumática auxiliam tanto na definição do diagnóstico da doença, baseado nos critérios de Jones modificados (AHA e OMS), quanto na identificação e no acompanhamento das possíveis complicações.

Exames complementares

1. Hemograma: exame inespecífico.
2. Provas da fase aguda:
   - VHS: valor normal até 20 mm na primeira hora. Possui elevada sensibilidade e baixa especificidade. Na febre reumática, a VHS encontra-se elevada.
   - PCR: é mais fidedigna que a VHS, elevando-se na fase aguda, com declínio em 2 a 3 semanas.
   - Mucoproteínas: o componente mais importante da mucoproteína é a alfa-1-glicoproteína ácida, seguindo-se a alfa-2-glicoproteína, a ceruloplasmina e a haptoglobina. A alfa-1-glicoproteína ácida eleva-se na fase aguda e mantém-se elevada por mais tempo, devendo ser utilizada para monitorar a atividade da doença. Após estímulo inflamatório agudo, os níveis de mucoproteínas elevam-se rapidamente (de 8 horas a 3 dias). Em relação às doenças do tecido conjuntivo, alguns autores enfatizam o valor das mucoproteínas como um índice importante na avaliação da atividade

da febre reumática, ressaltando-se a relação dos níveis com a atividade da doença, a manutenção de valores elevados com a presença de atividade e a pequena interferência dos anti-inflamatórios não esteroides no resultado final do exame.

- Antiestreptolisina O (ASLO): valor normal até 320 UI/L. A elevação de títulos acontece na fase aguda, e a ASLO se mantém estável após o 4º mês do surto inicial. Na interpretação correta do teste, há que se considerar sua baixa sensibilidade, além de que títulos elevados de ASLO são apenas indicativos de infecção precedente, apoiando o diagnóstico de febre reumática aguda, sem, no entanto, provar e ou mensurar a atividade da doença, podendo ocorrer em outras infecções.
- Cultura de orofaringe: é considerado o exame ideal para o diagnóstico de infecção orofaríngea por estreptococos. No entanto, sua baixa positividade no diagnóstico da febre reumática aguda limita a sua utilidade.
- Teste rápido para detecção do antígeno estreptocócico: tem a vantagem do resultado disponível em pouco tempo, porém é menos sensível que a cultura (80%). Se o teste rápido for negativo, mas o quadro clínico for muito característico de amigdalite bacteriana, recomenda-se fazer a cultura de orofaringe.
- Radiografia de tórax: avalia o aumento da área cardíaca e sinais de congestão pulmonar.
- Eletrocardiograma: avalia o prolongamento do intervalo PR. Pode apresentar outras alterações, como taquicardia sinusal, distúrbios de condução, etc. O exame normal não afasta a cardite.
- Ecocardiograma: avalia o espessamento de folhetos, derrame pericárdico, contratilidade cardíaca, entre outros achados. Pode identificar casos de cardite subclínica, devendo ser realizado em todo paciente com suspeita de febre reumática.

DIAGNÓSTICO DIFERENCIAL

Várias doenças podem se manifestar com sintomas semelhantes aos da febre reumática, dependendo da manifestação apresentada. O principal diagnóstico diferencial da faringoamigdalite deve ser feito com as faringites virais, que podem se apresentar associadas a coriza, tosse, rouquidão e conjuntivite, sintomas não encontrados nas infecções estreptocócicas.

- Artrite:
  — Artrites reativas pós-infecciosas.

— Infecções virais (p. ex., rubéola, caxumba, hepatites) ou bacterianas (p. ex., gonococos, meningococos).
— Doenças reumatológicas: lúpus, artrite idiopática juvenil, etc.
— Anemia falciforme.
— Leucemias.
— Vasculites.

- Cardite:
  — Endocardite infecciosa.
  — Cardiopatias congênitas não identificadas anteriormente.
  — Miocardites e pericardites.
  — Lúpus eritematoso sistêmico.
  — Doença de Kawasaki.
- Coreia
  — Encefalites virais.
  — Lúpus eritematoso sistêmico.
  — Intoxicações agudas.
- Eritema marginado
  — Doenças exantemáticas.
  — Doenças reumatológicas.
  — Reação a drogas.
- Nódulos subcutâneos
  — Lúpus eritematoso sistêmico.
  — Artrite idiopática juvenil.

ABORDAGEM TERAPÊUTICA

O tratamento da febre reumática aguda visa aos seguintes objetivos principais: suprimir o processo inflamatório sistêmico, erradicar o estreptococos da orofaringe, aliviar os principais sintomas e tratar as complicações.

MEDIDAS GERAIS

1. Hospitalização: a indicação está relacionada com a intensidade dos sintomas, assim deve ser feita para os pacientes com cardite moderada a grave, artrite incapacitante ou coreia grave.
2. Repouso: não há mais a indicação de repouso absoluto no leito, sendo indicado o repouso relativo hospitalar ou em domicílio para pacientes com qua-

dros moderados a graves. Nos pacientes com cardite, o período de repouso deve ser de 4 semanas, período que persiste o processo inflamatório.

3. Controles da febre e da dor: nos pacientes que apresentem artrite, mas ainda sem o diagnóstico de febre reumática, deve-se evitar o uso de AINH para não mascarar o diagnóstico. Utilizar paracetamol (associado ou não à codeína) ou dipirona até o diagnóstico final.

TRATAMENTO SINTOMÁTICO

Terapêutica anti-inflamatória

- Ácido acetilsalicílico (AAS):
  - Indicações: artrite e febre.
  - Dose: 80 a 100 mg/kg/dia, via oral (VO), a cada 6 horas (máximo 3 g/dia).
  - Duração: 4 a 8 semanas, dependendo da redução das proteínas de fase aguda. A dose pode ser reduzida após 2 semanas para 60 mg/kg/dia, se houver melhora clínica, mantendo o uso por, no mínimo, 4 semanas.
    * Associar inibidor H2 ou omeprazol durante o tratamento com AAS.
  - Em casos de intolerância: naproxeno (10 a 20 mg/kg/dia a cada 12 horas) pelo mesmo período do AAS. Mesma eficácia e melhor tolerância que o AAS.
- Corticosteroides:
  - Indicação: cardite reumática.
  - Droga: prednisona ou prednisolona, 1 a 2 mg/kg/dia, VO, a cada 12 horas (máximo: 60 mg/dia).
  - Duração: usar dose plena por 2 a 3 semanas dependendo da melhora clínica e laboratorial, a partir de então, iniciar a redução de 20 a 25% da dose a cada semana. Na cardite leve, recomenda-se utilizar a medicação até completar 8 semanas de tratamento, nos casos moderados a graves, até 12 semanas.
  - Pulsoterapia com metilprednisolona: indicada em casos graves e com risco de vida, na dose de 30 mg/kg em aplicações semanais intercaladas. Durante a infusão da medicação, deve-se fazer monitoração contínua de dados vitais e oximetria de pulso.

Nos casos de cardite com insuficiência cardíaca, deve-se, além do uso de corticosteroide, avaliar a necessidade de terapêutica associada, como diuréticos, digitálicos e vasodilatadores.

Tratamento da coreia

- Cuidados gerais: repouso e silêncio.

O tratamento específico está indicado apenas nas formas graves da coreia, quando os movimentos incoordenados estiverem interferindo na atividade habitual do indivíduo. Nos casos graves, a hospitalização poderá ser necessária.

- Haloperidol:
  - Dose inicial: 1 mg/dia em duas tomadas, aumentando-se 0,5 mg a cada 3 dias até atingir a dose máxima (máximo: 4 a 6 mg/dia).
  - Duração: 2 a 3 meses (a retirada deve ser gradativa).
- Ácido valproico:
  - Dose: iniciar com 10 mg/kg/dia, VO, a cada 8 ou 12 horas, aumentando-se 10 mg/kg a cada semana até 30 mg/kg/dia.
  - Duração: 2 a 3 meses (a redução da dose deve ser gradativa; monitorar níveis de aminotransferases).
- Carbamazepina:
  - Dose: 7 a 20 mg/kg/dia.

MONITORAÇÃO DA RESPOSTA TERAPÊUTICA

Além dos sintomas clínicos, devem-se repetir as provas inflamatórias a cada 15 h dias para avaliar a evolução e programar o tempo de uso dos anti-inflamatórios. Os pacientes com cardite devem ter controle, além dos exames laboratoriais, de ecocardiograma, radiografia de tórax e eletrocardiograma após 4 semanas de início do tratamento.

Profilaxias

Profilaxia primária (erradicação do estreptococo)

Todo paciente com suspeita de faringoamigdalite estreptocócica deverá ser tratado, independentemente do resultado da cultura. O tratamento visa a evitar o primeiro surto de febre reumática e reduzir a circulação de cepas reumatogênicas na comunidade.

A penicilina benzatina em dose única é o tratamento de escolha, pela facilidade de uso, pelo menor custo e pela excelente resposta contra o estreptococo, além de diminuir o risco de o tratamento ser incompleto (Tabela 1).

Para pacientes alérgicos à penicilina, outros antibióticos são usados (Tabela 2).

TABELA 1 Esquemas de profilaxia primária ou erradicações do estreptococo

Droga	Dose	Duração
Penicilina benzatina (IM)	50.000 UI/kg (máximo de 1.200.000 UI) ou < 20 kg: 600.000 UI ou ≥ 20 kg: 1.200.000 UI	Dose única
Penicilina V (VO)	25 a 50.000 UI/kg/dia a cada 8 ou 12 horas Adulto: 500.000 UI a cada 8 horas	10 dias
Amoxicilina (VO)	30 a 50 mg/kg/dia a cada 8 horas Adulto: 500 mg a cada 8 horas	10 dias
Ampicilina (VO)	100 mg/kg/dia a cada 8 horas	10 dias

IM: intramuscular; VO: via oral.

TABELA 2 Esquema alternativo para pacientes alérgicos às penicilinas

Droga	Dose	Duração
Estolato de eritromicina (VO)	40 mg/kg/dia a cada 6 horas Dose máxima: 1 g/dia	10 dias
Azitromicina	20 mg/kg/dia 1 vez/dia Dose máxima: 500 mg/dia	3 dias
Clindamicina	15 a 25 mg/kg/dia a cada 8 horas Dose máxima: 1.800 mg/dia	10 dias

Profilaxia secundária

A profilaxia secundária é utilizada nos pacientes que já apresentaram um surto de febre reumática, para evitar novo episódio e consequentemente o surgimento de lesão cardíaca ou de piora de uma lesão já existente (Tabelas 3 e 4).

TABELA 3 Profilaxia secundária

Droga	Dose	Administração
Penicilina benzatina	50.000 UI/kg (máximo de 1.200.000 UI)	IM, a cada 21 dias
Penicilina V	250 mg, a cada 12 horas	Oral, contínuo

IM: intramuscular.

TABELA 4 Esquema alternativo para pacientes alérgicos à penicilina

Droga	Dose	Administração
Eritromicina	40 mg/kg/dia, a cada 12 horas	Oral
Sulfadiazina	250 mg a cada 12 horas (< 25 kg) 500 mg a cada 12 horas (> 25 kg)	Oral

Obs.: as medicações de uso oral devem ser administradas diariamente durante todos os anos de profilaxia.

- Duração da profilaxia secundária:
  — Sem cardite: até 21 anos ou 5 anos após o último surto de febre reumática.
  — Com cardite e sem sequela: até 25 anos ou 10 anos após o surto de febre reumática.
  — Cardiopatia valvar residual: por toda a vida ou até 40 anos.
  — Após cirurgia valvar: por toda a vida.

Na Figura 1, está o fluxograma de atendimento dessas crianças.

Figura 1 Fluxograma para o atendimento do paciente com febre reumática.
AAS: ácido acetilsalicílico; EBGA: estreptococo beta-hemolítico do grupo A; ICC: insuficiência cardíaca congestiva.

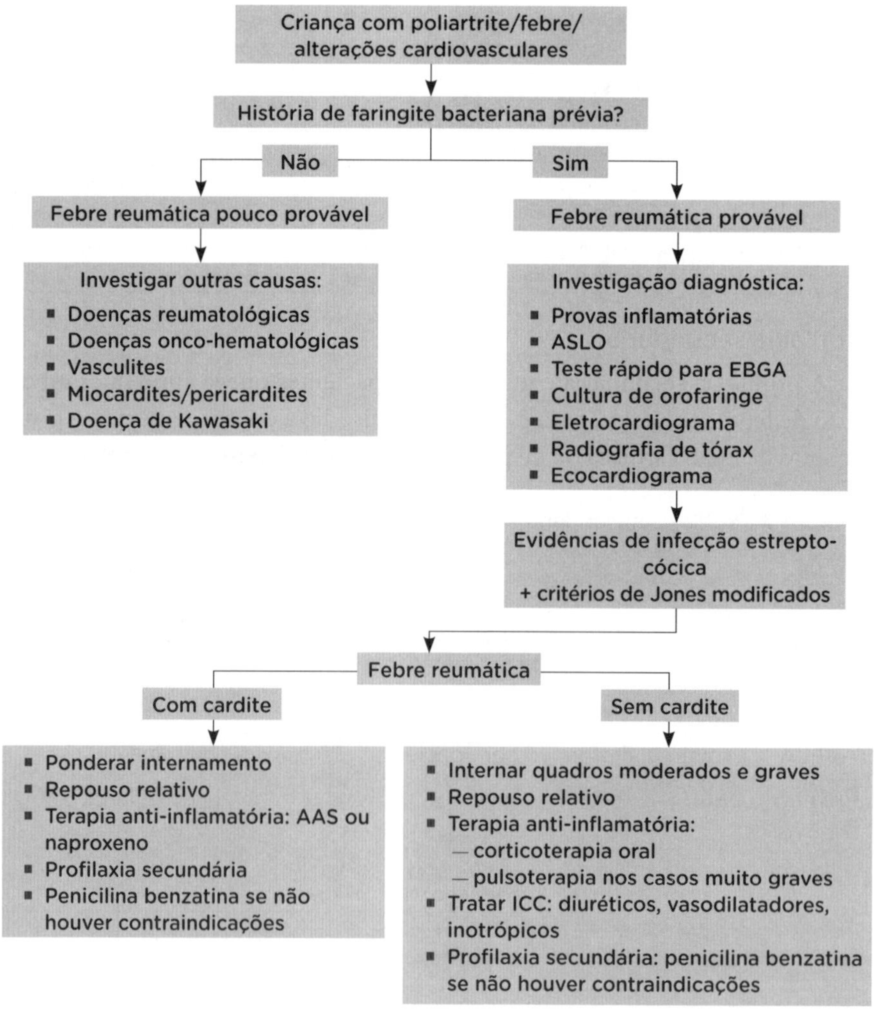

BIBLIOGRAFIA

1. Gewitz MH, Baltimore RS, Tani LY, Sable CA, Shulman ST, Carapetis J, et al; American Heart Association Committee on Rheumatic Fever, Endocarditis, and Kawasaki Disease of the Council on Cardiovascular Disease in the Young. Revision of the Jones Criteria for the diagnosis of acute rheumatic fever in the era of Doppler echocardiography: a scientific statement from the American Heart Association. Circulation. 2015;131(20):1806-18.
2. World Health Organization. Rheumatic fever and rheumatic heart disease: report of a WHO expert consultation on rheumatic fever and rheumatic heart disease. Geneva; 2001. Geneva: WHO; 2004.
3. Barbosa PJB, Müller RE, Latado AL, Achutti AC, Ramos AIO, Weksler C, et al. Diretrizes brasileiras para diagnóstico, tratamento e prevenção da febre reumática da Sociedade Brasileira de Cardiologia, da Sociedade Brasileira de Pediatria e da Sociedade Brasileira de Reumatologia. Arq Bras Cardiol. 2009;93(3 supl.4):1-18.
4. Lennon D, et al. Evidence-based, best practice New Zeland Guidelines for Rheumatic Fever. 2006;NHF0239 80p.
5. Pilegii GCS, Ferriani VPL. Manifestações articulares atípicas em crianças com febre reumática. Jornal de Pediatria. 2000;76(1):49-54.
6. Jones TD. Diagnosis of rheumatic fever. JAMA. 1944;126:481-4.

37

Glomerulonefrite aguda

Denise Nogueira Oliveira Gantois Santos
Maria Medeiros Bahia

INTRODUÇÃO

A glomerulonefrite aguda é uma doença caracterizada por início abrupto de edema, hipertensão arterial e hematúria, associada ou não à proteinúria.

Histologicamente, há um processo inflamatório intraglomerular de ordem imunológica com proliferação celular, que causa disfunção renal em graus variáveis. O intenso comprometimento da função renal, com evolução de dias a semanas, caracteriza a glomerulonefrite rapidamente progressiva (GNRP).

A glomerulonefrite pós-estreptocócica (GNPE) é a causa mais comum na infância, com prognóstico bastante favorável, porém, alguns casos, pode progredir para insuficiência renal. A resolução geralmente é rápida e, quando não for, deve-se pensar em outras causas de glomerulonefrite que não a estreptocócica.

O diagnóstico preciso e precoce da glomerulonefrite é de extrema importância, uma vez que o tratamento e o prognóstico dependem fundamentalmente da etiologia envolvida.

CLASSIFICAÇÃO

As glomerulonefrites agudas podem ser classificadas clinicamente de acordo com a causa em:

- Primárias: doenças restritas ao rim.
- Secundárias: quando associadas a doenças sistêmicas.

Quanto à etiologia específica, as glomerulonefrites podem ser classificadas em infecciosas e não infecciosas, conforme mostra a Tabela 1.

TABELA 1 Classificação das glomerulonefrites

Infecciosas	Não infecciosas
Glomerulonefrite aguda pós-estreptocócica (grupo A, beta-hemolítico)	Glomerulonefrites primárias: nefropatia da IgA, glomerulonefrite proliferativa mesangial, glomerulonefrite membranoproliferativa, glomerulopatia por IgM, glomerulonefrite rapidamente progressiva idiopática
Glomerulonefrites não estreptocócicas: endocardite infecciosa, bacteremia estafilocócica, pneumonia pneumocócica, meningococcemia, febre tifoide, sífilis secundária, infecção aguda viral (CMV, varicela, Epstein-Barr, coxsackie), micoplasma, toxoplasmose, malária, abscesso visceral, nefrite do *shunt*, hepatite B ou C com vasculite e/ou crioglobulinemia	Glomerulonefrites secundárias a doenças sistêmicas: lúpus eritematoso sistêmico, púrpura de Henoch-Schönlein, vasculite necrotizante, síndrome de Goodpasture, granulomatose de Wegener

CMV: citomegalovírus.

PATOGÊNESE

Apesar de a patogênese das glomerulonefrites agudas não ser totalmente esclarecida, existe um número considerável de dados clínicos, imunopatológicos e experimentais que suportam a hipótese de que mecanismos imunológicos sejam comuns às diferentes etiologias da síndrome. Acredita-se que tanto o sistema imune celular quanto o humoral estejam envolvidos.

A lesão humoral no glomérulo pode ser mediada por diversos mecanismos:

- Formação *in situ* do complexo antígeno-anticorpo. Nesse caso, os anticorpos podem estar direcionados contra as seguintes estruturas:
  - — Constituintes normais do glomérulo; p.ex., doença de Goodpasture (o antígeno é um elemento do colágeno que faz parte da estrutura da membrana basal glomerular).
  - — Antígenos "plantados" no glomérulo – exógenos: GNPE; endógenos: nefrite lúpica (complexo histona-DNA).
- Deposição de complexo antígeno-anticorpo circulante.

A extensão da lesão tecidual depende de alguns fatores, como os sítios de deposição, a quantidade e as propriedades biológicas das imunoglobulinas formadoras dos depósitos.

Depósitos mesangiais causam proliferação das células mesangiais e expansão de matriz mesangial. Depósitos subendoteliais, por sua vez, estão em contato direto com a superfície dos capilares glomerulares e têm maior habilidade para recrutar células inflamatórias (neutrófilos e macrófagos) circulantes.

Quanto às características biológicas, sabe-se que algumas imunoglobulinas (como IgG) têm maior capacidade de fixar complemento do que outras (IgA) e, desse modo, apresentam maior potencial nefritogênico.

A deposição de imunocomplexos no rim promove a ativação de frações do complemento (C3a e C5b) e subsequente quimiotaxia de células inflamatórias (neutrófilos e monócitos). A resposta imune celular contribui para a infiltração dos glomérulos por células inflamatórias circulantes. Linfócitos T são encontrados no infiltrado inflamatório, contribuindo para a ativação de macrófagos. Macrófagos ativados liberam citocinas e moléculas de adesão. A ativação de células residentes, como as células mesangiais, também contribui para a produção de citocinas. Os macrófagos e as células mesangiais também são capazes de produzir proteases e oxidantes, responsáveis pela morte celular. Fatores de coagulação ativados podem levar à deposição de fibrina.

O infiltrado de neutrófilos causa obstrução do capilar glomerular e liberação de leucotrienos e tromboxanos, induzindo a vasoconstrição das arteríolas aferentes e queda da filtração glomerular. O aumento na reabsorção distal de sódio, secundário à diminuição na taxa de filtração glomerular, pode estar associado a hipervolemia, edema e hipertensão arterial.

Processos que inicialmente têm componente inflamatório potencialmente reversível podem evoluir com alterações hemodinâmicas (hipertensão e hiperfiltração glomerulares), esclerose glomerular e fibrose tubulointersticial, ocasionando sequelas e perda crônica de função renal.

Os fatores implicados na fisiopatologia estão diretamente associados aos achados da biópsia renal, que é, portanto, de fundamental importância para o diagnóstico e o tratamento das glomerulonefrites agudas.

ACHADOS CLÍNICOS

O quadro clínico das glomerulonefrites agudas é variável e depende fundamentalmente da etiologia envolvida e do grau de comprometimento histológico. O espectro de manifestações clínicas é caracterizado por alguns achados gerais, como hematúria, oligúria, edema e hipertensão arterial (Tabela 2). Além disso, podem ocorrer proteinúria e perda de função renal em graus variados.

TABELA 2 Sintomas clássicos

Hipertensão arterial
Edema
Oligúria
Hematúria micro ou macroscópica

A extensão do comprometimento histológico é determinante para as manifestações clinicolaboratoriais e permite classificar as glomerulonefrites em:

- Glomerulonefrite focal: acometimento inflamatório de menos de 50% dos glomérulos. Os pacientes habitualmente apresentam hematúria assintomática, proteinúria leve (usualmente menor que 1,5 g/dia) e, eventualmente, cilindros celulares. P. ex.: nefropatia por IgA, doença da membrana fina, nefrites hereditárias.
- Glomerulonefrite difusa: envolvimento de mais de 50% dos glomérulos. Classicamente, os pacientes apresentam início abrupto de hematúria micro ou macroscópica, oligúria, edema, hipertensão e queda na taxa de filtração glomerular. Os níveis de proteinúria tendem a ser mais elevados, podendo atingir níveis nefróticos. Exemplos: glomerulonefrite pós-infecciosa, nefrite lúpica, glomerulonefrite membranoproliferativa.

GLOMERULONEFRITE PÓS-ESTREPTOCÓCICA

A seguir, serão brevemente descritos os aspectos clinicolaboratoriais mais relevantes para a GNPE, considerada a causa mais comum e o protótipo das glomerulonefrites difusas agudas.

A GNPE acomete preferencialmente crianças (pico de incidência entre 6 e 10 anos de idade), mas adultos também podem ser acometidos (raramente com mais de 40 anos de idade). Ocorre caracteristicamente após 1 a 2 semanas de um quadro de faringite ou piodermite por determinadas cepas do estreptococo beta-hemolítico do grupo A de Lancefield, embora tenham sido descritos casos de glomerulonefrite após infecção provocada por estreptococo pertencente aos grupos C e G. O uso frequente de antibióticos tem diminuído consideravelmente a incidência dessa doença, e acredita-se que muitos casos sejam subclínicos e de resolução espontânea.

O quadro clínico clássico da GNPE caracteriza-se por hematúria micro ou macroscópica, edema e hipertensão arterial, mas o espectro de apresentação inclui desde quadros clínicos frustros até insuficiência renal grave. A maioria dos pacientes (80%) apresenta elevação em marcadores imunológicos de infecção estreptocócica como o anticorpo antiestreptolisina O (ASLO). A fase aguda cursa com hipocomplementemia, habitualmente à custa de redução do componente C3 do complemento, com normalização após 8 semanas.

Caso a hipocomplementemia seja persistente, é preciso considerar outras possibilidades diagnósticas, como a glomerulonefrite membranoproliferativa ou a nefrite lúpica. Culturas de orofaringe ou pele não são necessárias.

Diante de quadro clínico típico de GNPE em crianças, a biópsia renal não é necessária. No entanto, em casos que cursem com elevação progressiva de creatinina sérica, proteinúria nefrótica e história familiar de nefropatia, a biópsia renal pode ser indicada para possibilitar o diagnóstico definitivo. A imunofluorescência evidencia depósitos de IgG e C3 no mesângio e em alças capilares (padrão granular difuso).

A resolução espontânea da GNPE é comum, com taxas de cura de até 90% em crianças. Nos adultos, a taxa situa-se entre 60 e 70%. A remissão das manifestações clinicolaboratoriais tem correlação com a resolução do processo fisiopatológico renal. Depósitos imunes subendoteliais responsáveis pela ativação de complemento, e consequente influxo local de células inflamatórias, são rapidamente clareados, contribuindo para resolução da disfunção renal (3 a 4 semanas) e da hematúria (3 a 6 meses). Depósitos subepiteliais (*humps*) são responsáveis por danos às células epiteliais manifestados pela proteinúria. Esses depósitos ficam separados das células circulantes pela membrana basal glomerular, o que limita sua remoção e contribui para a persistência da proteinúria. A proteinúria em níveis nefróticos pode persistir por mais de 6 meses. Proteinúria leve pode ser encontrada em 15% dos pacientes após 3 anos e em 2% dos pacientes após 10 anos.

EXAMES COMPLEMENTARES

Diante de um quadro clínico de glomerulonefrite aguda, os principais exames laboratoriais a serem solicitados são:

- Urina tipo I: permite detectar hematúria, leucocitúria estéril (a ser confirmada com urocultura), cilindros (celulares ou hemáticos) e proteinúria.
- Proteinúria de 24 horas.
- Função renal (ureia e creatinina séricas).
- Ultrassonografia de aparelho urinário: fornece alguns parâmetros de viabilidade renal, além de permitir a identificação de eventuais doenças obstrutivas.

Após feito o diagnóstico de glomerulonefrite aguda, outros exames laboratoriais são solicitados de acordo com a suspeita clínica para definir a etiologia da doença:

- Dosagem de complemento: as glomerulonefrites podem ser classificadas em normo ou hipocomplementêmicas.
- Pesquisa de anticorpos antiestreptocócicos (suspeita de GNPE).
- FAN e anti-DNA para investigação de lúpus eritematoso sistêmico.
- ANCA (especialmente em casos de glomerulonefrite normocomplementêmica).
- Pesquisa de anticorpo anti-MBG (principalmente quando a imunofluorescência apresentar um padrão linear de depósito).
- Pesquisa de crioglobulinas.
- Sorologias para HIV e hepatites B e C.
- Hemoculturas e ecocardiograma (suspeita de endocardite ou nefropatia do *shunt*).

No contexto de uma glomerulonefrite aguda, a biópsia renal nem sempre está indicada. Quadros sugestivos de GNPE, por exemplo, apresentam prognóstico habitualmente favorável e podem ser conduzidos mediante acompanhamento clinicolaboratorial. Um parâmetro particularmente importante nesses casos é a normalização do complemento sérico, que deve ocorrer em até 8 semanas.

Pacientes que cursam com alteração de função renal devem ser submetidos à biópsia renal, visando ao diagnóstico definitivo. É importante salientar que a esta não deve retardar a instituição do tratamento, especialmente nas suspeitas de GNRP.

O padrão histopatológico das glomerulonefrites agudas na microscopia óptica é pouco específico. Caracteriza-se pela presença de glomérulos difusamente hipercelulares, com proliferação de células mesangiais e endoteliais, associado a infiltrado de neutrófilos e monócitos.

Além disso, a microscopia óptica pode evidenciar a presença de crescentes, que são achados histológicos que correspondem à presença de, pelo menos, duas camadas de células epiteliais glomerulares e fagócitos mononucleares ocupando parcial ou totalmente o espaço de Bowman. Constituem uma resposta inespecífica à rotura do capilar glomerular e extravasamento de fibrina e elementos inflamatórios para o espaço de Bowman.

A presença de crescentes associada a doenças renais primárias ou secundárias está relacionada à maior alteração da função renal com prognóstico potencialmente pior.

A Tabela 3 apresenta uma descrição de doenças glomerulares com consumo ou níveis normais de complemento.

TABELA 3 Glomerulonefrites agudas normo e hipocomplementêmicas

Complemento sérico reduzido	Complemento sérico normal
Doenças renais primárias: glomerulonefrite membranoproliferativa tipos I (50 a 80%) e II (90%)	Doenças renais primárias: nefropatia da IgA, glomerulonefrite rapidamente progressiva idiopática, doença do anticorpo antimembrana basal
Doenças renais secundárias: glomerulonefrite pós-estreptocócica (90%), lúpus eritematoso sistêmico (classe III, 75%, e classe IV, 90%), crioglobulinemia (85%), endocardite bacteriana (90%), nefropatia do *shunt* (90%)	Doenças renais secundárias: poliangeíte microscópica, granulomatose de Wegener, púrpura de Henoch-Schönlein, doença de Goodpasture, abscesso visceral

As porcentagens indicam as frequências aproximadas de C3 consumido.

ABORDAGEM TERAPÊUTICA

O tratamento de suporte é preconizado para todas as glomerulonefrites agudas e visa ao controle dos sinais e dos sintomas clínicos, como segue.

- Medidas para retenção hídrica
  - Dieta hipossódica e restrição hídrica em alguns casos.
    - Se necessário, usar diuréticos (de alça ou em associação), com controle diário de peso.
    - Tratamento da hipertensão com hipotensores.
    - Se o paciente persistir com congestão pulmonar não responsiva às medidas clínicas, indicar hemodiálise ou ultrafiltração.
- Uremia
  - Dieta hipoproteica está preconizada no manejo de adultos, mas não está indicada para crianças.
  - Tratamento dialítico mediante indicações habituais.

A decisão a respeito do tratamento específico deve ser tomada mediante a avaliação de diversos fatores:

- Estado clínico do paciente.
- Etiologia da glomerulonefrite.
- Manifestações clinicolaboratoriais.
- Probabilidade de remissão da doença.
- Efeitos colaterais do tratamento proposto.

A análise da biópsia renal é de fundamental importância, uma vez que pode auxiliar no diagnóstico etiológico e fornece dados de prognóstico, como crescentes, esclerose glomerular, acometimento tubulointersticial.

Algumas considerações a respeito do tratamento específico de acordo com a etiologia da glomerulonefrite aguda são dadas a seguir.

Glomerulonefrite pós-estreptocócica

Não estão indicados antibióticos, a não ser que haja um processo infeccioso ativo no momento; o uso de antibiótico profilático também não é recomendado, uma vez que a recidiva é extremamente rara. Em casos de insuficiência renal grave (GNRP), o tratamento com pulsos de metilprednisolona (seguido de corticosteroide oral) associado a imunossupressores pode ser indicado. Os casos devem ser avaliados cautelosa e individualmente, uma vez que ainda há controvérsias na literatura quanto aos riscos e aos benefícios desse tratamento.

Glomerulonefrite pós-infecciosa não estreptocócica

O tratamento baseia-se no controle da infecção. Recomendam-se a retirada de *shunts* e a drenagem de abscessos viscerais, além da cobertura prolongada com antibioticoterapia. Há relatos de boa resposta ao uso de plasmaférese em pacientes já tratados com antibioticoterapia adequada e não responsivos à imunossupressão. Nos casos de glomerulonefrite crescêntica, deve-se aguardar o controle adequado da infecção antes de se considerar o uso de drogas citostáticas ou pulsoterapia com metilprednisolona.

Glomerulonefrite rapidamente progressiva

Trata-se de um grupo heterogêneo de doenças, sendo que o diagnóstico e o tratamento precoces são importantes para permitir a viabilidade renal. O tratamento das doenças que levam à GNRP geralmente requer uma fase de indução com imunossupressão mais agressiva (visando à remissão da doença) e uma fase de manutenção, na qual o intuito é prevenir recorrências com a menor toxicidade possível. De maneira geral, a indução é feita por meio da pulsoterapia com metilprednisolona (30 mg/kg até 1 g/dose por 3 dias seguidos), seguida de prednisona oral 1 mg/kg/dia durante 8 semanas.

Pode ser necessário pulsoterapia com ciclofosfamida intravenosa (pulsos mensais por 6 meses) nos pacientes que não têm boa resposta à pulsoterapia com metilprednisolona ou na glomerulonefrite secundária a nefrite lúpica.

CRISE HIPERTENSIVA

A crise hipertensiva faz parte do conjunto clínico das glomerulonefrites e é definida como a elevação súbita da pressão arterial basal da criança até níveis potencialmente prejudiciais (Tabela 4). A maioria dos episódios corresponde a hipertensão arterial sistêmica estágio 2.

É importante frisar que crianças previamente hígidas apresentam menor tolerância ao aumento agudo dos níveis tensionais.

TABELA 4 Definição de HAS em crianças

Pressão arterial normal	PAS e PAD < p 90
Pré-HAS	PAS e/ou PAD > p 90 e < p 95
HAS - estágio 1	PAS e/ou PAD entre p 95 e < p 99 + 5 mmHg
HAS - estágio 2	PAS e/ou PAD > p 99 + 5 mmHg

Adolescentes pré-hipertensos: PA > 120/80 mmHg e abaixo do p 95.
HAS: hipertensão arterial sistêmica; PAD: pressão arterial diastólica; PAS: pressão arterial sistólica.

Classificação da crise hipertensiva

A crise hipertensiva é classificada de acordo com a presença ou não de lesões em órgãos-alvo (coração, cérebro e rins), em emergência e urgência hipertensiva, respectivamente. É importante salientar que a urgência hipertensiva pode se tornar uma emergência hipertensiva, se não for diagnosticada e tratada adequadamente (Tabela 5).

TABELA 5 Situações clínicas associadas à emergência hipertensiva

SNC	Encefalopatia hipertensiva AVC isquêmico ou hemorrágico
Coração	Isquemia miocárdica Disfunção aguda de VE Edema agudo de pulmão Dissecção aguda de aorta
Rins	Insuficiência renal aguda
Retina	Hemorragia retiniana, papiledema

AVC: acidente vascular cerebral; SNC: sistema nervoso central; VE: ventrículo esquerdo.

Tratamento da crise hipertensiva

Não existem estudos controlados randomizados sobre tratamento de crise hipertensiva em crianças, de modo que as decisões clínicas frequentemente são baseadas em dados extrapolados da literatura de adultos.

Os principais objetivos do tratamento da crise hipertensiva são (Tabela 6):

- Diminuição gradual da pressão artérial média (PAM) até percentil 90 (PAM = 1/3 PAS + 2/3 PAD).
- Preservação da função de órgãos nobres.
- Preservação da autorregulação cerebral.

TABELA 6 Objetivos do tratamento da crise hipertensiva em crianças

Emergência hipertensiva
Diminuir até 25% nas primeiras 8 horas Restante nas próximas 24 a 48 horas até atingir p 90
Urgência hipertensiva
Reduzir a PA até p 90 em dias

PA: pressão arterial.

Nas Tabelas 7, 8 e 9, estão as drogas habitualmente empregadas nos pacientes com glomerulonefrites.

BULÁRIO (TABELAS 7 A 9)

TABELA 7 Diurético

Droga	Vias	Dose	Intervalo	Dose máxima
Furosemida	VO	1 a 4 mg/kg/dose	6 a 8 h	6 mg/kg/dia
	IV	0,5 a 2 mg/kg/dose	6 a 12 h	máx. 40 mg

IV: intravenosa; VO: via oral.

TABELA 8 Anti-hipertensivos

Droga	Vias	Dose	Intervalo	Dose máxima
Nifedipina	VO, SL	0,5 a 3 mg/kg/dia	Dividido em 2 a 3 vezes	3 mg/kg/dia ou 120 mg/dia
Hidralazina	VO	0,75 a 7,5 mg/kg/dia	Dividido em 2 a 4 vezes	7,5 mg/kg/dia ou 120 mg/dia
Captopril*	VO	0,5 a 6 mg/kg/dia	Dividido em 2 a 4 vezes	6 mg/kg/dia
Propranolol	VO	0,5 a 2 mg/kg/dia Adolescente: 1 a 2 mg/kg/dia	Dividido em 2 a 4 vezes	4 mg/kg/dia 640 mg/dia

*Atenção: captopril não deve ser o anti-hipertensivo de escolha se o paciente apresentar disfunção renal ou elevação do potássio sérico.

SL: sublingual; VO: via oral.

TABELA 9 Antibióticos empregados para erradicação dos estreptococos

Droga	Vias	Dose	Intervalo	Dose máxima
Penicilina benzatina	IM	< 20 kg: 600.000 U > 20 kg: 1.200.000 U	Única	
Eritromicina*	VO	40 mg/kg/dia	8 a 12 h por 10 dias	1 g/dia

IM: intramuscular; VO: via oral.

*Opção nos casos de alergia, com erradicação em potência menor.

Na Figura 1, está o fluxograma para atendimento do paciente com glomerulonefrite.

Figura 1 Protocolo de atendimento à criança com glomerulonefrite.

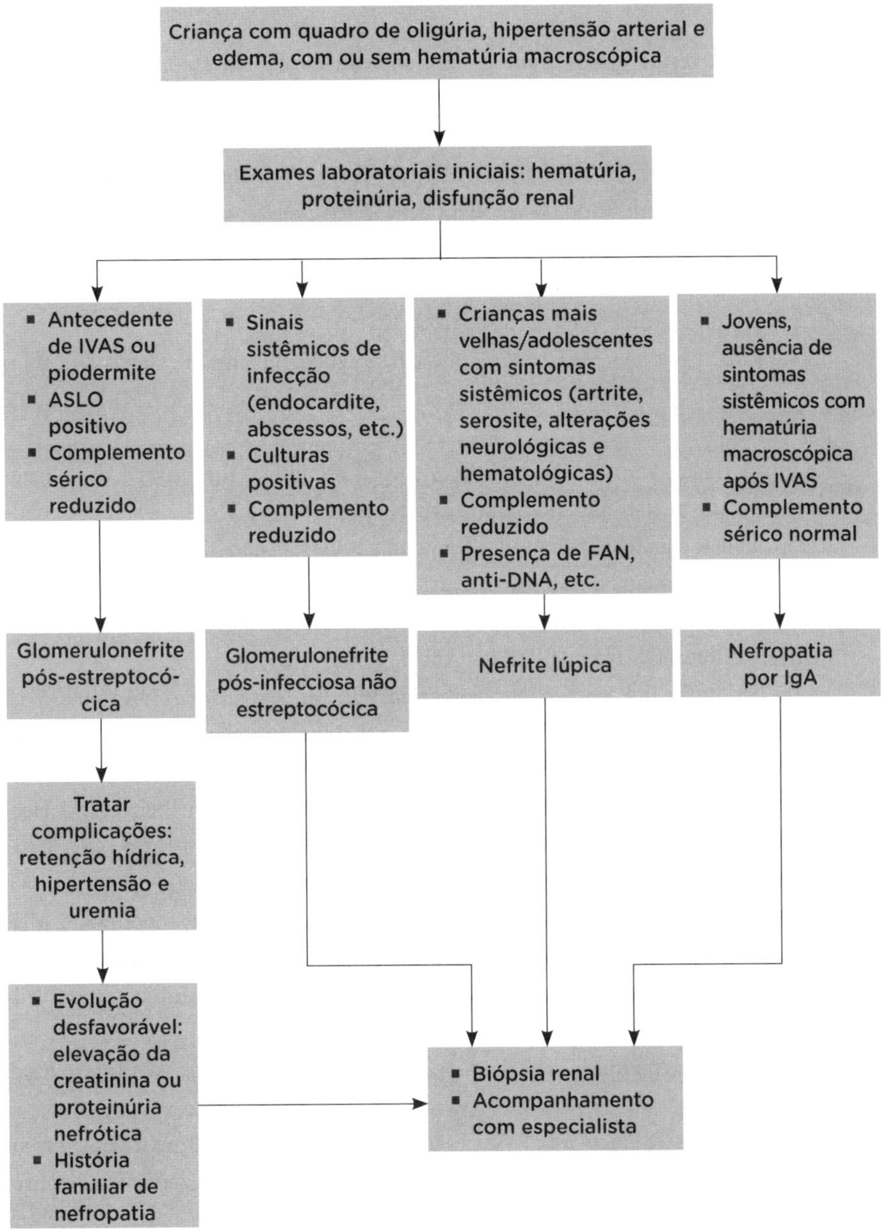

BIBLIOGRAFIA

1. Niaudet P. Overview of the pathogenesis and causes of glomerulonephritis in children. UpToDate. 2013. Revisão março 2014. Disponível em: < http://www.uptodate.com/online> (acesso em setembro 2014).
2. Niaudet P. Poststreptococcal glomerulonephritis. UpToDate. 2012. Revisão março 2014. Disponível em: < http://www.uptodate.com/online> (acesso em setembro 2014).
3. Taketomo CK. Pediatric and neonatal dosage handbook. 18.ed. Lexi-Comp; 2011-2012.
4. Diretrizes Brasileiras para o Diagnóstico, Tratamento e Prevenção da Febre Reumática. Arq Bras Cardiol. 2009;93(3 supl.4):1-18.
5. Sobral RML, Cendon CMCC. Glomerulonefrite aguda. In: Silva LR, Garcia DE, Mendonça DR (eds.). Pronto-atendimento em pediatria. Rio de Janeiro: MEDSI; 2006. p.496-502.
6. Kasahara T, Hayakawa H, Okubo S, Okugawa T, Kabuki N, Tomizawa S, et al. Prognosis of acute poststreptococcal glomerulonephritis (APSGN) is excellent in children, when adequately diagnosed. Pediatr Int. 2001;43(4):364-7.
7. Toporovski J, Bresolin NL. Glomerulonefrite difusa aguda pós-estreptocócica (GNPE). documento científico do Departamento de Nefrologia da Sociedade Brasileira de Pediatria. Editorial Correios SBP. 2002. Ano 8. p.5-8.
8. Rodriguez-Iturbe B. Postinfectious glomerulonephritis. Am J Kidney Dis. 2000;35(1).
9. Cleper R, Davidovitz M, Halevi R, Eisenstein B. Renal functional reserve after acute poststreptococcal glomerulonephritis. Pediatr Nephrol. 1997;11(4):473-6.
10. Glassock RJ, Cohen AH, Addler SG. Primary glomerular diseases. In: Brenner BM, Hector Jr FC (eds.). The kidney. 5.ed. v. 2. Philadelphia: WB Saunders; 1995. p.1182-497.
11. Glassock RJ, Cohen AH. The primary glomerulopathies. Dis-Mon. 1996;42(6):329-83.
12. Toporovski J. Glomerulonefrite difusa aguda pós-estreptocócica. In: Toporovski J, Mello VR, Perrone HC, Martini Filho D. Nefrologia pediátrica. São Paulo: Sarvier; 1991.
13. Massry SG, Glassock RJ. Glomerular diseases In: Textbook of nephrology. 3.ed. Williams & Wilkins. p.681
14. Madaio MP, Harrington JT. The diagnosis of glomerular diseases. Arch Intern Med. 2001;161:25-33.
15. Tezar V, Ríhova Z, Jancová E, Rysavá R, Merta M. Current treatment strategies in ANCA-positive renal vasculitis – lesson from European randomized trials. Nephrol Dial Transplant. 2003;18(5):v2-v4.
16. Little MA, Pusey CD. Rapidly progressive glomerulonephritis: current and evolving treatment strategies. J Nephrol. 2004;17:10-19.
17. Donadio JV, Grande JP. IgA nephropathy. N Engl J Med. 2002;347(10):738-46.

18. Bruchfeld A, Lindahl K, Sthle L, Soderberg M, Schvarcz R. Interferon and ribavirin treatment in patients with hepatitis C-associated renal disease and insufficiency. Nephrol Dial Transplant. 2003;18:1573-80.
19. Alric L, Plaisier E, Thebault S, Peron JM, Rostaing L, Pourrat J, et al. Influence of antiviral therapy in hepatitis C virus-associated cryoglobulinemic MPGN. Am J Kidney Dis. 2004;43(4):617.
20. Laville M, Alamartine E. Treatment options for IgA nephropathy in adults: a proposal for evidence-based strategy. Nephrol Dial Transplant. 2004;19(8):1947-51.

Hemorragia digestiva alta

Fábio Zattar Guerios
Luanda Flores da Costa
Maria Heloina Moura Costa Campos
Luciana Rodrigues Silva

INTRODUÇÃO

A hemorragia digestiva alta (HDA) é o sangramento que se origina no trato digestório alto até o ângulo de Treitz e se divide nas formas varicosa e não varicosa. É um evento incomum na pediatria; no entanto, é necessário considerar que as crianças têm menos mecanismos de compensação para a perda aguda de sangue, com maior risco de instabilidade hemodinâmica que os adultos.

O papel do pediatra diante de uma hemorragia digestiva é estimar o volume de sangue perdido e sua repercussão hemodinâmica, estabilizar o paciente e descobrir a causa e o local do sangramento para que seja instituída a terapêutica mais apropriada.

A apresentação clínica pode ocorrer em qualquer das seguintes formas:

- Hematêmese: eliminação de sangue pela boca, geralmente na forma de vômito. Tanto pode ser sangue vivo, indicativo de lesão esofágica ou de hemorragia maciça em outro local, quanto sangue já digerido pelo suco gástrico (sangramento em "borra de café").
- Melena: eliminação de fezes escurecidas, brilhantes, amolecidas e com odor característico. Geralmente, traduz sangramento digestivo alto, contudo, pode ocorrer em sangramento após o ângulo de Treitz, se a velocidade do trânsito intestinal estiver reduzida.
- Enterorragia: passagem de sangue vivo em grande quantidade pelo ânus, não misturado com fezes, não digerido, líquido. Na grande maioria das vezes, a

origem é intestinal (íleo, cólon ou ânus), embora possa ocorrer no sangramento alto abundante ou associado ao trânsito aumentado.

Indicações de internação em unidade de terapia intensiva (UTI):

- Sangramentos com instabilidade hemodinâmica.
- Sangramentos oriundos de varizes esofágicas de qualquer grau.

ABORDAGEM CLÍNICA

A HDA apresenta-se habitualmente por hematêmese associada ou não à melena, no entanto, em pacientes com trânsito intestinal rápido e em hemorragias maciças, pode ser observada enterorragia. A etiologia é bastante diversificada e varia em função da idade, dado fundamental na abordagem diagnóstica e terapêutica (Tabela 1). Além disso, é preciso tentar diferenciar, por história clínica e exame físico, o sangramento verdadeiro de outras situações que possam mimetizar uma hemorragia. E, uma vez confirmado o sangramento, deve-se identificar se ele é proveniente do trato digestório ou do respiratório.

- História clínica:
  - Idade (Tabela 1).
  - Presença de tosse ou epistaxe.
  - Ingestão de medicamentos ou substância que possam desencadear a HDA.
  - Identificação de comorbidades que favoreçam a HDA: doenças hepáticas, reumatológicas, oncológicas, fibrose cística, etc.
  - História de vômitos repetidos antes do sangramento.
  - Ingestão de alimentos ou outras substâncias, como o ferro e o bismuto, que possam mimetizar uma hemorragia.
  - Uso prolongado de medicações como anti-inflamatórios não hormonais (AINH) ou corticosteroides.
  - Outros sintomas digestivos e extradigestivos.
- Exame físico:
  - Exame da orofaringe e da cavidade nasal para descartar sangramento desses locais.
  - Realizar exame físico detalhado de todo o trato digestório, inclusive o toque retal.
  - Hepatoesplenomegalia e/ou icterícia podem sugerir comprometimento hepático e hipertensão portal com varizes.

TABELA 1 Principais causas de HDA em crianças

Neonato	1 mês a 2 anos	3 a 5 anos	> 5 anos
▪ Ingestão de sangue materno* ▪ Gastrite — Estresse — Sepse — Alergia à proteína do leite de vaca — Trauma pela sonda nasogástrica ▪ Duplicações gástrica ou duodenal ▪ Coagulopatias — Associada à infecção e à sepse — Doença hemorrágica do neonato (deficiência de vitamina K) ▪ Anomalias vasculares	▪ Úlcera de estresse ▪ Esofagite de refluxo ▪ Gastrites — Estresse — Medicações (anti--inflamatórios não hormonais), corticosteroisides ▪ Ingestão cáustica ▪ Estenose hipertrófica do piloro ▪ Síndrome de Mallory-Weiss	▪ Úlcera péptica ▪ Gastrite — Anti--inflamatórios não hormonais — Corticosteroides — Ingestão cáustica ▪ Esofagite ▪ Varizes — Esofágicas — Gástricas — Duodenais ▪ Síndrome de Mallory-Weiss ▪ Hemobilia ▪ Malformações vasculares ▪ Vasculites	▪ As causas da idade anterior ▪ Coagulopatias — Púrpura trombocitopênica — Quimioterapia — Hemofilia ▪ Mucosa gástrica ectópica no esôfago

* A ingestão de sangue materno é a principal causa de hematêmese no recém-nascido, mas não é considerada hemorragia digestiva.

— Petéquias, hemartroses, sangramentos gengivais podem indicar coagulopatias.

— Ruídos abdominais ausentes na presença de sangramento significante sugere doenças cirúrgicas com obstruções ou isquemias.

— Observar sinais de descompensação hemodinâmica: taquicardia, pulsos finos, enchimento capilar lento, alterações ortostáticas ou alteração do nível de consciência. Perdas acima de 15% da volemia geralmente cursam com taquicardia compensatória. Perdas superiores a 25% geralmente já se manifestam com hipotensão sistêmica e choque hemorrágico.

ABORDAGEM DIAGNÓSTICA

Além do exame físico detalhado e da anamnese bem feita, são necessários exames laboratoriais e, muitas vezes, exames mais invasivos para a identificação da origem do sangramento.

Diagnóstico diferencial

O diagnóstico diferencial da HDA deve ser feito com o sangramento de outros locais e a ingestão de substâncias que simulem a hemorragia:

- Deglutição de sangue materno: neonatos e pequenos lactentes podem ingerir sangue materno por fissuras nos mamilos ou, nos casos dos recém-nascidos, durante o parto. O teste de Apt-Downey, se realizado nos primeiros meses de vida, pode diferenciar a hemorragia por diferenciação da hemoglobina fetal.
- Epistaxe: pode ser difícil diferenciar o sangue proveniente das vias aéreas, sendo necessário examinar as fossas nasais e questionar episódios de epistaxe antes do episódio de HDA.
- Substâncias que simulam sangue: alimentos avermelhados ou medicamentos com corantes podem ser confundidos com sangue, principalmente se eliminados com vômitos.
- Maus-tratos: nos pacientes com HDA inexplicável, deve ser considerada a possibilidade de síndrome de Münchhausen por procuração, quando podem ser adicionados sangue ou substâncias semelhantes para simular um sangramento.

Avaliação diagnóstica

A avaliação inicial depende muito da magnitude do sangramento e da história clínica. Alguns exames iniciais devem ser solicitados, avançando na investigação conforme a necessidade.

Exames laboratoriais

- Hemograma completo.
- Coagulograma.
- Tipagem sanguínea e prova cruzada: nos casos de sangramento importante.
- Exames de função e lesão hepáticas: AST, ALT, albumina, bilirrubinas.
- Gasometria e dosagem de eletrólitos.
- Creatinina e ureia.
- Amilase e lipase: em pacientes com dor abdominal.

Exames de imagem

1. Endoscopia digestiva alta (EDA): é o melhor procedimento diagnóstico na maioria dos casos, além ser também terapêutico em determinados casos. Deverá ser realizada após estabilização do paciente, preferencialmente nas pri-

meiras 24 a 48 horas se o sangramento for intenso. Quanto maior o volume de sangramento, mais precocemente deverá ser realizada a EDA para avaliação diagnóstica e terapêutica. A realização do exame e, nos casos de hemorragia varicosa, a ligadura de vasos podem ser dificultadas pelo pequeno calibre do esôfago em crianças muito pequenas.

2. Radiografia de abdome: na suspeita de ingestão de corpo estranho e para avaliar sinais de perfuração ou obstrução em pacientes com dor abdominal intensa.
3. Ultrassonografia de abdome: pode ser realizada em pacientes com esplenomegalia e suspeita de hipertensão portal.
4. Outros exames: a critério do especialista e de cada paciente com avaliação individualizada.
   — Angiografia.
   — Cintilografia com hemácias marcadas.
   — Tomografia computadorizada (TC) ou ressonância magnética (RM) de abdome: para avaliar alterações anatômicas.

ABORDAGEM TERAPÊUTICA

O tratamento irá variar dependendo do volume de sangue perdido e da presença de instabilidade hemodinâmica. Assim, em pacientes com pequeno sangramento de causa conhecida, muitas vezes, é suficiente manter em observação e iniciar medicamentos para redução da acidez gástrica. Caso o volume de sangue seja grande e o paciente apresente instabilidade hemodinâmica, seguir o seguinte esquema:

Medidas gerais

- Estabilizar vias aéreas e instalar suporte de oxigênio.
- Puncionar duas veias de grande calibre. Se não for possível acesso venoso, instalar acesso intraósseo.
- Assegurar estabilidade hemodinâmica e compensar o paciente antes de qualquer tratamento específico. Iniciar expansão fluídica com cristaloides e avaliar necessidade de hemoderivados e drogas vasoativas.
- Tratar possíveis distúrbios metabólicos e eletrolíticos associados.
- Realizar sondagem naso ou orogástrica e realizar lavagem gástrica para identificação e melhor quantificação da hemorragia. A lavagem deverá ser feita com soro fisiológico em temperatura ambiente, sendo contraindicado o uso de soluções geladas pelo risco de hipotermia. Além da observação do aspecto do

resíduo gástrico, a lavagem ajuda a preparar o estômago para a endoscopia com retirada de restos alimentares e coágulos.
- Dieta zero.

Tratamento específico

Tratamento para hemorragias não varicosas:

- Inibidores de bomba de próton (omeprazol ou pantoprazol).
- EDA.
- Octreotida (análogo da somatostatina): é a droga de escolha para redução do fluxo esplâncnico. Nos sangramentos volumosos, pode ser utilizada como terapia associada à EDA ou quando a EDA terapêutica inicial não tiver sucesso ou não esteja disponível.

Se o sangramento persistir, avaliar com especialista a necessidade de angiografia ou intervenção cirúrgica de urgência.

Tratamento para hemorragias varicosas: as hemorragias varicosas são raras na pediatria, no entanto, quando ocorrem, podem determinar quadros dramáticos e de difícil controle.

- EDA para ligadura ou esclerose das varizes.
- Octreotida: diminui o fluxo sanguíneo para a veia porta e, com isso, controla o sangramento ativo e reduz o risco de novo sangramento.
- Inibidores da bomba de próton.
- Antibioticoterapia profilática por 7 dias (com ciprofloxacina ou ceftriaxona) reduz a taxa de infecções e o índice de ressangramento em pacientes cirróticos com HDA.

Profilaxias

Úlcera de estresse na unidade de terapia intensiva

A profilaxia de úlcera de estresse faz parte dos protocolos de qualidade em UTI, no entanto, seu emprego também determina riscos como infecções associadas (pneumonia associada à ventilação mecânica) e quebra de barreira natural para contaminação por *Clostridium difficile*.

Dessa forma, devem-se selecionar os grupos nos quais os benefícios sobrepõem-se aos riscos, como a seguir.

Estudos sugerem que a profilaxia para úlcera de estresse deve ser feita para pacientes críticos com risco de sangramento gastrintestinal:

- Jejum prolongado por mais de 48 horas.
- Necessidade de ventilação pulmonar mecânica por mais de 48 horas.
- Coagulopatia: plaquetas < 50.000/mm^3, RNI > 1,5 ou TTPa > 2 × controle.
- Sepse.
- Hipotensão.
- Falência hepática.
- Falência renal.
- Uso de esteroides (ponderar dose, tempo prolongado de uso, doença de base, sinais de epigastralgia).
- Trauma extenso.
- Queimadura extensa (> 25% de superfície corpórea).
- Hipertensão intracraniana.
- Trauma raquimedular.
- *Score* PRISM ≥ 10.

Recomendações:

- A dieta enteral, mesmo que em volume mínimo, é o principal item de profilaxia de úlcera de estresse.
- No paciente que tiver a via digestiva reabilitada e puder usar dieta gástrica ou enteral, as medicações venosas devem ser trocadas para via enteral.

Hemorragia varicosa

1. Uso de betabloqueadores. Discutir com especialista:
   — 1ª opção: propranolol na dose de 1 a 3 mg/kg/dia, dose ajustada com o objetivo de reduzir em 25% da frequência cardíaca basal.
   — 2ª opção: atenolol para pacientes que apresentarem broncoespasmo com o uso de propranolol.
2. Uso de bloqueadores H_2 ou inibidor da bomba de próton.
3. Avaliar tratamento para insuficiência hepática.
4. Antibioticoterapia.

ORIENTAÇÕES AO PACIENTE

Dieta após controle do sangramento:

- Iniciar com líquidos claros e evoluir conforme tolerância.
- Na esofagite de refluxo e doença ulcerosa péptica, evitar alimentos ácidos e condimentados.
- Pós-esclerose de varizes ou ligadura: manter dieta pastosa em temperatura neutra.

Manter acompanhamento ambulatorial com especialista de acordo com a causa básica: gastropediatra, hematologista, etc.

TABELA 2 Bulário

Medicamentos	Dose	Principais efeitos colaterais
Antiácidos Hidróxido de alumínio ou de magnésio	0,5 a 1,0 mL/kg/dose, 1 a 4 h, VO, não exceder 30 mL/dose e ajustar para manter pH gástrico > 4	Risco de pneumonia nosocomial, diarreia, constipação, interferência com absorção de medicamentos, depleção de fósforo e hipermagnesemia
Antagonista de receptor H_2 Ranitidina	IV, 2 a 5 mg/kg/dia divididos em três doses, máximo de 150 mg/dose; VO, 4 a 10 mg/kg/dia em duas doses, máximo de 150 mg/dose	Arritmias cardíacas, neurotoxicidade, interação medicamentosa, nefrotoxicidade, cefaleia, insônia e distúrbios gastrintestinais
Inibidores da bomba de próton Omeprazol Pantoprazol	▪ 0,7 a 3 mg/kg/dose, a cada 12 a 24 h, IV ou VO, máximo 80 mg ▪ Intermitente: 0,5 a 1 mg/kg/dia, VO ou IV, máximo 40 mg ▪ Contínuo: 1 mg/kg seguido de infusão contínua de 0,1 mg/kg/h (máximo 8 mg/h)	Diarreia, cefaleia e reações cutâneas

(continua)

TABELA 2 (*continuação*) Bulário

Medicamentos	Dose	Principais efeitos colaterais
Drogas vasoativas Octreotida	▪ *Bolus* de 1 a 2 mcg/kg (máximo de 50 mcg), seguido por infusão contínua de 1 a 2 mcg/kg/h (máximo de 50 mcg/h), titular dose conforme resposta ▪ Reduzir 50% a cada 12 h quando parar o sangramento, suspender quando estiver com 25% da dose inicial	▪ Cardiovascular: angina, arritmia, bradicardia, dor torácica ▪ Sistema nervoso: alteração de marcha, amnésia, tontura, febre, alucinações, cefaleia, sonolência ▪ Dermatológico: acne, alopecia, celulite, prurido ▪ Endócrino e metabólico: hiperglicemia, anorexia, caquexia, hipocalemia, hipotireoidismo ▪ Gastrintestinal: dor abdominal, lama biliar, colelitíase (relato de 33% em crianças); diarreia, esteatorreia, vômitos ▪ Geniturinário: incontinência urinária, poliúria, infecção do trato urinário ▪ Hematológico: anemia, epistaxes, hematoma ▪ Local: flebite ▪ Neuromuscular e esquelético: artralgia, mialgia, parestesias, tremores, fraqueza ▪ Ocular: alterações visuais ▪ Renal: hiperosmolaridade urinária ▪ Respiratório: sintomas gripais, hipertensão pulmonar ▪ Outros: reação alérgica, reação anafilática
Betabloqueadores Propranolol	▪ 0,5 a 1 mg/kg/dia dividido em três doses. Ajustar de acordo com a frequência cardíaca	Broncoespasmo, insuficiência cardíaca, bradiarritmias e hipotensão

VO: via oral; IV: intravenoso.

Figura 1 Protocolo de atendimento do paciente pediátrico com hemorragia digestiva alta.

EDA: endoscopia digestiva alta; SNG: sonda nasogástrica; UTI: unidade de terapia intensiva.

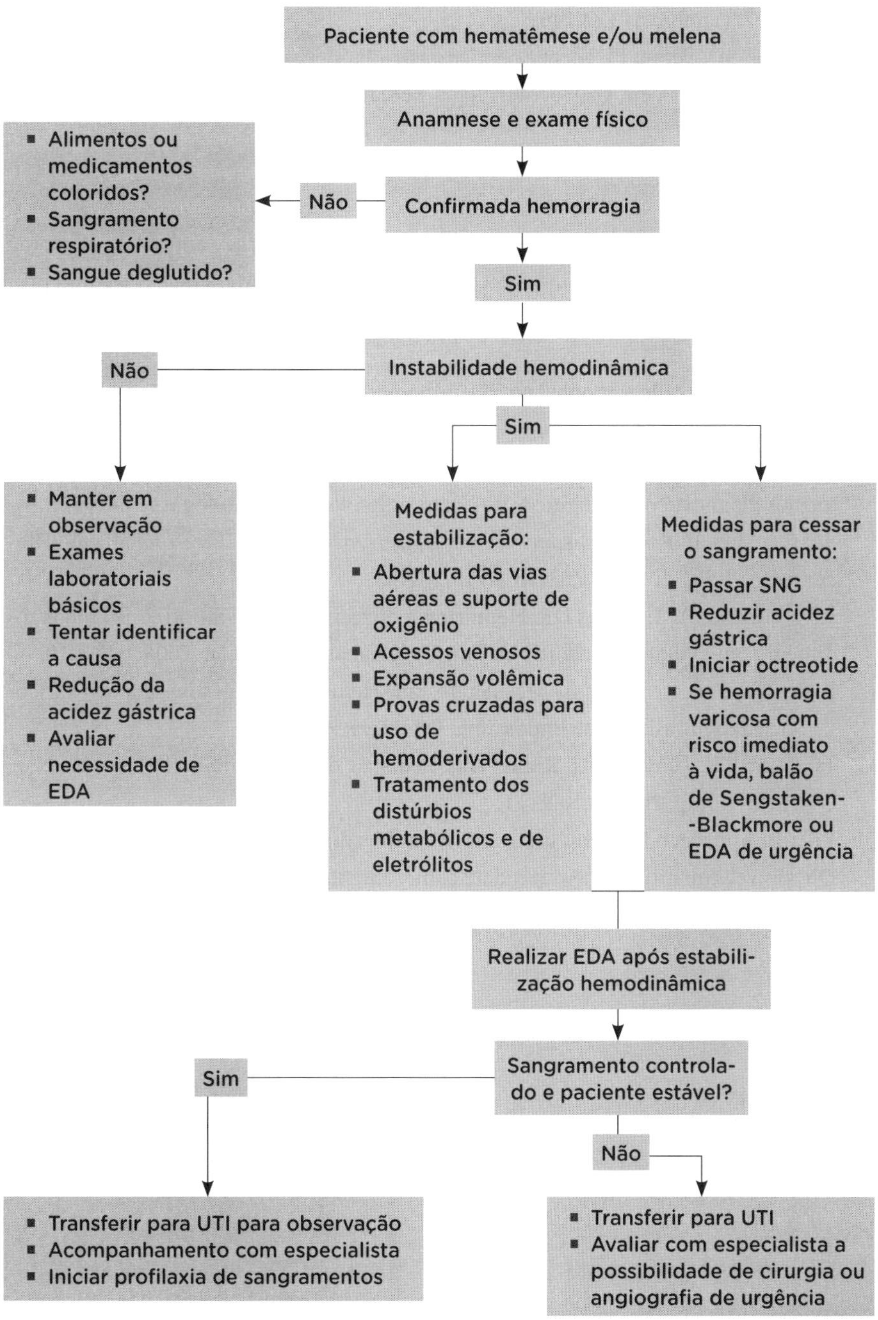

BIBLIOGRAFIA

1. Carvalho E, Nita MH, Paiva LMA, Silva AAR. Hemorragia digestiva. J Pediatr (Rio J). 2000;76(Supl.2):S135-S146.
2. Carvalho SD, Penna FJ. Úlcera péptica gastroduodenal In: Silva, LR. Urgências clínicas e cirúrgicas em gastroenterologia pediátrica. Rio de Janeiro: MEDSI; 2004. p.219-32.
3. European Society of Intensive Care Medicine. Stress ulcer prophylaxis – clinical evidence in intensive care. 2011.
4. Lin PC, Chang CH, Hsu PI, Tseng PL, Huang YB. The efficacy and safety of proton pump inhibitors vs histamine-2 receptor antagonists for stress ulcer bleeding prophylaxis among critical care patients: a meta-analysis. Crit Care Med. 2010;38(4):1197-205.
5. Marik PE. Stress ulcer prophylaxis. Handbook of evidence-based critical care. Springer; 2010.
6. Sánchez MC, Martín PP, Gurruchaga FR. Hemorragia digestiva alta en el niño. Protocolos diagnóstico-terapéuticos de Gastroenterología, Hepatología y Nutrición Pediátrica SEGHNP-AEP. Disponível em: https://www.aeped.es/sites/default/files/documentos/hda.pdf (acessado em 20/10/2016).
7. Silva LR, Dias AM, Santos DR. Hemorragia digestiva alta. In: Silva LR. Pronto atendimento em pediatria. 2.ed. Rio de Janeiro: Guanabara-Koogan; 2006. p.503-10.
8. Souza CD, Parente JM, Lima MM, Santos OF. Hemorragia digestiva alta não varicosa. Sociedade Brasileira de Endoscopia Digestiva; 2008.
9. Takitomo CK, Hodding JH, Krauss DM. Pediatric dosage handbook. 17.ed. Hudson, OH; Lexi-Comp; 2011. p.1008-11.
10. Villa X. Approach to upper gastrointestinal bleeding in children. UpToDate; 2016. Disponível em: http:// www.uptodate.com/contents/approach_to_gastrointestinal_bleeding_in_children. Acessado em janeiro de 2016.

Hemorragia digestiva baixa

Larrúbia dos Santos Cruz
Luciana Rodrigues Silva

INTRODUÇÃO

A hemorragia digestiva baixa é aquela em que o foco primário do sangramento se localiza abaixo do ligamento de Treitz, geralmente no intestino delgado distal, intestino grosso ou reto.

O espectro clínico é amplo e varia desde episódios recorrentes e pouco expressivos de hematoquezia ou sangramento oculto até hemorragias maciças e choque.

A apresentação clínica pode ocorrer em qualquer das formas a seguir:

- Hematoquezia: é passagem de sangue vivo pelo ânus, geralmente em pequena quantidade, isoladamente ou junto com fezes formadas, podendo ocorrer a presença de coágulos. Sugere sangramento localizado no reto ou ânus.
- Enterorragia: passagem de sangue vivo em grande quantidade pelo ânus, não misturado com fezes, não digerido, líquido. A origem pode ser o intestino delgado, cólon ou ânus, embora possa ocorrer no sangramento alto abundante ou associado ao trânsito aumentado.
- Melena: eliminação de fezes escurecidas, brilhantes, amolecidas e com odor característico. Geralmente, traduz sangramento digestivo alto, contudo, pode ocorrer em sangramento intestinal se a velocidade do trânsito estiver reduzida.
- Sangramento oculto: embora não determine atendimento de emergência, pode estar associado a repercussões significativas se for de longa duração.

ABORDAGEM CLÍNICA

A hemorragia digestiva baixa não é uma doença em si, mas a manifestação de ampla gama de doenças, que tanto podem ser intestinais quanto sistêmicas, com diferentes peculiaridades clínicas e terapêuticas.

- Anamnese:
  - Idade (Tabela 1).
  - Características das fezes e do sangue: sangue vivo ou amarronzado; acompanhado ou não de fezes; sangue cobrindo fezes formadas; sangramento após eliminação de fezes endurecidas; diarreia.
  - Tempo de duração do sintoma.
  - Volume de sangue presente nas fezes.
  - Sintomas associados: dor abdominal, diarreia, febre, palidez, perda ponderal, icterícia, sangramentos em outros sítios.
- Exame físico:
  - Sinais de instabilidade hemodinâmica: dados vitais, nível de consciência, perfusão das extremidades.
  - Inspeção: coloração das mucosas, sinais sugestivos de diátese hemorrágica (petéquias, equimoses).
  - Exame abdominal: sinais de irritação peritoneal, circulação colateral, visceromegalias.
  - Inspeção anal e toque retal: avaliar presença de fissuras, mamilos hemorroidários, retenção fecal, pólipos.

ABORDAGEM DIAGNÓSTICA

Primeiramente, é importante excluir os falsos episódios de hemorragia digestiva para se evitar procedimentos invasivos desnecessários, como nos casos de ingestão de substâncias que coram as fezes (p. ex., ferro, beterraba, chocolates e amoras). Muitas vezes, o diagnóstico pode ser dado pela história clínica e por exames mais simples, reservando-se os exames invasivos para as situações não elucidadas ou com risco de vida.

- Exames gerais:
  - Hemograma.
  - Coagulograma.
  - AST/ALT.

— Parasitológico de fezes.
— Coprocultura.

- Colonoscopia:
  — Exame inicial de escolha na investigação e tratamento.
  — Realizar, de preferência, nas primeiras 12 a 24 horas do início do quadro.
  — Assegurar preparo de cólon adequado.
  — Avaliar a possibilidade de remissão espontânea dos sangramentos e o risco de complicações.

TABELA 1 Principais causas de hemorragia digestiva baixa por faixa etária

Faixa etária	Causas
Recém-nascidos	▪ Enterocolite necrotizante ▪ Divertículo de Meckel ▪ Intussuscepção ▪ Alergia à proteína do leite de vaca ▪ Deglutição de sangue materno por rachadura do mamilo ▪ Enterocolite associada à doença de Hirschsprung ▪ Doença péptica com sangramento intenso ▪ Fissura anal ▪ Volvo
Crianças entre 6 semanas e 2 anos	▪ Divertículo de Meckel ▪ Alergia à proteína do leite de vaca ▪ Colite infecciosa ▪ Hiperplasia nodular linfoide ▪ Pólipos ▪ Fissura anal ▪ Doença péptica com sangramento intenso ▪ Intussuscepção ▪ Volvo ▪ Duplicação intestinal ▪ Trauma abdominal ▪ Corpo estranho ▪ Hemangioma
Crianças acima de 2 anos	▪ Divertículo de Meckel ▪ Colite infecciosa ▪ Pólipos ▪ Fissura anal ▪ Doença péptica com sangramento intenso ▪ Hérnia de hiato com esofagite ▪ Varizes esofágicas ▪ Doença inflamatória intestinal ▪ Intussuscepção ▪ Púrpura de Henoch-Schönlein ▪ Síndrome hemolítico-urêmica ▪ Hemangioma ▪ Trauma ▪ Amebíase e tricocefalíase

- Retossigmoidoscopia:
  - Nos casos graves de doença inflamatória intestinal para auxiliar no diagnóstico e pelo risco de perfuração colônica na colonoscopia.
- Tomografia computadorizada de abdome:
  - Útil para avaliar alterações anatômicas e alterações observadas no exame físico (massas palpáveis).
- Cintilografia:
  - Detecta sangramentos ativos, sem a localização precisa de seu local.
  - Confirma o sangramento ativo e restringe a área a ser examinada antes da angiografia, mas não deve atrasar o exame em casos de sangramentos intensos.
  - Utilizado para investigar divertículo de Meckel.
- Cápsula endoscópica:
  - Melhor indicada em sangramento de origem indeterminada se endoscopia e colonoscopia forem negativas.
  - Consegue identificar sangramentos do intestino delgado que são inacessíveis por endoscopia e colonoscopia.
  - Não permite terapêutica.
- Arteriografia:
  - Detecta hemorragia de pelo menos 0,5 mL/min.
  - Localiza precisamente o sangramento, facilitando a terapêutica por meio da infusão de vasopressina ou embolização transarterial.
  - Tem a desvantagem de ser um método invasivo.

Os pacientes deverão ser acompanhados com gastropediatra, que, dependendo da necessidade, poderá solicitar outros exames para elucidação diagnóstica.

ABORDAGEM TERAPÊUTICA

Quanto maior a hemorragia, mais rápido e intensivo deverá ser o tratamento pelo risco de evoluir com choque hipovolêmico.

- Estabilização hemodinâmica:
  - Medidas gerais: monitoração, ofertar oxigênio, acesso venoso.
  - Iniciar infusão de cristaloides (alíquotas de 20 mL/kg).
  - Utilizar hemoderivados nas hemorragias maciças.

Medidas específicas para o tratamento da hemorragia digestiva baixa

Avaliação com gastropediatra, endoscopista e/ou cirurgião para definir a melhor conduta a ser adotada:

- Tratamento da doença de base.
- Hemostase colonoscópica – injeção de adrenalina 1:10.000 ou 1:20.000 em solução salina + coagulação térmica de vasos visíveis.
- Angiografia – embolização arterial seletiva (polivinil alcoólico).
- Ressecção do segmento acometido ou eventualmente colectomia subtotal: indicada nos casos graves e não responsivos às medidas terapêuticas anteriores.

Na Figura 1, está a sequência de atendimento para o paciente com hemorragia digestiva baixa.

Figura 1 Abordagem inicial do paciente com sangramento digestivo baixo.

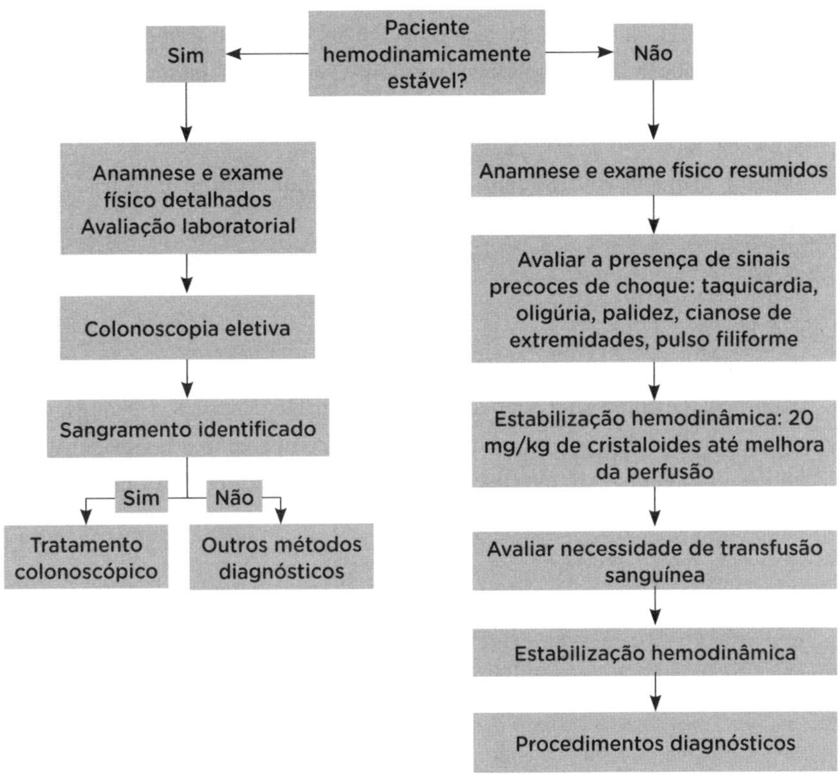

BIBLIOGRAFIA

1. Barnert J, Messmann H. Management of lower gastrointestinal tract bleeding. Best Pract Res Clin Gastroenterol. 2008;22(2):295-312.
2. Bounds BC, Kelsey PB. Lower gastrointestinal bleeding. Gastrointest Endosc Clin North Am 2007; 17(2): 273-88.
3. Carvalho E, Nita MH, Paiva LMA, Silva AAR. Hemorragia digestiva. J Pediatr. (Rio J). 2000;76(Supl.2):S135-S146.
4. Federação Brasileira de Gastroenterologia. Projeto Diretrizes AMB/CFM: Hemorragias Digestivas; 2008.
5. Green BT, Rockey DC, Portwood G, Tarnasky PR, Guarisco S, Branch MS, et al. Urgent colonoscopy for evaluation and management of acute lower gastrointestinal hemorrhage: a randomized controlled trial. Am J Gastroenterol. 2005;100:2395-402.
6. Haruta H, Yamamoto H, Mizuta K, Kita Y, Uno T, Egami S, et al. A case of successful enteroscopic balloon dilation for late anastomotic stricture of choledochojejunostomy after living donor liver transplantation. Liver Transpl. 2005;11:1608-10.
7. Hoedema RE, Luchtefeld MA. The Management of lower gastrointestinal hemorrhage. Dis Col Rectum. 2005;48:2010-24.
8. Lee BI, Choi H, Choi KY, Ji JS, Kim BW, Cho SH, et al. Retrieval of a retained capsule endoscope by double-balloon enteroscopy. Gastrointest Endosc. 2005;62:463-5.
9. Rodrigues M. Atualização de condutas em pediatria. N. 39. Sociedade de Pediatria de São Paulo.
10. Silva LR, Mendonça DR, Moreira DEQ. Pronto atendimento em pediatria. 2. ed. Rio de Janeiro: Guanabara Koogan; 2006.
11. Sociedade Brasileira de Endoscopia Digestiva. Projeto Diretrizes: Hemorragia Digestiva Baixa; 2010.
12. State LL, Syngal S. Timing of colonoscopy: impact on length of hospital stay in patients with acute lower intestinal bleeding. Am J Gastroenterol. 2003;98:317-22.
13. Triester SL, Leighton JA, Leontiadis GI, Fleischer DE, Hara AK, Heigh RI, et al. A meta-analysis of the yield of capsule endoscopy compared to other diagnostic modalities in patients with obscure gastrointestinal bleeding. Am J Gastroenterol. 2005;100:2407.

Hepatites virais

Romilda Castro de Andrade Cairo
Luciana Rodrigues Silva

INTRODUÇÃO

As hepatites virais são infecções causadas por vírus, cuja fisiopatologia se baseia na resposta inflamatória hepática ao vírus. As hepatites agudas são causas relativamente frequentes de atendimento nos serviços de pediatria. Podem se apresentar com grande variedade de quadros clínicos, que vão desde um estado de infecção assintomática até quadros de evolução grave com hepatite fulminante. Todos os casos de hepatites agudas virais são de notificação obrigatória.

Já estão bem identificados cinco tipos de vírus hepatotrópicos: A, B, C, D e E, que representam cerca de 90% dos casos de hepatite aguda (Tabela 1). Outros vírus também podem determinar quadros de hepatite. Entre os vírus do tipo RNA que podem acometer o fígado, estão os vírus hepatotrópicos A, C, D e E, também os vírus não hepatotrópicos da rubéola, febre amarela, coxsackie, dengue, sarampo e caxumba. Entre os vírus do tipo DNA, encontra-se mais frequentemente o vírus hepatotrópico tipo B, além dos vírus não hepatotrópicos Epstein-Barr, adenovírus, herpes e varicela.

A distribuição das hepatites virais é universal, sendo que a magnitude dos diferentes tipos varia de região para região, como também no Brasil nas diferentes áreas.

As hepatites agudas virais determinam destruição dos hepatócitos, que revelam balonização, por vezes com impregnação biliar, além de necrose e presença de infiltrado de células mononucleares, acompanhadas de hiperplasia e hipertrofia das células de Kupffer. Na apresentação das hepatites fulminantes, o quadro histológico é traduzido por necrose maciça.

As manifestações clínicas das hepatites virais na infância são extremamente variadas, podendo ser na maioria das vezes assintomáticas ou oligoassintomáticas, independentemente do tipo do vírus. Quando apresentam sintomatologia, vão desde fadiga, mal-estar, dor abdominal, icterícia até eventualmente uma evolução fulminante.

ABORDAGEM CLÍNICA

Quadro clínico

Manifestações gerais

- Sintomas prodrômicos que podem estar presentes mesmo nos casos anictéricos:
  - Astenia.
  - Mialgia.
  - Sintomas gastrintestinais (p. ex., anorexia, diarreia ou obstipação, náuseas e vômitos).
  - Cefaleia.
  - Calafrio.
  - Febre alta.
  - Sintomas respiratórios.
  - Exantemas.
  - Artralgia.
  - Hiperestesia no quadrante superior direito do abdome.
- Sintomas sugestivos:
  - Colúria.
  - Icterícia.
  - Acolia fecal.
  - Prurido.
  - Hepatomegalia dolorosa.
- Sinais de complicações:
  - Mudança no comportamento.
  - Alteração do ritmo do sono.
  - Manifestações hemorrágicas.
  - Diminuição rápida do tamanho do fígado.
  - Complicações extra-hepáticas que eventualmente podem ocorrer:
  - Miocardite.
  - Glomerulonefrite.

- Síndrome de Guillain-Barré.
- Polimialgia reumática.
- Anemia aplástica.
- Neuropatia periférica.
- Agranulocitose.
- Poliarterite.
- Trombocitopenia.
- Pancreatite.

É importante questionar sobre a área de procedência, a exposição a indivíduos infectados e a presença de fatores de risco, como contato com portadores de hepatite, transfusão ou procedimentos invasivos, quadro anterior de icterícia, doenças de base ou imunodeficiências, uso de medicamentos, alteração do comportamento e do ritmo do sono, além de antecedente de sangramento digestivo. É fundamental ainda saber se a criança recebeu a vacinação completa para os vírus A e B.

No exame físico, deve-se verificar o estado nutricional, a presença de sinais periféricos de hepatopatia (p. ex., eritema palmar e telangiectasias, que sugerem doença crônica), as características do fígado (tamanho, consistência, superfície e borda) e do baço, presença de ascite, circulação colateral e edema. Na hepatite aguda, há, normalmente, hepatomegalia dolorosa, associada à alteração da consistência e da borda hepática. A esplenomegalia pode estar presente. Raramente, o paciente desenvolve edema ou ascite no curso de hepatite aguda, sugerindo, quando presentes, a possibilidade de evolução grave.

- Diagnóstico diferencial:
  - Hepatite por drogas.
  - Dengue.
  - Coledocolitíase.
  - Mononucleose.
  - Leptospirose.
  - Febre amarela.
  - Febre tifoide.
  - Malária.
  - Abscesso hepático.
  - Hepatite autoimune.
  - Doença de Wilson.
  - Deficiência de alfa-1-antitripsina.
  - Colagenoses.

- Insuficiência cardíaca congestiva.
- Infecções respiratórias e gastrintestinais.
- Neoplasias hepáticas ou metastáticas.
- Muitos hepatopatas crônicos podem ter início insidioso e subitamente apresentar um quadro semelhante ao de uma hepatite aguda. Além disso, alguns podem descompensar com uma hepatite aguda concomitante.

TABELA 1 Características das hepatites virais por vírus hepatotrópicos

	A	B	C	D	E
Vírus	VHA	VHB	VHC	VHD	VHE
Transmissão	Fecal-oral	*Horizontal #Vertical, sexual	*Horizontal #Vertical, sexual	*Horizontal #Vertical	Fecal-oral
Incubação (período de dias)	15 a 50	14 a 180	15 a 180	15 a 70	15 a 63
Antígenos	VHA Ag	HBs Ag HBc Ag HBe Ag	VHC Ag	VHD Ag	VHE Ag
Diagnóstico sorológico	IgM Anti-VHA	IgM anti-HBC AgHBS VHB DNA	Anti-VHC VHC RNA	IgM e IgG Anti-VHD VHD RNA	IgM e IgG Anti-VHE VHE RNA
Forma crônica	Não	Sim	Sim	Sim	Não
Vacina	Sim	Sim	Não	Sim (hepatite B)	Sim (ainda não comercializada)

* Parenteral, sexual e secreções.
# Transplacentária, durante o parto e pós-natal.

Hepatite A

- É a causa mais frequente de hepatite viral aguda.
- Doença autolimitada, geralmente benigna, que não evolui para cronicidade.
- Período da doença: 2 semanas a 2 meses.
- Crianças < 3 anos: 85% são assintomáticas.
- Crianças entre 3 e 4 anos: 50% são assintomáticas.
- Crianças > 5 anos: 20% são assintomáticas.
- Fatores de risco: convívio familiar, escolar e agrupamentos de pessoas (contato pessoal íntimo e prolongado dos doentes com indivíduos suscetíveis), água e alimentos contaminados com fezes, crustáceos e moluscos contaminados, viagens para países endêmicos.
- A transmissão parenteral é incomum.

Manifestações clínicas atípicas

- Na forma colestática da hepatite A, a icterícia pode durar mais de 12 semanas, acompanhada de prurido importante.
- A forma bifásica ou recorrente ocorre entre a 2ª e s 18ª semanas. Nesses casos, pode haver uma ou duas reagudizações, com recorrência da icterícia e elevação das transaminases, persistência do anticorpo IgM anti-VHA e recorrência da excreção fecal do vírus.
- A insuficiência hepática aguda grave ocorre em 1% dos casos e pode instalar-se nas primeiras 8 semanas da doença, com o surgimento de encefalopatia associada à coagulopatia.
- *Rash* cutâneo (14%).
- Artralgias (11%).
- Vasculite cutânea.
- Artrite das extremidades inferiores.

Os casos de hepatite A devem ser sempre notificados. As precauções entéricas devem ser tomadas nas duas primeiras semanas da doença.

Hepatite B

- Período da doença: de 15 dias a 6 meses.
- A transmissão ocorre por pequenas abrasões na pele ou nas mucosas, por vias perinatal, sexual ou parenteral ou por contato íntimo com portador. Nas crianças, a fonte mais frequente é um membro da família.
- Apenas 30% desenvolvem a forma ictérica.
- A icterícia raramente excede 4 semanas.
- Pode haver curso clínico benigno prolongado, com aminotransferases elevadas por mais de 100 dias.
- A presença de febre é comum, dor abdominal, mal-estar, náuseas, leucopenia e proteinúria.
- Lesões de pele com padrão urticariforme podem ocorrer raramente e, em crianças, é possível observar-se acrodermatite papular.
- Manifestações de artropatia simétrica, não migratória e de pequenas articulações, com o fator reumatoide negativo no soro, podem ser observadas.
- Menos frequentemente, os pacientes apresentam glomerulonefrite, polimialgia reumática, síndrome de Guillain-Barré, miocardite.

- A hepatite pode ter curso fulminante nas primeiras 4 semanas (raramente), com AgHBs em baixos títulos, que podem ainda não ser detectados. O diagnóstico é feito pelo achado do anti-HBc IgM.
- A doença pode evoluir para hepatite crônica de 2 a 7%, situando-se entre a terceira e a quarta causa de cirrose hepática em adultos, podendo evoluir para hepatocarcinoma.
- A vacinação deve ser sistemática em recém-nascidos, lactentes, adolescentes e pacientes de risco.

Hepatite C

- A hepatite C era a principal causa das hepatites pós-transfusionais (90%).
- Em 50% dos casos, a transmissão ocorre pelo uso de drogas venosas. É comum a associação com vírus da imunodeficiência humana (HIV).
- Em cerca de 40% dos casos, a fonte de infecção é desconhecida (hepatite C esporádica).
- Fatores de risco para a hepatite C em crianças e adolescentes: transfusão sanguínea antes de 1992, portadores de neoplasias, grandes cirurgias, prematuridade e passagem por unidade de terapia intensiva (UTI) neonatal, hemodialisados e comportamentos de alto risco (p.ex., tatuagem, *piercing*, cocaína intranasal e uso de drogas venosas), mães positivas.
- Grande proporção dos pacientes evolui com hepatite crônica, cirrose e hepatocarcinoma.
- O vírus tem grande capacidade mutante, podendo haver infecção recorrente.
- Mães infectadas com VHC e HIV tipo I apresentam risco mais elevado de transmitir a infecção.
- Menos de 15% dos pacientes desenvolvem a forma ictérica, e mais de 80% podem cronificar. Na criança, a chance de cronificação é menor que no adulto.
- As manifestações clínicas são fadiga, febre baixa, dor abdominal, artralgia migratória, depressão e ansiedade.
- A evolução para hepatite fulminante é rara.
- Em pacientes HIV positivos, o curso pode ser rapidamente progressivo.
- Pode haver associação com doenças autoimunes.

Complicações

- Anemia aplástica.
- Agranulocitose.
- Neuropatia periférica.

Hepatite D

- O vírus D é um vírus RNA defectivo que infecta o vírus B e, a partir de então, penetra nos hepatócitos para causar lesão. Depende, portanto, do vírus B para a sua sobrevivência e replicação.
- Assemelha-se ao vírus B na forma de transmissão.
- Trata-se da hepatite menos prevalente entre as hepatites virais, mas é comum na região Amazônica.
- O quadro clínico da hepatite pelo vírus D tem início abrupto, podendo ser autolimitado ou evoluir para a hepatite crônica.
- A coinfecção (quando o B e o D infectam o paciente ao mesmo tempo) causa uma hepatite aguda, com maior tendência de ser fulminante do que a B isolada.
- A superinfecção pode expressar-se nos pacientes cronicamente infectados pelo vírus B, que, ao se infectarem pelo vírus delta (vírus D), desenvolvem uma descompensação súbita do quadro ou evoluem rapidamente para hepatite crônica ou cirrose.
- A vacinação para o vírus B é eficiente para prevenir a infecção pelo VHD.

Hepatite E

- Faixa etária mais afetada: de 15 a 40 anos.
- Alta mortalidade entre mulheres grávidas (20%) que contraem o vírus no terceiro trimestre da gestação.
- A transmissão vertical pode ocorrer.
- A transmissão via fecal-oral, na maioria das vezes, está ligada à ingestão de água contaminada.
- A apresentação é aguda e autolimitada, com um período de incubação de 2 a 9 semanas.
- Existe maior tendência à forma colestática.
- Pode ter curso anictérico ou subclínico.
- Não existe nenhuma imunoprofilaxia ou tratamento para o vírus E.

ABORDAGEM DIAGNÓSTICA

- Exames laboratoriais:
  - AST.
  - ALT.
  - Gama GT.

- Fosfatase alcalina.
- Albumina.
- Bilirrubinas totais e frações.
- Tempo de protrombina.
- Hemograma com plaquetas.
- Proteínas total e frações.
- Sumário de urina.
- Marcadores sorológicos específicos para vírus hepatotrópicos e não hepatotrópicos.

As aminotransferases são marcadores sensíveis de lesão do parênquima hepático, porém não são específicas para nenhum tipo de hepatite. A elevação da ALT geralmente é maior que a da AST. As aminotransferases podem, na fase mais aguda, elevar-se dez vezes acima do limite superior da normalidade ou até mais. Os níveis de elevação não se correlacionam com a gravidade da doença. Níveis acima de 1000 são preocupantes quanto à evolução.

As bilirrubinas podem ou não estar elevadas, mas raramente estarão superiores a 15 ou 20 mg%. Apesar de haver aumento tanto da fração não conjugada (indireta) quanto da conjugada (direta), esta última apresenta-se predominantemente. Na urina, pode ser detectada precocemente, antes mesmo do surgimento da icterícia.

O leucograma, mais frequentemente, apresenta linfocitose e leucopenia na fase aguda da doença.

Nas formas colestáticas, pode-se solicitar, ocasionalmente, ultrassonografia ou tomografia para excluir obstrução biliar.

O diagnóstico sorológico das doenças infecciosas pode ser realizado com pelo menos dois testes, um para triagem e um segundo confirmatório. O resultado não reagente é liberado com base em um único teste. Entretanto, caso persista a suspeita da infecção, uma nova amostra precisa ser coletada 30 dias após a coleta da primeira amostra.

Excepcionalmente, outros exames podem ser necessários para o diagnóstico diferencial, como a dosagem sérica de autoanticorpos, cobre sérico e urinário, ceruloplasmina sérica e alfa-1-antitripsina sérica, além da investigação da possibilidade de lesão hepática por droga.

O diagnóstico das hepatites virais é baseado na detecção dos marcadores presentes no sangue, soro, plasma ou fluidos orais da pessoa infectada, por meio de imunoensaios e/ou detecção do ácido nucleico viral, empregando técnicas de biologia molecular. O constante avanço tecnológico na área do diagnóstico permitiu o desenvolvimento de técnicas avançadas de imunoensaios, incluindo o de fluxo lateral, que são atualmente empregados na fabricação de testes rápidos de fácil execução, que não necessitam de estruturas laboratoriais e liberam resultados em trinta minutos.

TABELA 2 Significado dos marcadores sorológicos das hepatites virais

Hepatite A	
Anti-VHA IgM	Hepatite aguda A
Anti-VHA IgG	Imunidade para hepatite A por infecção passada, imunização ativa ou passiva
Hepatite B	
AgHBs	Infecção pelo vírus B, aguda ou crônica ou estado de portador
Anti-HBc IgM	Altos títulos (> 600): hepatite aguda (encontrado no soro até 32 semanas após infecção) Baixos títulos: infecção crônica
Anti-HBc IgG	Com AgHBs negativo: exposição passada ao vírus B Com AgHBs positivo: infecção crônica
Anti-HBs	Imunidade para hepatite B, pós-infecção ou imunização ativa ou passiva
AgHBe	Marcador de replicação viral
Anti-HBe	Portador de AgHBs com baixo risco de transmissão
DNA polimerase	Indicador mais sensível e específico de infecção viral persistente
PCR	Técnica mais sensível detectando 10 genomas/mL (carga viral)
Hepatite C	
Anti-VHC	Contato com o vírus C
PCR	Genoma do vírus, infecção ativa, importante carga viral
Hepatite D	
Anti-VHD IgM	Infecção aguda ou crônica
Anti-VHD IgG	Infecção crônica (altos títulos e IgM+) Infecção passada (baixos títulos e IgM-)
Hepatite E	
Anti-VHE IgM	Infecção atual
Anti-VHE IgG	Infecção passada
PCR	Genoma do vírus

TABELA 3 Interpretação dos resultados sorológicos na infecção do vírus B da hepatite

Interpretação	HBsAg	AgHBe	Anti-HBc IgM	Anti-HBc IgG	Anti-HBe	Anti-HBs
Suscetível	-	-	-	-	-	-
Incubação	+	-	-	-	-	-
Fase aguda	+	+	+	+	-	-
Fase aguda final ou hepatite crônica	+ + +	+ - -	- - -	+ + +	- + -	- - -
Início da fase convalescente	-	-	+	+	-	-
Imunidade, infecção passada recente	-	-	-	+	+	+
Imunidade, infecção passada	-	-	-	+	-	+
Imunidade, infecção passada	-	-	-	+	-	-
Imunidade, resposta vacinal	-	-	-	-	-	+

ABORDAGEM TERAPÊUTICA

Como ainda não foram desenvolvidas as terapias curativas específicas para as hepatites agudas, orienta-se uma conduta terapêutica baseada primordialmente nas medidas de suporte, no afastamento de agentes lesivos para o fígado e na observação da evolução do quadro, a fim de detectar precocemente os casos que evoluem para hepatite fulminante.

- Observação domiciliar: nos casos não complicados.
  - Hidratação oral.
  - Repouso de acordo com a disposição do paciente.
  - Sintomáticos.
  - Acompanhamento com pediatra para identificação precocemente de evolução grave.
- Tratamento hospitalar: está indicado quando ocorrerem vômitos repetidos, desidratação, coagulopatia, alteração do sensório ou queda no tempo de protrombina. Excepcionalmente, os pacientes que desenvolvem insuficiência hepática aguda grave poderão necessitar de transplante hepático de urgência.

Deve-se proibir o uso de drogas como narcóticos, tranquilizantes e analgésicos, pois essas drogas têm uma passagem hepática no seu metabolismo. Deve-se iniciar hidratação parenteral e uso de antieméticos, se necessário. Se existe prurido intenso, pode ser utilizada a colestiramina ou o ácido ursodesoxicólico.

As drogas consideradas hepatoprotetoras, associadas ou não a complexos vitamínicos, não têm nenhum valor terapêutico.

A alimentação deve ser de acordo com a aceitação alimentar, sem necessidade de fazer restrições exageradas.

Vale ressaltar a necessidade de orientação da profilaxia para contactantes e da notificação sistemática de mais casos.

Recomendações para a profilaxia da hepatite A após exposição

O mais importante para a prevenção da infecção pelo vírus da hepatite A (VHA) inclui vacinação, imunoglobulina e atenção às práticas de higiene. As práticas higiênicas para a prevenção da infecção pelo VHA incluem lavagem das mãos, evitando água da torneira, alimentos crus e convívio com áreas sem saneamento.

Alimentos cozidos podem transmitir VHA se a temperatura durante a preparação dos alimentos for inadequada para matar o vírus ou se o alimento estiver contaminado após o cozimento. Antes da exposição à hepatite A, a principal forma de prevenção é a vacinação, que é superior à imunoglobulina em relação às concentrações de anticorpos atingíveis e à durabilidade da resposta imune (Tabela 4).

Vale ressaltar a necessidade de orientação da profilaxia para contactantes e da notificação sistemática de mais casos.

TABELA 4 Recomendações para a profilaxia da hepatite A após exposição

Pessoa exposta	Vacinada com IgG VHA positivo	Não imunizada	Desconhecida ou não testada
Conduta	Nenhum tratamento	Imunoglobulina*	Testar para IgG anti-VHA Se negativo, fazer imunoglobulina ou vacina precoce Se positivo, nenhum tratamento

* Dose da imunoglobulina (imunoglobulina hiperimune da hepatite A): 0,02 mL/kg, IM.
Ideal fazer logo no início da exposição até o máximo de 2 semanas.
Anti-VHA IgG adequado: se positivo.

Em algumas situações, pacientes hígidos acima de 1 ano até 40 anos devem realizar a vacina contra hepatite A sem necessidade da imunoglobulina, porém pacientes imunocomprometidos e portadores de doenças crônicas, principalmente as hepáticas, devem receber as duas doses da vacina da hepatite A e, se ocorrer exposição em qualquer idade, devem receber imunoglobulina, se IgG anti-VHA negativo.

Recomendações para a profilaxia da hepatite B após exposição percutânea a sangue

TABELA 5 Tratamento de acordo com a fonte

Pessoa exposta	HBsAg-positiva	HBsAg-negativa	Desconhecida ou não testada
Não vacinada	Administrar uma dose de imunoglobulina* e iniciar vacinação completa	Iniciar vacinação	Iniciar vacinação
Previamente vacinada e sabidamente imunizada	Nenhum tratamento	Nenhum tratamento	Nenhum tratamento
Sabidamente não imunizada	Duas doses de imunoglobulina ou uma dose de imunoglobulina mais uma dose de vacina	Nenhum tratamento	Se a fonte foi de alto risco, tratar como se a fonte fosse HBsAg-positiva
Desconhece o estado de imunidade	Testar a pessoa exposta para anti-HBs** 1. Se inadequado, uma dose de imunoglobulina* mais uma dose de reforço da vacina 2. Se adequado, nenhum tratamento	Nenhum tratamento	Testar a pessoa exposta para anti-HBs** 1. Se inadequado, iniciar vacinação 2. Se adequado, nenhum tratamento

*Dose da imunoglobulina HBIG (imunoglobulina hiperimune da hepatite B): 0,06 mL/kg, IM.
**Anti-HBs adequado: > 10 mLU.

Os pacientes de maior risco devem ser sistematicamente vacinados para combate à hepatite B, todas as crianças, todos os adolescentes e todos os adultos jovens. Os anticorpos devem ser reavaliados para identificar os que necessitam de revacinação.

Os pacientes com hepatite de evolução grave devem ser tratados como os demais casos de insuficiência hepática aguda.

Na Figura 1, está o fluxograma para atendimento dos pacientes com hepatites.

Figura 1 Fluxograma de atendimento das hepatites virais.

TC: tomografia computadorizada; USG: ultrassonografia; UTI: unidade de terapia intensiva.

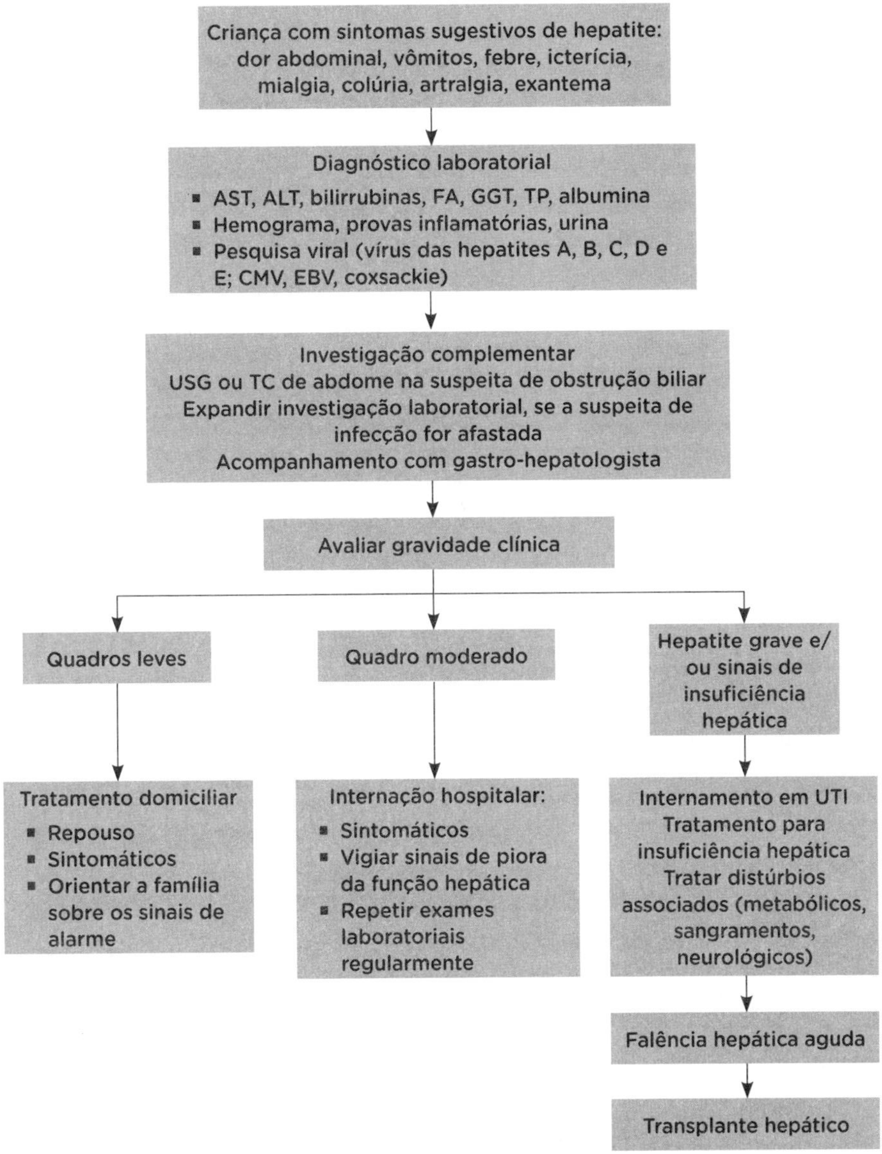

BIBLIOGRAFIA

1. American Academy of Pediatrics. Hepatite e jovens em instituições correcionais. In: Pickering LK (ed.). Red Book: 2003 Report of the Committee on Infectious Diseases. 26.ed. Elk Grove Village, IL: American Academy of Pediatrics; 2003. p.169-77.
2. Brasil. Ministério da Saúde. Secretaria de Vigilância em Saúde. Departamento de DST, Aids e Hepatites Virais. Manual técnico para o diagnóstico das hepatites virais. Brasília; 2015.
3. Brasil. Ministério da Saúde. Secretaria de Vigilância em Saúde. Departamento de DST, Aids e Hepatites Virais. Protocolo clínico e diretrizes terapêuticas para hepatite viral C e coinfecções. Brasília; 2011.
4. Brasil. Ministério da Saúde. Secretaria de vigilância em Saúde. Departamento de Vigilância Epidemiológica. Hepatites virais: o Brasil está atento. Ministério da Saúde, Secretaria de Vigilância em Saúde, Departamento de Vigilância Epidemiológica. 3. ed. Brasília: Ministério da Saúde; 2008. 60p.: Il. (Série B. Textos Básicos de Saúde)
5. Brasil. Mistério da Saúde. Secretaria de Vigilância em Saúde. Departamento de DST, Aids e Hepatites Virais. Boletim epidemiológico hepatites virais. Brasília; 2012.
6. Broderick A, Jonas MM. Overview of hepatitis B virus infection in children. UpToDate; 2011.
7. Ciancio A, Rizzetto M. Chronic hepatitis D at a standstill: where do we go from here? Nature reviews. Gastroenterology & Hepatology. 2014;11(1):68-71.
8. Dani R, Passos MCF. Gastroenterologia essencial. 4.ed. Rio de Janeiro: Guanabara Koogan; 2011.
9. Ferreira AR, Fagundes EDT, Queiroz TCN, Pimenta JR, Junior RCN. Hepatites virais A, B e C em crianças e adolescentes – uma revisão de literatura. Rev Med Minas Gerais. 2014;24(supl 2):S46-S60.
10. Ferreira CT, Silveira TR. Hepatites virais: aspectos da epidemiologia e da prevenção. Ver Bras Epidemiol. 2004;7(4).
11. Franca R. Hepatites agudas. In: Manual de condutas médicas. Departamento de Pediatria, FAMED, UFBA. 2005. p.197-205.
12. Giannini EG, Testa R, Savarino V. Liver enzyme alteration: a guide for clinicans. CMAJ. FEB. 2005;172(3).
13. Jonas MM, Edwards MS, Rand EB. Hepatitis C virus infection in children. UpToDate; 2016.
14. Lyra AC, Pinho JR, Silva LK, Sousa L, Saraceni CP, Braga EL, et al. HTV, TTV and GV-C/HGV markers in patients with acute viral hepatitis. Braz J Med Biol Res. 2005;38(5):767-75. Epub 2005 May 25.
15. Macedo TFS, Silva NS, Nakaoka VY, Kashiwabara TGB. Hepatites virais – uma revisão de literatura. BJSCR. 2013-2014;5:55-8.

16. Silva LR, Garcia DE, Mendonça DR. Hepatites agudas virais. In: Silva LR, Moreira DEQ, Mendonça DR (eds.). Pronto atendimento em pediatria. Salvador: Medsi; 2000. p.299-317.
17. Silva LR, Melo RF, Lyra AC. Hepatites agudas virais. In: Urgências clínicas e cirúrgicas em gastroenterologia e hepatologia pediátricas. Vol. 2. Rio de Janeiro: MEDSI; 2004.
18. Tejeira RQ. Overview of hepatitis A virus infection in children. UpToDate; 2016.
19. Zaterka S, Eising JN. Tratado de gastroenterologia da graduação à pós-graduação. São Paulo: Atheneu; 2011.

Hidratação parenteral

Lara de Araújo Torreão

INTRODUÇÃO

A água é o principal componente dos fluidos orgânicos e corresponde à maior parte do peso corporal, variando de 80% nos neonatos a 60% nos adultos. A água corporal total está distribuída em dois compartimentos: o intracelular e o extracelular, que se divide em líquido intersticial e o plasma intravascular. O líquido extracelular tem grandes quantidades de sódio e cloreto, enquanto o potássio é o cátion predominante no líquido intracelular. Além disso, outros eletrólitos (magnésio, cálcio, fosfato, bicarbonato) se distribuem entre os compartimentos em diferentes composições, de forma a manter o desempenho adequado das funções celulares.

A ingestão normal de alimentos proporciona ao organismo a entrada de água e eletrólitos, no entanto, em algumas situações clínicas a administração dessas substâncias deverá ser feita por via endovenosa através da hidratação parenteral, visando manter o equilíbrio hidroeletrolítico adequado.

A hidratação venosa tem três tipos de propostas terapêuticas, de acordo com a situação clínica do paciente, a saber:

1. A terapia de manutenção repõe as perdas fisiológicas normais.
2. A terapia de reposição repõe as perdas anormais e excessivas e é usada paralelamente à fase de manutenção.
3. A terapia de expansão ou reparação dos déficits é indicada para o tratamento do paciente hipovolêmico.

HIDRATAÇÃO DE MANUTENÇÃO

As soluções parenterais de manutenção em pediatria são amplamente utilizadas em crianças hospitalizadas, pela necessidade fisiológica de manutenção do aporte de líquido, glicose e eletrólitos.

A solução de manutenção básica é composta de água, glicose, sódio e potássio e tem como objetivos:

- Prevenir a desidratação.
- Prevenir os distúrbios hidreletrolíticos (DHE).
- Prevenir a cetoacidose.
- Prevenir a degradação proteica.

Desde 1957 até hoje, a base de cálculo para prescrição das soluções parenterais de manutenção utiliza a regra de Holliday-Segar (Tabela 1). Nessa regra, foram consideradas as necessidades hídricas, calóricas e hidreletrolíticas de crianças saudáveis com base na composição do leite materno. Ou seja, trata-se de uma solução hipotônica com aproximadamente 32 mEq/L de sódio. Essa prática pode não causar nenhum risco significativo em crianças saudáveis, diferentemente de pacientes com habilidade limitada de excretar água livre.

Entretanto, após anos de uso dessas soluções hipotônicas, observaram-se a maior prevalência de hiponatremia e suas consequências, principalmente em crianças em situações que propiciam maior produção de hormônio antidiurético (ADH), como no pós-operatório, dor, náuseas, estresse, doenças respiratórias e neurológicas. O uso de soluções isotônicas visa a diminuir a hiponatremia iatrogênica associada ao aumento indevido do ADH, que pode ocorrer nesses pacientes.

Com base nas últimas evidências científicas, as novas diretrizes recomendam o uso de soluções com aporte maior de sódio (Na = 68 mEq/L) ou isotônicas (Na = 136 a 140 mEq/L) para soluções de manutenção em pediatria.

TABELA 1 Regra de Holliday-Segar

Até 10 kg: 100 mL/kg/dia
De 10 a 20 kg: 1.000 mL + 50 mL/kg/dia para cada kg acima de 10 kg
De 20 a 30 kg: 1.500 mL + 20 mL/kg/dia para cada kg acima de 20 kg
Acima de 30 kg: 40 a 60 mL/kg/dia ou 1.700 a 2.000 mL/m² de superfície corporal Máximo = 2.400 mL

INDICAÇÕES PARA USO DA SOLUÇÃO DE MANUTENÇÃO

- Pacientes em jejum (eletivo ou terapêutico. Por exemplo, pancreatite e insuficiência respiratória).
- Inabilidade de beber solução oral de hidratação, como alteração mental, alteração anatômica ou funcional do trato digestório (p.ex., íleo paralítico).
- Inabilidade do cuidador de garantir a hidratação oral.
- Pacientes após expansão que persistem com perdas e falha na terapia de reidratação oral (TRO) ou com quadros graves (p.ex., baixa perfusão intestinal no choque).
- Necessidade de aporte de eletrólitos por DHE.

O volume da solução de manutenção utilizada pode ser calculado pela regra Holliday-Segar, conforme a Tabela 1, no entanto, alguns pacientes especiais requerem volumes menores de hidratação (Tabelas 2 e 3).

TABELA 2 Hidratação em pacientes com cardiopatia

Insuficiência cardíaca congestiva e cardiopatia congênita com hiperfluxo pulmonar	Cardiopatia congênita cianogênica e/ou com hipofluxo pulmonar
▪ Taxa hídrica: 60 a 70 mL/100 kcal/dia ▪ Sódio: 2 a 3 mEq/kcal/dia	▪ Taxa hídrica: 100 mL/100 kcal/dia ou mais conforme a cardiopatia ▪ Sódio: 2 a 3 mEq/kcal/dia

TABELA 3 Hidratação em pacientes com insuficiência renal

Euvolêmicos	Hipovolêmicos	Hipervolêmicos
▪ Taxa hídrica: perdas insensíveis (cerca de 20 a 40 mL/100 kcal/dia) + diurese das últimas 24 h + perdas anormais (sonda + diarreia + vômitos, etc.) ▪ Sódio: 2 a 3 mEq/kcal/dia	▪ 1° restaurar volemia: — Alíquotas de 10 mL/kg de cristaloide ▪ Após hidratação inicial: — Taxa hídrica: perdas insensíveis (cerca de 20 a 40 mL/100 kcal/dia) + diurese das últimas 24 h + perdas anormais — Sódio: 2 a 3 mEq/kcal/dia	▪ Taxa hídrica: perdas insensíveis (cerca de 20 a 40 mL/100 kcal/dia) ou menos até início da diálise ▪ Sódio: 2 a 3 mEq/kcal/dia

Uma vez decidido o volume da solução a ser infundida nas 24 horas, deve-se escolher qual a osmolaridade da solução a ser utilizada, de acordo com a idade e a situação clínica que se encontra o paciente. Na Tabela 4, encontram-se as indicações habituais de uso de soluções hipotônicas e isotônicas, além de outras condições que necessitam ser individualizadas.

TABELA 4 Escolha das soluções

Hipotônica (sol. 1:4 ou sol. 1:1)	Isotônica	Casos especiais a serem individualizados
Pacientes portadores de: ▪ Hipertensão arterial ▪ Hipernatremia ▪ Perdas renais de água livre: — *Diabetes insipidus* nefrogênico congênito, displasia renal, nefrolitíase, nefrites tubulointersticiais, uropatias obstrutivas ▪ Anemia falciforme ▪ Perdas extrarrenais de água livre: — Febre — Queimaduras — Diarreia profusa aquosa com hipernatremia ▪ Situações especiais — Neonatos prematuros	▪ Pós-operatórios em geral, principalmente neurocirúrgicos ▪ Hipovolemia e hipotensão ▪ Sepse ▪ Hipotireoidismo ▪ Doenças do SNC — Meningites, encefalites, tumores cerebrais e TCE ▪ Doenças pulmonares — Pneumonias, asma e bronquiolite ▪ Doenças oncológicas e hidratação para quimioterapia ▪ Desidratação e nefropatias perdedoras de sal ▪ Situações com vômitos, náusea, dor significativa e estresse ▪ Diarreia aguda com tendência a hiponatremia ▪ Hiponatremia	▪ Período neonatal ▪ Pós-operatório de cirurgia cardíaca ▪ Distúrbios hidreletrolíticos atuais graves ▪ Insuficiência renal aguda ▪ Doença renal crônica ▪ Síndromes edematosas, como ICC, insuficiência hepática, glomerulopatias e hipoalbuminemia, devem ser analisadas individualmente → considerar restrição salina e hídrica (soros hipotônicos) ▪ Cetoacidose diabética (considerar protocolo institucional específico)

ICC: insuficiência cardíaca congestiva; SNC: sistema nervoso central; TCE: traumatismo cranioencefálico.

TABELA 5 Recomendações baseadas no nível de sódio plasmático

Sódio plasmático	Solução recomendada
$Na^+ < 138$ mEq/L	Soluções isotônicas
Na^+ 138 a 144 mEq/L	Soluções isotônicas ou 1:1 (68 mEq/L)
Na^+ 145 a 154 mEq/L	Soluções 1:1 ou 1:4 Exceções: TCE e cetoacidose ⇒ solução isotônica*
$Na^+ > 154$ mEq/L	Considerar doença de base e avaliação clínica
Riscos	
Solução hipotônica	**Solução isotônica**
▪ Hiponatremia ▪ Sobrecarga de volume ▪ Edema cerebral ▪ Encefalopatia hiponatrêmica	▪ Hipernatremia

*Nessas duas situações, os prejuízos de uma potencial hipernatremia são menores do que o risco de edema cerebral. No caso de cetoacidose diabética, apesar da sugestão inicial de solução isotônica, respeitar o protocolo institucional de cetoacidose diabética.
TCE: traumatismo cranioencefálico.

TABELA 6 Cálculo das soluções

Concentração de sódio	Soluções padronizadas	Com potássio 20 ou 25 mEq/L
Na^+: 136 mEq/L	SG 5% ou 10% - 500 mL NaCl 20% - 20 mL ou SG 5% ou 10% - 1.000 mL NaCl 20% - 40 mL	K = 25 mEq/L → adicionar KCl 19,1% - 5 mL K = 20 mEq/L → adicionar KCl 19,1% - 4 mL
Na^+: 68 mEq/L (sol. 1:1)	SG 5% ou 10% - 500 mL NaCl 20% - 10 mL ou SG 5% ou 10% - 1.000 mL NaCl 20% - 20 mL	K = 25 mEq/L → adicionar KCl 19,1% - 5 mL K = 20 mEq/L → adicionar KCl 19,1% - 4 mL
Na^+: 34 mEq/L (sol. 1:4)	SG 5% ou 10% - 500 mL NaCl 20% - 5 mL ou SG 5% ou 10% - 1.000 mL NaCl 20% - 10 mL	K = 25 mEq/L → adicionar KCl 19,1% - 5 mL K = 20 mEq/L → adicionar KCl 19,1% - 4 mL

TABELA 7 Concentração de solutos nas diferentes soluções

Soluções isotônicas clássicas	Concentração de Na	Concentração de K e Ca
Soro fisiológico (NaCl 0,9%)	Na^+: 154 mEq/L	0
Ringer simples	Na^+: 147 mEq/L	K^+ e Ca^{++}: 4 mEq/L
Ringer lactato	Na^+: 130 mEq/L	K^+ e Ca^{++}: 4 mEq/L

A Figura 1 resume as principais situações clínicas encontradas e como decidir o melhor tipo para hidratação parenteral.

FASE DE REPOSIÇÃO

A fase de reposição tem como objetivo oferecer hidratação para repor perdas extras, paralelamente à fase de manutenção. A estratégia visa a conceder autonomia para alterar a solução de reposição conforme a evolução dessa perda.

Considera-se reposição para perdas contínuas ou intermitentes diárias provenientes dos sistemas respiratório, urinário e gastrintestinal e através da pele (perdas insensíveis).

É chamada de "perdas insensíveis" a perda de água livre de difícil mensuração que ocorre através da pele e do sistema respiratório e que depende da superfície corpórea da criança, ou seja, quanto menor a criança maior atenção deve ser dada à reposição de perdas insensíveis.

Na maioria das vezes, esse cálculo é estimado pelo balanço hídrico, avaliando-se ganhos e perdas. Em relação à febre, há uma estimativa de reposição de 7 mL/kg para cada grau acima de 37,5°C. Na Tabela 8, são relacionadas algumas situações que interferem no balanço hídrico e devem ser consideradas.

Figura 1 Fluxograma para uso da solução isotônica.

DHE: distúrbio hidreletrolítico; PO: pós-operatório; QT: quimioterapia; SNC: sistema nervoso central; TCE: traumatismo cranioencefálico.

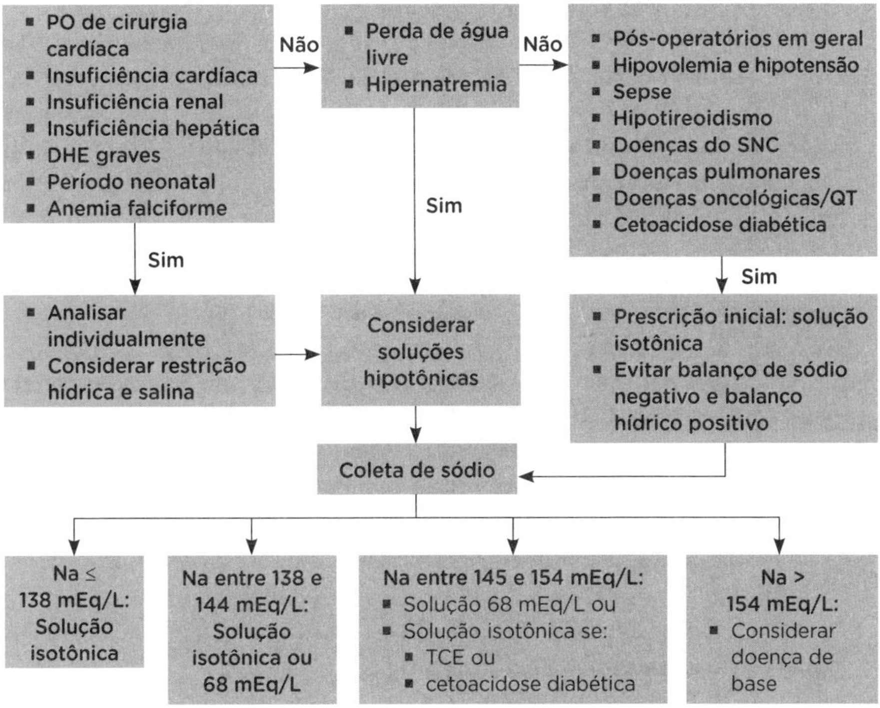

TABELA 8 Situações que podem interferir no balanço hídrico

	Aumento	Diminuição
Cutâneas	Febre, temperatura, ambiente elevada, queimadura, prematuridade, fototerapia, fibrose cística	Umidade atmosférica elevada, permanência em incubadora
Respiratórias	Dificuldade respiratória, traqueostomia	Ventilação mecânica com umidificação
Gastrintestinais	Diarreia, vômitos, drenagem gástrica	-
Renais	Diuréticos, poliúria, *diabetes mellitus*, *diabetes insipidus*	Oligúria (diurese < 1 mL/kg/h no lactente: 0,5 mL/kg/h na criança)
Gerais	Dreno cirúrgico, terceiro espaço (derrame pleural, ascite, edema de parede intestinal, isto é, água desviada do espaço intravascular para o espaço intersticial)	Hipotireoidismo

A solução escolhida depende da situação eletrolítica, mas habitualmente preferem-se soluções isotônicas, como o Ringer, para evitar hipercloremia. Deve ser ajustada com o balanço hídrico no decorrer do dia com avaliação das perdas.

FASE DE REPARAÇÃO OU TERAPIA DE EXPANSÃO

A fase de reparação tem como objetivo restaurar a volemia. É necessário diferenciar a desidratação de algum grau da desidratação grave e de alguns tipos de choque. A Tabela 9 é validada e utilizada para crianças até 3 anos de idade.

TABELA 9 Escala de desidratação clínica (EDC)

Características	0	1	2
Aparência geral	Normal	Com sede, inquieta ou letárgica, mas irritada quando nauseada	Sonolenta, hipotônica, fria ou sudorética mais ou menos comatosa
Olhos	Normais	Levemente encovados	Muito encovados
Membranas mucosas (língua)	Úmidas	Espessas	Secas
Lágrimas	Presentes	Diminuídas	Ausentes

Escore 0 = nenhuma desidratação; escore 1-4 = alguma desidratação; escore 5-8 = desidratação moderada a grave.

Grau de desidratação pela perda de peso:

- Leve – perda de peso até 5%.
- Moderada – 5 a 10% de perda de peso.
- Grave – acima de 10% de perda de peso.

É importante avaliar algumas questões nesta fase, a saber:

- O volume a ser infundido de acordo com o diagnóstico da hipovolemia.
- O tipo de fluido.
- A velocidade de infusão.

a. Volume × doença – Independentemente da doença, é necessária uma monitoração mínima hemodinâmica, como a mensuração constante em intervalos curtos de pressão arterial (PA), frequência cardíaca (FC), frequência respiratória (FR), tempo de enchimento capilar (TEC) e nível de consciência e diurese.

— Desidratação de algum grau não responsiva à terapia de reidratação oral (TRO) - 20 mL/kg (2 *bolus*), se não for revertida, avaliar se não existe outra causa de base, como sepse.
— Choque hipovolêmico - 20 mL/kg até estabilizar as perdas e a condição hemodinâmica.
— Choque séptico - 20 mL/kg (3 *bolus*) com reavaliação entre as expansões para avaliar necessidade de drogas vasoativas e vaga na UTIP.
— Choque cardiogênico - 5 a 10 ml/kg e sempre reavaliar hepatimetria e congestão pulmonar.

b. Tipos de fluidos - Habitualmente, utilizam-se cristaloides isotônicos para essa fase, a exemplo do soro fisiológico ou do Ringer lactato. A despeito de fornecer expansão transitória do intravascular (após 1 hora apenas um quarto permanece no intravascular), os cristaloides são de baixo custo, de fácil acesso e livres de reações alérgicas. Outra possibilidade são os coloides, a exemplo da albumina a 5% e coloides sintéticos. Eles têm como vantagens a rápida expansão do intravascular com maior permanência de tempo, embora não alterem a mortalidade em situações graves, como choque. E como desvantagens, os coloides são caros, o que diminui sua disponibilidade, e têm maior efeito alergênico.
c. Velocidade de infusão - A velocidade de infusão depende da gravidade da hipovolemia. Se ocorrer o choque descompensado, a infusão deve ser feita o mais rapidamente possível, idealmente de 5 a 10 minutos, e para crianças acimas de 5 kg a bomba de infusão não auxilia nessa conduta, devendo-se utilizar seringas grandes (50 mL) ou pressurizador no frasco do soro. Em algumas situações de perda volêmica como a desidratação pela diarreia aguda, vômitos, perdas insensíveis ou baixa ingesta sem choque, a velocidade de infusão pode ser lenta, em torno de 1 hora. Em pacientes com cardiopatias congestivas, a velocidade deve ser maior, em torno de 30 minutos a 1 hora.
d. Em algumas situações específicas, como a cetoacidose diabética e em queimados, a velocidade de infusão segue protocolo próprio, habitualmente correção mais lenta, exceto quando há choque descompensado.

REFERÊNCIAS BIBLIOGRÁFICAS

1. Aelerth B. PALS. Suporte avançado de vida em pediatria: guia de estudo. 3. ed. Rio de Janeiro: Elsevier; 2014. p.165-225.

2. Alves JT, Troster EJ, de Oliveira CA. Isotonic saline solution as maintenance intravenous fluid therapy to prevent acquired hyponatremia in hospitalized children. J Pediatr (Rio J). 2011;87(6):478-86.
3. Beck CE. Hypotonic versus isotonic maintenance intravenous fluidtherapy in hospitalized children: a systematic review. Clin Pediatr (Phila). 2007;46:764-70
4. Brandt KG, de Castro Antunes MM, da Silva GA. Acute diarrhea: evidence management. J Pediatr (Rio J). 2015;91:S36-43.
5. Choong K, Bohn D. Manutenção parenteral de líquidos na criança agudamente doente. J Pediatr (Rio J). 2007;83(2).
6. Choong K, Kho ME, Menon K, Bohn D. Hypotonic versus isotonic saline in hospitalised children: a systematic review. Arch Dis Chil. 2006;91:828-35.
7. Ferreira LGB. Terapia de hidratação venosa. Revista do Hospital Universitário Pedro Ernesto. 2011;10(2). Disponível em: http://revista.hupe.uerj.br/detalhe_artigo.asp?id=108 (acessado em 12/05/16).
8. Friedman AL,Ray PE. Maintenance fluid therapy: what it is and what it is not. Pediatr Nephrol. 2008;23:677-80.
9. Klieman RM, Starton BF, Schor NF, St. Geme III JW, Behrman RE. Nelson textbook of pediatrics. 19.ed. Philadelphia; Elsevier; 2011.
10. O'Hara D, Richardson P. Fluid and electrolyte balance, anaemia, and blood transfusion. Surgery. 26:9.
11. Rubino G, Salgado M. O equilíbrio da água no organismo. Revista Saúde Infantil. Disponível em: saudeinfantil.asic.pt/download.php?article_id=106 (acessado em 24/05/16).
12. Sztanjnbok S. Diarreia aguda. In: Carvalho WB, Troster AJ, Buosso A. Algoritmos em terapia intensiva pediátrica, neonatal e emergências pediátricas. São Paulo: Atheneu; 2010. p.197-201.
13. Toporovski J et al. Nefropediatria pediátrica. 2.ed. Rio de Janeiro: Guanabara Koogan; 2006.
14. Torturella I. Pediatria: hidratação venosa. Widoctor. 2014. Disponível em: <http://widoctor.com.br/pediatria-hidratacao-venosa> (acessado em 17/05/16).
15. Troster EJ, Kimura HM, Vaz FAC. Aspectos cardiológicos da terapia intensiva neonatal e pediátrica. São Paulo: Atheneu; 2008.
16. Wang J, Xu E, Xiao Y. Isotonic versus hypotonic maintenance IV fluids in hospitalized children: a meta-analysis. Pediatrics. 2014;133:105.

Hipertensão arterial

Zilma Verçosa de Sá Ribeiro

INTRODUÇÃO

A hipertensão arterial (HA) em crianças e adolescentes tem uma prevalência de 3,5%, é frequentemente assintomática e está associada à elevação de risco cardiovascular na vida adulta. Embora etiologias secundárias de hipertensão predominem em crianças (principalmente causas renais), a prevalência de hipertensão primária está aumentando, particularmente em adolescentes e adultos jovens, e isso se deve ao aumento da obesidade nessa faixa etária, sendo a hipertensão detectável em aproximadamente 30% das crianças com índice de massa corporal (IMC) superior a percentil 95 (p95).

As tabelas normatizadas de pressão arterial do National High Blood Pressure Education Program (NHBPEP) 2004, baseadas em sexo, idade e altura, incluíram crianças obesas e com sobrepeso. Uma reavaliação dos dados da NHBPEP em 2008 demonstrou que a exclusão de pacientes com sobrepesos/obesos resultou em valores de pressão sanguínea 2 a 3 mmHg mais baixas em relação àqueles propostos em 2004. Assim, a American Academy of Pediatrics (AAP) desenvolveu um novo conjunto de valores baseados apenas em dados de crianças com peso normal. A partir disso foram normatizadas nova tabelas (de acordo com sexo, idade e comprimento) com valores de pressão sistólica e diastólica nos percentis 50 (p50), 90 (p90), 95 (p95) e no percentil 95 + 12 mmHg (que corresponde à hipertensão estágio 2).

É importante escolher o manguito adequado para cada criança, a largura da câmara interna do manguito deve corresponder a 45 a 55% da circunferência do braço e deve recobrir 80 a 100%. O método auscultatório permanece o preferido para a medida da pressão arterial.

As crianças ≥ 3 anos devem ter medidas de pressão sanguínea realizadas nas visitas preventivas anuais ao pediatra. Crianças menores de 3 anos que devem ter medidas de pressão arterial nas seguintes situações: prematuridade (idade gestacional < 32 semanas); muito baixo peso ao nascer; uso de cateter umbilical ou presença de complicações no período neonatal; doenças cardíacas; doenças renais; malformações urológicas; presença de doenças sistêmicas; transplantados; pacientes em uso de drogas que elevam a pressão arterial e na suspeita de hipertensão intracraniana.

Definições

Pressão arterial (PA) normal é definida como pressão sistólica e diastólica < percentil 90 (p90) para sexo, idade e altura (Anexo). Para adolescentes com idade ≥ 13 anos, a pressão sistólica e diastólica normais são < 120/< 80 mmHg.

Elevada pressão arterial: pressão sistólica ou diastólica ≥ percentil 90 e < percentil 95 para sexo, idade e altura ou 120-129/<80 mmHg para adolescentes ≥ 13 anos.

A hipertensão é definida como pressão sistólica ou pressão diastólica ≥ percentil 95 para sexo, idade e altura, ou ≥ 130/80 mmHg para adolescentes ≥ 13 anos. Medidas em três ocasiões separadas, exceto se o paciente estiver sintomático.

- Estágio I da hipertensão arterial: pressão arterial ≥ 95 e < p95 + 12 mmHg ou 130 a 139/80 a 89 mmHg para adolescentes ≥ 13 anos.
- Estágio II da hipertensão arterial: pressão arterial ≥ p95 + 12 mmHg ou > 140/90 mmHg para adolescentes ≥ 13 anos.

Em lactentes (< 12 meses): a hipertensão foi definida como pressão sistólica ou diastólica superior a p95. O NHBPEP Task Force relata o p95 da PA no primeiro ano de vida em sistólica: 98 a 106 mmHg e diastólica: 54 a 58 mmHg, variando conforme o percentil de altura (entre p5 e p95).

- Crise hipertensiva: grave elevação sintomática da PA. É subclassificada em "urgência hipertensiva", sem lesão de órgãos-alvo, e "emergência hipertensiva", com lesão de órgãos-alvo associada, mais comumente: cérebro (convulsão, aumento da pressão intracraniana, hemorragia intracraniana, encefalopatia, déficit neurológico focal); rins (insuficiência renal), olhos (papiledema, hemorragia da retina e perda de visão aguda) e coração (falência cardíaca congestiva).

Etiologias

- HA secundária: as nefropatias parenquimatosas, renovasculares e obstrutivas são responsáveis por aproximadamente 60 a 90% dos casos de HA em crianças, sendo mais prevalente em crianças mais jovens e com maiores elevações da PA. Os distúrbios endocrinológicos (p. ex., excesso de mineralocorticosteroide, corticosteroide ou catecolaminas, as doenças da tireoide e a hipercalcemia associada ao hiperparatireoidismo) correspondem a aproximadamente 5% dos casos. A coarctação da aorta é diagnosticada em 2% dos casos. Outras etiologias, como efeitos adversos de drogas vasoativas e imunossupressores, abuso de drogas esteroides, alterações no sistema nervoso central e aumento da pressão intracraniana, são responsáveis por 5% dos casos. Em lactentes, as causas mais comuns de HA são: trombose da artéria renal após uso de cateter umbilical, coarctação de aorta, nefropatia congênita e estenose da artéria renal.

- HA primária: mais prevalente em crianças e adolescentes com sobrepeso/obesidade e com história familiar de hipertensão e doença cardiovascular. Na maioria das vezes, caracteriza-se como estágio 1 da hipertensão. Trata-se de um diagnóstico de exclusão.

ABORDAGEM CLÍNICA E DIAGNÓSTICA

A HA secundária cursa, em geral, com sinais e sintomas clínicos próprios da doença de base e, em recém-nascidos e lactentes, pode apresentar-se como retardo de crescimento, irritabilidade, dificuldade para se alimentar, insuficiência respiratória, insuficiência cardíaca e convulsões. A HA primária é com frequência assintomática e detectada apenas durante avaliações clínicas rotineiras.

Após história clínica e exame físico detalhados, em crianças e adolescentes hipertensos (PA ≥ p95), deve-se seguir um roteiro de investigação para identificação da etiologia da hipertensão.

Na anamnese, é preciso incluir história do sono, história familiar, dieta, hábitos de vida (tabagismo/etilismo), uso de drogas que possam causar hipertensão, como corticosteroide, ciclosporina, tacrolimo, eritropoietina humana, antidepressivos, anfetaminas, cocaína e agentes anestésicos (Tabela 1).

Os exames complementares devem ser direcionados pela história e exame físico, podendo incluir ureia, creatinina, eletrólitos, urina I e urocultura, hemograma, perfil lipídico, glicemia de jejum, hemoglobina glicada (A1C), ultrassonografia renal, ecocardiograma e fundo de olho (lesão vascular da retina), polissonografia, determinação de renina plasmática, níveis de esteroides da urina e plasma; catecolaminas na urina e plasma e métodos de imagem renovascular. O MAPA (monitoração ambulatorial da pressão sanguínea) é recomendado para: confirmar o diagnóstico de hipertensão em crianças e adolescentes com repetidas medidas elevadas de pressão arterial no consultório; confirmação da suspeita de hipertensão do jaleco branco; avaliar hipertensão mascarada em crianças no pós-operatório de coarctação de aorta; avaliar modelos de pressão arterial e risco de lesão de órgãos-alvo em pacientes com patologias de alto risco (p. ex. doença renal crônica); avaliar possível hipertensão em crianças com apneia obstrutiva do sono; avaliar hipertensão em transplantados renais e cardíacos; testar a eficácia terapêutica com drogas anti-hipertensivas; monitorar a eficácia terapêutica e possível modelo de hipertensão em crianças.

A hipertrofia concêntrica do ventrículo esquerdo é a lesão de órgão-alvo mais estudada em crianças e adolescentes hipertensos, assim recomenda-se que o ecocardiograma seja realizado no momento que o tratamento farmacológico é considerado. Além disso, o ecocardiograma deve ser repetido em pacientes que não apresentem lesão no exame inicial, pacientes com hipertensão estágio 2, hipertensão secundária ou hipertensão estágio 1 parcialmente tratada, com o objetivo de avaliar piora ou desenvolvimento de lesão de órgão-alvo neste grupo de pacientes.

ABORDAGEM TERAPÊUTICA

Terapêutica não farmacológica

- Redução do peso é o primeiro passo para tratar a hipertensão relacionada à obesidade.
- Atividade física regular, que ajuda no controle do peso e no controle da PA. Recomenda-se atividade aeróbica regular (30 a 60 min/dia, de moderada intensidade e, se possível, diariamente).
- Limitar atividades sedentárias para menos que 2 horas por dia.

TABELA 1 Investigação da hipertensão arterial secundária

Anamnese/exame físico	Causas prováveis	Investigação diagnóstica
Uso de corticosteroide, AINH, drogas simpaticomiméticas, tacrolimo, ciclosporina, anestésicos (quetamina), curares (pancurônio), cocaína, eritropoietina	**Medicamentosa**	Nível sérico, pesquisa urinária

(continua)

TABELA 1 (*continuação*) Investigação da hipertensão arterial secundária

Anamnese/exame físico	Causas prováveis	Investigação diagnóstica
Edema, hematúria, palidez cutânea, petéquias, vasculite cutânea, artralgia, artrite, infecção urinária de repetição, história familiar de doença renal, dor, história de trauma	**Renal** (70 a 80% das HA secundárias): GNA pós-estreptocócica, GNMP, GNRP, GESF, GNM Insuficiência renal aguda ou crônica Síndrome hemolítico-urêmica Púrpura de Henoch-Schönlein Lúpus eritematoso sistêmico Pielonefrite crônica, hipoplasia/displasia renal, doença renal policística Trauma e tumores renais	Complemento total, C3, C4, ASLO, PCR, VHS Autoanticorpos (FAN, anti-DNA, ANCA) Eletroforese de proteína Radiografia de tórax, ECG (hipervolemia, hipercalemia), *clearance* de creatinina Proteinúria 24 h Ultrassonografia renal Cintilografia renal Tomografia computadorizada de abdome
HA grave em qualquer idade (estágio 2); criança pequena estágio 1; história de cateterização umbilical; pulsos e PA diminuídos em membros inferiores ou diferença entre os membros superiores; ICC, artrite, artralgia	**Renovascular:** Estenose de artéria renal Trombose de artéria renal Coarctação de aorta Arterite de Takayasu, PAN	Ultrassonografia/Doppler renal Renograma com captopril Angiograma renal Angio-RM renal Tomografia computadorizada de abdome (tridimensional) Ecocardiograma ECG
HA grave em qualquer idade (estágio 2); criança pequena estágio 1 Sudorese, palidez cutânea, ansiedade, taquicardia, insônia, bócio, edema, história familiar de hipertensão grave	**Endócrina:** Feocromocitoma Hipertireoidismo Síndrome de Cushing Hiperaldosteronismo	Dosagem de catecolaminas urinárias e séricas, esteroides séricos e urinários, hormônios tireoidianos, renina e aldosterona séricas, eletrólitos urinários, MIGB
Alterações do exame neurológico: fraqueza muscular, déficits motores, alteração da consciência	**Doença do SNC:** PRN (disautonomia) Tumores do SNC, TCE (hipertensão intracraniana)	LCR Tomografia computadorizada de crânio Ressonância magnética de crânio
Distúrbios do sono, ronco noturno	HA secundária à apneia	Polissonografia
Adolescentes e crianças obesas, exclusão das causas anteriores	HA secundária à obesidade	Perfil lipídico, glicemia de jejum, considerar teste de tolerância à glicose
História familiar, exclusão das causas anteriores	HA primária	

HA: hipertensão arterial; AINH: anti-inflamatório não hormonal; GNA: glomerulonefrite aguda; GNMP: glomerulonefrite membranoproliferativa; GNRP: glomerulonefrite rapidamente progressiva; GESF: glomeruloesclerose focal e segmentar; GNM: glomerulonefrite membranosa; PAN: poliarterite nodosa; SNC: sistema nervoso central; PRN: polirradiculoneurite; PA: pressão arterial; TCE: trauma cranioencefálico; MIGB: mapeamento com metaiodobenzilguanidina; LCR: líquido cefalorraquidiano.

- Modificação da dieta deve ser encorajada em pré-hipertensos e HA. Recomendar vegetais, frutas, alimentos ricos em fibras, com baixos teores de gordura e sódio (1,2 g/dia em crianças de 4 a 8 anos e 1,5 g/dia em crianças mais velhas).
- Esportes competitivos não são recomendados em casos de hipertensão estágio 2 não controlada.

Crianças e adolescentes com elevação grave da PA são de alto risco para encefalopatia hipertensiva, convulsões e acidente vascular cerebral. Assim, o tratamento medicamentoso é instituído nos seguintes casos:

- Hipertensão sintomática.
- Hipertensão secundária.
- Hipertensão com lesão de órgãos-alvo.
- Pacientes com comorbidades (*diabetes mellitus* 1 e 2, nefropatia crônica).
- HA persistente que não responde às medidas não farmacológicas.

Metas a serem alcançadas:

- Percentil 90 para a idade ou < 130/80 mmHg.
- Crianças e adolescentes com doença renal crônica: a pressão sanguínea deve ser monitorada por MAPA e recomenda-se que a pressão arterial média nas 24 horas seja inferior ao percentil 50.

Terapêutica farmacológica

A terapia farmacológica deve ser iniciada com droga única. A dose inicial deve ser otimizada e, se o valor-alvo da PA não for obtido, associa-se uma segunda droga com ação complementar à primeira. Na presença de efeitos colaterais da substância utilizada, uma droga de outra classe deve ser introduzida (Tabela 2).

TABELA 2 Principais anti-hipertensivos de uso oral

Classe	Droga	Dose
Inibidor da enzima de conversão da angiotensina (IECA)	Captopril	Criança: Inicial: 0,3 a 0,5 mg/kg/dose Máxima: 6 mg/kg/dia, intervalo 2 a 4 doses Neonato: Inicial: 0,05 a 0,1 mg/kg/dose Máxima: 2 mg/kg/dia, intervalo: 8 a 24 h
	Enalapril	Inicial: 0,08 mg/kg/dia Máxima: 0,6 mg/kg/dia até 40 mg/dia Intervalo: 12 a 24 h
	Lisinopril	Inicial: 0,07 mg/kg/dia, máximo 5 mg/dia Máxima: 0,6 mg/kg/dia, máximo 40 mg/dia Intervalo: 24 h

(continua)

TABELA 2 (*continuação*) Principais anti-hipertensivos de uso oral

Classe	Droga	Dose
Bloqueador de receptor da angiotensina (BRA)	Losartan	**Criança de 6 a 16 anos:** Inicial: 0,7 mg/kg/dose, até 50 mg/dia Máxima: 1,4 mg/kg/dose, até 100 mg/dia Intervalo: 24 h
Betabloqueadores	Atenolol	Inicial: 0,5 a 1 mg/kg/dia Máxima: 2 mg/kg/dia, até 100 mg/dia Intervalo: 12 a 24 h
	Propranolol	Inicial: 1 a 2 mg/kg/dia Máxima: 4 mg/kg/dia, até 640 mg/dia Intervalo: 8 a 12 h
	Metoprolol	Inicial: 1 a 2 mg/kg/dia Máxima: 6 mg/kg/dia, até 200 mg/dia Intervalo: 12 h
Alfa e betabloqueadores	Labetalol	Inicial: 1 a 3 mg/kg/dia Máxima: 10 a 12 mg/kg/dia, até 1.200 mg/dia Intervalo: 12 h
Bloqueador de canal de cálcio	Amlodipina	**Crianças de 6 a 17 anos:** Inicial: 2,5 a 5 mg Máxima: 10 mg Intervalo: 24 h
	Nifedipina Liberação prolongada	Inicial: 0,25 a 0,5 mg/kg/dia Máxima: 3 mg/kg/dia, até 120 mg/dia Intervalo: 12 a 24 h
Alfa-agonista	Clonidina	**Crianças ≥ 12 anos:** Inicial: 0,2 mg/dia Máxima: 2,4 mg/dia Intervalo: 12 h
Diuréticos	Hidroclorotiazida	Inicial: 1 mg/kg/dia Máxima: 3 mg/kg/dia, até 50 mg/dia Intervalo: 12 a 24 h
	Furosemida	Inicial: 0,5 a 2,0 mg/kg/dose Máxima: 6 mg/kg/dia Intervalo: 12 a 24 h
Diuréticos	Espironolactona	Inicial: 1 mg/kg/dia Máxima: 3,3 mg/kg/dia, até 100 mg/dia Intervalo: 12 a 24 h
Alfa-antagonista periférico	Prazosina	Inicial: 0,05 a 0,1 mg/kg/dia Máxima: 0,5 mg/kg/dia Intervalo: 8 h
Vasodilatadores	Hidralazina	Inicial: 0,75 mg/kg/dia Máxima: 7,5 mg/kg/dia, até 200 mg/dia Intervalo: 6 h
	Minoxidil	**Crianças < 12 anos:** Inicial: 0,2 mg/kg/dia Máxima: 50 mg/dia **Crianças ≥ 12 anos:** Inicial: 5 mg/dia Máxima: 100 mg/dia Intervalo: 8 a 24 h

Observações: 1) IECA: ajustar dose na insuficiência renal, contraindicado na gestação e pacientes com *clearance* de creatinina < 30 mg/minuto/1,73 m^2; 2) alfa e betabloqueadores: contraindicados em pacientes asmáticos, diabéticos tipo I, em insuficiência cardíaca e bradiarritmias; 3) betabloqueador não cardiosseletivo (propranolol): contraindicado em asma, insuficiência cardíaca, bradiarritmias. Não usar em diabetes tipo I; 4) nifedipina: usar com cautela na insuficiência cardíaca e estenose aórtica. Pode causar isquemia miocárdica e taquicardia; 5) o uso do diurético requer monitoramento dos eletrólitos séricos; 6) minoxidil é reservado para hipertensão resistente a múltiplas drogas.

Considerações sobre a escolha do agente anti-hipertensivo

A escolha inicial da droga anti-hipertensiva depende da experiência do médico, entretanto, deve-se levar em consideração o princípio fisiopatológico envolvido e as doenças associadas. Assim, inibidor da enzima de conversão da angiotensina (IECA), bloqueador de receptor da angiotensina (BRA), bloqueadores dos canais de cálcio de ação prolongada ou diuréticos tiazídicos são recomendados para hipertensão primária de pacientes pediátricos. Em pacientes com doença renal crônica, *diabetes mellitus* ou proteinúria, recomenda-se inicialmente o uso de IECA e BRA. Na coarctação de aorta, a droga inicial é betabloqueador (BB) e, no pós-operatório, se a hipertensão persistir, o BB pode ser substituído ou associado a IECA ou BRA. Na HA renovascular, indica-se IECA ou BRA associados a vasodilatadores e diuréticos. O uso de bloqueadores dos canais de cálcio ou BB está indicado para iniciar tratamento nos pacientes com hipertensão e enxaqueca. Na hipertensão por imunossupressores, sugere-se usar IECA e bloqueadores dos canais de cálcio (nifedipina, amlodipine). Na hipertensão por glicocorticoides, usam-se diuréticos. Sugere-se o BB para controlar sintomas adrenérgicos nos pacientes com hipertireoidismo e IECA e BRA na síndrome de Cushing.

Também se devem respeitar as condições individuais que contraindicam o uso de algumas drogas, como: IECA e BRA em adolescentes grávidas e sexualmente ativas (pelo potencial teratogênico); os BB não cardiosseletivos em pessoas com doença reativa das vias aéreas, em razão do risco de broncoespasmo; IECA e BRA são contraindicados em pacientes com estenose bilateral de artéria renal.

CRISE HIPERTENSIVA

A hipertensão aguda grave, que resulta em urgência e emergência hipertensiva, é infrequente em crianças e deve ser tratada de forma imediata.

A urgência hipertensiva apresenta sintomas menos graves, sem evidência de acometimento de órgão-alvo. Pode ser controlada em unidade de pediatria, com medicações de uso oral, tendo como meta a redução da PA em 24 a 48 horas.

Pacientes em emergência hipertensiva, definida como elevação aguda da PA com acometimento de órgãos-alvo (p. ex., encefalopatia, convulsões, alterações visuais, retinopatia, insuficiência cardíaca, insuficiência renal, insuficiência hepática) devem ser tratados imediatamente, com drogas anti-hipertensivas de uso venoso, na unidade de terapia intensiva e com monitoração invasiva da pressão, objetivando obter a redução lenta e controlada da PA.

A emergência hipertensiva tem como principais causas na criança e em adolescentes a glomerulonefrite aguda, o abuso de drogas, a doença vascular do colágeno, a hipertensão renovascular e o trauma de crânio.

A meta do tratamento é a redução da PA em 30% da pressão programada em 6 a 12 horas, posteriormente reduzir 30% dos níveis pressóricos em 24 horas e ajuste final em 2 a 4 dias. A droga mais utilizada é o nitroprussiato de sódio, mas outros agentes de primeira linha em crianças e adolescentes são: nicardipina e labetalol. Após estabilização, devem-se iniciar drogas anti-hipertensivas orais para se reduzir e suspender as medicações venosas (Tabela 3).

O valor-alvo, em geral, é a pressão sanguínea no p95 para idade, sexo e altura. Mas a meta deve ser individualizada para valores que cessem os sintomas e previnam lesões de órgãos-alvo.

TABELA 3 Drogas usadas na emergência hipertensiva

Medicação	Dose	Mecanismo de ação	Início da ação	Duração da ação
Nitroprussiato de sódio	0,5 a 10 µg/kg/min venoso	Liberação de óxido nítrico	Segundos	Somente durante a infusão
Labetalol	0,25 a 3 mg/kg/h ou dose em *bolus* de 0,2 a 1 mg/kg (máximo: 40 mg), seguida de infusão de 0,25 a 3 mg/kg/h, venoso	Bloqueadores alfa e beta--adrenérgicos	2 a 5 minutos	2 a 4 horas
Nicardipina	1 a 3 µg/kg/min	Bloqueador de canais de cálcio	2 a 5 minutos	30 minutos a 4 horas
Esmolol	Ataque 100 a 500 µg/kg seguido de 50 a 300 µg/kg/min, venoso	Bloqueador beta-adrenérgico	Segundos	10 a 30 minutos
Hidralazina	0,1 a 0,6 mg/kg/dose em *bolus* (máximo: 20 mg) cada 4 a 6 h, intravenoso	Vasodilatador arterial	10 a 30 minutos	4 a 12 horas
Fentolamina	0,05 a 0,1 mg/kg em *bolus*, máximo de 5 mg/dose	Bloqueador alfa-adrenérgico	Segundos	15 a 30 minutos

Observações: administração de nitroprussiato por mais de 24 horas requer monitoração do nível sérico de cianeto, especialmente em pacientes com insuficiência renal e em uso prolongado da medicação. Evitar o uso em adolescentes grávidas e em pacientes com hipoperfusão do sistema nervoso central.

A rápida redução da pressão sanguínea é contraindicada, pois pode causar sequelas neurológicas permanentes, além de sequelas visuais, infarto do miocárdio e insuficiência renal.

Medidas gerais na crise hipertensiva

- Internação em unidade de terapia intensiva com monitoração contínua de frequência cardíaca, frequência respiratória, oximetria de pulso, PA invasiva.
- Considerar intubação traqueal em pacientes com depressão neurológica, falência respiratória ou estado epiléptico.
- Imobilização cervical na história de trauma craniano.
- Evitar medicações que elevem a PA (p.ex., ketamina).
- Acesso venoso central com cateter duplo-lúmen.
- Tratar convulsão com anticonvulsivantes.
- Usar medicações anti-hipertensivas venosas.
- Tratamento de emergência hipertensiva em condições clínicas específicas:
  - Tumores produtores de catecolamina (feocromocitomas e paragangliomas): embora a ressecção cirúrgica seja o tratamento primário, recomendam-se alfabloqueadores, como fenoxibenzamina ou prazosina, seguidos de adição cuidadosa de BB.
  - Doença renal: usa-se furosemida na hipervolemia; a diálise pode ser necessária em adição ao tratamento hipertensivo.
  - Uso de cocaína ou anfetaminas: lorazepam ou outro benzodiazepínico são eficazes no controle da agitação e da HA. Se o paciente estiver em emergência hipertensiva, a droga de escolha é a fentolamina, se disponível, que deve ser utilizada em combinação com lorazepam. Os BB são contraindicados.
- Encefalopatia hipertensiva: labetalol, nicardipina e nitroprussiato de sódio estão indicados.
- Coarctação de aorta: se necessário, pode-se usar no pré-operatório labetalol ou esmolol até o procedimento cirúrgico corretivo ser realizado. No neonato, a prostaglandina E1 reabre o *ductus arteriosus* e estabiliza o paciente antes do reparo. Pacientes em falência cardíaca devem receber suporte inotrópico.

Nos Anexos 1 a 4, encontram-se os níveis de tensão arterial.

Na Figura 1, encontra-se o fluxograma de atendimento ao paciente com crise hipertensiva.

ANEXO 1 Sexo masculino: pressão arterial do nascimento até 1 ano de vida.

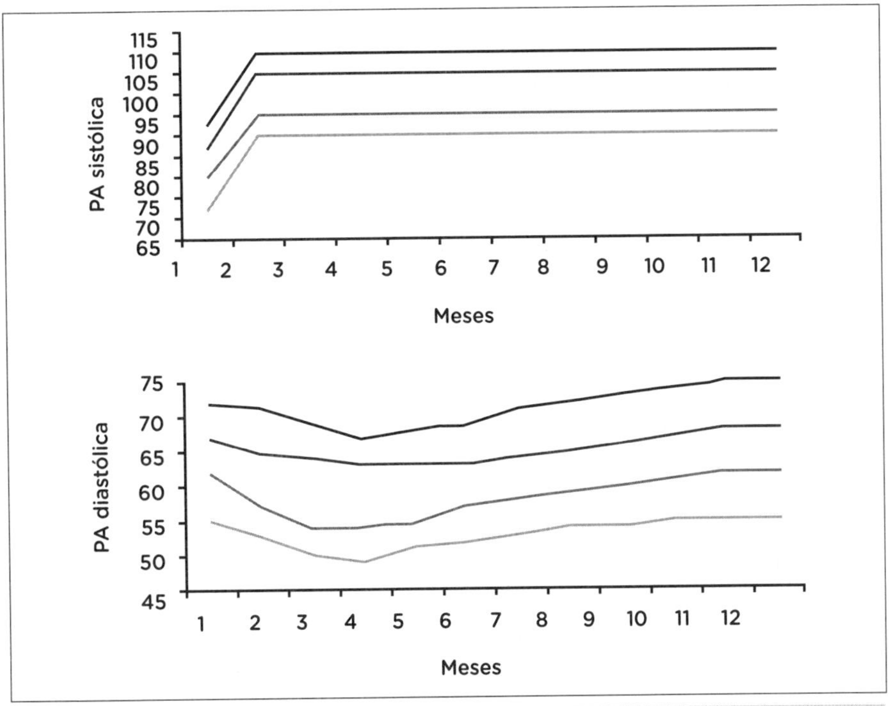

Percentil 90													
PA sistólica	87	101	106	106	106	106	106	106	106	106	106	106	106
PA diastólica	68	66	63	63	63	66	66	67	68	68	69	69	69
Altura (cm)	51	59	63	66	68	70	72	73	74	76	77	78	80
Peso (kg)	4	4	5	5	6	7	8	9	9	10	10	11	11

ANEXO 2 Sexo feminino: níveis de pressão arterial por idade e percentil de altura.

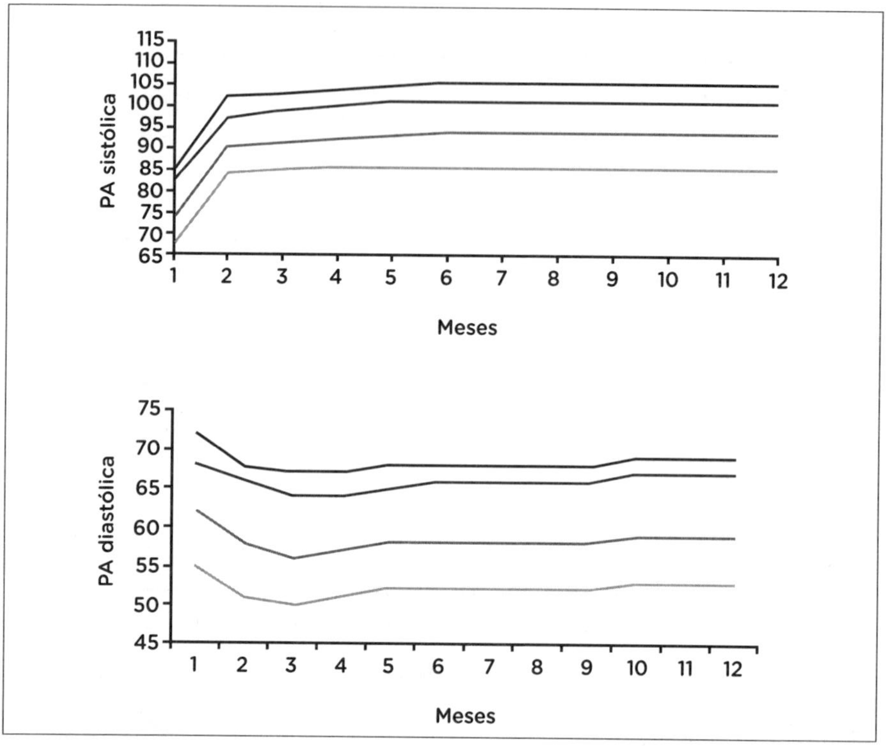

Percentil 90													
PA sistólica	76	96	101	104	105	106	106	106	106	106	106	106	106
PA diastólica	68	66	64	64	65	66	66	66	66	67	67	67	67
Altura (cm)	54	56	56	56	61	63	66	68	70	72	74	75	77
Peso (kg)	4	4	4	5	5	6	7	8	8	8	10	10	11

ANEXO 3 Sexo masculino: níveis de pressão sanguínea por idade e percentil de altura

Idade (a)	Percentil (p)	PAS (mmHg)							PAD (mmHg)						
		Percentil de altura ou medida de altura							Percentil de altura ou medida de altura						
		5%	10%	25%	50%	75%	90%	95%	5%	10%	25%	50%	75%	90%	95%
1	Altura (in)	30,4	30,8	31,6	32,4	33,3	34,1	34,6	30,4	30,8	31,6	32,4	33,3	34,1	34,6
	Altura (cm)	77,2	78,3	80,2	82,4	84,6	86,7	87,9	77,2	78,3	80,2	82,4	84,6	86,7	87,9
	p50	85	85	86	86	87	88	88	40	40	40	41	41	42	42
	p90	98	99	99	100	100	101	101	52	52	53	53	54	54	54
	p95	102	102	103	103	104	105	105	54	54	55	55	56	57	57
	p95 + 12 mmHg	114	114	115	115	116	117	117	66	66	67	67	68	69	69

(continua)

ANEXO 3 (*continuação*) Sexo masculino: níveis de pressão sanguínea por idade e percentil de altura

Idade (a)	Percentil (p)	PAS (mmHg)							PAD (mmHg)						
		Percentil de altura ou medida de altura							Percentil de altura ou medida de altura						
		5%	**10%**	**25%**	**50%**	**75%**	**90%**	**95%**	**5%**	**10%**	**25%**	**50%**	**75%**	**90%**	**95%**
2	Altura (in)	33,9	34,4	35,3	36,3	37,3	38,2	38,8	33,9	34,4	35,3	36,3	37,3	38,2	38,8
	Altura (cm)	86,1	87,4	89,6	92,1	94,7	97,1	98,5	86,1	87,4	89,6	92,1	94,7	97,1	98,5
	p50	87	87	88	89	89	90	91	43	43	44	44	45	46	46
	p90	100	100	101	102	103	103	104	55	55	56	56	57	58	58
	p95	104	105	105	106	107	107	108	57	58	58	59	60	61	61
	p95 + 12 mmHg	116	117	117	118	119	119	120	69	70	70	71	72	73	73
3	Altura (in)	36,4	37	37,9	39	40,1	41,1	41,7	36,4	37	37,9	39	40,1	41,1	41,7
	Altura (cm)	92,5	93,9	96,3	99	101,8	104,3	105,8	92,5	93,9	96,3	99	101,8	104,3	105,8
	p50	88	89	89	90	91	92	92	45	46	46	47	48	49	49
	p90	101	102	102	103	104	105	105	58	58	59	59	60	61	61
	p95	106	106	107	107	108	109	109	60	61	61	62	63	64	64
	p95 + 12 mmHg	118	118	119	119	120	121	121	72	73	73	74	75	76	76
4	Altura (in)	38,8	39,4	40,5	41,7	42,9	43,9	44,5	38,8	39,4	40,5	41,7	42,9	43,9	44,5
	Altura (cm)	98,5	100,2	102,9	105,9	108,9	111,5	113,2	98,5	100,2	102,9	105,9	108,9	111,5	113,2
	p50	90	90	91	92	93	94	94	48	49	49	50	51	52	52
	p90	102	103	104	105	105	106	107	60	61	62	62	63	64	64
	p95	107	107	108	108	109	110	110	63	64	65	66	67	67	68
	p95 + 12 mmHg	119	119	120	120	121	122	122	75	76	77	78	79	79	80
5	Altura (in)	41,1	41,8	43	44,3	45,5	46,7	47,4	41,1	41,8	43	44,3	45,5	46,7	47,4
	Altura (cm)	104,4	106,2	109,1	112,4	115,7	118,6	120,3	104,4	106,2	109,1	112,4	115,7	118,6	120,3
	p50	91	92	93	94	95	96	96	51	51	52	53	54	55	55
	p90	103	104	105	106	107	108	108	63	64	65	65	66	67	67
	p95	107	108	109	109	110	111	112	66	67	68	69	70	70	71
	p95 + 12 mmHg	119	120	121	121	122	123	124	78	79	80	81	82	82	83
6	Altura (in)	43,4	44,2	45,4	46,8	48,2	49,4	50,2	43,4	44,2	45,4	46,8	48,2	49,4	50,2
	Altura (cm)	110,3	112,2	115,3	118,9	122,4	125,6	127,5	110,3	112,2	115,3	118,9	122,4	125,6	127,5
	p50	93	93	94	95	96	97	98	54	54	55	56	57	57	58
	p90	105	105	106	107	109	110	110	66	66	67	68	68	69	69
	p95	108	109	110	111	112	113	114	69	70	70	71	72	72	73
	p95 + 12 mmHg	120	121	122	123	124	125	126	81	82	82	83	84	84	85
7	Altura (in)	45,7	46,5	47,8	49,3	50,8	52,1	52,9	45,7	46,5	47,8	49,3	50,8	52,1	52,9
	Altura (cm)	116,1	118	121,4	125,1	128,9	132,4	134,5	116,1	118	121,4	125,1	128,9	132,4	134,5
	p50	94	94	95	97	98	98	99	56	56	57	58	58	59	59
	p90	106	107	108	109	110	111	111	68	68	69	70	70	71	71
	p95	110	110	111	112	114	115	116	71	71	72	73	73	74	74
	p95 + 12 mmHg	122	122	123	124	126	127	128	83	83	84	85	85	86	86
8	Altura (in)	47,8	48,6	50	51,6	53,2	54,6	55,5	47,8	48,6	50	51,6	53,2	54,6	55,5
	Altura (cm)	121,4	123,5	127	131	135,1	138,8	141	121,4	123,5	127	131	135,1	138,8	141
	p50	95	96	97	98	99	99	100	57	57	58	59	59	60	60
	p90	107	108	109	110	111	112	112	69	70	70	71	72	72	73
	p95	111	112	112	114	115	116	117	72	73	73	74	75	75	75
	p95 + 12 mmHg	123	124	124	126	127	128	129	84	85	85	86	87	87	87

(*continua*)

ANEXO 3 *(continuação)* Sexo masculino: níveis de pressão sanguínea por idade e percentil de altura

Idade (a)	Percentil (p)	PAS (mmHg)							PAD (mmHg)						
		Percentil de altura ou medida de altura							Percentil de altura ou medida de altura						
		5%	10%	25%	50%	75%	90%	95%	5%	10%	25%	50%	75%	90%	95%
9	Altura (in)	49,6	50,5	52	53,7	55,4	56,9	57,9	49,6	50,5	52	53,7	55,4	56,9	57,9
	Altura (cm)	126	128,3	132,1	136,3	140,7	144,7	147,1	126	128,3	132,1	136,3	140,7	144,7	147,1
	p50	96	97	98	99	100	101	101	57	58	59	60	61	62	62
	p90	107	108	109	110	112	113	114	70	71	72	73	74	74	74
	p95	112	112	113	115	116	118	119	74	74	75	76	76	77	77
	p95 + 12 mmHg	124	124	125	127	128	130	131	86	86	87	88	88	89	89
10	Altura (in)	51,3	52,2	53,8	55,6	57,4	59,1	60,1	51,3	52,2	53,8	55,6	57,4	59,1	60,1
	Altura (cm)	130,2	132,7	136,7	141,3	145,9	150,1	152,7	130,2	132,7	136,7	141,3	145,9	150,1	152,7
	p50	97	98	99	100	101	102	103	59	60	61	62	63	63	64
	p90	108	109	111	112	113	115	116	72	73	74	74	75	75	76
	p95	112	113	114	116	118	120	121	76	76	77	77	78	78	78
	p95 + 12 mmHg	124	125	126	128	130	132	133	88	88	89	89	90	90	90
11	Altura (in)	53	54	55,7	57,6	59,6	61,3	62,4	53	54	55,7	57,6	59,6	61,3	62,4
	Altura (cm)	134,7	137,3	141,5	146,4	151,3	155,8	158,6	134,7	137,3	141,5	146,4	151,3	155,8	158,6
	p50	99	99	101	102	103	104	106	61	61	62	63	63	63	63
	p90	110	111	112	114	116	117	118	74	74	75	75	75	76	76
	p95	114	114	116	118	120	123	124	77	78	78	78	78	78	78
	p95 + 12 mmHg	126	126	128	130	132	135	136	89	90	90	90	90	90	90
12	Altura (in)	55,2	56,3	58,1	60,1	62,2	64	65,2	55,2	56,3	58,1	60,1	62,2	64	65,2
	Altura (cm)	140,3	143	147,5	152,7	157,9	162,6	165,5	140,3	143	147,5	152,7	157,9	162,6	165,5
	p50	101	101	102	104	106	108	109	61	62	62	62	62	63	63
	p90	113	114	115	117	119	121	122	75	75	75	75	75	76	76
	p95	116	117	118	121	124	126	128	78	78	78	78	78	79	79
	p95 + 12 mmHg	128	129	130	133	136	138	140	90	90	90	90	90	91	91
13	Altura (in)	57,9	59,1	61	63,1	65,2	67,1	68,3	57,9	59,1	61	63,1	65,2	67,1	68,3
	Altura (cm)	147	150	154,9	160,3	165,7	170,5	173,4	147	150	154,9	160,3	165,7	170,5	173,4
	p50	103	104	105	108	110	111	112	61	60	61	62	63	64	65
	p90	115	116	118	121	124	126	126	74	74	74	75	76	77	77
	p95	119	120	122	125	128	130	131	78	78	78	78	80	81	81
	p95 + 12 mmHg	131	132	134	137	140	142	143	90	90	90	90	92	93	93
14	Altura (in)	60,6	61,8	63,8	65,9	68	69,8	70,9	60,6	61,8	63,8	65,9	68	69,8	70,9
	Altura (cm)	153,8	156,9	162	167,5	172,7	177,4	180,1	153,8	156,9	162	167,5	172,7	177,4	180,1
	p50	105	106	109	111	112	113	113	60	60	62	64	65	66	67
	p90	119	120	123	126	127	128	129	74	74	75	77	78	79	80
	p95	123	125	127	130	132	133	134	77	78	79	81	82	83	84
	p95 + 12 mmHg	135	137	139	142	144	145	146	89	90	91	93	94	95	96
15	Altura (in)	62,6	63,8	65,7	67,8	69,8	71,5	72,5	62,6	63,8	65,7	67,8	69,8	71,5	72,5
	Altura (cm)	159	162	166,9	172,2	177,2	181,6	184,2	159	162	166,9	172,2	177,2	181,6	184,2
	p50	108	110	112	113	114	114	114	61	62	64	65	66	67	68
	p90	123	124	126	128	129	130	130	75	76	78	79	80	81	81
	p95	127	129	131	132	134	135	135	78	79	81	83	84	85	85
	p95 + 12 mmHg	139	141	143	144	146	147	147	90	91	93	95	96	97	97

(continua)

ANEXO 3 *(continuação)* Sexo masculino: níveis de pressão sanguínea por idade e percentil de altura

Idade (a)	Percentil (p)	PAS (mmHg)							PAD (mmHg)						
		Percentil de altura ou medida de altura							Percentil de altura ou medida de altura						
		5%	10%	25%	50%	75%	90%	95%	5%	10%	25%	50%	75%	90%	95%
16	Altura (in)	63,8	64,9	66,8	68,8	70,7	72,4	73,4	63,8	64,9	66,8	68,8	70,7	72,4	73,4
	Altura (cm)	162,1	165	169,6	174,6	179,5	183,8	186,4	162,1	165	169,6	174,6	179,5	183,8	186,4
	p50	111	112	114	115	115	116	116	63	64	66	67	68	69	69
	p90	126	127	128	129	131	131	132	77	78	79	80	81	82	82
	p95	130	131	133	134	135	136	137	80	81	83	84	85	86	86
	p95 + 12 mmHg	142	143	145	146	147	148	149	92	93	95	96	97	98	98
17	Altura (in)	64,5	65,5	67,3	69,2	71,1	72,8	73,8	64,5	65,5	67,3	69,2	71,1	72,8	73,8
	Altura (cm)	163,8	166,5	170,9	175,8	180,7	184,9	187,5	163,8	166,5	170,9	175,8	180,7	184,9	187,5
	p50	114	115	116	117	117	118	118	65	66	67	68	69	70	70
	p90	128	129	130	131	132	133	134	78	79	80	81	82	82	83
	p95	132	133	134	135	137	138	138	81	82	84	85	86	86	87
	p95 + 12 mmHg	144	145	146	147	149	150	150	93	94	96	97	98	98	99

Os percentis 50, 90 e 95 foram derivados de regressão usando crianças com peso normal (IMC < p85); in: polegadas.

Fonte: Flynn et al., 2017.

ANEXO 4 Sexo feminino: níveis de pressão sanguínea por idade e percentil de altura

Idade (a)	Percentil (p)	PAS (mmHg)							PAD (mmHg)						
		Percentil de altura ou medida de altura							Percentil de altura ou medida de altura						
		5%	10%	25%	50%	75%	90%	95%	5%	10%	25%	50%	75%	90%	95%
1	Altura (in)	29,7	30,2	30,9	31,8	32,7	33,4	33,9	29,7	30,2	30,9	31,8	32,7	33,4	33,9
	Altura (cm)	75,4	76,6	78,6	80,8	83	84,9	86,1	75,4	76,6	78,6	80,8	83	84,9	86,1
	p50	84	85	86	86	87	88	88	41	42	42	43	44	45	46
	p90	98	99	99	100	101	102	102	54	55	56	56	57	58	58
	p95	101	102	102	103	104	105	105	59	59	60	60	61	62	62
	p95 + 12 mmHg	113	114	114	115	116	117	117	71	71	72	72	73	74	74
2	Altura (in)	33,4	34	34,9	35,9	36,9	37,8	38,4	33,4	34	34,9	35,9	36,9	37,8	38,4
	Altura (cm)	84,9	86,3	88,6	91,1	93,7	96	97,4	84,9	86,3	88,6	91,1	93,7	96	97,4
	p50	87	87	88	89	90	91	91	45	46	47	48	49	50	51
	p90	101	101	102	103	104	105	106	58	58	59	60	61	62	62
	p95	104	105	106	106	107	108	109	62	63	63	64	65	66	66
	p95 + 12 mmHg	116	117	118	118	119	120	121	74	75	75	76	77	78	78
3	Altura (in)	35,8	36,4	37,3	38,4	39,6	40,6	41,2	35,8	36,4	37,3	38,4	39,6	40,6	41,2
	Altura (cm)	91	92,4	94,9	97,6	100,5	103,1	104,6	91	92,4	94,9	97,6	100,5	103,1	104,6
	p50	88	89	89	90	91	92	93	48	48	49	50	51	53	53
	p90	102	103	104	104	105	106	107	60	61	61	62	63	64	65
	p95	106	106	107	108	109	110	110	64	65	65	66	67	68	69
	p95 + 12 mmHg	118	118	119	120	121	122	122	76	77	77	78	79	80	81
4	Altura (in)	38,3	38,9	39,9	41,1	42,4	43,5	44,2	38,3	38,9	39,9	41,1	42,4	43,5	44,2
	Altura (cm)	97,2	98,8	101,4	104,5	107,6	110,5	112,2	97,2	98,8	101,4	104,5	107,6	110,5	112,2
	p50	89	90	91	92	93	94	94	50	51	51	53	54	55	55

(continua)

ANEXO 4 *(continuação)* Sexo feminino: níveis de pressão sanguínea por idade e percentil de altura

Idade (a)	Percentil (p)	PAS (mmHg)							PAD (mmHg)						
		Percentil de altura ou medida de altura							Percentil de altura ou medida de altura						
		5%	10%	25%	50%	75%	90%	95%	5%	10%	25%	50%	75%	90%	95%
	p90	103	104	105	106	107	108	108	62	63	64	65	66	67	67
	p95	107	108	109	109	110	111	112	66	67	68	69	70	70	71
	p95 + 12 mmHg	119	120	121	121	122	123	124	78	79	80	81	82	82	83
5	Altura (in)	40,8	41,5	42,6	43,9	45,2	46,5	47,3	40,8	41,5	42,6	43,9	45,2	46,5	47,3
	Altura (cm)	103,6	105,3	108,2	111,5	114,9	118,1	120	103,6	105,3	108,2	111,5	114,9	118,1	120
	p50	90	91	92	93	94	95	96	52	52	53	55	56	57	57
	p90	104	105	106	107	108	109	110	64	65	66	67	68	69	70
	p95	108	109	109	110	111	112	113	68	69	70	71	72	73	73
	p95 + 12 mmHg	120	121	121	122	123	124	125	80	81	82	83	84	85	85
6	Altura (in)	43,3	44	45,2	46,6	48,1	49,4	50,3	43,3	44	45,2	46,6	48,1	49,4	50,3
	Altura (cm)	110	111,8	114,9	118,4	122,1	125,6	127,7	110	111,8	114,9	118,4	122,1	125,6	127,7
	p50	92	92	93	94	96	97	97	54	54	55	56	57	58	59
	p90	105	106	107	108	109	110	111	67	67	68	69	70	71	71
	p95	109	109	110	111	112	113	114	70	71	72	72	73	74	74
	p95 + 12 mmHg	121	121	122	123	124	125	126	82	83	84	84	85	86	86
7	Altura (in)	45,6	46,4	47,7	49,2	50,7	52,1	53	45,6	46,4	47,7	49,2	50,7	52,1	53
	Altura (cm)	115,9	117,8	121,1	124,9	128,8	132,5	134,7	115,9	117,8	121,1	124,9	128,8	132,5	134,7
	p50	92	93	94	95	97	98	99	55	55	56	57	58	59	60
	p90	106	106	107	109	110	111	112	68	68	69	70	71	72	72
	p95	109	110	111	112	113	114	115	72	72	73	73	74	74	75
	p95 + 12 mmHg	121	122	123	124	125	126	127	84	84	85	85	86	86	87
8	Altura (in)	47,6	48,4	49,8	51,4	53	54,5	55,5	47,6	48,4	49,8	51,4	53	54,5	55,5
	Altura (cm)	121	123	126,5	130,6	134,7	138,5	140,9	121	123	126,5	130,6	134,7	138,5	140,9
	p50	93	94	95	97	98	99	100	56	56	57	59	60	61	61
	p90	107	107	108	110	111	112	113	69	70	71	72	72	73	73
	p95	110	111	112	113	115	116	117	72	73	74	74	75	75	75
	p95 + 12 mmHg	122	123	124	125	127	128	129	84	85	86	86	87	87	87
9	Altura (in)	49,3	50,2	51,7	53,4	55,1	56,7	57,7	49,3	50,2	51,7	53,4	55,1	56,7	57,7
	Altura (cm)	125,3	127,6	131,3	135,6	140,1	144,1	146,6	125,3	127,6	131,3	135,6	140,1	144,1	146,6
	p50	95	95	97	98	99	100	101	57	58	59	60	60	61	61
	p90	108	108	109	111	112	113	114	71	71	72	73	73	73	73
	p95	112	112	113	114	116	117	118	74	74	75	75	75	75	75
	p95 + 12 mmHg	124	124	125	126	128	129	130	86	86	87	87	87	87	87
10	Altura (in)	51,1	52	53,7	55,5	57,4	59,1	60,2	51,1	52	53,7	55,5	57,4	59,1	60,2
	Altura (cm)	129,7	132,2	136,3	141	145,8	150,2	152,8	129,7	132,2	136,3	141	145,8	150,2	152,8
	p50	96	97	98	99	101	102	103	58	59	59	60	61	61	62
	p90	109	110	111	112	113	115	116	72	73	73	73	73	73	73
	p95	113	114	114	116	117	119	120	75	75	76	76	76	76	76
	p95 + 12 mmHg	125	126	126	128	129	131	132	87	87	88	88	88	88	88
11	Altura (in)	53,4	54,5	56,2	58,2	60,2	61,9	63	53,4	54,5	56,2	58,2	60,2	61,9	63
	Altura (cm)	135,6	138,3	142,8	147,8	152,8	157,3	160	135,6	138,3	142,8	147,8	152,8	157,3	160

(continua)

ANEXO 4 (*continuação*) Sexo feminino: níveis de pressão sanguínea por idade e percentil de altura

Idade (a)	Percentil (p)	PAS (mmHg)							PAD (mmHg)						
		Percentil de altura ou medida de altura							Percentil de altura ou medida de altura						
		5%	10%	25%	50%	75%	90%	95%	5%	10%	25%	50%	75%	90%	95%
	p50	98	99	101	102	104	105	106	60	60	60	61	62	63	64
	p90	111	112	113	114	116	118	120	74	74	74	74	74	75	75
	p95	115	116	117	118	120	123	124	76	77	77	77	77	77	77
	p95 + 12 mmHg	127	128	129	130	132	135	136	88	89	89	89	89	89	89
12	Altura (in)	56,2	57,3	59	60,9	62,8	64,5	65,5	56,2	57,3	59	60,9	62,8	64,5	65,5
	Altura (cm)	142,8	145,5	149,9	154,8	159,6	163,8	166,4	142,8	145,5	149,9	154,8	159,6	163,8	166,4
	p50	102	102	104	105	107	108	108	61	61	61	62	64	65	65
	p90	114	115	116	118	120	122	122	75	75	75	75	76	76	76
	p95	118	119	120	122	124	125	126	78	78	78	78	79	79	79
	p95 + 12 mmHg	130	131	132	134	136	137	138	90	90	90	90	91	91	91
13	Altura (in)	58,3	59,3	60,9	62,7	64,5	66,1	67	58,3	59,3	60,9	62,7	64,5	66,1	67
	Altura (cm)	148,1	150,6	154,7	159,2	163,7	167,8	170,2	148,1	150,6	154,7	159,2	163,7	167,8	170,2
	p50	104	105	106	107	108	108	109	62	62	63	64	65	65	66
	p90	116	117	119	121	122	123	123	75	75	75	76	76	76	76
	p95	121	122	123	124	126	126	127	79	79	79	79	80	80	81
	p95 + 12 mmHg	133	134	135	136	138	138	139	91	91	91	91	92	92	93
14	Altura (in)	59,3	60,2	61,8	63,5	65,2	66,8	67,7	59,3	60,2	61,8	63,5	65,2	66,8	67,7
	Altura (cm)	150,6	153	156,9	161,3	165,7	169,7	172,1	150,6	153	156,9	161,3	165,7	169,7	172,1
	p50	105	106	107	108	109	109	109	63	63	64	65	66	66	66
	p90	118	118	120	122	123	123	123	76	76	76	76	77	77	77
	p95	123	123	124	125	126	127	127	80	80	80	80	81	81	82
	p95 + 12 mmHg	135	135	136	137	138	139	139	92	92	92	92	93	93	94
15	Altura (in)	59,7	60,6	62,2	63,9	65,6	67,2	68,1	59,7	60,6	62,2	63,9	65,6	67,2	68,1
	Altura (cm)	151,7	154	157,9	162,3	166,7	170,6	173	151,7	154	157,9	162,3	166,7	170,6	173
	p50	105	106	107	108	109	109	109	64	64	64	65	66	67	67
	p90	118	119	121	122	123	123	124	76	76	76	77	77	78	78
	p95	124	124	125	126	127	127	128	80	80	80	81	82	82	82
	p95 + 12 mmHg	136	136	137	138	139	139	140	92	92	92	93	94	94	94
16	Altura (in)	59,9	60,8	62,4	64,1	65,8	67,3	68,3	59,9	60,8	62,4	64,1	65,8	67,3	68,3
	Altura (cm)	152,1	154,5	158,4	162,8	167,1	171,1	173,4	152,1	154,5	158,4	162,8	167,1	171,1	173,4
	p50	106	107	108	109	109	110	110	64	64	65	66	66	67	67
	p90	119	120	122	123	124	124	124	76	76	76	77	78	78	78
	p95	124	125	125	127	127	128	128	80	80	80	81	82	82	82
	p95 + 12 mmHg	136	137	137	139	139	140	140	92	92	92	93	94	94	94
17	Altura (in)	60	60,9	62,5	64,2	65,9	67,4	68,4	60	60,9	62,5	64,2	65,9	67,4	68,4
	Altura (cm)	152,4	154,7	158,7	163	167,4	171,3	173,7	152,4	154,7	158,7	163	167,4	171,3	173,7
	p50	107	108	109	110	110	110	111	64	64	65	66	66	66	67
	p90	120	121	123	124	124	125	125	76	76	77	77	78	78	78
	p95	125	125	126	127	128	128	128	80	80	80	81	82	82	82
	p95 + 12 mmHg	137	137	138	139	140	140	140	92	92	92	93	94	94	94

Os percentis 50, 90 e 95 foram derivados de regressão usando crianças com peso normal (IMC < p85); in: polegadas,

Fonte: Flynn et al., 2017.

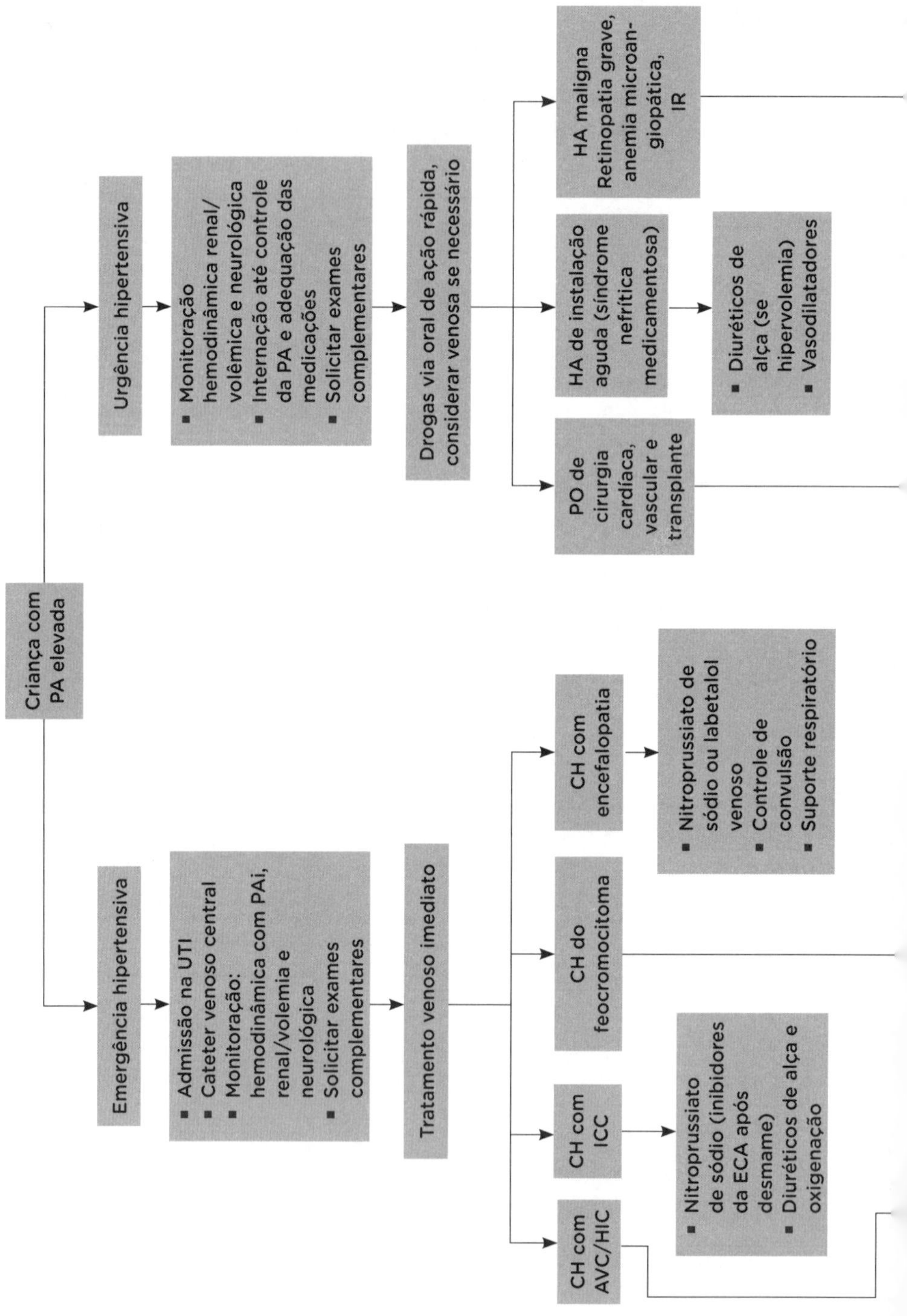
Criança com PA elevada
Urgência hipertensiva
■ Monitoração hemodinâmica renal/ volêmica e neurológica
■ Internação até controle da PA e adequação das medicações
■ Solicitar exames complementares
Drogas via oral de ação rápida, considerar venosa se necessário
PO de cirurgia cardíaca, vascular e transplante
HA de instalação aguda (síndrome nefrítica medicamentosa)
■ Diuréticos de alça (se hipervolemia)
■ Vasodilatadores
HA maligna Retinopatia grave, anemia microan-giopática, IR
Emergência hipertensiva
■ Admissão na UTI
■ Cateter venoso central
■ Monitoração: hemodinâmica com PAi, renal/volemia e neurológica
■ Solicitar exames complementares
Tratamento venoso imediato
CH com AVC/HIC
CH com ICC
■ Nitroprussiato de sódio (inibidores da ECA após desmame)
■ Diuréticos de alça e oxigenação
CH do feocromocitoma
CH com encefalopatia
■ Nitroprussiato de sódio ou labetalol venoso
■ Controle de convulsão
■ Suporte respiratório

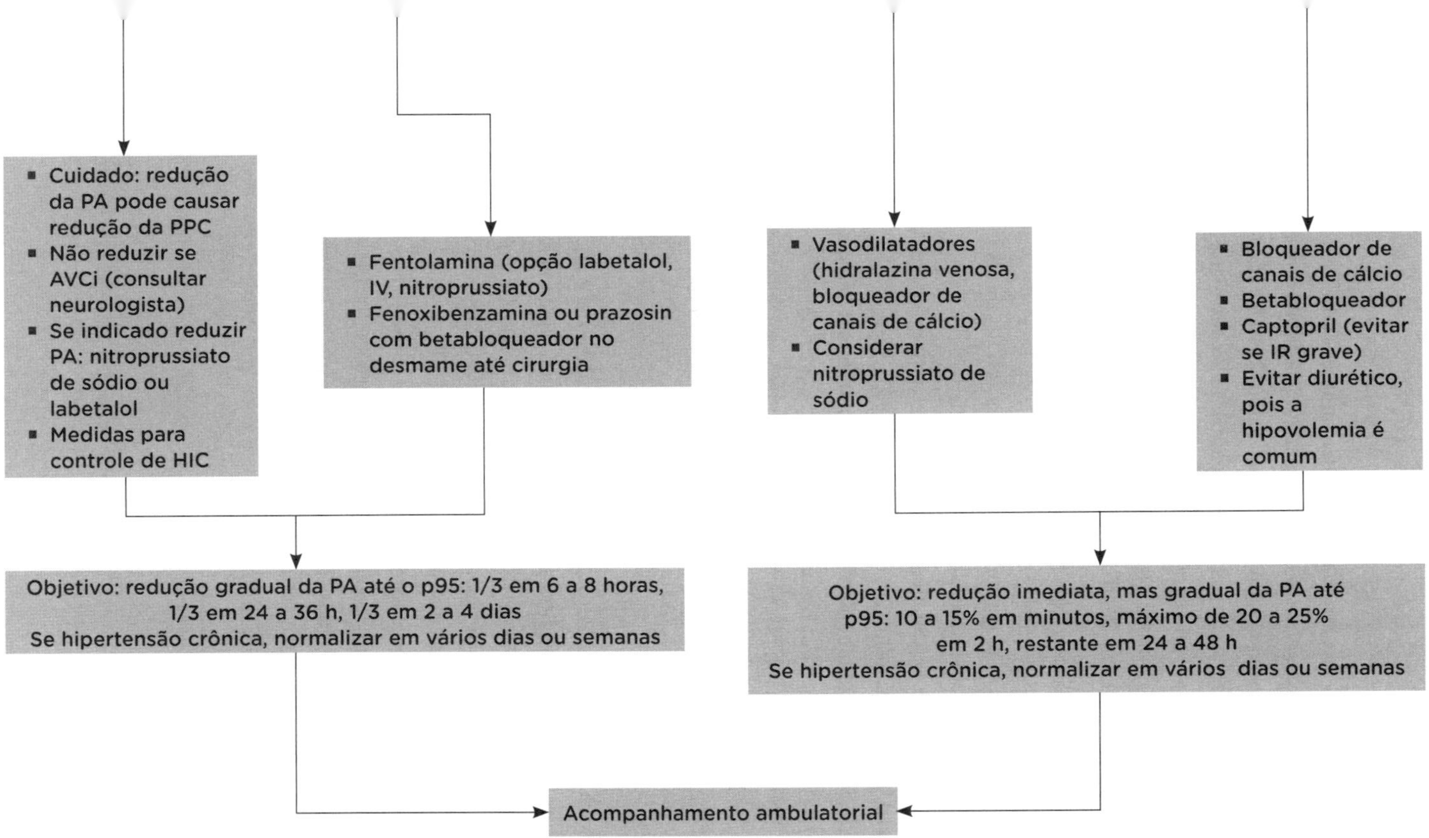

Figura 1 Fluxograma de atendimento da crise hipertensiva.

AVC: acidente vascular cerebral; CH: crise hipertensiva; ECA: enzima conversora da angiotensina; IV: intravenoso; HA: hipertensão arterial; HIC: hipertensão intracraniana; ICC: insuficiência cardíaca congestiva; IR: insuficiência renal; PA: pressão arterial; PO: pós-operatório; UTI: unidade de terapia intensiva; PPC: pressão de perfusão cerebral.

Fonte: adaptado de Schvartsman et al., 2010.

BIBLIOGRAFIA

1. Bullo M, Tschumi S, Bucher BS, Bianchetti MG, Simonetti GD. Pregnancy outcome following exposure to angiotensin converting enzyme inhibitors or angiotensin receptor antagonists: a systematic review. Hypertension. 2012;60(2):444-50.
2. Flynn JT, Falkner BE. New clinical practice guideline for the management of high blood pressure in children and adolescents. Hypertension. 2017;70(3):1-4. Disponível em: http://hyper.ahajournals.org.
3. Flynn JT, Kaelber DC, Baker-Smith CM, Blowey D, Carroll AE, Daniels SR, et al. Clinical practice guideline for screening and management of high blood pressure in children and adolescents. Pediatrics. 2017;140(3):1-75.
4. Flynn JT. Management of hypertensive emergencies and urgencies in children. [cited 2016 dec 20]. Available from Up to date.
5. Malachias MVB, Souza WKSB, Plavnik FL, et al. 7ª Diretriz Brasileira de Hipertensão Arterial. Arq Bras Cardiol. 2016;107(Supl.3):1-83.
6. Mattoo TK. Hypertension in infants between one month and one year of age. [cited 2015 sept 09]. Available from Up to date.
7. Prichard BN, Cruickshank JM, Graham BR. Beta-adrenergic blocking drugs in the treatment of hypertension. Blood Press. 2001;10(5-6):366-86.
8. Report of the Second Task Force on Blood Pressure Control in Children - 1987. Task Force on Blood Pressure Control in Children. National Heart, Lung and Blood Institute, Bethesda, Maryland. Pediatrics. 1987;79(1):1-25.
9. Schvartsman BGS, Cardoso MP, Zorub T. Hipertensão arterial e crise hipertensiva. In: Carvalho WB, Troster AJ, Bousso A. Algoritmos em terapia intensiva pediátrica, neonatologia e emergências pediátricas. São Paulo: Atheneu; 2010. p49-58.
10. Silva MAM. Hipertensão arterial sistêmica. In: Croti UA, Mattos SS, et al. Cardiovascular e cirurgia cardiovascular pediátrica. São Paulo: Roca; 2008. p.181-5.
11. Sorof JM, Lai D, Turner J, Poffenbarger T, Portman RJ. Overweight, ethnicity, and the prevalence of hypertension in school-aged children. Pediatrics. 2004;113(3 Pt 1):475-82.
12. The fourth report on the diagnosis, evaluation, and treatment of high blood pressure in children and adolescents. National High Blood Pressure Education Program Working Group on High Blood Pressure in Children and Adolescents. Pediatrics. 2004;114(Suppl 4):555-76.

Hipertensão intracraniana

Julieta Sobreira Góes

INTRODUÇÃO

A hipertensão intracraniana (HIC) é uma situação clínica grave que requer reconhecimento e tratamento imediatos para evitar lesão cerebral secundária ou, nos casos graves, evolução para morte encefálica. A correlação da HIC com a morbidade e a mortalidade nos pacientes pediátricos justifica a busca de melhor compreensão da fisiopatologia, o que determina a melhor adequação no tratamento.

Pressão intracraniana (PIC) é aquela encontrada no interior da caixa craniana, tendo como referência a pressão atmosférica. A PIC tem uma variação fisiológica de 5 a 15 mmHg e reflete a relação entre o conteúdo da caixa craniana (cérebro, líquido cefalorraquidiano [LCR] e sangue) e o volume do crânio, que pode ser considerado constante. O aumento do volume de um desses conteúdos pode causar HIC (Tabela 1).

Os valores superiores normais da PIC em crianças ainda geram divergências na literatura, diferentemente dos valores em adultos, que estão bem estabelecidos. A PIC varia com a idade:

- Lactentes: 8 a 10 mmHg são considerados valores normais nessa faixa etária.
- Crianças maiores e adultos: valores de PIC inferiores a 15 mmHg.
- HIC: PIC acima de 20 mmHg, que persiste por mais de 5 minutos.

ABORDAGEM CLÍNICA

Causas de hipertensão intracraniana

As doenças que ocasionam HIC são variadas e podem ter origem no compartimento craniano ou sistêmica. Basicamente, os mecanismos envolvidos são os seguintes (Tabela 1):

- Lesões que ocupam espaço no compartimento intracraniano (p. ex., tumores, abscessos, hematomas).
- Obstrução na circulação liquórica (p. ex., hidrocefalia, meningites, hemorragias).
- Edema cerebral.
- Aumento do fluxo sanguíneo cerebral (FSC).

TABELA 1 Causas de hipertensão intracraniana

Parênquima	Vascular	Alterações liquóricas	Outras
▪ Contusão ▪ Traumatismo cranioencefálico ▪ Hemorragia ▪ Neoplasia ▪ Encefalite ▪ Meningites ▪ Hiponatremia ▪ Radiação ▪ Abscesso	**Venoso** ▪ Trombose do seio dural ▪ Síndrome da veia cava superior ▪ Compressão jugular **Arterial** ▪ Aneurisma ▪ Convulsão ▪ Hipertensão arterial ▪ Hipóxia ▪ AVC isquêmico	▪ Hidrocefalia ▪ Neoplasia do plexo coroide ▪ Disfunção da válvula de DVP ▪ Hemorragia subaracnóidea	▪ Corpos estranhos ▪ Craniossinostose ▪ Tumores ósseos ▪ Pneumencéfalo

AVC: acidente vascular cerebral; DVP: derivação ventriculoperitoneal.

FISIOPATOLOGIA

Líquido cefalorraquidiano

O LCR corresponde a 10% do conteúdo intracraniano, e seu volume, em todo o sistema nervoso, é de aproximadamente 150 mL. Ele é produzido nos plexos coroides situados nos ventrículos laterais e circula pelo interior dos ventrículos, cisternas e espaço subaracnoide (intracraniano e raquidiano), sendo absorvido pelas vilosidades aracnóideas. Assim, a HIC pode ser causada por situações que determinem obstrução da circulação liquórica ou que causem dificuldade na reabsorção do LCR.

Fluxo sanguíneo cerebral

O FSC adequado é fundamental para manter o metabolismo das células neuronais, desse modo o organismo dispõe de mecanismos de autorregulação para manter esse fluxo constante. As situações que causam aumento compensatório do FSC são as seguintes: queda da pressão arterial média (PAM), aumento da PIC, aumento do nível de CO_2 e dos íons H^+. No entanto, esse mecanismo é limitado e, em valores extremos de elevação da PIC ou de queda da PAM, ocorre perda do mecanismo de autorregulação. Quando a autorregulação está ausente, o FSC segue passivamente a PAM, ou seja, o aumento da PAM ocasiona elevação da PIC, por aumento do volume intracraniano (ingurgitamento e edema), e a queda da PAM pode determinar isquemia, contribuindo com o agravamento da HIC e queda do FSC. Essa série de eventos culmina com o agravamento do dano celular por isquemia, tendo como consequência a morte encefálica.

O parênquima cerebral corresponde a cerca de 85% do volume intracraniano. O aumento do volume cerebral pode ocorrer pelo surgimento de estruturas anormais (p. ex., tumores, abscessos ou sangramentos) ou por edema cerebral.

Edema citotóxico ou celular

O edema citotóxico ou celular é causado por inchaço intracelular secundário à lesão celular direta. Essa forma de edema é comum em pacientes com lesões cerebrais graves, como lesões traumáticas ou lesão hipóxico-isquêmica. Nessas situações, a lesão nas células cerebrais é muitas vezes irreversível, e a terapia tem pouco efeito sobre o resultado final.

Edema vasogênico

O edema vasogênico ocorre quando o aumento da permeabilidade das células endoteliais capilares permite que o fluido escape para o espaço extracelular. O edema vasogênico é observado com tumores, hematomas intracranianos, infartos, abscessos e infecções do sistema nervoso central. O tratamento para diminuir o edema pode prevenir a lesão isquêmica secundária ao tecido cerebral circundante, pois os neurônios não estão primariamente danificados. A terapia com esteroides pode ser benéfica para o edema vasogênico que ocorre na formação de lesões expansivas.

Edema intersticial

O edema intersticial é caracterizado pelo aumento do líquido na substância branca periventricular. O aumento da pressão hidrostática do LCR, como ocorre na hidrocefalia, é a causa mais comum. Esse tipo de edema responde ao tratamento para reduzir a pressão do LCR.

Trauma

Após o traumatismo craniano, uma série complexa de alterações fisiopatológicas pode ocorrer e contribuir para o aumento da PIC:

- Perda de autorregulação, resultando em FSC excessivo.
- Aumento da produção de LCR em resposta à hiperemia cerebral.

- Hipercapnia ou hipóxia, que podem causar vasodilatação e aumento do FSC.
- Hemorragia subaracnoide, que pode obstruir o fluxo de LCR.
- Hematomas epidurais ou subdurais, contusões cerebrais ou edema cerebral, que aumentam o volume do parênquima cerebral com potencial de diminuição no volume de sangue e LCR.

Síndromes de herniação cerebral

A herniação de tecido cerebral pode causar lesões por compressão ou tração em estruturas neurais e vasculares. A herniação ocorre nos quadros graves de HIC, quando há um diferencial de pressão entre os compartimentos intracranianos, e pode ocorrer em quatro áreas da cavidade craniana:

- A herniação transtentorial é o tipo mais comum e resulta do deslocamento descendente do tecido cerebral supratentorial para o compartimento infratentorial. A herniação transtentorial pode causar compressão do terceiro nervo craniano, tronco encefálico superior e pedúnculos cerebrais, bem como distorção ou tração da porção superior da artéria basilar.
- Herniação subfalcina ocorre quando o aumento da pressão em um hemisfério desloca o tecido cerebral sob a foice cerebral. A herniação subfalcina pode causar compressão da artéria cerebral anterior e infarto extenso dos lobos frontal e parietal.
- A herniação do forame magno ocorre quando a pressão descendente força as tonsilas cerebelares para dentro do forame magno, comprimindo o bulbo raquidiano e a medula espinhal cervical superior.
- A herniação retroalar ocorre quando o aumento da pressão nos lobos frontais causa deslocamento posterior sobre a asa menor do osso esfenoide. A herniação retroalar pode causar compressão da artéria carótida com infarto da artéria cerebral anterior e média.

ABORDAGEM DIAGNÓSTICA

História clínica

A história é importante na avaliação da criança com HIC, podendo variar desde pacientes assintomáticos até a presença de sinais graves de comprometimento neurológico. As manifestações clínicas serão mais intensas quanto mais rapidamente se instalar o quadro de HIC. Habitualmente, os adultos e as crianças maiores apresentam queixas de cefaleia, vômitos, diplopia e rebaixamento progressivo do nível de consciência. Em neonatos e lactentes, os sintomas podem ser inespecíficos com choro e irritabilidade, associados a abaulamento da fontanela e macrocrania.

Como o traumatismo craniano é uma causa importante de HIC, a história inicial pode dar indícios de sua gravidade, sendo importante considerar: a idade do paciente, a altura da queda, o mecanismo do impacto, a evolução clínica desde o incidente, nível de consciência, presença de cefaleia e sinais neurológicos focais e a ocorrência de crise convulsiva.

Exame físico

Além do exame físico completo, inclusive com registro dos dados vitais, é importante realizar o exame neurológico e a fundoscopia para detectar a presença de papiledema. Em lactentes, podem ser observados abaulamento da fontanela, alargamento das suturas e aumento do perímetro cefálico.

Distúrbios psíquicos, paresia do VI nervo craniano (desvio medial do olho), alterações discretas da marcha e tonturas também podem ser observados, principalmente em crianças maiores.

Síndrome de Parinaud: incapacidade de olhar para cima, nistagmo convergente e alteração da resposta pupilar. Mais comum nos casos de obstrução do aqueduto de Sylvius e em pacientes com tumor de pineal.

A presença da tríade de Cushing (bradicardia, hipertensão e alteração do padrão ventilatório) é altamente sugestiva de HIC grave, com risco de herniação cerebral iminente, no entanto, pode não estar presente em crianças menores.

Avaliação laboratorial

Inicialmente, podem ser solicitados os seguintes exames, ampliando a avaliação dependendo das suspeitas diagnósticas:

- Hemograma.
- Eletrólitos e gasometria.
- Glicemia.
- Culturas, se suspeita de infecção associada.
- VHS/PCR.
- Gasometria arterial e lactato.
- Ureia e creatinina.
- LDH.

- Transaminases.
- TP/TTPa.

Exames de imagem

- Radiografia de crânio tem pouca utilidade nos casos agudos, no entanto, em situações de HIC crônica, pode visualizar impressões digitiformes das circunvoluções cerebrais sobre a tábua interna, separação das diástases das suturas em crianças pequenas ou sinais de trauma.
- Tomografia computadorizada (TC) e ressonância magnética (RM) de crânio estão indicadas para visualização de processos expansivos, hidrocefalia, desvio de linha média e localização dos sistemas de drenagem (válvulas). A TC de crânio é a escolha na emergência, com custo mais baixo e execução mais rápida.

  Indicações:

- Escala de coma de Glasgow < 14.
- Deterioração do estado neurológico.
- Clínica compatível com HIC.
- Fratura e/ou afundamento de crânio.
- Convulsões.
- Vômitos e/ou cefaleia persistentes.
- Enfermidade intracraniana de base.

Monitoração da pressão intracraniana

A monitoração permite a avaliação correta da PIC e da pressão de perfusão cerebral (PPC), favorecendo a individualização da terapia.

A monitoração da PIC está mais amplamente estudada e tem sua indicação mais estabelecida nos pacientes com traumatismo craniano grave, no entanto, sua monitoração pode ser útil em outras situações, embora não existam indicações padronizadas, como nos pós-operatórios de hematomas espontâneos e tumores e em pacientes com encefalites e acidentes vasculares isquêmicos.

As indicações de monitoração da PIC no paciente com traumatismo cranioencefálico (TCE), segundo as recomendações da Brain Trauma Foundation (2000), são:

- Pacientes com TCE grave: escala de coma de Glasgow de 3 a 8 após ressuscitação cardiopulmonar.

- TC de crânio com anormalidades: hematomas, contusões, edema ou cisternas basais comprimidas.
- Para crianças, não há recomendações específicas no caso de TCE grave com TC de crânio normal.

A monitoração é feita com a inserção de cateteres intracranianos, e a posição intraventricular permite a monitoração e a drenagem de LCR, quando necessária.

Doppler transcraniano

Possibilita a avaliação do FSC, permitindo detectar alterações secundárias da HIC, assim como auxiliar na decisão do uso de hiperventilação.

Eletroencefalograma

Em pacientes críticos, o eletroencefalograma (EEG) pode ser feito de forma contínua para detectar precocemente as crises convulsivas e as assimetrias que correspondam a lesões focais.

Outros

Nos casos refratários, podem ser utilizadas outros modos de neuromonitoração, como a saturação de oxigênio jugular (SjO_2), a pressão tecidual de oxigênio cerebral ($ptiO_2$) e a microdiálise cerebral.

ABORDAGEM TERAPÊUTICA

Todo paciente com clínica de HIC deverá ser internado na unidade de terapia intensiva (UTI).

Monitoração

- Frequência respiratória, oximetria e eletrocardiografia contínuas.
- Monitoração da temperatura e do débito urinário.
- Monitorar PAM, de preferência invasiva.
- Monitorar PPC, quando possível e necessário (Tabela 2).

$$PPC = PAM - PIC$$

TABELA 2 Pressão de perfusão cerebral (PPC) mínima aceitável

Recém-nascidos e lactentes	30 a 40 mmHg
Crianças	50 a 60 mmHg
Adolescentes e adultos	60 a 70 mmHg

Condutas de internação

O atendimento imediato tem os objetivos de dar o diagnóstico correto e promover a estabilização do paciente. As metas no tratamento da criança com HIC devem ser dirigidas para a prevenção da lesão secundária, que exacerba os danos neuronais. O roteiro de tratamento deve incluir medidas que visem à estabilização global do paciente, assim como medidas específicas para o controle da PIC e a maximização da PPC e da oferta de oxigênio ao cérebro; enfatiza-se que a PPC e a oferta de oxigênio dependem de ventilação adequada, da função cardíaca e da perfusão sistêmica.

Orientações essenciais para os pacientes

Paciente estável – lúcido, sinais vitais mantidos e sem sinais focais:

- Cabeceira elevada a 30° e em posição neutra (sem lateralizações) para otimizar o retorno venoso. Quando houver necessidade de mobilização do paciente, a cabeça deve ser mantida em alinhamento com a coluna. A posição prona deve ser evitada, por aumentar as pressões intra-abdominal e intratorácica, com consequente aumento da PIC.
- Uso de colar cervical em caso de trauma.
- Manutenção da temperatura corporal: a meta é manter o paciente normotérmico, com tratamento agressivo da hipertermia, que pode aumentar o metabolismo cerebral. Se a temperatura não for controlada com medicações antitérmicas, o uso de medidas físicas deverá ser iniciado.
- Manter a glicemia dentro da normalidade.
- Tratar a dor.
- Aporte hídrico: evitar a hiper-hidratação e o uso de soluções hipotônicas pelo risco de hiponatremia. A restrição da oferta hídrica é indicada nos pacientes com hiponatremia dilucional. Manter controle do débito urinário com atenção especial aos pacientes com uso de diuréticos para evitar a desidratação.
- Correção de distúrbios hidreletrolíticos.
- Evitar crises convulsivas: as crises convulsivas podem determinar hipoxemia e hipercapnia com aumento da PIC e do FSC. É indicado o uso de anticon-

vulsivantes se houver crise convulsiva repetida, epilepsia prévia, evidência de contusão cortical ou evidência de laceração à cirurgia.

- Antibiótico ou antiviral, se houver suspeita de meningite ou encefalite.
- Usar antídotos em casos de intoxicação exógena.
- Fazer profilaxia do tétano, se necessário.
- Avaliação neuroclínica e neurocirúrgica.

Paciente instável - comatoso, alteração de sinais vitais e/ou sinais de localização:

- Internamento em UTI.
- Manter todas as orientações detalhadas no tratamento do paciente estável.
- Reanimação cardiorrespiratória e cerebral, se necessário. Evitar e tratar rapidamente a hipoxemia, a hipotensão e a hipercapnia.
- Manter $PaCO_2$ em torno de 35 a 40 mmHg. Nos pacientes com sinais de herniação cerebral, pode ser realizada a hiperventilação (30 a 35 mmHg) de forma temporária, atentando-se que a redução do CO_2 reduz o FSC e pode causar isquemia.
- Tratar a hipertermia agressivamente.
- Nos casos de edema citotóxico secundário a processos inflamatórios (p. ex., tumores e abscessos), deve-se iniciar o uso de dexametasona, nas doses de 1 mg/kg/dose (ataque) e 2 mg/kg/dia (manutenção).
- Terapia hiperosmolar com manitol ou salina hipertônica: utilizar nos pacientes com PIC mantida acima de 20 mmHg ou com sinais de herniação cerebral.
  - Manitol: dose de 0,5 a 1 g/kg, reavaliando-se as doses subsequentes dependendo da resposta inicial. Deve-se monitorar o estado de hidratação, função renal, eletrólitos e osmolaridade sérica nos pacientes em uso de manitol.
  - Salina hipertônica: há várias concentrações disponíveis, sendo a solução a 3% a mais familiar. A dose intermitente da solução hipertônica a 3% é de 5 a 10 ml/kg, que pode ser repetida a cada hora. Nos pacientes que responderam à dose inicial, pode ser iniciada a infusão contínua (0,5 a 1,5 mL/kg/h). O sódio sérico dever ser monitorado, não havendo efetividade da solução hipertônica com valores de natremia acima de 160 mEq/L.
- Dependendo da situação, avaliar a necessidade do uso de acetazolamida, na dose de 5 mg/kg/dia, para diminuir a produção de liquor.
- Avaliação neurocirúrgica. Nos pacientes com HIC por hidrocefalia, a descompressão ventricular deverá ser realizada de forma emergencial. Além disso, a realização de craniectomia descompressiva poderá ser necessária em pacientes que não respondam às medidas clínicas para redução da PIC.

Os objetivos no tratamento da HIC na infância incluem: obter monitoração criteriosa da PIC, para normalizá-la, otimizar o FSC e a PPC, prevenir os desequilíbrios que exacerbam a lesão secundária e evitar as complicações associadas com o tratamento empregado.

O neurologista e o neurocirurgião, muitas vezes, são responsáveis pelo acompanhamento desses pacientes na equipe multidisciplinar.

Na Figura 1, está o fluxograma de atendimento ao paciente com hipertensão intracraniana.

Figura 1 Fluxograma de atendimento do paciente com hipertensão intracraniana.
HIC: hipertensão intracraniana; PIC: pressão intracraniana; PPC: pressão de perfusão cerebral; UTI: unidade de terapia intensiva.

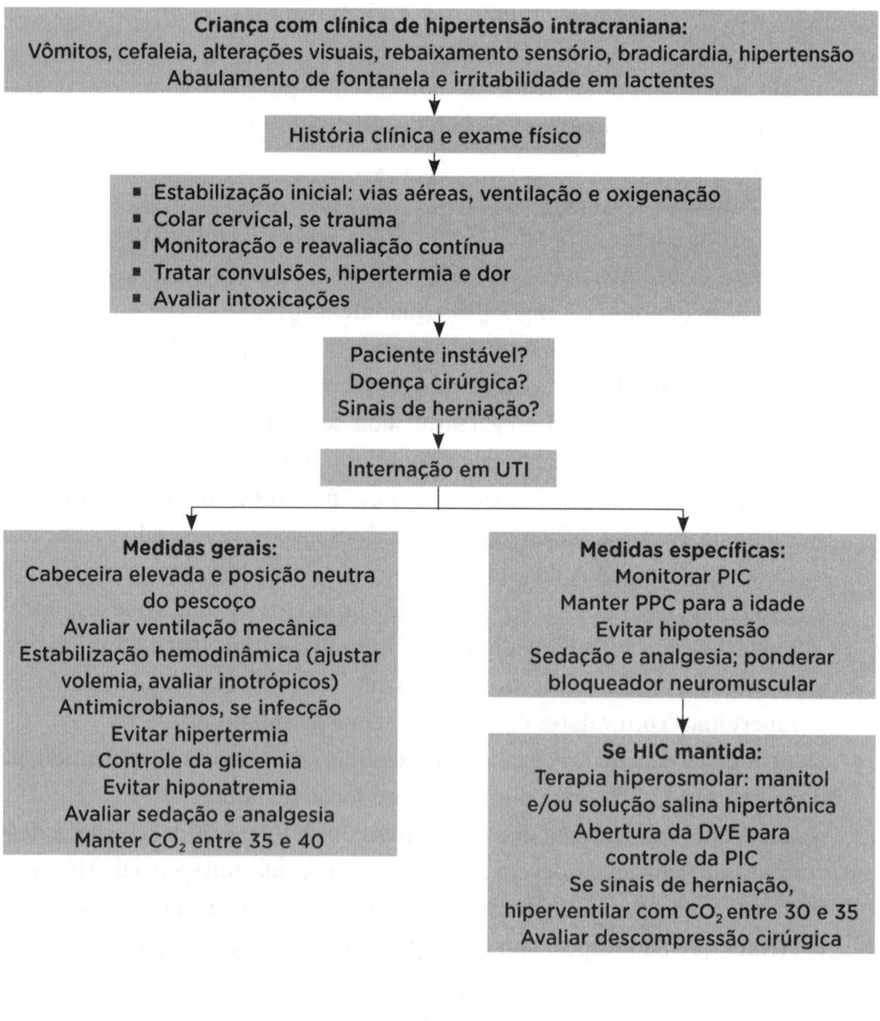

BIBLIOGRAFIA

1. Avery RA, Shah SS, Licht DJ, Seiden JA, Huh JW, Boswinkel J, et al. Reference range for cerebrospinal fluid opening pressure in children. N Engl J Med. 2010;363:891.
2. Bailey BM, Liesemer K, Statler KD, Riva-Cambrin J, Bratton SL. Monitoring and prediction of intracranial hypertension in pediatric traumatic brain injury: clinical factors and initial head computed tomography. J Trauma Acute Care Surg. 2012;72:263.
3. Greenes DS. Neurotrauma. In: Fleisher GR, Ludwig S, Henretig FM (eds.). Textbook of pediatric emergency medicine. 5.ed. Philadelphia: Lippincott Williams & Wilkins; 2006. p.1361.
4. Hutchison JS, Ward RE, Lacroix J, Hébert PC, Barnes MA, Bohn DJ, et al. Hypothermia therapy after traumatic brain injury in children. N Engl J Med. 2008;358(23):2447-56.
5. Jenkins LW, Kochanek PM. Developmental neurobiology, neurophysiology, and the PICU. In: Nichols DG, Shaffner DH (eds.). Rogers' textbook of pediatric intensive care. 5.ed. Philadelphia: Lippincott Williams & Wilkins; 2015. p.861.
6. Khanna S, Davis D, Peterson B, Fisher B, Tung H, O'Quigley J, et al. Use of hypertonic saline in the treatment of severe refractory posttraumatic intracranial hypertension in pediatric traumatic brain injury. Crit Care Med. 2000;28(4):1144-51.
7. Kochanek PM, Carney N, Adelson PD, Ashwal S, Bell MJ, Bratton S, et al. Guidelines for the acute medical management of severe traumatic brain injury in infants, children, and adolescents – second edition. Pediatr Crit Care Med. 2012;13(Suppl 1):S1.
8. Mendelow AD, Teasdale GM, Russell T, Flood J, Patterson J, Murray GD. Effect of mannitol on cerebral blood flow and cerebral perfusion pressure in human head injury. J Neurosurg. 1985;63(1):43-8.
9. Posner JB, Saper CB, Schiff N, Plum F. Herniation syndromes: intracranial shifts in the pathogenesis of coma. In: Plum and posner's diagnosis of stupor and coma. 4.ed. New York: Oxford University Press; 2007. p.95.
10. Stevens RD, Shoykhet M, Cadena R. Emergency neurological life support: intracranial hypertension and herniation. Neurocrit Care. 2015;23(Suppl 2):S76.
11. Tasker RC, Aboy M, Graham A, Goldstein B. Neurologic monitoring. In: Nichols DG, Shaffner DH (eds.). Rogers' textbook of pediatric intensive care. 5.ed. Philadelphia: Wolters Kluwer; 2016. p.907.
12. Tasker RC. Intracranial pressure: influence of head-of-bed elevation, and beyond. Pediatr Crit Care Med. 2012;13:116.

Hipoglicemia

Lis Thomazini de Magalhães Machado

INTRODUÇÃO

A hipoglicemia é uma emergência médica caracterizada por baixas concentrações de glicose no plasma decorrentes de alterações na produção de glicose, na sua utilização ou em ambas. Deve ser prontamente tratada, pois pode evoluir com convulsões, lesões cerebrais irreversíveis e morte.

Hipoglicemia é definida como: glicemia abaixo de 50 mg/dL.

Os valores de corte para hipoglicemia variam conforme as referências, e níveis abaixo de 50 mg/dL devem sempre ser tratados, além de todos os valores acompanhados de sintomas.

A tríade de Whipple (descrita em 1938) pode ou não estar presente de forma completa:

- Tríade de Whipple: 1) Sintomas compatíveis com hipoglicemia.
  2) Glicemia abaixo de 50 mg/dL.
  3) Resolução dos sintomas após uso de glicose.

Causas

As causas mais comuns de hipoglicemia estão relacionadas à administração errada de insulina e ao jejum prolongado em pacientes com diabetes, porém diversas outras condições podem cursar com hipoglicemia e devem entrar no diagnóstico diferencial de pacientes com sintomas clínicos.

- Período neonatal: pequeno para a idade gestacional, prematuridade, mãe diabética, asfixia perinatal, hipotermia, sepse, eritroblastose fetal, cardiopatia congênita, síndrome Beckwith-Wiedemann.
- Hipoglicemia cetótica da infância – jejum prolongado (geralmente em crianças magras, entre 18 meses e 5 anos, máximo 8 anos; é um diagnóstico de exclusão).
- Hipoglicemia pós-prandial (reativa, *dumping*) – geralmente de 2 a 4 horas após refeições ricas em carboidratos em decorrência da liberação excessiva de insulina.
- Jejum prolongado.
- Doença cardíaca.
- Cirurgias.
- Sepse.
- Baixa ingestão de alimentos.
- Hepatopatias e insuficiência hepática.
- Gastroenterites com baixa ingesta e vômitos.
- Queimaduras.
- Desnutrição.
- Deficiências enzimáticas: frutosemia, galactosemia, glicogenoses e outras mais raras (normalmente apresentam outros sintomas e sinais clínicos associados).
- Exposição exógena (álcool, antisséptico oral, salicilato, pentamidina, propranolol, hipoglicemiantes orais, insulina).
- Deficiência de hormônio do crescimento (GH).
- Deficiência de ACTH.
- Hipotireoidismo e hipertireoidismo.
- *Diabetes mellitus* (uso excessivo de sulfoniureias/insulina/baixa ingesta/exercícios em excesso).
- Hiperinsulinismo (nesidioblastose/defeitos dos canais de potássio (kir/sur)/insulinoma/síndrome hiperinsulinismo-hiperamonemia).
- Deficiência de glucagon.
- Insuficiência adrenal.
- Tumor produtor de IGF2 (linfoma, tumor abdominal) – mimetiza a insulina.

ABORDAGEM CLÍNICA

Ao contrário dos adultos, as crianças não toleram períodos prolongados de jejum e aumento da demanda endógena de glicose, podendo evoluir com hipoglicemia com mais facilidade. Os principais sinais e sintomas estão relacionados ao sistema nervoso central, já que a glicose é o principal substrato energético do cérebro, e este não a armazena em quantidades suficientes para períodos de demanda.

Sinais e sintomas iniciais:

- Sudorese.
- Fraqueza.
- Taquicardia.
- Tremores.
- Ansiedade e nervosismo.

Caso a hipoglicemia não seja identificada e tratada precoce e adequadamente, sinais e sintomas de comprometimento cerebral podem ocorrer, por exemplo:

- Letargia.
- Irritabilidade.
- Confusão mental.
- Mal-estar inespecífico.
- Cianose.
- Taquipneia.
- Hipotermia.

Se hipoglicemia profunda, a criança pode evoluir com:

- Lesão cerebral irreversível.
- Convulsões.
- Coma.
- Morte.

Em recém-nascidos, deve-se ficar atento para sudorese, taquipneia, sucção fraca, choro fraco, tremores, irritabilidade, sonolência excessiva, hipotonia, hipotermia, além de convulsões.

Todos os pacientes que apresentam letargia aguda, convulsões e coma devem ser submetidos à avaliação de glicemia capilar com a maior brevidade possível.

ABORDAGEM DIAGNÓSTICA

O diagnóstico inicia-se por anamnese e exame físico detalhados e deve incluir exames complementares dependendo das informações coletadas. A avaliação conjunta de um endocrinologista pediátrico tem fundamental importância nos quadros de difícil diagnóstico, sem causa definida e/ou recorrentes.

- Sinais e sintomas típicos (podem ou não estar presentes e não necessariamente determinam gravidade).
- Obtenção rápida de glicemia capilar.
- Coleta simultânea de glicemia sérica.
- Coleta de exames subsidiários (inclusive urina tipo 1) antes da administração de glicose para investigação diagnóstica naqueles pacientes sem causa definida para hipoglicemia.
  — A coleta não deve retardar o início do tratamento em pacientes sintomáticos.

Os seguintes exames auxiliam na elucidação diagnóstica e deverão ser solicitados conforme as suspeitas iniciais:

- Glicemia/insulina.
- Peptídio C.
- Alanina/carnitina.
- Gasometria/lactato.
- Beta-hidroxibutirato/piruvato/ácidos graxos livres.
- Amônia.
- Cortisol.
- Glucagon.
- GH, IGF1, IGFBP3.
- TSH/T4L.
- AST/ALT.
- Lipídios.
- Tempo de protombina.
- CK, CKMB.
- Ácido úrico.
- Sumário de urina (pesquisa de cetonas, substâncias redutoras, ácidos orgânicos).
- Cromatografia de aminoácidos na urina.

ABORDAGEM TERAPÊUTICA

Em razão dos potenciais riscos de sequelas, não se deve retardar o tratamento de pacientes sintomáticos, mesmo que sua glicemia esteja entre 50 e 70 mg/dL. O objetivo do tratamento é normalizar a concentração plasmática de glicose.

Se o paciente estiver consciente:

- Oferecer, por via oral, o equivalente a 15 g de carboidratos: 150 mL de líquidos adocicados (p. ex., 200 mL de suco de maçã, 200 mL de suco de laranja natural, 150 mL de refrigerante à base de cola normal ou 100 mL de refrigerante à base de guaraná normal) ou 30 mL solução glicosada (SG) 50%.
- Se a hipoglicemia não se resolver após 10 a 15 minutos, considerar administração intravenosa (IV).

Se o paciente estiver vomitando, sonolento, sem condições de receber aporte oral de glicose:

- Fazer *bolus* de glicose de:
  — 5 a 10 mL/kg SG 10% ou
  — 2 a 4 mL/kg de glicose a 25% ou
  — 1 a 2 mL/kg de glicose a 50%.

Se o paciente apresentar hipoglicemia secundária ao uso de insulina ou por intoxicação por betabloqueadores, pode-se usar glucagon na dose de 50 a 150 mcg/kg.

Após estabilização inicial, fornecer glicose conforme causa base da hipoglicemia:

- Diabéticos: dieta habitual para diabético.
- Hipoglicemia secundária a outras doenças (infecções, queimaduras): se o paciente não conseguir manter níveis de glicose adequados por meio da alimentação habitual, considerar soro de manutenção com infusão de glicose contínua (ajustar o aporte de glicose conforme a necessidade).
- Pacientes que usaram sulfonilureia ou apresentam hipoglicemia recorrente: considerar uso de octreotide (1,0 a 1,5 mcg/kg, intramuscular ou subcutâneo, máximo de 150 mcg, a cada 6 horas) associado à infusão contínua de glicose.
- Hipoglicemia de causa desconhecida: soro de manutenção com aporte suficiente para manter glicemia entre 70 e 100 mg/dL. Se mantiver hipoglicemia a despeito do aumento da glicose, discutir com endocrinologista o uso de hidrocortisona 50 a 100 mg/m^2/dia, IV, 6 em 6 horas. Lembrar-se de colher exames complementares antes de iniciar o corticosteroide.

Deve-se repetir glicemia capilar a cada 15 a 30 minutos após *bolus* de glicose e manter a cada 30 a 60 minutos nas primeiras 4 horas após estabilização inicial, objetivando obter valores entre 70 e 100 mg/dL.

É preciso tratar a doença de base, se houver. Na Figura 1, está o fluxograma de atendimento para o paciente com hipoglicemia.

Figura 1 Fluxograma de sequência de atendimento ao paciente com hipoglicemia.

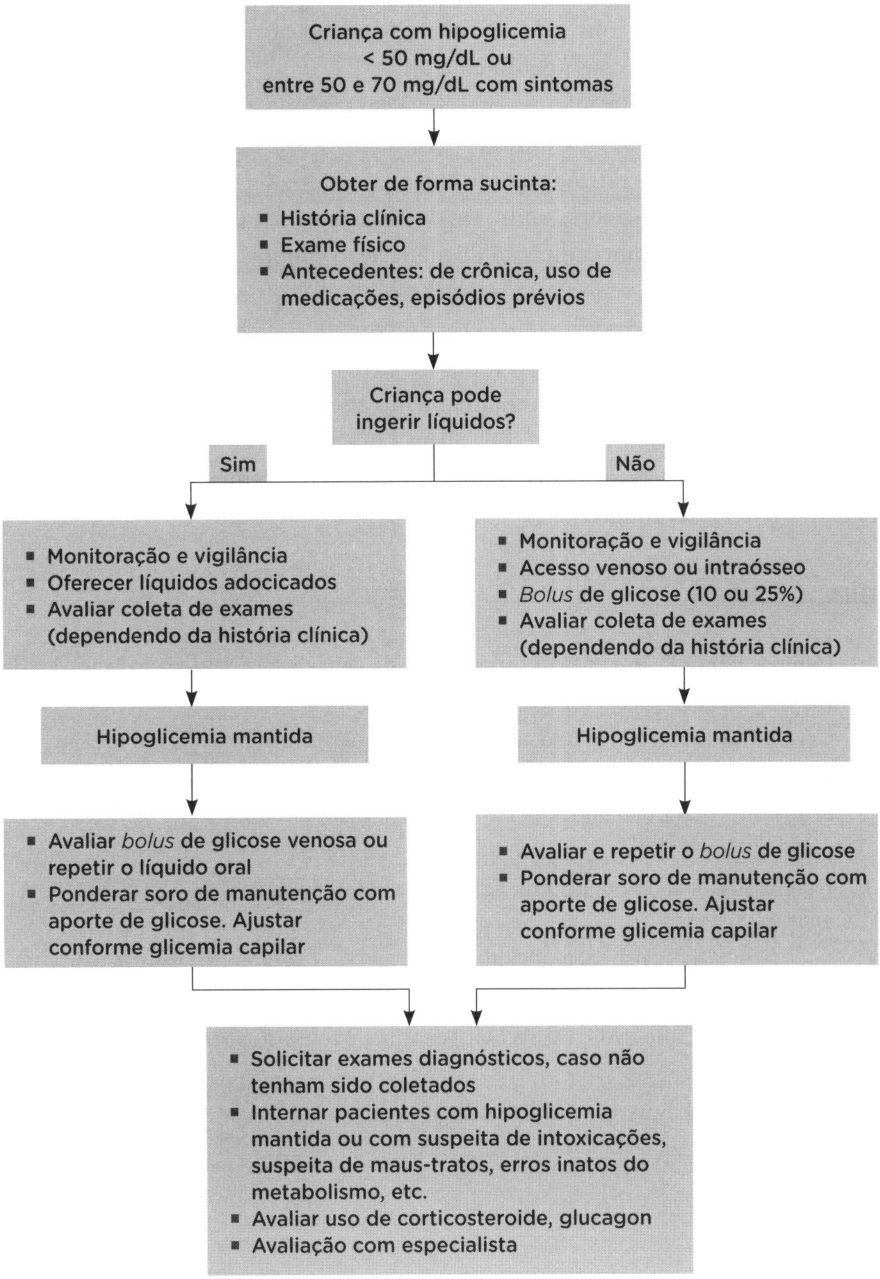

CONDUTAS DE INTERNAÇÃO

Deve-se indicar internação para os seguintes casos:

- Pacientes que não conseguem manter glicemia normal com ingestão oral.
- Hipoglicemia sem causa definida.
- Ingestão de hipoglicemiantes orais de ação prolongada.
- Hipoglicemia recorrente durante período de observação.
- Primodiagnóstico de *diabetes mellitus*.
- Suspeita de maus-tratos, síndrome de Münchhausen por procuração.
- Doença de base com indicação de internação e hipoglicemia secundária (p. ex., queimaduras, sepse, gastroenterites).

Considerar internar também todos os pacientes cujas condições socioeconômicas não permitirem o acompanhamento adequado.

É importante discutir com especialista a hospitalização e a SG de manutenção, dependendo da suspeita da etiologia para a hipoglicemia (endocrinologista, hepatologista, infectologista).

BIBLIOGRAFIA

1. Campos Júnior D, Burns DAR (orgs.). Tratado de pediatria: Sociedade Brasileira de Pediatria. 3.ed. Barueri: Manole; 2014.
2. Cryer PE. The prevention and correction of hypoglycemia. In: Jefferson LS, Cherrington AD (eds.). The endocrine pancreas and regulation of metabolismo. Vol. II. The endocrine system. Handbook of Physiology. New York: Oxford UniversityPress; 2001. p.1057-92.
3. Damiani D, et al. Hipoglicemia na infância – ainda um desafio. J Pediatr. (Rio J.). 1997;73(4):231-8.
4. Lago PM, Ferreira CT, Mello ED, Pinto LA, Epifanio M (coords.). Pediatria baseada em evidências. Barueri: Manole; 2016.
5. Schvartsman C, Reis AG, Farhat SCL (coords.). Pronto-socorro. 2.ed. Barueri: Manole; 2013.
6. Torre FPF, et al. Emergências em pediatria: protocolos da Santa Casa. 2.ed. Barueri: Manole; 2013.

Icterícia neonatal à custa de bilirrubina indireta

Marcela Cristina Pita Andrade
Hans Walter Ferreira Greve

INTRODUÇÃO

A icterícia corresponde à expressão clínica da hiperbilirrubinemia e representa um dos problemas de saúde mais frequentes no período neonatal. Aproximadamente 60% dos recém-nascidos (RN) a termo e de 80% dos prematuros tardios apresentarão icterícia na primeira semana de vida, permanecendo por até 30 dias ou mais em cerca de 10% daqueles em aleitamento materno.

Define-se hiperbilirrubinemia como a concentração sérica de bilirrubina indireta (BI) maior que 1,5 mg/dL ou de bilirrubina direta (BD) maior que 1,5 mg/dL, desde que esta represente mais que 10% do valor da bilirrubina total (BT).

Em torno de 98% dos RN apresentam níveis séricos de BI acima de 1 mg/dL durante a primeira semana de vida, refletindo a adaptação neonatal ao metabolismo da bilirrubina. A hiperbilirrubinemia indireta (HI) é decorrente da excessiva formação de bilirrubina e da incapacidade do fígado neonatal em conjugá-la e eliminá-la, situação conhecida como hiperbilirrubinemia fisiológica.

Apesar de a maioria dos neonatos com hiperbilirrubinemia ser saudável, o excesso de BI tem efeito potencialmente tóxico no sistema nervoso central (SNC), determinando disfunção neurológica induzida pela bilirrubina indireta (DNIB), o que torna imperativa a monitoração de seus níveis. O termo encefalopatia bilirrubínica aguda (EBA) é usado para descrever a manifestação aguda da DNIB, e o termo *kernicterus* é usado para descrever a sequela permanente e crônica.

Alguns outros termos foram propostos, considerando os níveis séricos de BT:

- Hiperbilirrubinemia significativa: BT ≥ 17 mg/dL.
- Hiperbilirrubinemia grave: BT ≥ 25 mg/dL.
- Hiperbilirrubinemia extrema: BT ≥ 30 mg/dL.

A hiperbilirrubinemia significante é um problema preocupante em RN a termo e prematuros tardios quando presente na primeira semana de vida. Há associação dessa entidade com oferta láctea inadequada, perda elevada de peso e desidratação, muitas vezes decorrente da alta hospitalar antes das 48 horas de vida e da falta de retorno ao consultório nos 2 primeiros dias após a alta hospitalar.

A Tabela 1 lista os principais fatores de risco, em ordem de importância, para a hiperbilirrubinemia significativa em RN maiores que 35 semanas.

TABELA 1 Fatores de risco para hiperbilirrubinemia significativa em recém-nascidos (RN) maiores que 35 semanas

Fatores de risco maiores
▪ Níveis de bilirrubina > P95 para a idade em horas – zona de risco alto (Figura 2) ▪ Icterícia nas primeiras 24 horas de vida ▪ Incompatibilidade materno-fetal Rh (antígeno D – mãe Rh negativa e RN Rh positivo), ABO (mãe O e RN A ou B) ou antígenos irregulares (c, e, E, Kell ou outros) ▪ Idade gestacional de 35 e 36 semanas (independentemente do peso ao nascer) ▪ Aleitamento materno exclusivo com dificuldade ou perda de peso > 7% em relação ao peso de nascimento ▪ Irmão com icterícia neonatal tratado com fototerapia ▪ Presença de céfalo-hematoma ou equimoses ▪ Ascendência asiática ▪ Deficiência de glicose-6-fosfato desidrogenase
Fatores de risco menores
▪ Níveis de bilirrubina entre P75 e 95 para a idade em horas – zona de risco intermediária alta (Figura 2) ▪ Idade gestacional de 37 a 38 semanas ▪ Icterícia observada antes da alta ▪ História de irmão com icterícia neonatal ▪ RN macrossômico filho de mãe com diabetes ▪ Idade materna ≥ 25 anos

Por sua vez, a icterícia causada por elevação da bilirrubina direta é sempre patológica e requer investigação imediata determinando quadros de colestase.

Diante do risco de morte e sequelas neurológicas graves, é de notória importância a identificação precoce dos RN com risco potencial de desenvolver icterícia patológica, bem como monitorar e orientar aqueles com riscos menores.

ABORDAGEM CLÍNICA

O primeiro passo no atendimento de um RN com queixa de icterícia na emergência é identificar se o quadro é fisiológico, patológico ou prolongado (Tabela 2).

Não se deve esquecer que vários quadros infecciosos, de gênese anatômica na árvore biliar e erros inatos do metabolismo podem cursar também com icterícia à custa de BD ou hiperbilirrubinemia mista, que necessitam de outras condutas diagnósticas.

Este capítulo refere-se à abordagem na hiperbilirrubinemia indireta (HI); nesta situação, é importante avaliar alguns aspectos da anamnese e do exame físico (Figura 1).

Figura 1 Pontos a enfatizar no paciente com icterícia neonatal à custa de bilirrubina indireta.
RN: recém-nascido.

Abordagem clínica

Anamnese materna

- Antecedentes de icterícia, anemia, hidropsia, encefalopatia bilirrubínica, tratamento com fototerapia, exsanguinotransfusão ou transfusão sanguínea, natimortos, abortos ou gravidez ectópica
- História familiar de icterícia ou anemia hemolítica
- Tipagem sanguínea da mãe e do pai (se possível), Coombs indireto e, se for necessário, uso de soro anti-D (em caso de mãe Rh negativa)
- Transfusão de sangue materna
- Intercorrências na gestação atual: sangramento, diabetes, sofrimento fetal, retardo do crescimento intrauterino, infecção, deslocamento de placenta, sorologias, procedimentos invasivos (amniocentese, cordocentese, amostra de vilo coriônico)
- Drogas utilizadas pela mãe: salicilatos, sulfas, diazepam, ocitocina, ampicilina, cefalosporina de terceira geração, furosemida
- Laqueadura tardia ou ordenha do cordão umbilical
- Verificar se o pai é o mesmo das outras gestações
- Ascendência asiática (japoneses, chineses ou coreanos)

Abordagem clínica
Dados do RN e exame físico
Perguntar sobre:

- Frequência das mamadas
- Jejum prolongado ou hipoalimentação
- Alteração da diurese e/ou dejeções
- Retardo na eliminação de mecônio
- Tipo de leite: materno ou fórmula láctea

Exame físico:

- Peso e perda ponderal (8 a 12% é muito significativa; menor idade gestacional = menos tolerância em relação à perda ponderal)
- Despir RN em local com boa iluminação e fazer visualização direta e por digitopressão da icterícia
- Observar zonas dérmicas de progressão da icterícia (Figura 2 e Tabela 5)
- Verificar se há: esplenomegalia, hepatomegalia, palidez, petéquias, edemas, comprometimento do estado geral, hematomas, céfalo-hematomas ou equimoses

TABELA 2 Principais causas de icterícia à custa de bilirrubina indireta (HI)

Icterícia precoce (visível nas primeiras 24 horas)
▪ Isoimunização Rh ▪ Doença hemolítica por incompatibilidade ABO – reticulocitose (> 6%), Coombs geralmente negativo ▪ Doença hemolítica por defeito genético do eritrócito: esferocitose (autossômica dominante) ▪ Deficiência de glicose-6-fosfato desidrogenase. Doença genética ligada ao X, mais frequente no sexo masculino, raça negra, povos mediterrâneos e orientais. Pode aparecer também após os primeiros dias, sem anemia aparente ▪ Hemoglobinopatias: alfatalassemia (incluindo forma hidrópica) ▪ Céfalo-hematoma extenso (e outras coleções sanguíneas), sangue deglutido, pletora neonatal (ordenha, transfusão materno-fetal ou feto-fetal, clampeamento tardio do cordão, sofrimento fetal crônico). A icterícia pode também aparecer após o primeiro dia ▪ Infecções graves: congênitas ou septicemia bacteriana. A icterícia também pode aparecer após o primeiro dia
Icterícia tardia (visível após 24 horas)
▪ Icterícia própria do RN ou fisiológica. Definida como aumento da BT com pico de 6 a 8 mg/dL (variação de até 12 mg/dL) no RN a termo, ocorrendo no 3º ao 4º dia. No RN pré-termo, o pico é de 10 a 12 mg/dL (variação de até 15 mg/dL) ocorrendo no 4º ao 6º dia de vida. Decréscimo lento até o 7º ao 9º dias no RN a termo e 2 semanas no RN pré-termo ▪ Doença hemolítica por incompatibilidade ABO ▪ Deficiência de glicose-6-fosfato desidrogenase ▪ Defeitos da membrana do eritrócito ▪ Céfalo-hematoma extenso (e outras coleções sanguíneas) ▪ Infecções: congênitas, septicemia ▪ Jejum, hipoalimentação, retardo na eliminação de mecônio (rolha meconial, obstrução intestinal), sangue deglutido ▪ Síndrome de Down, filho de mãe diabética, hipotireoidismo, origem asiática (japoneses, chineses e coreanos)
Icterícia prolongada (evolução arrastada, além dos limites habituais da icterícia fisiológica)
▪ Icterícia por leite materno. RN em aleitamento materno exclusivo, ictérico após a primeira semana de vida, podendo-se observar níveis elevados de bilirrubina (indireta) até o final do 1º mês, que podem perdurar até o 2º ou 3º mês ▪ Icterícia familiar de Crigler-Najjar tipos I e II. Deficiência genética total ou parcial da conjugação (glicuroniltransferase) ▪ Hipotireoidismo congênito ▪ Origem asiática ▪ Infecção urinária

BT: bilirrubina total; RN: recém-nascido.

A manifestação clínica da hiperbilirrubinemia deve-se ao depósito de bilirrubina na pele (icterícia) e/ou no cérebro (DNIB indireta).

Icterícia

Em recém-nascidos com HI, a progressão da icterícia é cefalocaudal. Por meio do exame físico (digitopressão da pele), realizado em boas condições de luminosidade, pode-se classificar a icterícia nas zonas de Kramer (Figura 2 e Tabela 3). Essa classificação, embora não seja tão fidedigna quanto o nível sérico de bilirrubina, continua a ser usada em muitos serviços como forma de descrição do exame físico.

TABELA 3 Descrição das zonas de Kramer

Zona	Local	Nível médio sérico de bilirrubina
Zona 1	Cabeça e pescoço	4 a 8 mg/dL (média 6 mg/dL)
Zona 2	Tronco até umbigo	5 a 12 mg/dL (média 9 mg/dL)
Zona 3	Hipogástrio até coxas	8 a 17 mg/dL (média 12 mg/dL)
Zona 4	Braços, antebraços e pernas	11 a 18 mg/dL (média 15 mg/dL)
Zona 5	Mãos e pés	> 15 mg/dL (média > 18 mg/dL)

Figura 2 Zonas de Kramer.

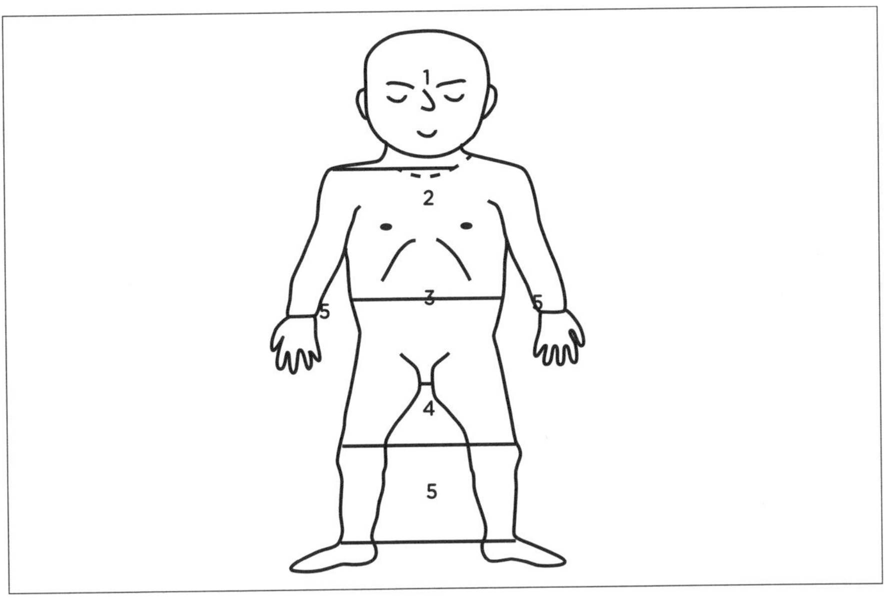

Manifestações neurológicas

A bilirrubina é uma neurotoxina potencial. Os RN a termo e pré-termos apresentam risco aumentado para disfunção neurológica induzida pela bilirrubina quando os níveis de bilirrubina são maiores que 25 mg/dL. Essa condição pode ser reversível desde que haja intervenção terapêutica imediata e agressiva, mas, muitas vezes, evolui para o óbito ou com sequelas neurológicas permanentes, o *kernicterus*.

Os fatores que influenciam a passagem da bilirrubina pela barreira hematoencefálica são prematuridade, sepse, hipóxia, convulsões, acidose, hipoalbuminemia e velocidade de aumento da bilirrubina.

As Tabelas 4 e 5 descrevem as manifestações clínicas da encefalopatia bilirrubínica (EBA) e do *kernicterus*, respectivamente.

TABELA 4 Fases da encefalopatia bilirrubínica aguda (EBA)

Fase precoce: criança pouco ativa ou atividade espontânea diminuída, moderada hipotonia e choro gritado
Fase intermediária: criança subfebril, letargia, sucção débil, irritabilidade, choro gritado, ligeira a moderada hipotonia, arqueamento cervical (*retrocollis*), opistótono
Fase avançada: apneia, recusa alimentar, febre, convulsões, coma, hipertonia (*retrocollis* e opistótono persistente), choro persistente, débil ou ausente. Pode evoluir para óbito decorrente de convulsões intratáveis ou falência respiratória

TABELA 5 *Kernicterus*

Paralisia cerebral coreoatetoide: coreia, tremor, balismos e distonia
Surdez neurossensorial
Anomalias movimentos oculares
Displasia do esmalte dentário

Após a realização da anamnese e de exame físico minucioso, pode-se definir que tipo de icterícia o RN apresenta. A Tabela 2 descreve de forma simplificada as principais entidades em relação às características clínicas, enquanto a Tabela 6 evidencia os principais grupos de doenças relacionadas ao metabolismo da icterícia.

ABORDAGEM DIAGNÓSTICA

A investigação diagnóstica da hiperbilirrubinemia na emergência tem a finalidade de identificar o risco e a gravidade do quadro para a definição da conduta. Assim, deve-se proceder da maneira descrita a seguir.

TABELA 6 Principais causas da hiperbilirrubinemia indireta patológica

Aumento da produção
▪ Hemólise imunomediada: incompatibilidade ABO, Rh (antígeno D) ou antígenos irregulares (c, e, E, Kell ou outros) ▪ Defeitos da membrana do eritrócito: esferocitose hereditária, eliptocitose ▪ Defeitos enzimáticos: deficiência de G6PD, piruvatoquinase, hexoquinase, porfiria eritropoética congênita ▪ Infecção: sepse, infecção urinária ▪ Coleções sanguíneas extravasculares: céfalo-hematoma, hematomas, equimoses, hemorragia intracraniana, pulmonar ou gastrintestinal ▪ Circulação êntero-hepática aumentada de bilirrubina: anomalias gastrintestinais (obstrução, estenose hipertrófica do piloro), jejum oral ou baixa oferta enteral, icterícia por oferta inadequada de leite materno
Diminuição da depuração
▪ Hipotireoidismo congênito ▪ Galactosemia ▪ Diabetes materno ▪ Síndrome de Gilbert ▪ Síndrome de Crigler-Najjar tipos I e II

Casos de icterícia precoce, icterícia ≥ zona II no RN pré-termo e ≥ zona III no RN a termo, solicitar:

- Bilirrubina total e frações.
- Hemograma, hematócrito e reticulócitos.
- Tipagem sanguínea (ABO-Rh) – caso sejam desconhecidos.
- Coombs direto (se icterícia precoce, hemólise e/ou mãe Rh negativa).
- Outros exames podem ser necessários de acordo com o caso.

Após a realização dos exames relacionados anteriormente, deve-se estimar o risco para o desenvolvimento de hiperbilirrubinemia grave ou extrema. O melhor método disponível para essa estimativa é a determinação da BT ajustada para horas de vida e para a idade gestacional atingida até o nascimento, conforme o nomograma de Bhutani (Figura 3).

ABORDAGEM TERAPÊUTICA

A HI pode ser tratada pelo aumento da excreção (fototerapia) ou pela retirada mecânica (exsanguinotransfusão).

Figura 3 Nomograma de Bhutani. Indicação de risco para o desenvolvimento de hiperbilirrubinemia.

Fonte: adaptada de American Academy Pediatrics Subcommittee on Hyperbilirubinemia, 2004.

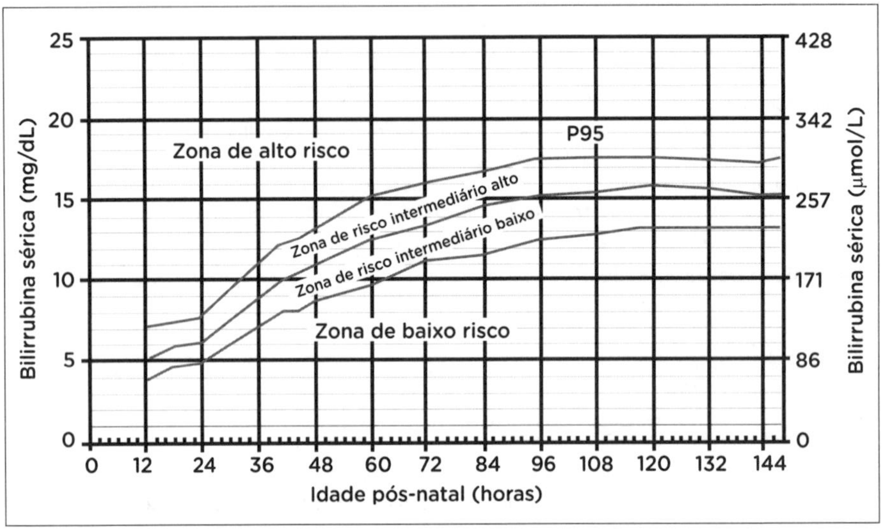

Fototerapia

A fototerapia é o tratamento de eleição para a hiperbilirrubinemia no RN, podendo ser profilática, evitando níveis tóxicos de bilirrubina nos neonatos com hiperbilirrubinemia grave ou terapêutica. Seu mecanismo de ação é decorrente de três reações fotoquímicas (fotoisomerização, isomerização estrutural e fotoxidação) com base na absorção de luz pela bilirrubina, permitindo assim o aumento da sua excreção.

É importante ter conhecimento dos tipos de aparelhos existentes para a realização da fototerapia:

- Luz fluorescente azul especial.
- Luz branca de halogêneo: lâmpadas quentes, que requerem que seja respeitada a distância recomendada pelo fabricante.
- Colchões ou pás de fibras óticas: como produzem pouco calor, podem ser colocados junto do paciente e, assim, a radiância é superior. No entanto, são pequenos e com uso limitado no RN de termo.
- LED azul.

Geralmente, usa-se o espectro de luz azul (450 nM), que tem maior penetração na pele, tornando mais rápida a redução dos níveis de bilirrubina. Além do tipo de luz, outros fatores também podem influenciar a eficácia desse procedimento:

- Dose de irradiância: deve ultrapassar 5 $\mu W/cm^2/nm$ a 425 a 475 nM.
- Área de exposição cutânea do RN: deve permanecer totalmente despido, sempre com proteção ocular, para proporcionar maior área cutânea exposta.
- Distância entre a fonte iluminadora e o paciente: os aparelhos convencionais devem estar posicionados a 30 cm do paciente.

A Tabela 7 descreve a conduta diante dos resultados da triagem para bilirrubina baseada no nomograma de Bhutani.

TABELA 7 Conduta baseada no nomograma de Bhutani

Zona	> 37 semanas e Coombs direto negativo	35 a 37 6/7 semanas ou Coombs direto positivo	35 a 37 6/7 semanas e Coombs direto positivo
Alta	Fototerapia	Fototerapia	Fototerapia
Intermediária alta	Investigação adicional ou necessita de tratamento*	Fototerapia	Fototerapia
Intermediária baixa	Cuidados rotineiros	Cuidados rotineiros	Investigação adicional ou necessita de tratamento*
Baixa	Cuidados rotineiros	Cuidados rotineiros	Cuidados rotineiros

*Planejamento deve ser realizado para uma reavaliação da bilirrubina em 24 horas da bilirrubina total. Fototerapia também pode ser indicada, dependendo do nível indicado na Figura 3.
Fonte: adaptada de Canadian Paediatric Society, 2007.

As indicações para o tratamento com fototerapia ainda não são um consenso, de modo que o protocolo baseia-se nas diretrizes para tratamento do subcomitê em hiperbilirrubinemia da American Academy of Pediatrics, pois é atualmente o mais apropriado padrão disponível (Figura 4).

Para RN pré-termos, também não existe consenso na literatura, de maneira que são seguidas as indicações baseadas no peso:

- < 1.000 g – iniciar fototerapia, se BT > 5 mg/dL.
- 1.000 a 1.500 g – iniciar fototerapia em níveis de BT entre 7 e 9 mg/dL.
- 1.500 a 2.000 g – iniciar fototerapia em níveis de BT entre 10 e 12 mg/dL.
- 2.000 a 2.500 g – iniciar fototerapia em níveis de BT entre 12 e 14 mg/dL.

Figura 4 Indicações de fototerapia conforme a faixa de risco (usar valor da bilirrubina total). Fatores de risco: doença hemolítica isoimune, deficiência de G6PD, asfixia, letargia, instabilidade térmica, sepse, acidose, albumina < 3 g/dL.
Fonte: adaptada de American Academy Pediatrics Subcommittee on Hyperbilirubinemia, 2004.

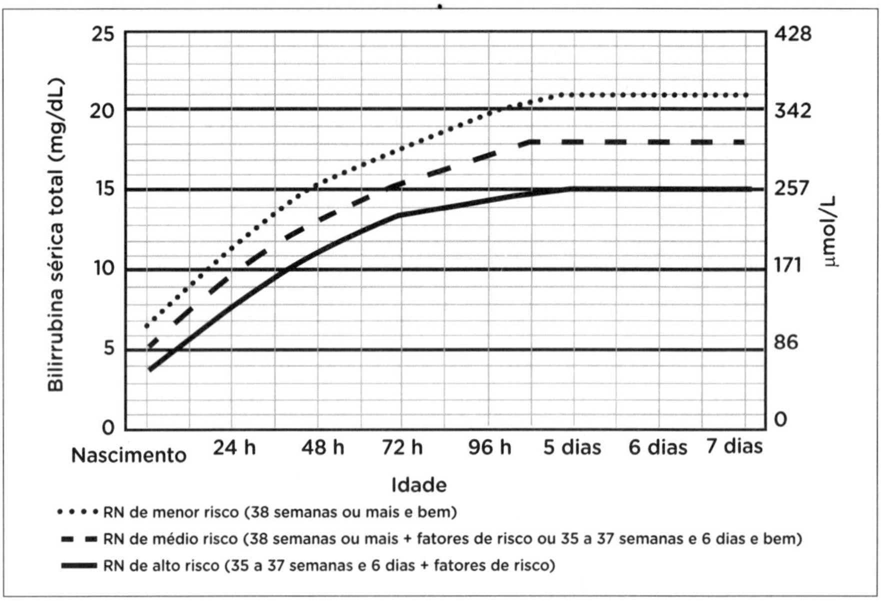

Existem ferramentas úteis disponíveis na internet que ajudam na decisão da indicação de fototerapia intensiva, seguindo a diretriz proposta, como http://bilitool.org.

Exsanguinotransfusão

A exsanguinotransfusão faz a remoção mecânica (parcial) de anticorpos, eritrócitos e bilirrubina do plasma. Trata-se de procedimento com morbidade substancial , devendo ser realizado em unidade intensiva por profissional experiente. O preparo do sangue para a realização da exsanguinotransfusão pode levar algumas horas; nesse período, o neonato deve ser mantido em fototerapia intensiva.

- Indicações para exsanguinotransfusão:
  - — Falha da fototerapia em impedir aumento da bilirrubina até níveis tóxicos.
  - — Icterícia significativa acompanhada de sinais clínicos sugestivos de encefalopatia bilirrubínica.
  - — Para interromper hemólise e remover anticorpos e eritrócitos sensibilizados.

Figura 5 Indicações de exsanguinotransfusão conforme a faixa de risco (usar valor da bilirrubina total). Fatores de risco: doença hemolítica isoimune, deficiência de G6PD, asfixia, letargia, instabilidade térmica, sepse, acidose, albumina < 3 g/dL.
Fonte: adaptada de American Academy Pediatrics Subcommittee on Hyperbilirubinemia, 2004.

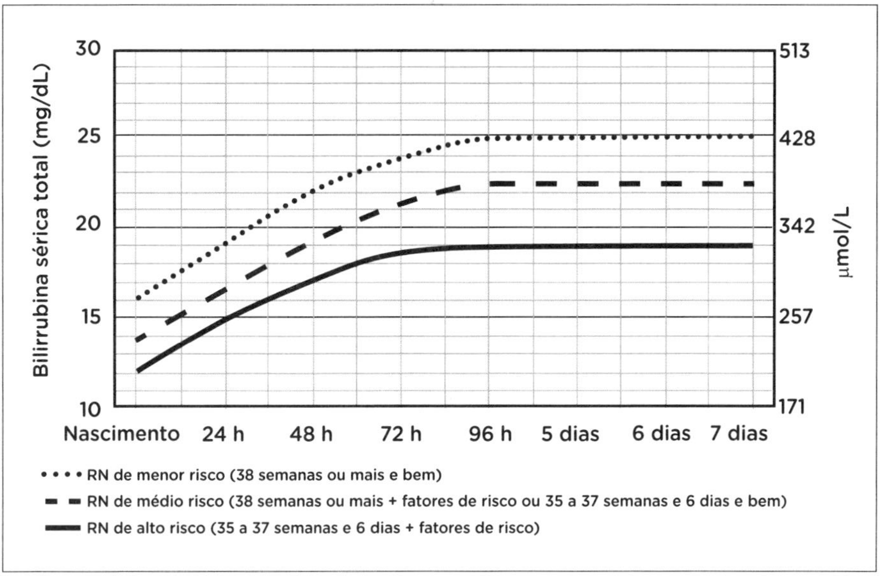

- Doença hemolítica por incompatibilidade Rh:
  - Hidropsia fetal (mesmo sem exames).
  - BT de cordão > 4,5 mg/dL ou Hb do cordão < 11 g/dL.
  - Velocidade de hemólise (aumento da bilirrubina): BI > 0,5 mg/dL/h apesar da fototerapia.
  - BI > 20 mg/dL.
- Complicações da exsanguinotransfusão:
  - Infecção pelos produtos sanguíneos.
  - Trombocitopenia e coagulopatia.
  - Doença enxerto-hospedeiro.
  - Enterocolite necrotizante.
  - Trombose da veia porta.
  - Alterações eletrolíticas.
  - Arritmias cardíacas.

Na Figura 6, observa-se o fluxograma para o atendimento do RN ictérico.

Figura 6 Algoritmo de tratamento da icterícia clínica neonatal.

CIUR: crescimento intrauterino restrito; RN: recém-nascido; SDR: síndrome do desconforto respiratório.

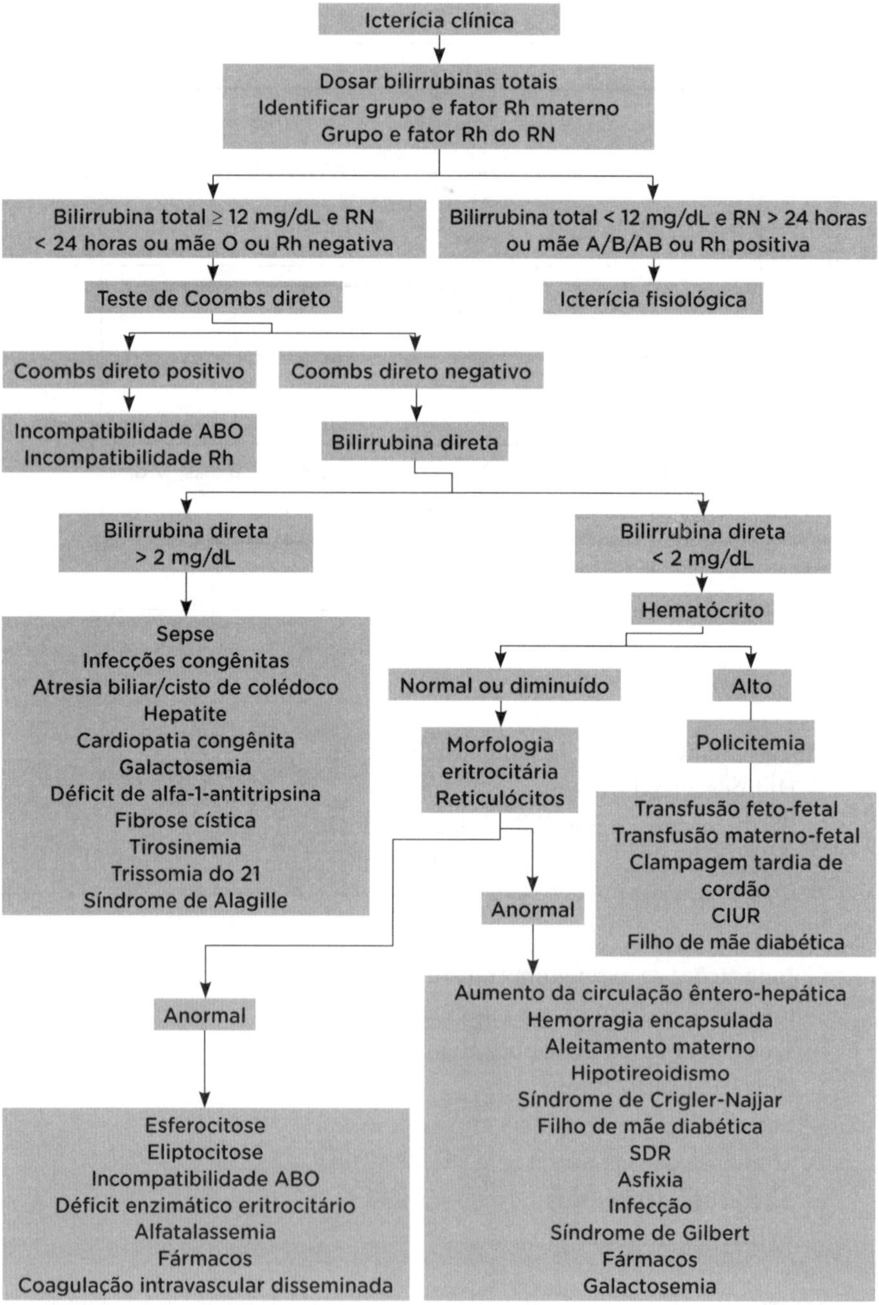

BIBLIOGRAFIA

1. Almeida MFB, Draque CM. Icterícia no recém-nascido com idade gestacional ≥ 35 semanas. Documento científico (elaborado em 11/11/2012). Sociedade Brasileira de Pediatria. Departamento de Neonatologia.
2. American Academy of Pediatrics, Subcommittee on Neonatal Hyperbilirubinemia. Management of hyperbilirubinemia in the newborn infant 35 or more weeks of gestation. Pediatrics 2004; 114:297-316. (Erratum in 2004;114:1138).
3. Atenção à saúde do recém-nascido: guia para os profissionais de saúde. Vol 2. Intervenções comuns, icterícia e infecções. Ministério da Saúde, 2011.
4. Brasil - Ministério da Saúde - DATASUS. Informações de saúde. Estatísticas Vitais. Mortalidade e Nascidos vivos: nascidos vivos desde 1994 (cited 2012 Sep 29). Available from: http://tabnet.datasus.gov.br/cgi/deftohtm.exe?sinasc/cnv/nvuf.def
5. Canadian Paediatric Society. Guidelines for detection, management and prevention of hyperbilirubinemia in term and late preterm newborn infants (35 or more week's gestation). Paediatric Child Health Vol 12 Suppl B May/June 2007.
6. Pereira, JL. Serviço de Neonatologia - CHS-HSL- PUC SP (Dezembro 2008).
7. Quintas ASC. Icterícia Neonatal. Consensos em Neonatologia.
8. Wong, RJ, Bhutani VK. Clinical manifestations of unconjugated hyperbilirubinemia in term and late preterm infants. UpToDate. Sep 26, 2014.

Infecções de vias aéreas superiores

Luis Claudio Paranhos da Cruz

INTRODUÇÃO

As infecções das vias aéreas superiores são causas comuns de atendimentos por infecção respiratória aguda, por isso merecem a atenção do pediatra do serviço de pronto atendimento para o diagnóstico e a condução adequada, evitando o surgimento de complicações. As infecções de vias aéreas superiores mais frequentes são:

- Rinofaringite: inflamação da mucosa da rinofaringe e do tecido linfoide anexo. Etiologia: rinovírus (responsável por cerca de 70% dos casos), coronavírus, vírus sincicial respiratório (VSR), *parainfluenza*, *influenza*, adenovírus e enterovírus (coxsakie e echovírus).
- Faringoamigdalite: processo inflamatório da mucosa faríngea, amígdalas e estruturas adjacentes. Etiologia: viral (mesmo espectro do resfriado comum, citado anteriormente) ou bacteriana, cuja principal agente é o *Streptococcus* beta-hemolítico do grupo A, seguido por *H. influenzae* e *Moraxella catarrhalis.*
- Otite média aguda: inflamação da mucosa que reveste a orelha média, geralmente secundária a uma rinofaringite aguda. Etiologia: bacteriana em cerca de 70% dos casos, principalmente por *S. pneumoniae* e *H. influenzae.*
- Sinusite: inflamação do revestimento mucoso dos seios paranasais. Etiologia: bacteriana (*S. pneumoniae* e *H. influenzae),* com *S. aureus* e anaeróbios em obstrução crônica e fungos em imunodeprimidos.

ABORDAGEM CLÍNICA

Rinofaringite

Doença autolimitada, com duração de 7 a 10 dias e quadro clínico caracterizado por febre de variável intensidade, letargia, inapetência, cefaleia, tosse úmida, rinorreia (translúcida inicialmente, que pode passar a hialina, esbranquiçada e amarelo-esverdeada, durante o curso clínico natural) e obstrução nasal.

É muito comum a ocorrência de vômitos, sobretudo nos pequenos lactentes, pois o gotejamento pós-nasal desencadeia a tosse, e esta, o reflexo de vômito. Além disso, a obstrução nasal interfere no sono, causando choro e irritabilidade entre os lactentes.

Faringoamigdalite

As manifestações clínicas podem variar um pouco, dependendo da etiologia viral ou bacteriana. Na fase prodrômica, ambos os agentes etiológicos podem apresentar-se com sinais inespecíficos, contudo as características relacionadas na Tabela 1 podem chamar a atenção.

TABELA 1 Algumas particularidades que podem sugerir etiologia viral ou bacteriana

Amigdalite viral	Amigdalite bacteriana
▪ Início insidioso	▪ Início abrupto
▪ Bom estado geral	▪ Mal-estar
▪ Febre variável	▪ Febre alta e recorrente
▪ Rouquidão e odinofagia	▪ Odinofagia intensa + halitose
▪ Tosse e obstrução nasal	▪ Cefaleia
▪ Mialgia	▪ Prostração
▪ Adenomegalia	▪ Adenomegalia dolorosa

Otite média aguda

Geralmente, é precedida por um quadro de rinofaringite aguda, seguida de febre recorrente, prostração e otalgia (a otalgia pode surgir de forma abrupta). Nos lactentes, causa irritabilidade e dificuldade para dormir.

Sinusite

Quadro clínico característico, sucedendo um episódio de rinofaringite aguda com duração maior que 10 dias ou que piora após 2 a 3 dias de doença, com: queda do estado geral e acentuação da secreção de vias aéreas (rinorreia espessa). A tosse úmida é a manifestação mais frequente e geralmente piora durante a noite e quando a criança desperta. Halitose também é comum, enquanto a cefaleia ocorre mais em crianças acima de 6 anos, notadamente a partir de 8 anos de idade.

ABORDAGEM DIAGNÓSTICA

O diagnóstico das infecções de vias aéreas superiores é basicamente clínico, e a anamnese e o exame físico estabelecem o diagnóstico na grande maioria das vezes, raramente necessitando de exames laboratoriais ou de imagem.

O exame direto da orofaringe proporciona a identificação direta de sinais inflamatórios em amígdalas, assim como na otoscopia há visualização de sinais inflamatórios na membrana timpânica (opacificação, hiperemia ou abaulamento). A visualização de drenagem de secreção espessa em retrofaringe sugere de forma clara o diagnóstico de sinusite.

A radiografia de seios da face deve ser evitada, diante do que foi exposto em relação às características clínicas da sinusite e considerando também que as cavidades sinusais não são visualizadas adequadamente, não traduzindo imagens na radiografia, especialmente nas crianças abaixo de 6 anos.

A pesquisa de estreptococos beta-hemolíticos do grupo A pelo teste rápido pode ajudar no diagnóstico diferencial e definir o tratamento antibiótico.

Diagnóstico diferencial

- Mononucleose infecciosa: ocorre habitualmente em crianças acima de 5 anos de idade e manifesta-se por linfadenomegalia generalizada, esplenomegalia, exantema e linfocitose atípica no leucograma.
- Difteria: é mais frequente em crianças menores de 10 anos. Tem início insidioso e caráter progressivo, com febre baixa, linfadenomegalia cervical e a presença de uma membrana em orofaringe inicialmente fina, branca e, posteriormente, de coloração escura e aderente. Deve-se sempre perguntar sobre o calendário vacinal.
- Rinite alérgica: o surgimento de quadros de infecção de vias aéreas superiores de repetição, com sintomas quase que perenes nos períodos de inverno e primavera, faz suspeitar da existência de rinite alérgica, quando predominam espirros, prurido nasal ou bloqueio nasal persistente. Os vírus são importantes desencadeadores do processo alérgico de base quando a criança tem história de atopia. Entretanto, o uso generalizado de anti-histamínicos

deve ser evitado, principalmente pelo espessamento das secreções de vias aéreas, que pode ocorrer como efeito colateral.

- Angioedema: as manifestações laríngeas da reação anafilática podem ser graves e potencialmente fatais, devendo ser identificadas e tratadas de forma agressiva. Em geral, estão associadas a outros sintomas, como edema de face e urticária.

ABORDAGEM TERAPÊUTICA

Medidas gerais

Algumas medidas simples são aplicadas para todas as infecções de vias aéreas superiores, considerando-se que em muitos dos processos de etiologia bacteriana instalam-se de forma secundária a uma rinofaringite aguda viral:

- Manutenção de boa oferta de líquidos.
- Nutrição adequada, geralmente pela oferta fracionada (já que as crianças podem apresentar falta de apetite).
- Analgesia: tanto as infecções virais quanto as bacterianas podem causar quadros de mialgia, cefaleia e febre, além de dores de garganta e de ouvido. A otalgia muitas vezes leva a família a procurar atendimento médico durante a madrugada, pois a criança tem seu sono interrompido. São usados comumente: dipirona, paracetamol e ibuprofeno, que devem ser prescritos com cautela, nas doses habituais.
- Fluidificação de secreções: o uso de solução de cloreto de sódio a 0,9% tem eficácia comprovada na remoção e na dissolução do muco nasal, assim como na redução do edema tecidual, tendo papel indispensável no tratamento da sinusite aguda. Não há confirmação de que o uso de *sprays* seja superior à irrigação e à limpeza nasal com solução salina.
- Corticosteroides tópico: podem ser usados como adjuvantes no tratamento das sinusites, contribuindo para o controle do processo inflamatório tópico nas crianças acima de 6 anos de idade em alguns casos.
- Não estão indicados: descongestionantes, mucolíticos e anti-histamínicos.

Antibióticos

- Otite média aguda: duração do tratamento pode ser de 7 a 10 dias com um destes antibióticos.
  - Amoxicilina – dose de 80 a 90 mg/kg/dia ou

  - Amoxicilina + clavulanato – 50 a 90 mg/kg/dia.
  - Cefuroxima – 30 mg/kg/dia.
  - Ceftriaxone: 50 a 100 mg/kg/dia – intramuscular (IM) ou intravenosa (IV), por 1 a 3 dias (não excedendo 1 g/dia) seguido de medicações orais.
- Faringoamigdalites com um dos seguintes antibióticos:
  - Penicilina benzatina (50.000 UI/kg – dose máxima de 1.200.000 UI) – nos casos em que se confirme a presença de estreptococos beta-hemolíticos do grupo A. Em dose única intramuscular.
  - Amoxicilina – dose de 80 a 90 mg/kg/dia ou
  - Amoxicilina + clavulanato – 50 a 90 mg/kg/dia ou
  - Cefuroxima – 30 mg/kg/dia ou
  - Cefaclor – 50 mg/kg/dia.

  } 10 dias
- Sinusites: atualmente, recomenda-se o uso de antibiótico para as crianças que apresentem início grave ou aquelas que vinham apresentando um curso habitual de uma rinofaringite aguda e pioraram acentuadamente. A duração do tratamento pode ser de 10 a 14 dias, de acordo com a intensidade dos sintomas e do acompanhamento clínico com um dos seguintes antibióticos:
  - Amoxicilina – dose de 80 a 90 mg/kg/dia ou
  - Amoxicilina + clavulanato – 50 a 90 mg/kg/dia.
  - Cefuroxima – 30 mg/kg/dia.

CONDUTAS DE INTERNAÇÃO

Deve-se ter cuidado redobrado com os pequenos lactentes e todas as crianças com sinais de infecção bacteriana secundária, pois muitos deles necessitarão de internamento e antibioticoterapia venosa. Atenção também com pacientes abaixo de 2 anos de idade, com infecção bacteriana comprovada, com aspecto toxêmico, prostração, vômitos e, somado a isso, a não aceitação de antibióticos por via oral.

Nos maiores de 2 anos, com sintomatologia mais grave ou complicações, é recomendado o uso inicial de antibióticos por via IV e, posteriormente, oral:

- Mastoidite.
- Abscesso periamigdaliano.
- Sinusite complicada.
- Pneumonia.

Na Figura 1, encontra-se a sequência de atendimento dos pacientes com infecção de vias aéreas superiores.

Figura 1 Protocolo de atendimento de paciente com infecção de vias aéreas superiores.

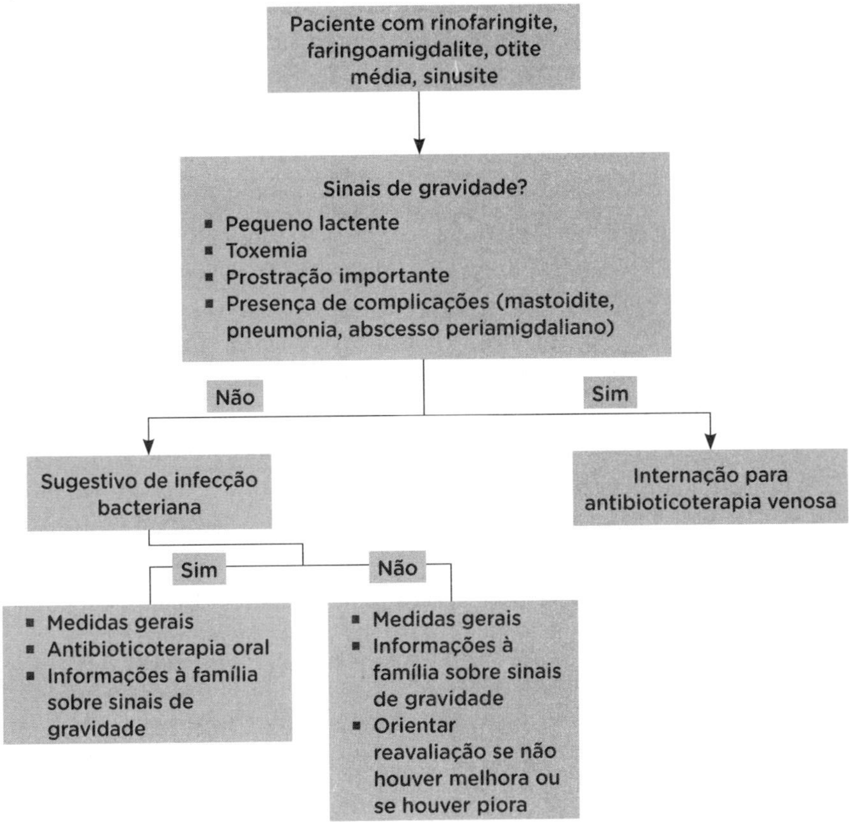

BIBLIOGRAFIA

1. Almeida ER, et al. Farinfotonsilites - aspectos clínicos e cirúrgicos. Arquivo Internacional de Otorrinolaringologia. 2003;7(1).
2. American Academy of Pediatrics Subcommittee on Management of Acute Otitis Media. Diagnosis and management of acute otitis media. Pediatrics. 2004;113:1451-65.
3. Carvalho NC, Miranda VM.M, Fontoura MS, Fonseca SF, Angelina XA. Manual de condutas médicas do Departamento de Pediatria, Faculdade de Medicina da Bahia, Universidade Federal da Bahia; 2005.
4. Carvalho WB, Troster EJ, Bousso A. Algoritmos em terapia intensiva pediátrica, neonatologia e emergências pediátricas. São Paulo: Atheneu; 2010. p.337-9.

5. Galli J, Calo L, Ardito F, Imperiali M, Bassotti E, Fadda G, et al. Biofilm formation by Haemophilus influenzae isolated from adenotonsil tissue samples, and its role in recurrent adenotonsillitis. Acta Otorhinolaryngol Ital. 2007;27:134-8.
6. Harmes KM, Blaccwo Rod RA, Burrows HL, Cooke JM, Harrison RV, Passamani PP. Otite media: diagnosis and treatment. Am Fam Physician. 2013;88(7):435-40.
7. Neiva FC, Santos O, Weckx LLM, Pignatari SSN. Estudo microbiológico do core e superfície das amígdalas palatinas em crianças portadoras de faringoamigdalites de repetição e hipertrofia adenoamigdaliana. Rev Bras Otorrinolaringol. 2003;69(2):181-4.
8. Paulo MC, Pitrez LBJ. Infecções agudas das vias aéreas superiores – diagnóstico e tratamento ambulatorial. Jornal de Pediatria. 2003;79(Supl.1):S77-S86.
9. Pignatari SSN, Pignatari AC. Infecções das vias respiratórias superiores. In: Salomão R, Pignatari ACC (orgs.). Guias de medicina ambulatorial e hospitalar. Barueri: Manole; 2004. p.23-33.
10. Sakano E, Weckx LLM, Bernardo WM, Saffer M. Tratamento da otite média aguda na infância. Rev Assoc Med Bras. 2006;52:72-3.
11. Sakano E, Weckx LLM. Consenso sobre otites médias. Rev Bras Otorrinolaringologia. 2001;68(Suplemento):1-16.
12. Santos AGP, Berezin EN. Comparação entre métodos clínicos e laboratoriais no diagnóstico das faringotonsilites estreptocócicas. Jornal de Pediatria. 2005;81(1).
13. Sih TM, Bricks LF. Optimizing the management of the main acute infections in pediatric ORL: tonsillitis, sinusitis, otitis media. Braz J Otorhinolaryngol. 2008;74:755-62.
14. Tanz RR, Gerber MA, Kabat W, Rippe J, Seshadri R, Shulman ST. Performance of a rapid antigen-detection test and throat culture in community pediatric offices: implications for management of pharyngitis. Pediatrics. 2009;123:437-44.
15. Vodicka TA, Thompsom M, Lucas P, Hegeghan C, Blair PS, Buckley DI, et al., TARGET Program Team. Reducing antibiotic prescribing for children with respiratory tract infeccions in primary care: a sistematic review. BR J Gen Pract. 2013;63(612).
16. Wald ER, Applegate KE, Bordley C, Darrow DH, Glode MP, Marcy SM, et al. Clinical pratice guideline for the diagnosis and management of the acute bacterial sinusitis in children aged 1 to 18 years. Pediatrics. 2013;132(1):e262-80.

Infecção do trato urinário

Sílvia Maria do Nascimento Feitosa
Maria Medeiros Bahia

INTRODUÇÃO

A infecção do trato urinário (ITU) é uma das infecções mais frequentes na clínica pediátrica, representando cerca de 5% dos quadros febris ambulatoriais, sendo considerada a principal infecção bacteriana entre os lactentes. Eventualmente, evolui de forma grave e necessita de hospitalização.

Há nítida predominância dessa condição no sexo feminino, mas apenas em recém-nascidos (RN) e pequenos lactentes ocorre preferencialmente em meninos. É mais frequente nos primeiros anos de vida, com pico de incidência em torno de 3 a 4 anos, sendo particularmente mais grave nos primeiros 6 meses de vida, podendo ser associada à sepse.

A infecção urinária ocorre quando há invasão e multiplicação bacteriana em qualquer segmento do aparelho urinário, sendo identificada por urocultura colhida por método confiável. As bactérias acessam o trato urinário por ascendência através da uretra ou, mais raramente, por via hematogênica. Nas meninas, a principal bactéria envolvida é a *E. coli*, presente no intestino grosso, que coloniza o períneo e acessa a bexiga através da uretra e, por ser mais curta, facilita o acesso. No sexo masculino, além da *E. coli*, o *Proteus* sp. é uma importante causa de ITU, pois coloniza o prepúcio, principalmente se houver fimose e acúmulo de esmegma.

Os objetivos do tratamento da ITU são aliviar os sintomas agudos, controlar a infecção, evitando a sepse urinária, além de prevenir recorrências e complicações, como hipertensão, cicatrizes renais e alteração da função renal.

ABORDAGEM CLÍNICA

A infecção urinária na infância pode apresentar sinais e sintomas inespecíficos, particularmente em lactentes e crianças jovens, podendo ter a febre como manifestação única. Em RN e lactentes, a febre pode ser o único dado clínico, embora outras manifestações inespecíficas, como dificuldade no ganho ponderal, irritabilidade, icterícia, vômitos, diarreia, palidez e convulsão, possa ocorrer. Nessa faixa etária, ocorrem maiores morbidade e mortalidade. Prematuros apresentam manifestações semelhantes, com a adição de apneia e hipóxia ao quadro clínico. Em crianças maiores, com controle de esfíncter, além dos sintomas anteriores, podem estar presentes: disúria, polaciúria, urgência miccional, enurese ou dor lombar.

É consenso que todo lactente com febre de origem indeterminada por mais de 48 horas deve ser investigado por intermédio de urocultura, para afastar possível ITU.

Crianças com sintomas de infecção urinária, como febre, disúria, urgência miccional, polaciúria, incontinência, dor abdominal, dor lombar e vômitos, devem ser investigadas imediatamente.

Classificação

- Cistite ou ITU baixo – proliferação bacteriana limitada à bexiga. Geralmente, o paciente apresenta febre baixa (em torno de 38°C) ou permanece afebril e apresenta sintomas urinários baixos, como disúria, urgência miccional, tenesmo, polaciúria, dor em hipogástrio, incontinência, urina de odor fétido e de aspecto turvo.
- Pielonefrite aguda ou ITU alto – infecção aguda do parênquima renal. O paciente geralmente apresenta febre alta (acima de 38,5°C), comprometimento do estado geral, dor lombar e vômitos. A febre, no entanto, poderá ser o único sintoma evidente. No RN cuja habilidade de prevenir disseminação bacteriana ainda não está desenvolvida, pode se associar à sepse ou à meningite em até dois terços dos casos.

Conceitos importantes

- Bacteriúria assintomática: bacteriúria significativa em repetidas amostras (duas ou mais) de urina em indivíduos aparentemente sadios e assintomáticos. Não causa lesão renal e, na maioria das vezes, desaparece espontaneamente. Não deve ser tratada, exceto quando associada à manipulação cirúrgica de trato geniturinário, durante a gestação ou se evoluir com sintomas. Tem prevalência de 1 a 2% em meninas.

- Infecção urinária recorrente: episódio de ITU após a primoinfecção decorrente de recidiva (recrudescência de ITU não curada) ou reinfecção. A maior parte das recorrências se deve a reinfecções, que se caracterizam como a presença de nova espécie bacteriana ou de outro sorotipo da mesma bactéria na urina. Duas ou mais culturas negativas entre duas infecções causadas por patógenos idênticos também podem indicar reinfecção.
- Infecção urinária de repetição: dois ou mais episódios infecciosos em 6 meses ou pelo menos três episódios em 1 ano.

Etiologia

- *E. coli* (responsável por 80 a 90% dos casos de ITU sintomática).
- *Klebsiella* spp. (mais frequente em RN).
- *Proteus* spp. (mais frequente no sexo masculino por colonização do prepúcio).
- *Serratia* spp.
- *Enterobacter* spp.
- *Pseudomonas* spp.
- *Staphylococcus aureus.*
- *Streptococcus faecalis.*
- *Staphylococcus saprofiticos.*
- Anaeróbios.
- Fungos.
- Adenovírus (causa de cistite hemorrágica, principalmente em escolares).

Vias de infecção

- Hematogênica – 3% dos casos. Mais frequente no período neonatal e relacionado ao uso de cateter umbilical.
- Ascendente – 97% dos casos. Ocorre por ascensão de agentes microbianos da flora intestinal através da uretra.

Fatores predisponentes

- Alterações inflamatórias ou irritativas da mucosa vaginal.
- Instrumentação do trato urinário.

- Obstipação intestinal.
- Disfunção miccional.
- Bexiga ampliada.
- Fimose prepucial.
- Anomalias do trato urinário que cursam com obstrução ou refluxo vesicuretral (RVU).
- Evidência de lesão medular – por exemplo, mielomeningocele.
- Oxiuríase.

ABORDAGEM DIAGNÓSTICA

O diagnóstico de ITU pode ser sugerido pelo quadro clínico e confirmado pelos exames laboratoriais.

Quadro clínico

Recém-nascidos

Quadro inespecífico, com déficit de ganho ponderal, irritabilidade, letargia e anorexia. Podem ocorrer diarreia, distensão abdominal, vômitos e icterícia. A febre é observada em 30 a 40% dos casos, e, dependendo da gravidade, pode haver hipotermia.

O RN pode apresentar sinais de sepse, como instabilidade térmica, falência circulatória periférica, letargia, irritabilidade, apneia, convulsão e/ou acidose metabólica.

Lactentes

Déficit de ganho ponderal, vômitos, diarreia e distensão abdominal são sintomas comuns. A febre é mais frequente, e a incidência de bacteriemia é menor quando comparada ao período neonatal.

Deve-se suspeitar sempre de ITU em crianças de 2 meses a 2 anos de idade que se apresentem com febre de origem desconhecida, sem outro foco evidente de infecção. Além disso, toda infecção urinária em crianças menores de 2 anos deve ser tratada como pielonefrite, já que o diagnóstico diferencial com a cistite é difícil de ser estabelecido nessa faixa etária.

Crianças na idade pré-escolar, escolares e adolescentes

Os sintomas são mais específicos e relacionados ao trato urinário, como disúria, polaciúria, urgência miccional, desconforto suprapúbico e enurese, que indicam envolvimento do trato urinário baixo.

Febre alta, dor lombar e prostração são sugestivas de pielonefrite aguda. A ausência de sinais sistêmicos não exclui o diagnóstico de pielonefrite aguda, especialmente em pacientes com anomalias do trato urinário, em que as recidivas de infecção costumam ser pouco sintomáticas.

Exame físico

- Avaliar:
  - Temperatura.
  - Pressão arterial.
  - Presença de sensibilidade e/ou dor na região lombar (sinal de Giordano positivo).
  - Sinais sugestivos de mielocele, meningomielocele e espinha bífida, que podem ter associação com bexiga neurogênica.
  - Secreção purulenta em uretra ou balanopostite.
  - Vulvovaginites em meninas.

Exames laboratoriais

- Hemograma.
- VHS.
- PCR.
- Ureia e creatinina.
- Urina tipo 1 e urocultura.

Urina tipo 1 (sumário de urina)

A análise da urina não substitui a urocultura, mas pode sugerir infecção urinária, permitindo iniciar o tratamento precocemente enquanto se espera o resultado da urocultura.

- Nitritos: teste baseado na capacidade dos uropatógenos reduzirem nitrato a nitrito por meio da urease – sensibilidade de 88% e especificidade de 96%.
- Leucocitúria: definida como contagem > 10.000 ou > 5 leucócitos/campo.
- Cilindros leucocitários: sugerem localização alta da infecção urinária.
- Estudo bacterioscópico da urina (Gram): pode determinar um diagnóstico presuntivo do agente infeccioso, tendo como vantagem o baixo custo e a rapidez do resultado.

Urocultura

A coleta de urina por saco coletor é útil apenas para excluir infecção. Com esse método, o crescimento de bactérias contaminantes é muito alto, sendo responsável por número importante de uroculturas com resultado falso-positivo (> 85%), o que é inadmissível.

Em crianças entre 2 meses e 2 anos de idade, a coleta de urina deve ser feita por métodos invasivos, como sondagem vesical ou punção suprapúbica.

Métodos de coleta da urina

- Nas crianças que tenham controle esfincteriano: após rigorosa assepsia, colher o jato médio diretamente em frasco estéril (desprezar o primeiro jato de urina).
- Nas crianças que não tenham controle esfincteriano: deve-se fazer a punção suprapúbica ou sondagem vesical, o que requer um profissional que tenha experiência na execução do procedimento:
  — Meninos: colher por meio da retração do prepúcio e da coleta de jato médio. Eventualmente, punção suprapúbica ou sondagem vesical.
  — Meninas: se menores de 4 meses, deve-se realizar punção suprapúbica, se amostra por sondagem vesical não for conseguida. Naquelas entre 4 meses e 2 anos de idade, é preciso optar pela sondagem vesical.

Significado da bacteriúria

- Coleta por jato médio: considera-se positiva a urocultura com crescimento de mais de 100.000 UFC (unidades formadoras de colônias)/mL ou 50.000 UFC/mL, se a análise da urina demonstrar sinais de piúria.
- Coleta por cateter: considera-se positiva a partir de 50.000 UFC/mL.
- Punção suprapúbica: qualquer número de colônias de bactérias Gram-negativas por mililitro de urina é indicativo de ITU.

Diagnóstico por imagem

A investigação por imagem do trato urinário tem os seguintes objetivos: identificar pacientes com lesões estruturais renais ou RVU ainda desconhecidos e avaliar a presença de dano renal congênito ou adquirido.

1. Ultrassonografia (USG) renal e de vias urinárias: dado o benefício de se detectar malformações corrigíveis e o baixo risco de danos, atualmente sugere-se realizar a USG em todos os pacientes que apresentem um episódio de infecção urinária confirmada por urocultura, independentemente de idade

ou sexo. Lembrar que se trata de um exame operador-dependente e que não detecta todas as alterações possíveis.

2. Uretrocistografia miccional: é o exame de escolha para determinar a presença de RVU e classificá-lo em diferentes graus (de I a V). Deve ser realizado em crianças de qualquer idade com dois ou mais episódios de ITU febris ou crianças de qualquer idade com primeira ITU febril, associada a anormalidades na USG de rins e vias urinárias. Deve-se utilizar a quimioprofilaxia em dose plena por 3 dias – 1 dia antes, no dia e 1 dia após a realização do exame para evitar infecção urinária.
3. Cintilografia renal com ácido dimercaptossuccínico marcado com tecnécio (99mTc DMSA) – avalia e detecta a presença de cicatrizes renais. O exame deverá ser realizado ambulatorialmente, após 4 a 6 meses do episódio de infecção urinária febril para afastar a presença de cicatrizes renais. É recomendado para todo paciente que apresentou ITU febril ou pielonefrite, mesmo com a USG normal, e naqueles com RVU.
4. Tomografia computadorizada dos rins: utilizada para afastar cálculos renais e complicações, como cistos ou abscessos renais.
5. Urografia excretora: é pouco indicada atualmente, substituída muitas vezes pela cintilografia renal.

ABORDAGEM TERAPÊUTICA

O tratamento deverá ser iniciado precocemente em pacientes com quadro sugestivo de infecção urinária e análise urinária compatível, mas deve-se coletar a urocultura antes da introdução do antimicrobiano. Lactentes abaixo de 3 meses e pacientes sépticos deverão ser internados para uso de antibioticoterapia venosa.

- RN e lactentes menores de 3 meses:
  - Indicar hospitalização.
  - Em neonatos, iniciar ampicilina e gentamicina ou a associação de ampicilina e cefalosporina de terceira geração. Nessa faixa etária, é necessário repetir uma urocultura em 48 a 72 horas após o início do tratamento para confirmar a negativação.
  - A cefalosporina de terceira geração é obrigatória nos pacientes sépticos ou caso haja meningite associada.
  - Ainda não há estudos disponíveis com as recomendações para duração ideal no tratamento de ITU neonatal, sendo orientado manter a terapia de 10 a 14 dias para ITU não complicada.

- Para lactentes entre 3 meses e 2 anos de idade, a respeito da decisão de internação, é necessário considerar:
  — Presença de sepse.
  — Pacientes imunodeficientes.
  — Vômitos ou incapacidade de tolerar a terapia oral.
  — Falha terapêutica no tratamento ambulatorial com os antibióticos orais.

Como a *E. coli* é a responsável por 80% das ITU, a terapia empírica deve proporcionar uma cobertura adequada para essa bactéria.

Tratamento empírico da infecção urinária (enquanto se aguarda o resultado da urocultura)

Tratamento via oral

- Agente de primeira linha: cefalosporinas. As associações amoxicilina + clavulanato e sulfametoxazol + trimetropim estão relacionadas a crescentes taxas de resistência, mas não estão completamente descartadas. Agentes orais excretados na urina, mas que não atingem concentrações séricas terapêuticas, como ácido nalidíxico e nitrofurantoína, não devem ser usados para tratamento de ITU febril.
  — Cefadroxil - 30 a 40 mg/kg/dia, a cada 12 horas.
  — Cefalexina - 100 mg/kg/dia, a cada 6 horas.
  — Cefuroxima axetil - 30 a 40 mg/kg/dia, a cada 12 horas;
  — Amoxacilina com ácido clavulânico - 50 mg/kg/dia, a cada 8 horas.

Tratamento hospitalar

- Ceftriaxone - 100 mg/kg/dia, a cada 12 horas.
- Cefotaxima - 100 mg/kg/dia, a cada 12 horas.
- Cefuroxima - 100 a 150 mg/kg/dia, a cada 8 horas.

Considerações importantes

- Os antibióticos orais podem ser usados para completar a terapia empírica em domicílio, quando o paciente está afebril há 24 horas e tolera a terapia oral.
- Não há necessidade de realização de nova urocultura, exceto para neonatos, desde que a criança tenha apresentado resposta clínica aceitável e que o uropatógeno isolado seja sensível ao antibiótico de escolha.

- Após o resultado da urocultura, deve-se ajustar a antibioticoterapia de acordo com o antibiograma.
- Deve-se encaminhar o paciente para acompanhamento ambulatorial com especialista para complementação do seguimento clínico, avaliação anatômica do trato urinário e realização de uroculturas de controle.

Quimioprofilaxia

A quimioprofilaxia caracteriza-se pelo uso de antimicrobianos em doses menores, com o objetivo de impedir a multiplicação bacteriana no trato urinário e, consequentemente, evitar a instalação de pielonefrite, com posterior evolução para lesão do parênquima renal, insuficiência renal crônica e hipertensão arterial.

Há controvérsias sobre as indicações e o tempo de uso de quimioprofilaxia, sendo as principais indicações:

- Crianças com ITU de repetição associada a condições que predisponham à estase urinária, como a disfunção miccional.
- Crianças portadoras de RVU de alto grau e/ou cicatrizes renais, até melhora do refluxo ou até completar 5 anos de idade.
- Crianças com processos obstrutivos (estenoses da junção ureteropélvica e ureterovesical) devem permanecer com quimioprofilaxia até o tratamento cirúrgico.
- RN com diagnóstico intrauterino de hidronefrose, até conclusão da investigação.

Drogas habitualmente utilizadas para a quimioprofilaxia:

- Sulfametoxazol-trimetoprim, 20 mg/kg/dia, em dose única, à noite.
- Nitrofurantoína, 2 mg/kg/dia, em dose única, à noite.
- Cefalexina, 20 mg/kg/dia, em dose única, à noite, sobretudo em crianças menores de 3 meses, pois as drogas anteriores são contraindicadas nessa faixa etária.

Todos os esforços devem ser desenvolvidos para o reconhecimento precoce da ITU na criança, assim como para o diagnóstico das possíveis alterações anatômicas, pois, mais que qualquer outra medida, essa conduta auxiliará a reduzir a frequência de lesões renais graves e irreversíveis.

O fluxograma de atendimento ao paciente pediátrico encontra-se na Figura 1.

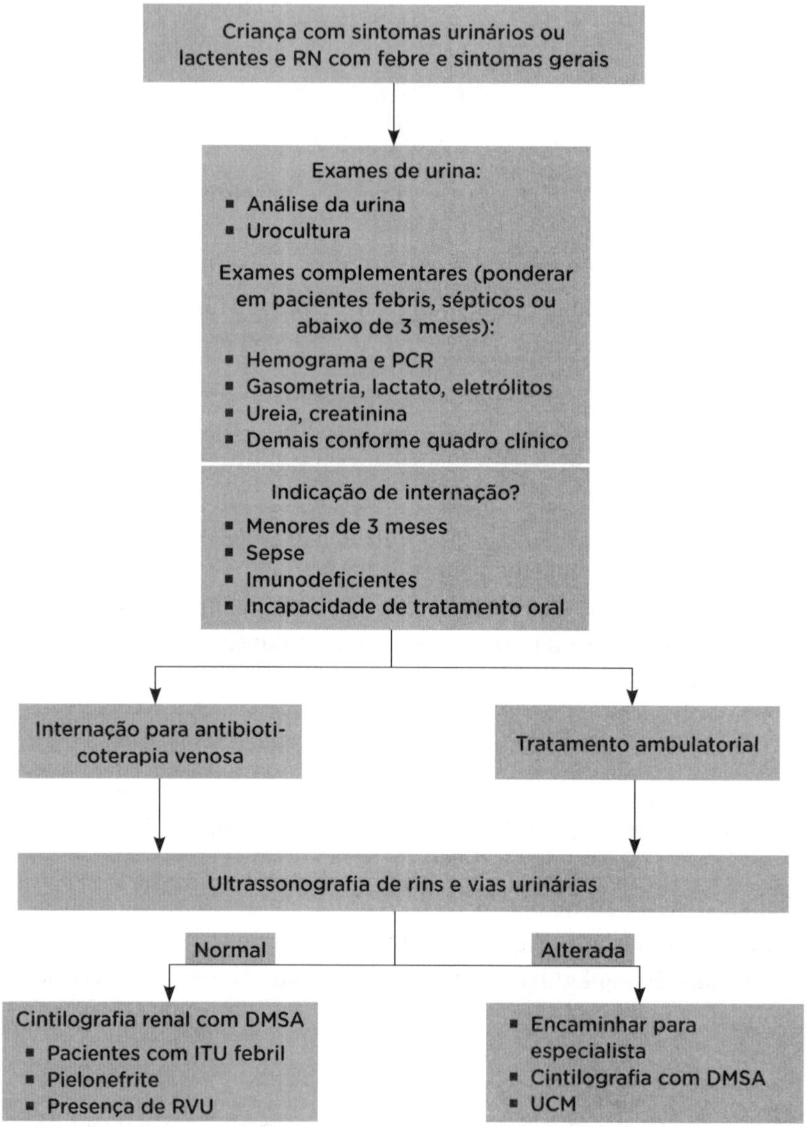

Figura 1 Fluxograma para assistência do paciente pediátrico com infecção do trato urinário (ITU).

RN: recém-nascido; RVU: refluxo vesicuretral; UCM: uretrocistografia miccional.

BIBLIOGRAFIA

1. American Academy Of Pediatrics. Urinary tract infection: clinical practice guideline for the diagnosis and management of the initial UTI febrile infants and children 2 to 24 months. Pediatrics. 2011;128(3):595-610.
2. Benador D, Neuhaus TJ, Papazyan JP, Willi UV, Engel-Bicik I, Nadal D, et al. Randomised controlled trial of three day versus 10 day intravenous antibiotics in acute pyelonephritis: effect on renal scarring. Arch Dis Child. 2001;84:241-6.
3. Camargo ILBC, Maschieto A, Salvino C, Darini ALC. Diagnóstico bacteriológico das infecções do trato urinário: uma revisão técnica. Medicina, Ribeirão Preto. 2001; 34:70-8.
4. Gordon I, Barkovics M, Pindoria S, Cole TJ, Woolf AS. Primary vesicoureteric reflux as a predictor of renal damage in children hospitalized with urinary tract infection: a systematic review and meta-analysis. Journal Am Soc Nephro.l 2003;14:739-44.
5. Guidoni EBM, Maroni MMS, Mímica IM, Toporovski J. Cintilografia renal com ácido dimercaptossuccínico marcado com tecnécio no diagnóstico da pielonefrite na infância: estudo de 17 casos. Jornal de Pediatria. 2001;77-02:119-23.
6. Guidoni EBM, Toporovski J. Infecção urinária na adolescência. Jornal de Pediatria. 2001;77-Suppl.2:S165-S169.
7. Hanson S, Jodal U. Urinary tact infection. In: Avner ED, Harmon WE, Niaudet P. Pediatric nephrology. 5. ed. Philadelphia: Lippincott Williams & Wilkins, 2004.
8. Heilberg IP, Schor N. Abordagem diagnóstica e terapêutica na infecção do trato urinário. Rev Assoc Med Bras. 2003;49(1):109-16.
9. Hoberman A, Chao HP, Keller DM, Hickey R, Davis HW, Ellis D. Prevalence of urinary tract infection in febrile infants. J Pediatrics. 1993;123:17-23.
10. Kass EJ, Kernen KM, Carey JM. Paediatric urinary tract infection and the necessity of complete urological imaging. BJU International. 2000;86:94-6.
11. Koch VH, Zucolotto SMC. Infecção do trato urinário. Em busca das evidências. Jornal de Pediatria. 2003; 79(supl. 1):S79-S106.
12. Koff SA, Wagner TT, Jayanthi VR. The relationship among dysfunctional elimination syndromes, primary vesicoureteral reflux and urinary tract infections in children. The Journal of Urology. 1998;160:1019-102.
13. Macedo CS, Riyuzo MC, Fekete SMW, Trindade AAT, Bastos HD. Infecção do trato urinário na criança: estudo retrospectivo. Ver Paul Pediatria. 2002;20: 169-78.
14. Michaek M, Hodson EM, Craig JC, Martin S, Moyer VA. Short compared with standard duration of antibiotic treatment for urinary tract infection: a systematic review of randomized controlled trials. Arch Dis Child. 2002;87:118-23.
15. Sociedade Argentina de Pediatria. Nuevas recomendaciones frente a las actuales contraversias em infección urinaria. Comité de Nefrologia; 2011-2013.

Insuficiência cardíaca congestiva e choque cardiogênico

Zilma Verçosa de Sá Ribeiro

INTRODUÇÃO

A insuficiência cardíaca congestiva (ICC) é uma síndrome clínica e fisiopatológica complexa e progressiva, causada por múltiplas etiologias (alterações cardiovasculares e não cardiovasculares), que resultam em sinais e sintomas, incluindo: edema, desconforto respiratório, falência de crescimento e intolerância ao exercício, acompanhada por desarranjo circulatório, neuro-hormonal e molecular. Os pacientes com insuficiência cardíaca (IC) devem sempre ser vistos pelo pediatra e pelo cardiologista pediatra em conjunto.

O quadro clínico é variável, desde assintomático até o choque cardiogênico. A função cardíaca pode ser normal ou anormal. E, em relação aos mecanismos hemodinâmicos, pode-se classificar, didaticamente, a disfunção ventricular em sistólica (déficit de contratilidade) e diastólica (déficit de complacência ventricular).

O mecanismo fisiopatológico inicial de compensação da IC, que tenta aumentar a frequência cardíaca, a contratilidade e a pré-carga, acaba sendo deletério para o organismo, pois aumenta a resistência vascular sistêmica, o consumo miocárdico de oxigênio e o estresse de parede e diminui a densidade capilar. Assim, observa-se um efeito cardiotóxico direto, que causa perda celular por necrose ou apoptose e disfunção progressiva dos miócitos. O sistema nervoso simpático e o sistema renina-angiotensina são perpetuadores da ICC, determinando um processo conhecido como remodelamento ventricular.

ETIOLOGIAS

Principais causas de insuficiência cardíaca congestiva em crianças

Doenças cardíacas congênitas

- Sobrecarga de volume:
  - *Shunt* esquerda-direita, por exemplo, comunicação interventricular, persistência do canal arterial, janela aorta-pulmonar, defeito do septo atrioventricular.
  - Insuficiência valvar atrioventricular ou semilunar, por exemplo, insuficiência aórtica, insuficiência pulmonar, insuficiência mitral.
- Sobrecarga de pressão:
  - Obstrução do lado esquerdo, por exemplo, estenose aórtica grave, coarctação de aorta.
  - Obstrução do lado direito, por exemplo, estenose pulmonar grave.
- Cardiopatia congênita complexa:
  - Doença cardíaca complexa com disfunção ventricular.
  - Defeito cardíaco congênito complexo corrigido cirurgicamente com disfunção ventricular tardia.

Coração estruturalmente normal com disfunção ventricular

- Cardiomiopatia primária:
  - Dilatada.
  - Hipertrófica.
  - Restritiva.
  - Não compactada.
  - Displasia arritmogênica do ventrículo direito.
- Cardiomiopatia secundária:
  - Arritmogênica:
    - Bloqueio atrioventricular total com bradicardia.
    - Taquicardia ventricular ou supraventricular.
  - Isquemia/infarto agudo do miocárdio:
    - Origem anômala da coronária esquerda da artéria pulmonar.
  - Miocardites.
  - Exposição a drogas/toxinas: quimioterápicos, por exemplo, antraciclina.
- Causas não cardíacas:
  - Sepse.

- Falência renal.
- Malformação arteriovenosa.

Classificação da insuficiência cardíaca

A classificação da gravidade da falência cardíaca pode ser baseada na classificação da New York Heart Association (NYHA), classes I a IV, usada para quantificar o grau de limitação funcional causada pela IC em adultos e adolescentes. Para lactentes, usa-se a Classificação de Ross modificada (Tabela 1). A classificação baseada no índice de NYU (*New York University Pediatric Heart Failure*), apesar de ter melhor correlação com marcadores biológico, radiológico e ecocardiográfico, quando comparada às duas anteriores, não tem sido validada e nem amplamente utilizada.

TABELA 1 Classificação de Ross modificada

Classe I	Assintomático
Classe II	Taquipneia leve ou sudorese às mamadas nos lactentes Dispneia aos esforços em crianças maiores
Classe III	Taquipneia acentuada ou sudorese às mamadas nos lactentes Dispneia acentuada aos esforços Tempo de alimentação prolongado com retardo de crescimento
Classe IV	Sintomas como taquipneia, retração, gemência ou sudorese em repouso

Fonte: adaptada de Hsu et al., 2009.

ABORDAGEM CLÍNICA

Os sinais e os sintomas característicos de IC são falência do crescimento, desconforto respiratório e intolerância ao exercício, independentemente da sua causa.

Dados presentes na história clínica dos pacientes com IC, por faixa etária:

- Lactentes: os sintomas mais comuns são taquipneia e sudorese durante a alimentação, fatigabilidade, irritabilidade, baixo volume de dieta ingerido e pobre ganho de peso.
- Crianças pequenas: sintomas gastrintestinais (p.ex., dor abdominal, náuseas, vômitos e inapetência), déficit de crescimento, fatigabilidade, tosse recorrente, chiado.
- Crianças mais velhas: intolerância ao exercício, anorexia, dor abdominal, chiado, dispneia, edema, palpitações, dor torácica ou síncope.

Os sinais presentes no exame físico dependem do grau de disfunção miocárdica, da redução do débito cardíaco, da congestão pulmonar e sistêmica.

- Sinais de baixo débito cardíaco: cardiomegalia, taquicardia, ritmo de galope, pulso periférico diminuído, hipodesenvolvimento, sudorese, irritabilidade, extremidades frias, sonolência, fraqueza, fatigabilidade, palidez, pele fria, cianose de extremidade, oligúria, diminuição da pressão sanguínea.
- Sinais de congestão venosa pulmonar: taquipneia, uso de musculatura acessória, sibilos, tosse, ortopneia, dispneia paroxística noturna, estertores subcrepitantes, cianose, deformidade torácica e infecções pulmonares.
- Sinais de congestão venosa sistêmica: hepatomegalia (fígado > 3 cm do rebordo costal direito), estase jugular, edema periférico e efusões serosas. Ascite e anasarca são pouco frequentes. Sintomas gastrintestinais como anorexia, náuseas e vômitos.

Nos neonatos, é preciso que estejam presentes os quatros sinais cardinais que caracterizam IC para que se faça o diagnóstico: cardiomegalia, taquicardia, taquipneia e hepatomegalia.

No período perinatal imediato (0 a 3 dias de vida), as cardiopatias congênitas dependentes do canal arterial para manter o fluxo sanguíneo sistêmico apresentam-se com sinais progressivos de baixo débito, que culminam em choque e óbito, se a patência do canal arterial não for restabelecida. Por exemplo, síndrome de hipoplasia do coração esquerdo, estenose aórtica crítica, interrupção do arco aórtico, coarctação de aorta, drenagem anômala total de veias pulmonares obstrutiva, anomalia de Ebstein grave.

O choque cardiogênico é um estado agudo da falência circulatória por dano na contratilidade miocárdica e caracteriza-se por sinais clínicos de IC (taquicardia, dispneia e hepatomegalia), associados a sinais de baixo débito cardíaco.

ABORDAGEM DIAGNÓSTICA

O diagnóstico da IC fundamenta-se em sinais e sintomas de diminuição de débito cardíaco, congestão venocapilar pulmonar e sistêmica. Estudos laboratoriais e de imagem são usados para confirmar o diagnóstico, avaliar a gravidade e determinar a causa subjacente.

A avaliação inicial inclui radiografia de tórax, eletrocardiograma, ecocardiograma e exames laboratoriais.

TABELA 2 Perfis clínicos de choque cardiogênico - classificação Warner Stevenson

B Quente e seco	A Quente e congesto
D Frio e seco	C Frio e congesto
Frio:	**Congesto:**
▪ **Sonolência** ▪ **Pulsos diminuídos** ▪ **Perfusão periférica lentificada** ▪ **Extremidades frias** ▪ **Taquicardia** ▪ **Falência renal**	▪ **Ortopneia** ▪ **Pressão venosa alta** ▪ **Ascite** ▪ **Estertores** ▪ **Hepatomegalia**

Fonte: adaptada de Brissaud et al., 2016.

- Radiografia de tórax: útil para avaliar cardiomegalia e sinais de congestão pulmonar.
- Índice cardiotorácico: anormal: > 0,6 em neonatos, > 0,55 em lactentes e > 0,5 nos demais.
- Casos de exceção (IC com área cardíaca normal): drenagem anômala total das veias pulmonares obstrutivas, estenose de veias pulmonares, *cor triatriatum*, estenose mitral, pericardite constrictiva e miocardite constrictiva.
- Eletrocardiograma: útil no diagnóstico de arritmias, cardiopatia congênita associada, isquemia, sobrecarga das câmaras cardíacas e redução da voltagem do QRS (derrame pericárdico).
- Ecocardiograma: capaz de avaliar a anatomia cardíaca, integridade das valvas, tamanho ventricular e atrial, massa ventricular e função sistólica e diastólica.
- Ressonância magnética (indicação do especialista): melhor método na avaliação da função dos ventrículos direito e único. Útil na confirmação de miocardite.
- Peptídio natriurético cerebral (BNP) e NT pró-BNP são marcadores biológicos da IC. Níveis de BNP superiores a 300 pg/mL estão associados a pior prognóstico (morte, transplante e hospitalização).
- Exames laboratoriais: eletrólitos, glicemia, ureia, creatinina, hemograma, creatinofosfoquinase fração MB (CK-MB), troponina I, saturação venosa central, gasometria arterial, lactato arterial, função hepática, BNP, NT pró-BNP.
- Cateterismo cardíaco (indicação do especialista): tem como objetivos avaliar a anatomia, medidas da pressão e resistência vascular pulmonar, além da possibilidade de se realizar atriosseptostomia e biópsia miocárdica.

Monitoração hemodinâmica

- Não invasiva:
  - Oximetria de pulso, eletrocardiografia contínua, pressão arterial, temperatura, débito urinário, balanço hídrico, nível de consciência.
- Invasiva:
  - Monitoração de pressão intra-arterial nos pacientes em choque cardiogênico, com hipotensão grave e uso de drogas vasoativas.
  - Cateter venoso central para medida de pressão venosa central e infusão de drogas vasoativas. Deve-se manter saturação venosa > 70%.
  - Pressão de artéria pulmonar (cateter de Swan-Ganz):
    - Útil na medida da pressão arterial pulmonar, débito cardíaco, pressão capilar pulmonar ou pressão do átrio esquerdo.
    - O uso rotineiro não é indicado em crianças com choque cardiogênico.

Proposta de estadiamento da insuficiência cardíaca em crianças ACC/AHA

O tratamento da IC depende da gravidade da falência cardíaca e é dividido em estágios de A a D, sendo que o estágio D corresponde ao choque cardiogênico (Tabela 3). Esse esquema identifica pacientes assintomáticos em estágios recentes da doença (como no estágio B), em que a intervenção precoce pode prolongar o estado livre de sintomas.

TABELA 3 Estadiamento da insuficiência cardíaca em crianças

A	Pacientes com risco aumentado de desenvolver IC, mas com função cardíaca normal e nenhuma evidência de sobrecarga volumétrica das câmaras cardíacas, p.ex., exposição a agentes cardiotóxicos, história familiar de cardiomiopatia hereditária, coração univentricular, transposição corrigida das grandes artérias (TCGA)
B	Pacientes com morfologia ou função cardíaca anormal, mas sem sintomas de insuficiência cardíaca, p.ex., insuficiência aórtica (IAO) com aumento do ventrículo esquerdo, história de uso de antraciclina com diminuição da função sistólica
C	Paciente com doença cardíaca funcional ou estrutural e sintomas de IC atuais ou passados
D	Pacientes com IC em fase terminal necessitando de infusão contínua de agentes inotrópicos, assistência circulatória mecânica, transplante cardíaco ou internação hospitalar

Fonte: adaptada de Rosenthal et al., 2004.

TRATAMENTO

O tratamento da IC segue os princípios gerais de redução da pré-carga e da pós-carga e aumento da contratilidade cardíaca, porém será diferente dependendo do estágio em que se encontra o paciente (Tabela 4).

TABELA 4 Recomendações para o tratamento da insuficiência cardíaca

Doença cardíaca estrutural e função ventricular preservada	Correção cirúrgica ou percutânea do defeito (consultar especialista)
Pacientes com disfunção ventricular esquerda	
Estágio A	Nenhuma intervenção
Estágio B	IECA
Estágio C	IECA, antagonista da aldosterona, betabloqueador, digoxina em baixa dose, diurético oral
Estágio D	Inotrópico e diurético venosos, ventilação com pressão positiva, suporte circulatório mecânico, transplante cardíaco

IECA: inibidor da enzima conversora da angiotensina.
Fonte: adaptada de Singh, 2016.

Tratamento da insuficiência cardíaca (estágios B e C)

Metas

- Melhorar o estado funcional:
  - Alívio dos sinais e sintomas de congestão venosa sistêmica e pulmonar.
  - Melhorar a *performance* do miocárdio.
  - Melhorar a perfusão periférica.
  - Aumentar o suprimento tecidual de oxigênio e diminuir seu consumo.
- Tratar a causa subjacente.
- Minimizar morbidade e mortalidade.
- Melhorar a qualidade de vida.

Medidas gerais

- Repouso e sedação para redução do gasto energético e consumo de oxigênio.
- Decúbito a 30° para reduzir a congestão pulmonar e auxiliar na prevenção de aspiração do conteúdo gástrico em recém-nascidos e lactentes.
- Oxigenoterapia e avaliação da necessidade de suporte ventilatório (invasivo, não invasivo).
- Oferta hídrica: restrição de 25 a 50% das necessidades diárias de cada paciente.
- Nutrição: as necessidades calóricas estão acima de 100 a 120 cal/kg/dia para o crescimento. Considerar, de forma individualizada, o uso de sondas gás-

tricas ou entéricas com fórmulas enriquecidas e nutrição parenteral. Não é necessária a restrição de sódio em lactentes e crianças jovens.

- Correção de distúrbios acidobásicos e hidreletrolíticos.
- Tratamento de quadro infeccioso associado.
- Identificar e corrigir fatores não cardíacos que contribuam para disfunção cardíaca: hipertensão, insuficiência renal e anemia (procurar manter níveis de hemoglobina sérica acima de 10 g% nas cardiopatias acianogênicas com IC, ponderando o risco/benefício da transfusão de hemoderivados).
- Tratamento de complicações: tromboembolismo, arritmias.

Medidas específicas

O tratamento medicamentoso é primariamente usado em pacientes com disfunção da bomba cardíaca, com o objetivo de melhorar a perfusão periférica, a congestão pulmonar e a congestão sistêmica, otimizando o desempenho miocárdico, com atenção à regulação neuro-hormonal e à remodelação cardíaca.

Também é utilizado para estabilizar e aliviar sintomas em pacientes com função ventricular preservada que estão esperando a correção da cardiopatia congênita (com sobrecarga de volume ou de pressão).

Diuréticos

Produzem melhora hemodinâmica e sintomática em pacientes com congestão sistêmica ou pulmonar e aumentam a resposta da vasculatura periférica a inotrópicos e inibidores da enzima de conversão da angiotensina (IECA).

Pela redução da pré-carga, diminuem o estresse de parede, sendo potentes estímulos para o remodelamento miocárdico. Indicação: pacientes em IC estágio C (ver Tabela 3) com retenção hídrica, objetivando alcance do estado euvolêmico.

- Diuréticos de alça (furosemida): possuem ação rápida e de curta duração e podem causar hipocalemia grave. Dose: 1 a 6 mg/kg/dia, via oral (VO) ou intravenosa (IV), 2 a 4 vezes/dia. Infusão IV contínua, iniciar com 0,05 mg/kg/h e titular dose para efeito clínico.
- Tiazídicos (hidroclorotiazida): ação menos potente se comparada aos diuréticos de alça, embora mais duradoura. Dose em menores de 6 meses: 2 a 3,3 mg/kg/dia, 2 vezes/dia (dose máxima 37,5 mg/dia); dose em maiores de 6 meses: 2 mg/kg/dia, VO, 2 vezes/dia (dose máxima 200 mg/dia); adultos: 25 a 100 mg/dia, dose máxima 200 mg, em 1 a 2 vezes/dia.
- Antagonista da aldosterona (espironolactona): poupador de potássio com pouca ação diurética. Estudos em adultos evidenciaram efeitos relacionados a re-

modelação miocárdica, redução da liberação adrenérgica e redução da mortalidade. Dose: 1 a 3,5 mg/kg/dia, VO, 1 a 4 vezes/dia (dose máxima 100 mg/dia).

Vasodilatadores

Promovem redução da pré-carga e da pós-carga, além de atuar no processo de remodelação miocárdica.

- Vasodilatadores arteriais: bloqueadores de canal de cálcio e a hidralazina.
  - Hidralazina (é benéfica em cardiopatias com grandes *shunts* esquerda-direita, miocardiopatia dilatada e quadros hipertensivos em pós-operatório).
  - Dose em lactentes: 0,75 a 5 mg/kg/dia e em crianças 0,75 a 7,5 mg/kg/dia, VO, divididos em 2 a 4 tomadas, dose máxima 200 mg/dia.
    - Dose: IV ou intramuscular (IM): 0,1 a 0,2 mg/kg/dose, em intervalos de 4 a 6 horas, até o máximo de 1,7 a 3,5 mg/kg/dia.
- Vasodilatadores venosos: indicados se houver evidências de pré-carga elevada e sinais de congestão venosa sistêmica e pulmonar.
  - Nitroglicerina: IV, iniciar com 0,25 a 0,5 µg/kg/min e titular dose; dose máxima usual 5 µg/kg/min. Adultos: 5 µg/min, dose máxima 200 µg/min.
- Vasodilatadores mistos:
  - Nitroprussiato de sódio: utilizado no pós-operatório imediato e nos casos de ICC aguda com pré-carga e pós-carga elevadas. Em caso de uso superior a 3 dias, os níveis séricos de tiocianato devem ser monitorados. Dose: IV, iniciar 0,3 a 3 µg/kg/min e titular dose até máximo de 8 a 10 µg/kg/min.

IECA

- Mecanismos de ação: inibição da enzima conversora da angiotensina, que transforma a angiotensina 1 em angiotensina 2; inibição da degradação de bradicinina, que promove relaxamento vascular e diminuição da pós-carga; inibição da liberação de noradrenalina das terminações nervosas simpáticas; previnem o desenvolvimento e revertem a fibrose existente (remodelamento). Os estudos são extrapolados de adultos, e estão indicados em crianças com disfunção ventricular moderada a importante com ou sem sintomas (IC estágio B ou C).
- Não recomendados em pacientes com disfunção ventricular esquerda descompensada (IC estágio D).
- Usar com cautela: pacientes com disfunção diastólica ventricular esquerda.
  - Captopril: ajustar a dose na insuficiência renal. Doses: VO, neonatos 0,05 a 0,1 mg/kg/dose, a cada 8 a 24 horas; lactentes 0,15 a 0,3 mg/kg/dose até o máximo de 6 mg/kg/dia em 2 a 4 doses; crianças 0,3 a 0,5 mg/kg/dose até 6 mg/kg/dia, 2 a 4 doses. Crianças mais velhas 6,25 a 12,5 mg/dose a

cada 12 a 24 horas, dose máxima 6 mg/kg/dia em 2 a 4 doses. Adolescente 12,5 a 25 mg/dose, a cada 8 a 12 horas.

- Enalapril: VO, inicial: 0,1 mg/kg/dia em 1 a 2 doses e aumentar a cada 2 semanas para máximo de 0,5 mg/kg/dia.

Bloqueador do receptor da angiotensina (losartana)

- Poucos dados em crianças, os IECA são preferidos para inibir o sistema renina-angiotensina-aldosterona. Essa classe de droga é reservada para pacientes incapazes de tolerar o IECA por tosse ou angioedema.

Digitálicos

- Digoxina: é o digitálico mais usado em pediatria. Mecanismo de ação: inibição da bomba de sódio-potássio-trifosfatase de adenosina (Na^+-K^+-ATPase), aumentando o cálcio intracelular e exercendo efeito inotrópico positivo. Indicada na IC estágio C. A dose é individualizada para atingir o nível sérico de 1,1 a 1,7 ng/mL. Atualmente, é mais usada nas situações em que também é necessário o controle da frequência cardíaca. Não é droga de primeira escolha para o tratamento da IC.
  - Dose: prematuros: 5 µg/kg/dia; neonatos: 8 a 10 µg/kg/dia; crianças: 8 a 10 µg/kg/dia; pré-adolescentes e adolescentes até 25 kg: 0,125 mg/dia e acima de 25 kg: 0,250 mg/dia. Dividir a dose a cada 12 horas em crianças < 10 anos, fazer uma vez ao dia em maiores de 10 anos.
  - Ajustar dose na insuficiência renal.

Betabloqueadores

- Efeito benéfico na mortalidade, na morbidade e no remodelamento ventricular, comprovado em adultos, com melhora da contratilidade (resultado de mudanças biológicas dentro do próprio miócito), melhora da fração de ejeção ventricular esquerda e redução dos volumes ventriculares. Indicados na IC estágios C, porém devem ser descontinuados na IC estágio D.
  - Carvedilol – dose: iniciar com 0,05 mg/kg/dose, 2 vezes/dia e aumentar a cada 2 semanas (dobrar a dose) até atingir 0,4 mg/kg/dose, 2 vezes/dia.
  - O uso de carvedilol eleva o nível sérico da digoxina (risco de toxicidade).

Vasodilatador pulmonar (sildenafil)

- Inibidor da fosfodiesterase-5. Seu uso melhora a função ventricular em adultos com disfunção sistólica ventricular esquerda e hipertensão pulmonar secundária (consultar especialista). Dose: 0,5 mg/kg/dose a 2 mg/kg/dose, VO, a cada 4 a 8 horas.

Tratamento do choque cardiogênico (estágio D)

O choque cardiogênico é o mais avançado estágio da falência cardíaca.

Caracteriza-se por sinais clínicos de IC associados a sinais de baixo débito cardíaco (Tabela 2). As principais causas de choque cardiogênico são: cardiomiopatia, miocardite aguda ou fulminante, arritmia, doença cardíaca congênita e pós-operatório de cirurgia cardíaca.

Todo paciente em choque cardiogênico deverá ser internado em unidade de terapia intensiva (UTI).

No tratamento do choque cardiogênico associado à doença cardíaca congênita, deve-se consultar especialista para otimizar a conduta terapêutica.

Metas

- Restaurar a liberação adequada do oxigênio para os tecidos.
- Otimizar ventilação e trocas gasosas (objetivo: obter saturação de oxigênio > 95%, exceção: cardiopatia congênita cianogênica).
- Otimizar pré-carga e pós-carga (expansão volêmica ou diuréticos, inotrópicos, descontinuação de medicação deletéria).
- Tratar causas curáveis (p.ex., fluido, distúrbio eletrolítico, ritmo, doença tromboembólica, pneumotórax, tamponamento, infecção).

Expansão volêmica

Indicada apenas quando, clinicamente, há redução da pré-carga. Infusão lenta e cautelosa de fluidos venosos (5 a 10 mL/kg em 20 minutos), observando-se sinais de piora.

Tratamento medicamentoso

Diuréticos

Em pacientes com sobrecarga de volume e disfunção ventricular, com o objetivo de retornar à euvolemia.

- Nesiritide: peptídio natriurético tipo B recombinante que reduz a pré-carga e a pós-carga em decorrência de diurese, natriurese e dilatação arterial e venosa, melhorando o débito cardíaco sem efeito inotrópico direto no miocárdio. Risco de hipotensão. Dose: 0,005 a 0,02 μg/kg/min, IV, infusão contínua. Não está recomendado para uso de rotina no tratamento da IC (consultar especialista).

Inotrópicos

- Simpaticomiméticos:

- Dobutamina: efeito inotrópico e cronotrópico positivos e discreta vasodilatação periférica. Usado no choque cardiogênico para restaurar o débito cardíaco. Dose: 5 a 20 μg/kg/min, IV, infusão contínua.
- Adrenalina: aumento de ino e cronotropismo, além de vasodilatação periférica quando utilizada em doses baixas. Doses acima de 0,3 μg/kg/min têm efeito vasopressor. Dose: 0,05 a 1 μg/kg/min, IV, infusão contínua.

- Inibidores de fosfodiesterase:
  - Aumentam o inotropismo, a vasodilatação arterial e venosa e promovem o lusitropismo (aumento do relaxamento miocárdico na diástole). São as drogas preferidas na IC descompensada, pois aumentam a contratilidade e reduzem a pós-carga, sem aumento significante no consumo de oxigênio miocárdico.
  - Milrinona: utilizada como alternativa à dobutamina, principalmente em pacientes no pós-operatório de cirurgia cardíaca, em casos de disfunção ventricular direita e/ou hipertensão pulmonar associada. É mais potente que amrinona e tem menos efeitos colaterais, como plaquetopenia.
  - Uso: IV, dose de ataque: 50 μg/kg, em intervalo superior a 15 minutos, seguido por dose manutenção: 0,25 a 0,75 μg/kg/min. Se o paciente estiver hipotenso, não se deve fazer a dose de ataque.
  - Amrinona: tem mais efeitos colaterais que a milrinona, sendo, por isso, menos utilizada.
  - Uso venoso: ataque de 0,75 mg/kg em 5 a 10 min (máximo de 3 mg/kg); dose de manutenção em neonatos de 3 a 5 μg /kg/min e em crianças de 5 a 10 μg/kg/min.
- Levosimendan: agente sensibilizador de cálcio, promove um tratamento de segunda linha no choque cardiogênico que não responde à terapia usual com dobutamina ou milrinone associada ou não a diuréticos. Dose: 0,1 a 0,2 μg/kg/min, IV, infusão contínua.

Vasopressores

São associados a inotrópicos para adquirir pressão de perfusão adequada.

- Noradrenalina: para pacientes com baixo débito cardíaco, reduzida resistência vascular periférica e hipotensão persistente. Efeito apenas vasopressor. Dose: 0,1 a 2 μg/kg/min, IV, infusão contínua.
- Vasopressina (análogo ao hormônio antidiurético): usar em choque cardiogênico resistente a vasopressor (noradrenalina e adrenalina). Uso: IV, infusão contínua 0,0003 a 0,002 unidades/kg/min (0,3 a 2 miliunidades/kg/min). Ajustar dose na insuficiência hepática.
- Dopamina: não recomendada no tratamento do choque cardiogênico.

Vasodilatadores

Não recomendado, de forma rotineira, o uso de nitratos no tratamento do choque cardiogênico.

Antiarrítmicos

Não recomendado o uso de betabloqueador. Usar amiodarona ou procainamida para tratar taquicardia supraventricular recorrente.

Corrigir alterações metabólicas

Hipoglicemia, hipocalcemia, hipo-hipercalemia, acidose metabólica, hipomagnesemia, hipofosfatemia.

Consultar cardiologista pediátrico

Para facilitar o diagnóstico (ecocardiografia) e orientar o tratamento em andamento e o tratamento definitivo.

Tratamento da doença cardíaca de base

- Cirurgias cardíacas paliativas ou corretivas.
- Atriosseptostomia ou atriosseptectomia.
- Prostaglandina E1 nas cardiopatias canal-dependentes (p.ex., estenose aórtica, coarctação de aorta, interrupção do arco aórtico, síndrome de hipoplasia do coração esquerdo).
- Marca-passo, desfibrilador.

Outras medidas

- Suporte ventilatório (invasivo ou não invasivo).
- Assistência circulatória mecânica em pacientes com falência cardíaca refratária: em pacientes com IC descompensada com síndrome do baixo débito cardíaco e não responsivos à terapia medicamentosa, o suporte circulatório mecânico pode salvar a vida.
  - Usado como ponte para recuperação – membrana de oxigenação extracorpórea (ECMO).
  - Usado como ponte para transplante cardíaco (ECMO ou dispositivo de assistência ventricular).
- Transplante cardíaco.

Terapia para reduzir complicações

- Formação de trombos: para reduzir o risco de formação de trombos: aspirina profilática para pacientes com disfunção ventricular esquerda moderada e varfarina ou enoxaparina na disfunção ventricular esquerda importante.

- Tratamento de arritmias.
- Ressincronização cardíaca pode ser usada para melhorar função em casos selecionados de dessincronia ventricular (consultar especialista).

Na Figura 1, encontra-se o fluxograma para o atendimento do paciente pediátrico com choque cardiogênico.

Figura 1 Choque cardiogênico – sequência do atendimento.

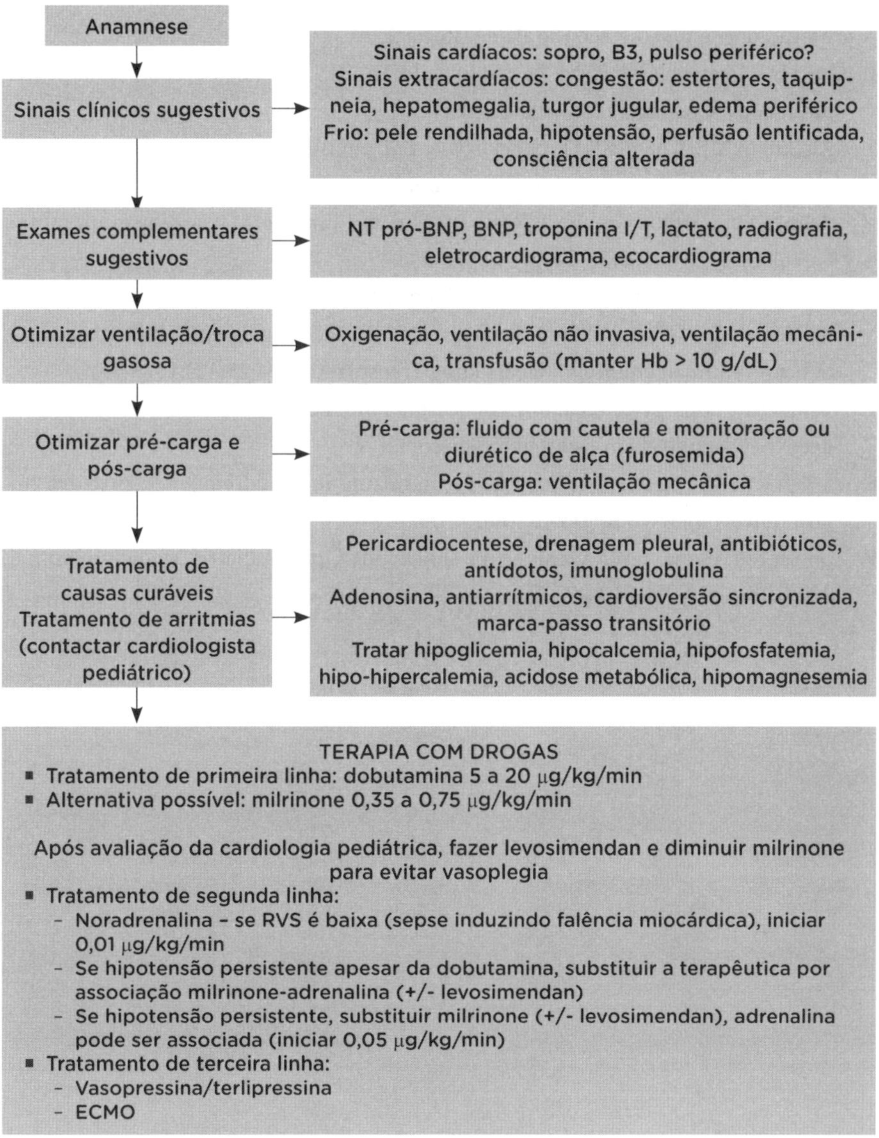

Anamnese
Sinais clínicos sugestivos
Sinais cardíacos: sopro, B3, pulso periférico?
Sinais extracardíacos: congestão: estertores, taquipneia, hepatomegalia, turgor jugular, edema periférico
Frio: pele rendilhada, hipotensão, perfusão lentificada, consciência alterada
Exames complementares sugestivos
NT pró-BNP, BNP, troponina I/T, lactato, radiografia, eletrocardiograma, ecocardiograma
Otimizar ventilação/troca gasosa
Oxigenação, ventilação não invasiva, ventilação mecânica, transfusão (manter Hb > 10 g/dL)
Otimizar pré-carga e pós-carga
Pré-carga: fluido com cautela e monitoração ou diurético de alça (furosemida)
Pós-carga: ventilação mecânica
Tratamento de causas curáveis
Tratamento de arritmias (contactar cardiologista pediátrico)
Pericardiocentese, drenagem pleural, antibióticos, antídotos, imunoglobulina
Adenosina, antiarrítmicos, cardioversão sincronizada, marca-passo transitório
Tratar hipoglicemia, hipocalcemia, hipofosfatemia, hipo-hipercalemia, acidose metabólica, hipomagnesemia
TERAPIA COM DROGAS
▪ Tratamento de primeira linha: dobutamina 5 a 20 µg/kg/min
▪ Alternativa possível: milrinone 0,35 a 0,75 µg/kg/min
Após avaliação da cardiologia pediátrica, fazer levosimendan e diminuir milrinone para evitar vasoplegia
▪ Tratamento de segunda linha:
- Noradrenalina – se RVS é baixa (sepse induzindo falência miocárdica), iniciar 0,01 µg/kg/min
- Se hipotensão persistente apesar da dobutamina, substituir a terapêutica por associação milrinone-adrenalina (+/- levosimendan)
- Se hipotensão persistente, substituir milrinone (+/- levosimendan), adrenalina pode ser associada (iniciar 0,05 µg/kg/min)
▪ Tratamento de terceira linha:
- Vasopressina/terlipressina
- ECMO

Fonte: adaptado de Brissaud et al., 2016.

BIBLIOGRAFIA

1. Brissaud O, Botte A, Cambonie G, Dauger S, de Saint Blanquat L, Durand P, et al. Expert' recommendations for the management of cardiogenic shock in children. Ann Intensive Care. 2016;6(14):1-16.
2. Choong K, Kissoon N. Vasopressin in pediatric shock and cardiac arrest. Pediatr Crit Care Med. 2009;2:490-8.
3. Gonçalves RC, Caramuru LH, Atik E. Insuficiência cardíaca. In: Munir Ebaid (ed.). Cardiologia em pediatria. São Paulo: Roca; 2000. p.189-212.
4. Hsu DT, Pearson GD. Heart failure in children. Part I: history, etiology, and pathophysiology. Circ Heart Fail. 2009;2;63-70.
5. Kleinman ME, Chameides L, Schexnayder SM, Samson RA, Hazinski MF, Atkins DL, et al. Part 14: pediatric advanced life support: 2010 American Heart Association Guidelines for Cardiopulmonary Resuscitation and Emergency Cardiovascular Care. Circulation. 2010;122(18 Suppl 3):S876-908.
6. Rosenthal D, Chrisant MR, Edens E, Mahony L, Canter C, Colan S, et al. International Society for Heart and Lung Transplantation: practice guidelines for management of heart failure in children. J Heart Lung Transplant. 2004;23(12):1313-33.
7. Singh RK. Etiology and diagnosis of heart failure in infants and children. [cited 2016 dec 26]. Disponível em: www.uptodate.com.
8. Singh RK. Management of heart failure in infants and children. [cited 2016 dec 26]. Disponível em: www.uptodate.com.
9. Smith KA, Bigham MT. Cardiogenic shock. The Open Pediatric Medicine Journal. 2013;7(Suppl 1: M5):19-27.

Insuficiência hepática

Cibele Dantas Ferreira Marques
Luciana Rodrigues Silva

INTRODUÇÃO

A insuficiência hepática aguda (IHA) pediátrica é uma síndrome clínica complexa, rapidamente progressiva, que é a via comum final para diferentes condições, algumas conhecidas e outras ainda não identificadas. A IHA representa 10 a 15% dos transplantes de fígado pediátricos realizados nos Estados Unidos anualmente. É uma condição clínica de rápida evolução. O pediatra deve construir uma abordagem diagnóstica individualizada e uma estratégia de condução diagnóstica e terapêutica com o hepatologista e a equipe multidisciplinar.

A definição clássica da IHA inclui o desenvolvimento de alteração da coagulação – razão normalizada internacional (RNI) $\geq$ 1,5 – e algum grau de alteração mental (encefalopatia) nas primeiras 8 semanas do início dos sintomas da disfunção hepática, em um indivíduo previamente hígido, sem histórico de doença hepática e com hepatopatia de duração inferior a 26 semanas.

As decisões clínicas relativas à criança com IHA dependem de algumas questões:

- O paciente tem uma condição tratável?
- Qual o risco de deteriorar ou melhorar com fígado nativo?
- É necessário transplante hepático para a sobrevivência?
- As morbidades são reversíveis?

A sobrevida das crianças depende do diagnóstico etiológico, do tratamento específico e do encaminhamento precoce para centros de transplante hepático pediátrico.

ABORDAGEM CLÍNICA

História clínica

- Início dos sintomas.
- Antecedentes familiares de hepatopatia e consanguinidade.
- Sintomatologia neonatal.
- Viagens recentes.
- Hemotransfusão.
- Contato com portadores de hepatite.
- Uso de drogas ou medicações.
- Atividade sexual (em caso de adolescentes).

Quadro clínico

Depende da etiologia e pode acometer múltiplos órgãos.

Pródromos inespecíficos: mal-estar, náuseas, vômitos, febre, dor abdominal e diarreia podem preceder a icterícia, e os graus de icterícia e encefalopatia variam, porém a coagulopatia sempre está presente.

A encefalopatia tem espectro de apresentação amplo e costuma ser reversível na maioria dos pacientes. O diagnóstico pode ser difícil em recém-nascidos e crianças pequenas, necessitando de alto índice de suspeita, podendo as crianças apresentar desde irritabilidade, baixa aceitação alimentar e vômitos até inversão do padrão do sono e alteração de comportamento (Tabela 1).

TABELA 1 Escala de encefalopatia da PALFSG para crianças menores de 4 anos

Estágio	Clínica	Reflexos	Sinais neurológicos
Estágio 0 Sem encefalopatia	Normal	Normal	Nenhum
Estágios I e II Precoce	Choro inconsolável, inversão do sono, falta de atenção	Normal ou hiper-reflexia	Não testáveis
Estágio III Intermediário	Sonolência, torpor e agitação	Hiper-reflexia	Não testáveis
Estágio IV Tardio	Comatoso, desperta com estímulo doloroso (fase IVa) ou sem resposta (fase IVb)	Ausente	Descerebração ou decorticação

Exame físico

- Icterícia na maioria dos casos.
- Hepatomegalia ou fígado diminuído (não palpável).

- *Asterixis.*
- Sinais de sangramento.
- Hiperventilação.
- Esplenomegalia e sinais periféricos sugerem doença hepática crônica.

Sinais de alerta

- Queda brusca de aminotransferases.
- Sangramentos.
- Icterícia persistente com elevação rápida de bilirrubinas.
- Tempo de protrombina (TP) alargado não responsivo à vitamina K.
- Hipoglicemia.
- Hiperamonemia.
- Diminuição do tamanho fígado.
- Encefalopatia.
- Sinais de hipertensão intracraniana.

ABORDAGEM DIAGNÓSTICA

Exames complementares

- Bilirrubinas totais e frações: aumento de bilirrubinas.
- Aminotransferases elevadas inicialmente podendo ter quedas bruscas.
  - Bastante elevadas sugerem necrose hepática maciça.
  - Pouco elevadas indicam doenças metabólicas.
  - Com a progressão da doença tendem a diminuir.
- Eletroforese de proteínas: a albumina sérica costuma cair progressivamente. Albumina baixa desde o início do quadro sugere doença hepática crônica.
- Amônia sérica elevada.
- TP (prolongado não responsivo à vitamina K), TTPa, fibrinogênio, produtos de degradação de fibrina, dímeros-D.
- Gasometria arterial.
- Bioquímica geral: eletrólitos, função renal, lactato, glicemia (hipoglicemia – falência da gliconeogênese hepática, hiperinsulinemia e secundária a infecções bacterianas). Insuficiência renal ocorre em 40 a 85% dos pacientes, associa-se a pior prognóstico. Hiponatremia, hipocalemia, hipocalcemia, hipofosfatemia e hipomagnesemia são comuns.
- Hemograma completo.
- Fibrinogênio.

- Exames microbiológicos – cultura de sangue e secreção.
- Sorologias específicas, dosagem de toxinas.
- Ultrassonografia (USG) abdominal.
- Eletroencefalograma (EEG)/tomografia computadorizada (TC) ou ressonância magnética (RM) de encéfalo.
- Biópsia hepática percutânea deve ser evitada pelo risco de sangramento e por pequena possibilidade de modificar a conduta. Biópsia transjugular pode ser feita com mais segurança. Os achados histológicos podem ser:
  - Necrose hepatocelular maciça.
  - Esteatose macro e microvesicular.

Na Tabela 2, encontram-se os exames que podem sugerir a etiologia.

TABELA 2 Diagnóstico etiológico e exames complementares

Infecção	Doença metabólica	Drogas	Doença autoimune
▪ Anti-VHA IgM ▪ AgHBs ▪ Anti-HBc IgM ▪ RNA VHC ▪ Anti-VHE IgM ▪ EBV ▪ CMV ▪ PCR enterovírus ▪ Adenovírus ▪ Parvovírus B19 ▪ Herpes simples	▪ Dosagem galactose-1--fosfatouridil transferase na hemácia (galactosemia) ▪ Pesquisa succinilacetona no sangue ou urina (tirosinemia) ▪ Ferritina, saturação transferrina (hemocromatose neonatal) ▪ Mielograma (linfo-histiocitose hemofagocítica) ▪ Ceruloplasmina, cobre sérico e cobre urinário 24 h (doença de Wilson) ▪ LAL (lipase ácida lisossomal)	▪ Nível sérico paracetamol ou outras drogas	▪ FAN ▪ Anticorpo antimúsculo liso ▪ Anticorpo antimicrossomal fígado-rim ▪ Imunoglobulinas

ABORDAGEM TERAPÊUTICA

- Terapia específica:
  - Medidas geralmente na unidade de internação após diagnóstico etiológico. Idealmente em centros de transplante.
  - Intoxicação por paracetamol: N-acetilcisteína.
  - Hepatite B: lamivudina.
  - Herpes simples: aciclovir.
  - Citomegalovírus: ganciclovir.
  - Intoxicação por *Amanita phalloides*: penicilina G e silimarina.
  - Hepatite autoimune: corticosteroide.
  - Budd-Chiari: anticoagulação e TIPS.
  - Infiltração linfomatosa: quimioterapia.

Prevenção e tratamento de complicações

N-acetilcisteína: em alguns casos

Pode ser usada na insuficiência hepática, não relacionada à intoxicação por paracetamol, na dose de 100 a 150 mg/kg/dia por até 5 dias. Pode aumentar a sobrevida desses pacientes. Dose: 100 mg/kg.

Encefalopatia/edema cerebral - avaliação e internamento na unidade de terapia intensiva

- Encefalopatia graus I e II:
  - Listar em fila de transplante hepático e considerar encaminhamento para centro de transplante.
  - TC de crânio: afastar hemorragia intracraniana ou outras causas de alteração de consciência.
  - Lactulona 1 a 2 mL/kg a cada 4 a 6 horas (objetivo de duas a três evacuações/dia). Evitar distensão abdominal.
  - Na encefalopatia grau II: levar para unidade de terapia intensiva pediátrica.
- Encefalopatia graus III e IV:
  - Todos os procedimentos para encefalopatia graus I e II.
  - Intubação traqueal precoce.
  - Sedação: propofol.
  - Cabeceira elevada em 30º.
  - Monitoração da pressão intracraniana (PIC): manter PIC entre 20 e 25 mmHg e pressão de perfusão cerebral entre 50 e 60 mmHg.
  - Tratar convulsões, se presentes.
  - Elevação acentuada da PIC ou sinais de herniação: manitol 1 g/kg, a cada 2 a 6 horas (osmolaridade sérica máxima de 320 mOsm/L).
  - Hipertensão intracraniana refratária: avaliar uso de barbitúricos.
  - Herniação iminente: hiperventilação ($PaCO_2$ 25 a 30 mmHg).
  - Controlar hipertensão arterial.
  - Infusão de salina 3% profilática para manter Na^+ 145 a 155 mmol/L em pacientes com encefalopatia grave está associada com menos episódios de hipertensão intracraniana. É preferível ao manitol.
  - Não há evidências que sustentem a hipotermia, a fenitoína profilática ou os corticosteroides no tratamento da hipertensão intracraniana na IHA.

Infecções

- Bactérias Gram-positivas e Gram-negativas – 70% dos casos. Antibioticoterapia.

- Infecções fúngicas são frequentes (*Candida albicans*; pode estar presente em 1/3 dos pacientes).
- Infecção respiratória e urinária são as mais frequentes.
- Vigilância: hemocultura, urocultura, cultura de fluidos e secreções.
- Cefalosporina de terceira geração, vancomicina/teicoplanina e fluconazol são recomendados quando há indicação clínica de antibioticoterapia.
- Antibioticoterapia profilática – eficácia não comprovada.

Coagulopatia

- Uso de ao menos 1 dose de vitamina K (5 a 10 mg, IV). Manter se necessário.
- Plasma fresco congelado: apenas antes de procedimentos invasivos ou na presença de sangramentos.
- Fator VIIa: útil quando há insuficiência renal por evitar sobrecarga de volume (corrige temporariamente a coagulopatia).
- Crioprecipitado: se há hipofibrinogenemia acentuada (< 100 mg/dL).
- Manter plaquetas entre 50.000 e 70.000 antes de procedimentos invasivos.
- Profilaxia para úlcera de estresse e sangramento gástrico: Inibidor de bomba de próton (omeprazol), na dose de 1 a 3 mg/kg/dia, ou bloqueador H2 (ranitidina), na dose de 2 a 4 mg/kg/dia.

Distúrbios cardiovasculares e pulmonares

- Taquicardia presente em 75% dos pacientes.
- Bradicardia – sinal tardio que sugere aumento da PIC.
- Hipotensão com vasodilatação periférica e acidose metabólica ou lactato elevado têm alto índice de mortalidade.
- Complicações pulmonares: *shunt* intrapulmonar, hemorragia pulmonar, infecção, derrame pleural – avaliar ecocardiograma.
- Monitorar PVC e PAM: em unidade de terapia intensiva pediátrica.

Disfunção renal

- Ocorre em 75% dos casos – síndrome hepatorrenal, uremia pré-renal ou necrose tubular aguda.
- Manter volume circulante: prevenção de pré-renal.
- O transplante hepático costuma reverter a falência renal.
- Ureia sérica não é confiável, pois sua síntese está prejudicada na disfunção hepática. A determinação da fração de excreção de sódio ajuda a diferenciar causas pré-renais da necrose tubular aguda.

Nutrição

- Se há suspeita de doença metabólica, a nutrição deverá ser suspensa por 24 horas e reiniciada, mantendo-se a restrição específica suspeitada.

Transplante hepático

- Indicações conforme Secretaria de Saúde do Estado de São Paulo – Sistema estadual de transplantes (Portaria n. 1.160, de 29 de maio de 2006 – www.saude.sp.gov.br). Utilização e classificação de Peld.
- Critérios de King's College modificado: RNI > 6,5 ou dos seguintes: icterícia anterior à encefalopatia – ao menos 7 dias, RNI > 3,5 e bilirrubina total > 17 mg/dL.
- Critérios de Clichy: presença de encefalopatia graus III e IV: se idade < 30 anos, fator V < 20%; se idade > 30 anos, fator V < 30%.

A abordagem inicial clínica do paciente com insuficiência hepática está na Figura 1, e deve sempre ser discutida com hepatologista e com interlocução direta com o Centro de Transplante (Figura 1).

Figura 1 Condução inicial no paciente com insuficiência hepática.

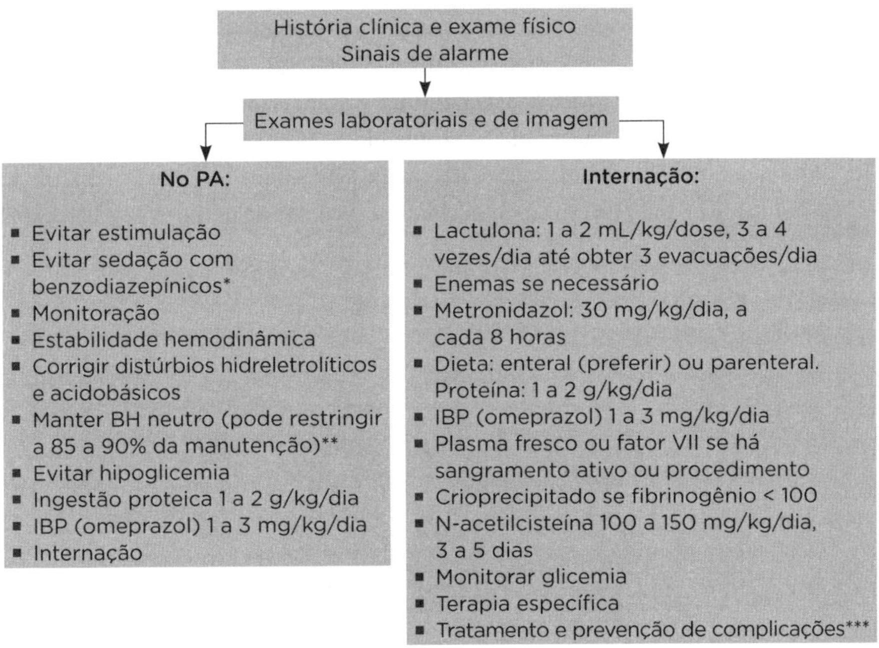

*Caso necessário sedação, preferir propofol.

**Recomenda-se uso de solução isotônica.

***Transferir para centro de transplantes.

BIBLIOGRAFIA

1. Alonso EM, Squires RH, Whitington PF. Acute liver failure in children. In: Suchy FJ, Sokol RJ, Balistreri WF (eds.). Liver Disease in Children. 3.ed. New York: Cambridge University Press; 2007. p.71-96.
2. Bucuvalas J, Yazigi N, Squires Jt RH. Acute liver failure in children. Clin Liver Dis. 2006;10(1):149-68.
3. Ferreira CT, Muller H, Kieling CO. Insuficiência hepática aguda. PROTIPED. 2013;4(3):101-46.
4. Silva LR, Ferreira CT, Carvalho E. Hepatologia em pediatria. Barueri: Manole, 2012.
5. Silva LR, Santos DRD, Bittencourt PL. Insuficiência hepática. In: Silva LR, Mendonça DR, Moreira DEQ. Pronto-atendimento em pediatria. Rio de Janeiro: Guanabara Koogan; 2006. p.626-44.
6. Squires RH, Alonso EM. Acute liver failure in children. In: Suchy FJ, Sokol RJ, Balistreri WF (eds.). Liver disease in children. 4.ed. New York: Cambridge University Press; 2012.
7. Squires Jr RH. Acute failure in children. Semin Liver Dis. 2008;28(2):153-66.
8. Vidyut Bhatia, Ashish Bavdekar, Surender Kumar Yachha. Management of acute liver failure in infants and children: Consensus Statement of the Pediatric Gastroenterology Chapter. Indian Pediatrics. 2013;50(50):477-82.
9. Wang, Da-Wei, Yin, Ti-Mei, Yao, Yong-Ming. Advances in the management of acute liver failure. World Journal of Gastroenterology. 2013;19(41):7069-77.
10. Whitington PF, Alonso EM, Squires RH. Acute liver failure. In: Kelly D (ed.). Diseases of the liver and biliary system in children. 3.ed. West Sussex: Wiley-Blackwell; 2008. p.169-88.

Insuficiência respiratória aguda

Daniela Perlungieri Casanova

INTRODUÇÃO

Crianças com sintomas respiratórios são frequentemente atendidas nas emergências pediátricas e representam cerca de dois terços dos pacientes admitidos em unidades de terapia intensiva pediátrica (UTIP). As infecções pulmonares são as principais causas de insuficiência respiratória aguda (IRpA), sendo responsáveis por 2% dos óbitos em menores de 5 anos nos Estados Unidos e chegam a 18% ao redor do mundo.

A IRpA ocorre quando o sistema respiratório não consegue transferir o oxigênio (O_2) do ambiente para a corrente sanguínea e/ou o dióxido de carbono (CO_2) do sangue para o meio externo. Algumas características do trato respiratório ainda em desenvolvimento favorecem a instalação mais frequente da IRpA em crianças do que em adultos:

- Maior complacência da parede torácica, com menor capacidade de recolhimento elástico, o que determina maior dificuldade para gerar volumes correntes adequados, especialmente em situações que diminuem ainda mais a complacência pulmonar (p.ex., pneumonia).
- Ventilação colateral pouco desenvolvida (canais de Lambert e poros de Kohn), favorecendo atelectasias.
- Menor diâmetro das vias aéreas, uma vez que a resistência ao fluxo de ar é inversamente proporcional à quarta potência do raio da via aérea ($R = 8 NL/\pi r^4$, em que: R – resistência da via aérea; N – viscosidade do gás; L – comprimento da via aérea; r – raio da via aérea).

A identificação precoce e o tratamento efetivo da IRpA em crianças dependem do conhecimento dessas particularidades e são fundamentais para a melhora do prognóstico do paciente.

ABORDAGEM CLÍNICA

A IRpA tem origens variadas, porém os achados clínicos do quadro final são semelhantes e suficientes para reconhecer situações de risco à vida. A instalação do quadro pode ser súbita ou progressiva, dependendo da causa da disfunção, mas, independentemente da etiologia, resultará em ao menos um dos mecanismos a seguir:

- Hipoxemia: pressão parcial de oxigênio (PaO_2) < 60 mmHg.
- Hipercapnia: pressão parcial de dióxido de carbono ($PaCO_2$) > 50 mmHg.
- Depressão mecânica da ventilação.
- Depressão neurológica da função respiratória.

O diagnóstico da IRpA é predominantemente clínico, e as análises hemogasométrica e de imagem têm seu papel na adequada elucidação etiológica e na condução da terapêutica específica.

Evolução da insuficiência respiratória

- Fase I – insuficiência respiratória hipoxêmica é caracterizada por baixa PaO_2 no sangue arterial associada à $PaCO_2$ normal ou baixa em decorrência de taquipneia, que funciona como mecanismo compensatório (hiperventilação compensatória).
- Fase II – tanto a PaO_2 quanto a $PaCO_2$ encontram-se baixas (esta última, ainda, à custa dos mecanismos compensatórios).
- Fase III – insuficiência respiratória hipercápnica. A PaO_2 está ainda mais baixa, e a $PaCO_2$ começa a se elevar, iniciando a fase de falência respiratória.
- Fase IV – a PaO_2 estará progressivamente mais baixa, e a $PaCO_2$, elevada.

Diagnóstico diferencial

A IRpA pode ter múltiplas causas. O diagnóstico diferencial etiológico é o que determina a terapêutica, após a estabilização do quadro inicial, garantindo ao paciente maiores chances de recuperação. As doenças infecciosas são as principais causas de insuficiência respiratória em pediatria, porém os processos traumáticos também ocupam uma parcela importante dos eventos. Na Tabela 1, encontram-se alguns dos principais diagnósticos diferenciais para IRpA.

TABELA 1 Etiologia da insuficiência respiratória aguda em crianças

Risco iminente de morte	▪ Obstrução grave de vias aéreas superiores ▪ Pneumotórax hipertensivo ▪ Tromboembolismo pulmonar ▪ Tamponamento cardíaco ▪ Traumatismo (p.ex., tórax instável, contusão pulmonar, pneumotórax aberto, hemotórax, inalação de fumaça, submersão, choque hemorrágico)
Condições do trato respiratório	▪ Infecções (p.ex., uvulite, abscesso peritonsilar, abscesso retrofaríngeo, laringotraqueobronquite, traqueíte, bronquiolite, pneumonia) ▪ Síndrome do desconforto respiratório agudo ▪ Asma ▪ Anafilaxia ▪ Aspiração de corpo estranho ▪ Alterações anatômicas das vias aéreas e da parede torácica ▪ Edema pulmonar ▪ Efusões pleurais (p.ex., infecciosas, oncológicas, reumatológicas)
Condições cardiovasculares	▪ Cardiopatias congênitas ▪ Insuficiência cardíaca descompensada ▪ Pericardite ▪ Arritmia cardíaca ▪ Infarto (p.ex., abuso de drogas, fumo)
Condições neuromusculares	▪ Acidente vascular craniano ▪ Sedação/intoxicação por drogas ▪ Síndrome de Guillain-Barré ▪ Lesões medulares ▪ Distrofia muscular ▪ Escoliose
Condições gastrintestinais	▪ Síndrome compartimental abdominal ▪ Hérnia diafragmática ▪ Doença do refluxo gastroesofágico grave ▪ Abdome agudo
Condições hematológicas	▪ Síndrome torácica aguda ▪ Síndrome hemolítico-urêmica ▪ Anemia hemolítica autoimune ▪ Crise aplástica ▪ Meta-hemoglobinemia ▪ Intoxicação por monóxido de carbono
Condições endócrino-metabólicas	▪ Acidose metabólica ▪ Doenças mitocondriais ▪ Hipertireoidismo

ABORDAGEM DIAGNÓSTICA

A avaliação inicial da IRpA deve determinar a gravidade do distúrbio e buscar a resolução imediata das condições com potencial risco à vida. Assim sendo, a avaliação clínica sistemática e rigorosa dos sistemas cardiocirculatório e respiratório é essencial para o tratamento adequado. Uma vez resolvidas as situações de risco iminente à vida, a anamnese mais detalhada determina o início do quadro, sintomas associados (p.ex., febre, tosse, sibilância), relato de trauma, existência ou não de doenças pregressas pulmonares, neurodegenerativas, musculares, exposição a substâncias químicas ou alérgenos e possíveis tratamentos instituídos previamente.

A monitoração multiparamétrica não invasiva (cardiografia, saturação de oxigênio, capnografia, tensão arterial) tem se mostrado bastante confiável para orientar as condutas clínicas na maioria dos pacientes. No entanto, a medida da saturimetria de pulso pode ser influenciada por condições hemodinâmicas do paciente, edema de extremidades ou meta-hemoglobinemia.

A avaliação hemogasométrica arterial traz informações sobre as trocas gasosas e o estado metabólico do paciente, além de parâmetros que revelam a relação com o prognóstico do paciente (com o cálculo do índice de oxigenação após as primeiras 24 horas), porém não é imprescindível ao tratamento. A instalação de linhas arteriais deve ser bem avaliada em cada caso, pois também pode causar inúmeras complicações (p.ex., infecção de corrente sanguínea ou no local de punção, trombose ou espasmo arterial, necrose de extremidades).

Os exames de imagem contribuem para o diagnóstico etiológico. Além da radiografia simples de tórax, A ultrassonografia à beira do leito tem se mostrado de grande valor, especialmente em razão de baixo custo, facilidade de realização e ausência de radiação. Outros exames laboratoriais e de imagem podem ser necessários no acompanhamento, variando conforme a etiologia da IRpA.

Anamnese

- Idade/peso.
- Tempo de evolução da doença.
- Presença de febre.
- Presença de tosse, sibilância, tiragem, cianose.
- Identificação de comorbidades: asma, fibrose cística, broncodisplasia, doença falciforme, diabetes, imunodeficiência, malformação, doenças neurológicas crônicas.
- História de trauma (acidental, maus-tratos).

- Exposição a alérgenos ou substâncias químicas.
- Outros sintomas respiratórios e sistêmicos (p.ex., hemoptise, irritabilidade, confusão, agitação).

Exame físico

- Estado geral e dados vitais em busca de sinais de descompensação respiratória e/ou hemodinâmica (p.ex., dispneia, bradi ou taquipneia, bradi ou taquicardia, cianose, palidez, sudorese, alterações do nível de consciência, hipo ou hipertensão).
- Avaliar sinais de obstrução de via aérea alta (p.ex., estridor, retração de fúrcula diafragmática, abaulamentos/massas cervicais volumosas).
- Avaliar a entrada de ar (como movimentação da caixa torácica, sons respiratórios, cianose).
- Ausculta respiratória em busca de estertores, sibilos, aumento, ausência ou redução difusa/localizada dos sons pulmonares.
- Avaliar conformidade torácica, presença de abaulamentos, retrações, hematomas ou equimoses, assimetria da caixa torácica.
- Palpação em busca de enfisema subcutâneo, massas, dor localizada.
- Percussão para avaliar presença de macicez ou hipertimpanismo.
- Atentar para o exame físico dos demais segmentos, em busca de causas não respiratórias, como sepse, trauma, intoxicação, deterioração neurológica.

Exames complementares

Deve-se levar em consideração que todos os exames complementares nos casos de IRpA visam a determinar a etiologia e não o quadro sindrômico. A avaliação clínica e a monitoração da saturimetria de pulso são suficientes para a identificação da insuficiência respiratória. Todos os demais exames, inclusive a hemogasometria arterial, são para a determinação da provável etiologia e do prognóstico da doença.

Exames laboratoriais

- Hemogasometria arterial: permite a análise das trocas gasosas e a identificação de distúrbios acidobásicos. O cálculo do índice de oxigenação (IO) também pode ser feito por meio da PaO_2 e da fração inspirada de oxigênio (FiO_2) obtidas no exame (Tabela 2), ajudando na estimativa da gravidade do quadro e do prognóstico, além de monitorar a evolução e a resposta ao tratamento instituído. Por ser um exame potencialmente doloroso e, por vezes, difícil de ser obtido, alguns autores já consideram a utilização do índice de oxigenação saturimétrico (IOS), que é obtido substituindo-se a PaO_2 pela saturação de oxigênio arterial (SaO_2) nos cálculos.

- Hemograma: para identificar causas subjacentes e potencialmente corrigíveis ou tratáveis, como infecções, anemia grave, hemoglobinopatias.
- Ionograma: identificar e corrigir distúrbios eletrolíticos que possam estar causando ou agravando o quadro respiratório.
- Culturas: indicadas nos casos suspeitos de infecção ou sepse. Amostras de sangue, secreções respiratórias, líquido pleural, líquido ascítico, urina e liquor devem ser obtidas quando indicado.
- Outros: podem ser necessários exames variados, que serão orientados sempre pela anamnese e pelas suspeitas específicas identificadas. Cada paciente deve ser avaliado individualmente.

TABELA 2 Fórmulas para avaliação da hipoxemia na SARA em pacientes sob ventilação mecânica invasiva

	Leve	Moderada	Grave
IO MAP x FiO_2/PaO_2	4 a < 8	8 a < 16	≥ 16
IO saturimétrico - IOS* MAP x FiO_2/SaO_2	5 a < 7,5	7,5 a < 12,3	≥ 12,3

FiO_2: fração inspirada de oxigênio; IO: índice de oxigenação; MAP: pressão média de vias aéreas; PaO_2: pressão parcial arterial de oxigênio; SaO_2: saturação de oxigênio.
* Para o cálculo do IOS, a SaO_2 do paciente deve ser ≤ 97%.

Exames de imagem

- Radiografia de tórax: é um exame rápido, simples e fácil de se obter, que pode esclarecer muitas das principais suspeitas diagnósticas. Deve ser solicitado sempre, após estabilização do paciente, qualquer que seja a suspeita diagnóstica (p.ex., asma, bronquiolite, pneumonia, afecções pleurais, atelectasia, pneumotórax, tumores intratorácicos, abscessos, trauma). Sempre que possível, deve ser realizada em duas incidências (posteroanterior e perfil), para facilitar a localização anatômica dos possíveis achados. Em pacientes graves e que não devem ser mobilizados, pode-se realizar o exame no leito, na incidência anteroposterior.
- Ultrassonografia de tórax: exame de baixo custo, pouco invasivo, fácil de ser obtido à beira do leito, capaz de identificar processos inflamatórios e coleções intrapleurais, além de sinais de pneumotórax e congestão pulmonar, quando bem realizado. Ajuda a esclarecer imagens de opacificação, identificadas na radiografia simples e também pode ser utilizado para guiar punções diagnósticas ou drenagem pleural simples.

- Tomografia de tórax: não deve ser realizada até que o paciente esteja estabilizado. Tem valor para o diagnóstico quando a radiografia simples e a ultrassonografia não forem suficientes, mas não é útil para o tratamento inicial da insuficiência respiratória.

ABORDAGEM TERAPÊUTICA

O tratamento da IRpA precisa ser imediato, a fim de evitar a falência e a parada cardiorrespiratória. Simultaneamente, deve-se procurar identificar a causa e estabelecer o tratamento específico para o distúrbio de base. O objetivo inicial é restabelecer a oxigenação e a ventilação do paciente, após uma avaliação clínica rápida e dirigida, observando-se a resposta a cada medida, por meio de reavaliações frequentes, que visam à determinação das etapas seguintes do tratamento e à identificação de problemas associados que necessitem de resolução.

A conduta a ser instituída deverá obedecer à seguinte sequência:

1. Posicionamento da cabeça.
2. Aspiração das secreções em vias aéreas superiores.
3. Verificação da permeabilidade das vias aéreas.
4. Administração de oxigênio.

Durante o atendimento inicial, o oxigênio deve ser oferecido em alta concentração (100%). Uma vez restaurada a circulação, ajusta-se a concentração do oxigênio para que se mantenha a SaO_2 entre 94% e 98%.

Nas fases I e II da IRpA, o tratamento consiste no aumento da FiO_2. A fase III demanda observação contínua para avaliar a resposta e a necessidade de ventilação assistida. Na fase IV, a ventilação assistida é obrigatória.

Tratamento imediato

- Dieta zero.
- Garantir permeabilidade da via aérea – posição de conforto ou abertura da via aérea, aspirar secreções, retirar corpos estranhos da cavidade oral ou supraglóticos, quando possível.
- Oferecer oxigênio sob o método mais adequado ao quadro do paciente.
- Obter via aérea avançada, se necessário.
- Avaliar a estabilidade hemodinâmica.

- Obter dois acessos venosos calibrosos periféricos; se não for possível, considerar acesso intraósseo ou venoso profundo, escolhendo o que for mais rápido.
- Restabelecer a volemia, preferencialmente com soluções cristaloides (salina fisiológica ou Ringer lactato); pode-se usar solução de albumina se já houver sido administrado grande volume de cristaloides e/ou se houver hipoalbuminemia grave.
- Avaliar necessidade de drogas vasoativas.
- Avaliar transfusão de concentrado de hemácias (para manter Hb > 7 a 9 g/dL).
- Identificar e tratar problemas específicos, como pneumotórax, derrame pleural volumoso, edema de glote e broncoespasmo.
- Investigar e tratar a doença de base, como infecção respiratória, sepse, insuficiência cardíaca, trauma, anafilaxia e distúrbio neurológico.
- Avaliar transferência para UTIP.

Tratamento específico

Após a estabilização inicial do paciente, deve-se buscar a identificação da causa do quadro de insuficiência respiratória e estabelecer o tratamento adequado. Diversas condições podem causar insuficiência respiratória, e o tratamento deve ser direcionado para a resolução da causa básica, que pode ter origem no trato respiratório ou em qualquer outro sistema do organismo, como mostrado anteriormente.

O fornecimento de oxigênio para o paciente deve ser escolhido de acordo com o quadro. Os dispositivos não invasivos estão demonstrados na Tabela 3.

TABELA 3 Dispositivos não invasivos para administração de oxigênio

Interface	Fluxo de O_2	FiO_2
Cânula nasal	1 a 5 L/min	24 a 40%
Oxitenda (em crianças até 1 ano de idade)	10 a 15 L/min	Até 40%
Halo*	10 a 15 L/min	Até 80 a 90%
Máscara simples	6 a 10 L/min	30 a 60%
Máscara de Venturi	Fluxo estabelecido pelo fabricante para cada válvula	24 a 50%
Máscara aberta	10 a 12 L/min	50 a 60%
Máscara com reinalação parcial	10 a 12 L/min	50 a 60%
Máscara não reinalante	10 a 12 L/min	Até 100%

* Cálculo da FiO_2: concentração de O_2 (%) = $\frac{\text{litros de } O_2 \times 1 + (\text{litros de ar comprimido} \times 0{,}21)}{\text{litros de } O_2 + \text{litros de ar comprimido}}$

Na Figura 1, encontra-se a sequência de atendimento para o paciente pediátrico com insuficiência respiratória aguda.

Figura 1 Fluxograma de atendimento à criança com insuficiência respiratória aguda.
UTI: unidade de terapia intensiva.

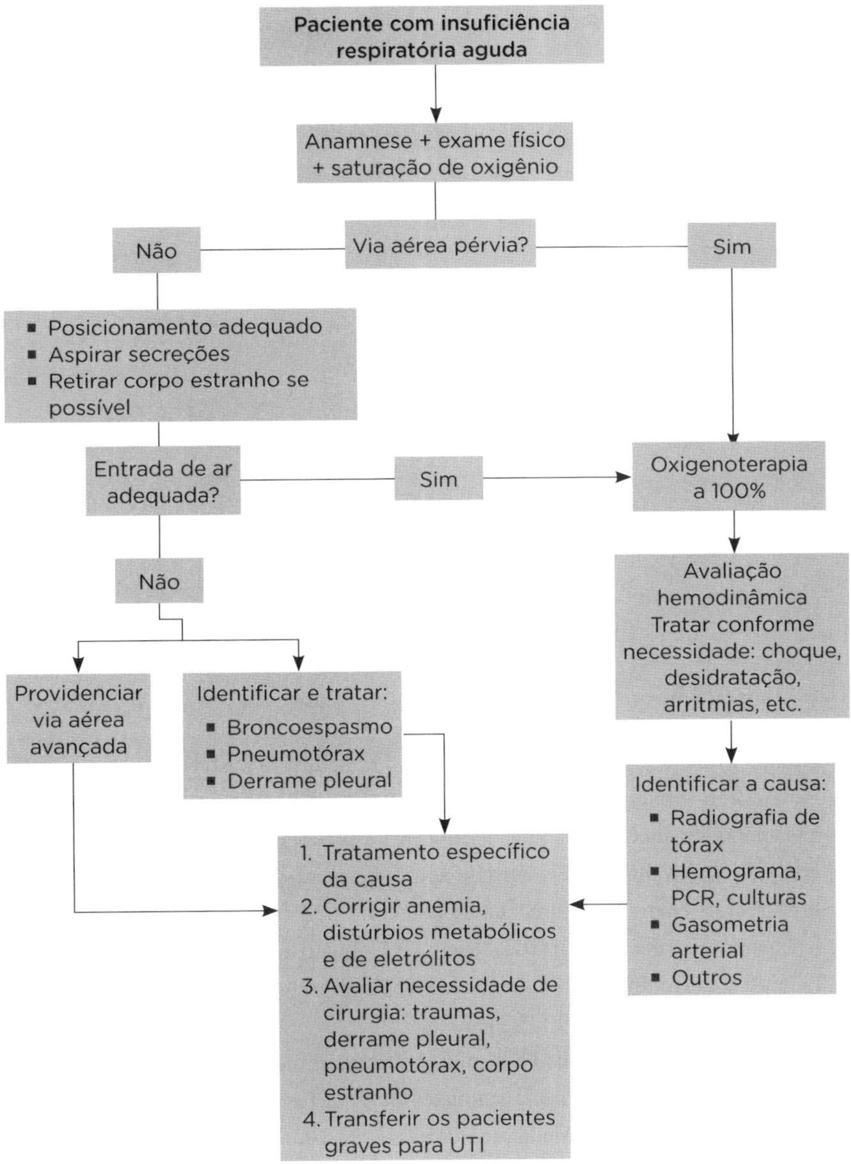

Na Tabela 4, estão detalhados os dispositivos disponíveis para manutenção das vias aéreas de acordo com a idade.

TABELA 4 Dispositivos para manutenção de via aérea

Cânula orofaríngea (Gueddel)	▪ Pacientes inconscientes com queda de língua ▪ Tamanho: medida do canto da boca até a porção cefálica do ângulo da mandíbula
Cânula nasofaríngea	▪ Pacientes conscientes e com reflexo de tosse (hipertrofia de adenoides) ou com rebaixamento do nível de consciência e diminuição do tônus ou da coordenação ▪ Tamanho: medida da ponta do nariz ao lóbulo da orelha Diâmetro não deve causar palidez das narinas ao ser posicionado
Cânula orotraqueal	▪ Pacientes em choque ou incapazes de manter a ventilação sem auxílio de pressão positiva, que não responderam, não toleraram ou não tinham indicação de ventilação mecânica não invasiva. Podem ser com ou sem balão distal (*cuff*) ▪ Tamanho: — Sem *cuff* - diâmetro interno (mm) = (idade em anos/4) + 4 — Com *cuff* - diâmetro interno (mm) = (idade em anos/4) + 3,5 ▪ Posicionamento: três vezes o diâmetro interno da cânula apropriada para a idade
Máscara laríngea	▪ Para pacientes que necessitam de ventilação invasiva, com via aérea difícil e sem contraindicações para ventilação supraglótica ▪ Tamanho: varia conforme o peso do paciente ▪ Recém-nascidos e lactentes até 5 kg - nº 1; lactentes de 5 a 10 kg - nº 1,5; lactentes de 10 kg até pré-escolares de 20 kg - nº 2; crianças de 20 a 30 kg - nº 2,5; crianças e adolescentes de 30 a 50 kg - nº 3; adultos de 50 a 70 kg - nº 4; adultos de 70 a 100 kg - nº 5

BIBLIOGRAFIA

1. Balfour-Lynn RE, Marsh G, Gorayi D, Elahi E, LaRovere J. Non-invasive ventilation for children with acute respiratory failure in the developing world: literature review and an implementation example. Paediatric Respiratory Reviews. 2014.
2. Fonseca JG, Oliveira AMLSE, Ferreira AR. Assessment and initial management of acute respiratory failure in children. Revista Médica De Minas Gerais. 2013;23(2):196-203.
3. Khemani RG, Patel NR, Bart RD, Newth CJ. Comparison of the pulse oximetric saturation/fraction of inspired oxygen ratio and the PaO2/fraction of inspired oxygen ratio in children. Chest. 2009;135(3):662-8.
4. Khemani RG, Rubin S, Belani S, Leung D, Erickson S, Smith LS, et al. Pulse oximetry vs. Pao2 metrics in mechanically ventilated children: berlin definition of ards and mortality risk. Intensive Care Medicine. 2015;41(1):92-102.

5. Richards AM. Pediatric respiratory emergencies. Emergency Medicine Clinics Of Na. 2016;34(1):77-96.
6. Rotta AT, Piva JP, Andreolio C, de Carvalho WB, Garcia PC. Progress and perspectives in pediatric acute respiratory distress syndrome. Revista Brasileira de Terapia Intensiva. 2015;27(3):266-73.
7. Rowan CM, Hege KM, Speicher RH, Goodman M, Perkins SM, Slaven JE, et al. Oxygenation index predicts mortality in pediatric stem cell transplant recipients requiring mechanical ventilation. Pediatric Transplantation. 2012;16(6):645-50.
8. Schneider J, Sweberg T. Acute respiratory failure. Critical Care Clinics. 2013;29(2):167-83.
9. Trachsel D, McCrindle BW, Nakagawa S, Bohn D. Oxygenation index predicts outcome in children with acute hypoxemic respiratory failure. Am J Respir Crit Care. 2005;172:206-11.
10. Weiner DL. Causes of acute respiratory distress in children. UpToDate; 2016. p.1-8.
11. Yehya N, Servaes S, Thomas NJ. Characterizing degree of lung injury in pediatric acute respiratory distress syndrome. Critical Care Medicine. 2015;43(5):937-46.
12. Yehya N, Topjian AA, Thomas NJ, Friess SH. Improved oxygenation 24 hours after transition to airway pressure release ventilation or high-frequency oscillatory ventilation accurately discriminates survival in immunocompromised pediatric patients with acute respiratory distress syndrome. Pediatric Critical Care Medicine. 2014;15(4):E147-E156.

Intoxicações agudas

Lis Thomazini de Magalhães Machado

INTRODUÇÃO

As intoxicações agudas são definidas como consequências clínicas e/ou bioquímicas da exposição aguda a substâncias encontradas no ambiente (ar, água, alimentos, plantas, animais peçonhentos) ou isoladas (pesticidas, medicamentos, produtos de uso industrial e de uso domiciliar) por inalação, ingestão, injeção ou absorção.

A maioria das intoxicações é não intencional (acidental) e pode ocorrer por erros de dosagem, reações idiossincráticas, exposição ambiental ou ocupacional, colocação das substancias em locais e recipientes inadequados, e as crianças menores de 6 anos estão em maior risco para esse tipo de intoxicação. As intoxicações intencionais podem resultar de tentativa de suicídio ou homicídio. Em geral, as intoxicações em crianças mais velhas e adolescentes representam comportamento manipulador, uso abusivo de substância ou drogas ou tentativas efetivas de suicídio. As intoxicações por medicamentos são as mais comuns do mundo, inclusive entre crianças, além de cosméticos e produtos de cuidados pessoais.

A morte por intoxicação não intencional em crianças pequenas é incomum atualmente em razão do aumento das medidas de segurança dos produtos e dos cuidados em domicílio, mas são também fundamentais o reconhecimento precoce dos sintomas e o tratamento clínico adequado.

As orientações deste capítulo devem ser utilizadas de acordo com a avaliação médica individualizada com base em dados clínicos específicos.

ABORDAGEM CLÍNICA

A abordagem clínica da criança vítima de intoxicação deve ser iniciada pela impressão inicial (respiração, cor e nível de consciência, pulso) e, caso a criança apresente-se em parada cardíaca (PCR) e/ou respiratória, devem ser instituídas as medidas de salvamento de vida imediatamente (reanimação cardiopulmonar). Como os pacientes intoxicados podem deteriorar-se rapidamente, a reavaliação frequente é essencial.

a. Vias aéreas:

- Verificar se as vias aéreas estão pérvias; observar se há sialorreia excessiva.
  - — Posicionar o paciente de forma adequada para manter a via aérea pérvia, principalmente aqueles com rebaixamento do nível de consciência.
  - — Fornecer oxigênio a 100% caso o paciente apresente sinais de instabilidade clínica.
  - — Proteger as vias aéreas em caso de vômitos, aspiração de corpo estranho.
  - — Estabilizar coluna cervical se houver sinais de traumatismo cervical.
  - — Garantir via aérea definitiva (intubação orotraqueal) se houver indício de comprometimento importante da via aérea ou previsão de uso de ventilação com pressão positiva por tempo prolongado (p. ex., paciente não responsivo com Glasgow < 9).

Obs.: à medida que se examina a via aérea do paciente, deve-se observar a existência de odores, fluidos ou lesões que possam ajudar a determinar a causa da condição clínica.

b. Respiração:

- — Verificar padrão respiratório, frequência respiratória, saturação de oxigênio, ausculta respiratória.
- — Taquipneia silenciosa (aumento da frequência respiratória sem desconforto respiratório associado) pode indicar a presença de acidose metabólica.
- — Considerar a passagem de sonda nasogástrica se for necessário ventilar o paciente com pressão positiva e não houver contraindicação.
- — Sinais de congestão pulmonar podem ocorrer em qualquer *overdose* que cause a apneia.

Obs.: bradipneia significativa ou *gasping* equivalem à parada respiratória e devem ser tratadas como tal.

c. Circulação:

- Verificar frequência cardíaca, pressão arterial, ritmo cardíaco, perfusão (tempo de enchimento capilar), gradiente térmico, pulsos centrais e periféricos.
- Proceder a ausculta cardíaca e verificar se há sinais de sobrecarga.
- Se o paciente ainda não estiver com acesso venoso, solicita-se a punção nesse momento.
- O paciente intoxicado pode apresentar-se tanto taquicárdico como bradicárdico. Se frequência cardíaca abaixo de 60 bpm com sinais de má perfusão periférica, deve-se tratar como PCR (parada cardiorrespiratória).

d. Disfunção (nível de consciência):

— O nível de consciência é frequentemente afetado por fármacos e toxinas, podendo causar tanto excitação quanto rebaixamento do nível de consciência.
— Exemplos de toxinas que comumente causam convulsões: cocaína, lítio, antidepressivos tricíclicos, betabloqueadores, anfetaminas.
— A verificação do tamanho das pupilas é fundamental.
— Verificar glicemia capilar em todos os pacientes gravemente enfermos, convulsionando ou com alteração do nível de consciência.
— Em pacientes com Glasgow < 9, deve-se garantir a via aérea segura.

e. Exposição:

— Verificar temperatura.
— Observar se há lesões em pele, sinais de maus-tratos, sinais de tentativas prévias de suicídio.
— Remover do corpo qualquer objeto que possa perpetuar o contato do paciente com o agente tóxico.

O exame físico detalhado e repetido sistematicamente é o melhor método para o diagnóstico (muitas vezes, não o de certeza, mas o mais provável) para orientação do tratamento. Deve-se sempre confrontar a história obtida com os achados do exame físico.

História clínica

A avaliação secundária inclui a história clínica, exame físico direcionado e solicitação de exames complementares de acordo com o caso clínico.

Os dados da história do paciente devem ser obtidos simultaneamente à avaliação primária e ao registro de qualquer informação relevante antes da intervenção específica. Deve-se, prontamente, questionar:

- Alguém presenciou o incidente?
- Qual a substância envolvida (trazer embalagem, rótulo).
- Informações sobre quantidade, momento da intoxicação e local.
- Sinais e sintomas apresentados e evolução deles.
- Alergias.
- Passado médico, inclusive internamentos pelo mesmo motivo, tentativas de suicídio, comportamentos de risco.

Se a toxina for conhecida, é necessário avaliar a quantidade ingerida estimada, o tempo decorrido desde a ingestão e os sintomas iniciais apresentados pelo paciente, obtendo informações sobre a dose terapêutica e dose tóxica, a via de eliminação e a meia-vida da droga, além de possíveis efeitos colaterais.

Se a toxina não for conhecida ou suspeita, deve-se considerar: início agudo do quadro, idade, história passada, estresse familiar atual, dados da avaliação inicial, quadro clínico obscuro (que não se justifica por doenças orgânicas comuns), medicações disponíveis em casa.

Algumas perguntas-chave ajudam o investigador na identificação:

- Há quanto tempo ocorreu o evento?
- Qual a quantidade da substância ingerida/inalada/absorvida?
- Alguma intervenção foi feita antes do atendimento médico?
- Onde as medicações/substância suspeitas ficam armazenadas?
- Alguém está usando alguma medicação suspeita no domicílio?
- A criança vomitou? Quantas vezes?
- Isso já ocorreu antes?

ABORDAGEM DIAGNÓSTICA

Os exames complementares devem ser solicitados de acordo com a suspeita clínica e são importantes para afastar ou confirmar a intoxicação, avaliar o grau de agressão que o tóxico está causando no organismo e auxiliar na avaliação do tratamento.

Se possível, deve-se entrar em contato o mais breve possível com a central de intoxicações e envenenamento de referência para obter orientações específicas sobre a investigação diagnóstica e a terapêutica específica a ser iniciada.

- Exames laboratoriais gerais:
  - Hemograma.
  - Glicemia.

- — Eletrólitos.
- — Ureia e creatinina.
- — Aminotransferases e bilirrubinas.
- — CPK.
- — Hemogasometria e lactato.
- — Sumário de urina.
- — Coagulograma.

- Exames laboratoriais específicos:
  - — Coagulograma.
  - — Ferro sérico.
  - — Dosagem do agente químico propriamente dito ou dos seus metabólitos.
- Exames complementares:
  - — Eletrocardiograma.
  - — Radiografia de tórax.
  - — Radiografia de abdome.
  - — Outros poderão ser solicitados de acordo com o quadro clínico.

ABORDAGEM TERAPÊUTICA

O tratamento compreende:

- Estabilização das funções vitais.
- Diminuição da absorção do agente tóxico.
- Aumento da eliminação do tóxico já absorvido.
- Uso de antídotos se indicados.
- Prevenção de sequelas e tratamento de manutenção.

Estabilização das funções vitais

Incluem-se, neste item, os suportes básico e avançado de vida, com ênfase às principais complicações que possam advir da intoxicação: convulsões, arritmias cardíacas, distúrbios hidreletrolíticos, choque. As intervenções devem ser feitas sempre que se identificar qualquer condição potencialmente fatal.

Diminuição da absorção do agente tóxico

Os métodos de descontaminação utilizados dependerão da toxina e do tempo de exposição:

- Olhos:
  - Lavagem ocular abundante com soro fisiológico por, pelo menor, 20 minutos.
  - Se as soluções são alcalinas, realizar lavagem por 30 a 60 minutos.
- Pele:
  - Remover roupas e acessórios.
  - Lavar abundantemente com água morna as áreas expostas ao produto.
  - Uma esponja suave deve ser usada para evitar abrasões que possibilitem maior absorção da substância.
- Via inalatória:
  - Retirar o paciente do local contaminado.
  - Prover oxigênio umidificado a 100%.
- Trato gastrintestinal é via de exposição mais comum, que inclui:
  - Esvaziamento gástrico.
  - Uso de carvão ativado (CA).
  - Irrigação intestinal.

a. Esvaziamento gástrico: pode ser efetuado por meio de lavagem gástrica ou, em último caso, por vômitos
   - Tempo decorrido da ingestão: até 4 horas (dependendo do tempo de absorção da droga ingerida, pode-se fazer até 24 horas após). Dá-se preferência por fazer na primeira hora após a ingestão.
   - Sonda nasogástrica de grosso calibre (18 a 20 F).
   - Manter a criança em decúbito lateral esquerdo.
   - Administrar um volume de 5 a 10 mL/kg/vez de soro fisiológico a 0,9%, até recuperação de líquido claro.

As principais contraindicações para esvaziamento gástrico são: ingestão de hidrocarbonetos (derivados de petróleo, como querosene, benzina e gasolina), substâncias corrosivas (soda cáustica), objetos pontiagudos e alterações do sensório, sem a devida proteção de vias aéreas.

Os vômitos não devem ser estimulados em crianças menores de 2 anos e são utilizados cada vez menos na prática pediátrica por causa do risco de broncoaspiração e por aumentar a lesão à mucosa esofagiana. Não se deve ser estimulado em ambientes hospitalares, quando se tem à disposição a lavagem gástrica.

b. Carvão ativado: pó fino, preto, granulado, inodoro e sem sabor que adsorve grande parte das substâncias. Sua eficácia está relacionada com a precocidade de sua administração, sendo mais efetivo quando administrado logo após a ingestão da substância a ser adsorvida, de preferência na primeira hora após ingestão.

- Dose: 1 a 2 g/kg/dose (máximo de 30 g/dose).
- Diluição: diluído em soro fisiológico 0,9%, 5 a 8 mL/kg.
- Via de administração: oral ou via nasogástrica. A dificuldade de aceitação oral pelo aspecto pode ser contornada, utilizando-se recipiente opaco e adicionando-se açúcar (que não interfere na atividade).
- Substâncias mal adsorvidas pelo CA: ácidos, álcalis, hidrocarbonetos, metais pesados e cianeto (embora existam estudos que demonstram alguma eficácia em relação a este último), tornando seu uso desnecessário.
- Contraindicações: obstrução intestinal, cirurgia abdominal recente, intoxicação por agentes corrosivos (por dificultar o diagnóstico endoscópico), lactentes abaixo de 6 meses (relativa), antídotos administrados via oral (relativa).
- Efeitos indesejáveis: constipação intestinal e vômitos.
- Complicações: pneumonite química (se broncoaspiração) e obstrução intestinal, ambas muito graves.
- Números de doses de CA a serem administradas:
  - Intoxicação por substâncias de absorção gastrintestinal rápida: dose única.
  - Intoxicação por substâncias com ciclo êntero-hepático: administrar uma dose a cada 4 a 6 horas nas primeiras 12 horas e depois a cada 6 horas até 72 horas. Algumas substâncias em que se usa o CA em dose múltipla: carbamatos "chumbinho" (cada 4 a 6 horas nas primeiras 12 horas), benzodiazepínicos (cada 4 a 6 horas nas primeiras nas primeiras 24 horas). Em outras situações clínicas, o CA pode ser usado por até 72 horas: amiodarona, dapsona, digitálicos, fenobarbital, organofosforados, quinidina, salicilatos e teofilina.

c. Irrigação intestinal: é teoricamente usada para remover o agente tóxico de todo o trato gastrintestinal, prevenindo sua absorção. O método consiste em administrar por via oral ou por sonda gástrica a solução de polietilenoglicol (PEG), que raramente leva a complicações (as mais comuns são distúrbios hidreletrolíticos), na dose de 0,5 L/hora em crianças menores e 2 L/hora em adolescentes – máximo de 4 a 6 litros, até que o efluente retal seja claro.

- Contraindicações: abdome agudo obstrutivo e sangramentos.
- Atualmente não há evidências conclusivas de que a irrigação intestinal total melhore o resultado em pacientes intoxicados.

Aumento da eliminação do agente tóxico

a. CA (múltiplas doses): quatro a seis doses/dia, durante 48 horas, para as drogas que apresentam circulação êntero-hepática de maneira importante, como descrito anteriormente.
b. Diurese forçada do agente: geralmente, não é utilizada, sobretudo após a descoberta do CA, e pelo fato de o tratamento de suporte ser suficiente na maioria dos casos. A alcalinização urinária pode facilitar a eliminação de ácidos fracos, como salicilatos, barbitúricos e metotrexato.

As doses preconizadas de bicarbonato de sódio para alcalinizar a urina nas intoxicações por salicilatos, fenobarbital e ácido diclorofenoxiacético é de 1 a 2 mEq/kg/dia diluídos em soro fisiológico ou soro glicosado, por via intravenosa (IV), durante 3 a 4 horas. O pH urinário deve ser avaliado a cada hora e mantido em torno de 7 a 8.

As complicações decorrentes da alcalinização da urina são distúrbios hidreletrolíticos: hipocalemia, hipomagnesemia, hipocalcemia e hipernatremia.

c. Hemodiálise (HD): embora seja recomendada para grande variedade de agentes tóxicos, somente pacientes seriamente intoxicados se beneficiam dela. É útil para as substâncias de baixo peso molecular que possuem baixo volume de distribuição e baixa ligação às proteínas plasmáticas, como AAS, teofilina e lítio.
   — Indicações:
   - Relacionadas ao paciente: intoxicação clínica grave, com sinais vitais alterados e que não respondem ao tratamento de suporte (arritmias e hipertermia), alteração das vias normais de eliminação, deterioração clínica e coma prolongado.
   - Relacionadas à droga: ingestão de substâncias potencialmente letais e níveis séricos elevados ou potencialmente letais, com comprovação laboratorial.

Uso de antídotos e antagonistas

O antídoto é todo produto químico que age biologicamente diminuindo ou neutralizando a ação de um agente tóxico ou opondo-se a seus efeitos, por meio de diferentes mecanismos.

O antagonista é um antídoto que age por competição com o agente tóxico pelo mesmo receptor, no sítio de ação (Tabela 1).

TABELA 1 Principais agentes tóxicos e seus antídotos

<table>
<tr><th>Agentes tóxicos</th><th>Antídoto/antagonista</th></tr>
<tr><td>Acetaminofeno/
paracetamol</td><td>N-acetilcisteína: 140 mg/kg, VO (diluído em 200 mL de SG 5%), como dose inicial, seguida de 70 mg/kg a cada 4 horas, durante 3 dias (total: 18 doses)
Mais eficaz se administrado nas primeiras 8 h após ingestão
Pode ser utilizado IV em pacientes inconscientes</td></tr>
<tr><td>Anticolinérgicos</td><td>Fisostigmina: 0,02 mg/kg, IV, a cada 5 minutos, até reverter a crise colinérgica. Dose máxima: para crianças é de 0,5 mg/dose e adultos é de 1 a 2 mg/dose</td></tr>
<tr><td>Organofosforados/
carbamatos
("chumbinho")</td><td>Atropina: 0,01 a 0,05 mg/kg/dose, IV. Adultos: 1 a 4 mg/dose. Pode repetir a cada 10 a 15 min até que atropinização seja evidente
Cloreto de pralidoxina (contration): 30 a 50 mg/kg/dose, IV, a cada 4 ou 6 h</td></tr>
<tr><td>Benzodiazepínicos</td><td>Flumazenil: 0,01 mg/kg/dose, IV (máximo: 0,2 mg/dose - não ultrapassar a dose total máxima de 1 mg)</td></tr>
<tr><td>Bloqueadores
beta-adrenérgicos</td><td>Glucagon: 50 μg/kg/dose, IV, seguido de infusão de 50 μg/kg/h, conforme necessário. Adultos: 1 mg</td></tr>
<tr><td>Bloqueadores de
canais de cálcio</td><td>Gluconato de cálcio a 10%: 0,6 mL/kg, IV</td></tr>
<tr><td>Monóxido de carbono</td><td>Oxigênio a 100%</td></tr>
<tr><td>Cianeto</td><td>No Brasil, não está disponível o kit, sendo as medicações importadas ou manipuladas. Nitrito de sódio a 3% + tiossulfato de sódio a 25% (kit), de acordo com os níveis de hemoglobina:
<table>
<tr><th>Hemoglobina</th><th>Nitrito de Na</th><th>Tiossulfato de Na</th></tr>
<tr><td>8 g</td><td>6,6 mg/kg</td><td>1,1 mL/kg</td></tr>
<tr><td>10 g</td><td>8,7 mg/kg</td><td>1,35 mL/kg</td></tr>
<tr><td>12 g</td><td>10 mg/kg</td><td>1,65 mL/kg</td></tr>
<tr><td>14 g</td><td>11,6 mg/kg</td><td>1,95 mL/kg</td></tr>
</table>
Na Europa, a hidroxicobalamina (vitamina B12) é considerada um bom antídoto, até mais segura que o kit, na dose de 5 mg/kg/dose, IV, podendo ser repetida a cada 30 a 60 minutos</td></tr>
<tr><td>Digitálico</td><td>Antídoto Fab (Digibind®) - dose baseada na quantidade ingerida ou nos níveis séricos de digoxina. Cerca de 40 mg do antídoto neutralizam 0,6 mg de digoxina</td></tr>
<tr><td>Metais pesados/
quelantes
Arsênico: BAL
Chumbo: BAL, EDTA, DMSA, penicilamina
Mercúrio: BAL, DMSA</td><td>Dimercapro a 10% (BAL): 3 a 5 mg/kg/dose, IV, a cada 4 h por 2 dias, seguido de 2,5 a 3 mg/kg/dose, IM, a cada 6 h por mais 2 dias e a seguir 2,5 a 3 mg/kg/dose a cada 12 por mais 7 dias. Máximo: 300 mg
EDTA: 50 a 75 mg/kg/dia, a cada 12 horas, IV, com infusão em 1 hora, por 5 dias. Crianças: máximo de 1 g/dia; adultos: 4 g/dia
Penicilamina: 100 mg/kg/dia (máximo 1 g), VO, a cada 6 h por 5 dias
Succimer (DMSA): 350 g/m^2 (10 mg/kg/dose) a cada 8 h e 10 mg/kg/dose, VO, a cada 12 h, por 14 dias</td></tr>
<tr><td>Ferro: desferoxamina</td><td>Desferoxamina: 15 mg/kg/hora, IV, repetindo-se conforme o nível sérico. Alternativa: 40 a 90 mg/kg/dose, IM, a cada 8 horas. Dose máxima: 6 g/dia</td></tr>
</table>

Na Tabela 2, estão esquematizados os quadros clínicos e a sequência de tratamento para as intoxicações mais comuns.

TABELA 2 Tratamento específico de acordo com substância ingerida

Drogas	Quadro clínico	Tratamento
Barbitúricos: ▪ Fenobarbital	Depressão do SNC Depressão respiratória Depressão miocárdica Hipotermia Hipotonia muscular	ABC Assistência respiratória, SN Lavagem gástrica (até 12 horas após ingestão) Carvão ativado Alcalinização da urina
Fenotiazínicos: ▪ Clorpromazina ▪ Levopromazina ▪ Prometazina	Sedação Hipertermia Analgesia Bloqueio colinérgico (taquicardia, boca seca, midríase, obstipação) Manifestações extrapiramidais Depressão SNC	ABC Assistência respiratória, SN Lavagem gástrica Carvão ativado Cuidados com equilíbrio hidreletrolítico Se sinais extrapiramidais: difenidramina 1 a 2 mg/kg/dose, IV, duas vezes
Hidantoínas	Depressão do SNC Distúrbios visuais Ataxia Convulsões	ABC Assistência respiratória, SN Esvaziamento gástrico
Anti-histamínicos	Efeitos simpaticomiméticos: boca e mucosas secas, rubor cutâneo, taquicardia, midríase, retenção urinária Depressão do SNC Mioclonia, nistagmo Convulsão	ABC Assistência respiratória, SN Esvaziamento gástrico Em casos graves, anticolinérgicos: fisostigmina 0,05 mg/kg/dose, IV
Opiáceos ▪ Morfina ▪ Meperidina ▪ Codeína	Tríade: coma, pupilas puntiformes e depressão respiratória Palidez Cianose Hiporreflexia	ABC Assistência respiratória, SN Lavagem gástrica Antagonistas: ▪ Nalorfina: 0,1 mg/kg/dose, IM ou IV ▪ Naloxone: 0,01 a 0,03 mg/kg/dose, IV, IM, SC
Antidepressivos	Diminuição da umidade da mucosa Midríase Retenção urinária Arritmias cardíacas Hipotermia Coma Convulsão Depressão respiratória	ABC Assistência respiratória, SN Esvaziamento gástrico Antiarrítmicos Em casos graves, anticolinérgicos: fisostigmina 0,05 mg/kg/dose, IV

(continua)

TABELA 2 (*continuação*) Tratamento específico de acordo com substância ingerida

Drogas	Quadro clínico	Tratamento
Etanol	Leve: alcoolemia 0,5 a 1 mg/mL Moderada: alcoolemia 1,5 a 3 mg/mL Grave: alcoolemia 3 a 5 mg/mL Coma alcoólico: alcoolemia > 5 mg	ABC Assistência respiratória, SN Manutenção equilíbrio acidobásico Tratar hipoglicemia, se presente Naloxone: 0,01 a 0,03 mg/kg/dose, IV, IM, SC Hemodiálise, se coma alcoólico
Adrenérgicos ou simpaticomiméticos: ▪ Efedrina ▪ Fenilefrina ▪ Salbutamol ▪ Fenoterol ▪ Epinefrina	Nervosismo, irritabilidade Palidez Náuseas, vômitos Tremor Distúrbios do comportamento Convulsões Depressão respiratória Hipertensão, arritmias	ABC Assistência respiratória, SN Esvaziamento gástrico Anti-hipertensivos: fentolamina
Anticolinérgicos ou parassimpaticolíticos: ▪ Diciclomina ▪ Homatropina ▪ Dimenidrato ▪ Imipramina ▪ Amitriptilina	Rubor facial Agitação psicomotora Midríase Secura de mucosas Taquicardia Hipertermia	ABC, medidas de suporte e sintomáticos Monitoração cardíaca por 5 dias, para antidepressivos tricíclicos. Em casos graves, anticolinérgicos: fisostigmina 0,05 mg/kg/dose, IV
Parassimpaticomiméticos: ▪ Metoclopramida ▪ Fisostigmina ▪ Pilocarpina ▪ Piridostigmina	Vômitos Sudorese Hipotensão, tremores Miose Pulso fraco, bradicardia Convulsões Manifestações extrapiramidais: espasmos, desvio ocular, hipertonia de membros	ABC Esvaziamento gástrico Uso de carvão ativado Atropina: 0,03 a 0,05 mg/kg/dose, IV, lento. Repetir a cada 5 min, SN Akineton: 0,15 mg/kg/dose IM ou IV, se metoclopramida
Bloqueadores adrenérgicos ou simpaticolíticos: ▪ Alfametildopa ▪ Propranolol	Hipotensão Delírios Arritmias cardíacas Convulsão, coma Depressão respiratória	Esvaziamento gástrico Diazepam para convulsões Atropina, aminofilina ou dopamina para hipotensão
Digitálicos	Náusea, vômitos Diarreia Sonolência Irritabilidade, confusão mental Hipotensão Redução de amplitude dos pulsos Bradicardia Taquicardia ventricular Hipocalemia, acidose metabólica	Esvaziamento gástrico Uso de carvão ativado Correção de distúrbios acidobásico e hidreletrolítico Tratamento das arritmias Anticorpos antifração Fab (Digibind)

(*continua*)

TABELA 2 (*continuação*) Tratamento específico de acordo com substância ingerida

Drogas	Quadro clínico	Tratamento
Ácido acetilsalicílico	Hipertermia Distúrbios respiratórios Irritabilidade, hiperexcitabilidade Convulsão, coma Oligúria, anúria Choque Edema agudo de pulmão Acidose metabólica Distúrbios hemorrágicos	Esvaziamento gástrico Correção da desidratação hipertônica Correção do equilíbrio acidobásico Exsanguinotransfusão, se não melhorar Hemorragias: vitamina K 5 a 10 mg Hemodiálise, SN
Paracetamol	Náusea, vômitos Sonolência Confusão mental, vertigem Após 48 a 72 h, sinais de insuficiência hepática Às vezes, insuficiência renal e coma	Esvaziamento gástrico Uso de carvão ativado N-acetilcisteína: ataque de 140 mg/kg, VO, e manutenção 70 mg/kg a cada 4 h, total de 16 doses (até 16 h da ingestão) Aumentar diurese: hidratação, IV, e diuréticos Hemodiálise SN Dosagem nível sérico: dose letal = 0,2 a 0,8 g/kg
Dipirona	Náusea, vômitos Dor epigástrica Vertigem, zumbidos Hipotensão Oligúria e anúria	Esvaziamento gástrico Hidratação, IV, para evitar insuficiência renal

IM: intramuscular; IV: intravenoso; SC: subcutâneo; SNC: sistema nervoso central; VO: via oral; ABC: avaliação das vias aéreas, respiração e circulação, SN: se necessário.

Na Tabela 3, encontram-se os agentes e seus sintomas.

TABELA 3 Síndromes clínicas mais comuns e seus sintomas

Síndrome/agente(s)	Sintomas
Colinérgica (muscarínica) Acetilcolina Organofosforados Carbamatos Cogumelos	▪ Bradicardia ▪ Miose ▪ Aumento de secreções ▪ Vômitos e diarreia ▪ Odor de alho
Anticolinérgica Alcaloides da beladona Atropina Escopolamina Anti-histamínicos Antidepressivos tricíclicos (ADT)	▪ Febre ▪ Taquicardia, hipertensão, arritmias (ADT) ▪ Pele e mucosas secas ▪ Hipertermia ▪ Midríase, visão borrada ▪ Delírio e alucinações ▪ Convulsões, coma

(*continua*)

TABELA 3 (*continuação*) Síndromes clínicas mais comuns

Síndrome/agente(s)	Sintomas
Simpatomimética Anfetaminas Cocaína Fenilpropanolamina	▪ Febre, taquicardia, hipertensão ▪ Mioclonia, convulsões ▪ Hiperatividade, tremores ▪ Midríase
Narcótica Codeína Morfina Heroína	▪ Hipotensão, bradicardia, hipoventilação (opioides) ▪ Hipotermia ▪ Miose puntiforme ▪ Hiporreflexia ▪ Rápida resposta ao antagonista
Barbitúricos Sedativos-hipnóticos Etanol	▪ Hipoventilação e apneia (barbitúricos) ▪ Hipotermia ▪ Hipotensão ▪ Miose ▪ Nistagmo (barbitúricos) ▪ Confusão - coma ▪ Odor característico (álcool)
Salicilatos	▪ Febre, taquipneia, sudorese, zumbido, surdez ▪ Letargia, coma, convulsões ▪ Vômitos, sangramentos
Fenotiazínicos	▪ Hipotensão postural, hipotermia, taquicardia ▪ Letargia/coma, convulsões (crises oculógiras) ▪ Manifestações extrapiramidais ▪ Miose (na maioria dos casos)
Teofilina	▪ Taquicardia, hipotensão, arritmias cardíacas ▪ Agitação, convulsões ▪ Vômitos
Acetaminofeno/paracetamol	▪ Anorexia, náuseas, vômitos, dor abdominal, icterícia tardia, aumento de transaminases

ORIENTAÇÕES AO PACIENTE

O acidente doméstico é aquele que ocorre no local onde se habita ou em seu entorno. Quanto menor a idade, maior deve ser a vigilância das crianças, a educação para prevenção deve aumentar à medida de seu crescimento, mostrando os riscos e suas consequências. O papel dos pais é fundamental, ao servirem de exemplo e darem as orientações. De modo sistemático, deve-se entrar em contato com a central antivenenos e discutir o caso e receber as orientações devidas, além de manter observação contínua do paciente.

Alguns cuidados são fundamentais para prevenir esse tipo de acidente:

- Materiais de limpeza devem estar em suas embalagens originais e fora do alcance das crianças, em armários altos e trancados.
- Objetos cortantes devem ficar fora do alcance das crianças (p.ex., facas, garfos, pratos e copos de vidro, saca rolhas, espetos), em gavetas e armários com travas.
- Armários contendo cosméticos, medicamentos, aparelhos elétricos devem ser mantidos trancados e longe do alcance das crianças.
- Controlar o aquecedor se for a gás (manutenções periódicas), manter o banheiro bem ventilado.
- Não se deve fumar na cama, evitando risco de incêndio.
- Tomadas devem ter protetores, os fios devem ser curtos e fora de alcance de crianças, e as televisões e outros aparelhos, colocados sobre móveis firmes e estáveis; evitar usar a mesma tomada para dois ou mais aparelhos elétricos, reduzindo o risco de choques, traumas ou incêndio.
- Medicamentos, perfumes e cosméticos devem ser guardados em armário alto e trancados, para evitar intoxicações.
- Bolinhas de naftalina não devem ser utilizadas, por risco de intoxicação.
- Bebidas alcoólicas devem ser acondicionadas em armário alto e trancado para evitar intoxicações.
- Fósforos e isqueiros também devem ser guardados em armários altos e trancados evitando risco de incêndio.
- Telefone de fácil acesso para pedir socorro em caso de necessidade.
- Pesticidas e herbicidas devem ser mantidos em armários altos e trancados, evitando risco de intoxicação.
- Não se devem manter plantas tóxicas em casa.

Na Figura 1, encontra-se o fluxograma de atendimento para o paciente com intoxicação.

Figura 1 Algoritmo de abordagem ao paciente com suspeita de intoxicação.

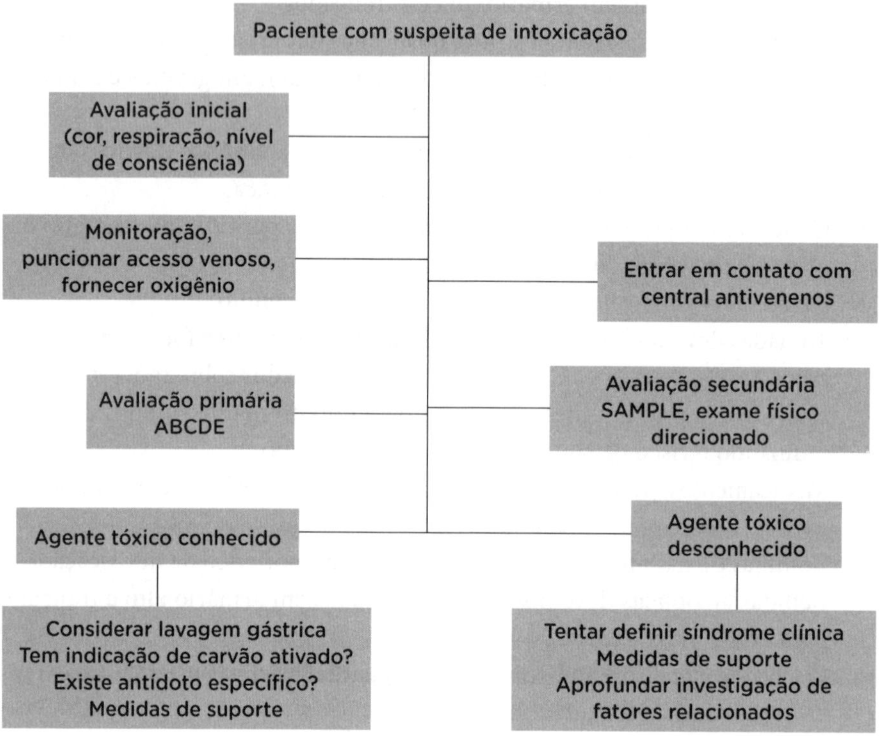

BIBLIOGRAFIA

1. Barbara JA. PALS: suporte avançado de vida em pediatria: guia de estudo. [Tradução Adriana Paulino do Nascimento... et al.] 3.ed. Rio de Janeiro: Elsevier; 2014.
2. Bird S. Organophosphate and carbamate poisoning. UptoDate. Literature review: Dec 2016. Disponível em: http://www.uptodate.com/contents/organophosphate-and-carbamate-poisoning.
3. Campos Júnior D, Burns AR. Tratado de pediatria. Sociedade Brasileira de Pediatria. 3.ed. Barueri: Manole; 2014.
4. Centro de informação antiveneno. Apostila de toxicologia básica do CIAVE. Salvador; Agosto de 2009.
5. Heard K, Dart R. Management of acetaminophen (paracetamol) poisoning in children and adolescents. UptoDate. Literature review: Dec 2016. Disponível em: <http://www.uptodate.com/contents/management-of-acetominophen-paracetamol-poisoning-in-chlidren-and-adolescents>

Lesão renal aguda

Maria Medeiros Bahia
Luanda Flores da Costa

INTRODUÇÃO

A lesão renal aguda (LRA) é caracterizada pela redução rápida e abrupta da função renal, causando diminuição da taxa de filtração glomerular, aumento da ureia e de outros produtos do metabolismo, além de desregulação do equilíbrio hidreletrolítico e acidobásico, com perda da homeostase do organismo. O termo lesão renal aguda vem substituindo insuficiência renal aguda por ser mais abrangente.

A LRA determina importantes morbidade e mortalidade nas crianças criticamente doentes e está relacionada a causas multifatoriais, como:

- Dano por isquemia e reperfusão renal.
- Comprometimento da homeostase vasomotora renal.
- Estresse hipóxico e oxidativo celular.
- Efeitos secundários da liberação de citocinas.
- Drogas nefrotóxicas.
- Drogas vasopressoras.

ABORDAGEM CLÍNICA

Etiologia

As causas da LRA são multivariadas, e trata-se de uma complicação possível de várias doenças diferentes. Habitualmente, a etiologia está dividida em três categorias para facilitar o diagnóstico e o tratamento, descritas a seguir.

Lesão renal aguda pré-renal

Causada por situações que determinam redução do volume circulante ou por redução da pressão arterial renal efetiva.

- Situações de hipovolemia e/ou hipoperfusão – desidratação (diarreia, vômitos) ou hemorragia.
- Perdas para o terceiro espaço (p.ex., choque séptico, queimaduras, pós-operatório, íleo paralítico, traumatismo, síndrome nefrótica).
- Insuficiência cardíaca e/ou choque cardiogênico.
- Ventilação mecânica (por redução do retorno venoso).
- Asfixia e hipoxemia perinatal.
- Trombose de artéria renal.
- Policitemia.
- Drogas (p.ex., indometacina, tolazolina, captopril, ciclosporina).

Lesão renal aguda intrínseca (parenquimatosa)

Inclui transtornos que envolvem doença renal vascular, glomerular, tubulares ou intersticiais, sendo que as causas pré-renais, se não tratadas a tempo, podem evoluir para necrose tubular aguda.

- Hipoperfusão renal sustentada.
- Sepse e/ou choque séptico.
- Síndrome hemolítico-urêmica.
- Glomerulonefrites.
- Pós-operatório de cirurgia cardíaca.
- Coagulação intravascular disseminada (CIVD).
- Trombose de artérias e veias renais.
- Anomalias renais (p.ex., agenesias, displasias e rins policísticos).
- Drogas nefrotóxicas: aminoglicosídeos, cefalosporinas, vancomicina, captopril, anfotericina B, quimioterápicos.
- Hemoglobinúria ou mioglobinúria.
- Contrastes radiológicos.
- Síndrome de lise tumoral.

Lesão renal aguda pós-renal

Causada por doenças que causam obstrução do fluxo urinário bilateralmente.

- Obstrução uretral (p.ex., válvula de uretra posterior).
- Refluxo vesicoureteral grave.
- Ureterocele.
- Tumores renais ou vesicais.
- Bexiga neurogênica.
- Lesões abdominais que envolvam os ureteres.

Na faixa etária pediátrica, as principais causas de LRA são desidratação, sepse, uso de drogas nefrotóxicas e isquemia renal nos pacientes criticamente enfermos.

Critérios de admissão em unidade de terapia intensiva

Paciente com doença renal instável ou com risco potencial de vida que apresente uma das seguintes condições a seguir:

1. Necessidade de balanço hídrico rigoroso.
2. Acidose metabólica grave.
3. Oligúria e/ou sinais de hipervolemia.
4. Necessidade de terapia de substituição renal.
5. Hipercalemia que requeira monitoração e intervenção imediata.
6. Hiponatremia ou hipernatremia que requeira monitoração e intervenção imediata e/ou presença de sintomas neurológicos.

ABORDAGEM DIAGNÓSTICA

A abordagem diagnóstica nos pacientes que evoluem com disfunção renal deve ser direcionada à busca de indícios que ajudem a identificar a causa e, além disso, identificar as complicações causadas pela perda da função renal.

História clínica

É importante identificar a lesão inicial que desencadeou o dano renal e definir se a sua causa é funcional ou estrutural. Deve-se verificar se há história de infecção urinária pregressa, nefrolitíase, uso de drogas nefrotóxicas e/ou presença de doenças de base.

Sintomas clínicos e exame físico

- Sinais e sintomas inespecíficos: hipertensão, náuseas, vômitos, letargia, anorexia, confusão mental, cefaleia, anemia, tumorações abdominais, loja renal ocupada, bexiga palpável.
- Alterações da diurese: diurese inferior a 0,5 mL/kg/h por mais de 6 horas. E características macroscópicas da urina – presença de hematúria, urina concentrada, espuma na urina.
- Avaliar sinais de hipervolemia: insuficiência cardíaca congestiva, presença de hepatomegalia, hipertensão arterial sistêmica, edema pulmonar, edema periférico e/ou anasarca.
- Avaliar sinais de hipovolemia: sinais de desidratação (mucosas secas, turgor de pele diminuído), pulsos finos e rápidos, hipotensão, hipoperfusão periférica, taquicardia, hipotensão arterial.
- Distúrbios hidreletrolíticos e metabólicos: hipercalemia, hiponatremia, hipocalcemia, hiperfosfatemia, acidose metabólica.
- Síndrome urêmica: caracterizada por náuseas, vômitos, anorexia, fadiga, alterações do estado mental (sonolência, torpor e/ou coma), palidez cutaneomucosa, hálito urêmico, podendo apresentar sinais de sangramento.

Critério RIFLE modificado para crianças (pRIFLE)

O critério pRIFLE é um acrônimo utilizado para classificar a lesão renal na pediatria, levando em consideração a alteração do *clearance* de creatinina em relação ao basal e a redução do débito urinário (Tabela 1).

TABELA 1 Classificação dos critérios RIFLE pediátricos (pRIFLE)

Categoria	*Clearance* de creatinina*	Débito urinário
Risco (R)	Queda de 25%	Diurese < 0,5 mL/kg/h por 8 horas
Lesão/*injury* (I)	Queda de 50%	Diurese < 0,5 mL/kg/h por 16 horas
Falência (F)	75%	Diurese < 0,3 mL/kg/h por 24 horas ou anúria por 12 horas
Perda/*loss* (L)	Falência renal por mais de 4 semanas	
Estágio final (E)	Estágio final de doença renal (após 3 meses)	

*Calculado com a equação de Schwartz modificada: altura (cm) × 0,41 (constante)/creatinina sérica.

Exames laboratoriais

A investigação laboratorial é bastante ampla e deverá ser direcionada pelas suspeitas clínicas iniciais.

- Hemograma completo.
- Reticulócitos.
- Ureia, creatinina, cistatina C.
- Eletrólitos plasmáticos: sódio, potássio, cálcio, magnésio e fósforo.
- Osmolaridade plasmática e urinária.
- Eletrólitos na urina: sódio urinário, ureia, creatinina.
- Proteínas totais e frações.
- Hemogasometria.
- Urocultura, sumário de urina.
- *Clearance* de creatinina.
- FAN, anti-DNA, CH50, C3, C4, ANCAp, ANCAc.
- Sorologias virais e para hepatites – toxoplasmose, citomegalovírus, Epstein--Baar, HIV 1 e 2, HTLV 1 e 2, agHbs, anti-Hbs, anti-HCV.

Exames de imagem

A avaliação por imagem é importante para o diagnóstico da etiologia e para avaliar a possibilidade de complicações da LRA. Os principais exames são:

- Radiografia de tórax PA e perfil: para afastar sinais de congestão pulmonar e aumento da área cardíaca.
- Ultrassonografia renal e de vias urinárias: deve ser realizada em todas as crianças com LRA de etiologia obscura. Ela pode documentar a presença de um ou dois rins, delinear o tamanho renal e ajudar na avaliação do parênquima renal. É particularmente útil no diagnóstico de obstrução do trato urinário.

Outros exames devem ser ponderados na evolução da investigação diagnóstica conforme a suspeita clínica:

- Uretrocistografia miccional.
- Tomografia computadorizada de abdome.
- Angiorressonância de vasos renais.
- Cintilografia renal.

ABORDAGEM TERAPÊUTICA

Prevenção

- É necessário evitar uso de drogas nefrotóxicas em pacientes de risco e, se inevitável, acompanhar seu nível sérico das medicações e curva de função renal.
- Manter a volemia adequada, com reposição de líquidos em pacientes com hipovolemia e drogas vasoativas naqueles com instabilidade hemodinâmica.
- Hidratação agressiva e alcalinização da urina antes da quimioterapia e nos casos de hemoglobinúria ou mioglobinúria.
- A eficácia de terapias mais específicas preventivas em crianças com risco de necrose tubular aguda pós-isquêmica não está provada. Manitol, furosemida e baixas doses de dopamina intravenosa não demonstraram nenhum benefício clínico para evitar a LRA e não são recomendados.

Tratamento

Os princípios básicos da conduta geral da criança com LRA incluem:

- Tratamento da causa subjacente.
- Manutenção do equilíbrio de fluidos e eletrólitos.
- Suporte nutricional adequado.
- Prevenção de complicações potencialmente fatais.

Reposição do volume

Se a criança apresentar oligúria com história e exame físico compatíveis com perda de fluidos (sinais de desidratação e/ou hipovolemia), ela deverá ser submetida a fluidoterapia por via intravenosa. Esse aporte fluídico tenta corrigir a lesão pré-renal que pode progredir para necrose tubular aguda se não tratada rapidamente. Entretanto, a infusão de fluidos é contraindicada em pacientes com sobrecarga de volume óbvio ou insuficiência cardíaca.

Comumente, são utilizados líquidos cristaloides, como soro fisiológico, administrado durante 20 a 30 minutos, o que poderá ser repetido. A restauração do fluxo urinário adequado e a melhora da função renal com fluidoterapia confirmam que a insuficiência renal é de origem pré-renal. No entanto, se o débito urinário não aumentar e a função renal não melhorar com a restauração do volume intravascular, a monitoração invasiva pode ser necessária para avaliar adequadamente o estado volêmico da criança e ajudar a guiar a terapia volêmica adicional.

Aporte de fluidos e correção de distúrbios eletrolíticos graves

- Hipercalemia – a hipercalemia grave (em geral, os níveis séricos de potássio > 7,0 mEq/L) manifesta-se por alterações eletrocardiográficas ou fraqueza muscular periférica e pode ser fatal, por isso requer atenção imediata. O tratamento inclui a administração intravenosa de gluconato de cálcio a 10% (1 mL/kg, endovenoso, infundir em 5 minutos) para estabilização da membrana cardíaca, além de medidas para a redução do nível sérico do potássio, como solução polarizante (2 mL/kg, soro glicosado a 10% com 0,05 UI/kg de insulina regular, endovenoso), bicarbonato de sódio e beta-agonistas, que promovem o movimento de potássio extracelular para o interior das células. Se não houver contraindicações, resinas de troca aniônica (Sorcal – 1 g/kg, via oral ou retal, a cada 4 horas) devem ser utilizadas para remover o excesso de potássio do corpo. Caso não haja resposta clínica com essas medidas, o uso de terapia renal de substituição deverá ser iniciado.
- Acidose metabólica – em crianças com LRA, ocorre não só uma redução na excreção urinária de ácido, como também há um aumento na sua produção, causado pelas comorbidades subjacentes, como choque e sepse. O bicarbonato de sódio deve ser administrado apenas com acidose grave e risco de vida ou nos casos de hipercalemia. Os níveis séricos de bicarbonato acima de 14 mEq/L ou pH arterial maior que 7,2 não precisam de intervenção imediata.
- Ajuste do volume intravascular – a criança com LRA pode ser hipovolêmica, euvolêmica ou hipervolêmica (incluindo edema pulmonar e insuficiência cardíaca). A avaliação adequada é necessária para determinar o estado volêmico do paciente e ajustar o volume hídrico ofertado para manter um estado de euvolemia. Uma vez certificado que a volemia esteja adequada e que os esforços para estabilização hemodinâmica estejam em andamento, a medida seguinte para o paciente que mantém baixo débito urinário pode ser o uso de diuréticos de alça (furosemida), com o objetivo de modificar uma lesão renal de oligúrica para não oligúrica e reduzir os efeitos da hipervolemia.
- Uso de diuréticos – o diurético de escolha para estímulo da diurese na LRA é a furosemida que pode ser administrada de forma intermitente ou contínua dependendo do tempo e intensidade da oligúria (diurese menor ou igual a 0,5 mL/kg/hora). A dose intermitente varia de 0,5 a 2 mg/kg/dose, que pode ser utilizada em bolus e repetida quando necessário. Nos casos de maior gravidade, está indicada furosemida contínua na dose que varia de 0,25 a 1 mg/kg/hora. A furosemida em uso contínuo pode reduzir os efeitos colaterais de altas doses em uso intermitente, como ototoxicidade e nefrotoxicidade.

- Hipertensão – a hipertensão arterial é mais frequentemente um resultado da hipervolemia. O grau absoluto de hipertensão e o quadro clínico irão determinar a escolha da terapêutica anti-hipertensiva adequada.
- Na LRA, deve-se ter cuidado com o uso de inibidores da enzima conversora da angiotensina (inibidores da ECA), como captopril e enalapril, porque são medicações que podem piorar a hipercalemia e a disfunção renal. Podem-se utilizar bloqueadores de canais de cálcio – nifedipina (1 a 3 mg/kg/dia, divididos em 2 a 4 doses), amlodipina (2,5 a 10 mg/dia, divididos em 1 a 2 doses) ou medicações vasodilatadoras, como hidralazina (1 a 7,5 mg/kg/dia, divididos em 2 a 6 doses), ou nitroprussiato de sódio (0,3 a 3 mcg/kg/min, dose máxima 8 a 10 mcg/kg/min) nos casos mais graves, de hipertensão arterial grave, com necessidade de UTI.
- Nutrição – quantidades adequadas de calorias são necessárias para promover a recuperação nutricional do paciente com insuficiência renal. Se as calorias suficientes não puderem ser oferecidas a ele com oligúria ou anúria sem causar hipervolemia, a terapia de substituição renal pode ser recomendada.

Terapia de substituição renal

Terapia de substituição renal significa qualquer procedimento dialítico que promova a remoção de substâncias tóxicas do organismo que ficam retidas quando os rins deixam de funcionar adequadamente. A diálise não tem como objetivo tratar a doença renal, mas sim substituir a função dos rins, quando estão com seu funcionamento prejudicado.

A terapia de substituição renal tem como funções corrigir as anormalidades metabólicas decorrentes da disfunção renal e equilibrar o metabolismo que é influenciado pelos rins (acidobásico, eletrolítico e hídrico). Habitualmente, quando a taxa de filtração glomerular cai para abaixo de 15%, está indicado o início do tratamento dialítico. As principais indicações dialíticas são:

- Hiperpotassemia (refratária ao tratamento clínico): normalmente acima de 5,5 mEq/L com alterações no eletrocardiograma ou maior que 6,5 mEq/L.
- Hipervolemia: derrames pleural e pericárdico, congestão pulmonar ou pleurite, ascite, hipertensão arterial grave e insuficiência cardíaca congestiva.
- Síndrome urêmica: hálito urêmico, náuseas, vômitos, hemorragias digestivas, sonolência, tremores, coma e convulsões, atrito pericárdico, neuropatia periférica, alteração do tempo de protrombina associados a elevação dos níveis de ureia.
- Cardiovascular: pericardite e tamponamento pericárdico.

- Acidose metabólica grave (refratária ao tratamento clínico): pH arterial abaixo de 7,2, com bicarbonato abaixo de 14,0 mEq/L.
- Nutrição: necessidade de aporte calórico adequado por via enteral ou parenteral para pacientes graves, em estado hipercatabólico, desnutridos e com restrição de volume por cardiopatia ou insuficiência renal oligúrica.
- Outras: hiponatremia ou hipernatremia, hipocalcemia ou hipercalcemia, hiperuricemia, hipermagnesemia, hemorragias decorrentes de distúrbios plaquetários e intoxicação exógena.

A terapia de substituição renal inclui, entre outras, a hemodiálise, a diálise peritoneal e a terapia contínua de substituição renal, e a escolha da modalidade é influenciada pelo quadro clínico e pelo estado hemodinâmico do paciente.

- Diálise peritoneal: é o processo de depuração do sangue no qual a transferência de solutos e líquidos ocorre através do peritônio, que funciona como uma membrana semipermeável, permitindo a transferência de massa entre o compartimento abdominal, que está preenchida com uma solução hipertônica, e o sangue. Tem a desvantagem de não permitir perdas controladas de líquidos e ser contraindicada em pacientes com cirurgia abdominal recente.
- Terapia contínua de substituição renal: é a técnica em que o circuito extracorpóreo impulsiona o sangue, obtido por intermédio de um cateter central de duplo lúmen, atravessando o dialisador (filtro) e realizando a retirada de líquido e solutos. Utilizam-se membranas de alto fluxo e soluções de reposição, sendo o *clearance* de solutos convectivo e difusional. É o método de escolha para pacientes graves e hipotensos nas unidades de terapia intensiva, sendo também indicado para os pacientes com balanço hídrico acumulado e necessidade de ultrafiltração de grandes volumes, que levariam o paciente à instabilidade hemodinâmica e ao seu agravamento clínico, se retirados em poucas horas.
- Hemodiálise convencional: utilizada em pacientes crônicos, é realizada a filtragem do sangue obtido por meio de um cateter venoso ou de uma agulha inserida em uma fístula arteriovenosa. A sessão dura cerca de 4 horas, e é retirado um grande volume de líquido, o que não é tolerado por pacientes instáveis.

Caso o paciente com LRA evolua com alguma das complicações citadas e necessite da terapia de substituição renal, é imperativo o acompanhamento com o nefrologista pediátrico, que irá definir qual a melhor estratégia a ser adotada. Na Figura 1, está o fluxograma de atendimento para o paciente pediátrico com lesão renal aguda.

Figura 1 Fluxograma de atendimento para o paciente pediátrico com lesão renal aguda.

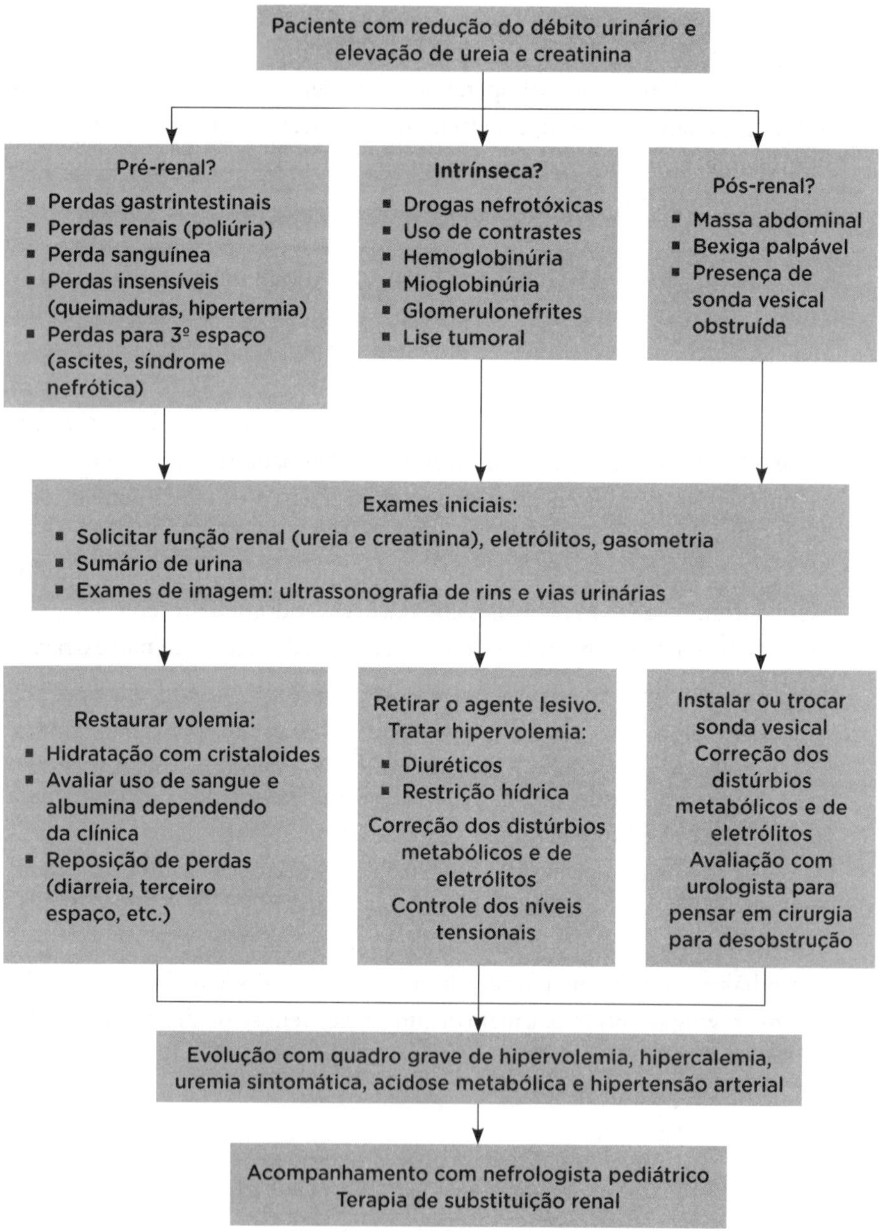

BIBLIOGRAFIA

1. Asfar P, Meziani F. High versus low blood-pressure target in patients with septic shock. N Engl J Med. 2014;370:1583-93.
2. Bellomo R, Ronco C, Kellum JÁ, Mehta RL, Palevsky P. Acute renal failure- definition, outcome measures, animal models, fluid and information technology needs: the Second International Consensus Conference of the Acute Dialysis Quality Initiative (ADQI) Group. Crit Care Med. 2004;8:R204-r212.
3. Bresolin N, Cavalcante C, Libório A. PROTIPED – programa de atualização em terapia intensiva pediátrica. AMIB, SBP. Ciclo 6, Volume 3 – Lesão Renal Aguda em Pediatria e Neonatologia. 2015.
4. Carvalho WB, Troster EJ, Bousso A. Algoritmos em terapia intensiva pediátrica, neonatologia e emergências pediátricas. São Paulo: Atheneu; 2010. p.393-5.
5. Hoschek JC, Dreyer P, Dahal S, Walker PD. Rapidly progressive renal failure in childhood. Am J Kidney Dis. 2002;40:1342.
6. Hui-Stickle S, Brewer ED, Goldstein SL. Pediatric ARF epidemiology at a tertiary care center from 1999 to 2001. Am J Kidney Dis. 2005;45:96.
7. Imam A, FAAP. Clinical presentation, evaluation, and diagnosis of acute kidney injury (acute renal failure) in children. This topic last updated: Maio 5, 2010.
8. McMahon B. Pacient centered acute care training. European Society of Intensive Care Medicine Learning Programe; 2010.
9. Moghal NE, Brocklebank JT, Meadow SR. A review of acute renal failure in children: incidence, etiology, and outcome. Clin Nephrol. 1998;49:91.
10. Singh A, Levy J, Pusey C. Fast facts: renal disorders. 2.ed. Health Press Limited; 2013.
11. Soler YA, Nieves-Plaza M, Prieto M, García-De Jesús R, Suárez-Rivera M. Pediatric Risk, Injury, Failure, Loss, End-Stage renal disease score identifies acute kidney injury and predicts mortality in critically ill children: a prospective study. Pediatr Crit Care Med. 2013;14(4):e189-95.
12. Warady BA, Bunchman T. Dialysis therapy for children with acute renal failure: survey results. Pediatr Nephrol. 2000;15:11.
13. Williams DM, Sreedhar SS, Mickell JJ, Chan JC. Acute kidney failure: a pediatric experience over 20 years. Arch Pediatr Adolesc Med. 2002;156:893-900.

Meningoencefalites

Mariana Freire Rodamilans

INTRODUÇÃO

A meningite é a doença inflamatória das leptomeninges e, quando ela se estende e acomete o encéfalo provocando disfunção neurológica, é denominada meningoencefalite. A maioria das meningites e meningoencefalites é infecciosa, podendo ser causada por vírus, bactérias, protozoários, fungos e micobactérias.

Os vírus são os agentes etiológicos mais frequentes, em especial os enterovírus, porém as meningites bacterianas ocupam um lugar de destaque pela gravidade do quadro apresentado. A introdução no Programa Nacional de Imunizações, desde 2010, das vacinas conjugadas contra o pneumococo e o meningococo tipo C vem reduzindo as taxas de incidência e mortalidade de meningite por esses microrganismos, mais expressivamente nos menores de 5 anos. Entretanto, pela sua potencial morbidade – até 30% de sequelas entre os sobreviventes – e por sua alta letalidade quando não tratadas, as meningites bacterianas continuam sendo uma doença grave que requer identificação precoce.

A meningoencefalite é considerada uma emergência clínica, e seu prognóstico está relacionado ao diagnóstico precoce e ao início rápido do tratamento adequado. Como os sintomas clássicos de meningite (febre e rigidez de nuca) nem sempre estão presentes, especialmente em lactentes, deve-se ter alto grau de suspeição na abordagem clínica.

ABORDAGEM CLÍNICA

Etiologia

As meningoencefalites podem ser causadas por, praticamente, qualquer agente que cause infecção, no entanto, os vírus e as bactérias são os mais frequentes e importantes, inclusive do ponto de vista da saúde pública pelo potencial de disseminação na forma de surtos.

A etiologia das meningoencefalites está relacionada com a faixa etária, a epidemiologia e o estado imune do paciente. Os vírus, em especial os enterovírus, correspondem a cerca de 50% dos casos de meningite notificados no Brasil, seguidos pelas bactérias, principalmente *N. meningitidis* e *S. pneumoniae* (Tabela 1).

TABELA 1 Principais agentes etiológicos das meningites

Bactérias	Vírus	Outros
Neisseria meningitidis	**RNA vírus**	**Fungos**
Haemophilus influenzae	▪ Enterovírus	▪ *Cryptococcus neoformans*
Streptococcus pneumoniae	▪ Arbovírus	▪ *Candida albicans*
Mycobacterium tuberculosis	▪ Vírus do sarampo	▪ *C. tropicalis*
Staphylococcus aureus	▪ Vírus da caxumba	**Protozoários**
Pseudomonas aeruginosa	▪ Arenavírus – coriomeningite linfocitária	▪ *Toxoplasma gondii*
Escherichia coli		▪ *Trypanosoma cruzi*
Klebsiella sp.	▪ HIV 1	▪ *Plasmodium* sp.
Enterobacter sp.	**DNA vírus**	**Helmintos**
Salmonella sp.	▪ Adenovírus	▪ *Cysticercus cellulosae* (infecção larvária da *Taenia solium*)
Proteus sp.	▪ Vírus do grupo Herpes	
Listeria monocytogenes	▪ Varicela-zóster	
Leptospira sp.	▪ Epstein-Barr	
	▪ Citomegalovírus	

Meningites virais

As meningites virais geralmente são autolimitadas e não deixam sequelas, com exceção do vírus do herpes simples, que pode causar quadros graves de meningoencefalite, com elevadas morbidade e mortalidade, mas com potencial de tratamento específico.

Os vírus do gênero enterovírus são os principais agentes responsáveis pelas meningites virais. O quadro clínico manifesta-se por sintomas inespecíficos, como febre, tosse, sintomas gastrintestinais (p.ex., náuseas, vômitos, inapetência), mialgia, às vezes, *rash* cutâneo, seguidos ou acompanhados pelos sinais de comprometimento meníngeo.

Os vírus do herpes simples I e II podem causar os quadros graves de meningoencefalite herpética, com mortalidade elevada e alto risco de sequelas neurológicas se não for prontamente tratada. Os sintomas da encefalite podem ser parecidos com os das meningites: febre, cefaleia, vômitos e alterações comportamentais e do nível de consciência. Muitos pacientes apresentam crises convulsivas, no entanto, não se trata de um sintoma patognomônico, pois também pode ocorrer nas meningites bacterianas. Alguns pacientes apresentam sintomas exuberantes de lesão encefálica, com alteração do comportamento, alucinações, hemiparesias e distúrbios psiquiátricos. Na suspeita de encefalite herpética, o tratamento com aciclovir deve ser rapidamente iniciado, mesmo que o estudo do liquor seja normal.

Muitos outros vírus podem causar meningoencefalite, muitas vezes com outros sintomas associados, que ajudam no diagnóstico, como os casos de infecção pelo vírus Epstein-Barr, varicela, sarampo, HIV, dengue e eventualmente outros agentes.

Meningites bacterianas

Em recém-nascidos e lactentes jovens, os agentes bacterianos responsáveis pelas meningoencefalites são aqueles presentes no canal de parto ou nos tratos digestivo e urinário materno: *Streptococcus agalactiae* do grupo B, bacilos Gram-negativos, *Enterococcus* sp. e *Listeria monocytogenes*.

A partir dos 3 meses até a idade adulta, a *Neisseria meningitidis* e o *Streptococcus pneumoniae* são os principais responsáveis pelas meningites bacterianas, ambos com letalidade em torno de 20%. Nos pacientes com imunodeficiências ou portadores de dispositivos invasivos (derivação ventriculoperitoneal), fístulas liquóricas ou nos pacientes internados ou politraumatizados, outros organismos podem causar meningite, principalmente os Gram-negativos e *Staphylococcus* spp.

A meningite meningocócica é causada pela *Neisseria meningitidis*, sendo o sorotipo C o mais frequente no Brasil. As infecções por meningococos podem se apresentar desde o portador assintomático, a meningite aguda, até as formas dramáticas de meningococemia, com o paciente evoluindo com choque e púrpura fulminante poucas horas após o início dos sintomas.

A meningite pneumocócica, ocasionada pelo *S. pneumoniae*, apresenta alta taxa de letalidade, cerca de 20% dos casos, sendo o risco maior em crianças de baixa idade que frequentam creches, HIV positivas, com defeitos anatômicos ou implantes cocleares. As crianças esplenectomizadas ou que apresentem disfunção esplênica têm maior risco de infecções graves por pneumococos.

As infecções invasivas causadas pelo *Haemophilus influenzae* tipo B tiveram dramática redução após a introdução vacinal em todo o mundo, atualmente ocorrendo em crianças até 5 anos com imunização incompleta ou naquelas cujas doenças de base levam à resposta vacinal ineficaz, como em alguns casos de imunodeficiências congênitas ou adquiridas.

Outros agentes

A variedade de agentes etiológicos que causam meningites é bastante ampla; além de vários vírus e bactérias, foram relatados fungos, protozoários e helmintos que acometem principalmente pacientes imunodeprimidos.

A meningite tuberculosa é uma das formas mais graves da infecção pela *Mycobacterium tuberculosis*, com elevada mortalidade e grande risco de deixar sequelas permanentes nos pacientes afetados. Em geral, desenvolve-se de forma insidiosa, porém, em pediatria, pode ocorrer de forma aguda. Além dos sintomas de meningoencefalite, chama a atenção a ocorrência elevada de hidrocefalia e paralisia de pares cranianos causadas pelo exsudato espesso na base craniana. Pode ainda haver lesões intraparenquimatosas únicas (mais comuns) ou múltiplas (tuberculomas).

Quadro clínico

O quadro clínico clássico de meningite caracterizado por febre e sinais de irritação meníngea nem sempre se manifesta, e em lactentes e neonatos os sintomas podem ser inespecíficos, com irritabilidade, choro intenso e recusa alimentar (Figura 1).

Embora não seja possível distinguir a etiologia apenas por dados clínicos, a evolução e a intensidade dos sintomas costumam ser mais benignas nas meningites linfomonocitárias. Achados como *rash* cutâneo, vesículas em cavidade oral, diarreia, sinais e sintomas de miopericardite, além de dores musculares e artralgias, sugerem quadro causado por enterovírus. Os casos que evoluem de forma rápida com toxemia e petéquias estão frequentemente associados à doença meningocócica.

São cenários sugestivos de etiologia herpética: neonatos com febre, com ou sem exantema vesicular, e anormalidades liquóricas compatíveis com quadro viral, especialmente se houver presença de convulsões; crianças além do período neonatal ou adolescentes com quadro agudo ou subagudo de febre, alteração do nível de consciência, mudanças súbitas de comportamento, convulsões ou alterações neurológicas focais, com liquor linfomonocitário.

ABORDAGEM DIAGNÓSTICA

Diante de uma criança com suspeita de meningite, a abordagem clínica deve ser feita de forma rápida, e o tratamento específico precisa ser iniciado precocemente. De forma ideal, são necessários a história clínica e o exame físico completos, com coleta de exames laboratoriais e realização de punção lombar para coleta de liquor antes da introdução dos antimicrobianos. No entanto, nos casos com instabilidade hemodinâmica e hipotensão, a estabilização clínica deve ser feita de forma rápida e a antibioticoterapia precisa ser iniciada sem atrasos.

Figura 1 Quadro clínico clássico de meningite.

Sinais e sintomas

- Não existe quadro clínico patognomônico
- Os sinais de irritação meníngea podem ser mais tardios
- O quadro clínico pode variar de acordo com a faixa etária

Recém-nascidos

- Hipo ou hipertermia
- Recusa alimentar
- Vômitos
- Irritabilidade e/ou sonolência
- Hipoatividade
- Convulsões
- Olhar vago
- Respiração irregular
- Diminuição dos reflexos
- Fontanela abaulada e tensa
- Retração do pescoço ou extremidades
- Icterícia
- Diarreia

Lactentes

- Recusa alimentar
- Náusea e/ou vômitos
- Irritabilidade e/ou sonolência
- Hipoatividade
- Convulsões
- Febre
- Cefaleia
- Fotofobia
- Confusão mental

Pré-escolares e escolares

- Febre
- Cefaleia
- Fotofobia
- Náusea e/ou vômitos
- Confusão
- Letargia
- Irritabilidade
- Hipoatividade
- Convulsões
- Lesões cutâneas hemorrágicas
- Sinais de irritação de meninges: Kernig, Lasègue, Brudzinski, rigidez de nuca

História clínica

A história pode trazer informações importantes para a elucidação diagnóstica:

- Evolução da doença: início e duração dos sintomas.
- Presença de sintomas que sugiram irritação meníngea: fotofobia, cefaleia, dor em regiões cervical ou lombar.
- Presença de alterações neurológicas: convulsões, irritabilidade, choro inconsolável, alterações do comportamento, sonolência, alucinações, etc.
- Presença de febre, *rash* cutâneo ou outros sinais de infecção.
- Checar histórico de imunização.
- História de cirurgias prévias, trauma craniano, presença de dispositivos invasivos.
- Doenças crônicas.
- Uso de imunossupressores e corticosteroides.
- Antibioticoterapia prévia que possa interferir no resultado do liquor.

Exame físico

Além do exame físico completo, é necessário atentar-se aos seguintes achados:

- Sinais vitais e aparência geral: avaliar sinais de instabilidade hemodinâmica, depressão respiratória e nível de consciência.
- Presença de sinais de irritação meníngea: rigidez de nuca, sinais de Kernig e Brudzinski.
- Exame neurológico: sensório, alterações pupilares, pares cranianos, paresias, abaulamento de fontanela.
- Alterações cutâneas: procurar por petéquias e púrpura (podem ocorrer em qualquer infecção bacteriana, mas são mais frequentes nas infecções meningocócicas); presença de *rash* cutâneo (enterovírus, CMV, EBV, varicela).

Exames laboratoriais

- Estudo do líquido cefalorraquidiano (LCR): pressão de abertura, celularidade, concentração de glicose e proteína, coloração de Gram, cultura, látex e reação em cadeia da polimerase (PCR) para herpes vírus e enterovírus nos casos suspeitos.
- Hemocultura (duas de sítios diferentes).
- Hemograma.
- Proteína C reativa e procalcitonina.
- Outros exames: glicemia, hemogasometria, eletrólitos, avaliação hepática e renal, coagulograma.
- Nos casos suspeitos de neurotuberculose, acrescentar ao estudo do LCR: ADA, cultura para micobactérias, pesquisa de bacilo álcool-ácido resistente e PCR para complexo MTB.
- Em imunossuprimidos: tinta da China, cultura para fungos, sorologia para toxoplasmose e PCR para toxoplasmose (todos em LCR) são importantes para diagnóstico diferencial com doenças oportunistas.

Exames de imagem

Tomografia computadorizada de crânio

- Deverá ser realizada antes da punção liquórica nas seguintes situações:
  — Pacientes em coma.

— Pacientes com derivações liquóricas.
— História recente de trauma craniano ou neurocirurgia.
— Presença de papiledema ou déficit neurológico focal.
— Cefaleia persistente em imunodeprimido grave, com ou sem febre ou déficit focal.

Além disso, dependendo da evolução ou dos sintomas apresentados, poderá ser realizada em outros momentos:

- Presença de sinais focais.
- Manutenção do coma após 72 horas de tratamento adequado.
- Persistência de crises convulsivas ou seu aparecimento após 72 horas de tratamento.
- Meningite de repetição.
- História de otite média crônica.
- Aumento do perímetro cefálico.
- Suspeita de malformação congênita.
- Suspeita de efusão subdural.

Ressonância magnética do encéfalo

Não é indicada a realização no atendimento inicial, mas pode ser útil em pacientes que evoluam com complicações (p. ex, empiemas ou tromboses). É o melhor exame para avaliar lobos temporais, acometidos na encefalite herpética. Pode ser necessária para afastar doenças desmielinizantes que mimetizem as encefalites.

Eletroencefalograma

Alterado em até 80% dos casos de encefalite herpética; anormalidades temporais bilaterais sugerem essa etiologia.

Exame do liquor

O exame do liquor é indispensável quando há suspeitas de meningite e deve ser feito de imediato (Tabela 2).

Parâmetros normais por faixa etária

- Recém-nascidos a termo: 0 a 30 leucócitos/μL, glicose > 30 mg/dL, proteínas 20 a 170 mg/dL.

TABELA 2 Principais alterações liquóricas por patógeno nas meningites

	Leucócitos/µL	% PMN	Glicose	Proteínas (mg/dL)
Bacteriana	> 500	> 80	< 2/3 sérica	> 100
Bacteriana parcialmente tratada	> 100	50	Normal	> 70
Viral	< 1.000	Precoce: > 50 Tardio: < 20	Normal	< 200
Tuberculosa	50 a 500	< 30	< 2/3 sérica	> 100 (em geral > 300)
L. monocytogenes	> 100	50	Normal	> 50

PMN: polimorfonucleares.

- Lactentes menores de 1 ano: 0 a 15 leucócitos/µL, glicose ≥ 2/3 da sérica, proteínas ≤ 40 mg/dL.
- Crianças acima de 1 ano: 0 a 5 leucócitos/µL, glicose: ≥ 2/3 da sérica, proteínas ≤ 40 mg/dL.

A reavaliação rotineira do liquor após início do tratamento não está indicada, entretanto, casos de diagnóstico precoce em doença de instalação recente, com pouco tempo de evolução clínica, em que há dúvida quanto à etiologia, o estudo do LCR pode ser repetido em até 48 horas. Em crianças com evolução desfavorável ou nas meningites por Gram-negativos, também há indicação de repetição do exame.

ABORDAGEM TERAPÊUTICA

A meningite é uma urgência clínica que requer diagnóstico preciso e, na suspeita de infecções bacterianas, início da antibioticoterapia empírica imediata. O tratamento visa a controlar a infecção, evitar as sequelas neurológicas e promover medidas de suporte ventilatório e hemodinâmico.

Caso o paciente apresente sinais de alterações hemodinâmica e respiratória, é preciso iniciar as medidas para estabilização clínica:

- Monitorar dados vitais e conseguir acessos venosos calibrosos.
- Proceder à abertura de vias aéreas e à suplementação de oxigênio. Realizar intubação, se necessário.
- Iniciar reposição fluídica nos pacientes em choque: cristaloides – 20 mL/kg, em 10 a 15 minutos.
- Iniciar antibioticoterapia empírica imediatamente; não protelar aguardando coleta liquórica. Se possível, colher hemoculturas antes da dose do antibiótico.

Meningites virais

Nos quadros virais, trata-se apenas dos sintomas, com exceção da meningoencefalite herpética, em que há indicação de uso do aciclovir intravenoso precocemente (10 mg/kg/dose, a cada 8 horas, por 14 a 21 dias, ou 20 mg/kg/dose, a cada 8 horas, por 21 dias em neonatos).

Meningites bacterianas

Na suspeita de meningite bacteriana, está indicado o uso de antibioticoterapia empírica caso não seja possível identificar imediatamente o agente causal. O seu início não deve ser protelado; caso a coleta do liquor não seja possível de ser realizada de forma rápida, colher hemocultura e iniciar o antimicrobiano, sinalizando que o estudo do liquor foi realizado em vigência de antibioticoterapia.

Tratamento empírico dos casos suspeitos de meningite bacteriana:

- Lactentes com 3 meses ou menos: ampicilina (200 a 400 mg/kg/dia, a cada 6 horas) + cefalosporina de terceira geração: ceftriaxone (100 mg/kg/dia, a cada 12 horas) ou cefotaxima (300 mg/kg/dia, a cada 6 horas – droga preferida no período neonatal, ajustar posologia de acordo com peso de nascimento e dias de vida nesses pacientes).
- Maiores de 3 meses: ceftriaxone (100 mg/kg/dia, a cada 12 horas) ou cefotaxima (300 mg/kg/dia, a cada 6 horas).
- Infecção associada a dispositivos de derivação liquórica ou pós-neurocirurgia: cefepime (150 mg/kg/dia, a cada 8 horas) + vancomicina (60 mg/kg/dia, a cada 6 horas) – visando à cobertura de Gram-negativos (inclusive *Pseudomonas aeruginosa*), *Staphylococcus aureus* resistente à oxacilina e *Staphylococcus* coagulase negativos.

Uma vez que o agente etiológico seja definido, a terapêutica de escolha e o seu tempo de duração podem ser direcionados (meningites não complicadas), conforme indica a Tabela 3.

- Corticoterapia:
  - Redução do risco de perda auditiva nas meningites por *Haemophilus influenzae* tipo B (Hib); resultados controversos sobre redução de risco de sequela neurológica e óbito nas meningites por pneumococo.

TABELA 3 Condução terapêutica de acordo com o agente etiológico

Agentes etiológicos	Antibiótico	Dose*
Neisseria meningitidis (5 a 7 dias)	Penicilina G cristalina a cada 4 ou 6 h ou ceftriaxone	300.000 a 400.000 UI/kg/dia, até 24.000.000 UI/dia 100 mg/kg/dia
Haemophilus spp. (7 a 10 dias)	Ceftriaxone a cada 12 h ou cefotaxima a cada 6 h ou ampicilina a cada 6 h	100 mg/kg/dia, até 4 g/dia 300 mg/kg/dia, até 12 g/dia 200 a 400 mg/kg/dia, até 12 g/dia
Streptococcus pneumoniae (10 a 14 dias)	Ceftriaxone a cada 12 h ou cefotaxima a cada 6 h Acrescentar vancomicina a cada 6 h (cepas resistentes a penicilinas e cefalosporinas, raras no Brasil)	100 mg/kg/dia, até 4 g/dia 300 mg/kg/dia, até 12 g/dia 60 mg/kg/dia, até 2 a 4 g/dia
Staphylococcus aureus (21 dias)	Oxacilina a cada 4 h ou 6 h ou vancomicina (resistentes) a cada 6 h	200 mg/kg/dia, até 12 g/dia 60 mg/kg/dia, até 2 a 4 g/dia
Enterobactérias (14 a 21 dias)	Ceftriaxone a cada 12 h ou cefotaxima a cada 6 h	100 mg/kg/dia, até 4 g/dia 300 mg/kg/dia, até 12 g/dia
Listeria monocytogenes (21 dias)	Ampicilina a cada 6 h + gentamicina a cada 24 h	200 a 400 mg/kg/dia, até 12 g/dia 5 a 7 mg/kg/dia
Streptococcus agalactiae (14 dias)	Penicilina G cristalina a cada 4 ou 6 h ou ampicilina a cada 6 h	300.000 a 400.000 UI/kg/dia, até 24.000.000 UI/dia 200 a 400 mg/kg/dia, até 12 g/dia

*Para neonatos, ver doses específicas por peso de nascimento e tempo de vida.

— Indicação bem estabelecida quando o agente causal suspeito é o Hib, nos demais casos ponderar riscos e benefícios. A American Academy of Pediatrics recomenda o uso nas meningites por Hib e nas pneumocócicas ou naquelas ainda sem diagnóstico definido, após avaliar riscos e benefícios do seu uso. O consenso NICE (National Health System britânico, 2010) recomenda apenas em maiores de 3 meses com liquor francamente purulento, leucócitos > 1.000, proteinorraquia > 1 g/L ou presença de bactérias no Gram.

— Momento ideal de administração: antes ou concomitante à primeira dose de antibiótico; não se recomenda após 1 hora do antibiótico.

— Dexametasona: 0,15 mg/kg/dose (máx. 10 mg), a cada 6 horas, por 2 a 4 dias.

Outros agentes

- O tratamento de outros agentes menos comuns deve ser conduzido juntamente com o especialista.

- Na neurotuberculose em menores de 10 anos, o esquema básico é composto por fase de ataque com rifampicina + isoniazida + pirazinamida por 2 meses, seguida de manutenção de rifampicina e isoniazida por 7 meses. Nos maiores de 10 anos, acrescenta-se etambutol à fase de ataque.
- Em todas as idades, deve ser associado corticosteroide ao esquema antituberculose: prednisona oral (1 a 2 mg/kg/dia) por 4 semanas ou dexametasona intravenoso nos casos graves (0,3 a 0,4 mg/kg/dia), por 4 a 8 semanas, com redução gradual da dose nas 4 semanas subsequentes.

CONDUTAS DE INTERNAÇÃO

Indicações de internamento em UTI

- Desidratação grave e choque.
- Alteração de sensório moderada a grave.
- Insuficiência respiratória.
- Estado de mal convulsivo.
- Meningococcemia (petéquias e sufusões hemorrágicas).

Isolamento

Nas meningites por *Neisseria meningitidis* e *Haemophillus influenzae*, indica-se o isolamento de gotículas nas primeiras 24 horas de antibioticoterapia. Como na maioria das vezes o agente ainda é desconhecido nesse período, é prudente manter isolamento até 24 horas de tratamento em todo caso suspeito de meningite bacteriana.

ORIENTAÇÕES AO PACIENTE

Profilaxia de contactantes

Deve ser iniciada, idealmente, até 24 horas após exposição, pois, após 14 dias, o valor é limitado.

Neisseria meningitidis

- Contactantes íntimos – contato por pelo menos 8 horas a uma distância menor que 1 metro nos 7 dias que antecederam o início dos sintomas até 24 horas após iniciada a antibioticoterapia.

- Contato com secreções respiratórias do paciente no mesmo período descrito anteriormente, sem proteção adequada (p.ex., beijo íntimo, intubação orotraqueal, manejo do tubo orotraqueal).

Rifampicina

- Crianças: 10 mg/kg/dose (máx. 600 mg), a cada 12 h, via oral, por 2 dias.
- Recém-nascido: 5 mg/kg/dose a cada 12 h, via oral, por 2 dias.

Ciprofloxacina

- $\geq$ 1 mês: 20 mg/kg (máx. 500 mg), via oral, dose única.

Ceftriaxone

- $>$ 15 anos: 250 mg, intramuscular, dose única.
- $\leq$ 15 anos: 125 mg, intramuscular, dose única.

Haemophillus influenzae tipo B

- Contactantes domiciliares (4 ou mais horas de contato por ao menos 5 dos 7 dias que antecedem a internação) somente quando, além do caso índice, houver pelo menos uma criança menor de 4 anos residente no domicílio e suscetível (não vacinada ou esquema incompleto).
- Contactantes domiciliares que convivam com criança imunodeprimida, independentemente do seu estado vacinal.
- Contactantes em creche ou pré-escola na qual tenham ocorrido ao menos dois casos de doença invasiva por Hib nos últimos 60 dias.
- Ao final do tratamento do caso-índice, apenas se este for menor de 2 anos ou membro de família com contato suscetível e se não tiver usado na terapêutica ao menos uma dose de ceftriaxone ou cefotaxima.

Rifampicina

- Crianças: 20 mg/kg/dia (máx. 600 mg), dose única diária, via oral, por 4 dias.
- Recém-nascido: 10 mg/kg/dia, dose única, via oral, por 4 dias.

Prevenção

Vacinas conjugadas contra Hib, *Streptococcus pneumoniae* e *Neisseria meningitidis* são atualmente empregadas como rotina. Deve-se ainda seguir o calendário vacinal indicado pelo Ministério da Saúde para a prevenção de infecções por vírus que, eventualmente, possam causar meningite.

Acompanhamento

Para as meningites bacterianas, avaliação audiométrica deve ser realizada próximo à alta ou logo em seguida. Pelo risco de sequelas neurológicas, sugere-se vigilância do desenvolvimento neuropsicomotor por toda a infância.

A Figura 2 apresenta o fluxograma de atendimento da criança que chega ao Serviço de Emergência com suspeita de meningite. A Figura 3 traz a orientação do tratamento após o resultado do liquor.

Figura 2 Fluxograma para o atendimento da criança com suspeita de meningite.
LCR: líquido cefalorraquidiano.

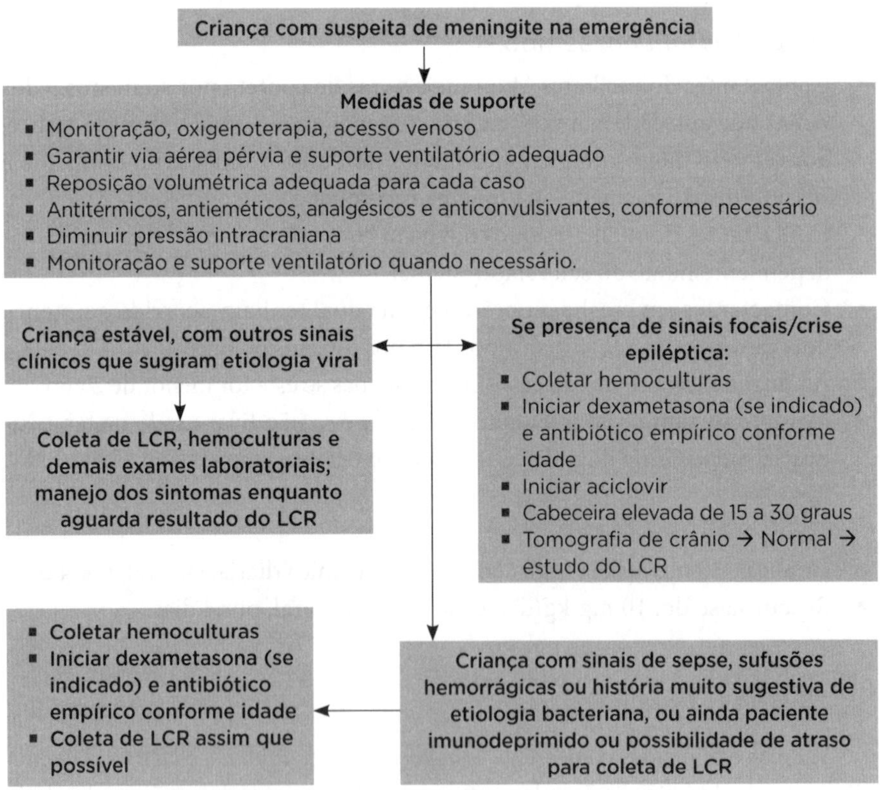

Figura 3 Conduta após o resultado do liquor.
LCR: líquido cefalorraquidiano; PCR: reação em cadeia da polimerase.

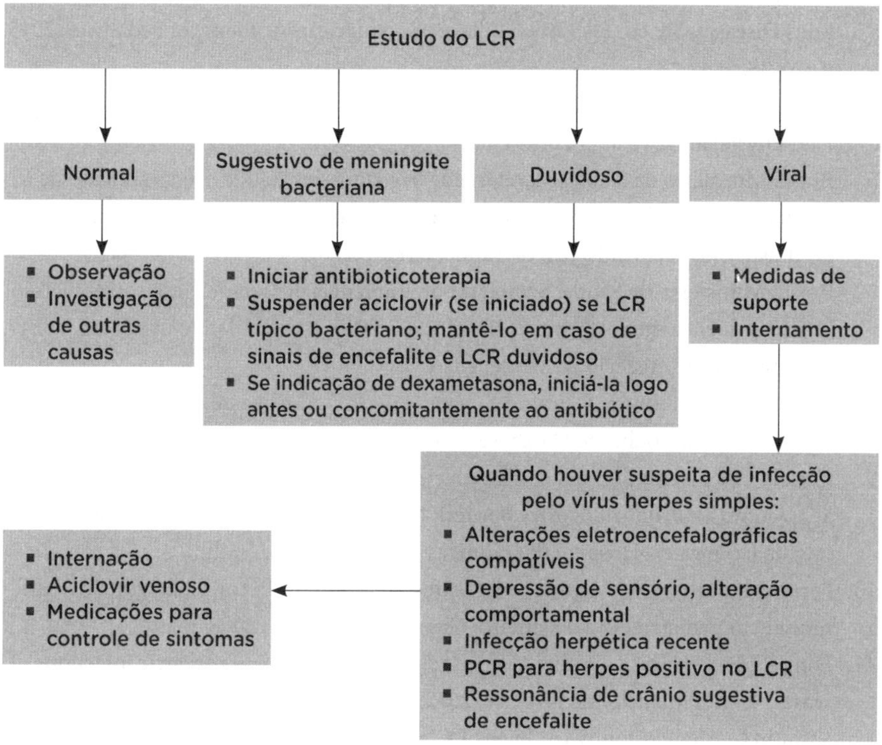

BIBLIOGRAFIA

1. American Academy of Pediatrics. Group B Streptococcal infections. In: Kiberlin DW, Brady MT, Jackson MA, Long SS (eds.). Red Book: 2015 Report of the Committee of Infectious Diseases. 30. ed. Elk Grove Village, IL: American Academy of Pediatrics; 2015. p.745-50.
2. American Academy of Pediatrics. Herpes simplex. In: Kiberlin DW, Brady MT, Jackson MA, Long SS (eds.). Red Book: 2015 Report of the Committee of Infectious Diseases. 30. ed. Elk Grove Village, IL: American Academy of Pediatrics; 2015. p.432-45.
3. American Academy of Pediatrics. Meningococcal infections. In: Kiberlin DW, Brady MT, Jackson MA, Long SS (eds.). Red Book: 2015 Report of the Committee of Infectious Diseases. 30. ed. Elk Grove Village, IL: American Academy of Pediatrics; 2015. p.547-58.

4. American Academy of Pediatrics. Pneumococcal infections. In: Kiberlin DW, Brady MT, Jackson MA, Long SS (eds.). Red Book: 2015 Report of the Committee of Infectious Diseases. 30. ed. Elk Grove Village, IL: American Academy of Pediatrics; 2015. p.626-38.
5. Bamberger DM. Diagnosis, initial management, and prevention of meningitis. Am Fam Physician. 2010;82(12):1491-8.
6. Brasil. Ministério da Saúde. Secretaria de Vigilância em Saúde. Departamento de Vigilância Epidemiológica. Manual de recomendações para o controle da tuberculose no Brasil. Brasília: Ministério da Saúde; 2011. p.288.
7. Brasil. Ministério da Saúde. Secretaria de Vigilância em Saúde. Situação epidemiológica da doença meningocócica, Brasil, 2007-2013. Boletim Epidemiológico. Vol.47. n.29. Brasília: Ministério da Saúde; 2016.
8. Brouwer MC, McIntyre P, Prasad K, van de Beek D. Corticosteroids for acute bacterial meningitis. Cochrane Database of Systematic Reviews; 2015, Issue 9.
9. Castelo GB. Meningites e meningoencefalites. In: Schvartsman C, Reis AG, Farhat SCL (coords.). Pronto-Socorro. Barueri: Manole; 2013. (Coleção Pediatria do Instituto da Criança do Hospital das Clínicas.)
10. Faria SM, Farhat CK. Meningoencefalites. In: Freire LMS (org.). Diagnóstico diferencial em pediatria. Rio de Janeiro: Guanabara-Koogan; 2008. p.592-7.
11. Long SS, Pickering LK, Prober CG. Principles and practice of pediatric infectious diseases. 4. ed. Philadelphia: Elsevier; 2012.
12. Visintin C, Mugglestone MA, Fields EJ, Jacklin P, Murphy MS, Pollard AJ, et al. Management of bacterial meningitis and meningococcal septicaemia in children and young people: summary of NICE guidance. BMJ. 2010;340:c3209.

Morte encefálica

Lara de Araújo Torreão

INTRODUÇÃO

Com o avanço tecnológico e a criação das unidades de terapia intensiva (UTI), surgiram casos de pacientes em coma irreversível, cujo encéfalo se encontrava morto. Os pacientes foram denominados, em 1957, por Mollaret and Goulon de *coma dépassé*.

Com o passar dos anos e as discussões sobre esse tema, foi criada, em 1981, nos Estados Unidos da América, em Harvard, uma nova definição de morte, representada pela cessação irreversível das funções circulatória e respiratória ou a parada irreversível do funcionamento de todo o encéfalo. Esses critérios são utilizados atualmente para se realizar o diagnóstico da morte encefálica (ME) até os dias atuais.

No Brasil, esses critérios foram legalmente adotados em 1991 e depois em 1997, por meio da Resolução n. 1.480/97 do Conselho Federal de Medicina (CFM). A despeito do tempo decorrido dessa Resolução, os médicos e os acadêmicos de medicina ainda se sentem inseguros com o tema.

A ME é definida como a "parada total e irreversível das funções encefálicas de causa conhecida e constatada de modo indiscutível, caracterizada por coma aperceptivo, com ausência de resposta motora supraespinhal e apneia". É caracterizada como a morte de todo o encéfalo (cérebro e tronco encefálico) e equivale à morte clínica. É definida segundo os critérios clínicos e complementares da Resolução do CFM n. 1.480/97 para todas as pessoas com idade acima de 7 dias de vida.

O diagnóstico deve ser realizado independentemente da possibilidade de doação de órgãos e deve ser notificado, obrigatoriamente, para a Central de Notificação, Captação e Distribuição de Órgãos (CNCDO).

Em pediatria, as causas mais frequentes de ME são: acidente vascular cerebral (AVC), traumatismo craniano, encefalopatia hipóxico-isquêmica secundária a mal convulsivo e *status* pós-parada cardiorrespiratória, choque refratário com hipoxemia refratária, infecções e tumores no sistema nervoso central (SNC) e intoxicação exógena.

Poucos dados epidemiológicos são publicados sobre ME em crianças. Segundo um estudo realizado em sete UTI pediátricas de três regiões brasileiras, em 61 dos 525 óbitos (11,6%), foi possível identificar-se o diagnóstico de ME no prontuário médico. A causa mais frequente no estudo foi o AVC.

FISIOPATOLOGIA

Independentemente da lesão cerebral inicial, o ponto final da morte neurológica é a isquemia completa e perda irreversível da função do tronco encefálico. A lesão neuronal pode acontecer por diversas causas já citadas e evoluir com edema cerebral, determinando o aumento da pressão intracraniana (PIC) e, consequentemente, a diminuição do fluxo sanguíneo cerebral. Quando a PIC ultrapassa a pressão arterial média (PAM), a pressão de perfusão cerebral (PPC) cessa, ou seja, ocorrem a parada de fluxo sanguíneo cerebral e a morte. Isso acontece porque a PPC = PAM – PIC. Quando o encéfalo morre, o organismo inicia seu processo de deterioração, que pode durar minutos, horas ou dias, de acordo com o suporte dispensado, especialmente nos casos de candidatos a potencial doador de órgãos. A morte neurológica desencadeia uma cascata de respostas autonômicas, endócrinas, hematológicas, inflamatórias e cardiorrespiratórias que ameaçam a viabilidade do órgão, tornando um desafio a manutenção de um paciente potencial doador para o intensivista que o assiste.

ABORDAGEM DIAGNÓSTICA

Critérios diagnósticos

O diagnóstico de ME é realizado em etapas, a saber:

1. Identificar a causa da ME (causa do coma).
2. Afastar causas reversíveis de coma: uso de drogas depressoras e hipotermia grave.
3. Realizar exame clínico e exames complementares.

Identificação da causa da morte encefálica (causa do coma)

Segundo a Resolução do CFM n. 1.480/97,

> Art. 3º. A morte encefálica deverá ser consequência de processo irreversível e de causa conhecida.

A abertura do protocolo de morte encefálica só pode ser iniciada após determinação da causa do coma (deve-se avaliar a fisiopatologia e determinar a causa lógica que desencadeou o processo). É importante afastar as causas que porventura mimetizem a ME (Tabela 1). Para isso faz-se necessário afastar as causas reversíveis de coma e avaliar o uso de drogas depressoras do SNC.

TABELA 1 Diagnóstico diferencial da morte encefálica (ME)

Condição	Autoconsciência	Dor/ sofrimento	Ciclos sono-vigília	Função motora	Função respiratória	Consequência
ME	Ausente	Ausente	Ausente	Ausente/ pode ter reflexos espinhais	Ausente	Morte
Coma	Ausente	Ausente	Ausente	Sem movimento voluntário	Variável	Variável
Estado vegetativo	Ausente	Ausente	Presente	Sem movimento voluntário	Presente	Variável
Estado mínimo de consciência	Mínimo	Presente	Presente	Movimento voluntário limitado	Presente	Desconhecida
Mutismo acinético	Presente	Presente	Presente	Limitada	Variável	Recuperação limitada
Locked-in syndrome	Presente	Presente	Presente	Ausente	Variável	Variável

Afastar causas reversíveis de coma: uso de drogas depressoras e hipotermia grave

O paciente com suspeita de ME habitualmente está em uso de anticonvulsivantes e sedativos, que podem dificultar as etapas diagnósticas por alterarem alguns reflexos e exames complementares, mimetizando o quadro clínico de ME (p.ex., bloqueadores neuromusculares, barbitúricos, antidepressivos tricíclicos). O médico deve conhecer o medicamento usado, a dosagem utilizada e sua farmacocinética, o funcionamento dos órgãos que eliminam esses fármacos e a meia-vida do medicamento. Se em uso de drogas depressoras do SNC, deve-se aguardar o tempo do *clearance* da droga (4 e ½ meias-vidas) ou realizar o nível sérico. O uso de anticonvulsivantes em doses habituais não impede a abertura do protocolo, desde que não haja insuficiência renal ou hepática. Se for possível, devem-se usar antagonistas antes da abertura do protocolo (Tabela 2). A temperatura abaixo de 32,5ºC caracteriza hipotermia grave e pode simular estado de coma arreativo, aperceptivo com apneia.

TABELA 2 Drogas depressoras do sistema nervoso central

Drogas sem antagonistas	Drogas com antagonistas
▪ Fenitoína - pode causar inicialmente alterações das funções cerebelares e posteriormente depressão do sistema nervoso central, sendo necessários níveis séricos > 60 mcg para atingir tal efeito. Meia-vida 7 a 26 horas ▪ Propofol - meia-vida de 30 a 60 minutos ▪ Thiopental - meia-vida de 5 a 12 horas ▪ Fenobarbital - meia-vida de 2 a 6 dias ▪ Pentobarbital - meia-vida de 15 a 20 horas	▪ Benzodiazepínicos - Midazolam - meia-vida de 1,9 hora - Diazepan - meia-vida de 5 a 30 horas Antagonista - flumazenil, dose: 0,01 mg/kg/dose (máx. 0,2 mg), pode ser repetido 5 vezes (máx. de 1 mg). O efeito do benzodiazepínico é antagonizado e essa ação se mantém por aproximadamente 1 hora. Nos benzodiazepínicos de meia-vida longa, fazer infusão contínua 0,1 a 0,4 mg/hora em soro até a próxima avaliação. ▪ Opioides - Morfina - meia-vida de 1,5 a 2 horas - Fentanil - meia-vida de 2 a 4 horas - Meperidina - meia-vida de 3 a 4 horas Antagonista - naloxone < 20 kg, 0,1 mg/kg/dose, e > 20 kg, 2 mg/dose, IV lentamente, pode repetir a cada 2 a 3 minutos Obs.: pode-se considerar o menor tempo quando a via de eliminação da medicação estiver preservada

Exame clínico e exames complementares

Pré-requisitos para abertura do protocolo de diagnóstico de ME:

- A causa do coma deve ser necessariamente conhecida (Tabela 1).
- As estruturas vitais do encéfalo, necessárias para manter a consciência e a vida, devem estar com lesão irreversível.
- Ausência de hipotermia → temperatura deve ser maior do que 32,5ºC.
- Não estar em uso de drogas depressoras do SNC (Tabela 2).

Antes da abertura do protocolo para diagnóstico de ME, recomenda-se informar à família dessa suspeita e possibilitar a presença de médico de sua confiança para presenciar a realização das etapas subsequentes (Lei n. 9.434/97).

O protocolo segue a Resolução CFM n. 1.480/97 e consiste em exame clínico e complementar.

Segundo a Resolução CFM n. 1.480/97,

> Art. 4º. Os parâmetros clínicos a serem observados para constatação de morte encefálica são: coma aperceptivo com ausência de atividade motora supraespinal e apneia.
>
> Art. 5º. Os intervalos mínimos entre as duas avaliações clínicas necessárias para a caracterização da morte encefálica serão definidos por faixa etária, conforme abaixo especificado.
>
> Art. 6º. Os exames complementares a serem observados para constatação de morte encefálica deverão demonstrar de forma inequívoca:
>
> a) Ausência de atividade elétrica cerebral, por exemplo, EEG ou,
>
> b) Ausência de atividade metabólica cerebral, por exemplo, PET, extração cerebral de oxigênio ou,
>
> c) Ausência de perfusão sanguínea cerebral, por exemplo, Doppler transcraniano, cintilografia cerebral TC com xenônio, arteriografia.

O exame que for escolhido para complementar o diagnóstico deve ser único. Não é recomendado solicitar mais de um exame complementar por paciente. Dependendo da faixa etária, serão necessários dois exames complementares com intervalos regulares determinados (Tabela 3). Em pediatria, os exames habituais são o eletroencefalograma (EEG) e o Doppler, e o que impede a realização de outros exames, como a arteriografia, é a dificuldade técnica. Os exames complementares podem ser realizados entre as avaliações clínicas ou ao final, mas nunca antes da abertura do protocolo com o exame clínico.

TABELA 3 Avaliação clínica e complementar de acordo com a idade

Idade	Intervalo do exame clínico	Exames complementares (atividade cerebral)		
		Atividade elétrica	Atividade metabólica	Atividade circulatória
7 dias a < 2 meses	48 horas	2 EEG		
2 meses a < 1 ano	24 horas	2 EEG		
1 a < 2 anos	12 horas	2 EEG	Extração cerebral de oxigênio (1)	1 cintilografia ou 1 Doppler
≥ 2 anos	6 horas	1 EEG	Extração cerebral de oxigênio (1)	1 cintilografia ou 1 Doppler

EEG: eletroencefalograma.

Exame neurológico (diagnóstico propriamente dito)

O exame clínico deve ser realizado em dois momentos, e um deles necessariamente pelo neurologista, neuropediatra ou neurocirurgião.

a. Determinar o coma arreativo, aperceptivo (Glasgow 3) – a arreatividade supraespinhal equivale à ausência total de atividade do tronco cerebral e córtex.
   — Teste: proceder estímulo doloroso por meio de pressão do leito ungueal dos quatro membros e região supraorbitária (Figura 1). Interpretação: ausência de resposta motora voluntária supraespinhal nos quatro membros e face indica teste positivo para ME.

Atenção: a presença de reatividade infraespinhal pode ocorrer em pacientes com ME e se deve à atividade reflexa da medula, como reflexos osteotendinosos, cutaneoabdominal, cutaneoplantar em flexão ou extensão, cremastérico, ereção peniana, arrepio e reflexo de retirada dos membros, sinal de Lazarus, opistótono; portanto, não afasta o diagnóstico de ME.

b. Reflexo fotomotor – pupilas fixas e arreativas à luz, pode haver discreta anisocoria indicam teste positivo para ME (excluir drogas que causem midríase como anticolinérgicos, bloqueadores musculares e cocaína).
c. Reflexo corneopalpebral bilateral – usar gaze ou algodão como estímulo para identificar a ausência de piscamento é um teste positivo para ME.
d. Reflexo oculoencefálico ou "olhos de boneca" (Figura 2) não deve ser realizado, caso haja suspeita de lesão cervical – movendo-se a cabeça em rotação com pausa no final do movimento. Observa-se se há movimentos oculares. Interpretação: ausência de movimentos oculares (olhos fixos) indica teste positivo para ME.
5. Reflexo vestibulococlear (prova calórica) – Figura 3.
   — Realizar otoscopia – iniciar se a membrana timpânica estiver íntegra.

Figura 1 Estímulo doloroso.

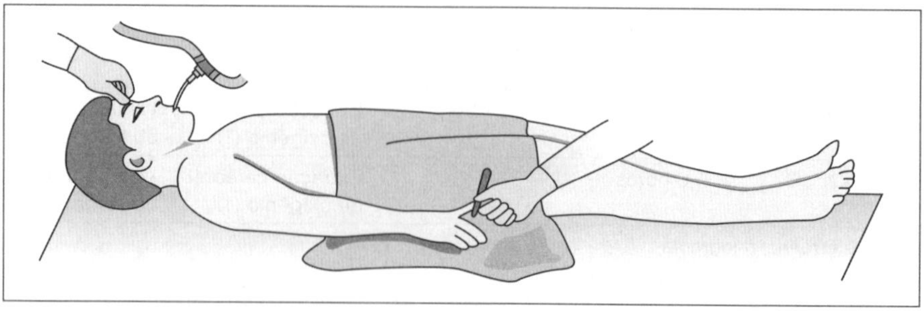

Figura 2 Teste oculoencefálico ("olhos de boneca").

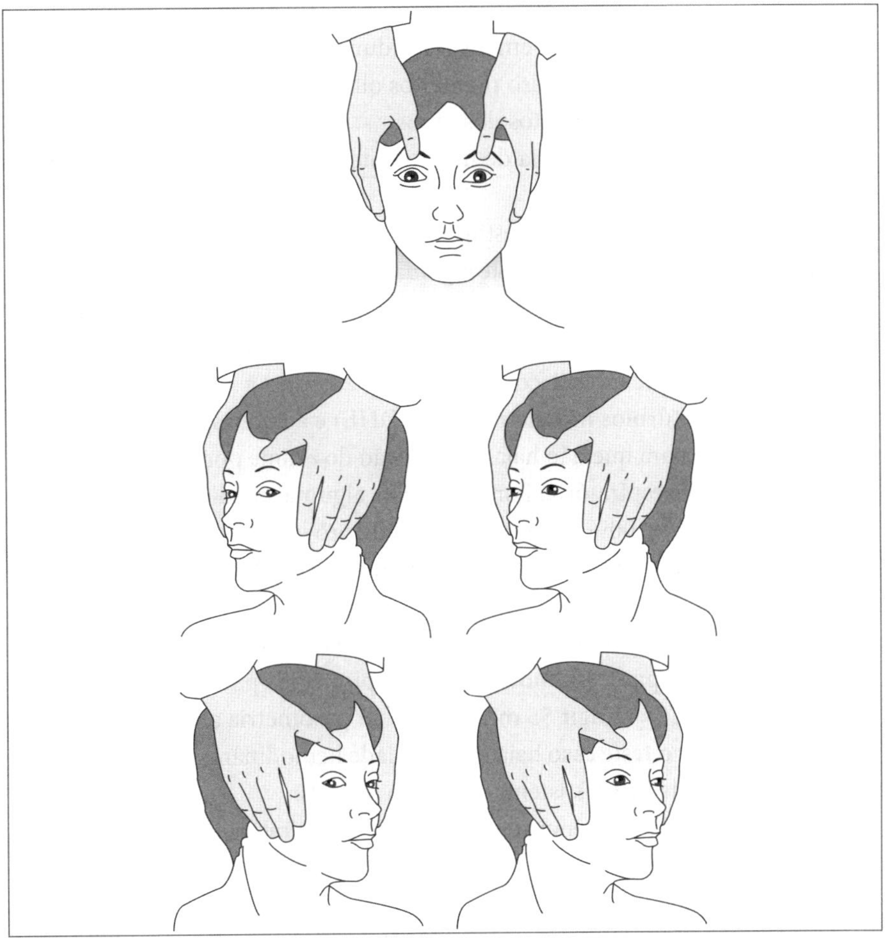

Figura 3 Reflexo vestibulococlear.

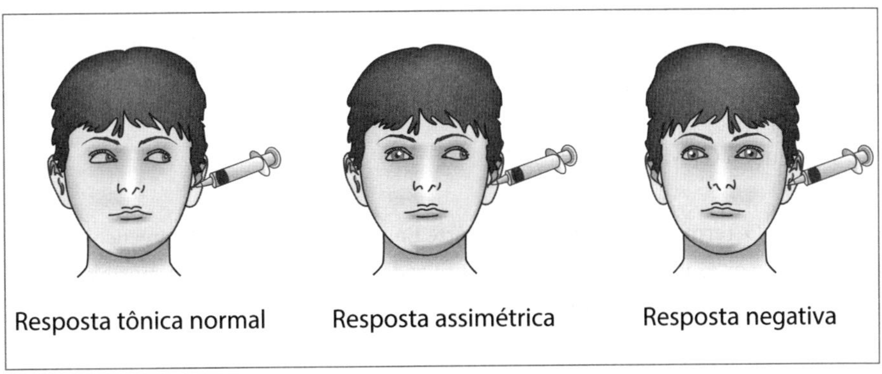

— Usar 50 mL de líquido (p.ex., soro fisiológico ou água) próximo de 0ºC em cada ouvido (deve-se aguardar 5 minutos entre um exame e outro).
— Manter a cabeça elevada em 30 graus durante a prova.
— Durante o exame, é preciso manter os olhos do paciente abertos e observar se existem movimentos dos olhos.
- Interpretação: ausência de movimentos oculares indica teste positivo para ME.

f. Ausência de reflexo de tosse – estimula-se a traqueia ou a orofaringe com uma sonda longa e observa-se se existe alguma resposta ao estímulo. Interpretação: ausência de movimentos respiratórios e tosse indica teste positivo para ME.
g. Teste da apneia: antes de se iniciá-lo, é importante que o paciente esteja hemodinamicamente estável, com PAM adequada para a idade, sem arritmias, sem graves distúrbios hidreletrolíticos (DHE) e acidobásicos e com temperatura ≥ 35ºC para que não haja interrupção do exame por instabilidade cardiovascular ou respiratória. Por essa razão, algumas medidas são realizadas:
— Manter FiO_2 a 100% 10 minutos antes da prova.
— Hipoventilar para alcançar pCO_2 = 40 mmHg (colher gasometria arterial antes).
— Desconectar o VM deixando um cateter de O_2 – 6 L/min na traqueia.
— Observar se aparecem movimentos respiratórios por 10 minutos ou até quando o pCO_2 atingir 55 mmHg (colher gasometria arterial após).
— Interromper o teste caso haja instabilidade hemodinâmica ou respiratória com queda de $SatO_2$ sustentada abaixo de 80%.
- Interpretação: ausência de movimentos respiratórios indica teste positivo para ME.

Atenção: caso um desses testes não possa ser realizado (por exemplo, porque o paciente tem uma prótese ocular), o diagnóstico de ME não pode ser confirmado. Nesse caso, pode-se conduzi-lo como um paciente terminal.

CONSIDERAÇÕES ÉTICAS E LEGAIS

Resolução CFM n. 1.480/1997

Art. 8º. O Termo de Declaração de Morte Encefálica, devidamente preenchido e assinado, e os exames complementares utilizados para diagnóstico da morte encefálica deverão ser arquivados no próprio prontuário do paciente.

- São enviadas à Central de Regulação a cópia do termo de declaração de ME e as cópias dos laudos dos exames. Os documentos originais devem ser arquivados no prontuário do paciente e ficar sob a guarda do hospital.

Art. 9º. Constatada e documentada a morte encefálica, deverá o Diretor-Clínico da instituição hospitalar, ou quem for delegado, comunicar tal fato aos responsáveis legais do paciente, se houver, e à Central de Notificação, Captação e Distribuição de Órgãos a que estiver vinculada a unidade hospitalar onde o mesmo se encontrava internado.

Resolução CFM n. 1.826/2007

Art. 1º É legal e ética a suspensão dos procedimentos de suportes terapêuticos quando determinada a morte encefálica em não doador de órgãos, tecidos e partes do corpo humano para fins de transplante, nos termos do disposto na Resolução CFM n. 1.480, de 21 de agosto de 1997, na forma da Lei n. 9.434, de 4 de fevereiro de 1997.

§ 1º O cumprimento da decisão mencionada no caput deve ser precedido de comunicação e esclarecimento sobre a morte encefálica aos familiares do paciente ou seu representante legal, fundamentada e registrada no prontuário.

Obs.: não é necessário o consentimento da família, mas é interessante que a mesma entenda todo o processo.

§ 2º Cabe ao médico assistente ou seu substituto o cumprimento do caput deste artigo e seu parágrafo 1º.

Art. 2º A data e hora registradas na Declaração de Óbito serão as mesmas da determinação de morte encefálica.

Obs.: após o último procedimento (exame clínico ou exame complementar) determina-se a hora do óbito.

Outras questões:

- Em caso de suspeita de violência (maus-tratos) ou homicídio, comunicar a coordenação e/ou diretor médico e/ou Comissão de Ética Médica antes de iniciar o protocolo.
- Os médicos que participam do diagnóstico de ME não podem pertencer à equipe de transplantes (art. 43 – CEM).

- Em qualquer paciente estrangeiro, indígena, não identificado, deve ser realizado o diagnóstico de ME, no entanto não há possibilidade de doação.
- A família não tem autonomia para decidir se deve ou não abrir o protocolo de ME, no entanto é recomendado que ela seja informada e, se quiser, pode participar do processo ou trazer o médico da sua confiança.
- O diagnóstico de ME é obrigatório e de notificação compulsória.

MODELO DE TERMO DE DECLARAÇÃO DE MORTE ENCEFÁLICA (RESOLUÇÃO CFM N. 1.480/97)

Etiqueta de identificação do paciente

Pai:____
Mãe:____
Data de nascimento____/____/____ Sexo: M ( ) F ( )

A. Causa do coma

A.1. Causa do coma: ______________________________

A.2. Causas do coma que devem ser excluídas durante o exame

a) Hipotermia (temp < 32,5ºC) ( ) Sim ( ) Não
b) Uso de drogas depressoras do sistema nervoso central ( ) Sim ( ) Não
Se a resposta for sim a qualquer um dos itens, interrompe-se o protocolo.

B. Exame neurológico

Atenção: verificar o intervalo mínimo exigido entre as avaliações clínicas, constantes a seguir.

Ao efetuar o exame, assinalar uma das duas opções "Sim" ou "Não". Obrigatoriamente, para todos os itens acima, idade e intervalo entre exames: 7 dias a 2 meses de idade, incompletos - 48 horas; 2 meses a 1 ano de idade, incompleto - 24 horas; 1 ano a 2 anos de idade, incompletos - 12 horas; acima de 2 anos de idade - 6 horas.

Elementos do exame neurológico

Exame neurológico	Primeiro exame		Segundo exame	
Coma aperceptivo	( ) Sim	( ) Não	( ) Sim	( ) Não
Pupilas fixas e arreativas	( ) Sim	( ) Não	( ) Sim	( ) Não
Ausência de reflexo corneopalpebral	( ) Sim	( ) Não	( ) Sim	( ) Não
Ausência de reflexos oculocefálicos	( ) Sim	( ) Não	( ) Sim	( ) Não
Ausência de respostas às provas calóricas	( ) Sim	( ) Não	( ) Sim	( ) Não
Ausência de reflexo de tosse	( ) Sim	( ) Não	( ) Sim	( ) Não
Teste de apneia	( ) Sim	( ) Não	( ) Sim	( ) Não

C. Assinaturas dos exames clínicos

Os exames devem ser realizados por profissionais diferentes, que não poderão ser integrantes da equipe de remoção e de transplante.

Primeiro exame clínico	Segundo exame clínico
Data:____/____/____Hora:_____:______	Data:____/____/____Hora:_____:_____
Médico:	Médico:
CRM:___________ Fone: ___________	CRM:___________ Fone: ___________
End.: __________________________	End.: __________________________
Assinatura: ______________________	Assinatura: ______________________

D. Exame complementar

Indicar o(s) exame(s) realizado(s) e anexar laudo com identificação do médico responsável.

Primeiro exame complementar: ____________________________________

Data: ____/_____/_____ Hora: ______:______

Médico:______________________________________CRM: _____________

Segundo exame complementar: ____________________________________

Data: ____/_____/_____ Hora: ______:______

Médico:______________________________________CRM: _____________

BIBLIOGRAFIA

1. Bittencourt AGV, Neves FBCS, Durães L, Nascimento DT, Neves NMBC, Torreão A, et al. Avaliação do conhecimento de estudantes de medicina sobre morte encefálica. Disponível em: http://www.rbti.org.br/artigo/detalhes/0103507X-19-2-2 (acessado em 31/03/17).
2. Brasil. Rotinas do transplante no Estado da Bahia: diagnóstico de morte encefálica e manutenção do potencial doador. Salvador, 2007. Disponível em: http://www2.saude.ba.gov.br/hgpv/cartilha_corrigida-protocolo_morte_encef%C3%A1lica.pdf (acesso 31.03.17).
3. Código de Ética Médica, 2010.
4. Lago PM, et al. Morte encefálica em UTIP. Piva JP, et al. Jornal de Pediatria. 2007;83(2).
5. Resolução CFM n. 1.480/1997.
6. Resolução CFM n. 1.826/2007.
7. Vyas H, Nakagawa TA. Management of the potential pediatric organ donor. UpToDate; 2016.
8. Wijdicks EFM. The diagnosis of brain death. N Engl J Med. 2001;344(16).
9. Young GB. Diagnosis of brain death. UpToDate, 2015.

Nutrição enteral

Sarah Levita Coutinho
Paula de Almeida Azi
Nilda de Assis Mendonça

INTRODUÇÃO

A nutrição enteral (NE) é definida pela Anvisa, na Portaria n. 337, como: "alimentos para fins especiais, com ingestão controlada de nutrientes, na forma isolada ou combinada, de composição química definida ou estimada, especialmente elaborada para uso por sonda e/ou via oral, industrializados ou não, utilizados exclusiva ou parcialmente, para substituir ou complementar a alimentação oral em pacientes desnutridos ou não, conforme suas necessidades nutricionais, em regime hospitalar, domiciliar ou ambulatorial, visando a síntese ou manutenção de tecidos, órgãos e sistemas".

Terapia nutricional (TN) é o conjunto de procedimentos visando a reconstituir ou manter o estado nutricional de um indivíduo, por meio da oferta de alimentos ou nutrientes para fins especiais. Além disso, é importante também como coadjuvante na resposta a determinado agravo inflamatório ou infeccioso. Pode ser administrada por via digestiva (nutrição enteral) ou por via intravenosa (nutrição parenteral).

OBJETIVOS

- Utilizar o trato gastrintestinal (TGI) – mais fisiológico que a nutrição parenteral (NP) exclusiva.
- Prevenir a atrofia da mucosa intestinal.
- Modular a função imune da mucosa intestinal.
- Minimizar o balanço nitrogenado negativo, que se segue à lesão aguda.

- Favorecer o crescimento da microbiota intestinal.
- Prevenir o supercrescimento bacteriano e a consequente translocação bacteriana a partir do lúmen intestinal.
- Prevenir ou tratar a desnutrição energético-proteica (DEP).
- Manter o estado nutricional ou favorecer a recuperação nutricional do paciente.
- Reduzir o tempo de internação hospitalar, o tempo de permanência na unidade de terapia intensiva (UTI), assim como o uso da nutrição parenteral.

INDICAÇÕES

A TN enteral é indicada para toda criança com TGI funcionante (motilidade e absorção intestinal presente), que esteja em risco nutricional médio ou alto, independentemente do seu estado nutricional, assim como para todos os pacientes com desnutrição (Tabela 1).

TABELA 1 Grupos de pacientes com indicação de uso de suporte nutricional enteral

Causas	Doenças
Ingestão oral inadequada	Anorexia nervosa Anorexia secundária a doença ou medicamento Mucosite Distúrbio de deglutição: paralisia cerebral ou doença neuromuscular Neoplasias
Aumento das necessidades de nutrientes em razão do gasto energético aumentado	Displasia broncopulmonar Cardiopatia congênita (geralmente de hiperfluxo pulmonar)
Aumento das perdas pelo TGI	Insuficiência pancreática (p.ex., fibrose cística) Síndrome do intestino curto Doença hepática colestática Doença inflamatória intestinal Outras síndromes de má absorção
Terapia primária	Dieta não palatável: fórmula elementar na alergia à proteína do leite de vaca, fórmula metabólica nos erros inatos do metabolismo, dieta enteral exclusiva na doença de Crohn
Anormalidades do TGI	Malformação congênita Pseudo-obstrução intestinal Obstrução intestinal proximal
Doenças graves	Grande queimadura Politrauma Cirurgia de grande porte Paciente em uso de ventilação mecânica Neoplasias Tumores na cavidade oral, cabeça e pescoço

TGI: trato gastrintestinal.

CONTRAINDICAÇÕES

As contraindicações são relativas e temporárias:

- Íleo paralítico.
- Obstrução intestinal.
- Vômitos incoercíveis.
- Fístulas enterocutâneas de alto débito.
- Sangramento gastrintestinal e isquemia intestinal.
- Choque descompensado, decorrente de má perfusão tecidual.

ABORDAGEM CLÍNICA

Vias de administração

1. Oral: geralmente usa-se em pacientes com ingestão oral insuficiente. Depende de sua vontade para alimentar-se. Na prática, é a via de 1ª escolha, podendo ser utilizados suplementos industrializados ou alimentos hipercalóricos.
2. Via sonda enteral (gástrica ou pós-pilórica):
   — Naso ou orogástrica: requer que os reflexos de proteção de vias aéreas estejam preservados, o esfíncter esofágico inferior competente e a motilidade gástrica mantida. A capacidade gástrica deve ser medida de acordo com o peso do paciente (20 a 40 mL/kg).
   - Vantagens: mais fisiológica, de fácil acesso, maior tolerância aos diversos tipos de dietas, tolerância a grandes volumes.
   - Desvantagens: tosse e vômitos favorecem a saída acidental da sonda, além disso, pode interferir na aceitação da dieta oral por favorecer a saciedade, quando infusão em *bolus*.

   — Pós-pilórica (segunda porção do duodeno ou em jejuno): como regra, deve ser utilizada em pacientes cujos reflexos protetores das vias aéreas estejam prejudicados e quando há retardo no esvaziamento gástrico, como observado em pacientes gravemente doentes (p.ex., sepse, hipertensão intracraniana, pacientes sedados) que apresentam algum grau de atonia gástrica.
   - Vantagens: menor risco de aspiração (controverso) e de saída acidental da sonda. Utilizada quando a alimentação gástrica não é bem tolerada.
   - Desvantagens: requer dietas normo ou hipo-osmolares; o acesso é mais difícil, às vezes, é preciso passar a sonda por via endoscópica; requer dieta em infusão intermitente ou contínua com bomba de infusão; maior custo.

É importante destacar que estudos clínicos foram incapazes de demonstrar diferença entre a localização da sonda enteral e a incidência de pneumonia aspirativa, mesmo nos pacientes em ventilação mecânica. As evidências reforçam que, para prevenir a pneumonia aspirativa, é muito mais importante manter as medidas antirrefluxo (cabeceira elevada e uso de procinéticos) do que a posição pós-pilórica.

A recomendação atual e mais prática é: caso seja difícil posicionar a sonda em posição pós-pilórica, deve-se iniciar a nutrição via gástrica, com pequenos volumes, em infusão contínua ou intermitente, manter a cabeceira elevada e fazer uso de procinético. Se ainda assim o paciente não tolerar a NE, deve-se optar pela via pós-pilórica, com a passagem da sonda endoscópica.

Material da sonda

A sonda para nutrição enteral (SNE) deve ser de poliuretano ou de silicone. As sondas de cloreto de polivinil (PVC), ou sondas de Levine, utilizadas para descompressão gástrica não devem ser utilizadas para NE. As sondas enterais podem possuir um peso de tungstênio em sua ponta com o objetivo de facilitar sua visualização na radiografia. Não existe diferença na migração da sonda para a posição pós-pilórica, quando comparada às sondas com ou sem peso.

Numeração da sonda

É importante ressaltar que a sonda escolhida deve ter o menor número possível, permitindo maior conforto ao paciente e evitando complicações locais por trauma, como lesão em asa do nariz e lesão em cordas vocais. Sugestão:

- Sonda enteral nº 6 French para crianças com menos de 2 anos de idade.
- Sonda enteral nº 8 French para crianças maiores de 2 anos.

Técnica de passagem da sonda nasoenteral

- Explicar ao paciente, quando possível, e/ou ao familiar, para tentar obter colaboração durante o procedimento.
- O paciente deve estar deitado em decúbito dorsal a zero grau ou deitado em decúbito lateral direito ou sentado.
- Pode-se utilizar um medicamento procinético 30 minutos antes da passagem da sonda enteral, se a posição pós-pilórica for desejada.
- Lubrificar a sonda com o fio-guia com soro fisiológico e testar sua saída.

- Medir o comprimento da sonda a ser introduzido (distância entre a base do nariz e o lobo da orelha somado à distância entre o lobo da orelha e o apêndice xifoide – locação gástrica.) ou (distância entre a base do nariz e o lobo da orelha somado à distância entre o lobo da orelha e a cicatriz umbilical, acrescentando mais 3 a 6 cm abaixo da cicatriz umbilical – locação pós-pilórica). Fazer a marcação com material adesivo.
- Untar a extremidade distal da sonda com xilocaína gel.
- Introduzir a ponta da sonda na narina escolhida e progredir no sentido medial e superior, de maneira suave. Assim que atingir a faringe, solicitar ao paciente que faça o movimento de deglutir saliva. Introduzir a sonda de maneira suave, deixando-a escorregar até a marcação feita anteriormente.
- Confirmar a posição da sonda com insuflação de 5 a 10 mL de ar e auscultar na localização do estômago.
- Retirar o fio-guia.
- Fixar a sonda na face no mesmo lado da narina onde a sonda foi introduzida.
- Solicitar radiografia de abdome para confirmar a posição da sonda; não é preciso manter o fio-guia dentro dela, uma vez que seu material é radiopaco.
- O fio-guia não pode ser reintroduzido na sonda após a sua colocação no paciente.

A Resolução RCD n. 63/2000 e a Resolução COFEN n. 277/2003 determinam que seja de responsabilidade do enfermeiro estabelecer o acesso enteral por via oro/nasogástrica ou pós-pilórica e assegurar o controle radiológico de sua posição. O procedimento pode ter complicações graves, como inserção inadvertida na árvore traqueobrônquica e pneumotórax.

Agentes procinéticos

Os agentes procinéticos promovem grande benefício em pacientes com comprometimento do esvaziamento gástrico e com dismotilidade intestinal.

- Bromoprida: aumenta o tônus e a amplitude das contrações gástricas e relaxa o esfíncter pilórico, resultando em aumento do esvaziamento gástrico e aumento do trânsito intestinal. Tem ação antiemética, age pelo bloqueio dos receptores da dopamina (D2) no sistema nervoso central e no TGI.
- Eritromicina: estimula receptores de motilina na musculatura lisa do estômago e intestino delgado.

- Domperidona: antagonista dopaminérgico periférico, inibe receptores D1 e D2 localizados no estômago. Facilita o esvaziamento gástrico por aumento da peristalse gástrica. Diminui o tempo de trânsito no intestino delgado.

Fixação de sonda e cuidados de enfermagem

Para fixação da sonda, é preciso utilizar fita adesiva hipoalergênica, tipo micropore®, ou IVFix® ou Tensoplast®. A fixação deve ser trocada quando necessário, após limpeza da pele com água e sabão, modificando a sua posição em caso de irritação ou lesão cutânea.

- É necessário cuidado para não se tracionar a asa do nariz, pois, além de desconforto, poderá provocar isquemia, ulceração e necrose.
- Realizar higiene das narinas com cotonetes umedecidos em água.
- Realizar higiene oral por escovação, gargarejo ou com espátulas, conforme prescrição de enfermagem individualizada.
- Em caso de sonda oroenteral, evitar que o paciente morda a sonda, com uma cânula de Guedel, se necessário.
- Para lavar a SNE e hidratar o paciente, utilizar água filtrada e fervida ou soro fisiológico.
- Manter a permeabilidade da sonda, injetando-se água (volume variável de acordo com o tamanho da sonda: podendo variar de 3 a 10 mL) com uma seringa, após administração de NE e/ou de medicamento. Os medicamentos devem ser administrados um a um, e a sonda precisa ser lavada após cada medicação. O contato de suco gástrico com a solução de NE pode ocasionar coagulação proteica e, consequentemente, obstrução da sonda. Da mesma forma, as interações físico-químicas de drogas, além dos resíduos de dieta e medicamentos, podem obstruir a sonda. Verificar quais medicações não devem ser administradas pelo elevado risco de obstrução (ideal alinhamento com farmacêutico).
- Em caso de obstrução, quando se tem a certeza de que a sonda está locada, tentar injetar pequena quantidade de água morna em seringa de 1 mL até sua desobstrução. A pressão excessiva pode provocar rachadura ou rompimento da sonda. Caso não seja possível desobstruí-la, deve-se retirá-la.
- Verificar a posição da sonda diariamente por checagem do local da marcação inicial realizado no momento da introdução. A maioria das sondas é marcada em centímetros, devendo o número ser anotado e conferido. Se houver dúvidas, solicitar radiografia de abdome para confirmar sua posição.

- Em caso de retirada acidental, a sonda poderá ser repassada no mesmo paciente depois de lavada com água e sabão, exceto se o risco de contaminação for elevado. Utilizar uma seringa para lavagem interna. Verificar a integridade da sonda e, caso apresente rigidez, rachaduras, furos ou secreções aderidas, ela deverá ser desprezada.
- A sonda enteral deverá ser desprezada ao final da terapia.

Métodos de administração das dietas

1. Administração em *bolus*:
   — Uso de seringa por gravidade.
   — Pode causar distensão gástrica, redução da complacência pulmonar em pacientes em ventilação mecânica, maior risco de aspiração e menor aproveitamento energético.
2. Administração intermitente: a dieta deve ser infundida em 2 horas e descansar 1 hora (mais fisiológica).
3. Administração contínua:
   — A dieta é infundida em 24 horas, sem intervalos. Geralmente, é utilizada quando o paciente não tolera a forma intermitente ou quando se utiliza dieta em sistema fechado.

Na administração da NE intermitente ou contínua, observam-se menor distensão gástrica, melhor aproveitamento energético da dieta, menor alteração na mecânica pulmonar e menor risco de aspiração quando comparada com a administração em *bolus*. Quando for necessária a administração de dieta contínua por 24 horas, deve-se respeitar o tempo de exposição da dieta ao meio ambiente (máximo de 3 horas quando em sistema aberto), levando-se em conta a possibilidade de contaminação microbiológica. Para leite materno, esse tempo não é definido, de modo que este deve ser ser infundido apenas em *bolus*.

PROGRESSÃO DA DIETA ENTERAL

Após determinação da meta calórica desejada para o paciente, de acordo com idade, sexo, peso e situação clínica, iniciar a dieta enteral da seguinte forma:

- 1º dia: com 30% do volume desejado e seguir com aumentos de 30% do volume desejado até que, ao final de 3 dias, o paciente esteja recebendo o volume total planejado (100%).

- Em pacientes graves, pode ser necessário progredir a dieta de maneira mais lenta, atingindo o volume desejado em 4 dias.
- Como regra, é possível aumentar mais rapidamente o volume da dieta se a sonda enteral estiver localizada no estômago.
- Em recém-nascidos e crianças gravemente doentes, pode-se utilizar como parâmetro para aumentos diários da dieta enteral a fórmula: 0,5 a 1 mL × peso real (em kg) × 24 horas. Por exemplo, um paciente de 10 kg poderá ter sua dieta aumentada diariamente para 120 a 240 mL, ou seja, 15 a 30 mL/vez (a cada 3 horas). Se iniciou com 15 mL a cada 3 horas, no dia seguinte poderá ser aumentada para 30 a 45 mL a cada 3 horas.

MONITORIZAÇÃO DA TERAPIA NUTRICIONAL ENTERAL

- Observar sinais de intolerância: distensão abdominal, diarreia e/ou vômitos.
- Monitorar ganho ponderal de acordo com protocolo de cada serviço. Realizar avaliação nutricional completa pelo menos 1 vez/semana.
- Avaliar a velocidade de gotejamento da dieta e a posição da sonda diariamente.
- O resíduo gástrico foi um parâmetro muito utilizado no passado, mas agora não mais em virtude das fracas evidências de sua relação com tolerância à dieta enteral. Sabe-se que mesmo sem o estímulo dietético o TGI produz secreções, assim é esperado que permaneça sempre algum resíduo em seu lúmen entre as dietas. O mais importante atualmente é avaliar os parâmetros já descritos.
- Exames laboratoriais: glicemia, proteínas totais e frações, Ca^{++}, P^-, Na^+, K^+, Mg^{++}, gasometria venosa, transaminases, fosfatase alcalina, bilirrubinas, gama-GT, ureia e creatinina. Deve ser individualizada e de acordo à condição clínica do paciente: glicemia diária e os demais 1vez/semana.
- Quantificar a ingestão diária: verificar diariamente o volume de dieta infundido; o ideal é que este volume seja ≥ 70% do volume prescrito. Checar balanço hídrico e sinais vitais diários.

COMPLICAÇÕES DA TERAPIA NUTRICIONAL ENTERAL

Mecânicas

Relacionadas com o posicionamento inadequado da sonda.

- Obstrução da sonda: causada por irrigação inadequada da sonda, dieta rica em fibras, infusão de medicação concomitante com a dieta. Deve-se irrigar a sonda após cada dieta e medicação e utilizar sonda de maior calibre quando dieta for rica em fibra. Administrar apenas medicações na formulação líquida, com orientação da equipe de farmacêuticos.

- Mau posicionamento ou deslocamento da sonda: causada por técnica de passagem incorreta, tosse ou vômito. Monitorar a posição da sonda diariamente. Quando há dúvida de sua posição, checar com radiografia de abdome.
- Remoção acidental da sonda: ocorre em pacientes agitados, com a fixação inadequada. Deve-se vigiar o paciente, sedar quando em ventilação mecânica ou realizar contenção, se necessário.
- Lesão do esôfago, estenose esofágica, paralisia de cordas vocais e rinossinusite podem ocorrer na passagem da sonda ou por seu uso prolongado: deve-se ter cuidado com o material escolhido, dando-se preferência por silicone; cuidado com a técnica de passagem da sonda; lubrificar as narinas 4 a 6 vezes/dia.
- Aspiração pulmonar: mais comum nos pacientes com redução dos reflexos protetores de vias aéreas, com atonia gástrica, íleo paralítico ou quando a sonda está mal posicionada. Preferir sonda pós-pilórica, utilizar procinéticos e infundir dieta lentamente com decúbito elevado.

Gastrintestinais

Devem-se à osmolaridade e à velocidade de infusão da dieta:

- Diarreia: relacionada a infusão rápida, osmolaridade elevada da dieta, intolerância à lactose, fórmula com alto teor lipídico, intolerância alimentar, alteração da microbiota intestinal por antibioticoterapia ou contaminação bacteriana da dieta. Devem-se preferir dietas menos osmolares, administrar em infusão intermitente ou contínua, avaliar necessidade de restrição alimentar (lactose, glúten) e tratar a colite pseudomembranosa, quando presente.
- Distensão abdominal: relacionada a uso de antiácidos e antibióticos, dieta com infusão rápida, fórmula hipertônica ou com alto teor de gordura, íleo paralítico. Avaliar troca da dieta para uma de menor osmolaridade e rever as medicações em uso.
- Náuseas e vômitos: multifatorial. Deve-se parar a dieta no momento, prescrever antiemético, avaliar posicionamento da sonda com radiografia de abdome, colocar dieta em infusão contínua e avaliar troca da dieta.
- Obstipação intestinal: dieta pobre em fibras e desidratação. Devem-se aumentar as fibras na dieta e o volume de água ofertado.

Metabólicas

Uso de fórmulas inadequadas e modo de infusão:

- Hiperglicemia: pode ocorrer em situações de estresse metabólico. Avaliar trocar a dieta para uma com menor conteúdo de carboidratos e isenta em sacarose.
- Desidratação: relacionada ao uso de dietas hipertônicas e oferta hídrica inadequada. Deve-se diminuir oferta proteica e aumentar oferta hídrica.
- Hipocalemia: pode ocorrer durante o anabolismo em pacientes com ingestão insuficiente de potássio e com perdas aumentadas por diarreia, ileostomias e uso de diuréticos. Deve-se calcular o total de potássio ofertado na dieta enteral e avaliar necessidade de suplementação de K^{++}.
- Hipernatremia: ocorre durante o uso de fórmulas hipertônicas, oferta hídrica insuficiente. Deve-se calcular o total de sódio ofertado na dieta enteral e aumentar oferta de água.
- Hipofosfatemia: pode ocorrer na fase de realimentação do desnutrido grave. Deve-se calcular e reavaliar reposição do fósforo ofertado na dieta enteral.
- Hipercapnia: pode ocorrer durante o uso de dieta hipercalórica, com alto teor de carboidrato em pacientes com insuficiência respiratória. Deve-se aumentar a proporção de lipídio e calcular o total de carboidrato ofertado na dieta enteral.

Síndrome da hiperalimentação

Caracteriza-se pela oferta excessiva de energia ou nutrientes específicos, particularmente nocivas em pacientes hipermetabólicos (Tabela 2). Pacientes gravemente doentes e aqueles desnutridos estão em risco de desenvolver essa síndrome.

TABELA 2 Características da síndrome de hiperalimentação

Oferta excessiva de proteínas	Oferta excessiva de carboidratos	Oferta excessiva de gordura	Outros
▪ Uremia ▪ Desidratação ▪ Disfunção hepática ▪ Acidose metabólica	▪ Aumento do gasto energético ▪ Hiperglicemia ▪ Desidratação ▪ Hipertrigliceridemia ▪ Esteatose hepática ▪ Prejuízo da função imune e cicatrização ▪ Hemorragia periventricular em neonatos	▪ Hiperlipemia ▪ Distúrbio de coagulação ▪ Disfunção hepática ▪ Desconforto respiratório em pacientes com doença pulmonar	▪ Hipofosfatemia ▪ Hipocalemia ▪ Hipernatremia

NECESSIDADES NUTRICIONAIS

Estimativas das necessidades hídricas

A estimativa do volume hídrico dependerá da necessidade hídrica diária, que segue a regra de Holliday-Segar (Tabela 3).

TABELA 3 Necessidade hídrica diária

Peso (kg)	Volume
Pré-termo ou < 1	140 a 150 mL/kg
1 a 10	100 mL/kg
11 a 20	1.000 mL + 50 mL/kg para cada kg > 10 kg
> 20	1.500 mL + 20 mL/kg para cada kg > 20 kg

Necessidade energética

As necessidades energéticas representam um somatório das necessidades energéticas basais, da atividade e do crescimento. Em uma criança sadia, a taxa metabólica basal (TMB) corresponde a 50% do gasto energético total, e a atividade/crescimento, os outros 50% (Tabela 4).

TABELA 4 Distribuição das necessidades energéticas em lactentes e crianças sadias (kcal/kg/dia)

Idade	TMB	Atividade	Crescimento	Total
MBP	47	15	67	130
< 1 ano	55	15	40	110
1 ano	55	35	20	110
2 anos	55	45	5	100
5 anos	47	38	2	87
10 anos	37	38	2	77

Currents Concepts in Pediatric Critical Care, 1999
MBP: muito baixo peso; TMB: taxa metabólica basal.

Em pacientes gravemente doentes, o gasto energético está alterado pela liberação dos hormônios do estresse, que não favorecem o anabolismo. Nessas situações, a oferta excessiva de energia (hiperalimentação ou *overfeeding*) não consegue reverter o catabolismo obrigatório e pode estar associada à deterioração clínica e ao aumento na mortalidade. Deve-se considerar que, na fase de estresse metabólico, não haverá utilização de energia para o crescimento e a atividade física. De forma geral, preconiza-se a oferta de energia nessa situação, baseando-se na taxa metabólica basal (ou gasto energético basal, em repouso) acrescida de 20 a 30% do estresse agudo. No entanto, existem equações que tentam estimar esse gasto de maneira mais específica (Tabelas 5 e 6).

TABELA 5 Estimativa de aumento do gasto energético (GE) basal de acordo com a condição clínica

Condição	Aumento no GE (%)	Condição	Aumento no GE (%)
Febre	12% para cada °C > 37°C	Infecção grave	40 a 80%
Insuficiência cardíaca	15 a 25%	Broncodisplasia	15 a 25%
Grande cirurgia	20 a 30%	Transplante de medula óssea	20 a 30%
Queimado	0 a 1 ano: 2.100 kcal/m² + 1.000 kcal/m² queimado 1 a 11 anos: 1.800 kcal/m² + 1.300 kcal/m² queimado 12 a 18 anos: 1.500 kcal/m² + 150 kcal/m² queimado	Insuficiência renal aguda	30%
SRIS	50%	Insuficiência hepática aguda	30%
Politrauma	40 a 50%		

SRIS: síndrome da resposta inflamatória sistêmica.

TABELA 6 Estimativas de gasto energético em crianças criticamente doentes

Idade e equações de TMB para crianças doentes (OMS)
< 3 anos Meninos: 60,9 x peso (kg) - 54 Meninas: 61 x peso (kg) - 51
3 a 10 anos Meninos: 22,7 x peso (kg) + 495 Meninas: 22,5 x peso (kg) + 499
10 a 18 anos Meninos: 17,5 x peso (kg) + 651 Meninas: 12,2 x peso (kg) + 496

TMB: taxa metabólica basal.

Para pacientes com paralisia cerebral, existem várias fórmulas para calcular o gasto energético de acordo com o tônus muscular e a atividade. Contudo, de forma prática, utiliza-se a fórmula de acordo com a sua estatura: valor energético total (VET) = 10 a 11 kcal/cm ou o gasto energético basal acrescido de 10% (TMB × 1,1).

Necessidade de macronutrientes

A distribuição de macronutrientes oferece um padrão nas diferentes faixas etárias e está demonstrada na Tabela 7.

TABELA 7 Faixa de distribuição aceitável de macronutrientes (AMDR)

Idade	Proteínas (IA)	Carboidratos	Lipídios
RN com baixo peso ao nascer (PN < 2.500 g)	3 a 4 g/kg/dia	50% do VCT	30 a 50% do VCT
RN termo	2 a 3 g/kg/dia	60 g	31 g
0 a 6 meses	1,5 g/kg/dia	60 g	31 g
7 a 12 meses	1,6 g/kg/dia	95 g	30 g
1 a 3 anos	1,2 g/kg/dia	45 a 65% do VCT	30 a 40% do VCT
4 a 9 anos	1,2 g/kg/dia	45 a 65% do VCT	25 a 35% do VCT
10 a 13 anos	1,0 g/kg/dia	45 a 65% do VCT	25 a 35% do VCT
14 a 18 anos	0,85 g/kg/dia	45 a 65% do VCT	25 a 35% do VCT

IA: ingestão adequada; PN: peso na ocasião do nascimento; RN: recém-nascido; VCT: valor calórico total.
Fonte: Normas da ESPEN, 1997; Normas da AAP, 2009.

- Ácido graxo ômega-6 (linoleico): 5 a 10% do valor calórico total (VCT).
- Ácido graxo ômega-3 (linolênico): 0,6 a 1,2% do VCT.
- Açúcar de adição: até 25% do VCT.

Para pacientes com desnutrição grave durante a fase de recuperação nutricional, a necessidade de ingestão diária de proteínas deve atingir 4 a 5 g/kg/dia. Nessa situação, deve-se manter a relação nitrogênio:calorias não proteicas entre 1:150 e 1:250.

Durante um estresse agudo (SRIS), a necessidade proteica torna-se maior em virtude das perdas aumentadas e pelo maior catabolismo proteico, assim, deve-se aumentar a oferta de proteínas em 20 a 30% do recomendado para a idade e manter a relação nitrogênio:calorias não proteicas entre 1:90 e 1:150.

Necessidades de micronutrientes

Deve seguir as DRI (Ingestão Dietética de Referência, 2002) para faixa etária e sexo.

Quando for realizada a avaliação nutricional, é necessário checar se o volume da dieta prescrita atinge as recomendações de micronutrientes para cada idade (Tabelas 8 a 11).

TABELA 8 Necessidade de micronutrientes por idade

Nutriente Idade	Vit. D* (μg/dia)	Vit. A** (μg/dia)	Vit. C (mg/dia)	Vit. E (mg/dia)	Vit. K (μg/dia)	Fósforo (mg/dia)	Magnésio (mg/dia)	Flúor (mg/dia)	Tiamina (mg/dia)
0 a 6 meses	10	400	40	4	2	100	30	0,01	0,2
7 a 12 meses	10	500	50	5	2,5	275	75	0,5	0,3
1 a 3 anos	15	300	15	6	30	460	80	0,7	0,5
4 a 8 anos	15	400	25	7	55	500	130	1	0,6
9 a 13 anos (feminino)	15	600	45	9	60	1.250	240	2	0,9
9 a 13 anos (masculino)	15	600	45	9	60	1.250	240	2	0,9
14 a 18 anos (feminino)	15	700	65	12	75	1.250	360	3	1,0
14 a 18 anos (masculino)	15	900	75	12	75	1.250	410	3	1,2
Gravidez 14 a 18 anos	15	750	80	15	75	1.250	400	3	1,4
Lactação 14 a 18 anos	15	1.200	115	19	75		360	3	1,5

Fonte: DRI, 2002.

*Vitamina D: 1 μg de vitamina D = 40 UI.

**Vitamina A: 1 μg de retinol = 1 UI atividade de vitamina A.

TABELA 9 Necessidade de micronutrientes por idade

Nutriente Idade	Niacina (mg/dia)	Vit. B6 (mg/dia)	Folato (µg/dia)	Vit. B12 (µg/dia)	Ácido pantotênico (mg/dia)	Biotina (µg/dia)	Colina (mg/dia)	Cobre (ug/dia)
0 a 6 meses	2	0,1	65	0,4	1,7	5	125	200
7 a 12 meses	4	0,3	80	0,5	1,8	6	150	200
1 a 3 anos	6	0,5	150	0,9	2	8	200	340
4 a 8 anos	8	0,6	200	1,2	3	12	250	440
9 a 13 anos (feminino)	12	1,0	300	1,8	4	20	375	700
9 a 13 anos (masculino)	12	1,0	300	1,8	4	20	375	700
14 a 18 anos (feminino)	14	1,2	400	2,4	5	25	400	890
14 a 18 anos (masculino)	16	1,3	400	2,4	5	25	550	890
Gravidez 14 a 18 anos	18	1,9	600	2,6	6	30	450	1.000
Lactação 14 a 18 anos	17	2,0	500	2,8	7	35	550	1.300

Fonte: DRI, 2002.

TABELA 10 Necessidade de micronutrientes por idade

Idade/ nutriente	Cálcio (mg/dia)	Ferro (mg/dia)	Manganês (mg/dia)	Molibdênio (μg/dia)	Zinco (mg/dia)	Selênio (μg/dia)
0 a 6 meses	210	0,27	0,003	2	2	15
7 a 12 meses	270	11	0,6	3	3	20
1 a 3 anos	700	7	1,2	17	3	20
4 a 8 anos	1.000	10	1,5	22	5	30
9 a 13 anos (feminino)	1.300	8	1,6	34	8	40
9 a 13 anos (masculino)	1.300	8	1,9	34	8	40
14 a 18 anos (feminino)	1.300	15	1,6	43	9	55
14 a 18 anos (masculino)	1.300	11	2,2	43	11	55
Gravidez 14 a 18 anos	1.300	27	2,0	50	13	60
Lactação 14 a 18 anos	1.300	10	2,6	50	14	70

Fonte: DRI, 2002.

TABELA 11 Necessidade de micronutrientes por idade

Idade/nutriente	Iodo (μg/dia)	Riboflavina (mg/dia)
0 a 6 meses	110	0,3
7 a 12 meses	130	0,4
1 a 3 anos	90	0,5
4 a 8 anos	90	0,6
9 a 13 anos (feminino)	120	0,9
9 a 13 anos (masculino)	120	0,9
14 a 18 anos (feminino)	150	1,0
14 a 18 anos (masculino)	150	1,3
Gravidez 14 a 18 anos	200	1,4
Lactação 14 a 18 anos	290	1,6

Fonte: DRI, 2002.

TIPOS DE DIETAS

A classificação das dietas enterais é descrita a seguir.

Quanto ao modo de preparo

Dietas industrializadas

Produzidas industrialmente, necessitam de menor manipulação, têm maior estabilidade microbiológica, fornecem de maneira adequada e segura os micronutrientes, além de possuir viscosidade, fluidez e osmolaridade definidas. Possuem formulações para atender as necessidades nutricionais normais dos pacientes ou podem ser específicas à doença de base.

- Fórmulas industrializadas em pó para reconstituição: em geral, são acondicionadas em pacotes hermeticamente fechados, em porções individuais ou em latas. Necessitam de reconstituição em água.
- Fórmulas industrializadas líquidas semiprontas: são dietas já industrialmente reconstituídas. Apresentam-se em latas ou frascos.
- Fórmulas industrializadas prontas para uso: são aquelas envasadas em frascos e/ou bolsas próprias, que precisam de acoplamento ao equipo para administração. São chamadas de sistema fechado e estão disponíveis em volumes de 500 mL e 1.000 mL.

Dietas artesanais

Produzidas à base de alimentos *in natura*, são geralmente indicadas quando o TGI tem capacidade normal de digestão e absorção. Elas têm baixo custo, requerem mais manipulação e maior controle para atingir a fluidez, viscosidade e osmolalidade adequadas. Podem conter adição de módulos de nutrientes específicos (carboidratos, lipídios, proteínas), adequando ou enriquecendo a composição da fórmula prescrita.

Quanto à complexidade dos nutrientes

- Dietas poliméricas: os macronutrientes apresentam-se na forma íntegra ou intacta, principalmente a proteína. Lipídios na forma de triglicérides de cadeia longa (TCL).
- Dietas semielementares ou oligoméricas: possuem nutrientes pré-digeridos, proteína na forma parcialmente hidrolisada, peptídios e aminoácidos

na forma livre. Lipídios na forma de triglicérides de cadeia média (TCM) e TCL.

- Carboidratos na forma de maltodextrina. Isentos em lactose e glúten.
- Dietas elementares ou monoméricas: apresentam em sua forma as proteínas totalmente hidrolisadas à sua porção mais simples, os aminoácidos. Podem conter TCM. São isentas em lactose e glúten. Carboidratos na forma de maltodextrina.

Quanto à inclusão ou retirada de algum nutriente específico

- Lácteas ou isentas de lactose.
- Isentas ou não de fibras.

A Tabela 12 apresenta os tipos de fórmulas infantis.

TABELA 12 Tipos de fórmulas disponíveis

Tipo da fórmula	Idade	Indicação
Fórmula de partida	0 a 6 meses	Na impossibilidade do aleitamento materno exclusivo
Fórmula de seguimento	6 a 12 meses	Na impossibilidade do aleitamento materno exclusivo
Fórmula hipercalórica	0 a 11 meses e 29 dias	Na impossibilidade do aleitamento materno Para situações de desnutrição ou risco nutricional
Fórmula de soja	6 a 11 meses e 29 dias	Na impossibilidade de aleitamento materno Em situações de alergia à proteína do leite de vaca não IgE mediada, galactosemia, intolerância à lactose
Fórmula parcialmente hidrolisada	0 a 11 meses e 29 dias	Na impossibilidade de aleitamento materno. Na prevenção de desenvolvimento de atopia
Fórmula extensamente hidrolisada	0 a 11 meses e 29 dias	Na impossibilidade de aleitamento materno. Em situações de alergia à proteína do leite de vaca (IgE ou não IgE mediada), síndromes de má absorção de nutrientes, transição de nutrição parenteral para nutrição enteral após jejum prolongado
Fórmula extensamente hidrolisada com lactose	0 a 11 meses e 29 dias	Na impossibilidade de aleitamento materno. Em situações de alergia à proteína do leite de vaca (formas IgE mediadas)
Fórmula de aminoácidos	0 a 11 meses e 29 dias	Na impossibilidade de aleitamento materno. Em situações de alergia à proteína do leite de vaca (IgE ou não IgE mediada), síndromes de má absorção de nutrientes, transição de nutrição parenteral para nutrição enteral após jejum prolongado

(continua)

TABELA 12 (*continuação*) Tipos de fórmulas disponíveis

Tipo da fórmula	Idade	Indicação
Fórmula antirregurgitação	0 a 11 meses e 29 dias	Na impossibilidade de aleitamento materno. Em situações de doença do refluxo gastresofágico
Fórmula isenta em lactose	0 a 11 meses e 29 dias	Em situações de: intolerância à lactose, galactosemia
Fórmula para prematuro	Idade gestacional < 34 semanas, até completar 2 kg	Na impossibilidade de aleitamento materno. Para prematuros
Fórmula especial	0 a 23 meses e 29 dias	Em situações de erros inatos do metabolismo

INTERAÇÕES DROGAS-NUTRIENTES

A administração de medicamentos em conjunto com a dieta enteral pode causar distúrbios gastrintestinais (má absorção de nutrientes ou da medicação administrada). Alguns medicamentos podem afetar diretamente o esvaziamento gástrico, favorecendo a intolerância à dieta utilizada (Tabela 13).

TABELA 13 Interações de drogas com os nutrientes

Droga	Efeito sobre o nutriente	Conduta
Aspirina	Reduz absorção de vitamina C e ácido fólico	Aumentar a oferta de vitamina C
Hidróxido de alumínio	Destrói a tiamina, pode causar depleção de fosfato	Suplementar se ingestão não for suficiente
Fenitoína	Absorção é alterada se administrada junto com a dieta	Suspender a dieta antes e após administração da droga
Fenobarbital	Reduz absorção de folato, vitaminas B, D e K	Suplementar
Primidona	Reduz o ácido fólico	Suplementar
Corticoides	Aumenta o catabolismo proteico, retenção de sódio Reduz tolerância à glicose	Restringir oferta de sódio e açúcares simples
	Aumenta as perdas de zinco, cálcio e potássio na urina	Aumentar a oferta proteica
	Aumenta a precisão de vitaminas B6, D e C	Suplementar vitaminas
Furosemida	Aumenta a excreção urinária de vitamina C, cálcio, magnésio, sódio e potássio	Suplementar
Óleo mineral	Reduz absorção de vitaminas A, D, E e K	Não utilizar na hora da administração da dieta
Ferro	Redução da sua absorção quando administrado junto com leite	Não ofertar leite 1 a 2 horas antes ou após administração de ferro, principalmente as formulações não ligadas à proteína (quelada)

ANEXOS

Dietas	Fornecedor	Composição	Indicações
NutriniMax mult fiber 1,0 kcal/mL Frasco de 500 mL	Danone	Fórmula polimérica, normocalórica e normoproteica, enriquecida com exclusivo *mix* de carotenoides. 50% de fibras solúveis e 50% de insolúveis. Baixa osmolaridade. Isenta de sacarose, lactose e glúten	Nutrição enteral formulada para crianças de 7 a 12 anos de idade
Nutrini Energy Multifiber 1,5 kcal/mL Frasco de 200 mL *Pack* de 500 mL	Danone	Fórmula polimérica nutricionalmente completa, hipercalórica e hiperproteica, de baixa osmolaridade, enriquecida com *mix* de carotenoides e com exclusivo *mix* multifibras (6 fibras), com 50% de fibras solúveis e 50% de insolúveis. Isenta de sacarose, lactose e glúten	Criança de 1 a 6 anos com elevada necessidade proteico-calórica, associada ou não com restrição hídrica
Nutrini Pepti Sistema fechado *Pack* de 500 mL	Danone	Fórmula para nutrição enteral, nutricionalmente completa, líquida, semielementar, normocalórica e normoproteica, exclusivo *mix* de carotenoides. Isenta de sacarose, lactose e glúten. Densidade calórica 1 kcal/mL. Possui 11% de proteínas (100% proteína hidrolisada do soro do leite), 54% de carboidratos (86% maltodextrina, 14% amido) e 35% de lipídios (46% TCM, 54% TCL)	Crianças de 1 a 10 anos com comprometimento da digestão e/ou absorção de nutrientes, síndrome do intestino curto, doença inflamatória intestinal, entre outras
Neocate LPC Lata de 400 g	Danone	Fórmula nutricionalmente completa e isenta de proteína láctea, lactose, sacarose, frutose, galactose e ingredientes de origem animal Proteínas: 100% aminoácidos livres Carboidratos: 100% xarope de glicose Lipídios: óleos vegetais (33% TCM, ARA e DHA) Isenta de glúten	Fórmula infantil para lactentes e crianças de primeira infância (0 a 36 meses) com necessidades dietoterápicas específicas: alergia alimentar (ao leite de vaca, à fórmula de soja, a hidrolisados e a múltiplas proteínas), síndrome do intestino curto e outros distúrbios absortivos moderados a graves, gastroenteropatia eosinofílica, nutrição enteral precoce mínima em terapia intensiva neonatal e pediátrica, transição de nutrição parenteral para enteral

(continua)

ANEXOS *(continuação)*

Dietas	Fornecedor	Composição	Indicações
Neo Advance Lata de 400 g		Fórmula nutricionalmente completa à base de 100% de aminoácidos adicionada de carboidratos, gorduras, vitaminas, minerais e oligoelementos. Isenta de lactose, galactose, sacarose, frutose e glúten. O carboidrato é 100% maltodextrina. Os lipídios são uma mistura de óleos de coco, açafrão e canola, sendo 35% na forma de TCM e 65% de TCL	Mesmas indicações do Neocate LCP, atendem às recomendações de crianças de 1 a 10 anos
Alfaré	Nestlé	Fórmula infantil à base de proteínas do soro do leite extensamente hidrolisadas, com triglicérides de cadeia média, DHA, ARA e sem adição de lactose Proteínas: 100% proteínas do soro de leite extensamente hidrolisadas Carboidratos: 89% maltodextrina, 11% amido de batata Lipídios: 39% TCM e óleos vegetais (canola, palma, girassol) e óleo de peixe	Lactentes e crianças de primeira infância com alergia às proteínas intactas do leite de vaca e soja com comprometimento do trato gastrintestinal e com restrição a lactose
Infatrini Frasco de 100 mL	Danone	Fórmula infantil para lactentes e crianças de primeira infância, destinada a necessidades específicas com 1 kcal/mL. Fórmula polimérica, hipercalórica e nutricionalmente completa indicada para alimentação oral ou enteral de crianças de 0 a 3 anos de idade. Adicionada de LCPufas: ARA-ácido araquidônico e DHA-docosahexaenoico), nucleotídeos, betacaroteno e prebióticos (GOS/FOS). Osmolaridade: 295 mOsm/L Densidade calórica: 1 kcal/mL, proteínas 10%, carboidratos 41%, lipídios 49% Proteínas: 60% soro de leite, 40% caseína Carboidratos: 52% lactose, 40% maltodextrina Lipídios: óleos vegetais (canola, palma, coco, girassol e peixe, ARA e DHA) Osmolaridade: 295 mOsm/L	Cardiopatias congênitas, fibrose cística, insuficiência respiratória, déficit ponderoestatural ou desaceleração do crescimento, pré e pós-operatório, restrição hídrica, intolerância a aumento de volume

(continua)

ANEXOS (*continuação*)

Dietas	Fornecedor	Composição	Indicações
Peptamen Jr Lata de 400 g	Nestlé	Fórmula enteral ou oral à base de peptídios, normocalórica Proteínas: 100% proteína do soro do leite hidrolisada Carboidratos: 63,2% maltodextrina, 23,5% sacarose e 13% amido de batata Lipídios: 59,9% TCM, óleo canola 14,7%, girassol 14,7%, e 5,9% lecitina de soja Osmolaridade: 310 mOsm/kg Isenta de glúten e lactose	Terapia nutricional precoce em pacientes pediátricos de 1 a 10 anos de idade, com retardo de esvaziamento gástrico e riscos de broncoaspiração, dificuldade de absorção de proteína intacta associada a desconforto gastrointestinal e paciente em redução de nutrição parenteral
Pregomin Pepti Lata de 400 g	Danone	Fórmula infantil hipoalergênica à base de proteína extensamente hidrolisada de soro do leite, TCM, ácidos graxos de cadeia longa – LcPUFAs (DHA docosa-hexaenoico e ARA – araquidônico) e nucleotídeos. Isento de lactose, sacarose, frutose e glúten. Apresenta baixa osmolaridade, ótima tolerabilidade e aceitação Proteínas: extensamente hidrolisadas de soro de leite Carboidratos: 100% maltodextrina Lipídios: DHA, ARA, 50% TCM Osmolaridade: 190 mOsmol/L	Lactentes com necessidades dietoterápicas específicas: possui 100% de proteína extensamente hidrolisada e isenta em lactose. Indicada para lactentes que apresentem alergia à proteína de vaca e/ou de soja
Fortini Sabor neutro Lata de 400 g Modulado 1,5 kcal/mL	Danone	Fórmula polimérica, hipercalórica, com adequado teor de proteínas e lipídios. Isenta de lactose e glúten, indicada para uso via oral e enteral Proteínas 9%: 100% caseinato de cálcio Carboidratos 50%: 75% maltodextrina, 16% sacarose Lipídios 41%: óleos vegetais, palma, canola Osmolaridade: 505 mOsm/kg Isenta em lactose	Crianças de 1 a 10 anos em condições de risco nutricional ou já com algum grau de desnutrição. Pode ser usada como suplemento nutricional e como dieta enteral completa (fibrose cística, cardiopatias, hepatopatias, doença celíaca, câncer, aids, asma, etc.), infecções de vias áreas superiores, pneumonias, febre, diarreias, vômitos, viroses, estomatites, pós-operatórios, doenças associadas à inapetência

TCL: triglicérides de cadeia longa; TCM: triglicérides de cadeia média.

BIBLIOGRAFIA

1. Abreu A, Freitas T, Bernard J. Utilização de terapia de nutrição enteral com imunomoduladores em pacientes críticos. Nutrição em Pauta. 2010.
2. Anvisa, Portaria n° 337, de 14 de abril de 1999.
3. Cardoso SP, Martins C. Terapia nutricional enteral e parenteral. Nutroclinica - PN, 1999.
4. Carvalho FC, Lopes CR, Vilela LC, Vieira MA, Rinaldi AE, Crispim CA. Tradução e adaptação cultural da ferramenta Strongkids para triagem do risco de desnutrição em crianças hospitalizadas. Rev Paul Pediatria. 2013;31(2):159-65.
5. Delgado AF, Falcão MC, Carrazza FR. Princípios do suporte nutricional em pediatria. Jornal de Pediatria. 2000.
6. Euclydes MP. Nutrição do lactente: base cientifica para uma alimentação saudável. 3.ed. 2005.
7. Ferreira HS, França AOS. Evolução do estado nutricional de crianças submetidas à internação hospitalar. Jornal de Pediatria. 2002.
8. Garófolo A. Diretrizes para terapia nutricional em crianças com câncer em situação critica. Ver Nutr. 2005;18(4).
9. Kanashiro M, Amédée L, et al. Avaliação pondo-estatutal e condições para esta aferição em crianças internadas em hospitais de Belo Horizonte. Revista Médica de Minas Gerais. 2008;18(3):153-9.
10. Lassen K, Revhaug A. Nutrição enteral precoce após grandes cirurgias do trato gastrintestinal superior: porque não? Curr Opin Clin Nutr Metab Care. 2006; 9(5):613-7.
11. Lopes M, Camara M, et al. Suplementação de glutamina na prática clínica. Nutrição em Pauta. 2011.
12. Rushdi TA, Pichard C, Khater YH. Controle da diarreia através de dieta enriquecida com fibras em pacientes de unidade de terapia intensiva com nutrição enteral: um estudo controlado randomizado prospectivo. Clin Nutr. 2004;23(6):1344-52.
13. Silva HGV, Chiara VL, Barros ME. Diagnóstico do estado nutricional de escolares: comparação entre critério nacional e internacional. Jornal de Pediatria. 2008.
14. Sociedade Brasileira de Pediatria. Departamento Científico de Nutrologia. Avaliação nutricional da criança e do adolescente - manual de orientação. SBP; 2009.
15. Sociedade Brasileira de Pediatria. Departamento Científico de Nutrologia. Obesidade na infância e adolescência - manual de orientação. SBP; 2008.
16. Sociedade de Pediatria de São Paulo. Departamento de Suporte Nutricional. Normas para Terapia Nutricional.

17. Stape A. Suporte Nutricional e metabólico. In: Matsumoto T, Carvalho W, Hirschheimer M. Terapia intensiva pediátrica. 2.ed. Capítulo 95.
18. Vitolo MR et al. Some risk factors associated with overweight, stunting and wasting among children under 5 years old. Jornal de Pediatria. 2008.
19. WHO. Anthro for personal computers, version 3, 2009: Software for assessing growth and development of the world's children. Geneva: WHO, 2009. Disponível em: http://www.who.int/childgrowth/software/en/.

Nutrição parenteral na criança e no neonato

Sarah Levita Coutinho
Paula de Almeida Azi

INTRODUÇÃO

Conceito

A nutrição parenteral (NP) é uma solução estéril de nutrientes, composta por emulsão lipídica, solução de aminoácidos, solução de glicose, solução de eletrólitos e micronutrientes (vitaminas e oligoelementos) para uso exclusivo intravenoso.

Objetivo

Os principais objetivos da NP são recuperar ou manter o estado nutricional do paciente e promover crescimento. No paciente gravemente doente, a NP tem a finalidade de manter o balanço nitrogenado (BN) positivo.

Indicações

A NP deve ser indicada para pacientes com desnutrição ou em risco nutricional quando o trato gastrintestinal estiver comprometido ou quando a via enteral for insuficiente para suprir as necessidades nutricionais.

São candidatos à terapia nutricional por via parenteral:

- Pacientes eutróficos sem perspectiva de receber nutrição enteral (NE) efetiva em 5 a 7 dias.
- Pacientes desnutridos ou recém-nascidos (RN) com peso ao nascer > 1.500 g sem perspectiva de receber NE efetiva em até 3 dias.

- RN prematuros com muito baixo ou com extremo baixo peso ao nascer devem receber a NP precoce nas primeiras 24 horas de vida.
- Pacientes com pancreatite aguda grave.
- Pacientes com enterocolite necrosante.
- Pacientes com síndrome do intestino curto.
- Pacientes com doenças do trato gastrintestinal cirúrgicas, adquiridas ou congênitas (p. ex., atresia de esôfago, atresia duodenal, fístula enterocutânea de alto débito).
- Pacientes com asfixia perinatal grave.

O principal pré-requisito para iniciar a terapia nutricional: estabilidades hemodinâmica e acidobásica, principalmente após ressuscitação volêmica.

É importante que todo paciente submetido à terapia nutricional tenha sua avaliação nutricional realizada e registrada em prontuário para monitoração posterior.

Prescrição da NP

Para realizar a prescrição da NP, são necessários os seguintes passos:

- Determinar a via de acesso, pois isso implicará concentração da solução e sua osmolaridade.
- Determinar as necessidades hídricas basais, pois resultará no volume total de cálculo da solução.
- Determinar a oferta energética e sua distribuição dos diferentes componentes (carboidratos, lipídios, proteínas).
- Acrescentar os eletrólitos e observar as suas compatibilidades.
- Determinar as necessidades de micronutrientes (oligoelementos e vitaminas).

VIAS DE ADMINISTRAÇÃO

A NP pode ser administrada tanto em acesso venoso periférico quanto em acesso venoso central.

Acesso venoso periférico

Geralmente, o acesso venoso periférico é indicado quando o paciente necessita de aporte menor de energia e nutrientes, além da previsão de uso por um período de até 2 semanas. É importante ressaltar que o acesso periférico da NP deve ser utilizado de modo exclusivo em virtude de sua incompatibilidade com grande número de medicações e soluções.

Deverá ser realizado um rodízio das veias utilizadas a cada 3 a 5 dias. A concentração máxima de glicose da NP deverá ser de até 12,5%, e a osmolaridade da solução precisa ser mantida em até 600 mOsm/L. O uso de soluções com osmolaridade acima de 600 mOsm/L em veia periférica está associado à maior ocorrência de tromboflebite.

Acesso venoso central

É indicado quando o paciente necessitar de aporte maior de energia e nutrientes e quando a duração do uso da NP for estimada em mais de 2 semanas. Assim como no uso por meio de acesso periférico, a via de utilização deverá ser exclusiva. A concentração máxima de glicose da NP pode ser mantida em até 25%, e sua osmolaridade, acima de 600 mOsm/L.

A fórmula a seguir foi validada para estimar a osmolaridade em crianças:

$$\text{Osmolaridade (mOsm/L)} = (A \times 8) + (G \times 7) + (Na \times 2) + (P \times 0{,}2) - 50$$

- Sendo G = glicose (g/L); A = aminoácidos (g/L); Na = sódio (mEq/L); P = fósforo (mg/L)

NECESSIDADES HÍDRICAS BASAIS

A necessidade hídrica de cada paciente varia de acordo com:

- Idade da criança.
- Idade gestacional (em RN).
- Peso.
- Estado nutricional.
- Necessidade de restrição hídrica: cardiopatia de hiperfluxo, insuficiência renal, presença de edema, secreção inapropriada de hormônio antidiurético (SIHAD).
- Perdas aumentadas: febre, diarreia, vômitos, fístulas, ostomias produtivas, sonda gástrica produtiva.
- Balanço hídrico (BH) diário e meta de BH desejado.

As Tabelas 1 e 2 apresentam orientações relativas às necessidades hídricas basais para RN e crianças maiores.

TABELA 1 Necessidades hídricas de recém-nascidos durante a primeira semana de vida

Dias de vida	RN a termo	Prematuro > 1.500 g	Prematuro < 1.500 g
1 dia	60 a 120 mL/kg	60 a 80 mL/kg	80 a 90 mL/kg
2 dias	80 a 120 mL/kg	80 a 120 mL/kg	100 a 110 mL/kg
3 dias	100 a 130 mL/kg	100 a 120 mL/kg	120 a 130 mL/kg
4 dias	120 a 150 mL/kg	120 a 150 mL/kg	130 a 150 mL/kg
5 dias	140 a 160 mL/kg	140 a 160 mL/kg	140 a 160 mL/kg
6 dias	140 a 180 mL/kg	140 a 160 mL/kg	160 a 180 mL/kg
Segunda semana a 30 dias	140 a 160 mL/kg	140 a 160 mL/kg	140 a 160 mL/kg

RN: recém-nascido.
Fonte: Guidelines on Paediatric Parenteral Nutrition of ESPGHAN and ESPEN, 2005.

TABELA 2 Necessidades hídricas basais (maiores de 1 mês de vida)

Peso corpóreo (kg)	Necessidade hídrica (mL/kg/dia)
Até 10 kg	100 mL/kg/dia
De 11 a 20 kg	1.000 mL + 50 mL/kg acima de 10 kg
Acima de 20 kg	1.500 mL + 20 mL/kg acima de 20 kg
Crianças maiores e adolescentes	Peso calórico = 100 mL/100 kcal metabolizadas

Fonte: Holliday e Segar; 1957.

OFERTA ENERGÉTICA

A necessidade energética de cada paciente varia de acordo com:

- Condição clínica.
- Idade.
- Peso.
- Doença de base.
- Presença de infecção ou estado de estresse metabólico.

O metabolismo e as necessidades nutricionais de pacientes doentes são diferentes quando comparados com os de indivíduos saudáveis, devendo ser evitada a hiperalimentação na fase aguda da doença. Na criança, o gasto energético é representado de forma resumida pelo somatório das calorias necessárias para manter o metabolismo basal, a atividade e o crescimento.

- Taxa metabólica basal (TMB) + gasto da atividade + gasto para crescimento = 100% das necessidades de energia.
- Na criança sadia: 50% corresponde à TMB e 50%, à atividade + crescimento (Tabela 3).
- Na criança gravemente doente: o gasto energético geralmente está reduzido, devendo-se considerar apenas TMB + hipermetabolismo. A oferta energética excessiva não reverte o catabolismo durante estados hipermetabólicos.
- Como cada indivíduo varia o seu gasto energético nas 24 horas e de acordo com a doença de base, o ideal seria medir de forma individual o gasto energético por meio da calorimetria indireta, entretanto, em virtude de seu alto custo, ainda não está disponível em todos os hospitais de modo rotineiro.

TABELA 3 Necessidade de energia em crianças sadias

Idade	TMB	Atividade	Crescimento	Total	TMB/total %
MBP	47	15	67	130	36
< 1 ano	55	15	40	110	50
1 ano	55	35	20	110	50
2 anos	55	45	5	105	50
5 anos	47	38	2	87	54
10 anos	37	38	2	77	48

MBP: muito baixo peso; TMB: taxa metabólica basal.
Fonte: Lopez, 2002.

TABELA 4 Necessidades de energia parenteral (valor enérgico total para anabolismo)

Idade	kcal/kg/dia
Pré-termo	110 a 120
0 a 1 ano	90 a 100
1 a 7 anos	75 a 90
7 a 12 anos	60 a 75
12 a 18 anos	30 a 60

Fonte: Guidelines on Paediatric Parenteral Nutrition of ESPGHAN and ESPEN, 2005.

- Como alternativa, a TMB pode ser estimada pela fórmula de Seashore: 55 – (2 x idade) em kcal/kg/dia. Pode-se acrescentar à TMB um fator de estresse de forma empírica dependendo do nível de estresse da doença:

— Estresse metabólico: TMB + fator estresse, sendo fator de estresse: leve – 10%, moderado – 20%, grave – 30%.

- Para prevenir ou minimizar os efeitos deletérios do catabolismo proteico em pacientes gravemente doentes, é importante ofertar um aporte maior de proteínas, obedecendo a relação de nitrogênio:calorias não proteicas entre 1:90 e 1:150. Em situações de hipermetabolismo, a resposta inflamatória sistêmica promove alterações no metabolismo da glicose e dos lipídios, resultando em aumento do consumo de energia. Ocorre aumento do *turnover* e da degradação proteica, que deriva em BN negativo às custas de perda de proteína muscular. É o aumento das concentrações dos hormônios contrarreguladores que induz ao estado de resistência à insulina, resultando em catabolismo proteico e das reservas endógenas de carboidratos e gorduras para fazer frente ao aumento da TMB. E essa perda de massa magra está diretamente relacionada ao aumento de morbidade e mortalidade no paciente gravemente doente.

A seguir, estão os valores desejados da relação grama de nitrogênio:calorias não proteicas de acordo com a situação clínica, assim como a fórmula para o seu cálculo.

* Relação gramas de nitrogênio (g N)/kcal não proteicas (NP):

1/90 ← Hipermetabolismo — 1/150 — Anabolismo → 1/250

$$\text{Relação g N/cal NP} = \frac{(\text{calorias do lipídio} + \text{calorias da glicose}) \times 6{,}25}{\text{Proteínas (g)}}$$

- 1 g de proteína = 0,16 g de nitrogênio.
- 1 g de nitrogênio = 6,25 g de proteína.

DISTRIBUIÇÃO DAS CALORIAS

A distribuição das calorias totais deve seguir as seguintes proporções:

- Carboidratos: 40 a 50%.
- Lipídios: 30 a 40%.
- Proteínas: 8 a 20%.

- Pode ser necessário aumentar a proporção de lipídios para 50% e reduzir a de glicose para diminuir o quociente respiratório.

OFERTA DE NUTRIENTES

Carboidrato na forma de glicose

- 1 grama de D-glicose monoidratada = 3,4 kcal.
- Taxa de infusão de glicose (TIG): velocidade de infusão de glicose (VIG) × peso (kg) × 1,44.
  - — Calcular com o peso real ou, nos pacientes com excesso de peso (sobrepeso ou obesidade), com o peso ideal (P50).
  - — Geralmente, utiliza-se solução de glicose a 50%.
  - — VIG: 2 a 8 g/kg/min (máx.: 12 g/kg/min em prematuros).
  - — Em pacientes graves, a oferta de glicose deve se limitar a 5 g/kg/min.
  - — Deve-se estar atento aos pacientes em uso de corticosteroides, tacrolimos, análogo da somatostatina, pois diminuem o metabolismo da glicose.
  - — A oferta de glicose será ajustada conforme a glicemia capilar, com a meta de normoglicemia.

Aminoácidos

- 1 grama de aminoácidos = 4 kcal e 0,16 g de nitrogênio.
- Calculado segundo o peso real ou peso ideal (P50) para pacientes com excesso de peso (sobrepeso ou obesidade).
- Tipos de soluções cristalinas de aminoácidos:
  - — Soluções pediátricas (com e sem taurina) a 10%.
  - — Soluções-padrão (adulto) a 10%.
  - — Soluções de aminoácidos essenciais a 6% (utilizadas para pacientes com insuficiência renal crônica em tratamento conservador, ou seja, sem terapia de substituição renal, e sem síndrome da resposta inflamatória sistêmica – SIRS).
  - — Soluções de aminoácidos de cadeia ramificada a 8% (utilizadas para pacientes com encefalopatia hepática grau IV, ou seja, em coma hepático).
- Parâmetros da oferta proteica: ureia, amônia, proteínas séricas, pH, HCO_3 e BN.
- Para se calcular o BN:

BN: nitrogênio (N) ingerido – nitrogênio (N) excretado.

$$\text{Sendo, N ingerido: } \frac{\text{proteína ingerida (g/24 horas)}}{6{,}25}$$

$$\text{N excretado: } \frac{\text{ureia urinária (g/24 horas)* + perda nitrogenada extraurinária**}}{2{,}14}$$

— * É necessário dosar a ureia no volume urinário de 24 horas.
— ** Em adolescentes, o valor estimado é de 4. Em crianças menores, utiliza-se o nomograma de Wilmore.

Na Tabela 5, estão as necessidades proteicas da faixa etária pediátrica.

TABELA 5 Necessidades proteicas de acordo com a faixa etária

Faixa etária	Crianças saudáveis	Estresse metabólico
Neonatos	2,5 a 3 g/kg/dia	2,5 a 3 g/kg/dia
Lactentes	2 a 2,5 g/kg/dia	2,5 a 3 g/kg/dia
Crianças maiores*	1,5 a 2 g/kg/dia	2 g/kg/dia
Adolescentes*	0,8 a 2 g/kg/dia	1,5 a 2,0 g/kg/dia

*2 a 10 anos.
**> 10 anos.
Fonte: Guidelines on Paediatric Parenteral Nutrition of ESPGHAN and ESPEN, 2005.

Na Tabela 6, estão as recomendações parenterais de aminoácidos.

TABELA 6 Recomendação parenteral de aminoácidos (g/kg/dia)

Faixa etária	
Recém-nascidos prematuros	1,5 a 4,0
Recém-nascidos a termo	1,5 a 3,0
2 meses a 3 anos	1,0 a 2,5
3 anos a 18 anos	1,0 a 2,0

Fonte: Guidelines on Paediatric Parenteral Nutrition of ESPGHAN and ESPEN, 2005.

- Para evitar um BN negativo, deve-se ofertar um mínimo de 1,0 g/kg/dia de aminoácidos.
- Soluções pediátricas: é importante seu uso no período neonatal por ter maior teor de cisteína e tirosina e menor quantidade de fenilalanina e metionina

(o RN prematuro não produz cistationase – enzima que converte metionina em cisteína, que posteriormente será convertida em taurina). Não há justificativa para seu uso em crianças maiores de 3 meses, salvo quando há presença de colestase.

- Soluções de aminoácidos de cadeia ramificada: são recomendadas apenas nos pacientes com encefalopatia hepática que evoluam com coma hepático.
- Insuficiência renal: sem evento agudo que determine hipercatabolismo e em tratamento conservador, a oferta proteica deve ser restrita a 2 g/kg/dia, preferencialmente à base de aminoácidos essenciais.
- Glutamina: é um aminoácido essencial para o crescimento e a diferenciação celular. Trata-se do combustível preferencial para as células com alta taxa de proliferação, como mucosa intestinal e linfócitos, indicado para pacientes em jejum enteral prolongado. Entretanto, em estudos mais recentes de revisão sistemática, não foram evidenciados resultados estatisticamente significantes em pacientes que usaram a glutamina quando comparados aos que não a usaram, no que diz respeito à morbidade e à mortalidade e ao tempo de internamento hospitalar, por isso seu uso rotineiro tem sido questionado.

A dose recomendada é de 0,3 a 0,5 g/kg/dia, não devendo ultrapassar mais de 20% do total de aminoácidos fornecidos. Fornecedor: Dipeptiven® a 20%.

Lipídios

- 1 grama de lipídios = 9 kcal.
  - A dose calculada se refere ao lipídio com o peso real ou o peso ideal (P50) para pacientes com excesso de peso (sobrepeso ou obesidade).
  - Recomendação: 0,5 a 4 g/kg/dia.
  - As emulsões lipídicas são compostas de fosfolípides do ovo, triglicérides e antioxidantes (geralmente vitamina E).
  - Situações especiais: utilizar 2,0 g/kg/dia (insuficiência hepática, distúrbios de coagulação, dislipidemias, hipertensão pulmonar, pneumopatias graves).
  - Sepse e hiperbilirrubinemia neonatal: utilizar 1,0 g/kg/dia.
  - Soluções a 20% (20 g de lipídio em 100 mL da emulsão): como são mais concentradas, fornecem menor volume com maior densidade calórica e menor conteúdo de fosfolípides do que as soluções a 10%. Isso proporciona melhor clareamento lipídico com menor risco de hipertrigliceridemia e hipercolesterolemia.

— Níveis elevados de fosfolípides diminuem a remoção dos triglicerídeos do plasma, aumentando sua concentração plasmática e das lipoproteínas de baixa densidade (LDL).
— Composição das emulsões:
  - Triglicerídeo de cadeia longa (TCL) puro: óleo de soja (ômega 6).
  - Mistura de triglicerídeo de cadeia longa (óleo de soja) 50% e triglicerídeo de cadeia média (TCM) - óleo de coco 50%.
  - Lipídios estruturados: TCL + TCM + óleo de oliva (ômega 9) + óleo de peixe (ômega 3). Essa emulsão possui ação anti-inflamatória pela presença do ômega 3 com melhora da resposta imunológica e melhor clareamento lipídico.

Deve-se calcular sempre a taxa de infusão lipídica (Tabela 7) no intuito de evitar efeitos colaterais indesejáveis relacionados à oferta lipídica, como a hipertrigliceridemia.

TABELA 7 Taxa de infusão lipídica

Muito baixo peso	0,08 g/kg/h
Lactentes	0,13 a 0,17 g/kg/h
Crianças maiores	0,08 a 0,13 g/kg/h
Sepse	0,08 g/kg/h

- Parâmetro da oferta de lipídios deve se basear no nível sérico de triglicerídeos e ajustar dose conforme o resultado (Tabela 8).
- Não há necessidade de parar a infusão da nutrição parenteral total (NPT) para coleta dos triglicerídeos séricos.

TABELA 8 Ajustes da dose de lipídios conforme o valor dos triglicérides plasmáticos

	Valores	**Conduta**
Hipertrigliceridemia em recém-nascidos		
Discreta	175 a 200 mg/dL	Aumentos gradativos da taxa de infusão
Moderadamente elevadas	200 a 275 mg/dL	Não aumentar até que os níveis estejam normalizados
Elevada	Acima de 275 mg/dL	Interromper a oferta por 24 a 48 horas e reiniciar após normalização com 0,5 g/kg/dia
Hipertrigliceridemia em crianças fora do período neonatal		
	Tolerar valores até 400 mg/dL	Se > 400 mg/dL, suspender lipídios por 24 a 48 horas e reiniciar com 0,5/g/kg/dia após normalização

PROGRESSÃO DA NUTRIÇÃO PARENTERAL

O ideal é em até 3 dias a NP fornecer o aporte desejado de energia, proteínas, lipídios e carboidratos. O aumento de cada parâmetro deve ser diário e progressivo.

As Tabelas 9 a 11 apresentam sugestão para progressão dos parâmetros da NP.

TABELA 9 Sugestão de progressão da NP em lactentes menores de 1 ano

	Início		Progressão		Objetivo final	
Lactentes (< 1 ano)	Pré-termo	Termo	Pré-termo	Termo	Pré-termo	Termo
Proteínas (g/kg/dia)	1,5 a 3	1,5 a 3	1	1	3 a 4	2 a 3
Carboidratos (g/kg/min)	5 a 7	6 a 8	1 a 2	1 a 2	8 a 12	12
Lipídios (g/kg/dia)	1 a 2	1 a 2	0,5 a 1	0,5 a 1	3 a 4	3

Fonte: modificado de Nieman Carney et al, 2010.

TABELA 10 Sugestão de progressão da NP em crianças

	Início	Progressão	Objetivo final
Crianças (1 a 10 anos)			
Proteínas (g/kg/dia)	1 a 2	1	1,5 a 3
Carboidratos (g/kg/min)	2 a 4	1 a 2	8
Lipídios (g/kg/dia)	1 a 2	0,5 a 1	2 a 3

Fonte: modificado de Nieman Carney et al, 2010.

TABELA 11 Sugestão de progressão da NP em adolescentes

	Início	Progressão	Objetivo final
Adolescentes			
Proteínas (g/kg/dia)	0,8 a 1,5	1	0,8 a 2,0
Carboidratos (g/kg/min)	1 a 4	1 a 2	5
Lipídios (g/kg/dia)	1	0,5 a 1	1 a 2,5

Fonte: modificado de Nieman Carney et al, 2010.

ELETRÓLITOS

- Utiliza-se o peso calórico no cálculo.

Nas Tabelas 12 e 13, encontram-se as recomendações e doses dos eletrólitos em pediatria.

TABELA 12 Recomendações de cálcio (Ca^{++}), fósforo (P^-) e magnésio (Mg^{++}) parenterais

Idade	Ca^{++} mg (mmol)/kg	P^- mg (mmol)/kg	Mg^{++} mg (mmol)/kg
0 a 6 meses	32 (0,8)	14 (0,5)	5 (0,2)
7 a 12 meses	20 (0,5)	15 (0,5)	4,2 (0,2)
1 a 13 anos	11 (0,2)	6 (0,2)	2,4 (0,1)
14 a 18 anos	7 (0,2)	6 (0,2)	2,4 (0,1)

Fonte: Guidelines on Paediatric Parenteral Nutrition of ESPGHAN and ESPEN, 2005.

TABELA 13 Dose de eletrólitos para a faixa etária pediátrica

Eletrólito	Neonatos	Lactentes/crianças	Adolescentes
Sódio	2 a 5 mEq/kg	2 a 5 mEq/kg	1 a 2 mEq/kg
Potássio	2 a 4 mEq/kg	2 a 4 mEq/kg	1 a 2 mEq/kg
Cálcio	2 a 4 mEq/kg	0,5 a 4 mEq/kg	10 a 20 mEq
Fósforo	1 a 2 mmol/kg	0,5 a 2 mmol/kg	10 a 40 mmol
Magnésio	0,3 a 0,5 mEq/kg	0,3 a 0,5 mEq/kg	10 a 30 mEq
Cloreto	O necessário para manutenção do equilíbrio acidobásico		
Acetato	O necessário para manutenção do equilíbrio acidobásico		

Fonte: ASPEN. JPEN 1998;22:49.

Preferencialmente utilizar sais orgânicos de fósforo que não possuem incompatibilidade com o cálcio pode comprometer a NP. Para adequada mineralização óssea, as ofertas devem obedecer à relação de cálcio:fósforo 1,3:1. Situações em que haja necessidade de restrição hídrica podem favorecer a precipitação desses íons na solução.

- RN devem receber 1,3 a 3 mmol de Ca/kg/dia e 1 a 2,3 mmol de P/kg/dia, com uma razão Ca:P (mmol/mmol) de 1,3 a 1,7:1 (importante para mineralização óssea).
- 1 mmol de P = 31 mg de fósforo/1 mEq de Ca = 20 mg de cálcio.

MICRONUTRIENTES

Oligoelementos

- Zinco, cobre, iodo, flúor, manganês, cromo, molibdênio e selênio.
- Cuidados: com colestase e insuficiência hepática, não usar cobre e manganês.

- Insuficiência renal: pode ser necessário reduzir a oferta de selênio, cromo e molibdênio.
- RN prematuros de muito baixo peso (< 1.500 g) e pacientes em uso de NPT prolongada (> 3 semanas) devem receber ferro de acordo com nível de hemoglobina e de ferritina. A dose seria de 50 a 100 mcg/kg/dia, mas em prematuros a dose pode chegar a 200 mcg/kg/dia. Preferencialmente, ofertar de modo separado da NP pela incompatibilidade com outros elementos. Deve-se ficar atento para os efeitos adversos relacionados ao uso do ferro venoso, que só deverá ser utilizado quando não for possível a administração enteral/oral.

TABELA 14 Necessidades diárias de oligoelementos via parenteral

Elemento	Pré-termo	Termo até 3 meses	Crianças < 5 anos	Crianças > 5 anos
Zinco	450 a 500 ug/kg	250 ug/kg	100 ug/kg	50 ug/kg (até 5 mg/dia)
Cobre	20 ug/kg	20 ug/kg	20 ug/kg	até 500 ug/dia
Selênio	2 ug/kg	2 ug/kg	2 a 3 ug/kg	até 30 a 40 ug/dia
Cromo	0,2 ug/kg	0,2 ug/kg	0,2 ug/kg (até 5 ug/dia)	até 5 ug/dia
Manganês	1 ug (0,018 umol)/kg	1 ug/kg	1 ug/kg	até 50 ug/dia
Iodo	1 ug/dia	1 ug/dia	1 ug/dia	?
Molibdênio (apenas para NPT prolongada > 3 semanas)	Baixo peso: 1 ug/kg (0,01 umol/kg)	0,25 ug/kg (até 5 ug/dia)	0,25 ug/kg (até 5 ug/dia)	?

NPT: nutrição parenteral total.
Fonte: Guidelines on Paediatric Parenteral Nutrition of ESPGHAN and ESPEN, 2005.

TABELA 15 Solução de oligoelementos utilizadas em nutrição parenteral

Oligoelemento (mcg/mL)	Ped-element (1 mL)
Zinco	500
Cobre	100
Selênio	-
Manganês	10
Cromo	1

Vitaminas

TABELA 16 Oferta diária recomendada de vitaminas por via parenteral

Vitamina	RN (dose/kg/dia)	Crianças e RN termo (dose/dia)
A (UI)	500 a 1.000	500 a 2.300
D (UI)	32	400
E (mg)	2,8 a 3,5	7
K (mcg)	10	200
C (mg)	15 a 25	80
Tiamina - B1 (mg)	0,35 a 0,5	1,2
Riboflavina - B2 (mg)	0,15 a 0,2	1,4
Piridoxina - B6 (mg)	0,15 a 0,2	1,0
Niacina - B3 (mg)	4 a 6,8	17
B12 (mcg)	0,3	1,0
Ácido pantotênico (mg)	1 a 2	5
Biotina (mcg)	5 a 8	20
Ácido fólico (mcg)	56	140

Fonte: Guidelines on Paediatric Parenteral Nutrition of ESPGHAN and ESPEN, 2005.

TABELA 17 Soluções de vitaminas utilizadas em nutrição parenteral

Vitamina	Trezevit A 5 mL	Trezevit B 5 mL	Cerne 12 5 mL	Frutovitam (10 mL)
A (UI)	2.327		3.500	10.000
E (mg)	7,7		11,2	50
D (UI)	400		220	800
C (mg)	80		125	500
Tiamina - B1 (mg)	1,2		3,51	
Riboflavina - B2 (mg)	1,4		4,14	5
Niacina - B3 (mg)	17		46	100
Pantotenato - B5 (mg)	5		17,25	25
Piridoxina - B6 (mg)	1		4,53	15
Biotina - B7 (mcg)		20	69	-
Folato - B9 (mcg)		140	414	-
Cianocobalamina - B12 (mcg)		1	6	-
K (mcg)	200			-

MONITORAÇÃO

- Peso e BH.
- Eletrólitos e gasometria.
- Tolerância à glicose.
- Glicemia: tentar manter normoglicemia. Em doentes gravemente doentes, tolerar entre 150 e 180 mg/dL (dependendo do protocolo do serviço).
- Tolerância à gordura (triglicérides < 275 a 400 mg/dL).
- Aminoácidos: ureia, BN, pH arterial, HCO_3, albumina.
- Função hepática.
- Atividade inflamatória (PCR, pré-albumina).
- Após atingir os parâmetros desejados de oferta na NP, os exames poderão ser realizados uma vez por semana ou a cada 15 dias, de acordo com a situação clínica de cada paciente.

COMPLICAÇÕES DA NUTRIÇÃO PARENTERAL

- Relacionada ao cateter venoso:
  - Infecção relacionada ao cateter venoso central (CVC): respeitar as rotinas de prevenção de infecção de cateter.
  - Oclusão do cateter: manter NP com vazão contínua em acesso exclusivo. Caso seja suspensa temporariamente, prescrever venóclise ou soro fisiológico de manutenção para evitar a obstrução do cateter.
  - Trombose venosa: respeitar a osmolaridade máxima permitida para cada tipo de acesso venoso (periférico e central). Avaliar o uso de heparina de baixo peso molecular em pacientes com fatores de risco para trombose venosa profunda.
- Relacionada à compatibilidade dos componentes:
  - Utilizar fósforo orgânico.
  - Utilizar soluções 3 em 1.
  - Respeitar a relação dos cátions da solução: Ca, P, Mg.
- Interação com drogas:
  - Acesso venoso periférico exclusivo para NP.
  - Em caso de acesso venoso central, utilizar via exclusiva para NP.
- *Overfeeding* (hiperalimentação):
  - Oferta excessiva de nutrientes, muito nociva em pacientes hipermetabólicos, que apresentam capacidade limitada de utilizar substratos energéticos exógenos.

- A oferta excessiva não reverte o catabolismo.
- Pode levar a hiperglicemia, diurese osmótica, desidratação, hipercapnia, esteatose hepática e hipertrigliceridemia, hiperfosfatemia, acidose metabólica e uremia.

- Doença metabólica óssea:
  - Maior prevalência em RN prematuros.
  - Tentar iniciar a NE mínima o mais cedo possível.
  - A oferta de cálcio em soluções 3:1 pode ser limitada em virtude da concentração máxima permitida desse cátion em até 10 mEq/L.
- Comprometimento do crescimento:
  - Relacionada à não progressão dos parâmetros da NP em tempo prolongado, assim como à demora do início da NE.
  - Tentar alcançar a oferta energética e proteica o mais rapidamente possível.
- Colestase:
  - Cerca de 40 a 60% das crianças em NP prolongada desenvolverão alterações hepáticas.
  - A colestase é a alteração mais comum em crianças, e a esteatose e a esteato-hepatite são mais frequentes em adultos.
  - A colestase pode progredir para hipertensão portal e periportal, fibrose, cirrose e falência hepática.
  - As causas são multifatoriais: infecção, prematuridade, NP prolongada, uso de lipídios, jejum prolongado e deficiência de taurina.
  - Monitorar função hepática semanalmente.

Na ocorrência de colestase, deve-se:

- Diminuir a oferta lipídica ou suspendê-la de maneira transitória.
- Diminuir a oferta de carboidratos.
- Aporte proteico adequado com taurina.
- Caso não haja melhora, avaliar NP cíclica (só 12 horas ao dia).
- Iniciar, sempre que possível e de forma precoce, a NE mínima.
- Iniciar metronidazol enteral para tratar supercrescimento bacteriano.
- Iniciar aporte de ácido ursodesoxicólico (Ursacol®): 10 a 30 mg/kg/dia.
- Utilizar emulsão lipídica com óleo de peixe (ômega 3).

Os casos que não respondam às medidas mencionadas anteriormente e evoluam com falência intestinal e hepática podem necessitar de transplante hepático.

REFERÊNCIAS BIBLIOGRÁFICAS

1. ASPEN (Sociedade Americana de Nutrição Enteral). Guideline on Enteral Nutrition. 2009.
2. ESPGHAN (Sociedade Europeia de Nutrição Enteral e Parenteral). Guideline on Parenteral Nutrition. 2009.
3. Holliday MA, Segar WE. The maintenance need for water in parenteral fluid therapy. Pediatrics. 1957;19:823-32.
4. Lopez FA. Fundamentos da terapia nutricional em pediatria. 2002.
5. DITEN (Diretrizes Brasileiras em Terapia Nutricional), 2011.
6. Oliveira FLC, Leite HP, Sarni RO, Domingos P. Manual de terapia nutricional pediátrica. Barueri: Manole; 2014.
7. Auad GRV, Calixto-Lima L, Gonzalez MC, Silva RLSS, Coelho SC, Abrahão V. Manual de nutrição parenteral. Rio de Janeiro: Rubio; 2010.
8. Delgado AF, Cardoso AL, Zamberlan P (coords.). Nutrologia básica e avançada. Barueri: Manole; 2010. (Coleção Pediatria do Instituto da Criança do HCFMUSP.)

Obstrução respiratória alta de etiologia infecciosa

Leila Vieira Borges Trancoso Neves

INTRODUÇÃO

A obstrução das vias aéreas superiores em crianças é uma situação clínica presente nos serviços de pronto atendimento pediátricos, e as causas infecciosas são as mais comuns, principalmente as virais. Em geral, os quadros são leves e autolimitados, no entanto, algumas crianças podem evoluir rapidamente com insuficiência respiratória, que deverá ser prontamente reconhecida e tratada, antes que ocorra a obstrução completa das vias aéreas.

Após a introdução da imunização contra *H. influenzae,* houve importante queda na incidência das epiglotites, com aumento das traqueítes, viral e bacteriana.

Ocorrem, preferencialmente, em lactentes e crianças menores de 6 anos de idade, com pico de incidência entre 1 e 2 anos. Em lactentes e crianças, as vias aéreas são mais estreitas, logo a redução de sua luz por edema e inflamação causa resistência importante ao fluxo aéreo. Associado a isso, a complacência aumentada do suporte cartilaginoso da laringe e traqueia determina maior risco de falência respiratória.

ABORDAGEM CLÍNICA

O termo crupe designa uma gama de doenças que acometem a laringe e a traqueia e se manifestam por tosse ladrante, estridor respiratório e rouquidão, podendo ser acompanhadas de graus variáveis de desconforto respiratório.

Laringotraqueobronquite viral (LTB)

Também conhecida como crupe viral, é a causa mais comum de obstrução alta das vias respiratórias. Os agentes etiológicos estão representados, em cerca de 75% dos casos, pelos vírus *parainfluenza* 1, 2 e 3, mas também pode ser causada pelos vírus *influenza* e vírus sincicial respiratório. Raramente, pode ser isolado o *Mycoplasma pneumoniae* em crianças acima de 5 anos com crupe leve.

A sintomatologia clássica ocorre de forma progressiva, com início gradual de sintomas leves, simulando um resfriado comum (coriza e obstrução nasal), além de febre. Após 2 a 3 dias, surge a tosse espástica, rouca ou metálica. Os pacientes não evoluem com toxemia, o que os diferencia dos quadros bacterianos. De acordo com o nível do comprometimento das vias aéreas, surgem os demais sintomas:

- Laringite: tosse ladrante e rouquidão.
- Laringotraqueíte: sintomas clássicos do crupe, com surgimento de estridor e desconforto respiratório, além dos anteriores.
- Laringotraqueobronquite: com o comprometimento também dos brônquios, associam-se os sibilos e o tempo expiratório prolongado aos sintomas.

Os sintomas predominam no período noturno e, em geral, começam a melhorar 72 horas após o início dos sintomas.

Traqueíte aguda bacteriana

A traqueíte bacteriana ocorre, geralmente, após um quadro típico de laringite viral ou outra infecção viral de vias aéreas superiores, manifestando-se como piora dos sintomas clínicos. Os pacientes evoluem com piora do desconforto respiratório e estridor laríngeo, febre alta, agitação, taquicardia e toxemia. Os casos geralmente são graves, com obstrução importante das vias aéreas por edema e secreção, necessitando geralmente de intubação para manter as vias aéreas pérvias.

Os agentes etiológicos mais frequentes são o *S. aureus*, o *S. pneumoniae* e o *H. influenzae*.

Laringite estridulosa ou espasmódica

A laringite espasmódica atinge crianças entre 3 meses e 3 anos de idade e tem caráter, muitas vezes, recidivante. Apesar da associação com os mesmos vírus responsáveis pelo crupe viral, é considerada uma reação alérgica aos antígenos virais e não há invasão do epitélio traqueal.

O quadro clínico clássico surge de forma súbita e, em algumas crianças, pode ser precedido por coriza e rouquidão:

- Início súbito durante a noite de tosse espástica, rouquidão e estridor.
- Ausência de febre ou toxemia.
- Sintomas que melhoram pela manhã, podendo recidivar nas noites seguintes.
- Sintomas que podem regredir espontaneamente em algumas horas ou, lentamente, em até 1 semana.

Laringite diftérica

A laringite diftérica tem como agente específico o *Corynebacterium diptheriae*, sendo considerada uma das apresentações graves da difteria.

Habitualmente, os pacientes com laringite diftérica apresentam:

- Rouquidão, tosse espástica e febre moderada.
- Rinorreia serossanguinolenta, envolvendo faringe (acometimento frequente).
- Estridor inspiratório e tiragens supraesternais, supraclaviculares e intercostais. Sinais leves de toxemia, se ocorre apenas envolvimento laríngeo.
- Toxemia intensa, quando associada à difteria amigdaliana (maioria dos casos). Nesses pacientes, a membrana diftérica pode ser encontrada em toda a árvore traqueobrônquica.
- Imunização prévia ausente ou incompleta.

Epiglotite

O início do quadro de epiglotite é agudo, levando a família a procurar assistência médica, na maioria das vezes, com menos de 24 horas de instalação da doença. O paciente apresenta febre alta e persistente, sinais de toxemia e odinofagia, progredindo em poucas horas para obstrução respiratória. Na evolução do quadro, ocorrem hipoxemia e hipercapnia, com tradução clínica de palidez, cianose, agitação, redução do nível de consciência e coma, além de retração supraesternal, voz abafada, disfagia e sialorreia intensas, alterações que devem sempre suscitar essa possibilidade diagnóstica.

Em razão da piora da obstrução quando em decúbito dorsal, o paciente assume preferencialmente a posição sentada, com inclinação para a frente e hiperextensão do pescoço. A afonia geralmente está presente, mas a rouquidão é rara. Geralmente, não existe história prévia de infecção das vias aéreas superiores.

A grande maioria dos casos de epiglotite aguda é causada pelo *H. influenzae* tipo B, embora o *S. pyogenes*, o *S. pneumoniae*, o *S. aureus* e a *M. catarrhalis* sejam identificados ocasionalmente.

Na Tabela 1, estão sumarizadas as características clínicas.

TABELA 1 Características clínicas

	Laringite espasmódica	**Crupe viral**	**Traqueíte bacteriana**	**Epiglotites**
Idade	6 meses a 3 anos	0 a 5 anos	1 mês a 6 anos	2 a 6 anos
Etiologia	Hiper-reatividade das vias aéreas à infecção viral (*Parainfluenza*, *Influenza*, adenovírus, VSR)	*Parainfluenza* *Influenza* Adenovírus VSR	*S. aureus* *H. influenzae*	*H. influenzae* *Streptoccocus* do grupo A *M. catarrhalis*
Início	Súbito	Insidioso	Lento/súbito Deterioração do quadro anterior	Súbito
Quadro clínico	Afebril, sem toxemia, com tosse rouca, estridor, rouquidão	Febre baixa, sem toxemia, tosse rouca, estridor, rouquidão	Febre alta, toxemia, tosse rouca, estridor, rouquidão	Febre alta, toxemia, não há tosse rouca, afonia, disfagia Paciente sentado, inclinado
Endoscopia respiratória	Edema subglótico Mucosa pálida	Mucosa vermelho-escura, edema subglótico	Mucosa vermelho-escura, abundante secreção traqueal	Epiglote vermelho-cereja Edema aritenoepiglótico
Laboratório	Leucograma normal	Leucocitose moderada e linfocitose	Leucocitose com desvio para a esquerda	Leucocitose com desvio para a esquerda
Achados radiológicos	Estreitamento subglótico	Estreitamento subglótico	Estreitamento subglótico Borda traqueal irregular	Aumento da epiglote Espessamento aritenoepiglótico
Terapia	Nebulização/adrenalina/corticosteroide	Nebulização/adrenalina/corticosteroide Intubação, quando necessário	Intubação Antibioticoterapia	Intubação Antibioticoterapia
Evolução/resposta	Rápida	Breve	Lenta (1 a 2 semanas)	Rápida (48 horas)

VSR: vírus sincicial respiratório.

ABORDAGEM DIAGNÓSTICA

O diagnóstico das laringites e das laringotraqueobronquites baseia-se principalmente na história clínica e no exame físico.

É de suma importância a realização de uma anamnese detalhada para se tentar identificar o agente etiológico baseado em suas características clínicas (Tabela 1), além de expandir o diagnóstico diferencial para outras causas não infecciosas de obstrução de vias aéreas.

Nos casos leves, não há necessidade de exames laboratoriais. Nos pacientes com obstrução moderada ou grave, alguns exames complementares podem ser necessários para a elucidação diagnóstica.

Exames complementares (casos moderados a graves)

Avaliação laboratorial

- Hemograma: pode revelar discreta leucocitose e linfocitose nas laringotraqueobronquites virais; há leucocitose com neutrofilia e desvio para a esquerda nos casos de traqueíte bacteriana e epiglotite.
- Hemogasometria arterial: nos casos moderados ou graves, pode revelar hipoxemia e acidose respiratória.
- Hemoculturas e cultura de secreção traqueal: devem ser obtidas na suspeita de traqueíte bacteriana e epiglotite.
- Velocidade de hemossedimentação (VHS) e proteína C reativa: embora inespecíficas, estão elevadas em infecções mais graves.
- Pesquisa de vírus em secreção de nasofaringe.
- Bacterioscopia e cultura para *Corynebacterium diphteriae.*

Avaliação por imagem

Os exames radiológicos não definem a gravidade da doença e não modificam a conduta terapêutica a ser instituída, portanto, não são rotineiramente empregados. Podem ser indicados se a evolução do quadro é atípica ou quando se suspeita de aspiração de corpo estranho.

- Laringotraqueobronquites: radiografia de pescoço em AP e perfil mostra diminuição do calibre da coluna aérea em forma de funil (sinal de "torre de igreja" ou "ponta de lápis") em 40 a 50% dos casos.
- Traqueítes bacterianas: estreitamento subglótico, além de espessamento e densidades traqueais irregulares.

- Epiglotites: o estudo radiológico revela aumento da epiglote (sinal do polegar) e pregas aritenoepiglóticas. Se há forte suspeita de epiglotite, os exames radiológicos estão absolutamente contraindicados, até que a via aérea esteja assegurada pela rápida evolução para obstrução completa da via aérea.

Observações:

- Radiografias de tórax em PA e perfil devem ser realizadas em pacientes com quadros mais graves de obstrução alta, com o objetivo de afastar infecções de vias aéreas inferiores associadas.
- Enquanto a radiografia pode ajudar na confirmação da suspeita clínica de crupe, a tomografia computadorizada é mais sensível na identificação da causa da obstrução respiratória alta em situações menos óbvias, como em lactentes menores de 6 meses com suspeita de tumoração visualizada pela radiografia.

Avaliação endoscópica – indicações:

- Casos atípicos, recorrentes e prolongados.
- Diagnóstico incerto.
- Evidências de traumatismo subglótico.
- Ausência de resposta ou dificuldade para extubação.

Diagnóstico diferencial

Uma gama de doenças diferentes pode ocasionar obstrução das vias aéreas superiores, devendo ser lembrada no diagnóstico diferencial dos quadros infecciosos.

- Aspiração de corpo estranho: geralmente relatada como início súbito de tosse e desconforto respiratório, podendo estar associados estridor e rouquidão.
- Doenças congênitas:
  — Anéis vasculares como o duplo arco aórtico.
  — Laringomalácia e laringotraqueomalácia.
  — Estenose traqueal.
  — Anomalias craniofaciais.
- Linfomas e hemangiomas cervicais.
- Estenose subglótica pós-extubação.
- Edema de glote alérgico.

ABORDAGEM TERAPÊUTICA

O mais importante no tratamento das causas de obstrução respiratória alta é a manutenção das vias aéreas pérvias, portanto, no tratamento das laringites, laringotraqueobronquites e epiglotites, impõe-se a determinação da gravidade da insuficiência respiratória. O paciente necessita de observação continuada (Tabela 2). Em algumas situações, ele necessitará de unidade de tratamento intensivo e até de consulta com cirurgião para obter uma via aérea cirúrgica.

TABELA 2 Determinação da gravidade do quadro obstrutivo

Quadros leves	Moderados	Graves	Risco de vida
Estado mental normal	Ansioso, cansado	Exausto, agitado	Confuso, sonolento
Sem estridor ou estridor sob estresse	Estridor em repouso	Estridor em repouso	Estridor em repouso
Nenhum ou uso sutil da musculatura acessória	Mínimo uso da musculatura acessória	Uso importante da musculatura acessória	Máximo uso da musculatura acessória ou exaustão
Frequência cardíaca normal	Frequência cardíaca aumentada	Frequência cardíaca marcadamente aumentada	Frequência cardíaca marcadamente aumentada
Cor da pele e tônus normais	Palidez	Palidez extrema, tônus muscular diminuído	Cianose, tônus muscular diminuído

Tratamento do crupe viral

Quadros leves

Nas crianças maiores sem estridor, taquipneia ou retrações, o tratamento deve ser ambulatorial, com orientação para retornar ao serviço de emergência se surgirem sinais de insuficiência respiratória.

O tratamento ambulatorial consiste em:

- Dieta fracionada.
- Aumento da ingestão de líquidos.
- Uso de drogas antitérmicas.
- Corticosteroide sistêmico deve ser considerado: preferencialmente, dexametasona ou prednisolona.
- É fundamental orientar a observação constante e, em caso de piora do quadro, solicita-se que o paciente volte ao serviço de emergência.

Quadros moderados a graves

Pacientes que apresentem sinais de obstrução de vias aéreas superiores, como cianose, toxemia, estridor inspiratório acentuado e esforço respiratório ou sinais sugestivos de traqueíte bacteriana, devem ser internados sistematicamente.

O tratamento hospitalar deve incluir:

- Tórax elevado.
- Dieta zero em crianças com insuficiência respiratória.
- Hidratação venosa em casos graves: 70% do requerimento basal diário.
- Pacientes com hipoxemia: oxigenoterapia com máscara não reinalante.
- Nebulização com epinefrina na dose de 3 a 5 mL. A nebulização pode ser repetida de hora em hora, nos pacientes mais graves, com monitoração da frequência cardíaca e da pressão arterial, aumentando o intervalo à medida que ocorra melhora clínica. Os pacientes que fizeram uso de inalação com epinefrina devem permanecer em observação por um período mínimo de 3 a 4 horas.

A única contraindicação relativa para nebulização com epinefrina é a obstrução da via de saída ventricular, por exemplo, na tetralogia de Fallot. Em casos graves, que necessite de várias doses de epinefrina inalada, o paciente deve ter monitoração cardíaca, pelo risco, ainda que baixo, de infarto agudo do miocárdio e arritmias.

- Corticosteroides:
  - Dexametasona: 0,6 mg/kg por VO, IV, IM, como dose de ataque. Início de ação: 2 a 3 horas.
  - Metilprednisolona: 2 a 4 mg/kg/dia a cada 6 horas, por via venosa.
  - Prednisolona, VO, na dose de 1 a 2 mg/kg.

A budesonida inalatória pode ser uma alternativa para pacientes sem acesso venoso ou que não consigam ingerir as medicações. O efeito inicial ocorre em 1 a 2 horas após a administração por via inalatória, com evidências de benefício clínico por até 24 horas. A dose recomendada é de 2 mg, duas vezes ao dia, por 3 dias.

Tratamento das traqueítes bacterianas

O tratamento da traqueíte bacteriana baseia-se nas seguintes medidas:

- Intubação na maioria dos casos, em razão da obstrução intensa das vias aéreas pelo acúmulo de secreção espessa na traqueia.

- Internação em unidade de terapia intensiva.
- Antibioticoterapia, utilizando-se oxacilina + ceftriaxone ou cefuroxima ou amoxacilina + ácido clavulânico, por via intravenosa.

Tratamento das epiglotites

Em pacientes com epiglotites, os cuidados devem ser imediatos pela gravidade do quadro, e o internamento é necessário em todos os casos. As seguintes medidas devem ser adotadas:

- Isolamento do paciente nas primeiras 24 horas de antibioticoterapia.
- Posicionamento adequado do paciente – sentado ou em decúbito dorsal com cabeceira elevada, assegurando-se a permeabilidade das vias aéreas. Deve-se mobilizar o paciente o mínimo possível.
- Oxigenoterapia – o oxigênio deve ser inicialmente oferecido da maneira mais confortável possível para o paciente, e a instituição do uso de ventilação sob pressão com bolsa-válvula-máscara ou cânula endotraqueal depende da gravidade do quadro.
- Intubação orotraqueal ou nasotraqueal – a intubação nasotraqueal é o procedimento mais indicado pela maioria dos autores por ser menos agressivo, permitir menor tempo de internação, menor incidência de efeitos colaterais, menor mortalidade e maior conforto para o paciente. Deve-se utilizar um tubo 0,5 a 1 mm menor do que o usual para a idade.
- Traqueostomia – está indicada nos quadros mais graves, em quem a intubação não pôde ser realizada.
- Acesso venoso.
- Hidratação venosa.
- Antibioticoterapia – a droga de escolha é o ceftriaxona, na dose de 100 mg/kg/dia, IV, a cada 12 horas, por um período de 10 a 14 dias. É possível também utilizar a cefotaxima e a cefuroxima.
- Corticoterapia – existem evidências de que o uso de corticosteroide melhora o prognóstico dos pacientes com epiglotite. A droga de escolha é a dexametasona na dose de 0,6 mg/kg de ataque, podendo ser mantida na dose de 0,15 mg/kg/dia, IV, a cada 6 horas.
- Sedação – é necessária, em alguns casos, após avaliação criteriosa.
- Monitoração contínua de dados vitais e oximetria de pulso.
- Internação hospitalar sempre e, preferencialmente, em unidade de terapia intensiva.

Na Figura 1, encontra-se o fluxograma de atendimento para pacientes com obstrução respiratória alta de origem infecciosa.

Figura 1 Fluxograma de atendimento para paciente com obstrução respiratória alta de etiologia infecciosa.
NBZ: nebulização; UTI: unidade de terapia intensiva.

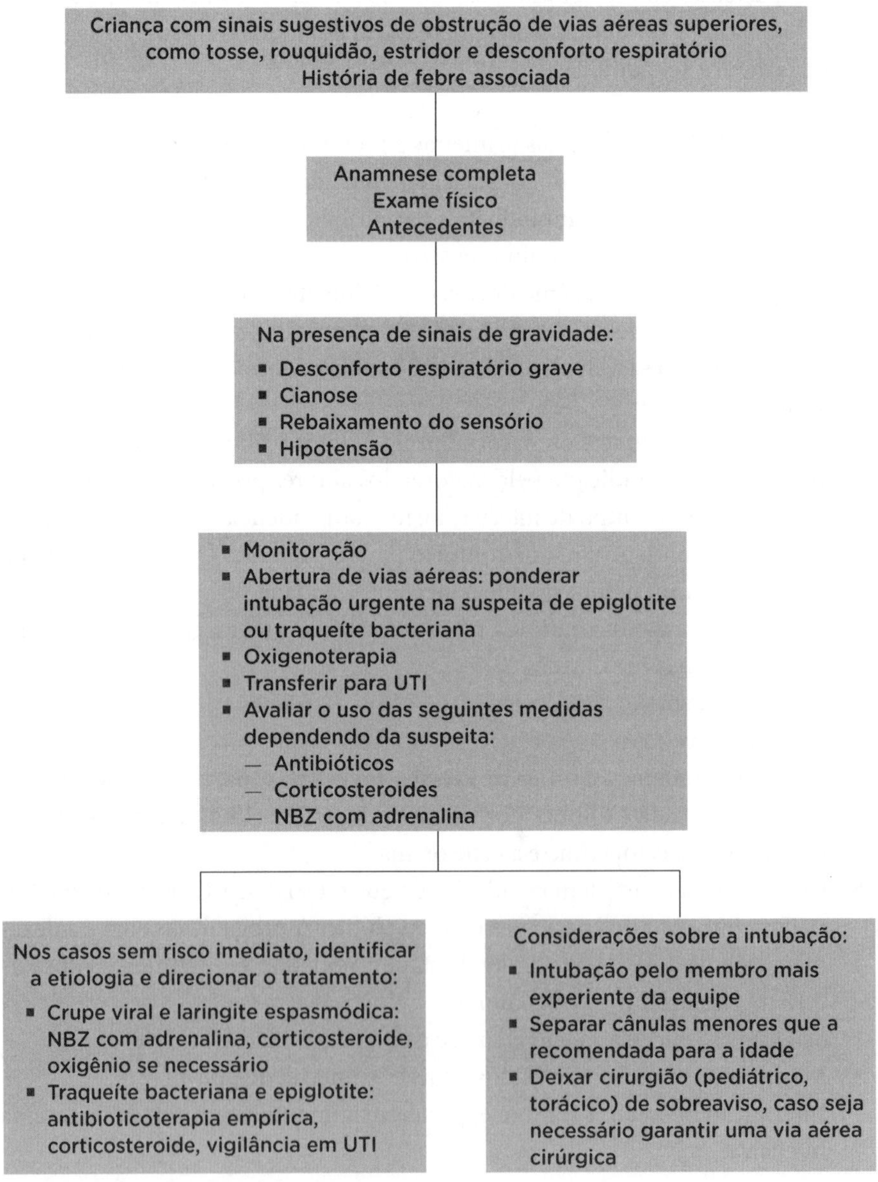

BIBLIOGRAFIA

1. Alberta Clinical Practice Guidelines Guideline Working Group. Guidelines for the diagnosis and management of croup. Disponível em: www.topalbertadoctors.org/download/252/croup_guideline.pdf (acesso em março de 2015).
2. Bjornson CL, Johnson DW. Croup in the paediatric emergency department. Paediatr Child Health. 2007;12(6).
3. Chaves AF, Mendonça DR. In: Silva LR, Mendonça DR, Moreira DEQ. Obstrução do trato respiratório superior de causa infecciosa. Rio de Janeiro: Guanabara Koogan; 2006. p.748-57.
4. Delany DR, Johnston DR. Role of direct laryngoscopy and bronchoscopy in recurrent croup. Otolaryngol Head Neck Surg. 2015;152:9.
5. Duval M, Tarasidis G, Grimmer JF, Muntz HR, Park AH, Smith M, et al. Role of operative airway evaluation in children with recurrent croup: a retrospective cohort study. Clin Otolaryngol. 2015;40(3):227-33.
6. Fernandes I, Fernandes JC, Cordeiro A, Hsin SH, Bousso A, Ejzenberg B, et al. Eficácia e segurança do uso inalatório da adrenalina-L na laringite pós-intubação utilizada em associação com a dexametasona. J Pediatr (Rio J). 2001;77(3):179-88.
7. Fitzgerald D, Kilham H. Croup: assessment and evidence-based management. MJA. 2003;179:372-7.
8. Hammer J. Acquired upper airway obstruction. Pediatric Respiratory Reviews. 2004;5:25-33.
9. Klassen TP, Craig WR, Moher D, Osmond MH, Pasterkamp H, Sutcliffe T, et al. Nebulized budesonide and oral dexamethasone for treatment of croup: a randomized controlled trial. JAMA. 1998;279:1629-32.
10. Knutson D, Aring A. Viral croup. American Family Physician. 2004;69:535-40.
11. McEwan J, Giridharan W, Clarke RW, Shears P. Pediatric acute epiglotitis: not a disappearing entity. International Journal of Pediatric Otorhinolaringology. 2003;67:317-21.
12. Petrocheilou A, Tanou K, Kalampouka E, Malakasioti G, Giannios C, Kaditis AG. Viral croup: diagnosis and a treatment algorithm. Pediatr Pulmonol. 2014; 49(5):421-9.
13. Rittichier K. The role of corticosteroids in the treatment of croup. Treat Respir Med. 2004;3(3):139-45.
14. Rittichier KK, Ledwith CA. Outpatient treatment of moderate croup with dexamethasone: intramuscular versus oral dosing. Pediatrics. 2000;106:1344-8.
15. Shabna RS, Starr M. Croup – assessment and management. Australian Family Physician. 2010;39(5).
16. Stucki P, Scalfaro P, Cotting J. L'heliox en pediatrie. Revue Médicale de la Suisse Romande. 2002;122:637-9.
17. Zhang L, Sanguebsche LS. Segurança de nebulização com 3 a 5 ml de adrenalina (1:1000) em crianças: uma revisão baseada em evidência. Jornal de Pediatria. 2005;81:193-7.

Pneumonias

Luciana Lopes de Sá Young

INTRODUÇÃO

As pneumonias representam processos inflamatórios que comprometem os alvéolos, os bronquíolos e o espaço intersticial pulmonar e são consideradas agudas quando a sua duração é inferior a 6 semanas, sendo a maioria de causa infecciosa.

A maioria das crianças apresenta de quatro a seis infecções respiratórias agudas altas por ano, e 3% desses casos evoluem para pneumonia. As pneumonias representam 80% dos óbitos das infecções respiratórias agudas.

É muito importante conhecer a prevalência dos agentes etiológicos por faixa etária, visando à orientação terapêutica empírica a ser instituída, pois o patógeno não é identificado em até 60% dos casos (Tabela 1).

TABELA 1 Principais agentes etiológicos de acordo com a faixa etária da criança

Faixa etária	Agentes etiológicos mais frequentes
Neonatal (0-28 dias)	Bacilos Gram-negativos (enterobactérias) *Streptococcus* do Grupo B *Staphylococcus aureus* *Lysteria monocytogenes* Vírus: CMV, VSR
1 a 3 meses	*Chlamydia trachomatis* *Streptococcus pneumoniae* *Staphylococcus aureus* Vírus: VSR, parainfluenza, adenovírus, influenza, rinovírus
3 meses a 2 anos	Vírus: VSR, parainfluenza, adenovírus, influenza, rinovírus, metapneumovírus *Streptococcus pneumoniae* *Haemophilus influenza* tipo B *Haemophilus influenza* não tipáveis *Staphylococcus aureus*

(continua)

TABELA 1 (*continuação*) Principais agentes etiológicos de acordo com a faixa etária da criança

Faixa etária	Agentes etiológicos mais frequentes
2 a 5 anos	Vírus: VSR, parainfluenza, adenovírus, influenza, rinovírus, metapneumovírus *Streptococcus pneumoniae* *Haemophilus influenza* tipo B *Haemophilus influenza* não tipáveis *Moraxella catarrhalis* *Staphylococcus aureus* *Mycoplasma pneumoniae* *Chlamydia pneumoniae*
5 a 15 anos	*Streptococcus pneumoniae* *Mycoplasma pneumoniae* *Chlamydia pneumoniae* *Staphylococcus aureus*

CMV: citomegalovírus; VSR: vírus sincicial respiratório.

ABORDAGEM CLÍNICA

As síndromes respiratórias agudas apresentam sintomas muito semelhantes. Nos casos das pneumonias agudas, habitualmente, existem sintomas prévios de infecções virais do trato respiratório superior (rinorreia, odinofagia, febre e obstrução nasal), seguidos por tosse, febre e taquipneia. No entanto, em algumas crianças, o quadro inicial pode ser atípico, apenas com febre e dor abominal.

Recém-nascidos e lactentes, por exemplo, podem apresentar sinais e sintomas inespecíficos como febre ou hipotermia, sintomas respiratórios como tosse e coriza, ou apenas inapetência, irritabilidade, letargia e gemência.

O sinal preditivo mais importante para pneumonia é a taquipneia, enquanto para a gravidade do quadro respiratório é a presença de tiragem, sendo este último um importante indicativo de internamento hospitalar.

Um dado clínico que deve ser valorizado é a presença de dor abdominal, muitas vezes sem sintoma respiratório evidente, podendo traduzir irritação pleural e pneumonia de base pulmonar.

A medida da frequência respiratória demonstra estreita relação com a gravidade da pneumonia.

- Taquipneia
  - Menores de 2 meses: ≥ 60 inc/min.
  - Entre 2 e 11 meses: ≥ 50 inc/min.
  - Maiores de 12 meses: ≥ 40 inc/min.

A ausculta pulmonar varia de acordo com o padrão anatômico e a extensão da pneumonia. As principais alterações encontradas são a modificação na intensidade do murmúrio vesicular, as crepitações e a broncofonia. Em alguns casos, o exame clínico pode ser normal.

A Tabela 2 apresenta a orientação do Programa de Controle de Infecções Respiratórias Agudas para o diagnóstico e a conduta nos casos de pneumonias em crianças menores de 5 anos de idade.

TABELA 2 Criança com tosse ou dificuldade de respirar

Idade	Dados clínicos	Diagnóstico mais provável
Criança menor de 2 meses	Sem tiragem FR < 60 irpm	Não deve ser pneumonia (IVAS)
	Tiragem e/ou FR > 60 irpm	Pneumonia grave (internação)
Criança de 2 meses a 5 anos	Sem tiragem Sem FR aumentada	Não deve ser pneumonia (IVAS)
	Sem tiragem e FR > 50 irpm (2 a 12 meses) FR > 40 irpm (12 meses a 5 anos)	Pneumonia (tratamento ambulatorial)
	Com tiragem e/ou FR > 50 irpm (2 a 12 meses) FR > 40 irpm (12 meses a 5 anos)	Pneumonia grave (internação)

IVAS: infecções das vias aéreas superiores; FR: frequência respiratória.

São considerados dados importantes para a gravidade da pneumonia: presença de toxemia, cianose, baixa ingestão de líquidos, queda na saturação de oxigênio, rebaixamento do sensório, convulsões, estridor em repouso, faixa etária < 2 meses e sinais radiológicos de gravidade (derrame pleural, abscesso e pneumatoceles).

TABELA 3 Classificação clínica com sinais indicativos de gravidade de pneumonias em crianças entre 2 meses e 5 anos

Sinal	Classificação
Cianose central Dificuldade respiratória grave (tiragem alta e aleteo nasal) Incapacidade de ingerir líquidos	Pneumonia muito grave
Tiragem subcostal	Pneumonia grave
Taquipneia Estertores crepitantes na ausculta pulmonar	Pneumonia

ABORDAGEM DIAGNÓSTICA

Os pacientes com suspeita de pneumonia devem ser encaminhados ao setor de observação até avaliação por meio de exames complementares e conduta terapêutica adequada para cada caso.

Na Tabela 4, são encontrados alguns dados clínicos relevantes relacionados aos agentes etiológicos por faixa etária.

TABELA 4 Correlação clínica entre os principais agentes etiológicos de pneumonias na infância

Idade	Etiologia	Aspecto clínico relevante sugestivo
0 a 20 dias	Estreptococo do grupo B	Sepse precoce; pneumonia grave, bilateral, difusa
	Enterobactérias (*E. coli*, *Klebsiella* sp., *Proteus* sp.)	Infecção nosocomial, geralmente após 7 dias de vida
	Citomegalovírus	Outros sinais de infecção congênita
	Listeria monocytogenes	Sepse precoce
3 semanas a 3 meses	*Chlamydia trachomatis*	Infecção genital materna, quadro afebril, progressivo, subagudo
	Vírus sincicial respiratório (VSR)	Pico de incidência entre 2 e 7 meses de vida, rinorreia profusa, sibilância, predomínio no inverno e na primavera
	Parainfluenzae	Quadro semelhante ao do VSR, afetando crianças maiores, sem caráter sazonal
	Streptococcus pneumoniae	Causa mais comum de pneumonia bacteriana
	Bordetella pertussis	Pneumonia ocorre em casos graves
	Staphylococcus aureus	Doença grave, frequentemente complicada
4 meses a 4 anos	VSR, *Parainfluenza*, *Influenza*, adenovírus, rinovírus	Causam pneumonia frequentemente entre as crianças mais jovens deste grupo etário
	Streptococcus pneumoniae	Causa mais provável de pneumonia lobar ou segmentar, mas pode levar a outras formas também
	Haemophilus influenzae	Tipo B em desaparecimento pelo uso da vacina conjugada em larga escala; outros tipos e não tipáveis também causam pneumonia
	Staphylococcus aureus	Doença grave, frequentemente complicada entre os mais jovens deste grupo etário
	Mycoplasma pneumoniae	Crianças maiores neste grupo etário
	Mycobacterium tuberculosis	História epidemiológica, ausência de resposta terapêutica para os agentes mais comuns

(continua)

TABELA 4 *(Continuação)* Correlação clínica entre os principais agentes etiológicos de pneumonias na infância

Idade	Etiologia	Aspecto clínico relevante sugestivo
5 anos a 15 anos	*Mycoplasma pneumoniae*	Causa frequente neste grupo de pacientes; apresentação radiológica variável
	Chlamydia pneumoniae	Causa controversa entre as crianças maiores deste grupo
	Streptococcus pneumoniae	Causa mais frequente de pneumonia lobar, mas também cursa com outras apresentações radiológicas
	Mycobacterium tuberculosis	Frequência aumentada no início da puberdade e na gravidez

Os principais exames complementares a serem realizados na unidade de emergência são descritos a seguir.

Exames de imagem

- Radiografia de tórax em PA e perfil – sempre deve ser indicada nos casos de suspeita clínica de pneumonia. É imperativa a análise conjunta das alterações radiológicas e clínicas. A radiografia confirma o diagnóstico e a extensão de pneumonia e identifica as complicações.

As pneumonias virais apresentam, na sua maioria, infiltrados intersticiais e peribrônquicos, além de atelectasias, enquanto as pneumonias bacterianas apresentam padrão alveolar segmentar ou lobar, broncograma aéreo, abscessos, pneumatoceles e derrame pleural; no entanto, deve-se lembrar que nem sempre a radiografia de tórax define a etiologia dessas infecções.

- Ultrassonografia de tórax – é importante nos casos de suspeita de derrame pleural.

Exames laboratoriais

- Hemograma e reação em cadeia da polimerase (PCR): são marcadores inespecíficos do processo inflamatório. Podem ser utilizados na diferenciação entre infecções de etiologia viral e bacteriana, acompanhamento dos casos que requerem internamento e no seguimento da resposta ao tratamento instituído.

- Hemocultura – para todo paciente com indicação de internamento, deve ser feita a coleta de duas hemoculturas. É importante para isolamento do agente (apesar da baixa positividade), assim como para orientar o perfil de sensibilidade do antimicrobiano.
- Gasometria e eletrólitos – indicados para todo paciente que necessite de internamento e que apresente insuficiência respiratória e sinais de gravidade.
- Pesquisa de vírus respiratórios (durante o internamento) – o diagnóstico de infecção viral em pacientes hospitalizados é benéfico para orientar as precauções de controle de infecção hospitalar e limitar o uso inadequado de antimicrobianos. Os principais métodos utilizados são: ELISA, detecção de anticorpos por fluorescência indireta, PCR e cultura. A coleta do material deve ser feita o mais precocemente possível (maior positividade).

Outros exames complementares

- Sorologias (ELISA e fixação de complemento) para *Mycoplasma pneumoniae* e *Chlamydia trachomatis pneumoniae.*
- Oximetria de pulso – deve ser observada a saturação de oxigênio por meio da oximetria de pulso em todo paciente com pneumonia e suspeita de hipoxemia. A presença de hipoxemia irá influenciar na decisão sobre o local da hospitalização e a necessidade de exames mais acurados.
- Culturas de outros sítios – presença de secreções (p. ex., ocular ou lesões de pele), urocultura na suspeita de infecção urinária associada.

ABORDAGEM TERAPÊUTICA

Tratamento ambulatorial

Pacientes sem critérios de gravidade devem seguir para tratamento e acompanhamento ambulatorial, com reavaliação em, no máximo, 48 horas pelo pediatra.

A escolha da droga a ser instituída depende da faixa etária, do provável agente etiológico, da condição clínica e do padrão radiológico.

O antibiótico de primeira escolha para as crianças tratadas ambulatorialmente é, na maioria das vezes, a amoxicilina, por ser eficaz contra a maioria dos patógenos e bem tolerada pelas crianças. A dose ideal visa a manter um nível sérico acima do MIC do pneumococo, e a recomendação é de 50 mg/kg/dia, dividida em 3 doses diárias, mantidas até pelo menos 3 a 5 dias do desaparecimento dos sintomas. Caso a criança permaneça febril ou tenha piora clínica nas

72 horas seguintes ao início do antibiótico, deve ser reavaliada quanto à possibilidade de complicações (avaliação clínica e radiológica). Não havendo complicações, outras possibilidades de antibioticoterapia devem ser pensadas:

1. Menores de 2 anos: amoxicilina + clavulanato ou cefalosporina de 2ª ou 3ª geração;
2. Maiores de 2 anos: amoxicilina + clavulanato, cefalosporina de 2ª ou 3ª geração, claritromicina ou azitromicina (estas duas últimas principalmente se houver suspeita de *Mycoplasma* ou *Chlamydia*).

Além da antibioticoterapia, deve-se orientar o uso de antitérmicos para controle da febre, aumento do aporte hídrico, fracionamento da alimentação e, nos casos com broncobstrução associada, o uso de broncodilatores por via inalatória. Deve-se sempre avaliar a necessidade de fisioterapia respiratória, que também é útil.

É muito importante orientar os familiares quanto aos sinais de piora: hipoatividade, sonolência, recusa alimentar, taquipneia, tiragem, cianose e piora da curva térmica e vômitos. Nesses casos, os pais devem procurar mais precocemente o pediatra ou retornar ao serviço de emergência.

O controle radiológico não é necessário para os pacientes que responderam bem ao tratamento ambulatorial.

Tratamento hospitalar

Casos mais graves devem permanecer na unidade de emergência em observação até que se defina a internação de acordo com os exames laboratoriais e a radiografia de tórax. Neste período, algumas medidas devem ser instituídas:

- Oxigenoterapia – está indicada em todos os casos de pneumonia grave, apresentando tiragem, taquipneia, gemência, palidez ou cianose e com saturação de oxigênio inferior a 93%. A suplementação de oxigênio deve ser suficiente para manter sua saturação > 93%. O oxigênio umidificado deve ser administrado preferencialmente por máscara (Venturi ou não reinalante, em casos graves), uma vez que a FiO_2 alcançada com o uso de cateter é baixa e irregular.
- Hidratação – a reposição de líquidos e a manutenção do estado volêmico são importantes para diminuir o espessamento das secreções. Por outro lado, a hiperidratação não apresenta nenhum benefício e pode ser prejudicial. A hidratação por via intravenosa está restrita aos casos de recusa alimentar, de-

sidratação, choque e vômitos persistentes, nos quais a via oral não pode ser instituída. As soluções cristaloides, como o soro fisiológico, estão indicadas nos casos de desidratação grave e choque. Assim que possível, a solução de manutenção com 80% do basal deve ser prescrita e, posteriormente, a hidratação por via oral.

- Nutrição – nos casos mais graves, com FR > 60 irpm, desconforto respiratório, alteração de sensório ou presença de vômitos, o paciente deve permanecer em dieta zero até que ocorra melhora clínica e, tão logo que possível, a via oral possa ser restabelecida.
- Tratamento farmacológico: a penicilina cristalina na dose de 200.000 U/kg/dia é o antibiótico de primeira escolha. Seguida pelas seguintes opções: ampicilina 200 mg/kg/dia ou amoxicilina + clavulanato na dose de 75 mg/kg/dia. A reavaliação clínica e radiológica após 72 horas do início antibiótico em crianças sem melhora ou com piora clínica se faz necessária para afastar complicações e orientar a mudança de antibiótico (se necessário).
- Nos casos de crianças com idade inferior a 5 anos e presença de pneumonia extensa, de evolução rápida e com comprometimento importante do estado geral, deve-se optar pela introdução de oxacilina associada à cefalosporina de terceira geração ou monoterapia com amoxicilina + ácido clavulânico ou cefuroxima, pela possibilidade de infecção por *Staphylococcus aureus* ou *Haemophilus influenzae*. O tempo de tratamento depende de cada caso, observando-se a evolução clínica e da curva térmica, além da melhora laboratorial. Habitualmente, nos casos não complicados, o tempo de tratamento deve ser de 7 a 10 dias. Quando se tratar de pneumonia grave com complicações, o tempo deve ser, em média, de 3 a 4 semanas. A antibioticoterapia deve ser modificada da via parenteral para a via oral quando houver melhora clínica e remissão da febre de, pelo menos, 3 a 5 dias.

Condutas de orientação para internamento

As principais indicações de internamento são:

- Falha terapêutica no tratamento ambulatorial com antibiótico adequado.
- Sinais de hipoxemia, como cianose ou saturação de oxigênio < 93%.
- Lactentes menores de 2 meses.
- Tiragem subcostal.
- Crianças com desnutrição, imunodeprimidas e com comorbidades.
- Recusa alimentar ou até de ingestão de líquidos.
- Vômitos frequentes.

- Associação com cardiopatia, pneumopatias crônicas, doença falciforme, hepatopatias.
- Pneumonias pós-sarampo, varicela ou coqueluche.
- Complicações pulmonares como pneumotoceles, derrame pleural, pneumotórax e abscesso.
- Sonolência, convulsões e estridor em repouso.

DERRAME PLEURAL

Os derrames pleurais caracterizam-se pelo acúmulo anormal de líquido na cavidade pleural (espaço virtual entre as pleuras parietal e visceral). Trata-se de uma complicação que ocorre em 5 a 10% do total de pneumonias bacterianas, e a grande maioria dos casos (> 50%) ocorre em crianças menores de 2 anos, faixa etária de maior mortalidade.

Os derrames pleurais são classificados em transudatos ou exsudatos, de acordo com a composição bioquímica:

- Exsudatos: podem ser hemorrágicos, turvos ou purulentos e, frequentemente, coagulam pela presença de fibrinogênio; resultam do acometimento inflamatório das pleuras nas quais ocorre aumento da permeabilidade capilar com extravasamento de proteína para o espaço pleural (pneumonias, tuberculose, neoplasias, embolia pulmonar) ou por diminuição da drenagem linfática (linfadenopatia mediastinal, neoplasias, espessamento da pleura parietal por tuberculose). Os derrames hemorrágicos são secundários a acidentes de punção, traumas torácicos, neoplasias, embolias pulmonares, ruptura de aneurisma da aorta, pancreatite ou tuberculose.
- Transudatos: geralmente são límpidos, amarelo-claros e não se coagulam espontaneamente, porém podem ser ligeiramente sanguinolentos. Os transudatos resultam de doenças extrapulmonares que alteram o equilíbrio regido pela lei de Starling. Ocorrem por aumento da pressão hidrostática (insuficiência cardíaca, nefrite aguda), por diminuição da pressão oncótica (síndrome nefrótica, desnutrição grave, cirrose hepática) ou por comunicação com a cavidade peritoneal.

Diagnóstico

- Quadro clínico – dor pleurítica (nas crianças maiores) associada a sintomas relacionados à pneumonia (febre, tosse, dispneia, toxemia, queda do estado geral e evolução para insuficiência respiratória). No exame do aparelho respiratório, além da taquipneia e dispneia, observam-se diminuição da expansibilidade torácica, macicez ou submacicez à percussão e diminuição ou ausência do murmúrio vesicular do hemitórax acometido, diminuição ou ausência de frêmito toracovocal.

- Hemograma – leucocitose, neutrofilia e desvio para a esquerda, na maioria dos casos.
- Radiografia de tórax (PA e perfil) – apagamento de seios costofrênico e cardiofrênico, espessamento pleural, imagem triangular e nas coleções mais extensas: velamento total ou parcial e desvio contralateral do mediastino. Deve-se realizar radiografia de tórax após drenagem torácica, depois da retirada do dreno e as avaliações subsequentes, dependendo da evolução.
- Ultrassonografia de tórax – tem alta sensibilidade na detecção de derrames pleurais (mesmo os pequenos) e pode quantificar seu volume. É indicada quando os exames clínico e radiológico não são conclusivos, existe pequena quantidade de líquido ou há suspeita de derrame pleural encistado, pois permite identificar septações, espessamento da pleura e a presença de grumos de fibrina.
- Tomografia de tórax – este método avalia complicações da pneumonia, como atelectasias, necrose pulmonar, fístulas broncopleurais, abscessos e pneumatoceles, além de diferenciar o envolvimento pleural do parenquimatoso nas opacificações extensas observadas na radiografia torácica. A tomografia com contraste demonstra a diferenciação entre empiema pleural e abscesso pulmonar, avaliando também espessamento da pleura e envolvimento do parênquima pulmonar.
- Estudo do líquido pleural – os exames que devem ser realizados são: pH pleural, citologia, citologia oncológica diferencial, glicose, proteínas totais, amilase, ADA, LDH, Gram, Ziehl e cultura.
- Hemoculturas, hemogasometria arterial, glicemia, proteínas totais e frações e desidrogenase lática devem ser analisadas individualmente.

Tratamento clínico

- Medidas gerais: suportes nutricional, respiratório e hemodinâmico (dependendo de cada caso).
- Antibioticoterapia: sempre que possível, deve ser orientada por culturas e/ou bacterioscopia.
- < 2 anos: indicado o uso de oxacilina + cefalosporina de terceira geração.

- > 2 anos: derrames pequenos e sem complicações, como sepse e pneumatoceles: penicilina cristalina. Deve-se modificar se não houver melhora clínica em 48 a 72 horas ou se o resultado de cultura indicar agente não sensível. Nos casos de derrames mais extensos, sepse, presença de pneumatoceles ou outras complicações, é indicado o uso de oxacilina + cefalosporina de terceira geração.
- Tempo de tratamento: 14 dias (*S. pneumoniae*) e 3 a 4 semanas (outros agentes).
- Punção pleural (toracocentese) – está indicada nos casos de derrames pleurais moderado a extenso com repercussão clínica. Não está indicada nos ca-

Figura 1 Fluxograma para o atendimento inicial da pneumonia comunitária.

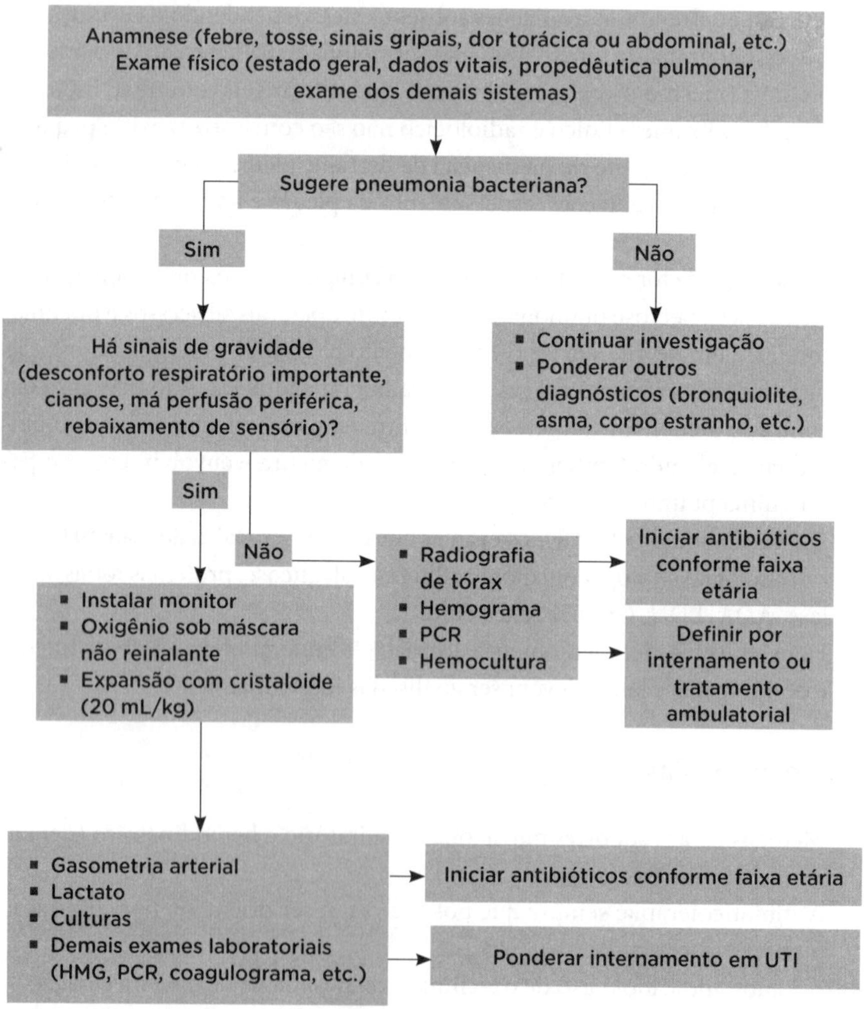

Figura 2 Fluxograma para tratamento de pneumonia comunitária.

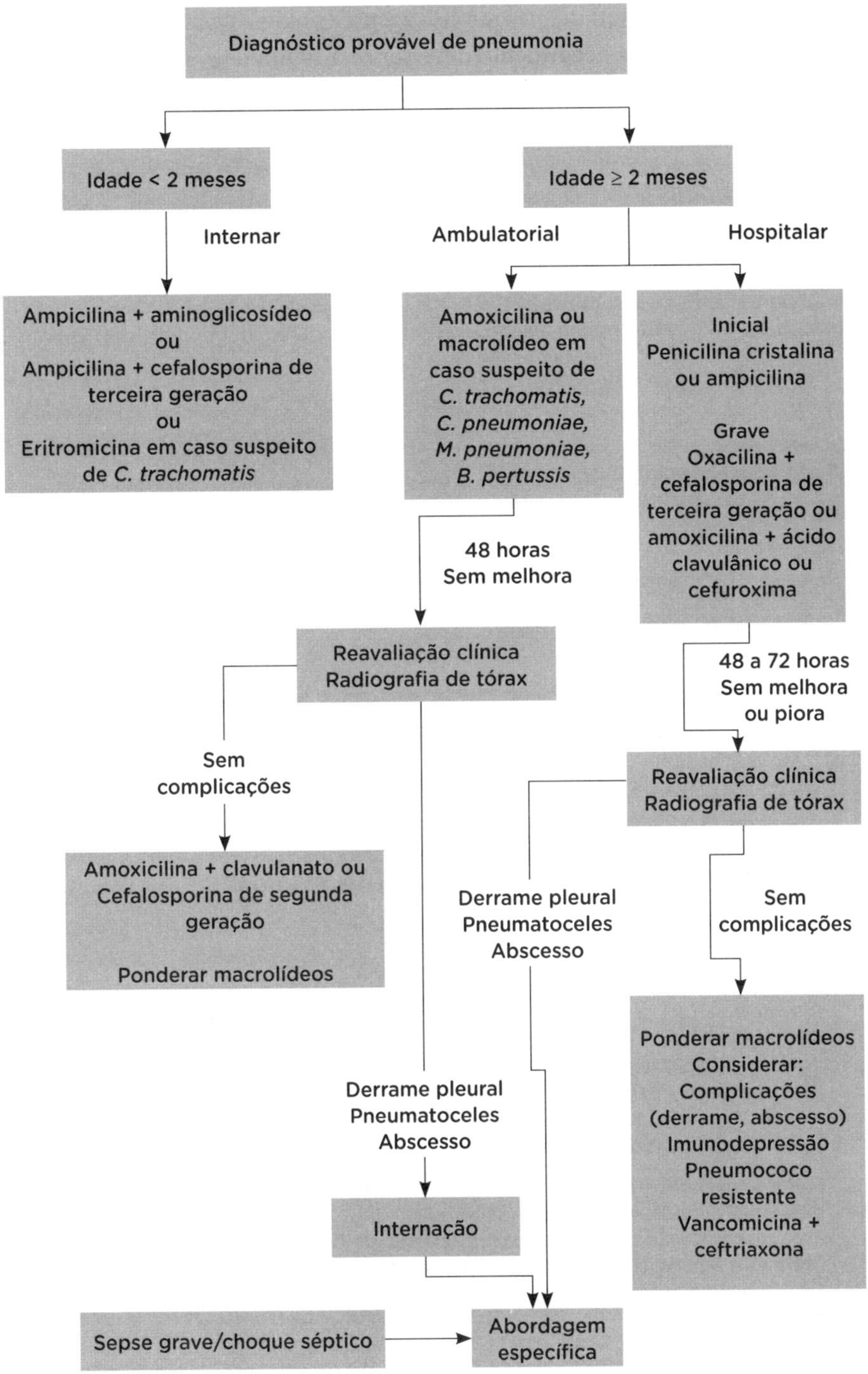

sos de derrames pequenos. Os objetivos da punção pleural são determinar a característica do líquido, pesquisar o agente etiológico e indicar necessidade de drenagem. O procedimento deve ser realizado no 5º ou 6º espaço inter-

Figura 3 Tratamento ambulatorial – situações especiais.

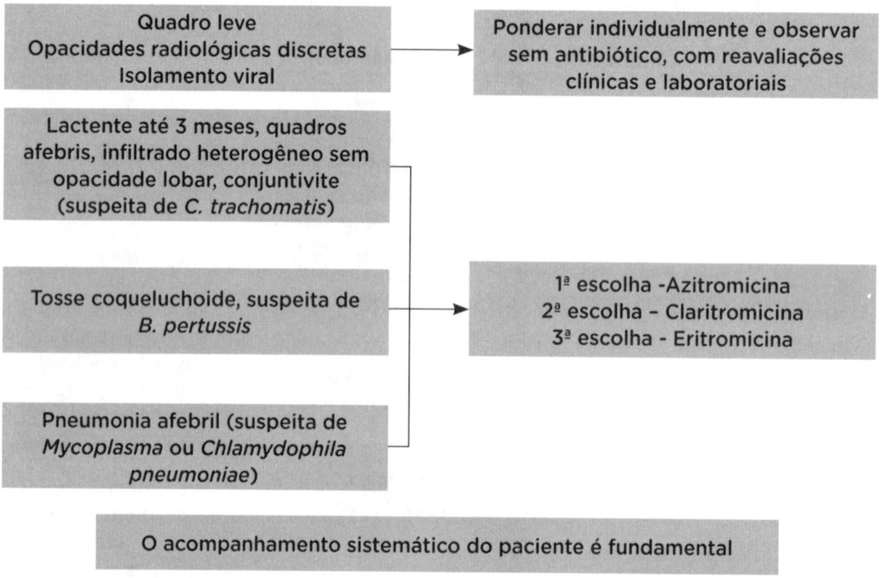

Azitromicina
< 6 meses de vida: 10 mg/kg/dia, por 5 dias
> 6 meses de vida: 10 mg/kg/dia (máximo de 500 mg), dose única no 1º dia e do 2º ao 5º: 5 mg/kg/dia, em doses únicas diárias.

Claritromicina
< 1 mês de vida: não recomendado
> 1 mês de vida: 7,5 mg/kg/dose, 2 vezes ao dia, por 7 dias.

Eritromicina (em caso de indisponibilidade dos medicamentos anteriores)
< 1 mês de vida: preferir azitromicina, mas em caso de não haver disponibilidade de usar a seguinte dose: 40-50 mg/kg/dia, 6/6h, por 14 dias*
1 a 5 meses de vida: 40-50 mg/kg/dia, 6/6h, por 14 dias.
> 6 meses de idade: 40-50 mg/kg/dia, 6/6h, por 14 dias.
* Não recomendado devido à associação com estenose hipertrófica de piloro.

Sulfametoxazol-trimetoprim (em caso de intolerância aos macrolídeos).
< 2 meses de vida: não recomendado.
2 a 5 meses de vida: sulfametoxazol- 120 mg, de 12/12h, por 7 dias.
6 meses a 5 anos: sulfametoxazol- 240 mg, de 12/12h, por 7 dias.
6 a 12 anos de idade: sulfametoxazol- 480 mg, de 12/12h, por 7 dias

costal, na linha axilar média, acompanhando a borda superior da costela inferior para evitar atingir o feixe vasculonervoso.

Complicações

- Piopneumotórax – pneumotórax associado ao derrame. Ocorre pela ruptura de microabscesso pulmonar na periferia da cavidade pleural. Deve ser tratado com drenagem fechada.
- Fístula broncopleural – apresenta nível hidroaéreo intrapleural na radiografia torácica. Deve ser tratada com drenagem fechada e, em alguns casos, associada à aspiração contínua para manter o pulmão expandido. Em geral, a fístula se fecha com a resolução da infecção; caso ela persista além de 2 a 4 semanas, existe, em geral, necessidade de fechamento cirúrgico da fístula (preferencialmente por toracotomia).
- Pneumatocele – são cistos pulmonares decorrentes de necroses bronquiolar e alveolar localizadas no curso de uma infecção. Habitualmente, a conduta é expectante, e, em geral, os cistos regridem progressivamente à medida que a infecção pulmonar é curada. Cerca de 45% dos casos resolvem em 6 meses, e as restantes, dentro de 12 meses, sem complicações clínicas ou radiológicas. Deve ser drenada quando existe compressão de estruturas ou quando se rompe formando pneumotórax, fístula broncopleural ou empiema.
- Encarceramento pulmonar – pode estar associado à escoliose secundária. É uma complicação grave que pode determinar sequelas funcionais no hemitórax acometido.

Prognóstico

A maioria dos derrames não loculados evolui favoravelmente com o tratamento. A mortalidade encontra-se em torno de 10% dos casos, predominando em crianças menores de 2 anos de idade, nas infecções por *S. aureus* e na presença de doenças imunossupressoras.

Nas Figuras 1 e 2, estão os fluxogramas de atendimento para os pacientes pediátricos com pneumonia comunitária.

Na Figura 3, encontra-se a orientação para tratamento ambulatorial. Na Figura 4, está o fluxograma de atendimento de crianças e adolescentes com quadros sugestivos de pneumonia.

Figura 4 Sequência de atendimentos em quadros de infecção respiratória.

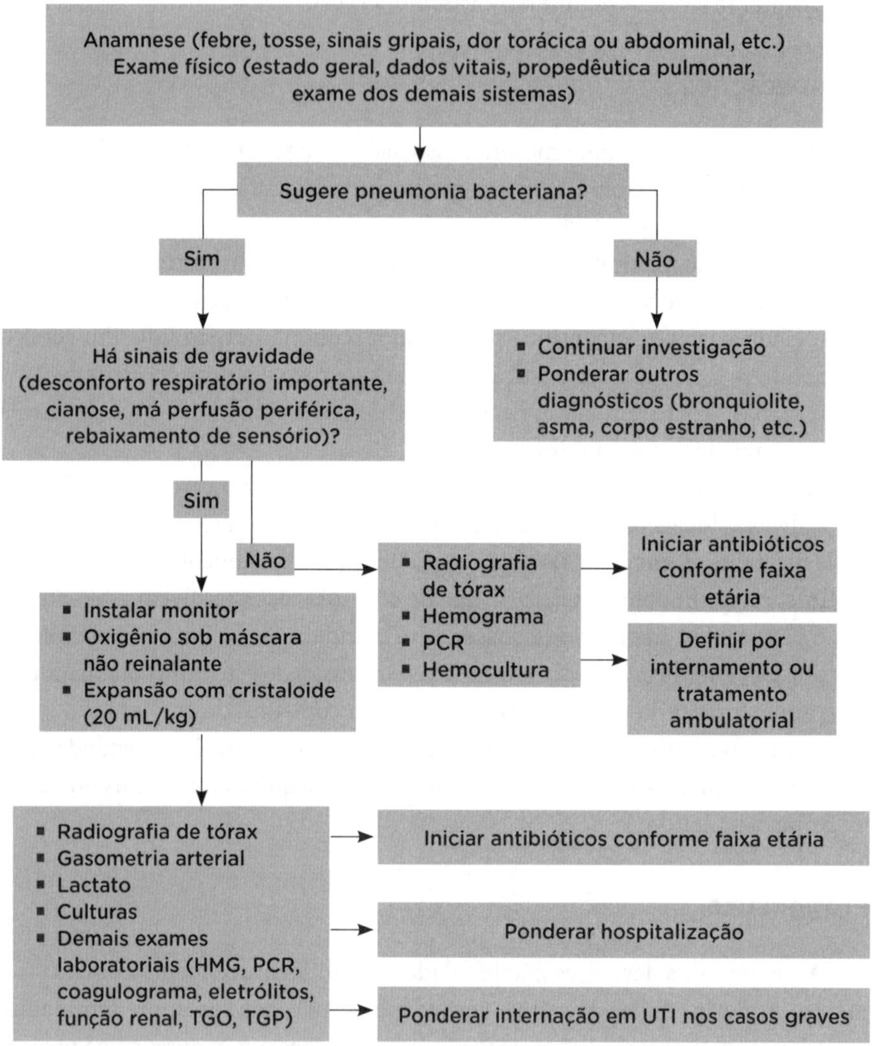

BIBLIOGRAFIA

1. Araújo MRE. Hemocultura: artigo de revisão. J Infect Control. 2012;1(1):8-19.
2. Bradley SJ, Byington CL, Shah SS, Alverson B, Carter ER, Harrison C, et al. The management of community-acquired pneumonia in infants and children older than 3 months of age: clinical practice guidelines by the Pediatric Infectious Diseases Society and the Infectious Diseases Society of America. Clin Infect Dis. 2011;53(7):e25-76.
3. BTS Guidelines for the Management of Community Acquired Pneumonia In Childhood. Thorax. 2006;57:1-24.
4. Ferreira S, March MF. Tratamento das pneumonias comunitárias na infância. Pulmão RJ. 2009;(Supl 1):550-3.
5. March M de F, Sant'Anna CC. Signs and symptoms indicative of community-acquired pneumonia in infants under six months. Braz J Infect Dis. 2005;9(2):150-5.
6. McIntosh K. Community-acquired pneumonia in children. N Engl J Med. 2008;346(6):429-37.
7. Mcintosh K. Community acquired pneumonia in children. Review Article. N Engl J Med. 2008;346(6):429-42.
8. Ministério da Saúde. Diretrizes para o tratamento de coqueluche. Atualização 03/2014.
9. Motta F., Cunha J. Pertussis: current revision of an old disease. Boletim Científico de Pediatria. 2012;1(2).
10. Nascimento-Carvalho CM, Souza-Marques HH. Recommendation of the Brazilian Society of Pediatrics for antibiotic therapy in children and adolescents with community-acquired pneumonia. Rev Panam Salud Publica. 2004;15(6):380-7.
11. Paiva MAS, Reis FJC, Fisher GB, Rozov T. I Consenso Brasileiro sobre Pneumonias. J Pneumol. 1998;24(2).
12. Shah SN, Bachur RG, Simel DL, Neuman MI. JAMA. 2017; 318(5):462-71.
13. Silva LR, Garcia DE, Mendonça DR. Pronto atendimento em pediatria. 2.ed. Rio de Janeiro: Guanabara Koogan; 2007.
14. Sociedade Brasileira de Pneumologia e Tisiologia. Diretriz para pneumonias adquiridas na comunidade (PAC) em adultos imunocompetentes. J Bras Pneumol. 2004;30(Supl 4):1s-24s.
15. Stuckey-Schrock K, Hayes BL, George CM. Community-acquired pneumonia in children. Am Fam Physician. 2012;86(7):661-7.
16. Zar HJ, Andronikou S, Nicol MP. BMJ. 2017;358:j2739.

Queimaduras

Marli Soares da Silva Lima
Luanda Flores da Costa

INTRODUÇÃO

Em todo o mundo, as queimaduras representam um sério problema de saúde pública, sendo estimado que cerca de 300 mil pessoas morrem anualmente em decorrência de suas complicações. No Brasil, em torno de 1 milhão de pessoas são afetadas a cada ano por queimaduras, das quais 200 mil procuram atendimento hospitalar e 40 mil necessitam de internamento.

A maior parte das queimaduras ocorre nas residências, e quase metade dos acometidos é constituída por crianças, geralmente vítimas de acidentes com líquidos quentes. O escaldamento é o principal mecanismo de queimadura em crianças pequenas, e a partir dos 5 anos aumentam os casos de queimaduras por fogo e álcool líquido. Apesar de a maioria dos casos ser acidental, a possibilidade de violência doméstica não pode ser descartada.

As queimaduras provocam intenso sofrimento físico e, dependendo da extensão e da gravidade, podem causar sequelas físicas (estéticas e funcionais), sociais e psíquicas. O tratamento precoce das lesões, a ressuscitação fluídica adequada e o acompanhamento multidisciplinar com equipe especializada reduzem a morbidade, a mortalidade e o sofrimento dos pacientes acometidos por queimaduras extensas.

ABORDAGEM CLÍNICA

A queimadura é uma lesão tecidual decorrente da transferência de energia, geralmente térmica, elétrica, química ou radioativa. Além da lesão local, dependendo da extensão e da profundidade da queimadura, ocorrem alterações sistêmicas e metabólicas:

- Lesão local: a temperatura elevada desnatura e coagula as proteínas, causando destruição irreversível do tecido. Ao redor da área lesada, há uma região com redução da perfusão, que pode ser potencialmente recuperável.
- Manifestações sistêmicas: logo após o evento, ocorre liberação de mediadores vasoativos pelo tecido lesado, com aumento da permeabilidade capilar e consequente extravasamento de fluidos para o espaço intersticial. Nos grandes queimados, ocorre resposta sistêmica a esses mediadores, com manifestações clínicas variadas, como hipovolemia, choque, hemólise, necrose tubular aguda, edema pulmonar, anemia, hipoalbuminemia e úlcera gástrica de estresse.
- Resposta metabólica: crianças com queimaduras extensas evoluem com um período prolongado de hipermetabolismo, com elevado gasto energético, associado ao aumento de catecolaminas, cortisol e glucagon, além da redução dos hormônios anabólicos.

Classificação da queimadura quanto à profundidade das lesões

- Primeiro grau: há destruição apenas da epiderme. Essa área apresenta eritema e calor e é dolorosa, mas não há formação de bolhas. Não deixa cicatriz. Não é considerada no cálculo da superfície queimada.
- Segundo grau: há destruição total da epiderme e destruição parcial da derme. A lesão é dolorosa e eritematosa, com formação de bolhas. Pode deixar cicatriz.
- Terceiro grau: há destruição total da epiderme e da derme, podendo chegar até o osso. É uma lesão seca, esbranquiçada ou carbonizada, com pouca ou nenhuma dor por destruição das terminações nervosas, promovendo cicatrizes grosseiras.

Classificação pela extensão corporal queimada

- Pequeno queimado
  - Em adultos: queimaduras de segundo grau abaixo de 10% ou terceiro grau abaixo de 5% da área corporal.
  - Em crianças: queimaduras de segundo grau abaixo de 5% da área corporal.
- Médio queimado
  - Em adultos: queimaduras de segundo grau de 10 a 25% ou terceiro grau em torno de 10%.
  - Em crianças: queimaduras de segundo grau entre 5 e 15%.

- Grande queimado
  - Em adultos: queimaduras de segundo grau acima de 25% ou terceiro grau acima de 10%.
  - Em crianças: queimaduras de segundo grau acima de 15% da área corporal.

Cálculo da superfície corporal queimada

Regra dos nove

Nas avaliações da extensão da área queimada, a criança tem superfície corporal (SC) diferente da do adulto, dificultando a quantificação adequada. A regra dos nove (Tabela 1) é a mais utilizada, no entanto, naquelas abaixo de 4 anos, pode induzir a erros consideráveis, sendo proposta a regra dos nove modificada (Tabela 2).

Fórmula de Lund-Brower

Esta é a regra mais fidedigna para se estimar a superfície corporal queimada (SCQ) em pediatria, pois considera as variações no tamanho da cabeça e dos membros inferiores nas diferentes idades (Tabela 3). No entanto, é a fórmula mais trabalhosa de se realizar, principalmente no atendimento inicial.

TABELA 1 Regra dos nove (Wallace) para adultos e crianças a partir de 10 anos de idade

Segmento corporal	Porcentagem (SC)
Cabeça e pescoço	9
Cada membro superior	9 (x 2)
Cada quadrante do tronco	9 (x 4)
Cada coxa	9 (x 2)
Cada perna e pé	9 (x 2)
Genitais e períneo	1

SC: superfície corporal.
Fonte: Vale, 2005.

TABELA 2 Regra dos nove (Wallace) para crianças até 10 anos de idade

Idade	Segmento corporal	Porcentagem (SC) de área queimada
Até 1 ano	Cabeça e pescoço	19
	Cada membro inferior	13
	Demais membros	Igual ao adulto
1 a 10 anos	Cabeça e pescoço	19 - idade
	Cada membro inferior	13 + (idade ÷ 2)
	Demais membros	Igual ao adulto

SC: superfície corporal.
Fonte: Vale, 2005.

TABELA 3 Parâmetros para cálculo da fórmula de Lund-Brower

Área	Até 1 ano	1 a 4 anos	5 a 9 anos	10 a 14 anos	15 anos	Adultos
Cabeça	19	17	13	11	9	7
Pescoço	2	2	2	2	2	2
Tronco anterior	13	13	13	13	13	13
Tronco posterior	13	13	13	13	13	13
Nádega (cada uma)	2,5	2,5	2,5	2,5	2,5	2,5
Genitais	1	1	1	1	1	1
Braço (cada um)	4	4	4	4	4	4
Antebraço (cada um)	3	3	3	3	3	3
Mão (cada uma)	2,5	2,5	2,5	2,5	2,5	2,5
Coxa (cada uma)	5,5	6,5	8	8,5	9	9,5
Perna (cada uma)	5	5	5,5	6	6,5	7
Pé (cada um)	3,5	3,5	3,5	3,5	3,5	3,5

Fonte: Joffe, 1944.

Palma da mão

É um método prático para calcular a área queimada, sendo bastante útil nas queimaduras irregulares. Utiliza como medida de referência a palma da mão da criança, considerando que apenas a palma corresponda a 0,5% da SC e a palma com os dedos unidos e juntos corresponda a 1% da SC.

ABORDAGEM DIAGNÓSTICA

História

A história clínica pode identificar situações de risco associadas às queimaduras:

- Pacientes com queimaduras por chama que se encontravam em um espaço fechado podem ter inalado fumaça.
- As crianças com queimaduras por chama podem ter sido expostas ao monóxido de carbono ou ao cianeto, resultantes da combustão de materiais diversos.
- História de queda ou explosão sugere a possibilidade de politrauma associado.
- Pacientes com queimaduras elétricas de alta voltagem podem ter complicações, como arritmias cardíacas, fraturas, síndrome compartimental e mioglobinúria.
- Inconsistências na história podem sugerir maus-tratos.

Exame físico

Um exame físico completo, incluindo os sinais vitais, com oximetria de pulso deve ser realizado.

- O peso é essencial para se determinar a necessidade de líquidos a serem utilizados.
- Para as vítimas de incêndios com intoxicação por monóxido de carbono, a saturação de oxigênio por oximetria de pulso pode, muitas vezes, ser normal e não refletir a oxigenação tecidual do paciente.
- As crianças com lesões graves associadas, como lesão de vias aéreas por inalação, traumatismo craniano ou trauma abdominal fechado, podem ter o exame físico inicial com poucas alterações. As seguintes características clínicas, quando presentes, podem indicar condições específicas:
  - Estado mental deprimido pode ser o resultado de hipóxia, hipotensão, toxinas (p. ex., monóxido de carbono e cianeto), trauma craniano ou uso de medicação para a dor.
  - A presença de desconforto respiratório sugere lesão em vias aéreas por inalação.
- Um exame oftalmológico cuidadoso, inclusive com fluoresceína deve ser realizado para identificar queimaduras da córnea, antes que o edema das pálpebras se desenvolva.
- Pacientes com queimaduras circunferenciais devem ser cuidadosamente monitorados pois pode ocorrer comprometimento da perfusão distal ou síndrome compartimental. A qualidade dos pulsos distais e o enchimento capilar devem ser observados com frequência.

Os seguintes exames laboratoriais devem ser colhidos em crianças que sofreram queimaduras graves:

- Hemograma completo.
- Eletrólitos, ureia e creatinina, gasometria arterial, glicemia, TP, TTPa, troponina.
- Proteínas totais e frações, eletrocardiograma (ECG), hemoculturas.
- CPK, exame de urina e pesquisa de mioglobina na urina para avaliar a rabdomiólise.
- Níveis de carboxi-hemoglobina em pacientes queimados em incêndios para avaliar intoxicação por monóxido de carbono.

Os estudos de imagem devem ser avaliados e indicados, de acordo com o mecanismo de lesão e o exame físico:

- Radiografia de tórax e tomografia computadorizada de cabeça, coluna cervical, tórax e abdome, devendo ser solicitadas quando há evidências de lesões associadas na história clínica e no exame físico ou com base no mecanismo de lesão (p. ex., lesão por explosão).
- Crianças com sintomas respiratórios geralmente devem realizar radiografias simples de tórax, apesar de a imagem inicial poder ser normal em pacientes com inalação de fumaça.
- Radiografias de tecidos moles do pescoço à beira do leito podem ser úteis para crianças com sinais duvidosos de obstrução das vias aéreas superiores, mas nunca devem atrasar a obtenção de via aérea definitiva.

ABORDAGEM TERAPÊUTICA

Avaliação inicial

1. Via aérea – pacientes com queimaduras das vias aéreas superiores devem ser intubados precocemente, antes que a anatomia das vias aéreas se torne distorcida por edema. Fuligem na boca e queimaduras faciais podem ser preditores úteis de lesão por inalação, além de sintomas como estridor, rouquidão, sialorreia e disfagia. A estabilização cervical deve ser realizada em todos os pacientes com suspeita de lesão traumática associada.

   A intubação endotraqueal deve ser considerada nas seguintes situações:

- Pacientes em coma.
- Insuficiência respiratória.
- Intoxicação por monóxido de carbono.
- Queimaduras circunferenciais do tórax.
- Índice de Clark ≥ 2.

O índice de Clark é calculado de acordo com a Tabela 4.

Um índice de Clark ≥ 2 implica forte suspeita de lesão inalatória, devendo ser ponderada a intubação endotraqueal. Deve-se prever uma possível intubação difícil nesses pacientes, havendo necessidade de médicos experientes para a realização do procedimento.

TABELA 4 Parâmetros para cálculo do índice de Clark

Critério	Pontuação
Espaço fechado	1
Dispneia	1
Alteração de consciência	1
Rouquidão	1
Queimadura facial	1
Expectoração carbonácea	1
Alteração da ausculta pulmonar (estertores)	1
Total	7

2. Respiração – várias condições podem causar hipoventilação e hipoxemia, com necessidade de suporte ventilatório: redução do nível de consciência por intoxicações (monóxido de carbono e cianeto), lesões associadas, queimaduras circunferenciais no tórax e abdome. Pacientes vítimas de queimadura por fogo devem receber oxigênio a 100% e ser investigados para avaliação de intoxicação por monóxido de carbono e cianetos.
3. Circulação – as crianças com sinais de circulação comprometida na apresentação inicial (taquicardia injustificada, má perfusão periférica ou hipotensão) devem ser cuidadosamente avaliadas em busca de lesões traumáticas associadas.

Deve-se obter acesso venoso periférico, preferencialmente com dois cateteres calibrosos, em área não queimada. Se a SCQ for acima de 15%, instalar expansão com Ringer lactato, a uma velocidade de infusão de 500 mL/h no adulto e 20 mL/kg na criança, e depois usar a fórmula de Parkland adaptada para a idade.

Reposição volêmica quantificada pela fórmula de Parkland

A reposição fluídica visa à correção da instabilidade hemodinâmica, à restauração e à preservação da perfusão, evitando a isquemia tecidual, a lesão renal e o aumento do dano aos tecidos já afetados pela queimadura. A quantidade de fluido utilizado pode ser variável, devendo ser suficiente para melhorar a perfusão, sem as complicações da hidratação excessiva, como edema pulmonar, falência cardíaca e síndrome compartimental.

Assim, as sugestões de hidratação dadas a seguir não são inflexíveis, devendo-se ajustar o volume de acordo com o quadro clínico e individualizar os casos, que precisam ser periodicamente reavaliados.

Nas primeiras 24 horas

- Fórmula de Parkland (adultos e crianças maiores de 30 kg):
  - 4 mL × peso (kg) × SCQ (considerar apenas as lesões de segundo e terceiro graus e, no máximo, 50% de SCQ).
  - Manter débito urinário de 30 a 60 mL/h.
- Adaptação da fórmula (crianças menores de 30 kg):
  - 3 mL × peso (kg) × SCQ (apenas as lesões de segundo e terceiro graus e, no máximo, 50% de SCQ) + aporte hídrico de manutenção (calculado pela fórmula de Holiday-Segar).
  - Manter débito urinário em 1 a 2 mL/kg/h.
- Importante:
  - Usar preferencialmente Ringer lactato; em sua falta, utilizar solução fisiológica a 0,9% (todo o volume).
  - Monitorar a glicemia e acrescentar glicose, se necessário.
  - Nas primeiras 8 horas após a queimadura: infundir a metade do volume da fórmula + um terço do volume de manutenção.
  - Infundir o restante nas 16 horas seguintes.

Entre 24 e 48 horas

- Adultos e crianças maiores de 30 kg:
  - Dois terços do volume anterior.
  - Acrescentar glicose e ajustar conforme a glicemia.
- Crianças menores de 30 kg:
  - Dois terços da fórmula + aporte hídrico de manutenção.
  - Acrescentar glicose, potássio e cálcio (conforme nível sérico e função renal).

Entre 48 e 72 horas

- Adultos e crianças maiores de 30 kg:
  - Peso (kg) × SCQ.
  - Acrescentar glicose e ajustar conforme a glicemia.
- Crianças menores de 30 kg:
  - Peso (kg) × SCQ + aporte hídrico de manutenção.
  - Acrescentar glicose, cálcio e potássio (conforme o nível sérico e função renal).
- Parâmetros para avaliação da hidratação:
  - Manter débito urinário acima de 1 mL/kg/h. Passar sonda vesical de demora, se a SCQ for acima de 20%. Após 24 a 48 horas, esse parâmetro se torna menos confiável pela ocorrência de diurese osmótica e a liberação de hormônio antidiurético.

— Balanço hídrico.
— Surgimento de edema.
— Peso corpóreo.
— Tensão arterial e frequência cardíaca podem ser alteradas por liberação de catecolaminas.
— Pressão venosa central (PVC).
— Dosagem sérica e urinária de sódio e glicose.

- Fatores que aumentam a necessidade de fluidos:
  — Ressuscitação tardia.
  — Traumas associados.
  — Inalação de fumaça.
  — Uso de álcool ou drogas.
  — Escarotomias ou fasciotomias.

Exposição da pele e busca de lesões associadas

Avaliar a gravidade da queimadura com registro no processo clínico da causa, do local, da extensão e da profundidade.

Condutas gerais

- Posicionamento: cabeceira elevada a 30 graus; membros superiores elevados e abduzidos se houver lesão em pilares axilares.
- Profilaxias do tétano (toxoide tetânico), da úlcera de estresse (bloqueador receptor H_2 ou IBP) e do tromboembolismo (heparina SC).
- Limpeza da ferida com água e clorexidine 2% e, na falta deste último, lavar com água e sabão neutro.
- Usar antimicrobiano tópico (sulfadiazina de prata 1%).
- Curativo exposto na face e no períneo; manter oclusivo nas demais áreas do corpo, em quatro camadas (antibiótico tópico no *rayon* ou morim, gaze absorvente, algodão e atadura de crepe).
- Não usar antibiótico sistêmico profilático e corticosteroides em queimaduras.
- Queimaduras circunferenciais em tórax podem necessitar de escarotomia para melhorar expansão torácica.
- Evitar hipotermia.
- Enxertia quando necessário.
- Manter acompanhamento com equipe multidisciplinar: cirurgião (plástico e pediátrico), enfermeiro, fisioterapeuta, nutricionista, psicólogo e assistente social.

Analgesia

1. Infusão contínua em pacientes sob ventilação mecânica ou doses intermitentes em pacientes fora da ventilação:
   — 1ª escolha – morfina: dose de 0,1 mg/kg em *bolus* ou 0,05 a 0,2 mg/kg/h em infusão contínua.
   — Fentanil: dose de 0,5 a 1 mcg/kg em *bolus* (efeito de curta duração) ou 1 a 2 mcg/kg/h em infusão contínua.
2. Esquema para banho diário e para a troca de curativos (pacientes intubados ou não):
   — Midazolan, intravenoso (IV) ou intranasal: 0,1 a 0,2 mg/kg.
   — Ketamina, IV: dose de 0,5 a 2 mg/kg.

Infecção

- A antibioticoterapia será direcionada por culturas colhidas das lesões, de pele e de sangue. Não utilizar antibioticoterapia venosa profilática.

Nutrição

- Início precoce de dieta enteral nas primeiras 24 horas.
- Os grandes queimados têm necessidade calórica aumentada, assim, se a SCQ for acima de 20%, iniciar suplementação por sonda nasoenteral (SNE).
- Manter acompanhamento com nutricionista/nutrólogo para o melhor ajuste da nutrição.

Albumina

Administração exógena não mostrou benefício no que se refere a tempo de internação, cicatrização de feridas, tolerância alimentar ou sobrevida.

Critérios de admissão na unidade de terapia intensiva pediátrica

- Queimadura de face.
- Inalação de fumaça.
- Pequeno lactente.
- Necessidade de analgesia.
- Queimadura de segundo e terceiro graus com extensão maior que 10% da SCQ.
- Queimadura de segundo e terceiro graus que envolva face, mãos, pés, genitália, períneo e outras articulações.
- Queimadura de primeiro grau maior que 50% da SCQ.
- Queimadura elétrica.

- Queimadura química.
- Doença prévia que possa complicar o tratamento da queimadura.
- Traumatismo associado.

Na Figura 1, encontra-se o fluxograma do atendimento inicial à criança queimada.

Figura 1 Fluxograma do atendimento da criança queimada.

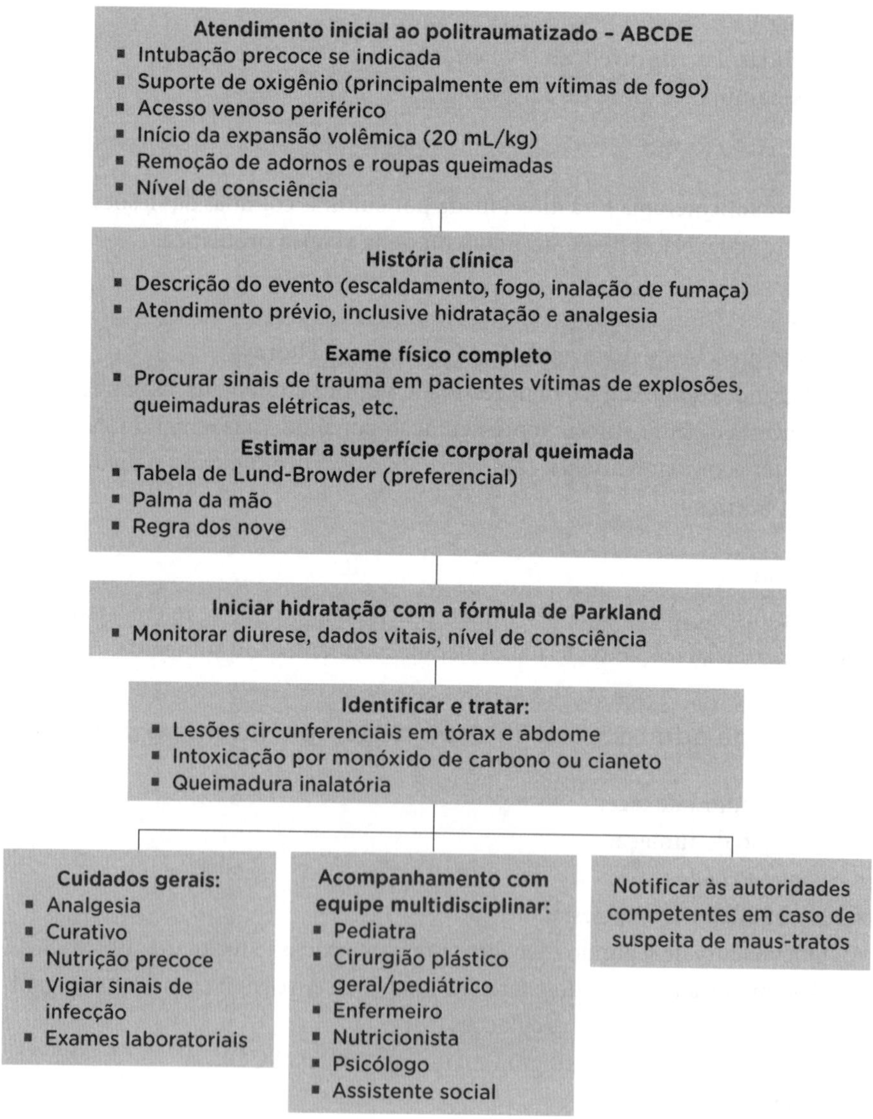

BIBLIOGRAFIA

1. Brasil. Ministério da Saúde, Secretaria de Atenção à Saúde, D. D. A. E. Cartilha para tratamento de emergência das queimaduras, 2012. p.20.
2. Cruz BF, Cordovil PBL, Batista KNM. Perfil epidemiológico de pacientes que sofreram queimaduras no Brasil: revisão de literatura. Revista Brasileira de Queimaduras. 2012;11(4):246-50.
3. Joffe MD. Emergency care of moderate and severe thermal burns in children. UpToDate, 2017. Disponível em: http://www.uptodate.com/contents/emergency-care-of--moderate-and-severe-thermal-burns-in-children (acessado em fev/2017).
4. Mock C, Peck M, Krug E, Haberal M. Confronting the global burden of burns: a WHO plan and a challenge. Burns. 2009;35(5):615-7.
5. Oliveira DS, Leonardi DF. Sequelas físicas em pacientes pediátricos que sofreram queimaduras. Revista Brasileira de Queimaduras. 2012;11(4):234-9.
6. Vale ECS. Primeiro atendimento em queimaduras: a abordagem do dermatologista. An Bras Dermatol. 2005;80(1):9-19.
7. Wolf S. Overview and management strategies for the combined burn trauma patient. UpToDate, 2016. Disponível em: http://www.uptodate.com/contents/overview-and-management-strategies-for-the-combined-burn-trauma-patient.

Reanimação cardiopulmonar e cerebral

Paula de Almeida Azi
Luanda Flores da Costa

INTRODUÇÃO

A parada cardiorrespiratória (PCR) é a interrupção da circulação sanguínea, causada pela ausência ou ineficácia da atividade mecânica cardíaca. Na pediatria, habitualmente, a PCR é o resultado final de insuficiência respiratória progressiva ou choque e, em menor frequência, pode ser decorrente de problemas cardíacos de base, como cardiopatias e arritmias.

Medidas de identificação, classificação e tomada de decisão para a pronta reanimação cardiopulmonar (RCP) devem seguir uma sequência sistematizada, a fim de reestabelecer as principais funções orgânicas. Essas diretrizes seguem as orientações da Sociedade Americana de Cardiologia e da Sociedade Brasileira de Pediatria.

SEQUÊNCIA DE ATENDIMENTO E CONSIDERAÇÕES ESPECIAIS

Na avaliação inicial de uma criança no pronto atendimento pediátrico, é necessária a identificação de algumas características principais que determinarão se o problema é potencialmente fatal:

- Nível de consciência – verificar a responsividade do paciente com um chamado verbal e um estímulo tátil rápido. Utilizar estímulos vigorosos em ombros (crianças) ou nos pés (em bebês).
- Respiração – verificar rapidamente se há ausência de respiração ou respiração agônica (*gasping*).
- Cor – verificar presença de cianose central.

Se a criança não responde e não respira ou tem respiração agônica: chamar por ajuda de forma clara e pedir um desfibrilador ("VOCÊ! TRAGA O CARRINHO DE PARADA!") ou acionar o botão de emergência.

- Checar pulsos centrais:
  - Carotídeo ou femoral em maiores de 1 ano.
  - Braquial em menores de 1 ano.
  - Checar o pulso por 5 a 10 segundos: esse tempo é justificado para dar tempo de avaliar ritmos bradicárdicos e para que o socorrista não "sinta" seu próprio pulso.

Se os pulsos estiverem ausentes, iniciar a reanimação pela sequência C-A-B, ou seja, iniciar pelas compressões torácicas e seguir o fluxograma de parada cardiopulmonar (Figura 1).

Figura 1 Fluxograma do atendimento inicial da criança.
RCP: ressuscitação cardiopulmonar.

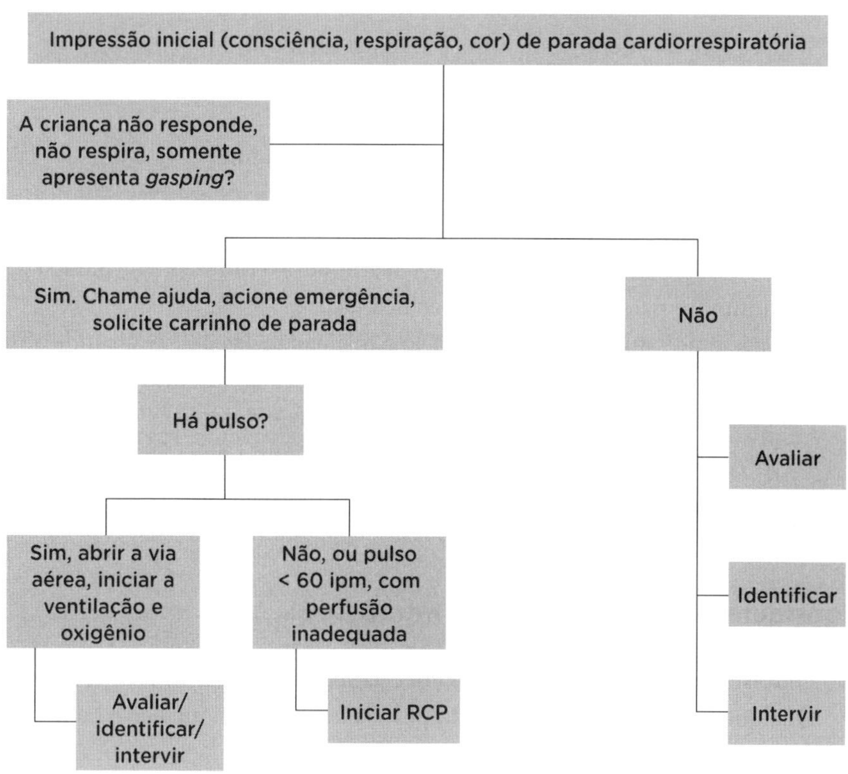

Compressões torácicas

- Iniciar compressão torácica em até 10 segundos da identificação da parada cardiopulmonar.
- Identificar o local da compressão:
  - Comprimir a metade inferior do externo, rebaixando o gradil costal em um terço da profundidade do diâmetro anteroposterior (AP) do tórax em 4 cm em menores de 1 ano e 5 cm em maiores de 1 ano, até o máximo de 6 cm.
- Permitir o retorno completo do tórax após cada compressão.
- Frequência de 100 a 120 compressões por minuto.
- Minimizar interrupções nas compressões: checar o ritmo e rodiziar o socorrista a cada 2 minutos.
- Relação da compressão/ventilação com dois socorristas: 15:2 em lactentes e crianças se estiver sem via aérea avançada; fazer 30:2 em adolescentes.
- Iniciar compressão torácica imediatamente após cada choque.

Considerações sobre o uso do desfibrilador

- Sempre que for identificada uma parada cardiopulmonar (não respira, não responde e não tem pulsos centrais), deverá ser instalado um desfibrilador para checar o ritmo cardíaco.
- Manter as compressões até a chegada do desfibrilador.
- Após a instalação, checar o ritmo e identificar se ele é chocável (taquicardia ventricular sem pulso ou fibrilação ventricular) ou não chocável (assistolia/atividade elétrica sem pulso – AESP). Seguir para o protocolo de parada cardiopulmonar para a condução específica.
- Se o paciente estiver molhado, secá-lo e instalar as pás nos locais indicados.
- Fazer uso preferencialmente de pás pediátricas e, na ausência delas, utilizar pás de adultos na posição anteroposterior (tórax e dorso).
- A energia utilizada na desfibrilação será de 2 J/kg no primeiro choque, de 4 J/kg no segundo choque e de 4 ou mais J/kg nos subsequentes (máximo de 10 J/kg) ou dose de adulto (360 J em desfibriladores monofásicos).

Considerações sobre o acesso intraósseo

- Pode-se utilizar acesso intraósseo em crianças de qualquer idade (Figura 2).
- Qualquer fluido pode ser utilizado por via intravenosa, inclusive hemoderivados. Evitar drogas citotóxicas.

Figura 2 Estabelecimento de via de acesso para infusão de drogas.

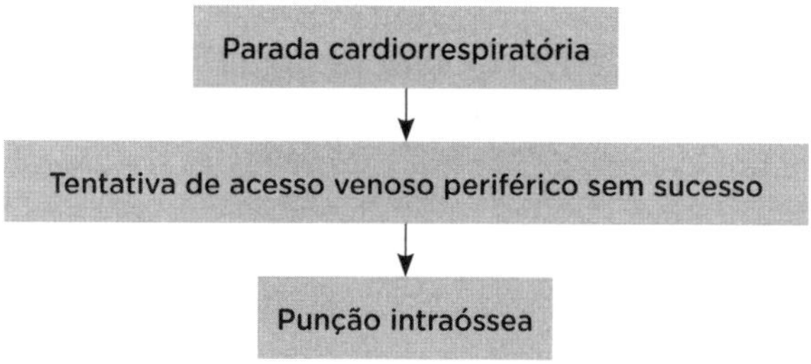

- A tíbia proximal é o sítio preferível do acesso na pediatria; puncionar cerca de 1 a 3 cm abaixo da tuberosidade tibial. Caso não seja possível nesse local, optar pela tíbia distal ou pelo fêmur distal.
- Contraindicações: osteogênese imperfeita, osteoporose, fratura no membro a ser puncionado, celulites ou queimaduras infectadas no local (risco de complicações infecciosas).
- Complicações: extravasamento de líquidos, fraturas, lesão da placa de crescimento, osteomielite.

Caso a criança esteja intubada, pode-se utilizar a via endotraqueal para infusão de adrenalina, atropina, lidocaína e naloxone. Após utilizar a medicação, instilar cerca de 3 mL de soro fisiológico (SF) e ventilar o paciente para a distribuição da droga.

CONDUTAS DIANTE DE UM PACIENTE COM POSSÍVEL DETERIORAÇÃO CLÍNICA

Na ausência dos sinais de parada cardíaca descritos anteriormente, deve ser iniciada uma sequência de avaliação, identificação e intervenção, que deverá ser repetida até a criança ficar estável, após cada intervenção realizada ou se o estado da criança se deteriorar (Figura 3).

Se em qualquer momento for identificado um problema potencialmente fatal, devem-se iniciar as medidas individualizadas e acionar a resposta de emergência/urgência apropriada para a situação.

- Após a avaliação primária:
  - Classificar o paciente como prioridade respiratória, circulatória ou neurológica.

Figura 3 A avaliação sistematizada e periódica é fundamental e deve ser feita regularmente.

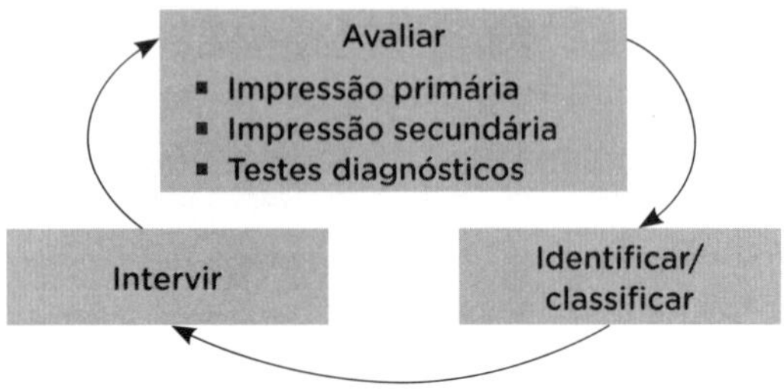

- Se o paciente for potencialmente grave, solicitar monitoração e avaliar a necessidade de oxigenação e acesso venoso.
- Seguir para intervenções específicas.
- Reavaliação secundária.
- Definição da alocação do paciente.

Avaliação primária e intervenções iniciais

A avaliação primária é composta por rápida verificação das funções respiratória, cardiovascular e neurológica, o que inclui avaliação de sinais vitais e oximetria de pulso.

a. Via aérea: é necessário, inicialmente, tornar pérvia a via aérea com o posicionamento da cabeça (no recém-nascido e no lactente, fazer leve extensão do pescoço, usando um coxim sob os ombros; nas crianças maiores de 8 anos, fazer extensão do pescoço) e aspirar secreções.
b. Ventilação: verificar a frequência respiratória, o padrão ventilatório (esforço respiratório e expansão torácica), a ausculta pulmonar e monitorar a saturação de oxigênio com oximetria de pulso. Se necessário, iniciar ventilação com pressão positiva com ressuscitador manual e oxigênio a 100% até intubação traqueal, que é o método de escolha para assegurar a ventilação no paciente em PCR, mas ele pode ser ventilado com o ressuscitador manual, momentaneamente, caso ocorram dificuldades no procedimento.
   - Escolha do número da cânula:
      - Cânula sem *cuff* = [(idade (anos)/4] + 4.
      - Cânula com *cuff* = [(idade (anos)/4] + 3,5.
      - Recém-nascido = cânulas 2,5 ou 3,0.

c. Circulação: verificar frequência cardíaca, pulso (local, amplitude), perfusão, monitoração cardíaca e ritmo (avaliar necessidade de eletrocardiograma) e verificar a pressão arterial (PA). Se o paciente evoluir sem pulsos centrais ou com bradicardia (frequência cardíaca < 60 bpm) com sinais de baixo débito cardíaco, iniciar RCP imediatamente (ver fluxograma).
d. Avaliação neurológica: inclui a escala de coma de Glasgow ou a verificação do nível de consciência e responsividade, além de avaliação das pupilas.
e. Exposição: retirar todas as vestes do paciente, verificar a presença de manchas e lesões na pele, a temperatura e possibilidade de traumas.

Avaliação secundária

Depois de concluída a avaliação primária e as intervenções apropriadas para a estabilização da criança, é necessária a avaliação secundária, com histórico e exame físico específicos.

- Histórico clínico: obter dados que possam ajudar na definição diagnóstica, baseado na queixa principal e avaliar:
  - Sinais e sintomas associados a uma cronologia/temporalidade.
  - Alergias: medicamentosas e alimentares.
  - Medicações em uso e horários das últimas doses.
  - Passado médico (internamentos, cirurgias, histórico de nascimento que seja relevante, cartão vacinal).
  - Líquidos e última refeição (horário, consistência).
  - Eventos relevantes ao momento da doença atual.

Após avaliação secundária, realizar testes diagnósticos e providenciar a alocação do paciente. Na Tabela 1, estão detalhadas as manobras habitualmente empregadas na reanimação.

TABELA 1 Suporte básico de vida – orientação de manobras de acordo com a idade

Manobra	Recém-nascido	Lactente (menores que 1 ano)	Criança (de 1 ano até a puberdade)
Via aérea (A)	Leve extensão do pescoço. Utilizar um coxim sob os ombros para manter a posição correta	Inclinação da cabeça com pequena elevação do queixo ou elevação da mandíbula* Coxim sob os ombros	Inclinação da cabeça com pequena elevação do queixo ou elevação da mandíbula* Coxim sob o occipital

(continua)

TABELA 1 (*continuação*) Suporte básico de vida - orientação de manobras de acordo com a idade

Manobra	Recém-nascido	Lactente (menores que 1 ano)	Criança (de 1 ano até a puberdade)
Respiração (B)			
Se via aérea avançada	40 resp/min	1 ventilação a cada 6 segundos (10 resp/min), enquanto são aplicadas as compressões torácicas contínuas	1 ventilação a cada 6 segundos (10 resp/min), enquanto são aplicadas as compressões torácicas contínuas
Se ventilação com bolsa-válvula-máscara		Manter relação de 15:2, com dois socorristas (15 compressões para 2 ventilações)	Manter relação de compressão:ventilação 15:2, com dois socorristas
Circulação (C)			
Localização do pulso	Braquial	Braquial/femoral	Carotídeo
Área de compressão	1/2 médio do esterno Iniciar se FC < 80 bpm	Metade inferior do esterno	Metade inferior do esterno
Modo de compressão	Dois polegares no meio do esterno englobando o tórax, ou dois dedos no um terço médio do esterno	Dois polegares imediatamente abaixo da linha intermamilar, englobando-se o tórax com as duas mãos	Eminência hipotenar de uma mão ou de duas mãos justapostas
Profundidade	Um terço da profundidade do tórax (1 a 2 cm)	Um terço do diâmetro anteroposterior - 4 cm Permitir o retorno total do tórax após a compressão	Um terço do diâmetro anteroposterior - 5 cm (não passar de 6 cm). Permitir o retorno total do tórax após a compressão
Frequência média	120 compressões/min	100 a 120 compressões/min	100 a 120 compressões/min
Relação ventilação/ compressão*	1:3 (pausa para ventilação)	2 ventilações: 15 compressões - Dois socorristas profissionais de saúde	2 ventilações: 15 compressões - Dois socorristas profissionais de saúde

*Nos casos de trauma.
Fonte: PALS, 2015/AHA.

Na Tabela 2, estão os tubos traqueais e as sondas de aspiração, de acordo com a faixa etária.

TABELA 2 Tubo traqueal e sonda de aspiração

Idade/peso aproximado	Tubo traqueal (mm)	Sonda de aspiração (F)
Prematuro (< 1 kg)	2,5	5
Prematuro (1 a 2 kg)	3,0	5 ou 6

(*continua*)

TABELA 2 (*continuação*) Tubo traqueal e sonda de aspiração

Idade/peso aproximado	Tubo traqueal (mm)	Sonda de aspiração (F)
Prematuro (2 a 3 kg)	3,0 a 3,5	6 ou 8
0 a 1 mês (3 a 10 kg)	3,5 a 4,0	8
1 ano (10 a 13 kg)	4,0 com ou sem *cuff*	8
3 anos (14 a 16 kg)	4,5 com ou sem *cuff*	8 ou 10
5 anos (16 a 20 kg)	5,0 com ou sem *cuff*	10
6 anos (18 a 25 kg)	5,5 com ou sem *cuff*	10
8 anos (24 a 32 kg)	6,0 com *cuff*	10 ou 12
12 anos (32 a 54 kg)	6,5 com *cuff*	12
16 anos (50 kg)	7,0 com *cuff*	12
Adulto	7,0 a 8,0 com *cuff*	12 ou 14

Estabilização pós-reanimação

Sistema respiratório “AB”

- Manter as vias aéreas pérvias: aspirar secreções e verificar a fixação da cânula traqueal (fixar em três vezes o número do diâmetro da cânula).
- Posicionar o paciente, mantendo a cabeça em posição neutra.
- Monitorar a expansibilidade torácica, o esforço respiratório, a ausculta pulmonar (simetria de murmúrios vesiculares) e a coloração de pele.
- Instalar oximetria de pulso e capnógrafo, se o paciente está intubado.
- Realizar hemogasometria arterial.
- Ventilação mecânica: os parâmetros dependerão da doença de base e da idade do paciente. Tentar manter a ventilação com parâmetros fisiológicos iniciais: PI 15 a 20, PEEP 5, Fap 20 a 30, T_{insp} 0,5 a 0,8, $FiO_2 < 60\%$, VC 6 a 8 mL/kg.
- Solicitar radiografia de tórax em pacientes com suspeita de pneumonia e nos intubados para avaliar posição do tubo endotraqueal.
- Nos pacientes intubados, deve-se sempre verificar se existe complicações pela realização do mnemônico DOPE: Deslocamento, Obstrução, Pneumotórax, defeito no Equipamento.

Sistema cardiovascular “C”

- Avaliar ritmo e frequência cardíaca com monitoração contínua.
- Avaliar pulsos, enchimento capilar, pressão arterial e temperatura da pele.
- Quantificar o débito urinário → passar sonda vesical.

- Tratar o choque com infusão de líquidos e drogas vasoativas (ver protocolo específico).
- Administrar drogas vasoativas (uso em infusão contínua):
  - Epinefrina (escolha na pós-reanimação imediata com PCR ou choque frio): 0,1 a 1 μg/kg/minuto.
  - Noradrenalina (considerar no choque hipotensivo e vasodilatado/quente): 0,1 a 3 μg/kg/minuto.
  - Dopamina (choque sem hipotensão): 5 a 10 μg/kg/minuto.
  - Dobutamina (choque sem hipotensão ou cardiogênico): 5 a 20 μg/kg/minuto.

Tratamento – fluidos

- No paciente em choque com história de perdas líquidas importantes, infundir solução fisiológica 0,9%: 20 mL/kg, em 15 a 20 min.
- Reavaliar e repetir conforme a necessidade. Vigiar sinais de disfunção miocárdica e interromper a infusão caso surjam sinais de hipervolemia (estertores pulmonares e hepatomegalia).
- A solução de Ringer lactato pode substituir o SF a 0,9%, desde que não haja hiperpotassemia.
- No trauma, com sangramento provável ou aparente após segunda expansão, deve-se avaliar a utilização de concentrado de hemácias, 10 a 20 mL/kg, e sempre solicitar a avaliação do cirurgião.
- Se possível, manter dois acessos vasculares.

Sistema nervoso central

- Observar atividade motora, reação pupilar e nível de consciência (escala de coma de Glasgow).
- Evitar hipo ou hiperglicemia. Manter temperatura normal.
- Em caso de sinais de hipertensão intracraniana e herniação: manter intubado com pCO_2 em torno de 35, manitol e decúbito elevado, com a cabeça em posição neutra.
- Tratar convulsão (uso de diazepam: 0,5 mg/kg).

Sistema renal e metabólico

- Sonda vesical para monitoração do débito urinário → mínimo de 1,0 mL/kg/hora (ou > 50 mL/hora em adolescentes).
- Tratar os distúrbios eletrolíticos.

- Infusão de volume ou uso de diuréticos para manter débito urinário adequado, guiado por medidas de pressão arterial e pressão venosa central (se houver).
- Se necessário o uso de diuréticos, usar furosemida na dose de 0,5 a 1,0 mg/kg em doses repetidas.

Sistema gastrintestinal

- Jejum até estabilização hemodinâmica e metabólica.
- Sonda nasogástrica para monitorar sangramento gastrintestinal alto e descompressão gástrica, devendo ser mantida aberta.
- Protetores de mucosa intestinal: uso de ranitidina ou inibidores da bomba de prótons (pantoprazol ou omeprazol).

Regulação térmica

- Controle de temperatura – manter a normotermia e tratar a febre agressivamente.

Outras alterações

- Tratar anemia, se necessário.
- Plasma, plaquetas ou crioprecipitado nos distúrbios de coagulação.
- Antibioticoterapia, quando indicada.

Avaliação laboratorial

- Hemograma; culturas, velocidade de hemossedimentação (VHS), proteína C reativa (em quadros infecciosos), eletrólitos, glicemia, gasometria arterial, ureia, creatinina, TGO, TGP, coagulograma, albumina e lactato, troponina, CPK e CPK-MB.

Avaliação radiológica

- Radiografia de tórax – avaliar a posição da cânula traqueal: segundo espaço intercostal, 1,0 cm acima da carina. Verificar área cardíaca e características do parênquima pulmonar.

Na Figura 4, está o fluxograma de atendimento do paciente pediátrico com parada cardiorrespiratória.

Na Tabela 3, estão descritos os principais medicamentos que podem ser empregados em paciente com parada cardiorrespiratória.

Figura 4 Fluxograma de parada cardíaca na pediatria.

AESP: atividade elétrica sem pulso; FV: fibrilação ventricular; RCP: ressuscitação cardiopulmonar; TEP: trombose pulmonar; TV: taquicardia ventricular.

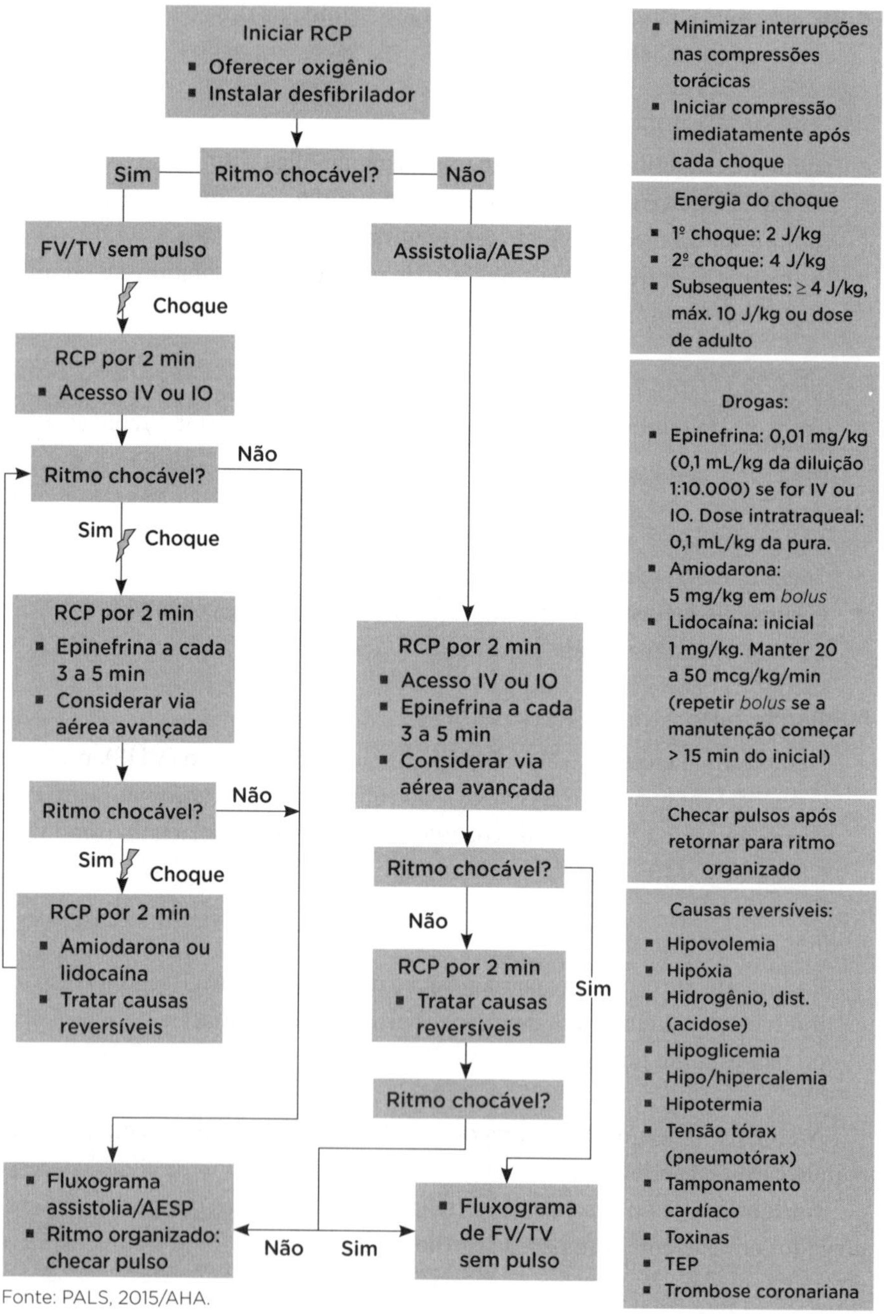

Fonte: PALS, 2015/AHA.

TABELA 3 Principais medicações empregadas na parada cardiorrespiratória

Medicação/ apresentação	Indicação	Dosagem	Observações
Amiodarona Ancoron® Amp.: 150 mg/3 mL Atlansil® Amp.: 150 mg/3 mL	Sem pulso: ▪ Fibrilação ventricular ▪ Taquicardia ventricular sem pulso Taquicardias com perfusão (taquicardia juncional ectópica, taquicardia vetricular)	IV ou IO: 5 mg/kg em *bolus* podendo repetir até 15 mg/kg (dose única, máxima 300 mg) Taquicardias com perfusão: 5 mg/kg em 20 a 60 min Repetir conforme necessário Pode ser instalada infusão contínua (até 20 mg/kg/dia)	Utilizada na PCR que se apresenta como fibrilação ventricular ou taquicardia ventricular sem pulso Pode agravar arritmias preexistentes com bradicardia e bloqueio AV Acionar um especialista antes da administração em pacientes com perfusão Efeitos colaterais: bradicardia, bloqueio AV, depressão miocárdica, hipotensão, choque cardiogênico
Atropina Amp.: 0,25 mg/1 mL Amp.: 0,50 mg/1 mL	Bradicardia sintomática Envenenamento por anticolinesterásicos Para reduzir secreções ou reduzir o reflexo vagal na intubação	IV ou IO: 0,02 mg/kg podendo repetir em 5 min Dose única mínima - 0,1 mg Dose única máxima - 0,5 mg Intratraqueal: 0,04 a 0,06 mg/kg	A principal indicação é o tratamento de bradicardia secundária ao reflexo vagal A droga de escolha para a bradicardia sinusal por hipóxia é a adrenalina Nas intoxicações por anticolinesterásicos, podem ser necessárias grandes doses de atropina Não utilizar em doses menores que a mínima, pois pode causar bradicardia paradoxal
Bicarbonato de sódio Bicarbonato de sódio a 8,4% Amp.: 1,0 mEq/1,0 mL de bicarbonato	Tratamento de acidose grave documentada na hemogasometria Tratamento da hipercalemia	IV ou IO: Dose: 1,0 mL/kg (1,0 mEq/kg) da solução a 8,4%, lentamente Administrar somente após assegurar a ventilação adequada Diluir 1:1 em água destilada	O uso rotineiro não é mais indicado na parada cardíaca Algumas drogas (p.ex., adrenalina) podem ser inativadas. Lavar bem o acesso venoso entre seus usos O extravasamento pode levar à necrose tecidual Efeitos colaterais: deslocamento da curva de dissociação da oxi-hemoglobina para a esquerda (com diminuição da liberação de oxigênio aos tecidos), deslocamento intracelular de potássio com diminuição de sua concentração sérica, sobrecarga de sódio, diminuição do cálcio ionizado sérico

(continua)

TABELA 3 (*continuação*) Principais medicações empregadas na parada cardiorrespiratória

Medicação/ apresentação	Indicação	Dosagem	Observações
Cálcio Gluconato de cálcio 10% Amp.: 100 mg/1,0 mL (1,0 g/4,8 mEq de cálcio) Cloreto de cálcio 10% Amp.: 100 mg/1,0 mL (1,0 g/13,6 mEq de cálcio)	Tratamento de hipocalcemia documentada Tratamento da hipercalemia e hipermagnesemia graves Superdosagem de bloqueadores de canal de cálcio	IV ou IO: Doses: gluconato de cálcio a 10%: 1,0 mL/kg ou 0,2 a 0,4 mL/kg de cloreto de cálcio a 10% Infundir lentamente. Pode ser repetido 10 minutos após a primeira dose	Não administrar por via IM ou subcutânea, pois pode causar necrose tecidual Incompatível com todos os medicamentos. Lavar a via antes e depois do uso Assegurar permeabilidade da veia antes do uso. Podem ocorrer trombose venosa e necrose tecidual se extravasar Efeitos colaterais: Pode causar bradicardia ou mesmo assistolia na infusão rápida. Parar a administração se ocorrer bradicardia sintomática Pode ocorrer hipotensão por vasodilatação durante a infusão
Epinefrina Adrenalina Amp.: 1 mg/1 mL (1:1.000)	Bradicardia sintomática Parada cardíaca Choque persistente após reanimação volêmica	IV ou IO: 0,01 mg/kg (0,1 mL/kg de 1:10.000) Dose máxima: 1 mg/dose Pode ser repetida a cada 3 a 5 minutos Endotraqueal (ET): 0,1 mg/kg (0,1 mL/kg de 1:1.000) Dose máxima: 1 mg/dose IV contínua*: De 0,02 a 1 µg/kg/min * Regra prática: 0,6 mg x peso (kg) – adicionar diluente para totalizar 100 mL; cada 1 mL/hora dessa solução fornece 0,1 µg/kg/minuto	Para transformar a epinefrina 1:1.000 em 1:10.000, deve-se diluir a ampola de 1 mL em 9 mL de soro fisiológico Não deve ser administrada na mesma via das soluções salinas alcalinas, pois estas inativam a epinefrina. Se só houver um acesso, lavar antes e após a administração O extravasamento pode causar necrose tecidual Dose abaixo de 0,2 µg/kg/min produz efeito beta-adrenérgico; doses acima de 0,3 levam a efeitos alfa e beta-adrenérgicos Efeitos colaterais: taquicardia, arritmias ventriculares, hipertensão, ansiedade, tremor, necrose tecidual no local da injeção, decréscimo de fluxo sanguíneo renal e esplâncnico, isquemia cardíaca em doses elevadas

(*continua*)

TABELA 3 (*continuação*) Principais medicações empregadas na parada cardiorrespiratória

Medicação/ apresentação	Indicação	Dosagem	Observações
Glicose Glicose Amp.: 25% e 50%	Hipoglicemia	IV ou IO: Lactentes e crianças: 2 a 4 mL/kg de SG 25%, que equivale a 0,5 a 1,0 g/kg de glicose Adolescentes: 1 a 2 mL de SG 50% Recém-nascido: 5 a 10 mL/kg de SG 10%	Por via periférica, deve-se utilizar a concentração máxima de 12,5% As soluções concentradas podem causar danos teciduais se houver extravasamento Efeitos colaterais: pode causar esclerose em veias periféricas. Doses repetidas podem causar hiperglicemia e aumento da osmolaridade sérica
Lidocaína Xylestesin® 1% ou 2% sem vaso	Taquicardia ventricular sem pulso Fibrilação ventricular	IV ou IO: Dose: *bolus* de 1 mg/kg Endotraqueal: 2 a 3 mg/kg Contínua: 20 a 50 μg/kg/min	Se existir um atraso de mais de 15 min entre a dose de ataque e o início da infusão, considerar dose única de 0,5 a 1 mg/kg para reestabelecer os níveis terapêuticos Efeitos colaterais: principalmente os relacionados ao sistema nervoso central (sonolência, espasmos musculares, desorientação e convulsões)

BIBLIOGRAFIA

1. Aehlert BJ. PALS: suporte avançado de vida em pediatria: guia de estudo. [Tradução: Adriana Paulino do Nascimento et al.] 3.ed. Rio de Janeiro: Elsevier; 2014.
2. American Heart Association 2005. Guidelines for Cardiopulmonary Resuscitation (CPR) and emergency Cardiovascular Care (ECC) of Pediatric and Neonatal Patients: Pediatric Advanced Life Support. Pediatrics. 2006;117;1005-1028.
3. Baskett PJF, Steen PA, Bossaert L; European Resuscitation Council. European Resuscitation Council Guidelines for Resuscitation 2005. Section 8. The ethics of resuscitation and end-of-life decisions. Resuscitation. 2005;67:71-80.
4. Bonow FP, Piva JP, Garcia PCR, Eckert GU. Avaliação do procedimento de intubação traqueal em unidades de terapia intensiva pediátricas e neonatais. Jornal de Pediatria. 2004;80:355-62.
5. Carvalho RN, Cruz VB. Reanimação cardiopulmonar e cerebral. In: Silva LR, Garcia DEMC, Mendonça DR (ed.). Pronto atendimento em pediatria. 2.ed. Rio de Janeiro: Medsi; 2006. p.826-45.
6. Destaques da American Heart Association 2015. Atualização das diretrizes de RCP e ACE. AHA - 2015 Guidelines BLS/ACLS; 2015.
7. Dickson EM, te al. Infant resuscitation. Current Anaesthesia & Critical Care. 2004;15:53-60.
8. Donoghue AJ, Nadkarni V, Berg RA, Osmond MH, Wells G, et al. Out-of-hospital pediatric cardiac arrest: an epidemiologic review and assessment of current knowledge. Annals of Emergency Medicine. 2005;46:512-22.
9. Ebaid M, et al. Cardiologia em pediatria. São Paulo: Roca; 2000. p. 189-211.
10. Engdahl J, Axelsson A, Bång A, Karlson BW, Herlitz J. The epidemiology of cardiac arrest in children and young adults. Resuscitation. 2003;58:131-8.
11. Hammill WW, Butler J. Pediatric advanced life support update for emergency department physicians. Clinical Pediatric Emergency Medicine. 2005;6:207-15.
12. Hazinski MF, et al. Pediatric advanced life support. American Heart Association/ American Academy of Pediatrics. Dallas; 2003.
13. Piva JP, Garcia PCR. Medicina intensiva em pediatria. Rio de Janeiro: Revinter; 2005. p. 43-64, 135-145, 363-375.
14. Reis AGAC. Pré-medicação no procedimento de intubação traqueal. Jornal de Pediatria. 2004;80:341-2.
15. Voelckel WG, Wenzel V, Lindner KH. Is one drug enough? Arginine vasopressin in pediatric cardiopulmonary resuscitation. Resuscitation. 2002;52:157-8.

Sedação e analgesia

Denise Nogueira Oliveira Gantois Santos
Suedy Brito Coelho Wanderley
Flávia Maria Aragão Lima
Durval Campos Kraychete

INTRODUÇÃO

As crianças atendidas em hospitais frequentemente estão com dor ou serão submetidas a procedimentos diagnósticos ou terapêuticos que geram desconforto ou ansiedade, necessitando de analgesia ou sedação apropriadas.

Nesse contexto, é necessário o entendimento dos conceitos dados nas Tabelas 1 e 2.

TABELA 1 Níveis de sedação

Sedação mínima	Resposta normal à estimulação verbal com diminuição da ansiedade. A criança fica alerta e calma. Pode alterar a função cognitiva e a coordenação, mas preserva as funções ventilatória e cardiovascular
Sedação moderada e sedação para procedimentos	Provocam sonolência com preservação da resposta à estimulação verbal. O paciente pode precisar de estimulação tátil suave. As vias aéreas e os reflexos protetores mantêm-se intactos
Sedação profunda	Diminuição da consciência durante a qual os pacientes não podem ser despertados com facilidade por estímulos verbais ou nocivos. As vias aéreas e os reflexos protetores podem estar comprometidos ou preservados
Anestesia geral	É um estado de inconsciência durante o qual os pacientes não respondem aos estímulos nocivos. Habitualmente, perdem os reflexos protetores das vias aéreas

TABELA 2 Classificação do risco da sedação

Classe I	Paciente saudável
Classe II	Doença sistêmica leve, sem limitação funcional
Classe III	Doença sistêmica grave que limita a atividade, mas não é incapacitante
Classe IV	Doença sistêmica incapacitante que é potencialmente fatal
Classe V	Paciente terminal

Em caso de classe III ou maior da American Society of Anesthesiologists (ASA), considerar uma consulta com um anestesista.

Habitualmente, há recomendação de jejum antes da sedação (Tabela 3).

TABELA 3 Recomendações sobre jejum antes da sedação

Líquidos claros*	2 horas
Leite materno	4 horas
Fórmula para lactentes Leite não humano Comida leve	6 horas

* Líquidos claros: água, sucos sem polpa, refrigerantes, chás e café puro.

Em situações de emergência, muitas vezes, não é possível retardar o procedimento na espera do tempo do jejum indicado, por isso é recomendável ponderar a realização de sondagem gástrica para esvaziamento e o uso de antieméticos simultâneos com a sedação.

ABORDAGEM CLÍNICA

Para indicar o medicamento apropriado, o pediatra deve avaliar e quantificar a dor para analgesia e o nível de consciência para a sedação adequada. A criança a partir de 2 anos consegue relatar dor, porém, somente a partir de 3 anos ela geralmente consegue classificá-la por meio de escalas.

Aplicação das escalas de dor para analgesia

- Escala numérica: solicita-se à criança que escolha um número entre 0 (zero) e 10 (dez), em que o zero corresponde a não sentir dor nenhuma e o 10 seria a dor mais intensa imaginável (Tabela 4).

TABELA 4 Escala numérica de dor

	0___1___2___3___4___5___6___7___8___9___10				
	0	1 a 3	4 a 6	7 a 9	10
Adjetivo	Ausente	Fraca	Moderada	Forte	Insuportável

- Escala de avaliação facial: a criança recebe a orientação de que as faces representam o que pode estar sentindo. A face feliz representa que ela não está sentindo dor. É solicitado à criança que escolha a face que melhor represente a intensidade da sua dor (Figura 1).

Figura 1 Escala de avaliação facial de dor.

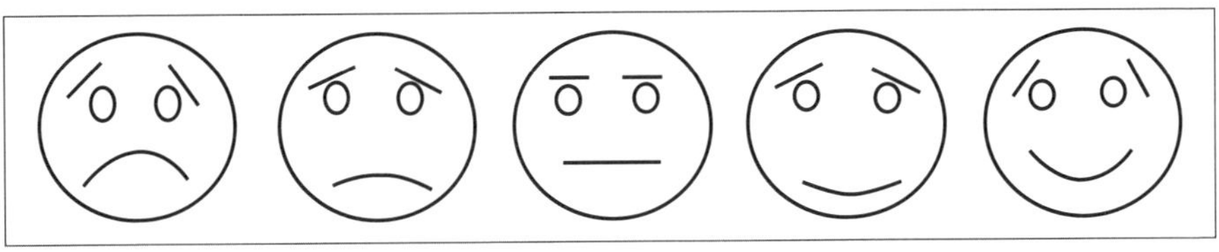

Aplicação da escala de consciência para sedação

- Escala de Ramsay: utilizada em pediatria para avaliação da sedação de pacientes em ventilação mecânica, mas não se aplica a pacientes em uso de bloqueadores neuromusculares (Tabela 5). Deve-se utilizar o sedativo com o objetivo de manter a escala de Ramsay entre 3 e 4, sempre evitando sedação em excesso. Valores acima de 4 demonstram excesso de sedação; se abaixo de 2, o paciente está pouco sedado.

TABELA 5 Escala de Ramsay

Ramsay	Avaliação
1	Paciente acordado e agitado, ansioso ou inquieto
2	Paciente acordado e colaborativo
3	Paciente dormindo, despertável com estímulo verbal, responsivo a comandos
4	Paciente dormindo, despertável com estímulo verbal vigoroso ou leve toque da glabela
5	Paciente dormindo, despertável com estímulo álgico leve (compressão glabelar)
6	Paciente dormindo sem resposta a compressão glabelar

- BIS (índice bispectral): sistema de monitoração neurofisiológica que continuamente analisa eletroencefalogramas para determinar o nível de consciência. Também pode ser usado para evitar sedação excessiva.
  - 100 = acordado.
  - 0 = sem atividade cerebral.
  - 40 a 60 = índice adequado para anestesia geral; fora desse intervalo, encontram-se estados de consciência ou inconsciência profundos.

Avaliação pré-sedação

Na avaliação inicial de um paciente que será submetido à sedação e/ou à analgesia, alguns questionamentos merecem destaque. Para responder as questões, foi criado o SAMPLE para facilitar a avaliação:

- **S**inais e sintomas da doença atual.
- **A**lergias.
- **M**edicamentos em uso/horário.
- **P**assado médico.
- **L**íquidos/hora e último alimento.
- **E**ventos que determinaram o atendimento.

Monitoração durante o procedimento

A monitoração deve ser mantida até que os sinais vitais estejam estáveis e a criança desperte com manutenção e vias aéreas livres. Na Tabela 6, está a orientação de acompanhamento durante a sedação.

TABELA 6 Monitoração necessária durante a sedação

Todos os tipos de sedação	Deve haver presença de um profissional treinado em suporte avançado de vida em pediatria, que não esteja realizando o procedimento
Sedação leve	Observador treinado adicional e oximetria de pulso
Sedação moderada ou profunda	Observador treinado adicional, oximetria de pulso, eletrocardiograma contínuo, pressão arterial

ABORDAGEM TERAPÊUTICA

Objetivos do tratamento

- Obter a estabilidade fisiológica máxima.

- Promover o alívio da dor.
- Reduzir a ansiedade.
- Induzir a amnésia, com o objetivo de diminuir os efeitos psicológicos decorrentes das experiências mais agressivas.
- Facilitar a realização dos procedimentos diagnósticos e terapêuticos.
- Facilitar e permitir o controle da intubação.

Critérios para sedação e analgesia na unidade de terapia intensiva

- Paciente que necessite de drogas de infusão contínua para controle da dor.
- Paciente já internado na unidade de terapia intensiva (UTI) com necessidade de analgesia.
- Procedimentos invasivos.
- Pacientes que necessitem de ventilação não invasiva (VNI), mas que não a toleram.
- Ventilação mecânica.

Medidas não farmacológicas

São medidas utilizadas para controle da dor que envolvem métodos comportamentais e intervenções cognitivas.

Aos lactentes, é preciso oferecer sucção não nutritiva, relaxamento e palavras positivas. Um ambiente adequado é necessário para aplicar as medidas comportamentais em crianças. O método consiste principalmente na distração, utilizando filmes, livros, brinquedos e televisão focados em programas infantis. Também podem ser adotadas as medidas cognitivas, informando a criança sobre o procedimento, preparando-a previamente para que possa colaborar com o procedimento. Além disso, se possível, mostrar e deixar a criança brincar com os equipamentos que serão utilizados. Nesse momento, a participação dos acompanhantes da criança é fundamental, sendo importante esclarecer todas as dúvidas relativas ao procedimento, os mecanismos da dor e as medidas a serem tomadas para seu controle. A ansiedade dos pais torna a criança ainda mais ansiosa.

É importante lembrar que medidas simples, como o uso de atadura, tala ou tipoia e a oclusão de ferimentos abertos, promovem a redução efetiva da dor pelo efeito psicológico em diminuir o contato visual.

Medidas farmacológicas

Sedação e analgesia para procedimentos

Dependendo do procedimento a ser realizado, deve-se avaliar as drogas mais indicadas (Tabela 7).

TABELA 7 Tipos de procedimentos e drogas habitualmente empregados

Situação clínica	Indicações	Sugestões
Procedimento não invasivo	Tomografia, ecocardiograma, eletrocardiograma, ultrassonografia, ressonância magnética, ventilação não invasiva	Medidas não farmacológicas. Eventualmente propofol, midazolam, ketamina, clonidina
Procedimento associado à dor leve e à grande ansiedade	Punção arterial ou venosa, procedimento dentário, punção lombar, laringoscopia, sutura simples, remoção de corpo estranho, drenos, sondagem vesical ou nasogástrica	Midazolam + anestesia local (EMLA; anestésico injetável local) Morfina Propofol Midazolam Ketamina, clonidina
Procedimento associado a dor intensa, muita ansiedade ou ambos	Redução de fratura, endoscopia, drenagem de abscesso, toracocentese, mielograma, cardioversão, debridamento de queimadura, remoção complicada de corpo estranho, sutura complicada, redução de hérnia, intubação orotraqueal	Morfina Propofol Midazolam Ketamina Dexmetomidina: *bolus* 0,5 a 1 mcg/kg ou clonidina (ver dose) Outras opções: midazolam + fentanil, IV; anestesia locorregional

Fonte: adaptada de Krauss e Green, 2000.

Critérios de alta para pacientes que receberam sedação

O paciente deve receber alta hospitalar ao preencher os seguintes critérios:

- As vias aéreas e os sinais vitais encontram-se normais.
- O paciente cumpre ordens apropriadas para a idade.
- O paciente está hidratado e aceita líquidos por via oral.
- O paciente pode ser facilmente despertado.
- O paciente senta sem ajuda (se apropriado para a idade).

Analgesia nas situações clínicas

A introdução das medicações para analgesia deve seguir a ordem de escalonamento, começando com as drogas para dor fraca e, à medida que for percebido que não houve efeito, deve-se prosseguir para a medicação seguinte mais forte, em todos os níveis de dor.

Dor fraca (escore 1 a 3)

- Dipirona ou acetominofen.
- Ibuprofeno ou cetoprofeno ou cetorolaco.

Dor moderada (escore 4 a 6)

Quando as drogas listadas anteriormente não fizerem efeito:

- Codeína ou tramadol.

Dor forte (escore maior que 7)

Quando as drogas listadas anteriormente não fizerem efeito:

- Morfina ou metadona.
- Ketamina pode ser associada, em baixa dose, de acordo com a avaliação de cada caso.

Dor persistente

- Uso contínuo:
  — Morfina: 0,01 a 0,07 mg/kg/h ou fentanil: 0,5 a 2 mcg/kg/h.
- Pode ser associado a:
  — Ketamina: 5 a 10 mcg/kg/min.
  — Dexmetomidina: 0,2 a 0,7 mcg/kg/h.

Caso não haja melhora, deve-se recorrer a um especialista da dor para avaliar outras possibilidades, como bloqueio analgésico ou terapias adjuvantes, caso existam outros componentes, como dor neuropática (antidepressivos, antiepilépticos e anestésicos locais) e psicoterapia. É fundamental que cada situação seja vista de modo individual, junto à equipe multidisciplinar.

Muitas vezes, nos serviços de emergência, há necessidade de intubação e, para tal procedimento, é necessário seguir a sequência adequada, descrita a seguir.

Sequência rápida de intubação

A sequência rápida de intubação (SRI) é um técnica de intubação traqueal utilizada em situações de emergência, que visa a reduzir ao máximo os efeitos colaterais do procedimento.

Indicações da sequência rápida de intubação

Pacientes que necessitem de intubação e apresentem: consciência plena ou parcial; suspeita de estômago cheio; comportamento combativo; convulsões; hipertensão intracraniana (pode piorar na SRI); intoxicação medicamentosa; traumatismos.

Contraindicações da sequência rápida de intubação

Pacientes com parada cardíaca ou coma profundo; edema significativo, trauma ou distorção facial ou laríngea; respiração espontânea e ventilação apropriada em pacientes com tônus muscular e posição adequada para manter as vias aéreas pérvias.

Passos da sequência rápida de intubação

- Exame físico detalhado do segmento cefálico e identificação de via aérea difícil ou indícios de alterações respiratórias (respirador bucal).
- Identificar situações que influenciem na escolha das medicações: comprometimento cardiocirculatório, broncoespasmo, aumento da pressão intracraniana, condições que poderiam determinar hiperpotassemia (p. ex., história de doença neuromuscular ou nefropatia), história familiar de hipertermia maligna.
- Verificar dificuldades em intubações prévias.

Preparo de material

- Monitoração cardíaca, oximetria de pulso e manguito para pressão arterial adequado.
- Acesso venoso testado e funcionante.
- Fonte de oxigênio disponível e dispositivo bolsa-máscara-reservatório.
- Tubos endotraqueais de tamanhos adequados (idade/4 + 4), com e sem balonete, fixação e guia para o tubo (se usado, posicionar a 1 cm da extremidade distal do tubo).
- Laringoscópio e lâminas, incluindo reservas, testados e funcionantes.
- Sistema de aspiração montado e testado.
- Seringas de 5 e 10 mL para testar e insuflar o balonete.
- Coxim para colocar sob os ombros ou sob a cabeça (de acordo com a idade).
- Material para via aérea alternativa em caso de falha na intubação (máscara laríngea e cricotireoidotomia).
- Medicamentos disponíveis (adjuvantes, sedativos, analgésicos, bloqueadores neuromusculares, antagonistas).
- Respirador montado e testado; capnógrafo, se disponível.

- Pessoal treinado para realizar o procedimento.
- Radiografia de tórax.
- Paramentação: luvas, gorro, máscara e proteção ocular.
- Sonda nasogástrica – passar se necessário uso da ventilação sob pressão positiva e/ou com paciente em uso de bloqueador neuromuscular.

Pré-oxigenação

Deve-se fornecer oxigênio com máscara a 100% por 3 a 5 minutos com paciente ventilando espontaneamente e, se ela não for efetiva ou houver apneia, deve-se usar ventilação com pressão positiva. Realizar a manobra de Sellick (pressão cricoide) em algumas situações, embora não seja indicada rotineiramente, e/ou sonda nasogástrica para evitar distensão gástrica.

Pré-medicação

Medicações que devem ser feitas 5 minutos antes da laringoscopia com o objetivo de reduzir os efeitos deletérios do procedimento, das medicações e da doença de base:

- Atropina: previne bradicardia por hipoxemia e reduz a sialorreia. Utilizar em lactentes menores de 1 ano ou entre 1 e 5 anos que fizerem uso de uma dose de succinilcolina ou maiores de 5 anos que fizerem uma segunda dose da succinilcolina. Dose de 0,02 mg/kg, intravenosa (IV) (mínimo 0,1 mg e máximo 0,5 mg).
- Lidocaína: reduz os efeitos deletérios do aumento da pressão intracraniana e ocular associados à intubação. Seu uso é opcional e especialmente indicado para vítimas de traumatismo craniano ou outras afecções intracranianas.

Sedação e analgesia

Há várias opções de sedativos e analgésicos disponíveis, com a escolha baseada no quadro clínico e na disponibilidade de cada serviço. A seguir, são relacionadas algumas sugestões:

- Midazolam.
- Fentanil.
- Ketamina.
- Propofol.
- Tiopental.
- Morfina.

Bloqueador neuromuscular

Deve-se utilizar o bloqueador apenas após a dose do sedativo ou analgésico para evitar paralisia muscular no paciente ainda desperto.

- Rocurônio – antagonista: neostigmina/prostigmina.
- Atracúrio – antagonista: neostigmina/prostigmina.
- Pancurônio – duração do efeito por 2 horas; contraindicado na asma.
- Succinilcolina – duração do efeito de 3 a 5 min; diversos efeitos colaterais.

Intubação orotraqueal

- Verificação por meio de ausculta, oximetria e, se disponível, capnografia.
- Fixação da cânula – tamanho do tubo x 3 (para maiores de 2 anos).
- Acoplar ao ventilador mecânico.
- Solicitar radiografia de tórax e gasometria arterial para ajustar parâmetros.

Nas Tabelas 8 a 13, estão os bulários de medicações habitualmente empregadas na faixa etária pediátrica.

BULÁRIO DE MEDICAÇÕES

TABELA 8 Analgésicos não opioides

Droga	Vias	Dose	Intervalo	Dose máxima
Acetominofen	VO	RN, lactentes e crianças 10 a 15 mg/kg/dose	RN: a cada 6 h, lactentes e crianças: 4 a 6 h	5 doses/dia 90 mg/kg/dia > 12 anos: 4 g/dia
Ibuprofeno	VO	≥ 6 meses 4 a 10 mg/kg/dose	6 a 8 h	40 mg/kg/dia ou 2 g/dia
Dipirona	VO, VR, IV	Evitar em < 3 m e < 5 kg 20 a 30 mg/kg/dose	4 a 6 h	3 g/dia
Diclofenaco	VO	> 1 ano 2 a 3 mg/kg/dia = 1 mg/kg/dose	6 a 12 h A cada 8 h	50 mg/dose
Nimesulida	VO	> 1 ano - evitar < 3 a 2,5 mg/kg/dose	12 h	200 mg/dia
Naproxeno	VO	≥ 2 anos 5 a 7 mg/kg/dose	8 a 12 h	15 mg/kg/dia 600 mg/dia
Cetoprofeno	VO IV	≥ 1 ano (gotas) 1 a 2 mg/kg/dose, IV, segurança não estabelecida	6 a 8 h	300 mg/dia

IV: via intravenosa; RN: recém-nascido; VO: via oral; VR: via retal.

Na Figura 2, está o fluxograma para intubações na faixa etária pediática.

Figura 2 Fluxograma para intubação.

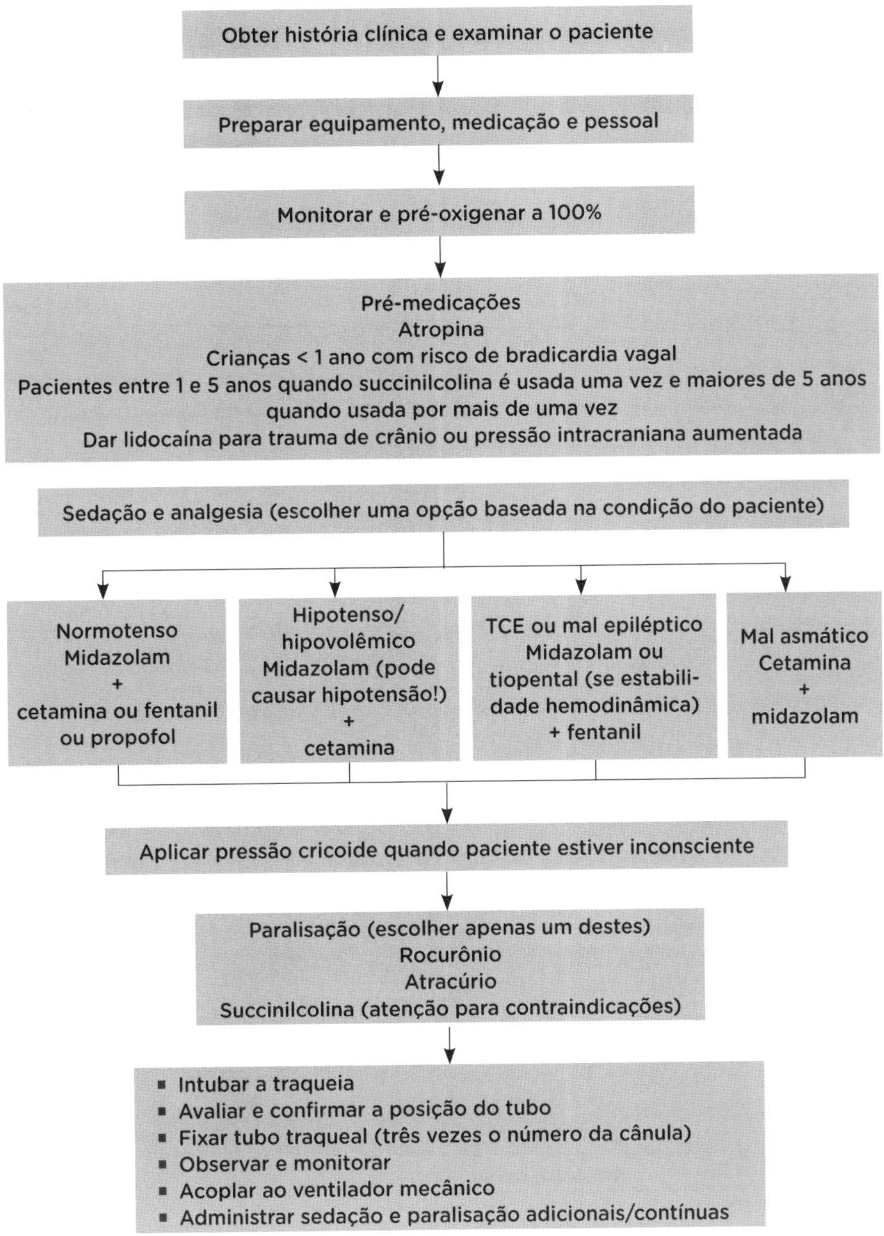

TABELA 9 Analgésicos opioides

Droga	Vias	Dose	Intervalo	Dose máxima
Codeína	VO, SC	0,5 a 1 mg/kg/dose	4 a 6 h	30 mg/dia (2 a 6 anos) 60 mg/dia (> 6 anos) 360 mg/dia (adultos)
Acetominofen com codeína	VO	0,5 a 1 mg de codeína/kg/dose	4 a 6 h	Considerar dose máxima dos componentes, sobretudo do acetominofen
Tramadol	VO, VR, IV	1 a 2 mg/kg/dose Segurança não estabelecida em < 17 anos	4 a 6 h	400 mg/dia (em adultos)
Fentanil	IV (lento)	1 a 5 μg/kg/dose	A cada 1 h	
	Infusão contínua	1 a 3 μg/kg/h		

IV: via intravenosa; SC: via subcutânea; VO: via oral; VR: via retal. 100 μg = 0,1 mg.

TABELA 10 Morfina

RN Evitar em < 3 meses	IV, SC	0,05 a 0,1 mg/kg	4 a 8 h	
	Infusão contínua	*Bolus* inicial 100 μg 0,01 a 0,03 mg/kg/h		
Lactentes e crianças	VO IV, SC	0,2 a 0,6 mg/kg/dose 0,1 a 0,2 mg/kg/dose	4 a 6 h 2 a 4 h	< 1 a: 2 mg/dose 1 a 6 a: 4 mg/dose 7 a 12 a: 8 mg/dose > 12 a: 15 mg/dose
	Infusão contínua	5 a 60 μg/kg/h Aumentar 5 a 10 μg/vez		100 mcg/kg/h

IV: via intravenosa; RN: recém-nascido; SC: via subcutânea; VO: via oral. 100 μg = 0,1 mg.

TABELA 11 Antagonista opioide

Droga	Vias	Dose	Intervalo	Dose máxima
Naloxona	IV, SC, IO, IT	Reversão total: 0,1 mg/kg a cada 2 min se necessário Não reverte rigidez torácica		2 mg/dose 10 mg dose acumulada

IO: via intraóssea; IV: via intravenosa; IT: intratraqueal; SC: via subcutânea.

TABELA 12 Sedativos

Droga	Vias	Dose	Intervalo	Dose máxima
Midazolam	IV	0,1 a 0,3 mg/kg/dose		< 6 anos: 6 mg/dose > 6 anos: 10 mg/dose
	IV contínua	0,1 a 0,4 mg/kg/h		
	Nasal	0,2 a 0,3 mg/kg/dose		
	VO	0,2 a 0,5 mg/kg/dose		

(continua)

TABELA 12 (*continuação*) Sedativos

Droga	Vias	Dose	Intervalo	Dose máxima
Diazepam	IV, VO, VR, nasal	0,05 a 0,5 mg/kg/dose 0,05 a 2 mg/kg/dose 0,2 a 0,3 mg/kg/dose	2 a 4 h 6 a 8 h	IM, IV = 0,6 mg/kg VO = 10 mg
Propofol	IV	1 a 3 mg/kg, repetir dose 0,5 a 1 mg/kg até efeito desejado		4 mg/kg/h
Tiopental	IV	1,5 a 6 mg/kg/dose		
Ketamina	IV IM	2 a 4 mg/kg 3 a 7 mg/kg	1,5 a 2 h	

IM: via intramuscular; IV: via intravenosa; VO: via oral; VR: via retal.

TABELA 13 Antagonista benzodiazepínico

Droga	Vias	Dose	Intervalo	Dose máxima
Flumazenil	IV rápido	0,01 mg/kg	Repetir a cada 1 a 2 min até efeito desejado	1 mg acumulado ou 0,2 mg/dose

IV: via intravenosa.

BIBLIOGRAFIA

1. Agrawal D. Rapid sequence intubation (RSI) in children. UpToDate. 2014. Disponível em: <http://www.uptodate.com/online>. (Acesso em abril-maio 2014.)
2. American Heart Association. Manual de atendimento cardiovascular de emergência e urgência para profissionais de saúde; 2010.
3. Berde CB, Sethna NV. Analgesics for the treatment of pain in children. The New England Journal of Medicine. 2002;347(14):1094-103.
4. Bricks LF. Analgésicos, antitérmicos e antiinflamatórios não-hormonais: controvérsia sobre sua utilização em crianças. Parte 2. Pediatria. 1998;20(3):230-46.
5. Carvalho WA. Analgésicos, antipiréticos e anti-inflamatórios. In: Silva P. Farmacologia. 6.ed. Rio de Janeiro: Guanabara Koogan; 2002 (b). p.431-55.
6. Carvalho WB, Troster EJ. Sedação e analgesia no pronto socorro. Jornal de Pediatria. 1999;75(2):294-306.
7. Cordell WH, Keene KK, Giles BK, Jones JB, Jones JH, Brizendine EJ. The high prevalence of pain in emergency medical care. Am J Emerg Med. 2002;20(3):165-9.
8. Gupta P, Whitesidew. Safety and efficacy of prolonged dexmedetomidine use in critically III children with heart desease. Pediatric Crit Care Med. 2012;13(6):660-6.
9. Hsu DC, Cravero JP. Preparation for pediatric procedural sedation outside of the operating room. UpToDate. 2014. Disponível em: <http://www.uptodate.com/online>. (Acesso em abril-maio 2014.)

10. Krauss B, Green SM. Sedation and analgesia for procedures in children. The New England Journal of Medicine. 2000; 342(3):938-45.
11. Magni AM, Scheffer DK, Burniera P. Comportamento dos antitérmicos ibuprofeno e dipirona em crianças febris. J Pediatria. 2011;87(1):36-42.
12. Nedham CJ, Brindley PG. Best evidence in critical care medicine: the role of neuromuscular blocking drugs in early severe acute respiratory distress syndrome. Department of Anesthesiology and Pain Medicine, University of Alberta, Canada. Can J Anaesth. 2012;59(1):105-8.
13. Piva JP, Carvalho WB. Programa de atualização em medicina intensiva pediátrica. Porto Alegre: Artmed; 2013. p.51-76.
14. Sahyoun C, Krauss B. Clinical implications of pharmacokinetics and pharmacodynamics of procedural sedation agents in children. Curr Opin Pediatr. 2012;24(2):225-32.
15. Senzaki H, Ishido H, Iwamotoy. O uso de dexmedetomidina na sedação de crises de hipercianóticas em um recém-nascido com tetralogia de fallot. Department of Pediatric Cardilogy and Pediatrics, Saitama Medical University Hospital, Saitama Japan. J. Pediatr. 2008;84(4).
16. Sociedade Brasileira para Estudo da Dor (SBED) (org.), Associação Brasileira de Cuidados Paliativos (ABCP), Sociedade Brasileira de Oncologia Clínica (SBOC). Consenso Nacional de Dor Oncológica. São Paulo: EPM, Ed. de Projetos Médicos, 2002.
17. Sukys GA, Schvartsman C, Reis AG. Evaluation of rapid sequence intubation in the pediatric emergency department. J Pediatri. 2011;87(4):343-9.
18. Sury M. Conscious sedation in children. Contin Educ Anaesth Crit Care Pain. 2012;12:152-6.
19. Taketomo CK. Pediatric and neonatal dosage handbook. 18.ed. Lexi-Comp. 2011-2012.
20. Torreão LA, Galvão MR. Analgesia, sedação e uso de bloqueadores neuromusculares. In: Silva LR, Mendonça DR, Moreira DEQ. Pronto atendimento em pediatria. Rio de Janeiro: Guanabara Koogan; 2006. p.70-88.
21. Wanderley SBC, Kraychete DC. Dor. In: Silva LR, Mendonça DR, Moreira DEQ. Pronto atendimento em pediatria. Rio de Janeiro: Guanabara Koogan; 2006. p.413-27.

Sepse

Marli Soares da Silva Lima
Hans Walter Ferreira Greve
Luanda Flores da Costa

INTRODUÇÃO

A sepse é uma das principais causas de morbidade e mortalidade no mundo, com taxas de letalidade variando em torno de 10 a 40%, a depender do país. No Brasil, a letalidade de pacientes internados em unidade de terapia intensiva (UTI) com sepse tem uma média regional de 55%. Diante disso, a necessidade de reconhecimento precoce no pronto atendimento é necessária para modificar esse quadro alarmante.

A sepse é definida como a resposta inflamatória sistêmica a uma infecção, seja ela causada por bactérias, vírus, fungos ou protozoários. Sua forma mais grave, o choque séptico, deve ser prontamente reconhecida para que a terapia efetiva seja imediatamente instituída, a fim de evitar um resultado desfavorável.

Este guia de tratamento é baseado nas recomendações de protocolos internacionais, principalmente o Surviving Sepsis Campaign e o American College of Critical Care Medicine. Em 2016, foi lançado o The Third International Consensus Definitions for Sepsis and Septic Shock (Sepsis-3), que propõe novas definições e critérios clínicos para sepse e choque séptico, excluindo o termo sepse grave. No entanto, o foco foi em pacientes adultos, não havendo proposta de mudanças para a população pediátrica. Assim, neste capítulo, foram mantidas as definições anteriores de sepse, sepse grave e choque séptico, conforme a orientação do Instituto Latino Americano de Sepse (ILAS), que é mais adequada à realidade brasileira.

Síndromes relacionadas à sepse – definições

A sepse, a sepse grave e o choque séptico são espectros de uma mesma doença, sendo de fundamental importância que os seus critérios diagnósticos sejam bem definidos, uma vez que sepse grave e choque séptico se acompanham de alta mortalidade e o pronto reconhecimento dessas situações deve ser sempre seguido de terapia imediata.

Sepse

Presença de dois ou mais dos seguintes critérios, na presença de um foco infeccioso, sendo um deles alteração da temperatura e/ou alteração dos leucócitos:

1. Temperatura > 38°C ou < 36°C.
2. Taquicardia (relacionar com a idade) na ausência de estímulos externos ou, para menores de 1 ano, bradicardia na ausência de estímulos externos, doenças cardíacas ou uso de betabloqueadores.
3. Taquipneia (relacionar com a idade) não associada a doenças neuromusculares ou anestesia.
4. Leucograma > 12.000 cel/mm^3 ou < 4.000 cel/mm^3 ou > 10% bastões, não associados à quimioterapia.

Sepse grave

Sepse associada a sinais de disfunção cardiovascular ou à disfunção respiratória ou a duas ou mais das outras disfunções orgânicas, descritas a seguir.

Sinais de disfunção do sistema respiratório

- $PaO_2/FiO_2 < 300$ na ausência de cardiopatia congênita cianótica ou pneumopatia preexistente ou
- $PaCO_2 > 20$ do valor basal ou
- Necessidade de $FiO_2 > 50\%$ para manter $SatO_2 > 92\%$ ou
- Necessidade de ventilação não invasiva ou ventilação mecânica não eletivas.

Disfunção do sistema cardiovascular

A presença dos seguintes, apesar da infusão de fluidos (≥ 40 mL/kg) em 1 hora:

- Hipotensão: pressão arterial sistólica (PAS) abaixo de dois desvios-padrão para a idade ou
- Necessidade de drogas vasoativas para manter níveis normais de pressão ou

- Dois ou mais sinais de hipoperfusão tecidual:
  — Acidose metabólica inexplicável: BE menor que -5 mEq/L.
  — Aumento do lactato arterial: duas vezes o normal.
  — Oligúria: diurese menor que 0,5 mL/kg/h.
  — Tempo de enchimento capilar: maior que 5 segundos.
  — Gradiente térmico entre o corpo e as extremidades.

Disfunção neurológica

- Escala de coma de Glasgow menor que 11 ou
- Alteração aguda do estado mental com diminuição do Glasgow em 3 pontos da linha de base.

Disfunção hematológica

- Plaquetas abaixo de 80.000 ou diminuição de 50% da contagem plaquetária do maior valor dos últimos 3 dias (para pacientes oncológicos e hematológicos crônicos) ou
- Razão normalizada internacional (RNI) maior que 2.

Disfunção renal

- Creatinina duas vezes o valor normal para idade ou
- Aumento da creatinina em duas vezes do valor basal.

Disfunção hepática

- Bilirrubinas totais acima de 4 mg/dL (exceto para recém-nascidos) ou
- ALT acima de duas vezes o valor normal para a idade.

Disfunção digestiva

- Íleo paralítico.

Choque séptico

Em pediatria, o choque séptico é definido como a sepse associada à disfunção cardiovascular, utilizando os critérios já citados: hipotensão ou necessidade de drogas vasoativas para manter níveis normais de pressão ou dois ou mais sinais de hipoperfusão tecidual.

É importante frisar que a presença de hipotensão não é obrigatória para o diagnóstico de choque séptico em pediatria, pois esse é um sinal tardio, surgindo na fase descompensada do choque quando os mecanismos compensatórios já se esgotaram.

ABORDAGEM DIAGNÓSTICA

O passo mais importante para o diagnóstico de sepse e choque séptico é o alto grau de suspeição clínica. Assim, em pacientes com quadros infecciosos sabidamente graves ou naqueles que se apresentem com redução do nível de consciência e/ou alteração da perfusão periférica, é mandatória a suspeita de sepse e inclusão do paciente no protocolo de atendimento.

O exame físico inicial fornece informações importantes para o diagnóstico e a classificação do quadro como sepse, sepse grave ou choque séptico. Deve-se avaliar e reavaliar periodicamente o paciente:

- Avaliar os dados vitais na admissão, registrando os valores iniciais.
- Realizar exame físico completo à procura de sinais de infecção.
- Atentar para os sinais clínicos que sugiram disfunção orgânica: perfusão, desconforto respiratório, distensão abdominal, redução do sensório, icterícia, etc.

Exames laboratoriais e de imagem devem ser realizados para identificação do foco infeccioso e monitoração dos sinais de disfunção orgânica.

- Lactato – o resultado deve estar disponível nos primeiros 30 minutos da admissão, no entanto, é importante destacar que, em pediatria, muitas vezes, os valores são normais mesmo nos pacientes com choque séptico.
- Gasometria arterial.
- Hemograma, proteína C-reativa (PCR), creatinina, ureia.
- TTPa/TP/fibrinogênio.
- Bilirrubinas/transaminases (ALT/AST).
- Troponina.
- Eletrólitos: $Na^{+}/K^{+}/Ca^{++}/Mg^{++}$.
- Hemoculturas, urocultura e sumário de urina.
- Radiografia de tórax.
- Liquor.
- Outras culturas se houver achados clínicos.

ABORDAGEM CLÍNICA

Para maior eficácia do tratamento, com redução de morbidade e mortalidade, a terapia para os pacientes com sepse, sepse grave e choque séptico deve ser instituída precocemente, tão logo ocorra o diagnóstico.

O tratamento desses pacientes pode ser realizado dentro de dois pacotes (*bundles*), o pacote de reanimação inicial e o pacote de manutenção.

No pacote de reanimação inicial, todas as medidas devem ser iniciadas imediatamente após o diagnóstico de sepse grave ou choque séptico, e os objetivos devem ser alcançados dentro de 1 hora. A espera por admissão em UTI não deve retardar o início dessas medidas.

A – Pacote de reanimação inicial – primeira hora

O pacote de reanimação tem como objetivo alcançar todas as etapas dentro de 1 hora após o diagnóstico de sepse grave. Neste pacote, incluem-se os seguintes objetivos:

- A1. Monitoração.
- A2. Oxigenação.
- A3. Acesso venoso.
- A4. Coleta de culturas.
- A5. Ressuscitação hemodinâmica.
- A6. Antimicrobianos e controle do foco infeccioso.
- A7. Tratamento da hipoglicemia e da hipocalcemia.

A1. Monitoração

- Recomendação:
  - Todo paciente com a suspeita de sepse deverá ser monitorado ainda no setor de pronto atendimento com monitor cardíaco, oximetria de pulso, medidas de pressão arterial (PA) não invasiva a cada 15 minutos, temperatura e registro do débito urinário.

A2. Oxigenação

- Recomendação:
  - Na suspeita de sepse grave ou choque séptico, instalar suporte de oxigênio com máscara não reinalante para manter $SatO_2$ > de 92%.
  - Os pacientes com choque séptico podem necessitar de intubação traqueal caso evoluam com rebaixamento do sensório com hipoventilação ou desconforto respiratório.
  - Durante os processos de sedação e intubação, pode haver instabilidade hemodinâmica importante, principalmente naqueles pacientes que ainda não receberam o volume adequado de fluidos e agentes inotrópicos.

Caso o paciente evolua com desconforto respiratório ou hipoxemia, avaliar possibilidade de instalar suporte de oxigênio com cânula nasal de alto fluxo (*high-flow*) ou CPAP antes de realizar a intubação, até que seja estabelecido um acesso venoso e iniciadas as expansões e drogas inotrópicas/vasopressoras.

A3. Acesso venoso

- Recomendação:
  — Obter dois acessos venosos periféricos para instalar as expansões venosas ou drogas vasoativas se necessário.
  — Não atrasar o início da reposição fluídica, passando acesso intraósseo caso não se consiga o periférico.

A4. Coleta de culturas

- Recomendação:
  — Em lactentes e escolares, colher 1 frasco de hemocultura pelo menor volume de sangue; em adolescentes, colher 2 amostras de hemoculturas periféricas.
  — Colher culturas de outros sítios suspeitos.
  — As coletas deverão ser realizadas antes da introdução dos antimicrobianos, contanto que não promovam atraso significativo na sua aplicação.
  — Na existência de acesso venoso central com inserção acima de 48 horas do início da sepse e havendo suspeita de que ele seja o foco infeccioso, deve ser também coletada a hemocultura central.

A5. Ressuscitação hemodinâmica

- Recomendação:
  — Todo paciente com suspeita de sepse grave e/ou choque séptico deverá ser submetido à ressuscitação fluídica com solução salina isotônica, considerando que eles têm baixo volume sanguíneo efetivo, decorrente de vários fatores: perdas gastrintestinais, baixa ingestão hídrica, perdas insensíveis, redistribuição do sangue.
  — Fazer alíquotas de 20 mL/kg em 5 a 10 minutos, reavaliando após cada fase. Em geral, são necessários, pelo menos, entre 40 e 60 mL/kg para a expansão do volume intravascular, mas alguns pacientes precisam de volumes muito maiores que esses.
  — Interromper as expansões quando o paciente apresentar normalização dos dados vitais ou se apresentar sinais de hipervolemia (p. ex., hepatomegalia, surgimento de crepitações à ausculta pulmonar, aumento do peso).

— Nos pacientes que evoluem com sinais de hipervolemia e baixo débito cardíaco, devem-se parar as expansões volêmicas, iniciar agentes inotrópicos e fazer dose de diurético.
— Quanto mais grave a apresentação inicial, mais agressiva deverá ser a conduta. Em pacientes hipotensos, iniciar a reposição fluídica e instalar o suporte inotrópico/vasopressor conjuntamente, antes mesmo do término da hidratação.
— Drogas vasoativas: a maioria das crianças com choque séptico apresenta baixo débito cardíaco, sendo indicado o uso de um dos inotrópicos a seguir: adrenalina em dose baixa (0,01 a 0,2 mcg/kg/min) ou dobutamina (5 a 20 mcg/kg/min) ou dopamina (5 a 10 mcg/kg/min). A adrenalina é a droga de escolha para os pacientes com choque "frio", mostrando redução da mortalidade, se comparada com os pacientes que utilizam dopamina.
— Ainda que o paciente não esteja com acesso venoso central, a terapia com inotrópicos não deverá ser protelada, instalando-se as medicações em via periférica. Devem-se preparar as soluções diluídas em solução fisiológica, sendo, no mínimo, 1 parte da medicação para 3 partes de soro fisiológico para evitar flebite.
— Nas crianças com "choque quente", iniciar terapia vasopressora com norepinefrina na dose de 0,1 a 1 mcg/kg/min, enfatizando que muitos podem necessitar de terapia combinada com inotrópicos.

A6. Uso de antimicrobianos e controle do foco infeccioso

- Recomendação:
  — Terapia antimicrobiana intravenosa deve ser iniciada o mais rapidamente possível e preferencialmente dentro de até 1 hora após o reconhecimento do choque séptico ou sepse grave. Culturas devem ser coletadas antes da administração dos antimicrobianos, mas não devem atrasar o seu início.
  — O esquema antimicrobiano empírico deve conter pelo menos um antibiótico que possua atividade contra todos os patógenos possíveis, além de penetrar bem no provável foco da sepse.
  — A escolha do antimicrobiano deve ser guiada pelo padrão de susceptibilidade dos microrganismos da comunidade, do hospital ou que esteja sabidamente colonizada no paciente em passado recente. Reavaliar o paciente após 48 a 72 horas e, de acordo com a resposta clínica e o resultado das culturas, considerar redução dos antimicrobianos (Figura 1).
  — O atraso no início da terapia antimicrobiana e o controle do foco infeccioso estão associados ao aumento da mortalidade. Caso o paciente esteja sem

acesso venoso, pode ser iniciada antibioticoterapia por via intraóssea ou oral ou intramuscular até que seja possível a administração venosa (Figura 1).

— Estudos de imagem devem ser realizados rapidamente sempre que possível para a identificação de possíveis focos.

— Todo paciente com choque séptico ou sepse grave deve ser avaliado quanto à possibilidade de foco passível de medidas de controle, como debridamento de tecido necrótico, drenagem de abscesso ou remoção de cateter em um período máximo de 6 horas após admissão. A avaliação com o infectologista e o cirurgião é sempre desejável.

Figura 1 Terapia antimicrobiana para pacientes com sepse grave e choque séptico.

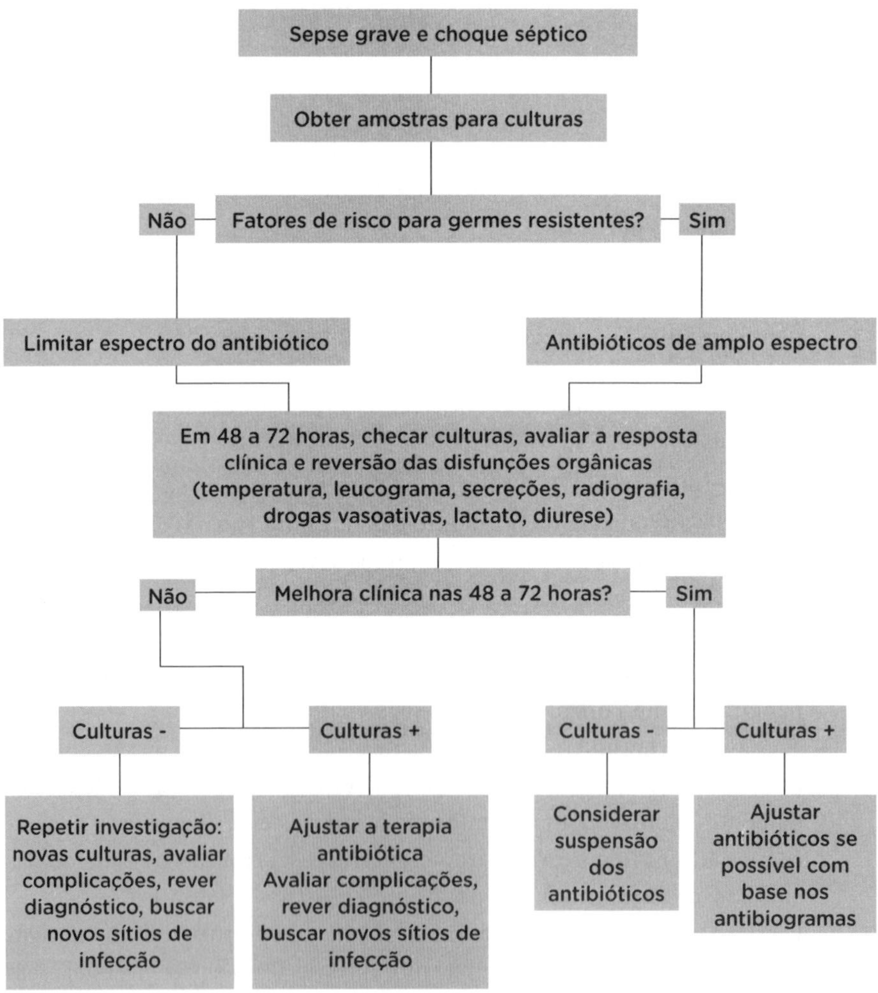
Sepse grave e choque séptico
Obter amostras para culturas
Não
Fatores de risco para germes resistentes?
Sim
Limitar espectro do antibiótico
Antibióticos de amplo espectro
Em 48 a 72 horas, checar culturas, avaliar a resposta clínica e reversão das disfunções orgânicas (temperatura, leucograma, secreções, radiografia, drogas vasoativas, lactato, diurese)
Não
Melhora clínica nas 48 a 72 horas?
Sim
Culturas -
Culturas +
Culturas -
Culturas +
Repetir investigação: novas culturas, avaliar complicações, rever diagnóstico, buscar novos sítios de infecção
Ajustar a terapia antibiótica Avaliar complicações, rever diagnóstico, buscar novos sítios de infecção
Considerar suspensão dos antibióticos
Ajustar antibióticos se possível com base nos antibiogramas

A escolha dos antibióticos necessita de avaliação crítica e individualizada para evitar o desenvolvimento das resistências. Cada paciente deve ser tratado de modo individualizado. Na maioria das vezes, é iniciada a antibioticoterapia empírica até que os resultados das culturas estejam disponíveis.

Principais focos infecciosos de sepse na pediatria

Pneumonias

- De origem comunitária (Tabela 1).

TABELA 1 Medicamentos habitualmente empregados em sepse com pneumonia de origem comunitária

Neonatos até 2 meses	▪ Ampicilina ou penicilina cristalina + ▪ Gentamicina com ou sem ▪ Cefalosporina de 3ª geração (doses conforme idade pós-natal e peso)
Lactentes	Ceftriaxona + oxacilina
Crianças e adolescentes	Ceftriaxona + oxacilina + macrolídeo (claritromicina)

- Na pneumonia nosocomial:
  - Antibióticos: cefepime, piperacilina-tazobactam ou carbapenêmico.
  - Se há suspeita de *S. aureus* meticilino-resistente (MRSA): associar vancomicina, teicoplanina ou linezolida.
- Na pneumonia aspirativa:
  - Antibióticos: ampicilina + sulbactam ou ceftriaxone + clindamicina ou metronidazol.

Infecção de pele e partes moles

- Microrganismo mais comum: *Staphylococcus aureus.*
- Antibióticos: oxacilina ou cefalosporina de 1ª geração.
- Na presença de necrose ou choque tóxico, associar clindamicina.

Infecção de foco abdominal

- Cefalosporina de 3ª geração + metronidazol + ampicilina ou gentamicina ou
- Piperacilina + tazobactam.

Meningite bacteriana

- Ceftriaxona
  - Na presença de derivação ventriculoperitonial (DVP), associar cobertura para Gram-positivos: oxacilina ou vancomicina.

Infecções de foco no trato urinário

- Ceftriaxona.

Sepse sem foco definido

- Ceftriaxona.

Sepse em pacientes imunodeprimidos

- Cefepime + vancomicina.
- Avaliar a necessidade de introdução de antifúngicos.

A7. Tratar hipoglicemia e hipocalcemia

- Recomendação: crianças em choque séptico têm risco aumentado de hipoglicemia e hipocalcemia, que podem interferir na contratilidade miocárdica.
  — Hipoglicemia: deve ser tratada com aplicação rápida de glicose a 10 ou 25%. Após a normalização dos níveis glicêmicos, iniciar soro de manutenção com aporte de glicose para manter a glicemia entre 70 e 150 mg/dL.
  — Hipocalcemia: tratar a hipocalcemia grave em pacientes com choque (cálcio iônico < 1,1 mmol/L) ou em pacientes apresentando sinais de hipocalcemia. Utilizar gluconato de cálcio a 10% – 50 mg/kg (0,5 mL/kg) em infusão lenta.

Caso o paciente não esteja evoluindo com melhora clínica, considerar sempre acompanhamento conjunto com o especialista em infectologia. Em algumas situações, há necessidade de outros especialistas.

B - Pacote de manutenção - após a primeira hora

Após atendimento da primeira hora e estabilização inicial, a criança deverá ser transferida para um leito de terapia intensiva até a completa estabilização clínica.

Nesta fase, as prioridades são as seguintes:

- B1. Monitoração.
- B2. Exames laboratoriais.
- B3. Reavaliação do padrão hemodinâmico.
- B4. Uso de hidrocortisona.
- B5. Ventilação protetora.
- B6. Tratar deficiências hormonais prévias.
- B7. Controle glicêmico.
- B8. Uso de hemoderivados.

B1. Monitoração

- Recomendação:
  - — Crianças com choque séptico devem ter acesso venoso central para monitoração da pressão venosa central (PVC) e para coleta de sangue para avaliação da saturação venosa central de oxigênio (SvO_2).
  - — Passar cateter arterial para monitoração contínua da pressão arterial (PAI).
  - — Se disponível, fazer ecocardiograma para avaliação do débito cardíaco e complacência da veia cava inferior.

B2. Exames laboratoriais

- Recomendação:
  - — Devem-se repetir os exames iniciais para avaliar o estado hemodinâmico (gasometria, lactato) e a evolução das disfunções orgânicas periodicamente.

B3. Reavaliação do padrão hemodinâmico

- Recomendação:
  - — Após a ressuscitação hemodinâmica da primeira hora, o paciente deverá ser constantemente reavaliado para definição de qual esquema de inotrópicos/vasopressores será utilizado no momento.
  - — Além disso, a criança ainda poderá necessitar de reposição fluídica, o que deverá ser feito de forma controlada baseada no quadro clínico e nos parâmetros hemodinâmicos, com reavaliação após cada fase.
  - — O fluxograma (Figura 2) esquematiza a escolha das drogas a serem utilizadas a depender do quadro de apresentação do choque: choque frio com pressão normal, choque frio com pressão baixa ou choque quente com pressão baixa.
  - — Nos casos refratários às medicações habituais, pode ser necessária introdução de outras drogas:
    - Nos pacientes com choque quente: vasopressina.
    - Nos pacientes com choque frio e resistência vascular periférica alta: milrinona ou levosimedan.

B4. Avaliar criteriosamente o uso de hidrocortisona

- Recomendação:
  - — Iniciar hidrocortisona venosa apenas para os pacientes com choque séptico refratário a catecolaminas e na suspeita de insuficiência adrenal absoluta.
  - — Sugere-se manter o corticosteroide durante o período de uso do vasopressor.

- A dose da hidrocortisona ainda é motivo de controvérsia, sendo mais utilizadas: dose de estresse: 1 a 2 mg/kg/dia dividida em quatro a seis aplicações diárias, máximo de 300 mg/dia ou dose de ataque de 10 mg/kg (máximo de 200 mg/dose), seguida por 50 mg/m^2/dia a cada 6 horas, sendo a dose de adolescentes de 50 mg a cada 6 horas.

B5. Ventilação protetora

- Recomendação:
  — A ventilação pulmonar nos pacientes em choque séptico deverá ser protetora para se evitar os efeitos deletérios da ventilação. Se possível, adotar a estratégia de ventilação protetora utilizada na lesão pulmonar aguda (LPA).
  — Para pacientes pediátricos com LPA/SARA em ventilação mecânica, devem-se realizar medidas de proteção pulmonar, utilizando um volume-corrente em torno de 6 mL/kg (utilizar peso ideal).
  — A hipercapnia permissiva deve ser adotada em pacientes com LPA/SARA, caso seja necessário reduzir o volume-corrente.
  — Ajustar a PEEP para evitar colapso pulmonar no final da expiração.
  — Protocolos previamente validados devem ser utilizados para ajustes no ventilador a fim de que os objetivos preconizados sejam alcançados.

B6. Tratar deficiências hormonais prévias

- Recomendação:
  — Nos pacientes que fazem uso prolongado de corticoterapia, utilizar dose de estresse de hidrocortisona (1 a 2 mg/kg/dia).
  — Nos pacientes já com diagnóstico de hipotireoidismo, manter a dose da levotiroxina em uso. Atenção maior aos pacientes portadores de síndrome de Down, que têm risco aumentado de desenvolver hipotireoidismo.

B7. Controle glicêmico

- Recomendação:
  — Após a estabilização inicial, todo paciente com sepse grave e hiperglicemia persistente acima de 250 mg/dL é um candidato ao uso de insulina venosa, com o objetivo de manter a glicemia abaixo de 180 mg/dL.
  — Recomenda-se que todas as crianças em uso de insulina venosa recebam aporte calórico e que glicemia seja avaliada a cada 1 a 2 horas, até que os valores se estabilizem e, a partir de então, a cada 4 horas.
  — Se necessário, iniciar com doses baixas de insulina, evitando-se a hipoglicemia a todo custo.

B8. Uso de hemoderivados

- Nos pacientes durante a fase de instabilidade hemodinâmica, se a SvO_2 estiver abaixo de 70%, a orientação é manter a hemoglobina em torno de 10 g/dL. Depois de passado o período de choque, um valor entre 7 e 8 g/dL parece ser bem tolerado pelos pacientes.
- Os demais hemoderivados deverão ser utilizados conforme a necessidade de cada paciente (Tabela 2).

TABELA 2 Hemoderivados que podem ser necessários nos pacientes graves

Tipo de hemoderivados	Dose	Indicação
Concentrado de hemácias	10 mL/kg, em 2 horas	Hb < 8 Ponderar manter Hb acima de 10 em pacientes instáveis Manter adequado o transporte de oxigênio
Plasma fresco	10 mL/kg, em 1 hora	Coagulopatias (alteração de TP, RNI e TTPa) com sangramento ativo Não utilizar de forma profilática
Concentrado de plaquetas	1 U/5 kg ou 6 U/m² – fazer rápido (aberto)	Plaquetas < 10.000 Plaquetas < 20.000 em paciente com risco de sangramento Plaquetas < 50.000 com sangramento ativo ou se com procedimentos invasivos programados

Hb: hemoglobinas; RNI: razão normalizada internacional; TP: tempo de protrombina; TTPa: tempo de tromboplastina parcial ativada.

C – Medidas adicionais no paciente com choque séptico após estabilização inicial

C1. Elevação da cabeceira do leito

- Recomendação:
  - Exceto quando contraindicado, deve-se manter cabeceira do leito elevada a 30 a 45°, em todos pacientes sépticos em ventilação mecânica, com objetivo de prevenir aspiração e desenvolvimento de pneumonia.

C2. Desmame de ventilação mecânica

- Recomendação:
  - Pacientes sépticos em ventilação mecânica devem passar regularmente por teste de autonomia respiratória para verificar a possibilidade de sua descontinuação, desde que os seguintes critérios sejam satisfeitos:
    - Nível de consciência adequado.

- Hemodinâmica estável, sem necessidade de vasopressor.
- Baixos parâmetros de ventilação (necessidade de baixo PEEP ou pressão inspiratória).
- Necessidade de FiO_2 que possa ser suprida por máscara ou cateter de oxigênio.

C4. Sedação e bloqueadores neuromusculares

- Recomendação:
  - Não há fortes recomendações de qual seja o melhor esquema de sedação e analgesia a ser utilizado nos pacientes em choque séptico, devendo ser seguido o protocolo de cada instituição. No entanto, o uso deve ser racional, com metas claras, evitando-se doses elevadas de sedativos.
  - Deve-se evitar o uso de propofol em menores de 3 anos pelo risco de acidose metabólica fatal. O uso de etomidato deve ser desencorajado pela associação com inibição do eixo adrenal, assim como o uso de dexmedetomidina que reduz o sistema nervoso simpático, ambos podendo levar à piora da instabilidade hemodinâmica.
  - Evitar uso de bloqueadores neuromusculares em pacientes sépticos pelo risco de bloqueio neuromuscular prolongado após a sua descontinuação.

C5. Profilaxia para trombose venosa profunda e tromboembolismo pulmonar

- Recomendação:
  - Não há evidências de recomendação para o uso de profilaxia de trombose venosa profunda (TVP) em crianças pré-púberes, no entanto, para pacientes em uso de cateter venoso central, principalmente na veia femoral, o uso de heparina profilática deverá ser avaliado caso a caso.
  - Pacientes maiores de 14 anos com sepse grave devem receber profilaxia para TVP e tromboembolismo pulmonar (TEP) com baixa dose de heparina não fracionada (HNF) administrada duas ou três vezes ao dia ou heparina de baixo peso molecular (HBPM), exceto quando houver contraindicação (p. ex., trombocitopenia, sangramento ativo, hemorragia intracerebral recente).
  - Para aqueles pacientes com contraindicação ao uso de heparina, profilaxia mecânica com meias elásticas, associada à compressão pneumática intermitente deve ser utilizada, exceto quando houver contraindicação.
  - Em pacientes com altíssimo risco para TVP/TEP, é recomendado o uso de heparina associado à profilaxia mecânica. Nesses pacientes, a preferên-

cia deve ser dada à HBPM no lugar de HNF, pois a primeira tem se mostrado superior nesse subgrupo de pacientes.

C6. Nutrição

- Recomendações:
  - — A nutrição enteral é a preferível sempre que o trato gastrintestinal estiver viável.
  - — Iniciar dieta enteral precocemente de forma intermitente ou em infusão contínua, com aumento progressivo do volume.
  - — O uso de nutrição parenteral é indicado naqueles pacientes que não tolerам a dieta por via enteral. Caso não esteja disponível na instituição, deve-se oferecer aporte venoso de glicose no soro de manutenção, sempre associado a aporte conjunto de sódio.

C7. Profilaxia de lesão aguda de mucosa gástrica

- Recomendação:
  - — Recomenda-se a prevenção de lesão aguda de mucosa gástrica (LAMG) em pacientes com sepse grave ou choque séptico com inibidor de bomba de prótons ou bloqueadores de receptor H_2.

C8. Correção dos distúrbios hidreletrolíticos e acidobásicos

TABELA 3 Correção de distúrbios eletrolíticos e acidobásicos no paciente séptico

Distúrbios	Correção
Hipocalcemia	▪ Tratar a hipocalcemia grave nos pacientes em choque (cálcio iônico < 1,1 mmol/L) ou nos pacientes apresentando sinais de hipocalcemia ▪ Utilizar gluconato de cálcio a 10%, 50 mg/kg (0,5 mL/kg) em infusão lenta
Acidose metabólica	▪ Só corrigir após hidratação adequada e nos casos de acidose grave (pH < 7,15) ▪ Utilizar a fórmula: (BIC desejado - BIC encontrado) X peso X 0,3
Hipocalemia	▪ Potássio menor que 2,5 mEq/L - indicação de correção rápida: 0,3 a 0,5 mEq/kg/h em 4 a 6 horas ▪ Acima desse valor, fazer reposição no soro de manutenção
Hipercalemia	▪ Nebulização com beta-2-agonista (salbutamol 1 gota a cada 2 kg) ▪ Insulina + glicose (0,5 a 1 g de glicose por quilograma associada a 1 UI de insulina regular para cada 5 g de glicose - infundir em 30 min) ▪ Bicarbonato de sódio (1 mEq/kg em 30 min - diluir a solução de 8,4% com água destilada) ▪ Sorcal (1 g/kg por via oral ou retal)

C9. Uso de drogas vasoativas

Na Figura 2, estão as drogas de acordo com o quadro do paciente.

Na Figura 3, está o fluxograma de atendimento ao paciente com sepse.

Figura 2 Drogas vasoativas na sepse.

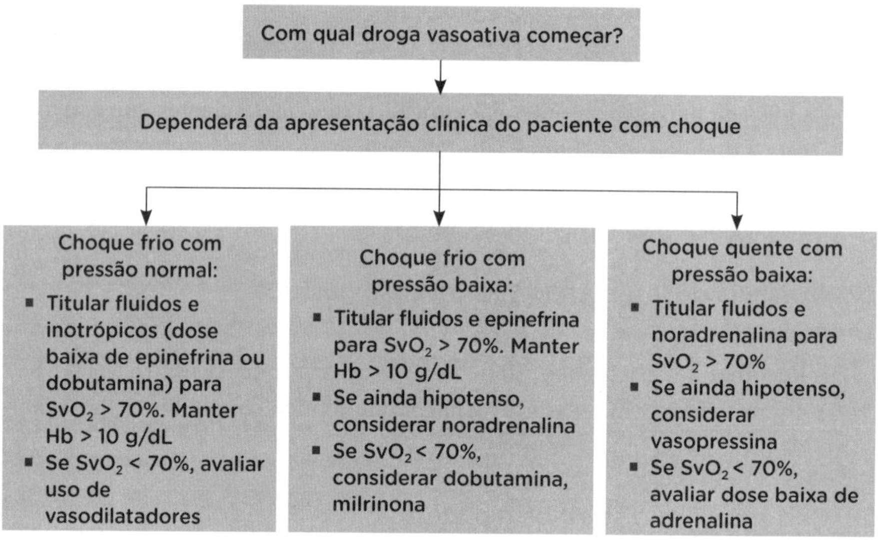

Figura 3 Fluxograma de atendimento do choque séptico.

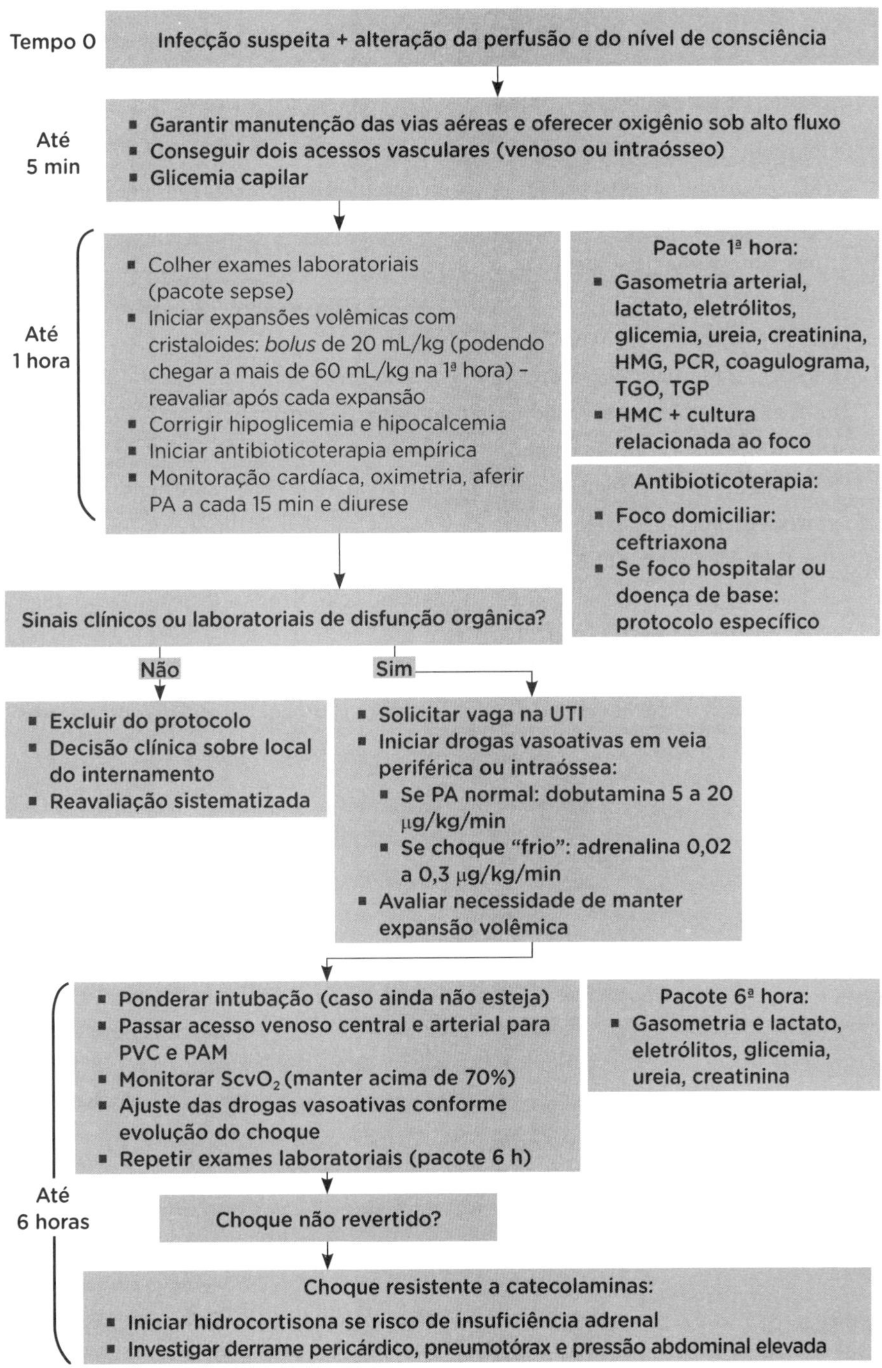

BIBLIOGRAFIA

1. Dellinger RP, Levy MM, Rhodes A, Annane D, Gerlach H, Opal SM, et al. Surviving Sepsis Campaign: International guidelines for management of severe sepsis and septic shock: 2012. Critical Care Medicine. 2013;41(2):580-637.
2. Goldstein B, Giroir B, Randolph A; International Consensus Conference on Pediatric Sepsis. International pediatric sepsis consensus conference: Definitions for sepsis and organ dysfunction in pediatric. Pediatr Crit Care Med. 2005;6(1):2-8.
3. ILAS. Campanha de sobrevivência a sepse – protocolo clínico pediátrico. Disponível em: http://ilas.org.br/assets/arquivos/ferramentas/pediatria/protocolo-de-tratamento-pediatria.pdf. (Acesso em nov 2016.)
4. Larsen GY, Mecham N, Greenberg R. An emergency department septic shock protocol and care guideline for children initiated at triage. Pediatrics. 2011;127:e1585-e1592.
5. Levy MM, Dellinger RP, Townsend SR, Linde-Zwirble WT, Marshall JC, Bion J, et al. The Surviving Sepsis Campaign: results of an international guideline-based performance improvement program targeting severe sepsis. Crit Care Med. 2010;38(2):367-74.
6. Singer M, Deutschman CS, Seymour CW, Shankar-Hari M, Annane D, Bauer M, et al. The Third International Consensus Definitions for Sepsis and Septic Shock (Sepsis-3). JAMA. 2016;315(8):801-10.
7. Suarez D, Ferrer R, Artigas A, Azkarate I, Garnacho-Montero J, Gomà G, et al. Cost-effectiveness of the Surviving Sepsis Campaign protocol for severe sepsis: a prospective nation-wide study in Spain. Intensive Care Med. 2011;37(3):444-52.

Síndrome do desconforto respiratório agudo

Paula de Almeida Azi

INTRODUÇÃO

A síndrome do desconforto respiratório agudo (SDRA) representa uma lesão alveolar difusa que resulta em prejuízo das trocas gasosas, principalmente hipoxemia, e diminuição da complacência pulmonar. Pneumonia, aspiração de conteúdo gástrico e sepse são as principais etiologias associadas, mas várias outras situações podem desencadear a SDRA: inalação de fumaça, toxinas ambientais, drogas, afogamento, traumas, quimioterapia e imunossupressores.

Apesar de ser uma doença relativamente rara na pediatria, com relatos de ser responsável por 1 a 4% dos internamentos em unidades de terapia intensiva (UTI) pediátrica, a mortalidade ainda é elevada, mesmo com as estratégias de ventilação protetora, atualmente variando entre 8 e 35% nos grandes centros.

Na SDRA, ocorrem lesão da membrana alveolocapilar, com extravasamento de líquido e proteínas, e consequente edema pulmonar. A lesão endotelial provoca uma série de reações que intensificam a lesão inicial, destacando-se a mobilização de neutrófilos para o pulmão com liberação citocinas pró-inflamatórias e pró-coagulantes, ocasionando edema intersticial e alveolar e coagulação microvascular. Ademais, há redução da produção do surfactante, com posterior colapso alveolar. Essa cascata de eventos justifica as características fundamentais da SDRA: redução dos volumes pulmonares, principalmente da capacidade residual funcional, aumento do *shunt* intrapulmonar, redução da complacência pulmonar e hipertensão vascular pulmonar.

ABORDAGEM CLÍNICA

A SDRA é definida por critérios clínicos, radiológicos e laboratoriais. A última revisão dos critérios foi realizada em 2012, com o lançamento da Definição de Berlim, que, no entanto, não diferenciou a população pediátrica. Assim, em virtude das diferenças na apresentação clínica, nos fatores de risco e na evolução da SDRA entre adultos e crianças, foi realizada uma revisão dos critérios de Berlim, em 2015, na Pediatric Acute Lung Injury Consensus Conference (PALICC):

- Insuficiência respiratória grave de início em até 1 semana após uma lesão conhecida ou piora dos sintomas iniciais.
- Congestão pulmonar não justificada por insuficiência cardíaca (ventricular esquerda).
- Radiografia de tórax com opacidade de campos pulmonares bilateralmente que não seja justificada por derrame pleural, atelectasia ou nódulos.
- Hipoxemia definida por:
  - Índice de oxigenação (IO) = [FiO_2 × Paw (pressão média de vias aéreas) × 100]/PaO_2. Utilizada nos pacientes em ventilação mecânica.
  - Relação $PaO_2/FiO_2 < 300$, de preferência, ou a relação $SatO_2/FiO_2 < 264$ em pacientes em uso de ventilação não invasiva (CPAP ou BiPAP, com CPAP mínimo de 5 mmH_2O).
  - Há a possibilidade de uso do índice de saturação de oxigênio (ISO): [FiO_2 × Paw (pressão média de vias aéreas) X 100]/$SatO_2$ se não for possível o cálculo do IO nos pacientes em ventilação pulmonar mecânica (VPM).

Critérios específicos em crianças com doença cardiopulmonar crônica prévia:

- Deve-se suspeitar de síndrome do desconforto respiratório agudo pediátrico (SDRAP) em crianças com insuficiência respiratória crônica, mesmo em uso prévio de suporte ventilatório invasivo via traqueostomia, não invasivo ou oxigenoterapia, se houver mudança no padrão clínico prévio de forma aguda e se puderem ser encaixadas nos critérios anteriormente descritos (tempo < 7 dias de doença aguda ou piora clínica e padrão radiológico).
- Suspeitar de SDRAP em cardiopatas (cardiopatia congênita cianogênica) se houver piora da oxigenação basal não justificada pela doença cardíaca, associada aos critérios de SDRAP.

- Recomenda-se que crianças com insuficiência respiratória crônica, já dependentes previamente de ventilação mecânica, e aquelas com doença cardíaca congênita cianogênica, que preencham os critérios de SDRAP, não devam ser estratificadas nas categorias de gravidade (Tabela 1). Outros estudos são necessários para determinar a estratificação de risco de SDRAP nesse grupo de pacientes.

TABELA 1 Critérios e classificação de gravidade de SDRAP

Idade	Excluir pacientes com doença pulmonar relacionada ao período perinatal			
Tempo	$<$ 7 dias de história clínica			
Origem do edema	Insuficiência respiratória não explicada por insuficiência cardíaca ou sobrecarga de volume			
Imagem radiológica	Radiografia de tórax com alteração em parênquima pulmonar de novo infiltrado consistente com doença pulmonar aguda			
Oxigenação	Ventilação não invasiva (VNI)	Ventilação mecânica invasiva		
	PARDS (não tem estratificação de gravidade)	Leve	Moderada	Grave
		(estratificação de gravidade)		
	BiPAP ou CPAP com máscaras faciais. CPAP $\geq$ 5 mmH_2O ▪ Rel. $PaO_2/FiO_2 \leq 300$ ▪ Rel. $SatO_2/FiO_2 < 264$	$4 \leq IO < 8$	$8 \leq IO < 16$	$IO \geq 16$
		$5 \leq ISO < 7{,}5$	$7{,}5 \leq ISO < 12{,}3$	$ISO \geq 12{,}3$
População especial				
Doença cardíaca cianogênica	Critérios acima descritos associados à piora da oxigenação, não explicados pela doença cardíaca de base			
Doença pulmonar crônica	Critérios acima descritos associados a piora clínica e novo infiltrado na imagem radiológica e deterioração da oxigenação de base			
Disfunção ventricular esquerda	Critérios acima descritos associados a piora clínica, novo infiltrado na imagem radiológica e deterioração da oxigenação de base, não explicados pela disfunção ventricular			

Adaptada de Pediatric Acute Lung Injury Consensus Conference (PALICC) 2015.
IO: índice de oxigenação = [FiO_2 X Paw (pressão média de vias aéreas) X 100]/PaO_2;
ISO: índice de saturação de oxigênio = [FiO_2 X Paw (pressão média de vias aéreas) X 100]/$SatO_2$; PARDS: síndrome do desconforto respiratório agudo pediátrico.

Pacientes com risco de desenvolver SDRAP

Pacientes que preencham os critérios iniciais de SDRAP (tempo de evolução, origem do edema pulmonar e imagem radiológica), mas não os critérios de oxigenação, apesar de não ter o diagnóstico, estão em risco de desenvolver a síndrome nas seguintes situações:

- Pacientes em VPM com suplementação de oxigênio para manter $SatO_2 \geq 88\%$ ou IO < 4 ou ISO < 5.
- Pacientes em VNI com BiPAP ou CPAP, por máscaras nasais, com $FiO_2 \geq 40\%$ para obter $SatO_2$ entre 88 e 97%.
- Pacientes em uso de cânula nasal de alto fluxo com $SatO_2$ entre 88 e 97% com fluxo mínimo de:
  — < 1 ano - 2 L/min.
  — 1 a 5 anos - 4 L/min.
  — 5 a 10 anos - 6 L/min.
  — 10 anos - 8 L/min.

ABORDAGEM DIAGNÓSTICA

História clínica e exame físico

Os sintomas habitualmente se iniciam em 6 a 72 horas do evento desencadeador, evoluindo rapidamente com desconforto respiratório e hipoxemia progressivos. A radiografia de tórax tipicamente mostra infiltrado alveolar bilateral em graus variados. Outros sinais e sintomas estarão associados, a depender da causa precipitante (leucocitose, acidose lática, hipotensão).

Monitoração e exames

- Monitoração de dados vitais, inclusive oximetria de pulso. Também são recomendados o uso de capnografia e pressão arterial invasiva.
- Monitoração frequente e acompanhamento da complacência pulmonar, pressão de pico (ventilação a pressão) e pressão platô (ventilação a volume), assim como dos volumes pulmonares.
- Medida da pressão do *cuff* do tubo orotraqueal – duas vezes ao dia, mantida entre 20 e 30 mmHg.
- Radiografia de tórax deve ser realizada para o diagnóstico e quando houver suspeita de escape aéreo. As necessidades de novas realizações virão conforme a evolução de cada paciente.
- Gasometria arterial conforme mudança clínica.
- Hemograma, VHS, PCR, hemocultura, eletrólitos, função renal, transaminases, coagulograma, conforme quadro clínico.
- Broncoscopia: sem evidência de indicação rotineira.

- Ecocardiograma à beira do leito: indicado para acompanhamento da função global, avaliação de enchimento da veia cava e derrame pericárdico.

ABORDAGEM TERAPÊUTICA

Todo paciente com potencial disfunção ou insuficiência respiratória secundária à PARDS deve ser admitido na UTI pediátrica.

O alvo do tratamento deve ser uma condução de terapia intensiva impecável, com uso de ventilação protetora e minimização de riscos, a fim de reduzir as possíveis complicações e as disfunções orgânicas.

- Manter oxigenação tissular, perfusão periférica e estabilidade hemodinâmica.
- Nos pacientes com quadro precoce, há a possibilidade de tentativa de VNI, mas com rápida avaliação de eficácia e risco de falha e indicação precoce de intubação orotraqueal.
- Em pacientes com necessidade de ventilação mecânica, há recomendação de uso de tubo orotraqueal com *cuff*.

O tratamento inclui:

- O tratamento dos fatores desencadeantes.
- Ventilação mecânica com estratégia protetora para evitar a lesão pela ventilação.
- Antibióticos de acordo com foco infeccioso.
- Controle hemodinâmico rigoroso.
- Controle de balanço hídrico rigoroso, avaliação do uso de diurético e diálise precoce para manter o balanço hídrico negativo após 48 horas de estabilidade hemodinâmica.
- Manutenção do débito cardíaco e SVO_2 (saturação venosa mista) ≥ 70%, além de estabilidade hemodinâmica com uso de drogas inotrópica e vasoativas.

Estratégias ventilatórias

- Ventilação mecânica protetora: revisada pelos critérios PALICC.
  - Modo: não há recomendação sobre o melhor modo ventilatório. Os habitualmente utilizados são ventilação mandatória intermitente sincronizada (SIMV), ventilação assistido-controlada (AV), ventilação volume garantido com pressão limitada (PRVC).

- Nos pacientes ventilados a volume, manter pressão de platô até 28 cmH_2O, podendo elevar até 32 cmH_2O em pacientes com baixa complacência da parede torácica.
- Pressão expiratória final positiva (*positive end-expiratory pressure* - PEEP) elevada (10 a 15 cmH_2O, titulados conforme oxigenação e hemodinâmica). Em pacientes com a complacência pulmonar muito baixa, pode ser necessário utilizar PEEP acima de 15 cmH_2O, mas mantendo o limite da pressão de platô.
- Volume-corrente (VC) baixo - 3 a 8 mL/kg, dependendo da complacência pulmonar: entre 3 e 6 mL/kg em pacientes com complacência pulmonar baixa e entre 5 e 8 mL/kg quando a complacência pulmonar estiver melhor.

- Saturação de oxigênio ($SatO_2$): em pacientes com quadros leves de SDRA, em uso de PEEP abaixo de 10 cmH_2O, a meta da saturação pode ser mantida acima de 92%, no entanto, em pacientes com quadros mais graves, com PEEP $\geq$ 10 cmH_2O, tolerar $SatO_2$ entre 88 e 92% (forte nível de evidência), idealmente com $FiO_2 < 60\%$.
- Em pacientes com quadro moderado a grave, considerar a hipercapnia permissiva, mantendo o pH entre 7,15 e 7,3 para minimizar a lesão pulmonar induzida pela ventilação. Entretanto, alguns pacientes não toleram a hipercapnia: hipertensão pulmonar grave, hipertensão intracraniana, alguns efeitos cardíacos congênitos e pacientes com instabilidade hemodinâmica grave.
- Ventilação oscilatória de alta frequência: a ventilação de alta frequência deve ser considerada alternativa ventilatória na falha da ventilação convencional, na hipoxemia refratária, quando a pressão de platô (na ventilação a volume) estiver maior que 28 cmH_2O e sem melhora na complacência pulmonar (92% de concordância).
- Posição prona precoce: não há evidências de recomendação rotineira, mas pode ser tentada nos pacientes graves, sem instabilidade hemodinâmica ou risco de parada cardiorrespiratória. A vigilância deve ser aumentada, pois há maior risco de lesão de pele e deslocamento de dispositivos.
- Recrutamento alveolar: consiste na reabertura de unidades pulmonares colapsadas pelo aumento sustentado de pressão na via aérea (da capacidade residual funcional - CRF), promovendo redução do *shunt* pulmonar e melhora das trocas gasosas. As recomendações de escolha do método de recrutamento e nível da pressão serão baseadas no quadro clínico e tituladas de acordo com a oxigenação e hemodinâmica do paciente. A maioria dos pacientes que respondem ao recrutamento está nas fases iniciais da doença ou tem SDRA de causas secundárias (sepse, SRIS).

Há diversas formas de realização do recrutamento, sem recomendação forte de qual a melhor escolha. A seguir, são descritas algumas possibilidades:

- Opção 1: aumentar o tempo inspiratório para 1,5 s, reduzir a frequência respiratória para 15 ipm, manter delta de pressão de 15 cmH_2O e aumentar progressivamente a PEEP até no máximo 30 cmH_2O. Realizar manobra por 1 minuto; retornar a ventilação anterior por 2 minutos e repetir a manobra três vezes.
- Opção 2: aumentar o tempo inspiratório para 3 s, reduzir a frequência respiratória para 10 ipm, manter o delta de pressão de 15 cmH_2O e aumentar progressivamente a PEEP de 5 em 5 cmH_2O até no máximo 35 cmH_2O. Realizar manobra por 2 minutos, retornando para ventilação anterior por 2 minutos e repetir a manobra três vezes.
- Opção 3: uso de CPAP de 30 a 40 cmH_2O por 30 a 40 segundos.

Se durante a manobra de recrutamento ocorrer instabilidade hemodinâmica e queda de oxigenação até 20% do basal, o procedimento deverá ser suspenso.

Após a realização, anotar pontos de melhora do VC e da oxigenação; caso não ocorra, reavaliar sua manutenção.

Critérios de exclusão: instabilidade hemodinâmica, presença de escape aéreo (pneumotórax, pneumomediastino e enfisema subcutâneo), biópsia ou resseção de pulmão recentes.

Outras estratégias

- Óxido nítrico: não há evidência de recomendação de uso rotineiro de óxido nítrico, contudo pode ser considerado nos pacientes com hipertensão pulmonar documentada e naqueles com grave disfunção ventricular direita, além da possibilidade de terapia transitória nos pacientes com falha de ventilação e possibilidade de oxigenação por membrana extracorpórea (ECMO).
- Surfactante: não há recomendação do seu uso como terapêutica nos pacientes com SDRA.
- Corticosteroide: o PALICC não recomenda seu uso rotineiro, mas ensaios clínicos sugerem que há benefícios de seu uso na segunda fase da SDRA, a fase fibroproliferativa.
- Sedação: recomenda-se a sedação na dose mínima necessária para reduzir o consumo de oxigênio e o trabalho respiratório, além de permitir que o paciente tolere a ventilação e mantenha estabilidade hemodinâmica.

- Bloqueador neuromuscular: há recomendação de uso de bloqueador neuromuscular se a sedação não for suficiente para permitir ajustes ventilatórios adequados. Deverá ser utilizado em doses ajustadas conforme a estabilidade clínica (elevado grau de recomendação).
- Nutrição: deverá haver um plano nutricional, com introdução de dieta enteral precoce, assim que houver estabilidade hemodinâmica, para garantir as necessidades metabólicas e reduzir os riscos do jejum.
- Aspiração de via aérea: há recomendação de manutenção das vias aéreas livres, sem secreção. Cuidados devem ser tomados com as aspirações e o risco de desrecrutamento ao abrir o circuito respiratório, por isso o uso de dispositivos fechados de aspiração traqueal é recomendado nos quadros de SDRA grave.
- Transfusão de concentrado de hemácias: em pacientes com estabilidade hemodinâmica e IO adequado, a hemoglobina pode ser tolerada em 7,0 g/dL, exceto nos pacientes com cardiopatia cianogênica, com sangramento ativo ou hipoxemia grave.
- ECMO: não há recomendação ou critérios específicos de escolha para os pacientes com SDRA que serão submetidos à circulação extracorpórea. Essa terapêutica pode ser avaliada nos pacientes com quadros graves, com falha terapêutica e que possuam causas potencialmente reversíveis de insuficiência respiratória ou aqueles em condições e proposta para transplante pulmonar. Sempre avaliar riscos e benefícios, além da disponibilidade do método.
- Tratamento das complicações: diversas complicações podem surgir em decorrência da doença de base ou do próprio tratamento da SDRA, com necessidade de intervenção específica:
  — Drenagem de pneumotórax.
  — Tratamento de infecção.
  — Tratamento de disfunções orgânicas específicas.

Na Figura 1, encontra-se a sequência na assistência dos pacientes com síndrome do desconforto respiratório agudo.

Recomendações pós-alta hospitalar

- Os pacientes deverão manter acompanhamento com pneumologista pediátrico para monitorar a função pulmonar e, se necessário, tratar suas possíveis alterações no longo prazo.
- Avaliação física, cognitiva, comportamental e psicológica deverá ser realizada em todo paciente que apresentar quadro moderado ou grave da SDRA.

Figura 1 Sequência da assistência ao paciente com síndrome do desconforto respiratório agudo.
ECMO: oxigenação por membrana extracorpórea; SDRA: síndrome do desconforto respiratório agudo.

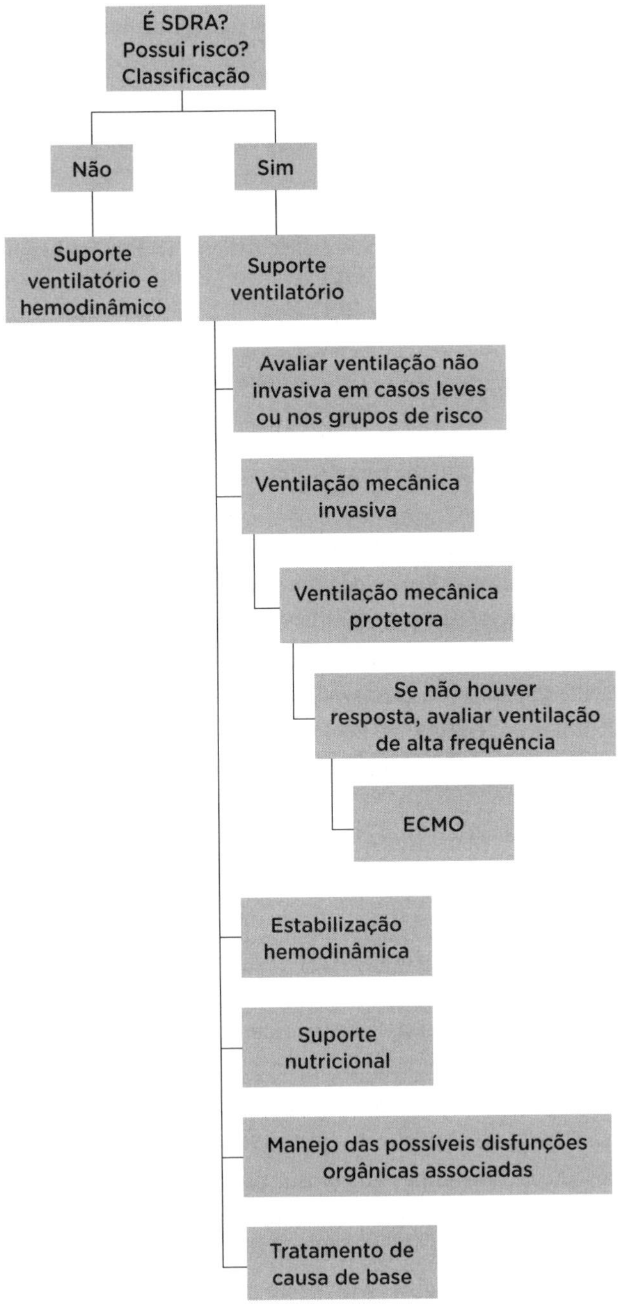

BIBLIOGRAFIA

1. ARDS Definition Task Force, Ranieri VM, Rubenfeld GD, Thompson BT, Ferguson ND, Caldwell E, et al. Acute respiratory distress syndrome: The Berlin definition. JAMA. 2012 Jun 20;307(23):2526-33.
2. Arnaç J, Paquet J, Wysocki M, Demory D, Donati S, Granier I, et al. Optimal duration of a sustained inflation recruitment maneuver in ARDS patients. Intensive Care Med. 2011;37(10):1588-94.
3. Boriosi JP, Sapru A, Hanson JH, Asselin J, Gildengorin G, Newman V, et al. Efficacy and safety of lung recruitment in pediatric patients with acute lung injury. Pediatr Crit Care Med. 2011;12(4):431-6.
4. Charron C, Bouferrache K, Caille V, Castro S, Aegerter P, Page B, et al. Routine prone position in patients with severe ARDS: feasibility and impact on prognosis. Intensive Care Med. 2011;37(5):785-90.
5. Denicola LK, Kissoon N, Abram HS Jr, Sullivan KJ, Delgado-Corcoran C, Taylor C. Noninvasive monitoring in the pediatric intensive care unit. Pediatr Clin North Am. 2001;48(3):573.
6. Ferguson N, Fan E, Camporota L, Antonelli M, Anzueto A, Beale R, et al. The Berlin definition of ARDS: an expanded rationale, justification, and supplementary material. Intensive Care Med. 2012;38(10):1573-82.
7. Guerin C, Reignier J, Richard JC, Beuret P, Gacouin A, Boulain T, et al. Prone position in severe acute respiratory distress syndrome. N Engl J Med. 2013;368(23):2159-68.
8. Neves VC, Koliski A, Giraldi DJ. Review article. Alveolar recruitment maneuver in mechanic ventilation pediatric intensive care unit children. Rev Bras Ter Intensiva. 2009;21(4):453-60.
9. Pádua AI, Álvares F, Martinez JAB. Insuficiência respiratória. Medicina, Ribeirão Preto. 2003;36:205-13.
10. Purohit P. Pediatric acute respiratory distress syndrome clinical presentation. Medscape. Disponível em: http://emedicine.medscape.com/article/803573-clinical. (Acessado em 10 jan 2017.)
11. Rimensberger PC, Cheifetz IM; Pediatric Acute Lung Injury Consensus Conference Group. Ventilatory support in children with pediatric acute respiratory distress syndrome: proceedings from the Pediatric Acute Lung Injury Consensus Conference. Pediatr Crit Care Med. 2015;16(5 Suppl 1):S51-60.
12. The Pediatric Acute Lung Injury Consensus Conference Group. Pediatric Acute Respiratory Distress Syndrome: Consensus Recommendations From the Pediatric Acute Lung Injury Consensus Conference. Disponível em: <http://pedsccm.vpicu.net/file_uploads/PALICC_pediatric_ARDS.pdf>. (Acessado em 10 jan 2017.)

13. Weiner DL. Acute respiratory distress syndrome in children, emergency evaluation and initial stabilization. UpToDate. Disponível em: <https://www.uptodate.com/contents/acute-respiratory-distress-in-children-emergency-evaluation-and-initial-stabilization>. (Acesso em: 10 jan 2017.)
14. Weiner DL. Causes of acute respiratory distress syndrome in children. UpToDate. Disponível em: < https://www.uptodate.com/contents/causes-of-acute-respiratory-distress-in-children>. (Acessado em: 10 jan 2017.)

Síndrome dos maus-tratos na infância

Marina Torga Trocado Dantas

INTRODUÇÃO

A síndrome de maus-tratos (ou vitimização) ocorre em crianças e adolescentes que sofreram abuso físico, sexual, emocional (vitimização psicológica) e/ou negligência.

As agressões aparecem como a quarta causa de morte em crianças de 0 a 9 anos, a segunda causa de 10 a 14 anos e a primeira de 14 a 19 anos.

A violência sexual corresponde a 44% dos casos de agressão em crianças de 0 a 9 anos e a 56% entre 10 e 14 anos, sendo que desses 60% são contra meninas de 0 a 9 anos e 70% de 10 a 14 anos e, aproximadamente, 58% dos casos ocorrem no domicílio.

ABORDAGEM CLÍNICA

Maus-tratos físicos

É o uso da força física de forma não acidental praticado pelos pais ou responsáveis na criança ou adolescente, com o objetivo de ferir, deixando marcas visíveis ou detectáveis.

Os sinais de maus-tratos físicos mais encontrados são as lesões em pele e mucosas, porém não é incomum encontrar lesões ósseas, abdominais e no sistema nervoso central (SNC).

Pele

As lesões são mais comumente encontradas em nádegas, coxas, dorso, face, punhos e tornozelos. Podem apresentar-se em diferentes estágios ou ainda apresentar a forma do objeto utilizado na agressão. As queimaduras também podem ocorrer e são sugestivas de maus-tratos quando se localizam em nádegas, dorso, plantas, palmas, interdígitos e região inguinal.

Ossos

Algumas fraturas são sugestivas de abuso físico, como as de fêmur em espiral, as fraturas identificadas em crianças menores de 3 anos, assim como as fraturas múltiplas ou em estágios de consolidação diferentes e as que ocorrem repetidamente no mesmo lugar.

Sistema nervoso central

O traumatismo cranioencefálico é a principal causa de mortalidade em lactentes vitimizados. As principais forças mecânicas envolvidas são as de translocação, geradas por impacto direto ou por movimentos de "chicotada", no qual há súbitas aceleração e desaceleração do conteúdo craniano, geralmente pelo ato de "chacoalhar" a criança. A síndrome do bebê sacudido, que se caracteriza pela presença de hemorragia subdural e/ou subaracnóidea, edema cerebral difuso, hemorragia retiniana (50 a 80% dos casos) e, geralmente, ausência de outros sinais de lesão, pode evoluir para morte em até 30% dos casos, além de deixar sequelas no desenvolvimento motor, surdez, convulsões, entre outras.

Abdome

Lesões abdominais são a segunda causa de morte em crianças vitimizadas, sendo mais peculiares os quadros de abdome agudo hemorrágico. As lesões viscerais abdominais ocorrem em pequeno percentual das crianças maltratadas, sendo mais frequentes naquelas acima de 2 anos. Podem-se perceber sinais sugestivos de lesão intra-abdominal, como hematomas intramural (duodeno e jejuno) e retroperitoneal, bem como lesões de vísceras sólidas (fígado, pâncreas e baço).

Abuso sexual

O abuso sexual é definido como todo ato ou jogo sexual entre um ou mais adultos e uma criança menor de 18 anos, tendo por finalidade a estimulação sexual. Pode variar desde atos sem contato físico (exibicionismo, voyeurismo) até os mais variados graus de contato com ou sem penetração, utilizando ou não força física.

Segundo a definição do National Center for Child Abuse and Neglect, dos EUA, o abuso também pode ser cometido por uma pessoa menor de 18 anos quando esta for significativamente mais velha que a vítima ou quando o executor estiver em posição de poder ou controle sobre a vítima.

Lesões genitais

A gonorreia, a sífilis, a aids e o herpes genital, quando adquiridos no período pós-natal e sem história prévia de transfusão de sangue, estão usualmente relacionados ao diagnóstico de abuso sexual.

Lesões anais

Em 50 a 75% dos casos de penetração anal, mesmo quando repetida, o exame da região perianal pode ser normal.

Maus-tratos psicológicos

Este tipo de abuso caracteriza-se pela ausência ou inadequação de suporte afetivo e pelo não reconhecimento das necessidades emocionais do menor de forma intencional e persistente. Os insultos verbais, a humilhação, a ridicularização, a desvalorização, a hostilização, a indiferença, a discriminação, as ameaças, a rejeição, a culpabilização e as críticas excessivas são apenas alguns exemplos da forma como o abuso emocional se manifesta.

A violência verbal e a violência psicológica habitualmente ocorrem juntas e estão presentes nas outras situações de maus-tratos. Contrariamente ao que muitos possam pensar, esta e outras formas de violência ocorrem em todas as camadas sociais, econômicas e culturais, embora sejam mais frequentes em famílias desorganizadas e disfuncionais, com menos recursos econômicos, com nível de instrução mais baixo e com condições habitacionais mais precárias. Apesar de as violências verbal e psicológica geralmente não deixarem marcas físicas, elas originam problemas emocionais, cognitivos e comportamentais sérios em crianças e adolescentes.

Negligência

Considera-se negligência quando os pais ou responsáveis falham em prover as necessidades básicas para o desenvolvimento da criança ou do adolescente, como alimentação, vestuário e cuidados com a saúde, ou quando falham em supervisionar ou monitorar adequadamente o comportamento da criança, que pode ser prejudicial a ela, e quando tal falha não é resultante das condições de vida além de seu controle. A identificação da negligência é complexa em famílias com dificuldades socioeconômicas importantes, no entanto, mesmo na ausência de culpa do responsável, a proteção das vítimas envolvidas deverá ser mantida.

Síndrome de Münchhausen por procuração

Trata-se de uma forma peculiar de violência na qual a criança é repetidamente trazida aos serviços médicos em decorrência de sinais e/ou sintomas inventados ou provocados por seu responsável. Em cerca de 76% dos casos, o perpetuador é a mãe e, em 7%, é o pai, podendo ser causada por outros cuidadores e avós. É um distúrbio psiquiátrico do agressor, também conhecido como transtorno factício imposto a outro (DSM-5), porém, pela diversidade de motivações, não é possível delinear um único padrão de comportamento, personalidade ou transtorno psiquiátrico associados. Pode ser muito difícil identificar a síndrome, por isso, muitas vezes, a criança é exposta a procedimentos diagnósticos e tratamentos desnecessários antes de o diagnóstico ser suspeitado.

ABORDAGEM DIAGNÓSTICA

Anamnese

Uma anamnese cuidadosa e mais completa possível, seguida de exame clínico minucioso, representa parte essencial para a suspeita da ocorrência de maus-tratos.

Deve-se atentar às seguintes situações:

- História incompatível com as lesões existentes.
- Lesões incompatíveis com a idade da criança.
- Relatos discordantes entre os responsáveis, entre a vítima e o responsável ou por uma mesma pessoa, mas em momentos diferentes.
- Supostos acidentes que ocorrem repetidamente ou com frequência maior que a esperada, geralmente justificadas por má índole e hiperatividade da criança.
- Demora na procura do atendimento médico para o suposto acidente.
- Dinâmica familiar mostrando falta de estrutura: apesar de não ser imperativo, é sabido que a violência infantil é maior em famílias desestruturadas e com problemas de alcoolismo e abuso de drogas.
- História de um dos responsáveis ter sofrido alguma forma de violência na sua infância.

Anamnese na suspeita de abuso sexual:

- Em cerca de 80% dos casos, o abusador é um membro da família ou possui vínculos afetivos com a criança.
- Quando o relato é feito de forma espontânea pela criança ou familiares, a anamnese é mais fácil e direcionada, porém, muitas vezes, é negada pelos acompanhantes.
- O relato espontâneo feito por uma criança merece toda a credibilidade e deverá ser investigado.
- Falsas denúncias também podem acontecer, principalmente entre casais em situações de litígio, sendo muito difícil chegar à verdade nesses casos.
- O abuso sexual leva a alterações de ordem comportamental, social e emocional que podem ser as únicas evidências na história clínica.

Exame físico

- Pele e mucosas: as lesões podem ser bastante variadas, chamando atenção a presença de lesões incompatíveis com a atividade habitual das crianças, como mordidas, hematomas em dorso e coxas, queimaduras de cigarro, queimaduras ou hematomas com a forma do objeto usado na agressão. Lesões em diversos estágios de evolução ou presentes em várias áreas do corpo, além das queimaduras "em luva" e "meia" são sugestivas de violência.
- Esqueleto: fraturas múltiplas e inexplicadas, em diferentes estágios de consolidação, são típicas de abuso físico.
- SNC: as lesões podem ser externas ou internas, com edema cerebral e hemorragia intracraniana. Deve-se atentar para a síndrome do bebê sacudido, que se manifesta por alterações neurológicas associadas à hemorragia retiniana, às vezes, com tomografia normal.
- Lesões torácicas e abdominais: são menos frequentes, porém devem ser investigadas na suspeita de violência física.

Exame físico na suspeita de abuso sexual:

- Na maioria das vezes, não há sinais evidentes de violência.
- Deverá ser feito sempre na presença de um responsável.
- As crianças maiores deverão ser esclarecidas sobre os procedimentos.
- Deve-se proceder ao exame físico completo, com especial atenção aos locais associados à atividade sexual: boca, mamas, genitais e ânus.

Exames complementares

- Coagulograma completo: importante para o diagnóstico diferencial com coagulopatias nas crianças que apresentam hematomas, equimoses e/ou petéquias.
- Radiografias completas do esqueleto devem ser feitas nas suspeitas de maus-tratos físicos em todas as crianças menores de 2 anos de idade e, em alguns casos, até os 6 anos de idade. Acima dessa idade, geralmente, bastam as radiografias localizadas, de acordo com o caso. A radiografia pode ser normal na fase aguda do trauma. Diante da suspeita de maus-tratos, pode-se repetir o estudo radiológico após 2 semanas.
- Tomografia computadorizada e ressonância magnética: indicadas na exploração das lesões intracranianas.

Sempre que possível, é importante coletar material que ajude a comprovar o abuso: pesquisa de sêmen, sangue e células epiteliais pode ser feita quando o abuso ocorreu há menos de 72 horas. Ao indicar a obtenção de material para culturas e pesquisa sorológica para doenças sexualmente transmissíveis (DST), considerar possibilidade de contato oral, genital ou retal, a incidência local de DST e a sintomatologia da criança.

ABORDAGEM TERAPÊUTICA

A abordagem terapêutica está diretamente vinculada à situação clínica apresentada, necessitando, muitas vezes, de equipe multidisciplinar para tal: pediatras, ortopedistas, cirurgiões, neurologistas, ginecologistas, assistentes sociais e psicólogos. No abuso sexual, deve-se priorizar os riscos de gravidez e de aquisição de DST.

Condutas de internação

Entre as crianças agredidas que retornam à convivência dos agressores sem nenhum tipo de intervenção, aproximadamente 5% delas serão mortas e 35% serão feridas novamente. Com o tratamento abrangente e intensivo de toda a família, cerca de 80% dos lares poderão ser reabilitados.

Na Figura 1, está o fluxograma do atendimento da criança ou adolescente vítima de maus-tratos.

A internação hospitalar depende da avaliação dos riscos médicos e sociais e pode ser solicitada pelo Juizado de Menores. Quando existe a suspeita de abuso,

Figura 1 Fluxograma da criança vítima ou com suspeita de maus-tratos.
DST: doenças sexualmente transmissíveis; SNC: sistema nervoso central.

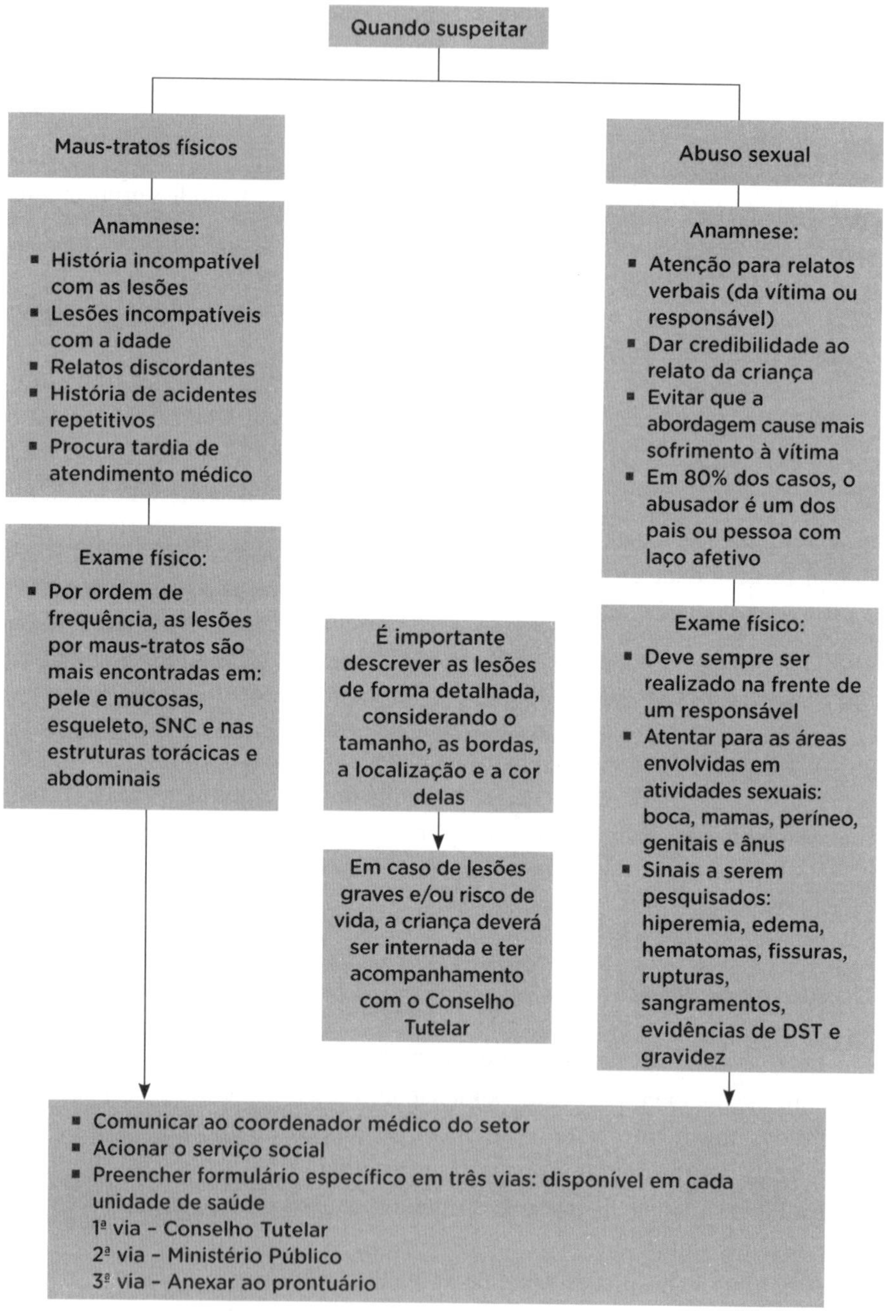

é obrigatória a denúncia ao Juizado de Menores. Deve-se enviar, no prazo de 48 horas, um relatório oficial do ocorrido, contendo relatório médico e relatório social. Dependendo da gravidade do caso, faz-se contato imediato por telefone.

BIBLIOGRAFIA

1. Brasil. Estatuto da Criança e do Adolescente. Lei n. 8.069. Brasília, 13 de julho de 1990.
2. Brasil. Ministério da Saúde. Norma técnica de prevenção e tratamento dos agravos resultantes da violência sexual contra mulheres e adolescentes. 2.ed. Brasília; 2002. p.41.
3. Brasil. Ministério da Saúde. Programa Nacional de DST/AIDS. Guia de tratamento clínico da infecção pelo HIV em crianças. Brasília; 2004. p.48.
4. Brasil. Ministério da Saúde. Saúde da criança material informativo – conversando sobre os direitos das crianças e adolescentes. Brasília: Ministério da Saúde; 2014.
5. Centers for Disease Control and Prevention. Sexually transmitted diseases treatment guidelines 2002. MMWR. 2002;51(No. RR-6):82.
6. DiScala C, Sege R, Guohua L, Reece R. Child abuse and unintentional injuries: a 10-year retrospective. Arch Pediatr Adolesc Med. 2000;154:16-22.
7. Dodge KA, Bates JE, Pettit GS. Mechanisms in the cycle of violence. Science. 1990;250:1678-83.
8. Gomes R, Deslades SF, Veiga MM, et al. Por que as crianças são maltratadas?: explicações para a prática de maus-tratos infantis na literatura. Cad Saúde Pública. 2002;18;3:707-14.
9. Gomes R, Junqueira MFP, Silva CO, et al. A abordagem dos maus-tratos contra a criança e o adolescente em uma unidade pública de saúde. Ciênc Saúde Coletiva. 2002;7(2):275-83.
10. Hasselmann MH, Lopes CS, Reichenheim ME. Confiabilidade das aferições de estudo sobre violência familiar e desnutrição severa na infância. Rev Saúde Pública. 1998;32(5):437-46.
11. Jenny C, Hymel KP, Ritzen A, Reinert SE, Hay TC. Analysis of missed cases of abusive head trauma. JAMA. 1999;281(7):621-6.
12. Kairys SW, Alexander RC, Block RW, Everett VD, Hymel KP, Johnson CF, et al. American Academy of Pediatrics. Committee on Child Abuse and Neglect and Committee on Community Health Services. Investigation and review of unexpected infant and child deaths. Pediatrics. 1999;104(5 Pt 1):1158-60.
13. Kivlin JD, Simons KB, Lazoritz S, Ruttum MS. Shaken baby syndrome. Ophthalmology. 2000;107:1246-54.

14. Louden LD, Bross DC. Legal issues affecting dentistry's role in preventing child abuse and neglect. J Am Dent Assoc. 1995;126:1173-80.
15. McCabe CF, Donahue SP. Prognostic indicators for vision and mortality in shaken baby syndrome. Arch Ophthalmol. 2000;118:373-7.
16. Reece RM, Sege R Childhood head injuries: accidental or inflicted? Arch Pediatr Adolesc Med. 2000;154(1):11-5.
17. Rubin DM, Christian CW, Bilaniuk LT, Zazyczny KA, Durbin DR.. Occult head injury in high-risk abused children. Pediatrics. 2003;111(6 Pt 1):1382-6.
18. SBP/Fiocruz/MJ. Sociedade Brasileira de Pediatria/Fundação Oswaldo Cruz/Ministério da Justiça, s/d. Guia de atuação frente a maus-tratos na infância e na adolescência, 2001. 40p.
19. Southall DP, Samuels MP, Golden MH. Classification of child abuse by motive and degree rather than type of injury. Arch Dis Child. 2003;88(2):101-4.
20. Speight N, Wynne J. Controversy: Is the Children Act failing severely abused and neglected children? Arch Dis Child. 2000;82(3):192-6.
21. Tellles LEB, Moreira CG, Almeida MR, Mecler M, Valença AM, Baldez DP. Transtorno factício imposto a outro (síndrome de Munchausen por procuração) e maus-tratos infantis. Revista Debates em Psiquiatria. 2015;38-43.

Oxigenioterapia com cânula nasal de alto fluxo

Lara de Araújo Torreão

INFORMAÇÕES TÉCNICAS

Trata-se de um dispositivo que oferta oxigênio aquecido (34 a 37°C) e umidificado com alto fluxo (6 a 50 L/min) de O_2 (FiO_2 21 a 100%). Tem um sistema fechado de aquecimento e umidificação e um *blender* que faz a mistura dos gases medicinais que, por meio de um circuito aquecido, chega até o paciente por uma cânula nasal com características próprias. Os circuitos são descartáveis. Há uma relação linear entre o aumento da pressão pelo aumento do fluxo, principalmente quando a boca está fechada ou aberta. No entanto, os estudos mostram que a diferença estatística ocorre apenas com fluxo de 50 L/min (Tabela 1). Frizzola, em 2011, demonstrou, usando modelo animal neonatal, que usando fluxo de 2 L/min e 8 L/min gerou uma pressão entre 2 e 6 cmH_2O com boca aberta e fechada, respectivamente. Ressalte-se que a via área do neonato gera maior resistência, quando comparado a crianças.

TABELA 1 Pressão na via aérea durante a oxigenioterapia nasal de alto fluxo

Fluxo (L/min)	Boca fechada (cmH2O) Média ± DP	Boca aberta (cmH2O) Média ± DP	P
30	1,93 ± 1,25	1,03 ± 0,67	0,46
40	2,58 ± 1,54	1,30 ± 0,80	0,03
50	3,31 ±1,05	1,73 ± 0,82	<0,001

L/min: litros por minuto; cmH2O: centímetros de água; DP: desvio-padrão. Fonte: Respiratory Care 2011;56(8):1151-5.

INTRODUÇÃO

A oferta de oxigênio umidificado e aquecido por meio da cânula nasal de alto fluxo (CNAF) vem sendo utilizada em unidades de terapia intensiva pediátricas

(UTIP) e também nos setores de emergência. As principais indicações de uso são os casos de hipoxemia e desconforto respiratório. Podem ser ofertados oxigênio, ar comprimido e Heliox aos pacientes por intermédio desse dispositivo.

Esses sistemas são cada vez mais utilizados em recém-nascidos (RN), lactentes, crianças e adultos criticamente doentes. O uso da CNAF promove maior conforto ao paciente em relação à ventilação não invasiva (VNI) por meio de máscaras. Não há consenso sobre qual o fluxo é considerado alto fluxo, mas a maioria dos estudos considera acima de 2 L/min em RN e lactentes e acima de 6 L/min em crianças.

Nos últimos anos o uso da CNAF vem se consolidando em crianças com bronquiolites e seu uso chega a 82% dos casos.

A oferta de oxigênio em alto fluxo tem mostrado diversas vantagens em relação à oferta de baixo fluxo, em termos de umidificação, troca gasosa e melhoria do padrão respiratório, além disso, há relatos de incremento no *clearance* mucociliar.

Vários estudos indicam bons resultados do suporte ventilatório com as CNAF, especialmente em crianças com bronquiolite, evitando a evolução para necessidade de ventilação mecânica (VM) com diminuição do tempo de internação hospitalar, menor uso de sedativos, menor trabalho respiratório.

Há pesquisas que evidenciam a eficácia do uso do alto fluxo para uso em hipoxemia grave e desconforto respiratório severo em crianças ("High-flow nasal prong oxygen therapy or nasopharyngeal continuous positive airway pressure for children with moderate-to-severe respiratory distress". Pediatr Crit Care Med. 2013 Sep;14(7):e326-31. Acessado em: www.ncbi.nlm.nih.gov/pubmed/23842586)

Em recém-nascidos não há vantagens estabelecidas quando comparados ao uso do CPAP nasal ("Premature Infants". Journal of Pediatrics 2013; 162(5): 949-54; Acta pediátrica. 2014; 103(9):898-903)

ABORDAGEM CLÍNICA

Mecanismos de ação

Os aparelhos disponíveis fornecem oxigênio, em frações variadas, aquecido e umidificado, com fluxo acima do fluxo inspiratório do paciente, resultando em:

- Redução do espaço morto, com aumento da oferta de oxigênio e diminuição da PCO_2 no alvéolo. O espaço morto do lactente jovem (3 mL/kg) é de duas a três vezes maior que o espaço morto do adulto e de crianças acima de 6 anos (0,8 mL/kg).
- Redução da resistência inspiratória e do trabalho respiratório pelo uso do fluxo adequado.

- Melhora da permeabilidade da via aérea e da complacência pulmonar. O uso de gases aquecidos evita a redução desses parâmetros, como observado nos aparelhos que utilizam ar frio.
- Melhora da reologia do muco e do *clearance* mucociliar.
- Redução do metabolismo pelo uso gás umidificado a 100%.

Indicações de uso

- Insuficiência respiratória aguda que curse com alguma destas ocorrências:
  — Hipoxemia.
  — Hipercapnia.
  — Taquidispneia moderada a grave.
- Melhoria do padrão ventilatório em pacientes com bronquiolite, asma, pneumonias e atelectasias.
- Desmame de VM invasiva e da VNI (CPAP e BiPAP).
- Suporte para crianças com doenças neuromusculares que tenham *drive* respiratório.
- Pacientes com tendência à formação de rolhas de muco, por exemplo, os portadores de fibrose cística.

Contraindicações

- Atresia de coanas ou edema de mucosa nasal que bloqueie o fluxo de gases.
- Trauma ou cirurgia de nasofaringe.
- Apneia.
- Insuficiência respiratória grave (contraindicação relativa).

Ajuste dos parâmetros

Fluxo e escolha da cânula

Não há na literatura a determinação do fluxo ótimo a ser ajustado no paciente. Diversos protocolos variam o fluxo de acordo com a idade da criança, o peso e a doença de base. Por essa razão, deve-se utilizar a CNAF em ambientes controlados, como UTI com vigilância constante.

A sugestão é iniciar com 6 L/min e/ou 75% do fluxo previsto e aumentar aos poucos até atingir a meta estabelecida. Com base no protocolo de Melbourne (adaptado), pode ser feito pelo peso, a saber:

- Crianças ≤ 10 kg → pode ser feito de 1 a 2 L/kg/min (máximo de 20 L/min).
- Crianças > 10 kg → até 2 L/kg/min nos primeiros 10 kg + 0,5 L/kg/min para cada 1 kg acima de 10 kg (máximo de 50 L/min).

A seleção do fluxo inicial também pode ser feita, considerando-se a idade e o peso, conforme sugerido para o aparelho Vapotherm Precision Flow© (Tabela 2).

TABELA 2 Fluxo inicial por idade

Idade	Peso	Cânulas	Fluxo inicial
0 a 30 dias	< 4 kg	Prematuro e neonatal	4 a 5 L/min
1 mês a 1 ano	4 a 10 kg	Infante e infante intermediário	5 a 8 L/min
1 a 6 anos	10 a 20 kg	Pediátrico pequeno	5 a 10 L/min
6 a 12 anos	20 a 40 kg	Pediátrico/adulto pequeno	10 a 14 L/min
12 a 18 anos	> 40 kg	Pediátrico/adulto pequeno ou adulto	12 a 16 L/min

Após ajustar o fluxo inicial, deve-se aumentar 1 L/min, de acordo com a necessidade do trabalho respiratório.

É importante que haja escape de ar na boca e nas narinas do paciente. A cânula deve ocupar até 50% do espaço livre da narina (Figura 1), evitando oclusão pela cânula. Os fabricantes dos aparelhos de alto fluxo disponíveis no Brasil utilizam tabelas baseadas em peso e/ou idade para a escolha do tamanho ideal das cânulas (Tabela 3).

Figura 1 Ajuste ideal da cânula na narina visto à direita.

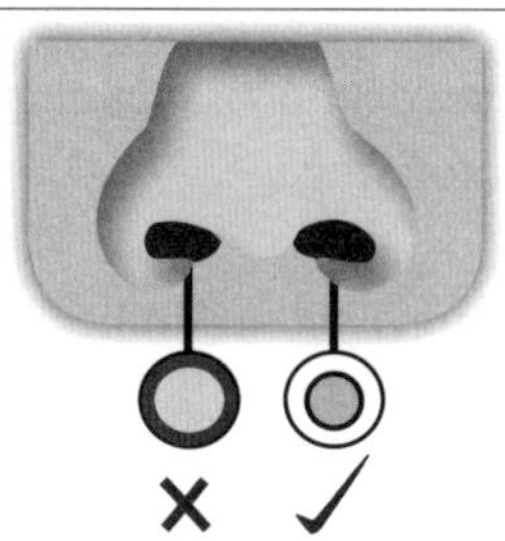

Temperatura

A temperatura pode ser ajustada de 35 a 40°C a depender da necessidade do paciente, e, na maioria das vezes, uma temperatura média entre 35 e 37°C atende a todos. Se o paciente estiver com hipertermia, por um lado, a temperatura poderá ser diminuída e, por outro, se ele apresentar hipotermia, a temperatura poderá ser aumentada. Alguns aparelhos permitem o ajuste individualizado da temperatura.

Fração inspirada de oxigênio (FiO_2)

A FiO_2 inicial é de 60%, devendo-se titular de acordo com a gasometria ou a saturação de oxigênio ($SatO_2$) desejada, em geral, entre 92 e 97%. No período neonatal, a FiO_2 deve se iniciar com 40%.

TABELA 3 Cânulas nasais recomendadas pelos fabricantes

Vapotherm Precision Flow©				
Cânula		**Diâmetro da ponta (mm)**	**Fluxo (L/min)**	
Adulto		4,8	5 a 40	
Pediátrica/adultos pequenos		2,7	5 a 40	
Pediátrica pequena		1,9	1 a 20	
Cânula SOLO		1,9	1 a 8	
Lactente - intermediária		1,9	1 a 8	
Lactente		1,9	1 a 8	
Neonato		1,5	1 a 8	
Prematuro		1,5	1 a 8	
Optiflow™ Junior				
Idade aproximada	**Peso**	**Tamanho**	**Fluxo máximo (L/min)**	**75% do máximo (L/min)**
Prematuro	< 2 kg	OPT312 - prematuro	8	6
Acima de 1 ano	1 a 8 kg	OPT314 - neonatal	8	6
1 a 3 anos	3 a 5 kg	OPT316 - lactente	20	15
4 a 8 anos	12 a 22 kg	OPT318 - pediátrico	25	18

Monitoração

Cada paciente deve ser monitorado a cada 15 minutos nas primeiras 2 horas, registrando-se os seguintes parâmetros: FiO_2, $SatO_2$, frequências cardíaca (FC) e respiratória (FR) e presença de esforço respiratório. Após 2 horas de uso, fazer radiografia de tórax e gasometria arterial, exames que poderão ser solicitados mais precocemente se houver piora do paciente.

Ao final de 2 horas, avaliar as metas desejadas:

- Redução da FiO_2 inicial para manter a $SatO_2$ > 92%.
- Queda da FR e da FC em 20% dos parâmetros iniciais.
- Melhora do desconforto respiratório (avaliar escores).

O médico deverá ser chamado para uma reavaliação se:

- O paciente não apresentar melhora em dois dos parâmetros já citados.
- Ocorrer piora do desconforto respiratório.
- Hipoxemia persistente a despeito da terapêutica.
- Necessidade de FiO_2 > 60%.
- Se houver piora súbita com aumento do trabalho respiratório, deve ser feita uma radiografia de tórax imediatamente para afastar pneumotórax.

Se houver piora clínica após 2 horas de uso de alto fluxo em funcionamento pleno, será necessário ponderar outro modo de suporte ventilatório (VNI ou VM).

Efeitos adversos

- Pneumotórax.
- Lesão de mucosa nasal e epistaxe.
- Distensão abdominal.

Desmame do alto fluxo

Deve-se iniciar o desmame quando a criança tiver alcançado o objetivo proposto para indicação do alto fluxo.

- O primeiro passo é diminuir gradualmente a FiO_2 para menos de 40% ou para o mínimo necessário para manter a $SatO_2$ acima de 92%.
- Reduzir, então, 1 a 2 L/min a cada hora até o fluxo inicial (75% do previsto) ou até 6 L/min. Se o paciente permanecer estável, pode-se retirar o dispositivo ou, caso ainda haja necessidade de suporte de oxigênio, pode-se manter o dispositivo, alterando-se o modo para baixo fluxo (< 6 L/min).

Figura 2 Fluxograma do uso da cânula de alto fluxo.

FC: frequência cardíaca; FiO_2: fração inspirada de oxigênio; FR: frequência respiratória; PA: pressão arterial; $SatO_2$: saturação de oxigênio; VM: ventilação mecânica; VNI: ventilação não invasiva.

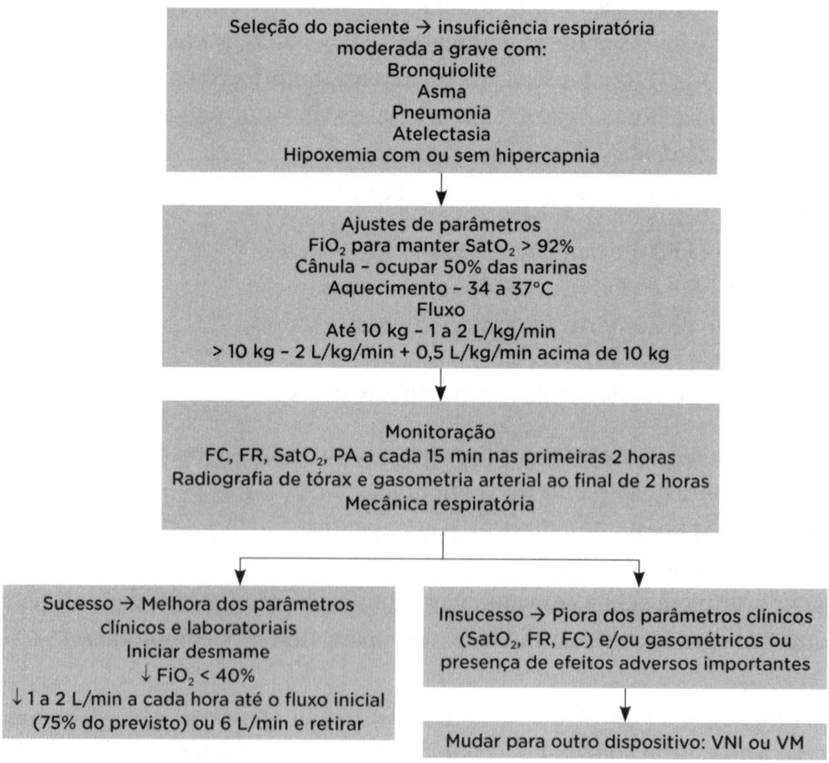

O uso de baixos fluxos no mesmo aparelho só é possível no Optiflow™ Junior, modificando-se o modo de uso para não invasivo. No Vapotherm Precision Flow©, para usar baixo fluxo, deve-se mudar o cassete, o que acarreta aumento do custo, podendo ser indicado em casos de exceção.

BIBLIOGRAFIA

1. Badiee Z, Eshghi A, Mohammadizadeh M. High flow nasal cannula as a method for rapid weaning from nasal continuous positive airway pressure. Int J Prev Med. 2015;6:33.
2. Brink, T F1, Duke T, Evans J.High-flow nasal prong oxygen therapy or nasopharyngeal continuous positive airway pressure for children with moderate-to-severe respiratory distress" Pediatr Crit Care Med. 2013 Sep;14(7):e326-31)
3. Collins et al. A Randomized Controlled Trial to Compare Heated High-¬-Flow Nasal Cannulae with Nasal Continuous Positive Airway Pressure Postextubation in Premature Infants. Journal of Pediatrics 2013; 162(5): 949-¬-54.
4. Essouri S, Laurent M, Chevret L, Durand P, Ecochard E, Gajdos V, et al. Improved clinical and economic outcomes in severe bronchiolitis with pre-emptive nCPAP ventilatory strategy. Intensive Care Med. 2014;40(1):84-91.
5. Frizzola, M., Miller, T.L et al High-flow nasal cannula: Impact on oxygenation and ventilation in an acute lung injury model. V. 46 (1); 2011; Pg 67–74
6. High flow nasal prong HFNP oxygen guideline. Melbourne: Royal Children's; 2013. Disponível em: http://www.rch.org.au/picu/about_us/High_Flow_Nasal_Prong_HFNP_oxygen_guideline/. (Acesso maio 2017.)
7. Kawaguchi A, Yasui Y, deCaen A, Garros D. The clinical impact of heated humidified high-flow nasal cannula on pediatric respiratory distress. Pediatr Crit Care Med. 2017;18(2):112-119.
8. Lee JH, Rehder KJ, Williford L, Cheifetz IM, Tuner DA. Use of high flow nasal cannula in critically ill infants, children, and adults: a critical review of the literature. Intensive Care Med. 2013;39:247-57.
9. Mikalsen IB, Davis P, Øymar K. High flow nasal cannula in children: a literature review. Scand J Trauma Resusc Emerg Med. 2016;24:93.
10. Milési C, Boubal M, Jacquot A, Baleine J, Durand S, Odena MP, et al. High-flow nasal cannula: recommendations for daily practice in pediatrics. Ann Intensive Care. 2014;30;4:29.
11. North Sydney NSW. Humidified high flow nasal cannula oxygen guideline for metropolitan paediatric wards and EDs. Disponível em: http://www.health.nsw.gov.au/policies/.
12. Numa AH, Newth CJ. Anatomic dead space in infants and children. J Appl Physiol. 1985;80(5):1485-9.
13. Oakley E., Chong, V. et al. Intensive care unit admissions and ventilation support in infants with bronchiolitis† Paediatric Emergency Medicine. V.29, (4); 2017;Pg 421–428
14. Rachael L Parke, Michelle L Eccleston and Shay P McGuinness. The Effects of Flow on Airway Pressure During Nasal High-Flow Oxygen Therapy. Respiratory Care August 2011, 56 (8) 1151-1155;
15. Ricard JD. High flow nasal oxygen in acute respiratory failure. Minerva Anestesiol. 2012;78(7):836-41.

66

Transporte do paciente grave

Luanda Flores da Costa
Flávia Maria Aragão Lima

INTRODUÇÃO

A decisão de transferir um paciente gravemente doente de um hospital a outro, ou mesmo dentro do mesmo serviço de saúde, é baseada na certeza de que os potenciais benefícios da transferência serão maiores que o risco do transporte. O paciente pediátrico gravemente doente encontra-se muito vulnerável durante uma transferência inter ou intra-hospitalar, com aumento da morbidade e da mortalidade, em virtude da instabilidade a que está exposto. Os riscos podem ser minimizados com um planejamento prévio, o uso de materiais adequados e uma equipe bem preparada para remover com segurança e agilidade os pacientes, além de estar apta a resolver qualquer intercorrência que possa ocorrer.

As indicações do transporte inter-hospitalar são muitas, variando desde a necessidade de um tratamento não oferecido pelo serviço de origem até o simples desejo da família em procurar outro serviço. Além disso, os pacientes graves frequentemente necessitam de remoção intra-hospitalar para realização de procedimentos terapêuticos ou diagnósticos.

Antes de ser realizado o transporte, é importante ponderar:

- A transferência é realmente necessária?
- O tratamento disponível em outro centro é essencial para a estabilização imediata do paciente ou ele pode aguardar a estabilização antes da transferência?
- O transporte irá comprometer o prognóstico do paciente ou é a única chance de que ele dispõe?

PREPARO PARA O TRANSPORTE

Antes da realização do transporte, são necessárias algumas ponderações sobre o risco e o benefício que o procedimento ocasionará aos pacientes. As equipes envolvidas, ou seja, aquela da unidade de origem, a do transporte e aquela da unidade final devem conhecer e estar preparadas para as potenciais complicações no quadro clínico do paciente. Além disso, é importante que a família seja informada e esteja ciente dos riscos a que a criança está exposta.

Planejamento antes do transporte

- Avaliar o estado geral do paciente. Sempre que possível, ele deve estar com quadros hemodinâmico, respiratório e neurológico estabilizados antes da transferência.
- Antecipar possíveis instabilidades e complicações no estado geral do paciente.
- Prover os equipamentos necessários à assistência durante o transporte. Em pacientes instáveis, são indispensáveis monitor cardíaco, oxímetro de pulso e medicamentos e material de emergência.
- Avaliar a distância a ser percorrida, os possíveis obstáculos e o tempo a ser despendido até o destino.
- Selecionar o meio de transporte que atenda as necessidades de segurança do paciente (Tabela 1).
- Definir os profissionais de saúde que assistirão o paciente durante o transporte.
- Realizar a comunicação entre a unidade de origem e a unidade receptora do paciente:
  - Assegurar que sejam fornecidas as informações relevantes: nome do paciente, sexo, idade, peso, diagnóstico, medicações em uso, suporte ventilatório/oxigenoterapia e os dados vitais do momento, indicação de transferência e exames já realizados.
  - Documentos necessários: relatório de transferência, cópia da prescrição do dia com aprazamento das medicações e ficha de reanimação cardiopulmonar.
  - A condição clínica do paciente deve ser passada entre os médicos da unidade receptora e da unidade de origem.

Equipe de transporte

- Motorista treinado, equipe de enfermagem e, dependendo da complexidade do paciente, pode ser necessário um fisioterapeuta para apoio ventilatório.

- Há necessidade do médico no transporte nas seguintes situações:
  - Transferência de pacientes para uma unidade de terapia intensiva.
  - Pacientes com instabilidade cardiorrespiratória: em uso de drogas vasoativas, desconforto respiratório com necessidade de altas concentrações de oxigênio ou ventilação pulmonar mecânica.
  - Pacientes traumatizados ainda não estabilizados.
  - Pacientes que necessitaram de reanimação cardiopulmonar em decorrência de arritmias, choque, convulsões ou outras situações a depender do quadro de base.
  - Recém-nascidos que necessitem de transferência por qualquer motivo.
- Quando o paciente for transportado apenas para realizar exames ou pequenos procedimentos e ele se encontrar estável, sem medicações de uso contínuo ou oxigenoterapia, é suficiente um profissional capacitado em suporte básico de assistência à saúde em substituição ao médico. Cada caso necessita de avaliação criteriosa e individualizada pelo médico.

Meio de transporte inter-hospitalar

Para a escolha do tipo de veículo, devem-se avaliar:

- A distância entre a unidade de origem e o centro de referência.
- A emergência da transferência.
- A acessibilidade de opções.

Em todos os casos, as comunicações em trânsito devem ser disponíveis caso ocorram dificuldades clínicas ou técnicas. O sistema de comunicação (rádio ou telefone celular) deve possibilitar o contato entre o meio de transporte, a unidade de origem e a unidade receptora, além de contato com a polícia, o corpo de bombeiros e outros serviços médicos de emergência.

Os veículos devem estar preparados com materiais e equipamentos obrigatórios nas unidades de terapia intensiva móveis, de acordo com a Portaria n. 466/98, do Ministério da Saúde (Anexo).

RISCOS DO TRANSPORTE AÉREO

Além dos riscos inerentes ao veículo de transporte, existem, basicamente, aqueles relacionados aos efeitos da variação de pressão atmosférica. Quanto maior a altitude, menor é a pressão atmosférica e, consequentemente, menor a pressão parcial dos gases; inversamente, quanto menor a pressão atmosférica, maior é o volume ocupado por determinado gás. Assim, os riscos estão relacionados principalmente com a hipoxemia e expansão dos gases (Tabela 2). Tipicamente, há pressurização da cabine em torno de 5.000 a 8.000 pés (ou 1.500 a 2.500 metros), minimizando esses efeitos. No entanto, com baixa pressurização pode ser necessário aumentar a concentração de oxigênio inspirado, além disso, se houver alguma coleção de ar (pneumotórax, enfisema), esta pode se expandir ocasionando agravamento da condição clínica do paciente e outras coleções de ar podem se expandir.

CUIDADOS COM O PACIENTE ANTES DO TRANSPORTE INTER-HOSPITALAR E DURANTE SUA REALIZAÇÃO

De acordo com o Conselho Federal de Medicina (n. 1.672/2003), "a responsabilidade inicial da remoção é do médico que solicita a transferência, assistente ou substituto, até que o paciente seja recebido pelo médico da nova unidade".

TABELA 1 Modo de transporte

Ambulância	Helicóptero	Avião
Vantagens	**Vantagens**	**Vantagens**
▪ Disponibilidade universal ▪ Menor custo ▪ Local para atendimento dentro do veículo ▪ Permite parar para atendimento inclusive em outro hospital ▪ Ideal para distâncias entre 60 e 150 km	▪ Tempo rápido de transporte ▪ Alcança áreas difíceis e inacessíveis por outros meios	▪ Tempo rápido de transporte em longas distâncias ▪ Capacidade de voar mesmo com mau tempo (mediante autorização) ▪ Cabine pressurizada ▪ O tamanho da cabine é adequado para o tratamento intensivo móvel
Desvantagens	**Desvantagens**	**Desvantagens**
▪ Mobilidade limitada pela estrada, trânsito e condições do tempo ▪ Distâncias longas aumentam os riscos pelo desgaste da equipe e dos equipamentos ▪ Nem todas as ambulâncias têm sistema de sucção e capacidade de gás ventilatório	▪ Necessário espaço de aterrissagem não obstruído ▪ Limitada capacidade de combustível restringe a distância (entre 300 e 500 km) ▪ Limitada pelas condições do clima e tempo ▪ O ruído e a vibração interferem na monitoração e na estabilidade clínica do paciente ▪ Não existe capacidade de pressurização da cabine ▪ Espaço reduzido com impossibilidade de carregar muito equipamento ▪ Custo elevado	▪ Necessárias rotas de suficiente comprimento ▪ Necessita de muitas transferências: de ambulância até o avião e vice-versa, aumentando os riscos ▪ Custo muito elevado ▪ É dependente da existência de uma pista de pouso e decolagem no local

TABELA 2 Riscos do transporte aéreo

Cardíacos	Neurológicos	Respiratórios	Metabólicos	Gastrintestinais
Desvio da curva de dissociação da hemoglobina ▪ Isquemia miocárdica ▪ Arritmias	Reflexo vasovagal ▪ Síncopes ▪ Convulsões ▪ Tonturas	Expansão gasosa ▪ Pneumotórax ▪ Ruptura timpânica ▪ Alteração de dispositivos com insuflação gasosa tipo traqueostomia e sondas vesicais Redução da umidade do ar ▪ Broncoespasmo	▪ Hipotermia ▪ Hipoglicemia ▪ Acidose	Redução da umidade do ar ▪ Desidratação ▪ Náuseas ▪ Dor abdominal Expansão gasosa ▪ Ruptura de vísceras ocas previamente distendidas por gases

Cuidados de enfermagem

- Instalação de monitoração do paciente.
- Registro dos dados vitais na saída do transporte.
- Fixação de acessos vasculares e outros dispositivos se existentes.
- Fixação adequada de cânulas oro ou nasotraqueais.
- Pinçamento de drenos de tórax apenas durante o transporte para maca, manter aberto durante o transporte, sempre abaixo do paciente.
- Reavaliação de curativos à procura de sinais de sangramento.
- Conferência dos equipamentos (p. ex., bombas de infusão), da posição de cateteres e da infusão de drogas.
- Durante o transporte também devem ser registrados os dados vitais, inclusive níveis tensionais.

Cuidados médicos

- Estabilização hemodinâmica: conseguir acesso venoso seguro, expansão volêmica e uso de drogas vasoativas.
- Intubação preventiva nos pacientes que possam evoluir para falência respiratória.
- Pacientes em ventilação mecânica devem ser transportados preferencialmente em ventilador de transporte.
- Contenção de hemorragias, sempre que possível, antes da transferência.
- Exame do paciente antes e durante o transporte.

A equipe só deixa de assistir o paciente quando ele é recebido pelo médico receptor e liberado com a devida entrega do relatório médico de encaminhamento e do transporte, com registro das intercorrências ocorridas durante o percurso.

Transporte intra-hospitalar

Os cuidados com o transporte intra-hospitalar são semelhantes aos dispensados no inter-hospitalar:

- Comunicação prévia: as equipes médica e de enfermagem devem informar aos seus pares as condições clínicas e medicações em uso pelo paciente.
- O transporte só deverá ser efetuado após confirmação do setor de destino.
- Em pacientes críticos, além da equipe de enfermagem, um médico deve estar presente no transporte e, eventualmente, um fisioterapeuta.
- Utilização dos equipamentos adequados: monitores multiparamétricos e oxímetro de pulso; material para abordagem da via aérea (dispositivo bolsa-valva-máscara, cânulas); fonte de oxigênio; medicações utilizadas na reanimação, sedativos e soluções salinas.
- Em pacientes intubados, realizar aspiração traqueal e verificação da fixação da cânula antes do transporte.
- Conferência e fixação dos drenos e dos acessos venosos.
- Monitoração durante o transporte: todo paciente grave deve receber toda a monitoração que estava em uso previamente, com checagem e registro dos dados vitais durante a transferência.

CONCLUSÃO

A previsão das dificuldades potenciais, a preparação para superá-las ou evitá-las e a comunicação eficaz entre todas as partes envolvidas são essenciais para um sistema bem-sucedido de transporte. Além disso, a harmonia entre a equipe e a cautela são fundamentais para o sucesso do procedimento.

ANEXO

Os materiais e equipamentos obrigatórios nas unidades de terapia intensivas móveis, segundo a Portaria n. 466, do Ministério da Saúde, são descritos a seguir.

Toda UTI móvel deve dispor de, no mínimo, uma unidade dos seguintes equipamentos médicos obrigatórios:

- Cilindro de oxigênio com capacidade mínima de 115 pés cúbicos com válvulas de segurança e manômetro.
- Instalação de oxigênio com régua tripla: um fluxômetro com umidificador e um para aspiração.
- Cilindro portátil de oxigênio como descrito no item anterior.
- Aspirador portátil.
- Respirador com gerador de fluxo ou pressão, ciclado a tempo, limitado a pressão.
- Monitor e desfibrilador portáteis com sincronismo e bateria recarregável.
- Bomba de infusão com bateria recarregável.
- Oxímetro de pulso com sensores adulto e pediátrico.
- Estetoscópio.
- Maca com rodas.
- Prancha longa para imobilização de coluna.
- Jogo de colares cervicais.
- Suporte para soluções parenterais.
- Cadeira de rodas dobrável.
- Esfigmomanômetros adulto e pediátrico.
- *Kit* para vias aéreas:
  - Laringoscópio com lâminas de 1 a 4 curva e reta e cânulas de intubação (n. 3 a 7).
  - Máscaras e ressuscitadores manuais adulto e pediátrico.
  - Cânulas orofaríngeas.
  - Dispositivos de oxigênio (máscara não reinalante, máscara de Venturi, cateter nasal).
  - Sondas para aspiração traqueal de vários números.
  - Fita elástica adesiva para fixação de cânula.

Toda UTI móvel deve dispor, no mínimo, dos seguintes materiais obrigatórios:

- *Kit* de acesso venoso (a ser definido pela enfermagem).
- Torneiras de três vias.
- Jogo de sondas de Foley e Nelaton.
- Coletor de urina com sistema fechado.
- Jogo de sondas nasogástricas.
- Jogo de eletrodos descartáveis para monitoração de adultos e crianças.
- Almotolias de antissépticos.
- Compressas estéreis.

- Jogos de ataduras de crepom.
- Lençóis.
- Luvas cirúrgicas (dez pares).
- Caixas de luvas de procedimento.
- *Kit* de sutura e curativo.
- Óculos de proteção biológica.
- Medicamentos de reanimação cardiopulmonar.

BIBLIOGRAFIA

1. Conselho Federal de Enfermagem. Resolução do COFEN n. 376/2011. Disponível em: < http://www.cofen.gov.br/resoluo-cofen-n-3762011_6599.html>. (Acessado em 04/04/17.)
2. Day S. Estabilização e manuseio do paciente pediátrico durante o transporte. In: Jaimovich D, Vidyasagar D. Medicina do transporte. Vol.2. Rio de Janeiro: Interlivros; 1993. p.269-83.
3. Durairaj L, Will JG, Torner JC, Doebbeling BN. Prognostic factors for mortality flowing interhospital transfer to the intensive care unit of tertiary referral center. Crit Care Med. 2003;31(7):1981-6.
4. Morais SA, Almeida LF. Por uma rotina no transporte intra-hospitalar: elementos fundamentais para a segurança do paciente crítico. Revista Hospital Universitário Pedro Ernesto. 2013;12(3):138-46.
5. Pon S, Notterman D. Organização de um programa de transporte para tratamento pediátrico intensivo. In: Jaimovich GD, Vidyasagar D. Medicina do transporte. Rio de Janeiro: Interlivros; 1993. p.243-68.
6. Torreão L, Soledade A, Lessa M. Transporte do paciente hospitalizado. In: Silva LR, Mendonça DR, Moreira DEQ. Pronto-atendimento em pediatria. 2.ed. Rio de Janeiro: Guanabara Koogan; 2006. p.917-27.
7. Traibert C, Andreolio C, Luchesi S. Transporte inter-hospitalar de crianças criticamente doentes. Scientia Medica, Porto Alegre: PUCRS. 2006;16(3).
8. Transferência para tratamento definitivo. In: Advanced Trauma Life Support. EUA, 2004. p.331-40.
9. Warren J, Fromm R, Rotello LC, Host H. Guideliness for the inter and intrahospitalar transport of critically. Critical Care Med. 2004;32:256-62.

Traumatismo cranioencefálico na emergência

Julieta Sobreira Góes
Paula de Almeida Azi

INTRODUÇÃO

O trauma é um dos principais motivos de atendimento em serviços de urgência e emergência pediátricos, e o traumatismo cranioencefálico (TCE) é a principal causa de morte e de sequelas relacionadas ao trauma, responsável por mais de 75% das mortes por trauma na infância. A maioria dos atendimentos de TCE é considerada leve, sem maiores consequências, no entanto, os casos graves demandam internamento prolongado na unidade de terapia intensiva (UTI), com risco elevado de óbito ou sequelas neurológicas permanentes.

É importante que os pediatras envolvidos no atendimento ao paciente vítima de TCE conheçam os mecanismos de lesão encefálica e entendam a fisiopatologia do TCE para que possam fazer um atendimento adequado.

As lesões podem ser primárias, quando ocorrem no momento do trauma e são causadas pela força de impacto diretamente no crânio, ou secundárias, se causadas por alterações fisiológicas após o evento. Diferentemente da lesão primária, as secundárias podem ser prevenidas após o atendimento inicial, com importante influência na sobrevida dos pacientes.

- Lesão encefálica primária:
  - Impacto direto (força de contato).
  - Aceleração, desaceleração (força de inércia).
- Lesão encefálica secundária:
  - Causada pelos efeitos das insuficiências respiratória e circulatória, pelo aumento da pressão intracraniana (PIC), hipertermia e por distúrbios metabólicos e eletrolíticos, sobretudo do sódio.

O edema cerebral geralmente se desenvolve entre 24 e 72 horas após o trauma grave, ocasionando elevação da PIC e redução da pressão de perfusão cerebral (PPC), o que resulta em mais isquemia, edema, herniação e morte, se não tratado de forma adequada.

A PIC é determinada pela soma dos componentes intracranianos. Em condições normais, o tecido cerebral, o liquor e o sangue representam 80%, 10% e 10%, respectivamente, do conteúdo craniano.

Como o crânio é um compartimento não expansível, o volume total de seu conteúdo deve permanecer constante, pois, pelo contrário, ocorre aumento de pressão. Assim, à medida que um novo volume (p. ex., um hematoma) é adicionado à caixa craniana, o sangue venoso e o liquor são expulsos, de forma que o volume total do compartimento permanece estável. Enquanto agirem os mecanismos de compensação, não haverá aumento perceptível da PIC, entretanto, uma vez esgotados, a pressão aumentará de forma exponencial.

Nos momentos de herniação iminente, quando já há sofrimento do tronco encefálico, o organismo pode exibir a "tríade de Cushing", com bradicardia (por resposta vagal), alterações respiratórias e hipertensão arterial sistêmica (HAS). A hipertensão arterial é interpretada como uma tentativa do organismo em manter a PPC e não deve ser tratada nessa situação.

ABORDAGEM CLÍNICA

Classificações do traumatismo cranioencefálico

Quanto ao mecanismo

- Lesões fechadas (contusas): mais comuns na infância e são causadas por quedas, atropelamentos, acidentes automobilísticos e agressões.
- Lesões penetrantes: ocorre lesão da dura-máter com exposição de áreas do encéfalo. As lesões por arma de fogo têm prognóstico ruim, principalmente quando atravessam a linha média ou atingem porções inferiores do encéfalo.

Quanto à gravidade

- Trauma leve: Glasgow de 14 a 15.
- Trauma moderado: Glasgow de 9 a 13.
- Trauma grave: Glasgow de 3 a 8 e/ou assimetria pupilar, assimetria motora, perda de líquido cefalorraquidiano (LCR) por fratura aberta de crânio, deterioração neurológica, afundamento de crânio.

Quanto à morfologia

Lesões extracranianas

- Lacerações de couro cabeludo e hematomas subgaleais.

Fraturas de crânio

- Fraturas simples: geralmente, não causam complicações, mas, se atingirem trajetos de veias e artérias, podem causar hemorragia intracraniana.
- Fraturas por afundamento: necessitam de tratamento neurocirúrgico e, em geral, estão associadas a lesões intracranianas mais graves.
- Fraturas de base de crânio: têm apresentação clínica característica, com hematomas periorbitário (sinal do guaxinim) e retroauricular (sinal de Battler), além de perda de liquor ou sangue pelas narinas e ouvidos.

Lesões intracranianas

Podem ser focais ou difusas.

Lesões focais

- Hemorragia epidural ou extradural: localizada entre a dura-máter e o crânio, tem imagem topográfica biconvexa, geralmente localizada na região temporal ou temporoparietal. Frequentemente, está associada à lesão da artéria meníngea média. As manifestações clínicas, em geral, surgem nas primeiras 24 horas do trauma, podendo ocorrer intervalo de plena lucidez. Desenvolve-se rápida e abruptamente, podendo determinar "efeito de massa" e herniação cerebral se não for prontamente drenada.
- Hemorragia subdural: tem evolução mais gradual e é causada por lesão venosa. Em geral, está associada à lesão cerebral subjacente, com pior prognóstico que a anterior. A imagem típica é de sangramento acompanhando o contorno ósseo (massa hiperdensa crescente).
- Hemorragia parenquimatosa (contusão cerebral): ocorre principalmente nos lobos frontal e temporal, com imagem de hemorragia dentro do parênquima cerebral. Geralmente, manifesta-se com quadro clínico grave, com edema cerebral e hipertensão intracraniana (HIC).
- Hemorragias intraventricular e subaracnóidea: podem ocorrer isoladamente ou, mais frequentemente, estar associadas a outras lesões intracranianas. Podem causar hidrocefalia obstrutiva, com necessidade de drenagem liquórica de urgência.

Lesões difusas

Resultam geralmente de mecanismos de aceleração e desaceleração.

- Lesão axonal difusa: a aceleração e a desaceleração abruptas da calota craniana podem determinar o rompimento de pequenos vasos, fibras axônicas e neuronais. A tomografia de crânio inicialmente pode ser normal ou revelar hemorragias parenquimatosas punctiformes com edema cerebral subjacente, e a ressonância magnética é mais sensível para demonstrar essas lesões. O quadro clínico é grave, com alteração profunda da consciência, desproporcional aos achados tomográficos, e o paciente pode evoluir a estado vegetativo persistente.
- Concussão cerebral: neste caso, as forças de inércia causam interrupção momentânea do estímulo elétrico cerebral, sem rompimento das estruturas axonais, podendo ocorrer perda momentânea da consciência, vômitos e até convulsões, com recuperação total das funções neurológicas.
- Edema e ingurgitamento cerebral (*swelling*): no TCE, o edema cerebral pode ser causado por lesão celular direta (edema citotóxico) ou aumento da permeabilidade vascular (edema vasogênico). Ocorre redução dos ventrículos e das cisternas da base, com perda da distinção entre a substância branca e a cinzenta. É mais frequente em crianças com TCE grave do que em adultos, levando a altas taxas de mortalidade.

ABORDAGEM DIAGNÓSTICA

História clínica

O pediatra deve realizar uma anamnese rápida e sucinta, abordando aspectos importantes da história que possam ajudar na classificação e, consequentemente, nas abordagens diagnóstica e terapêutica.

- Tipo do trauma (politrauma?).
- Mecanismos do trauma (Tabela 1).
- Registrar os sintomas apresentados após o trauma (p. ex., vômitos, perda de consciência, convulsões, desorientação) e detalhar suas características: horário de início e fim, quantos episódios (de vômitos ou convulsões) ocorreram.
- Alterações fisiológicas durante o transporte (parada cardíaca, hipotensão, etc.).
- Vacinação antitetânica.
- Doenças preexistentes (p.ex., discrasias sanguíneas, malformação arteriovenosa).

TABELA 1 Risco de lesão craniana associado ao mecanismo do trauma

São considerados de alto risco para lesão craniana:
▪ Queda de mais de um metro e meio em crianças menores de 2 anos
▪ Queda acima de 3 metros em qualquer idade
▪ Lesão craniana por objeto de alto impacto
▪ Ejeção do paciente em colisão de veículos
▪ Morte de um dos envolvidos no acidente
▪ Acidente automobilístico com velocidade acima de 40 km/h, sendo ocupante, ciclista ou pedestre

- Evidências de maus-tratos – informações dúbias, vagas ou não condizentes com as lesões encontradas chamam a atenção para a possibilidade de maus-tratos.

Exame físico geral

O exame físico deverá ser completo, com avaliação das funções vitais, alterações cranianas e, principalmente em pacientes politraumatizados, sinais de lesões nos outros órgãos.

- Monitorar os dados vitais, inclusive com oximetria de pulso.
- Avaliar a capacidade de manter vias aéreas pérvias e a presença de alterações respiratórias (expansibilidade torácica, tiragens, sons respiratórios).
- Observar as alterações na calota craniana (afundamento) ou no escalpe da criança (p. ex., edema, hematomas, escoriações).
- Procurar sinais sugestivos de fratura da base do crânio: hematoma na região mastoide (sinal de Battle), hematoma periorbitário, hemotímpano, epistaxe ou saída de liquor pelas narinas ou pelos ouvidos.
- Retirar toda a roupa e verificar a presença de lesões em outras áreas do corpo.

Exame neurológico

O exame neurológico completo deverá ser realizado em todo paciente vítima de TCE. O registro do nível de consciência com a escala de coma de Glasgow deverá ser feito no atendimento inicial e repetido de forma sistemática nos pacientes que permaneçam em observação, e qualquer mudança deverá ser prontamente avaliada pelo pediatra.

- Nível de consciência (acordado, responde à voz, à dor ou irresponsivo).

- Reflexos cranianos.
- Fundoscopia – a presença de hemorragia retiniana em lactentes é frequente na síndrome do bebê sacudido.
- Presença de posturas anormais (descerebração ou decorticação).
- Reflexos profundos.
- Resposta à dor.
- Presença de déficit motor.
- Escala de coma de Glasgow (Tabela 2).

Classificação e triagem

Os pacientes precisam ser avaliados e classificados quanto à intensidade do TCE (leve, moderado ou grave) e quanto ao risco de lesão intracraniana para definir a melhor conduta a ser adotada.

A escala de coma de Glasgow é habitualmente utilizada para classificação da intensidade do trauma craniano, porém o valor pode ser mais baixo em pacientes hipotensos ou em uso de sedativos. Em crianças < 2 anos de idade, outros fatores são considerados para a classificação, uma vez que, nessa faixa etária, algumas lesões intracranianas graves podem se manifestar inicialmente com poucos sintomas.

- Trauma leve: Glasgow de 13 a 15.
- Trauma moderado: Glasgow de 9 a 12.
- Trauma grave: Glasgow de 3 a 8.

TABELA 2 Escala de coma de Glasgow

	Criança < 1 ano	Criança > 1 ano	Escore
Abertura ocular	Espontânea	Espontânea	4
	Estímulo verbal	Estímulo verbal	3
	Estímulo doloroso	Estímulo doloroso	2
	Sem resposta	Sem resposta	1
Resposta verbal	Balbucia	Orientado	5
	Chora com irritação	Confuso	4
	Chora à dor	Palavras aleatórias	3
	Geme	Sons incompreensíveis	2
	Sem resposta	Sem resposta	1
Resposta motora	Espontânea	Obedece ao comando	6
	Retirada ao toque	Localiza a dor	5
	Retirada à dor	Retirada à dor	4
	Flexão à dor	Flexão à dor	3
	Extensão à dor	Extensão à dor	2
	Sem resposta	Sem resposta	1

ABORDAGEM TERAPÊUTICA

A abordagem terapêutica será definida após avaliação do quadro clínico, idade e classificação em que o paciente se encontra.

Trauma leve (Glasgow 13 a 15)

Em crianças acima de 2 anos, os traumatismos cranianos são considerados leves quando a escala de coma de Glasgow está entre 13 e 15. Nos menores de 2 anos, deve-se avaliar o risco de lesão intracraniana.

TCE leve em menores de 2 anos

- Situações especiais no atendimento inicial:
  - Possível risco de lesão intracraniana.
  - Queda de motocicletas, colisões, altura maior ou igual a 1 metro.
  - Queda sobre superfícies duras (concreto, piso de madeira).
  - Hematomas de escalpo, sobretudo em região temporoparietal.
  - História com dados não fidedignos e com possibilidade de maus-tratos.

Nesses casos, indicam-se tomografia de crânio e observação hospitalar por 6 horas.

TCE leve - baixo risco

- Mecanismo de baixo impacto: queda abaixo de 1 metro.
- Ausência de manifestações neurológicas com 2 horas após o trauma.
- Ausência de fator de risco.
- Sem suspeita de maus-tratos.
- Residência próxima ao local de atendimento.
- Exame neurológico normal e permanência sempre em alerta.
- Conduta: observação hospitalar por 4 a 6 horas. Não está indicado exame de imagem.

TCE leve - risco intermediário/alto

Crianças menores de 2 anos que apresentarem sintomas, apesar da pontuação acima de 14 na escala de coma de Glasgow, deverão ser submetidas à tomografia de crânio.

- Vômitos (acima de três episódios).

- História de irritabilidade ou letargia melhorada até o exame inicial.
- Alterações focais.
- Sinais clínicos de fratura de crânio.
- Irritabilidade.
- Fontanela abaulada.
- Convulsão.

Recém-nascidos e menores de 3 meses

Todo recém-nascido que apresente trauma, como queda de berço, deverá ser submetido a exame de imagem, independentemente da sua apresentação clínica.

- Conduta: observação hospitalar por 24 a 48 horas. Tomografia de crânio.

TCE leve em maiores de 2 anos representa de 74 a 80% dos casos

1. Sem perda consciência e com exame neurológico normal: observação hospitalar ou domiciliar, se existir possibilidade de retorno rápido, e acompanhamento com familiar adulto com alto grau de suspeição.
2. Com perda de consciência menor que 1 minuto: observação hospitalar por 6 horas e tomografia de crânio.

Após o período de observação, se o exame neurológico permanecer normal (Glasgow = 15) e sem intercorrências, o paciente deve ser liberado para acompanhamento domiciliar e retornar à unidade de emergência se apresentar:

- Sonolência.
- Alterações visuais.
- Vômitos.
- Convulsões.
- Fraqueza focal.
- Cefaleia.
- Distúrbio do comportamento.

Trauma moderado (Glasgow 9 a 12) – qualquer idade

O trauma é considerado moderado quando a escala de coma de Glasgow está entre 9 e 12 e, geralmente, está associado a sintomas neurológicos, como perda da consciência, desorientação, cefaleia ou vômitos.

- Conduta:
  - Realizar sequência do CABDE.
  - Imobilizar a coluna cervical.
  - Acesso vascular.
  - Uso de analgésicos – dipirona (20 a 30 mg/kg/dose).
  - Uso de antieméticos – dimenidrato (1 mg/kg/dose) ou ondasentrona (0,15 mg/kg/dose), se vômitos repetidos.
  - Avaliar uso de sedativo para realização de exames de imagem: midazolam (0,1 mg/kg/dose).
  - Realizar tomografia computadorizada de crânio.
  - Observação por um período mínimo de 12 a 24 horas.
  - Avaliação com especialista (neurocirurgião e cirurgião, em casos específicos).

Trauma grave (Glasgow menor ou igual a 8) - qualquer idade

Considera-se que todo paciente com Glasgow abaixo de 9 apresente trauma craniano grave, no entanto, mesmo naqueles com pontuação acima desse valor mas que apresentem um dos achados a seguir, também terá a mesma classificação:

- Presença de lesão intracraniana (hematomas epidural, subdural ou contusão cerebral) associada a um ou mais dos seguintes:
  - Intervenção neurocirúrgica (terapêutica ou para monitoração).
  - Necessidade de intubação.
  - Necessidade de internamento por mais de 48 horas em razão de trauma craniano.
  - Pacientes que evoluíram a óbito.
- Fratura com afundamento ósseo com necessidade de tratamento cirúrgico.
- Sinais de fratura da base do crânio.

Condutas no TCE grave

- Manejo da via aérea:
  - Cabeça em posição neutra e centralizada.
  - Proteção da coluna cervical até afastar lesão cervical.
  - Intubação se choque, Glasgow menor ou igual a 8 ou incapacidade de proteção da via aérea, independentemente do Glasgow. A intubação nasal é contraindicada para pacientes com sinais de fratura de base de crânio.
- Ventilação e oxigenação.
- Monitorar frequência respiratória, saturação de oxigênio, $PaCO_2$ e/ou $ETCO_2$.

- Oferecer oxigênio a 100% inicialmente, depois ajustar conforme necessidade.
- Ventilar para manter $PaCO_2$ entre 35 e 40 mmHg (o fluxo sanguíneo cerebral está reduzido nas primeiras 6 a 24 horas após o TCE). Hiperventilar para manter $PaCO_2$ = 30 mmHg apenas se apresentar sinais de herniação cerebral.

Suporte hemodinâmico

- Monitorar frequência cardíaca, tensão arterial, débito urinário e perfusão periférica. Se estiver com cateter venoso central, monitorar pressão venosa central (PVC) e SVO_2.
- Tratar o choque e manter normovolemia com o uso de soluções isotônicas e, se necessário, drogas vasoativas. Avaliar o uso de hemoderivados em pacientes com hemorragias. Não utilizar soluções hipotônicas pelo risco de hiponatremia e piora do edema cerebral.
- Manter PA sistólica: (70 + 2 x idade) ou > 90 mmHg acima de 10 anos.
- Caso o paciente esteja com monitoração da PIC, manter os valores de PPC conforme a fórmula PPC = PAM – PIC:
  - Em maiores de 8 anos: PPC > 70.
  - Entre 3 e 8 anos: PPC 50 a 60.
  - Em menores de 2 anos: PPC > 40.

Controle de temperatura (evidência classe III)

- A hipertermia deve ser prevenida e tratada de forma agressiva com medidas físicas ou farmacológicas.
- Considerar hipotermia (temp: 32 a 34°C) em casos de hipertensão intracraniana refratária.

Sedação/analgesia/bloqueadores neuromusculares

- Dor e estresse aumentam a PIC e a demanda metabólica.
- Sedação: midazolam contínuo ou thiopental.
- Analgesia: fentanil em doses baixas, avaliar uso de clonidina ou dexmedetomidina conforme protocolo de sedação e analgesia.
- Bloqueador neuromuscular: *bolus* de bloqueador antes da aspiração traqueal e para o transporte. Não usar continuamente, exceto se disponível monitoração de eletroencefalograma (EEG) contínuo.

Uso de anticonvulsivantes

- Se apresentar convulsão, utilizar diazepam, seguido por introdução de fenitoína (dose de ataque de 10 a 20 mg/kg, manutenção de 5 a 10 mg/kg/dia).

- Alguns especialistas indicam o uso profilático de fenitoína durante os primeiros 7 dias após o TCE nos pacientes com TCE grave e naqueles com lesões focais, afundamento craniano e lesão por arma de fogo.

Recomendações gerais

- Cabeceira elevada a 30° (acima disto pode ocorrer redução da PPC) e cabeça em posição neutra (para facilitar a drenagem venosa).
- Profilaxia de úlcera de estresse – ranitidina.
- Profilaxia antitetânica.
- Alimentação enteral precoce.
- Controle glicêmico rigoroso, evitando tanto a hipo quanto a hiperglicemia. Iniciar insulina contínua se glicemia > 200 mg/dL para manter entre 140 e 180 mg/dL.
- Correção dos distúrbios do sódio, manter controle rigoroso dos níveis séricos.
- Correção dos distúrbios da coagulação.
- Antibioticoterapia (ATB) profilática se houver solução de continuidade (monitorar exame do liquor).
- Avaliação imediata com especialistas (cirurgião, neurocirurgião e, em casos específicos, ortopedista).

Monitoração de pressão intracraniana

- Instalar em todos os pacientes com TCE grave ou com anormalidades na tomografia de crânio como: hematomas, contusão, edema cerebral e/ou compressão de cisternas da base.
- Nos casos de TCE moderado, está indicada a monitoração da PCI em situações específicas, como durante anestesia para procedimentos extracranianos, uso de bloqueador neuromuscular ou sedação profunda. A presença de fontanela não contraindica a monitoração.
- Preferir cateter intraventricular pela possibilidade de drenagem de liquor.
- Provavelmente, PPC entre 40 e 65 mmHg representa uma boa meta, com exceção para lactentes jovens e neonatos, que devem ter mínimo de 40 mmHg. Em adolescentes, guiar-se como em adultos, com PPC > 60 mmHg.
- Evitar PPC < 40 mmHg e PIC > 20 mmHg, porque estão associados ao aumento de mortalidade.

Terapia hiperosmolar

- Manitol: reduz o volume extravascular e a viscosidade sanguínea. Dose: 0,25 a 1 g/kg em *bolus* se HIC. É necessário que a barreira hematoencefálica (BHE) esteja íntegra para que seus efeitos sejam percebidos.

- Manter euvolemia e osmolaridade sérica < 320 mOsm/L quando estiver em uso de manitol.
- Reavaliar após cada nova administração.
- Salina hipertônica (NaCl 3%) – dose: 1 a 2 mL/kg, avaliar manutenção por 48 horas na dose de 0,5 a 1 mg/kg/h. Manter sódio sérico em torno de 155 mEq/L.

Hiperventilação

- Manter normoventilação. Evitar PCO_2 < 35 mmHg.
- Hiperventilação moderada: PCO_2: 30 a 35 mmHg para HIC refratária a outras medidas como drenagem de LCR, terapia hiperosmolar, sedação e analgesia.
- Considerar monitoração de bulbo de jugular.

Coma barbitúrico

- Indicação: HIC refratária em pacientes hemodinamicamente estáveis.
- Promove redução da PIC e do metabolismo cerebral com efeito neuroprotetor. No entanto, em altas doses, causa hipotensão, que pode ter efeito bastante deletério, devendo-se manter monitoração hemodinâmica e controle dos níveis tensionais de forma rigorosa.
- Dose do tiopental: ataque de 4 a 6 mg/kg seguida por manutenção de 1 a 5 mg/kg/h (acima de 40 kg → dose de adulto até 5 mg/min).
- É imprescindível o EEG contínuo no leito para titulação da dose que causa supressão da atividade elétrica cerebral.
- Manter no mínimo por 24 horas e no máximo por 72 horas.

Cirurgia descompressiva

Indicação em caso de HIC refratária e deve ser realizada de forma precoce nas seguintes situações:

- Edema difuso e extenso na TAC de crânio.
- Nas primeiras 48 h pós-TCE.
- Sem episódios de PIC > 40 mmHg sustentada.
- Glasgow acima de 3.
- Deterioração clínica secundária.
- Síndrome de herniação cerebral a despeito da drenagem liquórica.
- Critérios tomográficos (compressão de cisternas, desvio da linha média > 5 mm, efeito massa > 25 mL).

Indicação de unidade de terapia intensiva:

- Monitoração do nível de consciência
  - TCE leve com risco moderado.
  - TCE moderado e grave.
- Monitoração da PIC.
- Tratamento de HIC.
- Avaliação da necessidade de neuropediatra e neurocirurgião.

ORIENTAÇÕES FINAIS

Critérios de alta

Nos pacientes que já permaneceram em observação pelo período recomendado e encontram-se estáveis, alguns critérios deverão ser observados antes da alta hospitalar:

- Ausência de sinais físicos ou história que sugiram maus-tratos.
- Exame neurológico normal.
- Ausência de vômitos, com boa aceitação da dieta oral.
- Ausência de outras lesões corporais que necessitem de intervenção médica.
- Confirmação de que o responsável pela criança é capaz de reconhecer sinais de piora e possa encaminhá-la prontamente para reavaliação se necessário.

Recomendações para os pacientes com traumatismo cranioencefálico leve após liberação

Acompanhamento domiciliar e retorno à unidade de emergência se apresentar:

- Sonolência.
- Alterações visuais.
- Retorno ou surgimento de vômitos.
- Convulsões.
- Fraqueza focal.
- Cefaleia.
- Distúrbio do comportamento.

É necessário manter acompanhamento com pediatra e em algumas situações também com o neuropediatra.

Na Figura 1, encontra-se o protocolo para atendimento das crianças com TCE.

Figura 1 Protocolo para tratamento do traumatismo cranioencefálico (TCE) na emergência.

DVE: derivação ventriculoperitoneal externa; PIC: pressão intracraniana; TC: tomografia computadorizada.

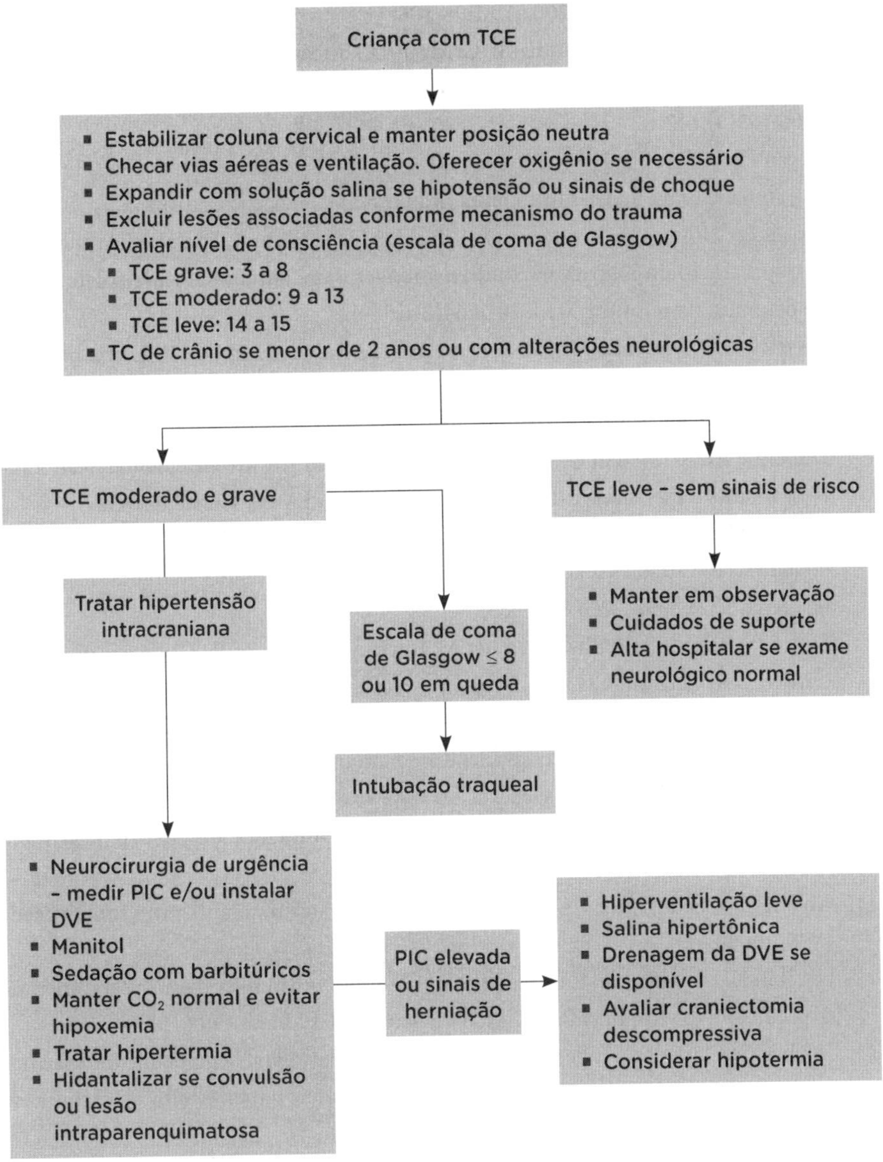

BIBLIOGRAFIA

1. Carvalho LFA, Affonseca CA, et al. Traumatismo cranioencefálico grave em crianças e adolescentes, RBTI. 2007;19:1:98-106.
2. Da Dalt L, Marchi AG, Laudizi L, Crichiutti G, Messi G, Pavanello L, et al. Predictors of intracranial injuries in children after blunt head trauma. Eur J Pediatr. 2006;165(3):142-8.
3. Dayan PS, Holmes JF, Hoyle J Jr, Atabaki S, Tunik MG, Lichenstein R, et al. Headache in traumatic brain injuries from blunt head trauma. Pediatrics. 2015;135(3):504-12.
4. Dayan PS, Holmes JF, Schutzman S, Schunk J, Lichenstein R, Foerster LA, et al. Risk of traumatic brain injuries in children younger than 24 months with isolated scalp hematomas. Ann Emerg Med. 2014;64(2):153-62.
5. Dietrich AM, Bowman MJ, Ginn-Pease ME, Kosnik E, King DR. Pediatric head injuries: can clinical factors reliably predict an abnormality on computed tomography? Ann Emerg Med. 1993;22(10):1535-40.
6. Duhaime AC, Christian CW, Rorke LB, Zimmerman RA. Nonaccidental head injury in infants – the "shaken-baby syndrome". N Engl J Med. 1998;338:1822.
7. Dunning J, Batchelor J, Stratford-Smith P, Teece S, Browne J, Sharpin C, et al. A meta-analysis of variables that predict significant intracranial injury in minor head trauma. Arch Dis Child. 2004;89(7):653-9.
8. Easter JS, Bakes K, Dhaliwal J, Miller M, Caruso E, Haukoos JS. Comparison of PECARN, CATCH, and CHALICE rules for children with minor head injury: a prospective cohort study. Ann Emerg Med. 2014;64(2):145-52, 152.e1-5.
9. Gentile JKA, et al. Condutas no paciente com trauma cranioencefálico. Rev Bras Clin Med. São Paulo. 2011;9(1):74-82.
10. Greenes DS, Schutzman SA. Clinical indicators of intracranial injury in head-injured infants. Pediatrics. 1999;104:861.
11. Greenes DS, Schutzman SA. Occult intracranial injury in infants. Ann Emerg Med. 1998;32:680.
12. Gruskin KD, Schutzman SA. Head trauma in children younger than 2 years: are there predictors for complications? Arch Pediatr Adolesc Med. 1999;153:15.
13. Hebb MO, Clarke DB, Tallon JM. Development of a provincial guideline for the acute assessment and management of adult and pediatric patients with head injuries. Canadian Journal of Surgery. 2007;50(3):187-94.
14. Kochanek PM, Carney N, Adelson PD, Ashwal S, Bell MJ, Bratton S, et al. Guidelines for the acute medical management of severe traumatic brain injury in infants, children, and adolescents – second edition. Pediatr Crit Care Med. 2012;13 Suppl 1:S1-82.

15. Kuppermann N, Holmes JF, Dayan PS, Hoyle JD Jr, Atabaki SM, Holubkov R, et al. Identification of children at very low risk of clinically-important brain injuries after head trauma: a prospective cohort study. Lancet. 2009;374(9696):1160-70.
16. Lee LK, Monroe D, Bachman MC, Glass TF, Mahajan PV, Cooper A, et al. Isolated loss of consciousness in children with minor blunt head trauma. JAMA Pediatr. 2014;168(9):837-43.
17. Lyttle MD, Crowe L, Oakley E, Dunning J, Babl FE. Comparing CATCH, CHALICE and PECARN clinical decision rules for paediatric head injuries. Emerg Med J. 2012;29(10):785-94.
18. Marcin JP, Pollack MM. Triage scoring systems, severity of illness measures, and mortality prediction models in pediatric trauma. Crit Care Med. 2002;30:S457.
19. Nigrovic LE, Lillis K, Atabaki SM, Dayan PS, Hoyle J, Tunik MG, et al. The prevalence of traumatic brain injuries after minor blunt head trauma in children with ventricular shunts. Ann Emerg Med. 2013;61(4):389-93.
20. Palchak MJ, Holmes JF, Vance CW, Gelber RE, Schauer BA, Harrison MJ, et al. A decision rule for identifying children at low risk for brain injuries after blunt head trauma. Ann Emerg Med. 2003;42(4):492-506.
21. Palchak MJ, Holmes JF, Vance CW, Gelber RE, Schauer BA, Harrison MJ, et al. Does an isolated history of loss of consciousness or amnesia predict brain injuries in children after blunt head trauma? Pediatrics. 2004;113(6):e507-13.
22. Pickering A, Harnan S, Fitzgerald P, Pandor A, Goodacre S. Clinical decision rules for children with minor head injury: a systematic review. Arch Dis Child. 2011;96(5):414-21.
23. Rosenthal BW, Bergman I. Intracranial injury after moderate head trauma in children. J Pediatr. 1989;115:346.
24. Schunk JE, Rodgerson JD, Woodward GA. The utility of head computed tomographic scanning in pediatric patients with normal neurologic examination in the emergency department. Pediatr Emerg Care. 1996;12:160.
25. Schutzman SA, Barnes P, Duhaime AC, Greenes D, Homer C, Jaffe D, et al. Evaluation and management of children younger than two years old with apparently minor head trauma: proposed guidelines. Pediatrics. 2001;107(5):983-93.
26. Schutzman SA, Greenes DS. Pediatric minor head trauma. Ann Emerg Med. 2001;37:65.

Trombose venosa profunda

Paula de Almeida Azi

INTRODUÇÃO

A trombose venosa profunda (TVP) é uma de desordem multifatorial, geralmente associada a fatores genéticos que determinam obstrução vascular causada por um trombo. A tríade de Virchow (estase, lesão endotelial e hipercoagulabilidade) representa o mecanismo básico do processo patogênico da TVP.

Entre os adultos, a profilaxia e o tratamento clínico da TVP são bem estabelecidos, no entanto, na pediatria, o quadro geralmente é subdiagnosticado, pela crença de que as crianças não desenvolvem TVP. Além disso, muitos sintomas podem ser confundidos com outras doenças infecciosas ou inflamatórias. Assim, para se realizar o diagnóstico, é necessária a alta suspeição nas crianças que apresentem fatores de risco para TVP, como: presença de cateter central (principal fator de risco), imobilização prolongada, obesidade, passado de tromboembolismo ou acidente vascular cerebral (AVC), câncer, trauma, cirurgias (principalmente de coluna), cardiopatia congênita, lúpus eritematoso sistêmico (LES) e outras doenças autoimunes, síndrome nefrótica e uso de contraceptivos orais em adolescentes.

Recomenda-se, para todas as crianças que desenvolveram TVP, a investigação de alterações genéticas que predisponham ao estado de hipercoagulabilidade, como a deficiência de antitrombina, as deficiências das proteínas C e S, o aumento de lipoproteína, as presenças do fator V de Leiden e da protrombina G20210A variante.

ABORDAGEM CLÍNICA

A apresentação clínica da TVP depende da topografia vascular afetada, mas muitas vezes pode se manifestar de forma assintomática ou com sintomas inespecíficos.

Trombose em extremidades

O quadro típico caracteriza-se por dor localizada, edema, rubor, aumento do membro e rigidez da musculatura afetada. As condições clínicas que mais se confundem com a TVP são: celulite, cãibras ou distensão muscular, hematoma muscular, compressão venosa externa, tromboflebite superficial e síndrome pós-flebítica.

Tromboembolismo pulmonar (TEP)

O início súbito de dispneia, taquipneia, hipoxemia, dor torácica, taquicardia, febre, hipotensão e hemoptise sugere fortemente um evento TEP, principalmente se associado a fatores de risco para TVP. No paciente em ventilação mecânica, TEP pode ser suspeitado quando houver piora clínica súbita ou sinais de insuficiência cardíaca no paciente sem doença prévia.

Trombose da veia hepática

A trombose da veia hepática ocorre com maior prevalência em neonatos, com incidência de 1 em 100 mil nascidos vivos. Está relacionada, na maioria das vezes, à presença de cateter umbilical e sepse. Crianças maiores podem desenvolver trombose de veia hepática secundária ao transplante hepático, infecções, esplenectomia, doença falciforme, quimioterapia ou presença de anticorpo antifosfolípide.

Trombose de veia renal

A trombose de veia renal é mais prevalente em recém-nascidos, mas não está relacionada ao uso de cateter venoso central. Pode estar presente em crianças maiores com síndrome nefrótica, queimados, LES ou transplante renal. A trombose de veia renal manifesta-se com hematúria, anúria, vômitos, hipovolemia, proteinúria e trombocitopenia.

ABORDAGEM DIAGNÓSTICA

O D-dímero, um fragmento fibrinolítico, afasta a TVP quando o resultado for negativo; se for positivo, a TVP deve ser confirmada com exame de imagem. Se negativo, mas houver forte suspeição clínica, devem-se realizar exames de imagem para complementar a investigação.

A venografia é o único teste invasivo com valor comprovado; dentre os testes não invasivos, os mais úteis são a pletismografia e a ultrassonografia. Por sua maior sensibilidade e especificidade, associadas a baixo risco e custo, a ultrassonografia é o teste mais utilizado, apesar de não diferenciar a trombose aguda da crônica e de não identificar trombose em veias pélvicas e na cava.

A radiografia de tórax pode ser útil na identificação de atelectasias ou derrame pleural.

O eletrocardiograma pode verificar anormalidades não específicas que sugiram TEP, como: mudança na onda T, alteração no segmento ST, desvios do eixo e, mais especificamente, bloqueio de ramo direito, onda P pulmonar ou desvio do eixo para a direita.

O ecocardiograma, por ser um exame de rápido acesso, não invasivo, pode ser utilizado para o diagnóstico de TEP no paciente acamado e que desenvolve instabilidade hemodinâmica súbita. Hipocinesia e dilatação do ventrículo direito usualmente estão presentes no TEP maciço.

A pletismografia por impedância é um teste portátil não invasivo para o diagnóstico de TVP. Sua sensibilidade varia de 75 a 96%, e sua especificidade, entre 45 e 84%. Pode ser difícil de realizar em pacientes obesos, grávidas, pacientes com insuficiência cardíaca, trombos antigos e em doença vascular periférica grave. Deve ser utilizado como exame complementar da ultrassonografia.

A ultrassonografia com Doppler (USG-Doppler) é o exame não invasivo preferencial no diagnóstico do primeiro episódio de TVP, no entanto, em alguns sistemas vasculares, como o pélvico, os trombos podem não ser bem visualizados.

A venografia contrastada é o teste-ouro para diagnóstico de TVP, mas, por ser um exame invasivo, deve ser reservado para pacientes cuja USG-Doppler não confirmou a presença do trombo ou em locais como vasos superiores, veia cava e veias subclávias, não acessíveis pela ultrassonografia.

A cintilografia ventilação-perfusão apresenta sensibilidade de 96%, tornando-a um atrativo teste de rastreamento para diagnóstico de TEP. Quando o exame é positivo, tem valor preditivo positivo de 95% e valor preditivo negativo de 81%.

A tomografia computadorizada é particularmente útil no paciente com doença pulmonar de base e que desenvolve TEP, pois a cintilografia em 50% dos casos é negativa nesses casos. Sua sensibilidade varia de 53 a 100%, e sua especificidade, de 81 a 100%.

A ressonância magnética parece apresentar semelhança ao diagnóstico da tomografia computadorizada. A ressonância com gadolínio vem se mostrando excelente método para detecção de trombos em vasos intratorácicos, assim como para a identificação de alterações venosas congênitas.

A angiografia pulmonar é a técnica mais acurada para confirmar ou afastar TEP no paciente com insuficiência respiratória, devendo ser reservada para pacientes com alta suspeição e que apresentem cintilografia ventilação-perfusão negativa.

Investigação laboratorial para trombofilia – juntamente com o hematologista:

- Dosagem do fator V de Leiden, protrombina G20210A, inibidor-1 do ativador do plasminogênio (PAI-1), enzima metilenotetra-hidrofolato redutase e glicoproteína plaquetária, proteína C, proteína S, atividade plasmática do fator VIII (TTPA), homocisteína, anticardiolipina e antibeta-2-glicoproteína.

ABORDAGEM TERAPÊUTICA

- Objetivos:
  — Prevenir ou tratar possíveis complicações.
  — Evitar o aumento do tamanho do trombo.
  — Reduzir o risco de novo trombo.
  — Reduzir o risco de disfunção ou perda do órgão.

Em crianças e neonatos, a terapia antitrombótica consiste, principalmente, na administração de agentes anticoagulantes (heparina não fracionada [UFH], heparina de baixo peso molecular [HBPM], ou antagonistas da vitamina K [varfarina]). Os agentes trombolíticos, por exemplo, uroquinase e ativador recombinante tissular do plasminogênio (tpA), somente são utilizados em pacientes com oclusão venosa com comprometimento orgânico, em casos seletos, e com acompanhamento do especialista (cirurgião vascular).

- Recomendações:
  — De maneira geral, quando indicada em crianças, a terapia antitrombótica deve ser iniciada com HBPM ou UFH por 5 a 10 dias, seguido de HBPM ou antagonista de vitamina K oral (VKA).
  — Na presença de evento tromboembólico em crianças, um hematologista pediátrico deverá acompanhar o paciente em conjunto com o pediatra. Quando isso não for possível, um hematologista de adulto deve ser acionado para auxiliar o neonatologista ou o pediatra na condução clínica.
  — Em crianças recebendo VKA, o alvo de monitoração do RNI deve ser de 2,5 (entre 2,0 e 3,0), exceto na presença de prótese valvar metálica, quando deverá ser mantida em torno de 3,0 (2,5 a 3,5).

— Retirar o acesso venoso central ou cateter umbilical associado à trombose depois de 3 a 5 dias de iniciada a terapia anticoagulante. Deve-se acompanhar a extensão do trombo com monitoração radiológica e, nos pacientes que estavam sem tratamento, se houver progressão do trombo, iniciar anticoagulação.
— No evento tromboembólico idiopático, utilizar a terapia antitrombótica por 6 a 12 meses. Caso o paciente tenha um fator de risco conhecido, que já esteja resolvido, reduzir a duração da terapia para 3 meses. Caso haja recorrência de trombose, o tempo de profilaxia passa a ser indefinido.
— Para trombose unilateral de veia renal, na ausência de comprometimento renal, recomenda-se acompanhamento com exames de imagem e iniciar o tratamento com heparina (UFH/HBPM) se houver aumento do trombo, por 6 semanas a 3 meses. Se a trombose for bilateral ou com comprometimento da função renal, há indicação de terapia anticoagulante ou uso de terapia trombolítica com tpA, seguida pelo uso de heparina (UFH ou de HBPM).
— Nas cirurgias de Blalock-Taussig e de Norwood: anticoagulação com heparina intraoperatória, mantendo-se posteriormente anticoagulação com aspirina (5 mg/kg/dia).
— Na trombose arterial femoral, utilizar heparina venosa em dose terapêutica por 5 a 7 dias. A terapia trombolítica é indicada quando a extensão do trombo estiver comprometendo algum órgão, e a intervenção cirúrgica quando este for de grande extensão e houver contraindicação para a trombólise.
— Cateter periférico arterial (PAM): há a recomendação de uso em infusão contínua de UFH (heparina ultrafiltrada) 0,5 unidades/mL, correndo a 1 mL/h. Caso haja trombo associado, o cateter deverá ser removido imediatamente e, se sintomático com comprometimento do membro, iniciar heparina contínua e avaliar a realização de trombectomia ou uso de trombolítico.
— Filtro em veia cava inferior: deve ser considerado em criança que apresente tromboembolismo recorrente e fatores de risco permanentes e que possua contraindicação de uso de terapia anticoagulante.
— Profilaxia de acesso venoso central: para pacientes com previsão de uso a curto ou médio prazo, não há recomendação de uso rotineiro de tromboprofilaxia. Naqueles em uso de nutrição parenteral total (NPT) prolongada por meio de cateter venoso central, recomenda-se o uso de profilaxia com VKA.
— Profilaxia primária de cardiomiopatia dilatada: recomenda-se o uso de VKA, enquanto se aguarda o transplante cardíaco.
— Pacientes com fístula arteriovenosa para hemodiálise ou cateter venoso central para hemodiálise, utilizar VKA ou HBPM.

— Doença de Kawasaki: recomenda-se o uso profilático de aspirina (80 a 100 mg/kg/dia) por 14 dias, seguida de 1 a 5 mg/kg/dia por 6 a 8 semanas + imunoglobulina (2 g/kg) em dose única ate 10 dias dos sintomas (1A). Se há presença de aneurisma gigante após a doença, recomenda-se o uso de varfarina associada à baixa dose de aspirina. Na presença de trombose de artéria coronariana, recomenda-se trombólise ou intervenção cirúrgica.

— No AVC isquêmico por cardioembolia, há orientação de uso de HBPM ou VKA por, pelo menos, 3 meses. Se for associado a *shunt* cardíaco, há indicação de fechamento cirúrgico do *shunt*.

— Nos neonatos com deficiência de proteína C, recomenda-se o uso de plasma fresco 10 mL/kg a cada 12 horas ou concentrado de proteína C (20 a 60 U/kg), se disponível, até a resolução da lesão clínica. O tratamento deve ser por tempo prolongado com VKA ou HBPM, reposição de proteína C ou transplante hepático.

Terapia antitrombótica

Heparina não fracionada

A dose da heparina para criança é extrapolada da dose de adulto, com a dose ótima para manter o tempo de tromboplastina ativada (TTPa) refletindo um valor de protamina de 0,2 a 0,4 U/mL ou antifator Xa entre 0,3 e 0,7 U/mL. Na pediatria, o valor do TTPa terapêutico está em torno de 70% (Tabelas 1 e 2).

Dose de ataque com *bolus* de 70 a 100 UI/kg determina níveis terapêuticos em torno de 90% das crianças.

A dose de manutenção da heparina é idade-dependente:

- Crianças menores de 1 ano: 28 U/kg/h.
- Crianças acima de 1 ano: 20 U/kg/h.
- Crianças maiores: valor igual ao adulto, em torno de 18 U/kg/h.

A duração do tratamento de tromboembolismo se faz por, no mínimo 5 dias, e, nos casos de doença extensa ou tromboembolismo pulmonar, por 7 a 10 dias.

Os anticoagulantes orais (AO) podem ser iniciados no primeiro dia da heparina ou mais tardiamente se a heparina for ser utilizada por tempo prolongado.

Seu uso deve ser descontinuado, no mínimo, em 24 horas antes de procedimento cirúrgico.

Na Tabela 1, encontra-se o protocolo de administração de heparina; na Tabela 2, os ajustes de doses de acordo com TTPa.

TABELA 1 Protocolo para administração de heparina ajustado para criança

I. Dose inicial: heparina 75 U/kg, IV, em 10 min
II. Dose de manutenção: 28 U/kg/h para crianças < 1 ano; 20 U/kg/h para crianças > 1 ano
III. Ajustar a heparina para manter o TTPa 60 a 85 s (considerando que isso reflete o nível do antifator Xa de 0,3 a 0,7 U/mL)
IV. Obter sangue para TTPa 4 h depois da administração da dose inicial da heparina e 4 h após cada mudança de dose
V. Quando o TTPa estiver refletindo a dose terapêutica, realizar hemograma e TTPa diariamente

TABELA 2 Ajuste da heparina conforme o nível de TTPa

TTPa (s)	*Bolus* (U/kg)	Aguardar (min)	Mudança (%)	Repetir TTPa
< 50	50	0	+10	4 h
50 a 59	0	0	+10	4 h
60 a 85	0	0	0	Próximo dia
86 a 95	0	0	–10	4 h
96 a 120	0	30	–10	4 h
> 120	0	60	–15	4h

Se houver mudança de dose, controle em 4 a 6 horas.
Sem mudança na dose, controle em 12 horas.
Mudança de dose > 3 vezes (aumento), dosar antifator Xa e o TTPa após 6 horas.

Condições ideais para infusão de UFH:

- Acesso exclusivo.
- Verificar interação de drogas.
- Trocar a solução a cada 24 horas.
- Não correr de modo paralelo com soluções que contenham cálcio.
- Controles laboratoriais:
  - Hematócrito e hemoglobina: 24/48/72 horas.
  - Contagem de plaquetas pré-heparina, a cada 2 dias na primeira semana e a cada 3 dias na segunda semana.
- Efeitos adversos:
  - Sangramento: apesar de ser a principal complicação no adulto, não é visto com tanta frequência na criança, talvez pelo uso de subdoses de heparina. O risco de sangramento torna-se maior à medida que a heparina é utilizada em doses plenas.
  - Osteoporose: na infância, está presente na literatura em relatos de casos. Esse efeito adverso é mais observado em adultos, talvez pelo tempo de

uso mais prolongado, ou pelo uso de terapias alternativas na infância mais precocemente.

— Trombocitopenia: está presente em relatos de caso, porém, não há estudos controlados para se verificar a verdadeira incidência. Apresenta prevalência em torno de 30% nos adultos, com plaquetas < 150.000/mm^3.

Tratamento do sangramento

Na presença de sangramento importante e na necessidade de reversão imediata do efeito da heparina, deve-se fazer sulfato de protamina, em uma dose equivalente às últimas 2 horas de uso da heparina (Tabela 3). A protamina pode ser utilizada na concentração de 10 mg/mL e em velocidade nunca superior a 5 mg/min. Pacientes com hipersensibilidade a peixe ou que já fizeram uso de protamina podem desenvolver hipersensibilidade.

TABELA 3 Reversão da terapia com heparina

Tempo desde a última dose da heparina (min)	Dose da protamina (mg/100 U heparina)
< 30	1,0
30 a 60	0,5 a 0,75
60 a 120	0,375 a 0,5
> 120	0,25 a 0,375

Dose máxima de 50 mg. Concentração da infusão de 10 mg/mL, não deve ultrapassar 5 mg/min.

Heparina de baixo peso molecular

A vantagem da HBPM está em sua farmacocinética prevista com a mínima monitoração, administração por via subcutânea, por não possuir interferências com outras drogas e por apresentar reduzido risco de trombocitopenia e osteopenia.

Está indicada tanto no tratamento quanto na profilaxia. Seu uso deve ser interrompido pelo menos 24 horas antes de procedimento cirúrgico e só retornado em 48 a 72 horas após sua realização, se o risco de sangramento for elevado.

Seu mecanismo de ação é semelhante ao da heparina não fracionada e apresenta pico de ação de 4 a 6 horas, no entanto, sua dose terapêutica baseia-se apenas no valor do antifator Xa. Crianças com 2 meses necessitam de doses maiores, porém sua farmacocinética é a mesma.

Deve ser monitorada periodicamente com a dosagem de antifator Xa; seu nível terapêutico varia de 0,5 a 1,0 unidades/mL em amostras de sangue colhidas entre 4 e 6 horas após a última aplicação subcutânea (Tabelas 4 e 5).

TABELA 4 Dose de reviparina e enoxaparina

Tratamento	Dose peso-dependente da reviparina*	
	< 5 kg	> 5 kg
Dose inicial	150	100
Dose terapêutica	150	100
Dose profilática inicial	50	30
	Dose idade-dependente da enoxaparina†	
	< 2 meses	**> 2 meses**
Dose inicial	1,5	1,0
Dose profilática inicial	0,75	0,5

* Valores da reviparina em U/kg/dose a cada 12 horas.
† Valores da enoxaparina em mg/kg/dose a cada 12 horas.

TABELA 5 Nomograma para monitoramento da reviparina/enoxaparina em pacientes pediátricos

Antifator Xa (nível U/mL)	Aguardar próxima dose?	Dose modificada	Repetir antifator Xa
< 0,35	Não	Aumentar 25%	4 h depois da próxima dose
0,35 a 0,49	Não	Aumentar 10%	4 h depois da próxima dose
0,5 a 1,0	Não	Não	Próximo dia, depois com 1 semana e por mês enquanto estiver recebendo reviparina (4 h após a dose matinal)
1,1 a 1,5	Não	Reduzir 20%	Antes da próxima dose
1,6 a 2,0	3 h	Reduzir 30%	Antes da próxima dose e 4 h depois da dose seguinte
> 2,0	Até antifator Xa 0,5 U/mL	Reduzir 40%	Antes da próxima dose, se não < 0,5 U/mL, repetir a cada 12 h

Tratamento do sangramento induzido pela heparina de baixo peso molecular

O sulfato de protamina não reverte completamente o sangramento induzido pela HBPM; se a última dose da HBPM tiver sido há 3 a 4 horas, 1 mg de protamina neutralizará 100 UI de HBPM. Estudos recentes mostram risco de sangramento semelhante à heparina, em torno de 4 a 17%. Na necessidade de realização de punção lombar ou epidural em uso de HBPM, deve-se suspender, pelo menos, duas doses da heparina ou, se possível, dosar o antifator Xa.

Anticoagulantes orais

Os AO agem reduzindo as proteínas dependentes da vitamina K (II, VII, IX, X). Ao nascimento, esses fatores e seus inibidores (proteínas C e S) estão reduzidos em 50%, assim, a deficiência de vitamina K potencializa os AO, com aumento do risco de sangramento, não sendo recomendados para menores de 1 mês de idade.

O monitoramento da terapêutica e o ajuste da dose são realizados dosando-se o tempo de protrombina (TP) com RNI (Tabela 6):

- O RNI ideal é de duas a três vezes o valor normal, no tratamento de tromboembolismo venoso.
- No caso de prótese valvar metálica, o RNI deve ser de 2,5 a 3,5 vezes o valor normal.

Para atingir o RNI ideal, são necessários 5 dias de uso em crianças e 3 dias em adolescentes.

Para pacientes com trombose venosa e possibilidade de terapia oral, há nova recomendação de iniciar mais precocemente o AO, com 1 a 2 dias após introdução da HBPM ou heparina fracionada.

Deve-se suspender o AO ao menos 5 dias antes de procedimentos cirúrgicos.

TABELA 6 Protocolo para anticoagulante oral. Manter RNI entre 2 e 3 para pacientes pediátricos

I. Dia 1: se o RNI basal for 1,0 a 1,3 - dose: 0,2 mg/kg oral (máx. 5 mg)	
II. Dias seguintes (dias 2 e 4): ajustar pelo RNI:	
RNI	**Acão**
1,1 a 1,3	Repetir dose inicial
1,4 a 1,9	50% da dose inicial
2,0 a 3,0	50% da dose inicial
3,1 a 3,5	25% da dose inicial
> 3,5	Aguardar até RNI < 3,5, então reiniciar com 50% menos que a dose inicial
III. Ajustes subsequentes - guia de manutenção conforme o valor do RNI:	
RNI	**Ação**
1,1 a 1,4	Aumentar 20% da dose
1,5 a 1,9	Aumentar 10% da dose
2,0 a 3,0	Sem mudanças
3,1 a 3,5	Reduzir 10% da dose
> 3,5	Aguardar até RNI < 3,5 e então reiniciar com 20% menos da dose anterior

Monitoração

Apenas 10 a 20% das crianças são seguramente monitoradas, pois existe interferência na dieta: a amamentação diminui a sensibilidade em razão da baixa concentração de vitamina K no leite materno, além da má absorção do AO, do uso de nutrição parenteral total com suplementação de vitamina K e de drogas (Tabela 7).

TABELA 7 Drogas usualmente utilizadas na pediatria que interferem no valor do RNI

Drogas	Ação no RNI
Amiodarona	Aumenta
Aspirina	Aumenta ou não modifica
Amoxacilina	Leve aumento
Cefaclor	Aumenta
Carbamazepina	Reduz
Fenitoína	Reduz
Fenobarbital	Reduz
Cloxacilina	Aumenta
Prednisona	Aumenta
Sulfametoxazol-trimetoprim	Aumenta
Ranitidina	Aumenta

Efeitos adversos

Sangramentos estão presentes em 20% dos casos, mas em pequena quantidade (nasal, gengival, sangramento menstrual, hematúria microscópica, intestinal). O risco de sangramento importante está em torno de 1,7%. Outros efeitos também estão presentes, como calcificação traqueal e anormalidades ósseas no feto. O tratamento do sangramento encontra-se na Tabela 8.

Tratamento do sangramento

TABELA 8 Reversão da terapia anticoagulante oral (AO)

1. Sem sangramento
Uma rápida reversão do efeito do AO é necessária, e o paciente retornará à terapia em um futuro próximo → fazer uso de vitamina K_1 (0,5 a 2 mg subcutâneo ou IV)
Uma rápida reversão do efeito do AO é necessária, e o paciente não retornará à terapia novamente → vitamina K_1 (2 a 5 mg subcutâneo ou IV)
2. Sangramento significativo
Sangramento sem risco de vida → vitamina K_1 como no 1A mais plasma fresco (20 mL/kg, IV)
Sangramento significativo com risco de vida → vitamina K_1 venosa (5 mg) em infusão lenta pelo risco de choque anafilático. Considerar o uso de concentrado de protrombina (contendo fatores II, VII, IX, e X) associado a plasma fresco

Terapia antiplaquetária

As plaquetas neonatais são pouco reativas à trombina em virtude de um defeito intrínseco, mas, paradoxalmente, o tempo de sangramento é menor em razão do tamanho da hemoglobina, da quantidade do hematócrito e das formas multiméricas do fator de von Willebrand, sugerindo que a dose ótima de agentes antiplaquetários em crianças é diferente dos adultos.

Ácido acetilsalicílico (AAS)

A dose varia conforme a doença:

- Após cirurgia de Blalock-Taussig modificada, uso de *stent* endovascular e eventos cerebrovasculares – 1 a 5 mg/kg/dia.
- Uso de prótese valvar mecânica – 6 a 20 mg/kg/dia.
- Doença de Kawasaki – 80 a 100 mg/kg/dia na fase aguda (14 dias) e 3 a 5 mg/kg/dia por 7 dias ou mais se houver evidência de anormalidades na artéria coronariana.

O efeito antiagregante do AAS tem duração de 7 dias.

Outras drogas

Ticlopidina e clopidogrel, inibidores da agregação plaquetária e os agonistas da glicoproteína IIb/IIIa não têm doses preconizadas para uso em crianças.

Agentes trombolíticos

Os agentes trombolíticos têm ação mediada por conversão do plasminogênio em plasmina. Ao nascimento, o nível sérico de plasminogênio está reduzido em 50%, isso reduz o efeito trombolítico da estreptoquinase (SK), da uroquinase (UK) e do ativador tissular de plasminogênio (tPA). A suplementação do plasma com plasminogênio aumenta o efeito trombolítico. Esses agentes estão contraindicados para adultos com história de AVC, acidente transitório isquêmico, doenças neurológicas e hipertensão; para crianças, devem-se considerar as mesmas contraindicações, porém de forma relativa.

Esses agentes em crianças ainda têm seu uso limitado por falta de estudos que comprovem sua eficácia, dose e segurança, assim, sua recomendação na pediatria continua de forma individualizada.

O agente trombolítico indicado na faixa pediátrica é o ativador do plasminogênio tissular recombinante tPA (rtPA), cuja dose varia de 0,1 a 0,6 mg/kg/hora durante 6 horas (Tabela 9). Alguns autores discutem que uma dose menor, por um tempo maior (0,01 a 0,06 mg/kg por hora, por 96 horas), pode reduzir o risco de sangramento.

TABELA 9 Terapia trombolítica para pacientes pediátricos

Baixas doses para cateteres obstruídos			
	Regime		**Monitoração**
Instilação	UK (5,000 U/mL) 1,5 a 3 mL/lúmen 2 a 4 h		Não
Infusão	UK (150 U/kg/h) por lúmen 12 a 48 h		Fibrinogênio, TC, TP, TTPa
Terapia trombolítica sistêmica			
	Inicial, U/kg	**Manutenção**	**Monitoração**
UK	4.400 U/kg	4.400 U/kg/h 6 a 12 h	Fibrinogênio, TC, TP, TTPa
SK	2.000 U/kg	2.000 U/kg/h 6 a 12 h	O mesmo
tPA	Nenhuma	0,1 a 0,6 mg/kg/h/6 h	O mesmo

TC: tempo de coagulação; TP: tempo de protrombina; tPA: ativador do plasminogênio tissular; TTPa: tempo de trombina parcial ativada, UK: uroquinase; SK: estreptoquinase.

Efeitos adversos

Presença de sangramento em 20% dos casos, principalmente em locais de procedimentos invasivos, com risco de hemorragia intracraniana de 1,5%. Antes de iniciar o tratamento antitrombolítico, outros fatores como a deficiência de vitamina K e a trombocitopenia devem ser corrigidos para minimizar o risco de sangramento. No caso de sangramento pequeno, deve-se fazer compressão local, mas, se for de grande monta, deve-se interromper o agente fibrinolítico e transfundir crioprecipitado e, se necessário, concentrado de hemácias.

BIBLIOGRAFIA

1. Albisetti M, Chan AKC. Diagnosis and treatment of venous thrombosis and thromboembolism in infants and children. UpToDate. Disponível em: https://www.uptodate.com/contents/diagnosis-and-treatment-of-venous-thrombosis-and-thromboembolism-in-infants-and-children. (Acesso em jan/2017.)
2. Enders J, Burke J, Dobesh P. Prevention of venous thromboembolism in acute medical illness. Pharmacotherapy. 2002;22(12):1564-78.
3. Fesmire F, et al. Coagulation disorders/clinical policy. Annals of Emergency Med. 2003;42(1).
4. Geoffrey B. Deep vein thrombosis and factor V Leiden. Medscape Crit Care. 2001;3(2).
5. Goldenberg NA, Bernard TJ. Venous thromboembolism in children. Hematol Oncol Clin N Am. 2010;24:151-66

6. Hirsh J, Crowther MA. Venous thromboembolism. In: Hoffman R. Hematology: basic principles and practice. 3. ed. Philadelphia: Churchill Livingstone; 2000. p.2075-87.
7. Hoppe C, Matsunaga A. Pediatric thrombosis. Pediat Clin North America. 2002;49(6).
8. Monagle P, Chan AKC, Goldenberg NA, Ichord RN, Journeycake JM, Nowak-Gottl U, et al. Antithrombotic therapy in neonates and children. Chest. 2012;141(2 Suppl):e737S-e801S.
9. Ridker P. Inherited risk factors for venous thromboembolism: implications for clinical pratice. Clin Cornerstone. 2002;4(6):18-30.
10. Rocha A, Tapson V. Venous thromboembolism in intensive care patients. Clin Chest Med. 2003;24(1):103.
11. Tong L, Mendez M. Therapeutic considerations in the management of patients with heparin-induced thrombocytopenia. Prog Cardiovasc Nurs. 2001;17(3):142-7.
12. Van Ommen C, Heijboer H, Büller HR, Hirasing RA, Heijmans HS, Peters M. Venous thromboembolism in childhood: a prospective two-year registry in The Netherlands. J Pediatr. 2000;136(4):425-6.

Uso de sangue e hemocomponentes em pediatria

André Luís Albiero

INTRODUÇÃO

Este capítulo tem como objetivo orientar pediatras e intensivistas para o uso de sangue e hemocomponentes, uniformizando a prática transfusional.

A indicação de transfusão é ato exclusivamente médico, baseado em critérios clínicos rigorosos, principalmente na faixa etária pediátrica, quando se supõe que os pacientes tenham maior expectativa de vida. Como não existe transfusão segura, os benefícios devem sempre superar os riscos. O hemoterapeuta deve empenhar-se para evitar transfusões desnecessárias e deter conhecimento para aconselhar o solicitante e oferecer alternativas sempre que possível. Além dos riscos residuais infecciosos, sempre há riscos de trocas de amostras e unidades, além de riscos de reação transfusional mesmo com hemocomponentes compatíveis: sobrecarga circulatória, lesão pulmonar aguda associada à transfusão (do inglês *transfusion-related acute lung injury* – TRALI), imunomodulação relacionada à transfusão (do inglês *transfusion-related immunomodulation* – TRIM), entre outros.

O tempo para a transfusão de um hemocomponente nunca deve ultrapassar 4 horas. O tempo de infusão ideal de cada unidade de concentrado de hemácias (CH) é em torno de 2 horas.

A equipe de enfermagem que executa as transfusões deve registrar em prontuário, horários e sinais vitais dos pacientes antes, durante e depois de sua realização, interrompê-las e chamar um médico diante de qualquer suspeita de reação transfusional. Nenhum medicamento pode ser adicionado à bolsa de hemocomponente, nem ser infundido de modo paralelo na mesma linha venosa, para que não haja suspeita de interpretação da causa em caso de reação. Soluções que contenham cálcio (p. ex., Ringer lactato), na mesma linha de infusão, podem antagonizar o anticoagulante da unidade e causar a formação de trombos e embolia.

Todo hemocomponente deve ser transfundido com equipo descartável específico para transfusão. Os equipos devem possuir filtro de 170 u com capacidade para reter coágulos e microagregados.

Não há contraindicação absoluta à transfusão em pacientes com febre, mas é importante diminuir a temperatura antes da transfusão, porque o surgimento da febre pode ser um sinal de reação transfusional.

A transfusão uma vez iniciada deverá ser realizada de forma contínua. Em caso de necessidade de desconectar o equipo do acesso venoso, a interrupção temporária da infusão deverá ocorrer sob supervisão do serviço de hemoterapia.

A prescrição de hemocomponentes em pediatria deve ser sempre em mililitros, com cuidado de se calcular o volume final e atentar que ele não seja maior do que a unidade do adulto.

HEMOCOMPONENTES

A nomenclatura correta para produtos obtidos do sangue total (ST) por meio de processos físicos (centrifugação/congelamento/descongelamento) é hemocomponentes. Estes podem ser obtidos por coleta de ST ou por aférese, como ST, CH, concentrado de plaquetas (CP), plasma fresco congelado (PFC) ou crioprecipitado.

Hemoderivados são produtos viroinativados obtidos em escala industrial, pelo fracionamento do plasma por processos físico-químicos. Exemplos: albumina, concentrado de complexo protrombínico (CCP), concentrado de fator VIII da coagulação ou imunoglobulinas, entre outros.

Sangue total

Definição

O ST é o produto hemoterápico que não foi fracionado e contém hemácias, plasma, leucócitos e plaquetas (os últimos dois não terapêuticos). Deve ter volume aproximado de 450 a 500 mL e hematócrito mínimo de 38%, além de ser armazenado entre 2° e 6°C, por um período de 35 dias quando se utiliza o anticoagulante CPDA-1. Quase sempre, a transfusão de ST não oferece benefícios em relação à transfusão de hemocomponentes, o que explica o seu uso extremamente restrito.

O sangue total reconstituído (STR) pode ainda ser obtido pela adição de uma unidade de PFC a uma unidade de CH compatível.

Embora o uso de STR seja restrito a exsanguinotransfusão (EXT) por incompatibilidade ABO, o que ocorre em raras situações, por motivos logísticos, poucos hemocentros reservam unidades de ST não fracionados para essa finalidade. O uso de STR é mais frequente do que realmente necessário. Na maioria das indicações, o CH e o PFC que compõem o STR podem ter origem de um mesmo doador, limitando a exposição do recém-nascido.

Quando esse tipo de reconstituição não for possível, pelo risco de haver antígenos e anticorpos de doadores diferentes em uma mesma unidade, recomenda-se um controle de qualidade no produto final, em que Na^+ seja < 170 mEq/L, K^+ < 8,0 mEq/L, Hb ≥ 13,0 g/dL e pH ≥ 6,8, além de controle microbiológico.

Indicações

A grande indicação recai sobre a EXT: hiperbilirrubinemia com risco de *kernicterus* em doença hemolítica do recém-nascido (DHRN), em que o ST deve ser reservado para incompatibilidade materno-fetal não ABO, e o STR, reservado para incompatibilidade do tipo ABO. O uso de PFC (e até CP) associado a CH sempre deve ser considerado em transfusões maciças, em razão do risco de coagulopatia dilucional e/ou disfunção hemostática do trauma, mas não necessariamente na forma de ST ou STR; nesses casos, o uso pode ser sequencial.

Concentrados de hemácias

O CH costuma ser obtido de uma bolsa de ST coletado de um único doador, por centrifugação e remoção do sobrenadante: o plasma rico em plaquetas (PRP). O CH também pode ser obtido por aférese. O volume de cada unidade de CH é de 220 a 320 mL e deve ser armazenado entre 2° e 6°C por 35 a 42 dias, dependendo da solução anticoagulante-conservante utilizada. As unidades conservadas sem solução aditiva têm hematócrito entre 65 e 80%, enquanto aquelas colhidas em solução aditiva apresentam hematócrito mais baixo: entre 50 e 70%. O CH contém quantidades residuais de plaquetas e leucócitos não funcionantes.

Os CH podem ser leucorreduzidos com a utilização de filtros de leucócitos, irradiados e/ou "lavados" com solução fisiológica.

Indicação

Diversas mudanças fisiológicas acompanham a transição do recém-nascido (até 28 dias de vida) para o lactente menor que 4 meses e destes para as crianças maiores. A transfusão de CH para pacientes menores que 4 meses de idade apresenta alguns aspectos específicos em razão do volume sanguíneo, da resposta à hipovolemia e da hipóxia nessa faixa etária.

A grande diferença no atendimento transfusional com CH em pacientes com menos de 4 meses de vida está na imaturidade do sistema imunológico dos recém-nascidos, pois eles não têm memória imunológica. Como não há resposta secundária, toda resposta imune será primária, o que demanda até 16 semanas para ser elaborada. Os prematuros têm uma dificuldade adicional de responder aos estímulos antigênicos eritrocitários: uma estrutura molecular incompleta no contato entre o macrófago apresentador de antígenos e os receptores de células T dificulta a amplificação da resposta imune.

Essa "imaturidade imunológica", aliada à intenção de poupar esses pacientes de espoliação por flebotomia, confere embasamento teórico para a dispensa de amostras pré-transfusionais com validade de 72 horas (como estabelecido a partir do quarto mês): uma vez determinado seu grupo sanguíneo pela tipagem direta e na ausência de incompatibilidade materno-fetal contra antígenos eritrocitários (ABO/outros), transfusões de CH isogrupo (e/ou fenótipo compatível com o plasma materno) são permitidas sem pesquisa de anticorpos irregulares (PAI) ou prova cruzada até o quarto mês de idade.

Outro aspecto importante está relacionado à imaturidade do sistema imunológico, com risco aumentado de infecções pelo citomegalovírus (CMV), assim como da doença enxerto contra hospedeiro transfusional (DECHT) nos prematuros de baixo peso e em transfusões intrauterinas.

Esse comportamento diferenciado irá motivar a divisão das indicações transfusionais e do modo de atendimento em dois grandes períodos: crianças menores de 4 meses e aquelas maiores de 4 meses.

Nos últimos 10 anos, as estratégias restritivas ganham força, sobretudo na Europa, no atendimento às necessidades transfusionais em pediatria, pelo fato de as estratégias liberais não acrescentarem benefícios à sobrevida, nem ao desempenho das crianças em acompanhamentos de curto ou longo prazos. Ao contrário, há registros de maior número de complicações infecciosas induzidas pelas transfusões, o que reforça a impressão de que o efeito imunomodulatório pós-transfusional (TRIM) possa contribuir para esse resultado no período neonatal. Esse conceito estende-se mesmo a portadores de cardiopatia congênita cianótica e pacientes em ECMO.

A intenção de restringir a necessidade transfusional de CH a recém-nascidos, na França, estende-se à adesão a protocolos que preveem o uso associado de eritropoietina recombinante humana (rHu-EPO) e suplementação marcial na profilaxia da anemia da prematuridade, sem complicações.

Recém-nascidos e lactentes menores de 4 meses

Atualmente, a maioria das revisões sobre indicação de transfusão de CH no período neonatal leva em consideração os níveis de Hb/HT estratificados pelo grau de prematuridade (e/ou o peso do recém-nascido se menor ou maior que 1.200 g), a necessidade de suporte ventilatório (de qualquer natureza) e a idade pós-natal (se menor ou maior que 7 ou mais que 14 dias de vida).

Não há consenso universal quanto aos níveis de hemoglobina (Hb) para indicar transfusão de CH em recém-nascidos. Adotando a estratégia restritiva, a Figura 1 procura sistematizar, resumidamente, o que as publicações mais recentes sugerem.

Lactentes maiores de 4 meses de vida e crianças

Transfusão em hemorragia aguda com hipovolemia

O desempenho miocárdico das crianças em resposta à subtração de volume é menos eficiente que o dos adultos. Enquanto a maioria dos protocolos sugere que a reposição de volume com CH em adultos deva iniciar-se quando a perda for ≥ 25%, nas crianças, essa reposição deve iniciar-se mais precocemente, quando a perda aguda for ≥ 15 a 20%.

A coagulopatia do trauma também se instala mais precocemente em virtude da imaturidade da hemostasia em crianças com menos de 6 meses de idade. Isso faz com que o uso de cristaloides e coloides em crianças deva ser feito com mais

Figura 1 Indicações de transfusão em recém-nascidos e lactentes < 4 anos.

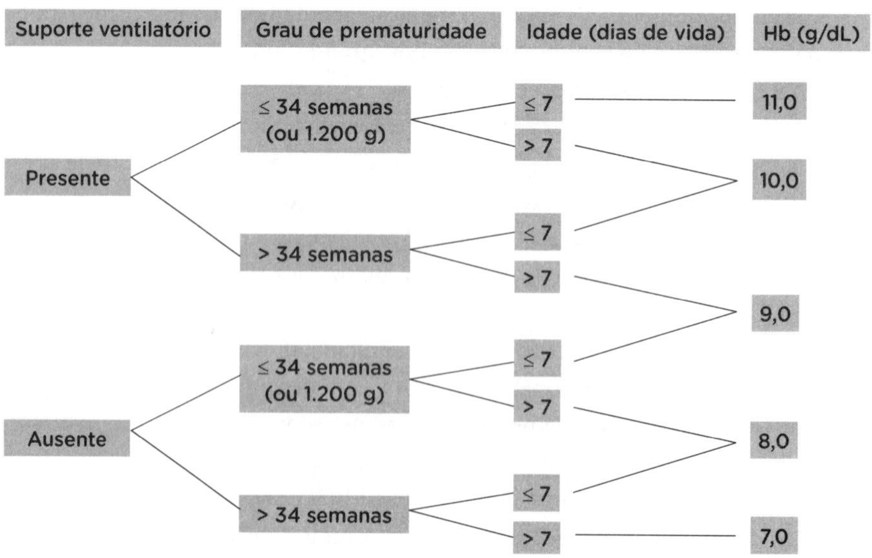

parcimônia que em adultos, pois os efeitos adversos dessas soluções na hemostasia de crianças com menos de 15 kg são mais proeminentes que em adultos.

Os protocolos de transfusão maciça com CH, PFC e CP, com uso associado de ácido tranexâmico, devem ser iniciados também mais precocemente em crianças que em adultos.

Na vigência de perdas sanguíneas agudas, a Hb e o hematócrito podem não refletir a magnitude da perda. Nessas situações, os sinais de hipoperfusão – palidez, hipotensão, taquicardia, taquipneia e alteração do nível de consciência – podem orientar a necessidade transfusional.

Anemia normovolêmica

O nível sérico de Hb não serve como parâmetro absoluto na indicação de transfusão de CH em crianças com anemia normovolêmica. Os pacientes hemoglobinopatas, por exemplo, desenvolvem mecanismos compensatórios que os fazem tolerar níveis de Hb bem inferiores aos de pacientes com anemia de instalação aguda. Comorbidades também implicam maior ou menor tolerância a determinados níveis de Hb. Portanto, os parâmetros de maior valor clínico, sem dúvida, são os sinais e os sintomas que a criança apresenta. Entretanto, de maneira geral, há consenso de que se deva evitar transfusão de CH em crianças com Hb > 10 g/dL e não a evitar em crianças com Hb < 7,0 g/dL.

Crianças portadoras de doenças onco-hematológicas, como tumores sólidos, leucemias, linfomas, mielodisplasias e anemias aplásticas graves, requerem regime transfusional crônico. Nesses casos, é aceitável transfundir se Hb < 8,0 g/dL.

Algumas situações especiais na anemia falciforme

Em algumas situações especiais, o paciente falcêmico pode exigir transfusão de CH: sequestro esplênico ou hepático; crises aplásticas e crises vasculo-oclusivas de difícil controle. Síndrome torácica aguda (STA), acidente vascular cerebral (AVC) agudo e crise de priapismo podem exigir EXT parcial. Pacientes falcêmicos com antecedentes de AVC/IAM e STA ou com Doppler transcraniano de artéria cerebral média alterado exigem regime transfusional crônico profilático para manter a porcentagem de Hb "S" abaixo de 30%.

Anemia hemolítica autoimune

Não é infrequente a presença de pacientes portadores de anemia hemolítica autoimune (AHAI) na unidade de terapia intensiva (UTI), mesmo que hemodinamicamente estáveis. Os testes pré-transfusionais desses pacientes costumam apresentar-se alterados pela própria doença de base, comprometendo a segurança que só eles poderiam conferir à transfusão. Testes rápidos de genotipagem parecem alternativas promissoras para diminuir esses riscos.

A oferta de oxigênio suplementar a esses pacientes pode fazê-los tolerar melhor a condição clínica de anemia profunda, enquanto o tratamento não hemoterápico (pulsoterapia, imunoglobulina, rituximabe, drogas imunossupressoras, esplenectomia) não surte efeito. Plasmaférese pode ser considerada alternativa em AHAI por anticorpos frios, nunca em caso de anticorpos quentes. A evolução costuma ser favorável em poucas semanas.

O galope que caracteriza o *cor anemico* atesta a gravidade do caso, e a assinatura do termo de responsabilidade torna a transfusão de CH incontornável, a unidade menos incompatível deve ser transfundida bem lentamente (sem exceder 4 horas), sob monitoração contínua e interrompida, se o paciente apresentar alguma reação.

Hiperemólise ou hemólise *bystander*

Uma situação rara, porém dramática, pela qual podem passar os pacientes hemoglobinopatas (falciformes e talassêmicos) é a síndrome de hiperemólise ou hemólise *bystander*. A situação é reconhecível quando o rendimento da transfusão de CH é negativo, ou seja, o nível de Hb pós-transfusional é inferior ao pré-transfusional, sem sinais de perda e com sinais de agravo da hemólise após a transfusão. Algumas teorias ainda tentam explicar a fisiopatologia do fenômeno, e a condução clínica requer grande proximidade entre o pediatra e o hemoterapeuta, pois todos os esforços devem ser feitos para evitar transfusão de CH: eritropoietina, oferta marcial e vitamínica, imunoglobulina polivalente intravenosa (IVIG), combinada ou não a outras medidas imunossupressivas e medidas alternativas de suporte para evitar o colapso hemodinâmico dos pacientes, além de extremo rigor na compatibilidade entre os fenótipos eritrocitários de doador e receptor, atualmente baseados em genotipagem de ambos.

Transfusão perioperatória

Deve-se investigar a causa da anemia e instituir a terapêutica específica. Se possível, suspende-se o uso de antiagregantes plaquetários e reverte-se anticoagulação, quando presente, para minimizar as necessidades transfusionais.

Não há indicação de atingir níveis prévios ou considerados "normais" antes ou depois da cirurgia:

- Paciente com quadro anêmico significante com indicação para procedimento cirúrgico de emergência: recomenda-se que valores abaixo de 24% de hematócrito/8 g/dL de Hb sejam corrigidos previamente ao procedimento cirúrgico (deve-se considerar a presença de sintomas, doenças associadas, porte cirúrgico e risco hemorrágico).

- Se houver perda cirúrgica maior que 15% da volemia.
- Nos pacientes cirúrgicos estáveis no período pós-operatório, sem sinais de hipóxia tecidual ou consumo aumentado de oxigênio, se os níveis de Hb de 7,0 a 8,0 g/dL são adequados.

Não existe nenhuma dose preestabelecida para transfusão de CH. A dose (em mililitros) depende do nível de Hb desejado pelo pediatra ao indicar a transfusão (raramente, superior a 11 g/dL. Ver descrição anterior), considerando que cada 5 mL/kg (de CH sem solução aditiva) podem promover um incremento aproximado de até 1,5 g/dL de Hb. A transfusão não deve exceder 4 horas pelo risco de contaminação bacteriana do sistema aberto. Transfusões mais rápidas podem ser necessárias, lembrando que a transfusão muito rápida de hemocomponentes em baixas temperaturas pode induzir a arritmias, mas que o aquecimento e a pressão feitos de forma não controlada podem promover hemólise da unidade. Existem bombas de infusão com aquecedores apropriados para esse tipo de transfusão.

Exsanguinotransfusão

A EXT tem como objetivos remover as hemácias ligadas aos anticorpos e o excesso de bilirrubina, substituir as hemácias sensibilizadas por não sensibilizadas e elevar o nível de Hb, corrigindo a anemia causada pela hemólise e aumentando a oferta de oxigênio aos tecidos.

Doença hemolítica do feto e do recém-nascido

Anticorpos maternos dirigidos contra antígenos eritrocitários fetais são produzidos após exposição de eritrócitos incompatíveis durante gestações e/ou transfusões prévias. A maioria dos casos de anemia fetal grave, que requer tratamento intrauterino, é causada pelos anticorpos anti-D, anti-c ou anti-K1 (Kell). Mas eritoenzimopatias (deficiência de G6P-D e pririvatoquinase) e defeitos congênitos de membrana eritrocitária (esferocitose e eliptocitose hereditárias) também podem causar hemólise grave a ponto de precisar ser tratada com EXT. Iso-hemolisinas IgG ABO são anticorpos de ocorrência natural (independentemente de estímulo prévio). A incompatibilidade materno-fetal ABO é muito frequente, cerca de 2% dos nascimentos, entretanto, raramente, pode causar doença DHRN e necessita de EXT. A profilaxia com imunoglobulina anti-D em pacientes Rh negativo após exposição a antígenos RHD+ durante a gravidez reduz bastante a incidência de DHRN por incompatibilidade Rh. A hiperbilirrubinemia resultante da hemólise pode provocar encefalopatia: a impregnação amarela dos núcleos da base e sequelas neurológicas graves e até óbito. Boa parte dos casos de incompatibilidade materno-fetal não requer tratamento. Cerca de 20% são gravemente afetados no útero, necessitando de transfusão intrauterina (TIU). A incompatibilidade ABO é a causa mais comum de DHRN, acometendo 0,7 a 2% dos recém-nascidos. Altos títulos de anticorpos IgG são mais comuns em indivíduos do grupo O. Consequentemente, os recém-nascidos de mães do grupo O são os mais afetados pela DHRN. Ainda que mães com altos títulos de anti-A ou anti-B sejam mais suscetíveis a ter recém-nascidos afetados, o diagnóstico da DHRN nem sempre guarda relação direta com o título do anticorpo. Um alto título de IgG anti-A ou anti-B na mãe é uma evidência importante, mas a sua ausência não exclui o diagnóstico.

Durante algum tempo, o eluato revelou-se importante no diagnóstico da incompatibilidade materno-fetal a ponto de ser estabelecido rotineiramente em algumas maternidades. A verificação de anti-A e anti-B na superfície de hemácias com TAD negativo parecia surpreendente. Entretanto, basta o conhecimento da tipagem sanguínea materna e de seu respectivo recém-nascido para a constatação da incompatibilidade. Enquanto não houver manifestação clínica dessa incompatibilidade, as informações do eluato são desnecessárias. O uso de imunoglobulina anti-gG na realização de testes imuno-hematológicos permite a verificação da presença de anti-A e/ou anti-B no plasma do recém-nascido com grande facilidade. Esse teste permite deduzir indiretamente a tipagem materna e a presença de incompatibilidade, mesmo com TAD negativo, sem a realização do eluato.

Duas trocas de volemia removem cerca de 85% das hemácias e 25 a 45% da bilirrubina sérica. O volume da troca de duas volemias é calculado da seguinte maneira: recém-nascido a termo, volume = peso × 85 (mL/kg) × 2; e RNPT, volume = peso × 100 (mL/kg) × 2.

A plaquetometria pode ser comprometida após a EXT. Há serviços que optam por transfundir CP rotineiramente após o procedimento. Entretanto, a transfusão de CP justifica-se apenas se a contagem for inferior a 50.000/mm^3. Nesse caso, transfundir CP, de preferência leucorreduzida e irradiada sobretudo, em recém-nascidos com peso inferior a 1.200 g.

Escolha do hemocomponente

Dois princípios devem orientar a escolha dos hemocomponentes para EXT: a unidade de CH deve ser compatível com o soro materno e o PFC deve ser compatível com as hemácias do recém-nascido. A unidade de CH deve ser negativa para qualquer antígeno eritrocitário contra o qual a mãe possua anticorpos (compatibilidade com o soro materno), negativo para Hb S e leucorreduzido ou CMV negativo. O CH para EXT deve ter no máximo 5 dias de estocagem (atenção: esta orientação vale apenas para EXT ou transfusões maciças. Não é necessário que unidades destinadas a transfusões de pequenos volumes, 10 a 20 mL/kg, tenham menos de 5 dias de estocagem). Soluções aditivas são contraindicadas em transfusões maciças em crianças, portanto, o CH deve ter sido estocado em CPDA1 ou lavados.

- Controles recomendados nas unidades reconstituídas: $Na^+ < 170$ mEq/L, $K^+ < 8{,}0$ mEq/L, Hb $\geq 13{,}0$ g/dL, pH $\geq 6{,}8$ + controle microbiológico.

Caso a EXT seja indicada por incompatibilidade ABO, deve-se transfundir com hemácias do grupo O suspensas em plasma compatível com a tipagem direta do recém-nascido.

As indicações de fototerapia e EXT baseiam-se nos níveis de bilirrubina total, em proporção direta à idade gestacional: quanto maior a idade gestacional, maior a tolerância à bilirrubina. Dessa forma, em RNPT < 28 semanas, fototerapia já está indicada com bilirrubina total de 6,0 mg/dL e EXT com 14,0 mg/dL. Em recém-nascidos com idade gestacional superior a 35 semanas, o início da fototerapia está indicado com 14,0 mg/dL e a EXT somente acima de 19,0 mg/dL. O uso associado de albumina é recomendado. O uso de imunoglobulina intravenosa é discutível.

Transfusão intrauterina

A TIU é um procedimento de risco executado por obstetra experiente. Atualmente, as TIU são feitas por cordocentese guiada por ultrassonografia (USG). Pode ser feita após a 17ª semana de gravidez em caso de sinais ultrassonográficos de hidropsia fetal incipiente ou outros sinais indiretos de sofrimento fetal.

A TIU é feita com CH "O" sem o antígeno contra o qual o anticorpo materno reage. No caso de incompatibilidade contra o antígeno D, Rh negativo. O hemoderivado transfundido deve ser irradiado, Hb S negativo, leucorreduzido ou CMV negativo.

Concentrados de plaquetas

Os CP podem ser obtidos de duas maneiras:

- Pelo fracionamento de uma unidade de ST, com, no mínimo $5{,}5 \times 10^{10}$ plaquetas, em um volume de plasma de 50 a 70 mL. Essas unidades são conhecidas na literatura como "randômicas" e contêm grande número de leucócitos.

- Por aférese: equipamentos separadores automáticos de células contendo entre 3,0 e 5,0 × 10^{11} plaquetas, com volume aproximado de 250 mL, o que corresponde a aproximadamente entre 6 e 8 unidades randômicas. Atualmente, a maioria dos equipamentos possibilita a coleta de produtos leucorreduzidos (número de leucócitos menor que 5,0 × 10^6).
- As unidades randômicas podem ser agrupadas em *polls* de 4 a 5 unidades para facilitar a execução de testes microbiológicos, algo que ainda não é obrigatório no Brasil, mas é uma tendência mundial.

Todas as formas devem ser estocadas entre 20° e 24°C sob agitação contínua, por um período de até 5 dias.

Não há diferença no rendimento pós-transfusional observado entre nenhum desses três produtos. As unidades de aférese causam a falsa impressão de melhor rendimento, porque possuem mais partículas por unidade de volume do que as unidades randômicas. As unidades por aférese oferecem a vantagem de expor os pacientes a menos doadores.

A transfusão de plaquetas é realizada na profilaxia ou no tratamento de hemorragias, em pacientes plaquetopênicos e/ou naqueles com disfunção plaquetária.

Nos prematuros instáveis, a presença de plaquetopenia necessita de grande atenção, pelo risco aumentado de hemorragia intracraniana (HIC), em razão da deficiência na função plaquetária, dos níveis diminuídos dos fatores plasmáticos da coagulação, maior fragilidade vascular presentes nessa faixa etária e muitas vezes pressão positiva (quando paciente está em regime de ventilação mecânica).

A melhor escolha para transfundir CP é ABO isogrupo. É sempre indicado transfundir concentrado de plaquetas ABO plasma compatível para evitar risco de hemólise pela transfusão passiva de anticorpos. Além disso, os CP ABO compatíveis proporcionam melhor rendimento transfusional (RT). Na falta de CP isogrupo, preferir prejuízo no rendimento a risco de hemólise (a não ser que os títulos das iso-hemaglutininas das unidades sejam abaixo de 100). Em pacientes Rh (D) negativos recomenda-se o uso de CP Rh negativas ou, na impossibilidade, deve-se administrar globulina anti-D até 72 horas após a transfusão de CP Rh (D) positivas, sobretudo se o paciente for do sexo feminino.

Da mesma maneira que o teste de Kleihauer ajusta a dose de imunoglobulina anti-D pelo grau de contaminação de sangue fetal no sangue materno, a dose de anti-D deve ser ajustada pelo número de unidades de CP Rh incompatível.

Cada unidade de CP randômica contém quantidades de hemácias capazes de serem opsonizadas por doses de 7 a 14 µg (microgramas) de anti-D. Apesar de conter volumes bem maiores, as unidades de CP obtidas por aférese são muito menos contaminadas por hemácias. Uma margem de segurança recomenda que doses de 20 μg sejam suficientes para proteger o receptor de cada unidade (aférese ou randômica) de CP Rh incompatível da sensibilização contra o antígeno D. Na maioria das vezes, a transfusão profilática de plaquetas precisa ser repetida a cada 24 a 48 horas. Nos casos de transfusão terapêutica, poderá haver a necessidade de intervalos de administração mais curtos até o controle do sangramento. Recomenda-se o controle diário da contagem de plaquetas em pacientes que recebem transfusões profiláticas.

Não há consenso na literatura especialmente quanto às indicações da transfusão de CP para os vários segmentos da população pediátrica, assim os parâmetros descritos a seguir são sugeridos para a indicação da transfusão de plaquetas.

Transfusão profilática de concentrados de plaquetas

Recém-nascidos e lactentes menores que 4 meses

Embora não haja evidência definitiva de que a plaquetometria tenha relação clara com o risco de sangramento pela imaturidade do sistema hemostático no período neonatal, o assunto é controverso e a maioria das revisões ainda aceita que se deva manter a contagem plaquetária acima de 100.000/mm^3 em prematuros extremos (< 1.200 g) com riscos associados (infecção, suporte ventilatório, coagulopatia) ou não, à custa de transfusão de CP. Para os demais grupos de recém-nascidos, no que concerne à transfusão profilática, níveis entre 25.000/mm^3 e 50.000/mm^3 são aceitáveis, porque ainda não há resultados conclusivos. Evidentemente, os serviços devem eleger níveis menos tolerantes com a plaquetopenia diante de riscos associados (mencionados anteriormente) em contraposição à disponibilidade de recursos para administrar complicações hemorrágicas.

Lactentes maiores que 4 meses e crianças

Para as crianças maiores, os níveis são praticamente os mesmos dos praticados em adultos: 100.000/mm^3 para pacientes em ECMO, circulação extracorpórea (CEC), cirurgias de grande porte (neurocirurgia) ou em locais delicados (oftalmológicos), níveis de 50.000/mm^3 para portadores de leucemias (LMA M3), antes de procedimentos invasivos, como EDA, broncoscopia, biópsia hepática, extração dentária, punção lombar (pela necessidade potencial de biópsia em sítios de difícil acesso para hemostasia local), e após transfusões maciças (EXT). Protocolos de transfusão profilática de CP em pacientes com menos de 50.000/mm^3 submetidos a tratamento com globulina antitimocítica (ATG) também são justificados[27], plaquetometria de 30.000/mm^3 deve ser suficiente para passagem de cateter venoso central (em mãos experientes) e 20.000/mm^3 para biópsia de medula óssea. Em pacientes estáveis, com plaquetopenia de causa central e sem risco associado, são toleradas as contagens de 10.000/mm^3, com vigilância sistemática.

Independentemente da plaquetometria, a transfusão profilática de CP deve ser evitada em púrpura trombocitopênica idiopática (PTI), hiperesplenismo, plaquetopenia induzida por heparina e PTT, em razão do baixo rendimento nas três primeiras situações e ao risco de piora clínica no caso da última. Se as crianças portadoras desses quadros clínicos apresentarem sangramento grave (> grau II), a transfusão de CP terá caráter terapêutico.

Transfusão terapêutica de concentrados de plaquetas

Diante de qualquer sangramento ativo (≥ grau II) em paciente plaquetopênico (≤ 100.000/mm^3) ou plaquetopata – Glanzmann, Bernard-Soulier, outras disfunções, inclusive as induzidas por antiagregantes –, a transfusão de CP está justificada.

A dose em mililitros para transfusão terapêutica com CP pode ser calculdada pela fórmula a seguir:

$$\frac{(\text{plaquetometria desejada} - \text{plaquetometria observada}) \times 1.000 \times \text{volemia}}{\text{CPP} \times \text{RT}}$$

Em que a plaquetometria e a volemia são registradas em mm^{-3} e mL^{-1}, respectivamente. O conteúdo de plaquetas por produto (CPP) é, habitualmente, de 1,0 × 10^9 mL^{-1} ou 1,5 × 10^9 mL^{-1} para CP randômica ou CP por aférese, respectivamente. O RT padrão deve ser ajustado em 80%. Ocorrendo incompatibilidade ABO maior ou plaquetas viroinativadas, o rendimento deve ser ajustado para 60%. O cálculo do RT é recomendado para ajustar transfusões seguintes.

A plaquetometria desejada varia de acordo com o objetivo transfusional, mas 100.000/mm^3 são preconizados em casos de sangramento ativo/procedimentos cirúrgicos de grande porte ou profilaxia de prematuros extremos, 50.000/mm^3 ou menos, nos demais casos de profilaxia (ver descrição anterior).

Em ausência de disfunção plaquetária, deve-se levar em conta a plaquetometria prévia (ao invés de calcular a dose apenas no peso do paciente), permitindo o alcance dos objetivos utilizado volumes bem pequenos. Em caso de disfunção congênita ou induzida por droga (p. ex., uso de antiagregantes), considera-se a plaquetometria observada = 0 (zero).

Concentrado de granulócitos

Apesar do aumento constante do arsenal antimicrobiano e do desenvolvimento de fatores estimuladores de colônias (G-CSF e GM-CSF), a infecção ainda é uma complicação comum e, muitas vezes, fatal em recém-nascidos neutropênicos.

Em decorrência da rápida deterioração da função dos granulócitos durante seu estoque, o concentrado de granulócitos (CG) deve ser irradiado para a profilaxia da DECHT e infundido em até 6 horas após sua obtenção. A infusão do CG deve ser lenta, com uma velocidade de 1 a 2×10^{10} células/hora. A pré-medicação com anti-histamínicos e/ou antipiréticos é recomendada.

Em decorrência do grande número de eritrócitos presentes no CG, a transfusão deve ser ABO compatível. Em caso de incompatibilidade ABO entre doador e receptor, os eritrócitos devem ser removidos do componente por sedimentação.

A dose de CG recomendada para crianças é de 1,0 a $2,0 \times 10^9$/kg ou 15 mL/kg/dia. A infusão deve ser continuada até que tenha ocorrido a recuperação endógena dos granulócitos ou a erradicação da infecção e deve ser interrompida se houver progressão evidente da infecção ou reação transfusional grave.

A terapia com granulócitos deve ser considerada em recém-nascido neutropênico ($< 3,0 \times 10^9$/L) com infecção bacteriana ou fúngica grave, refratárias ao tratamento antimicrobiano combinado de amplo espectro e principalmente se o recém-nascido for portador de disfunção granulocítica congênita.

Vários autores têm relatado o uso de transfusão de CG no tratamento da septicemia neonatal. De seis estudos controlados realizados para avaliar a eficácia da transfusão de CG no tratamento de infecção neonatal, quatro puderam demonstrar maior sobrevida no grupo que a recebeu quando comparados ao grupo-controle. No entanto, esses estudos trataram pequeno número de pacientes, apresentavam heterogeneidade das populações tratadas e da qualidade do CG. Portanto, o uso de transfusão de CG no tratamento da septicemia neonatal ainda é controverso, por isso muitos neonatologistas preferem limitar-se ao uso da imunoglobulina intravenosa e/ou à administração de G-CSF no tratamento adjuvante da infecção neonatal.

Novos estudos controlados são necessários para se definir o potencial real da transfusão de granulócitos no tratamento da infecção em recém-nascidos.

Hemocomponentes plasmáticos: plasma fresco congelado e crioprecipitado

O plasma fresco congelado (PFC) é resultado da centrifugação do PRP, por sua vez, resultado de uma primeira centrifugação do ST doado. O PFC também pode ser obtido por aférese. O volume de 180 a 250 mL é congelado antes de 8 horas após a coleta e pode ser conservado a -18°C por até 12 meses. Depois, perde suas funções pró-coagulantes. Jamais deve ser utilizado como fonte de albumina, nem como fluido-expansor. Além de fatores de coagulação (inclusive V e VIII), possui seus inibidores (proteína C, proteína S e antitrombina III) e frações de complemento. O crioprecipitado é a fração insolúvel do PFC, obtido pelo seu descongelamento, extração de sobrenadante e recongelamento. Seu volume de 20 mL pode ser conservado a -20°C por até 12 meses. Ele é rico em fatores VIII (80 a 150 UI), XIII (50 a 75 UI), fibrinogênio (150 a 250 mg), fator de von Willebrand (FvW) (100 a 150 UI) e fibronectina.

Ambos devem ser usados somente para tratar sangramentos associados a distúrbio de coagulação (TP e/ou TTPA > 1,5 × o controle): coagulação intravascular disseminada (DIC) ou intoxicação por dicumarínico na indisponibilidade de hemoderivados específicos e mais apropriados, como os concentrados de fator VIII.

O PFC ainda pode ser utilizado na profilaxia de procedimentos invasivos em hepatopatas com coagulopatia não reversível com vitamina K, como fonte alternativa de ADAMTS13, antes ou durante a terapia de troca plasmática (plasmaférese) em portadores de PTT e nas crises de angioedema hereditário em portadores de deficiência de C1-esterase.

A dose de PFC costuma ser de 10 a 20 mL/kg, e a compatibilidade ABO deve ser respeitada sempre que possível, a não ser que os títulos de iso-hemaglutininas dos produtos sejam conhecidos e seguros.

O crioprecipitado tem uso reservado para sangramentos decorrentes de hipo/disfibrinogenemias congênitas e na profilaxia de sangramento antes de seus procedimentos invasivos, assim como fonte de fator XIII e FvW em pacientes não responsivos a DDAVP (sempre também na indisponibilidade de concentrado do fator correspondente).

A dose de crioprecipitado é de uma unidade a cada 5 a 10 kg, e a compatibilidade ABO também dever respeitada para pacientes com menos de 35 kg.

Por exigência legal da Sociedade Brasileira dos Portadores de Hemofilia, desde 2002, o uso de crioprecipitado como fonte alternativa de fator VIII deve ser justificado por escrito e a justificativa precisa ser encaminhada à Agência Nacional de Vigilância Sanitária.

PROCEDIMENTOS ESPECIAIS EM HEMOCOMPONENTES

Aplicam-se a hemocomponentes corpusculares (CH e CP), jamais a hemocomponentes plasmáticos (PFC e crioprecipitado).

Hemocomponentes leucorreduzidos

A leucorredução é o processo pelo qual passam os hemocomponentes celulares quando são filtrados por filtros de poliéster próprios para esse fim. Os filtros de terceira geração disponíveis conseguem retirar até 99,9% dos leucócitos antes da leucorrexe espontânea. Os produtos finais devem conter menos de 5×10^6 leucócitos, por isso não podem ser chamados de "de(s)leucocitados", uma vez que não ficam completamente isentos de leucócitos. Seu uso na Europa e em alguns estados norte-americanos é universal em virtude da qualidade superior que confere aos hemocomponentes: é efetivo na prevenção de reações febris não hemolíticas, na refratariedade à transfusão de CP, na transmissão de CMV, na sensibilização contra antígenos do sistema HLA e, portanto, na prevenção do retardo na enxertia de células-tronco e até órgãos sólidos (rins). Apesar disso, seu custo ainda é elevado e a obrigatoriedade legal no Brasil restringe-se a produtos destinados a TIU, recém-nascidos com menos de 1.200 g e/ou reconhecidamente CMV negativos e qualquer criança CMV negativa que for submetida à terapia imunossupressora para transplantes de órgão sólido ou células-tronco (desde que o doador também seja CMV negativo). CP obtidos por aférese comportam-se como leucorreduzidos em decorrência do próprio método de produção.

Irradiação de hemocomponentes

A utilização de componentes irradiados está indicada para a prevenção da DECHT, que ocorre como resultado de enxertia e proliferação dos linfócitos transfundidos, em paciente imunossuprimido ou a transfusão de linfócitos de doador homozigoto para um dos haplótipos do sistema HLA classe I do receptor, e é frequentemente fatal.

Rigorosamente, a indicação de hemocomponentes celulares recai sobre situações em que é possível a enxertia de linfócitos viáveis e imunologicamente competentes em leito receptor tolerante (imunocomprometido) e complacente (aparentado).

Os hemocomponentes devem ser submetidos à irradiação gama na dose de 25 Gy, impossibilitando dessa maneira a proliferação dos linfócitos.

Portanto, o risco de DECHT é maior em populações geneticamente monótonas e menor em populações geneticamente variadas, o que faz com que as indicações variem de autor para autor.

É consenso que componentes celulares (CH e CP) devam ser irradiados nas seguintes situações: TIU, recém-nascidos de baixo peso ($\leq$ 1.200 g) e/ou prematuros (idade gestacional inferior ou igual a 28 semanas), portadores de imunodeficiência congênita grave (Di George), pacientes que recebem terapia imunossupressora (transplante de células progenitoras, autólogas ou alogênicas), portadores de Hodgkin, transfusão de granulócitos, hemocomponentes HLA compatíveis ou de doadores aparentados, EXT. A irradiação de hemocomponentes celulares também é recomendada para transfusão de portadores de linfomas não Hodgkin, leucemias agudas e anemia aplástica, assim como para pacientes tratados com análogos da purina: fludarabina, cladribina, deoxicoformicina. A necessidade de irradiar é discutível para transplante de órgãos sólidos, mas reconhecidamente desnecessária para portadores do vírus da imunodeficiência humana (HIV).

Hemocomponentes lavados

A "lavagem" dos hemocomponentes representa a adição de solução fisiológica, recentrifugação do produto e retirada do sobrenadante por três vezes. O objetivo desse procedimento é remover o excesso de plasma dos produtos. Antigamente, na falta de filtro de leucócitos, era utilizado para reduzir sua quantidade, mas sem a mesma eficácia dos filtros. Como a abertura do sistema, ainda que feita em fluxo laminar, aumenta o risco de contaminação bacteriana, seu uso se restringe às 24 horas seguintes ao procedimento. As indicações em pediatria recaem sobre pacientes portadores de deficiência congênita de IgA, haptoglobina e transferrina, sobretudo os que tiveram reações alérgicas graves em transfusões anteriores e/ou em pacientes que têm esse tipo de reação recorrente apesar de pré-medicação com corticosteroides ou anti-histamínicos, independentemente dessas deficiências de base.

A indicação de hemocomponentes lavados não se restringe aos CH. Quando houver essa indicação, os CP também devem ser lavados, e os hemocomponentes plasmáticos precisam ser selecionados em doadores com a mesma deficiência do receptor.

Reações transfusionais

Felizmente, a maioria das reações transfusionais em pediatria é benigna e ocorre em pacientes politransfundidos: reações febris não hemolíticas, decorrentes da reação de anticorpos contra antígenos leucoplaquetários presentes na unidade transfundida. A presença desses antígenos é menor em unidades leucorreduzidas precocemente (pré-filtradas), média em unidades filtradas à beira de leito e maior em unidades não modificadas.

A descrição completa dessa reação inicia-se por rubor facial no paciente logo no início da transfusão, seguido de calafrios e febre por volta do trigésimo minuto. Variações podem compreender descrições incompletas e incluir *rash*, agitação psicomotora, náuseas e vômitos. Requer a interrupção da transfusão, a coleta de culturas do paciente e da unidade que causou a reação, comunicação com a agência transfusional e tratamento com antitérmicos.

Reações febris graves, acompanhadas ou seguidas de hipotensão nas horas seguintes à transfusão sugerem contaminação bacteriana do produto. Testes microbiológicos (Brasil/EUA) e uso de inativadores de patógenos (França) são intervenções relativamente recentes sobre os hemocomponentes como forma de prevenir sua contaminação bacteriana. São recursos que agregam qualidade e segurança aos hemocomponentes, mas ainda não são obrigatórios.

O diagnóstico diferencial de uma reação transfusional que apresenta elevação de temperatura (> 1°C após o início da transfusão) sempre deve incluir a suspeita de contaminação bacteriana, sobretudo se o hemocomponente causador da reação for concentrado de plaquetas (que fica estocado em temperatura ambiente). Sempre que houver reação febril, principalmente em pacientes leucopênicos, bacterioscopia e cultura de amostras do sangue do paciente e do hemocomponente são recomendadas.

Caso a reação febril seja seguida de hipotensão grave, deve-se suspeitar de contaminação, e o tratamento empírico com antibiótico de amplo espectro (p. ex., vancomicina) é legítimo, pelo menos até que a causa da reação se esclareça e outras medidas mais bem direcionadas possam ser adotadas.

Das reações não febris, as alérgicas ou urticariformes são as mais frequentes e razoavelmente benignas. Como é comum em portadores de deficiência congênita de IgA, pode ocorrer em crianças sem antecedente transfusional importante. Costuma manifestar-se com prurido, pápulas ou placas. Também requer a interrupção da transfusão e tratamento com antialérgicos, esteroides ou não.

Alguns casos podem incluir broncoespasmo, raros com maior gravidade e refratários às primeiras medidas. Antecedentes de gravidade e refratariedade indicam que os próximos hemocomponentes figurados devam ser lavados (ver descrição anterior), por isso a importância de comunicá-los à agência. Como não há febre, culturas são desnecessárias e a transfusão da mesma unidade pode ser continuada após a cessação dos sinais e dos sintomas.

Além de broncoespasmo, outras reações transfusionais com manifestações pulmonares podem levar à insuficiência respiratória e encaminhar o paciente à UTI: TRALI e TACO (sobrecarga circulatória associada à transfusão, do inglês *transfusion-associated circulatory overload*). Além de assistência ventilatória, o tratamento de ambas é diametralmente oposto, portanto o diagnóstico diferencial é imperativo.

TACO decorre de sobrecarga de volume (acidental ou não) sobre uma bomba cardíaca débil: corresponde ao edema agudo de pulmão e requer tratamento para tal. TRALI decorre da inflamação ativa dos pulmões, corresponde a SARS e, além de suporte ventilatório, requer mais hiperidratação que corticoterapia.

Além da história, um recurso laboratorial pode ajudar a diferenciar TACO de TRALI: a dosagem de proteínas no aspirado brônquico em comparação à do sangue periférico: se forem iguais, trata-se de transudato e o resultado sugere TACO; se a dosagem em aspirado for maior, o resultado sugere TRALI, em pacientes sem broncopneumonia associada.

Somente o ambiente de UTI dispõe de recursos seguros e refinados o suficiente para alternar de uma proposta terapêutica a outra rapidamente em caso de insucesso da primeira.

Aparentemente, a incidência de TRALI em pacientes pediátricos é menor que em adultos (1/55.000 contra 1/23.000). A completa ausência de casos descritos em recém-nascidos, até há pouco tempo, fez suspeitar de que eles teriam algum mecanismo de defesa contra esse tipo de reação. Casos descritos recentemente, de recém-nascidos a adolescentes, sugerem que essa baixa incidência pode ser simplesmente efeito de subnotificação.

Portanto, o reconhecimento, a suspeita, a notificação e o tratamento de TRALI em UTI pediátrica podem passar a ser mais frequentes nos próximos anos.

Por fim, a reação hemolítica aguda por incompatibilidade transfusional ABO constitui um dos eventos mais dramáticos da medicina. Além de sempre decorrer de erro humano, o que, em si, implica desgaste emocional para equipes e familiares, o risco de morte é iminente.

Embora alguns serviços preguem plasmaférese terapêutica imediatamente após a intercorrência, esse procedimento não passa de *mise-en-scène*: não há comprovação de eficácia, sequer consta na lista de indicações da American Society for Apheresis (ASFA). A verdade é que não há tratamento específico, apenas suporte avançado de vida. A evolução depende das condições clínicas em que a criança se encontrava antes do evento e do volume de sangue incompatível que foi administrado.

A reação pós-transfusional hemolítica aguda compreende uma tríade que cabe ao intensivista administrar: choque pela liberação excessiva de cininas vasoativas, coagulopatia de consumo e insuficiência renal aguda. Além de drogas vasoativas, não é infrequente que os pacientes necessitem de mais transfusões para corrigir hemograma e coagulograma. É impossível administrar todo esse volume em paciente anúrico durante dias sem o recurso da hemodiálise e/ou da hemofiltração. Se o paciente sobreviver, a função renal costuma dar sinais de melhora depois da segunda semana do evento.

O período neonatal é a temporada propícia para o diagnóstico de incompatibilidade materno-fetal (causado por IgG maternas que atravessam a barreira placentária). Como o recém-nascido não possui anticorpos da classe IgM (responsáveis pela reação hemolítica aguda pós-transfusional), esse tipo de reação não costuma ocorrer nesse período.

Entretanto, a sobrecarga de dextrose presente nas soluções conservantes dos hemocomponentes pode provocar pico de insulina e hipoglicemia grave de rebote, seguida de agitação neuropsicomotora, tremores, convulsões, cianose, apneia. A monitoração da glicemia capilar deve ser feita de horário nas primeiras 3 horas após a transfusão, e um *bolus* de 5 a 10 mg/kg de glicose pode ser feito empiricamente se houver crise convulsiva.

BIBLIOGRAFIA

1. Brasil. Ministério da Saúde, Gabinete do Ministro. Portaria n. 158, de 4 de fevereiro de 2016, artigo 131.
2. Brasil. Ministério da Saúde. Secretaria de Atenção à Saúde. Departamento de Atenção Especializada e Temática. Guia para uso de hemocomponentes/Ministério da Saúde, Secretaria de Atenção à Saúde, Departamento de Atenção Especializada e Temática. 2.ed. Brasília: Ministério da Saúde; 2015. p.58.
3. Brasil. Ministério da Saúde. Secretaria de Atenção à Saúde Departamento de Atenção Especializada e Temática. Manual de hemophilia. 2.ed. Brasília: Ministério da Saúde; 2015.
4. Chambost H. Transfusion plaquettaire et iso-immunisation anti-Rh1: intérêt de la séroprévention. Transfusion Clinique et Biologique. 2014:210-5.
5. Chirico G, Beccagutti F, Sorlini A, Motta M, Perrone B. Red blood cell transfusion in preterm infants: restrictive versus liberal policy. The Journal of Maternal-Fetal and Neonatal Medicine. 2011;24(S1):20-2.
6. Cumpelik A, Gerossier E, Jin J, Tsakiris D, Dickenmann M, Sadallah S, et al. Mechanism of platelet activation and hypercoagulability by antithymocyte globulins (ATG). Am J Transplant. 2015;15(10):2588-601.
7. Curley A, Venkatesh V, Stanworth S, Clarke P, Watts T, New H, et al. Platelets for neonatal transfusion - study 2: a randomised controlled trial to compare two different platelet count thresholds for prophylactic platelet transfusion to preterm neonates. Neonatology. 2014;106(2):102-6.

8. Danaee A, Inusa B, Howard J, Robinson S. Hyperhemolysis in patients with hemoglobinopathies: a single-center experience and review of the literature. Transfusion Medicine Reviews. 2015;29:220-30.
9. El Kenz H, Efira A, Le PQ, Thiry C, Valsamis J, Azerad MA, et al. Transfusion support of autoimmune hemolytic anemia: how could the blood group genotyping help? Transl Res. 2014;163(1):36-42.
10. Fergusson DA, Hébert P, Hogan DL, LeBel L, Rouvinez-Bouali N, Smyth JA, et al. Effect of fresh red blood cell transfusions on clinical outcomes in premature, very low-birth-weight infants: the ARIPI randomized trial. JAMA. 2012;308(14):1443-51.
11. Fiser RT, Irby K, Ward RM, Tang X, McKamie W, Prodhan P, et al. RBC transfusion in pediatric patients supported with extracorporeal membrane oxygenation: is there an impact on tissue oxygenation? Pediatr Crit Care Med. 2014;15(9):806-13.
12. Francis RO. Irradiation of blood products. Chapter 40. In: Shaz BH, Hillyer CD, Roshal M, Abrams CS (eds.). Transfusion medicine and hemostasis clinical and laboratory aspects. 2.ed. Elsevier; 2013. p.270.
13. Gauvin F, Robillard P, Hume H, Grenier D, Whyte RK, Webert KE, et al. Transfusion-related acute lung injury in the Canadian paediatric population. Paediatr Child Health. 2012;17(5):235-40.
14. Guzzetta NA. Benefits and risks of red blood cell transfusion in pediatric patients undergoing cardiac surgery. Paediatr Anaesth. 2011;21(5):504-11.
15. Josephson CD, Granger S, Assmann SF, Castillejo MI, Strauss RG, Slichter SJ, et al. Bleeding risks are higher in children versus adults given prophylactic platelet transfusions for treatment-induced hypoproliferative thrombocytopenia. Blood. 2012;120(4):748-60.
16. Josephson CD. Neonatal and pediatric transfusion practice. 18.ed. Chapter 23. AABB Technical Manual. 2014. p.645-70.
17. Kneyber MC. Red blood cell transfusion in paediatric critical care. Clin Lab. 2011;57(3-4):263-6.
18. Lacroix J, Tucci M, Du Pont-Thibodeau G. Red blood cell transfusion decision making in critically ill children. Curr Opin Pediatr. 2015;27(3):286-91.
19. Litty C. Adverse reactions in pediatric transfusion. In: Herman JH. Pediatric transfusion therapy. Bethesda: AABB Press; 2002. p. 509-25.
20. Lopez EA, Truffert BP, Pouvreau N, Patkai J, Baud O, Boubred F, et al. L'érythropoïétine humaine recombinante chez le nouveau-né : recommandations pour la pratique clinique de la Société française de néonatologie. Archives de Pédiatrie. 2015;22(10):1092-7.
21. Maisels MJ, Watchko JF, Bhutani VK, Stevenson DK. An approach to the management of hyperbilirubinemia in the preterm infant less than 35 weeks of gestation. Journal of Perinatology. 2012;32:660-4.

22. Mendrone Jr A. Aféreses e transfusão de granulócitos. In: Marcondes E, Vaz FAC, Ramos JLA, Okay Y (eds.). Pediatria básica. 9.ed. São Paulo: Sarvier; 2003. p.739-69.
23. Muszynski JA, Spinella PC, Cholette JM, Acker JP, Hall MW, Juffermans NP, et al. Transfusion-related immunomodulation: review of the literature and implications for pediatric critical illness. Transfusion. 2017;57(1):195-206.
24. Müller TH, Mohr H, Montag T. Methods for the detection of bacterial contamination in blood products. Clin Chem Lab Med. 2008;46(7):933-46.
25. Nystrup KB, Stensballe J,Bøttger M, Johansson PI, Ostrowski SR. Transfusion therapy in paediatric trauma patients: a review of the literature. Scand J Trauma Resusc Emerg Med. 2015;23:21.
26. Parker RI. Transfusion in critically ill children: indications, risks, and challenges. Crit Care Med. 2014;42(3):675-90.
27. Parker RI. Transfusion in critically ill children: indications, risks, and challenges. Crit Care Med. 2014;42(3):675-90.
28. Rashid N, Al-Sufayan F, Seshia MM, Baier RJ. Post transfusion lung injury in the neonatal population. J Perinatol. 2013;33(4):292-6.
29. Roback JD, Grossman BJ, Harris T, et al. (eds.). AABB Technical manual. 17.ed. Bethesda: American Association of Blood Banks Press; 2011. p.755.
30. Santos MC, Sá C, Gomes SC Jr, Camacho LA, Moreira ME. The efficacy of the use of intravenous human immunoglobulin in Brazilian newborns with rhesushemolytic disease: a randomized double-blind trial. Transfusion. 2013;53(4):777-82.
31. Sloan SR, Parker RI. Current status of platelet transfusion in pediatric patients. Transfusion Medicine Reviews. 2016;30:230-4.
32. Sparger K, Deschmann E, Sola-Visner M. Platelet transfusions in the NICU. Clin Perinatol. 2015;42(3):613-23.
33. Szczepiorkowski ZM, Winters JL, Bandarenko N, Kim HC, Linenberger ML, Marques MB, et al. Guidelines on the use of therapeutic apheresis in clinical practice — evidence-based approach from the apheresis applications committee of the American Society for Apheresis. 2010;25(3):83-177.
34. Tyrrell CT, Bateman ST. Critically ill children: to transfuse or not to transfuse packed red blood cells, that is the question. Pediatr Crit Care Med. 2012;13(2):204-9.
35. Venkatesh V, Khan R, Curley A, New H, Stanworth S. How we decide when a neonate needs a transfusion. Br J Haematol. 2013;160(4):421-33.
36. Wallenstein MB, Bhutani VK. Jaundice and Kernicterus in the moderately preterm infant. Clin Perinatol. 2013;40:679-88.

Ventilação mecânica convencional na pediatria

Carla Francine Aricó Mori

INTRODUÇÃO

A parada cardiorrespiratória (PCR) em lactentes e crianças resulta, na maioria das vezes, da progressão da insuficiência respiratória e do choque. Mesmo com o tratamento adequado, ainda hoje, apenas 43% das crianças que apresentam PCR em ambiente hospitalar recebem alta, o que reforça a convicção de que se deve agir de modo preventivo.

A insuficiência respiratória é definida como um estado clínico de inadequação na ventilação, oxigenação ou ambos.

Embora a ventilação mecânica invasiva (VMI) não trate as causas que levaram o paciente à insuficiência respiratória, e apesar da significante morbidade associada a seu uso, ela é, sem dúvida, um método efetivo de suporte respiratório.

A decisão do momento de instalação do suporte ventilatório invasivo é principalmente clínica, baseada nas condições preexistentes e na evolução do quadro agudo. Mais relevância que os valores laboratoriais, têm a comparação da apresentação do quadro agudo em relação ao estado clínico de base da criança, a evolução do quadro, o uso de musculatura acessória e a baixa expansibilidade torácica.

O entendimento das bases fisiológicas da ventilação mecânica é essencial para o seu uso de forma segura. Se, anteriormente, era um procedimento utilizado apenas em unidades de terapia intensiva, seu uso na sala de emergência e até mesmo em domicílio tem se tornado cada vez mais habitual.

Este capítulo visa a fornecer conceitos básicos sobre VMI convencional para os profissionais que atuam na assistência de crianças em unidades de pronto atendimento.

ABORDAGEM CLÍNICA

Objetivos da ventilação mecânica

Como já enfatizado, a insuficiência respiratória representa a inadequação na oxigenação, ventilação ou ambas, daí torna-se lógica a compreensão do objetivo primário da ventilação mecânica, ou seja, fornecer o suporte da ventilação, oxigenação ou ambos.

Ventilação

Entende-se como ventilação a troca de gases entre o espaço alveolar e a atmosfera. Como o dióxido de carbono (CO_2) é rapidamente difusível, o aumento do volume-minuto, ou seja, da quantidade de ar que entra e sai do pulmão por minuto, passa a ser o maior determinante da eliminação de CO_2.

Oxigenação

É a passagem de oxigênio (O_2), através da membrana alveolocapilar, do espaço alveolar para o sangue, sendo determinantes nesse processo tanto o aumento da fração inspirada de O_2 (FiO_2) quanto o aumento da pressão média nas vias aéreas (P_{VA}). Entretanto, dentre as situações que causam hipoxemia, apenas as doenças que ocasionam a diminuição da capacidade de difusão da membrana alveolar respondem pelo aumento da FiO_2. As doenças que cursam com a alteração da relação ventilação/perfusão, ou seja, aumento do *shunt* (aumento de áreas irrigadas, mas não ventiladas como em pneumonias, atelectasias) ou aumento do espaço morto (aumento de áreas ventiladas, mas não irrigadas como na embolia pulmonar) responderão melhor com o aumento da P_{VA}.

Além disso, o conhecimento de que a toxicidade pelo oxigênio está relacionada à sua taxa de concentração e ao tempo de exposição determina, sempre que possível, usar outras maneiras para diminuir a hipoxemia, evitando uso elevado e prolongado de oxigênio.

A ventilação mecânica está associada a múltiplas complicações, assim, a meta é fornecer ventilação e oxigenação aceitáveis, minimizando ao máximo as lesões associadas a esse procedimento.

Entre os outros objetivos da ventilação mecânica, estão tratar as doenças extrapulmonares, reduzir o trabalho respiratório e administrar medicamentos.

Assim que a decisão de se instalar a VMI for tomada, deve-se avisar aos responsáveis pelo paciente, esclarecer dúvidas e obter seu consentimento. Esse procedimento poderá ser reduzido ou otimizado em situações de urgência e emergência.

O aparelho de ventilação mecânica

O aparelho de ventilação mecânica é um dispositivo automatizado capaz de realizar parte ou todo o trabalho respiratório, utilizando-se um sistema elétrico ou pneumático para entregar gás aos pulmões durante a inspiração.

Na maioria dos serviços, a montagem do aparelho é realizada pela equipe de fisioterapia e/ou enfermagem, no entanto, é importante que o médico conheça o aparelho disponível no seu setor e se familiarize com sua montagem e os modos de operação. Antes de iniciar a ventilação mecânica,

- É importante certificar-se de que o respirador e circuito são compatíveis com o peso da criança; alguns aparelhos não ventilam neonatos e lactentes menores.
- Assim que estiver montado, é preciso checar as conexões do circuito à rede elétrica e às redes de ar comprimido e de oxigênio.
- Deve-se assegurar que não haja vazamento de gás em nenhum ponto do circuito que o impeça de funcionar adequadamente.
- É fundamental certificar-se, também, de que o gás ofertado está sendo umidificado e aquecido em torno de 30 a 34°C.

Modos de ventilação

Durante a ventilação mecânica, o paciente pode iniciar o movimento respiratório de acordo com o seu nível de consciência e seu esforço respiratório, o qual pode ser detectado pelo aparelho. Portanto, podem ocorrer, basicamente, dois modos de ventilação: as iniciadas pelo aparelho (controlada ou mandatória) e as iniciadas pelo paciente, conforme descrito a seguir:

- Controlada/mandatória: ventilação realizada pelo aparelho com parâmetros pré-selecionados, independentemente da detecção de esforço do paciente, após decorrido o tempo determinado no momento da escolha da frequência respiratória (FR) no respirador.
- Espontânea: é dito ventilação espontânea quando ela é iniciada pelo paciente, podendo ser realizada com os parâmetros próprios do paciente ou assistida ou suportada. Os ventiladores atuais são dotados de sensores capazes de reconhecer o esforço do paciente e assim liberar um fluxo de ar pela via inspiratória. Logicamente, o paciente não pode ser deixado em nenhum método de ventilação puramente espontânea se estiver em apneia.

A classificação dos modos de ventilação a seguir deriva da interação ou falta dela com o paciente para a liberação de um ciclo respiratório, após detectar ou não seu esforço respiratório.

- Controlada: neste modo de ventilação, o respirador será disparado e iniciará a inspiração após decorrido um intervalo de tempo predeterminado ao ser selecionada a FR. A ventilação será realizada com os parâmetros pré-programados, independentemente da detecção do esforço respiratório do paciente. É indicada para pacientes que não apresentam respiração espontânea (pacientes em coma ou anestesiados), pois, se eles a apresentassem, tentariam respirar sem fluxo suficiente no aparelho, causando agitação e desconforto. Outra desvantagem desse método é o desuso da musculatura respiratória e a consequente atrofia muscular.
- Assistida: neste modo de ventilação espontânea, o esforço do paciente é detectado pelo respirador e, então, é fornecida uma ventilação com os parâmetros pré-programados. O modo permite melhor interação com o paciente, uma vez que será ofertada a ventilação conforme a demanda (necessidade do paciente de respirar), entretanto a musculatura respiratória continua sendo poupada, uma vez que após seu início todo o resto da ventilação será realizada pelo aparelho. É como seu o aparelho falasse: "Você quer respirar? Tudo bem, fique quietinho que eu respiro por você".
- Assistido-controlada (A/CV): este modo é uma combinação das formas anteriores. O respirador é programado para iniciar a inspiração após decorrido um tempo predeterminado, o que garante a ventilação nos momentos de apneia. Além disso, caso o paciente apresente esforço respiratório, este será detectado e o respirador irá fornecer a respiração com todos os parâmetros pré-programados. A desvantagem deste sistema continua sendo a dificuldade no desmame em decorrência da atrofia muscular.
- Ventilação mandatória intermitente (IMV): este modo é semelhante ao controlado, com a ventilação mandatória ocorrendo após o tempo programado, no entanto, caso o paciente apresente esforço respiratório, poderá realizar a ventilação espontânea ou porque há fluxo constante no circuito ou porque o fluxo é liberado pelo aparelho quando o esforço for detectado. As desvantagens desse método são a fadiga e a assincronia.
- Ventilação mandatória intermitente sincronizada (SIMV): este modo de ventilação é uma evolução do anterior. Como no anterior, ocorrem dois tipos de ventilações, as espontâneas e as mandatórias. Quando o respirador detecta um esforço respiratório no momento de deflagrar a ventilação mandatória,

esta será sincronizada com a ventilação do paciente, evitando a sobreposição das ventilações. Caso não detecte esforço respiratório, a ventilação mandatória será liberada naturalmente, no intervalo pré-programado. Passa a existir, portanto, uma sincronia na fase inspiratória, embora ainda possa ocorrer assincronia na fase expiratória.

No entanto, mesmo em SIMV, o paciente pode evoluir com fadiga dos músculos respiratórios, porque as ventilações espontâneas não recebem a assistência necessária para superar o aumento do trabalho respiratório; assim, foi desenvolvido o suporte para as ventilações espontâneas, no qual a ventilação continua sendo iniciada pelo paciente, porém realizada com a ajuda parcial do respirador. Neste caso, é como se o respirador dissesse: "Você quer respirar? Tudo bem, eu te ajudo, mas você também tem que continuar trabalhando".

- Pressão de suporte (PS): neste modo, uma pressão inspiratória pré-selecionada é fornecida por meio de um fluxo liberado pelo respirador, ao ser detectado um esforço do paciente. O fluxo de gás é entregue em padrão desacelerante – conforme os pulmões vão se enchendo a velocidade do fluxo vai caindo, de forma que quando há queda de 25% do pico de fluxo inicial, dependendo do modelo do respirador, a válvula expiratória é aberta. Portanto, as outras variáveis da ventilação, como FR, tempo inspiratório e volume-corrente (VC), serão consequentes ao próprio esforço do paciente e à resistência e complacência do paciente e respirador. Este modo de ventilação pode ser usado sozinho, desde que o paciente não apresente apneia, ou associado a outros modos de ventilação, como SIMV. A principal desvantagem deste modo é a impossibilidade de se garantir um VC adequado. Sendo assim alguns modelos mais modernos de aparelhos introduziram outro modo de ventilação de suporte, o volume de suporte (VS).
- VS: este modo de ventilação deriva da PS, entretanto, o valor da "pressão inspiratória" será modificado com o objetivo de se garantir um VC constante e predeterminado. O aparelho utilizará uma forma de controle por *feedback* para ajuste contínuo do nível de pressão a ser fornecida, adaptando-se às mudanças no grau de esforço do paciente e à mecânica respiratória em geral. Este modo de ventilação tem bastante utilidade durante o desmame ventilatório, entretanto, o uso na prática pediátrica ainda não se tornou frequente.

Atualmente, a maioria dos aparelhos permite a escolha entre os modos de operação A/CV ou SIMV com PS.

Foram descritos, até o momento, os modos de ventilação mecânica, mas não foi explicitado ainda como o aparelho detecta o esforço respiratório do paciente, o que ocorre por meio de um sensor. Torna-se necessária uma breve explicação do funcionamento desse sensor, pois também é um item a ser programado.

Sensibilidade

O aparelho pode detectar o esforço do paciente por meio de uma queda na pressão do circuito ou, de forma mais refinada, na detecção da diferença entre o nível de fluxo das vias inspiratória e expiratória, que ocorre quando o paciente inicia o movimento respiratório e, fisiologicamente, gera uma pressão negativa.

Mais recentemente, foi desenvolvido um sensor capaz de reconhecer a atividade elétrica do diafragma após estímulo do nervo frênico, antes que haja a contração muscular e se crie a pressão negativa. A vantagem é que a resposta ao estímulo, liberação do fluxo inspiratório, é bem mais rápida. Esse tipo de sensor é o utilizado na assistência respiratória ajustada neuralmente (NAVA), que seria outra modalidade de ventilação mecânica. Apesar de esse modo ter forte probabilidade de mudar essa prática, ainda não há publicações suficientes sobre seus reais benefícios na população pediátrica; portanto, este capítulo não se atém a essa discussão.

Além de entender como o aparelho promove a ventilação e quais os modos de ventilação disponíveis, é necessária a compreensão da fisiologia da mecânica respiratória para que se faça a ventilação nas diferentes situações clínicas.

Mecânica respiratória

Fisiologicamente, sabe-se que a inspiração é um movimento ativo, deflagrada pela contração da musculatura respiratória, levando à diminuição da pressão intratorácica e ao aumento do gradiente de pressão, fazendo com que o ar entre no pulmão e o infle. A expiração ocorre de maneira passiva, por meio da retração elástica dos pulmões e da caixa torácica, forçando a saída do ar.

Para que o ar chegue aos alvéolos e infle o pulmão, ele precisa conseguir passar pela vias aéreas e vencer as forças elásticas do pulmões e da caixa torácica. Esse entendimento leva à compreensão de dois conceitos fundamentais:

- Resistência (R): "dificuldade para a passagem do ar", definida como a variação de pressão (ΔP) necessária para determinar um fluxo (Q), sendo:

$$R = \Delta P/Q$$

Quando a resistência das vias aéreas é alta, como na asma e na bronquiolite, é necessária muita pressão para gerar um fluxo de ar que consiga passar pela via aérea.

- Complacência (C): capacidade elástica dos pulmões e da caixa torácica, definida como a variação de volume (ΔV) gerada por uma alteração de pressão (ΔP).

$$C = \Delta V / \Delta P$$

Ou seja, em um pulmão pouco complacente como na síndrome do desconforto respiratório agudo (SDRA), uma alta pressão produz pouca variação no volume.

Como já foi dito, o aparelho de ventilação mecânica com pressão positiva irá se utilizar de um sistema elétrico ou pneumático para fornecer gás aos pulmões durante a inspiração. O disparo ou *trigger*, ou seja, a liberação do fluxo inspiratório será dependente do tempo, ao se determinar a FR nas ventilações controladas ou mandatórias, ou da sensibilidade (do sensor de fluxo ou pressão), nas ventilações espontâneas.

Uma vez realizada a inspiração, será necessário liberar a expiração, abrir a válvula expiratória, mudar da fase inspiratória para expiratória, o que é conhecido como ciclagem do aparelho. O respirador irá ciclar conforme a seleção de uma variável definida, por exemplo: nas modalidades de ventilação cicladas a tempo, é programado um tempo inspiratório e, após decorrido esse tempo, será aberta a válvula expiratória. Da mesma maneira, em um modo ventilatório ciclado a fluxo, como no caso da ventilação com PS, após queda de 25% do pico de fluxo inicial, predefinido na maioria dos aparelhos, a expiração é liberada.

É importante o conhecimento de que, mesmo após ser aberta a válvula expiratória, é mantido nos pulmões um volume específico de ar, gerando uma pressão, predefinida, acima da pressão atmosférica, denominada pressão expiratória final positiva (PEEP). Esse volume de ar aumenta a capacidade residual funcional (nome dado ao volume de ar mantido nos pulmões após uma expiração normal) por promover um recrutamento alveolar, isto é, abrir unidades alveolares colapsadas, proporcionando, assim, a melhora da oxigenação.

Antigamente, usava-se uma forma de classificar os tipos de ventilação em função do modo como ela era ciclada, entretanto essa classificação tornou-se irrelevante, uma vez que, na maioria dos modelos de respiradores, a opção entre os tipos de ventilação encontra-se na varíavel (parâmetro) que se mantém sobre controle durante a ventilação. A seguir, são descritas as três modalidades mais utilizadas.

Modalidades de ventilação mecânica

Pressão controlada

Neste tipo de ventilação, o respirador não permite nenhuma pressão inspiratória maior do que a programada. O fluxo de ar inspiratório é liberado no tempo pré-selecionado de acordo com a FR. O fluxo de ar aumenta, rapidamente, até atingir o pico de pressão predeterminado, então a velocidade do fluxo cai de forma a manter a mesma pressão até que se transcorra o tempo inspiratório programado.

Essa modalidade é bastante útil para ventilar os "pulmões duros", pois parece que o fluxo alto inicial (gerado para atingir a pressão) responderia mais facilmente à demanda desses pacientes. Geralmente, o pico de pressão necessário para ventilar acaba sendo um pouco mais baixo do que o gerado quando se ventilam pacientes controlando o volume.

O fato de se manter maior pressão durante toda a inspiração também parece contribuir para o recrutamento alveolar, uma vez que há mais tempo para melhor equilíbrio na distribuição gasosa.

Outra vantagem seria a melhor garantia na ventilação de pacientes com escape de ar, pois, embora haja perda constante do volume de ar pelo escape, o respirador acaba por compensar o volume perdido para que a pressão seja mantida. Seguindo o mesmo raciocínio, há preferência em se ventilar neonatos e lactentes menores nessa modalidade, pela baixa acurácia em garantir a entrega de VC pequenos em determinados modelos de aparelho.

Por outro lado, nesse modo de ventilação, não há controle do VC, que irá variar de acordo com as mudanças na mecânica respiratória. Como as alterações na complacência e na resistência são dinâmicas, a piora da complacência e da resistência pode levar à hipoventilação e à hipóxia, enquanto a melhora gera hiperdistensão dos alvéolos (volutrauma). Considerando que há doenças que não envolvem o pulmão de forma homogênea, os alvéolos sadios poderiam estar constantemente submetidos a um volume indesejável.

Uma das morbidades associadas à ventilação mecânica é a lesão pulmonar induzida pela ventilação mecânica (LPIV), um processo inflamatório agudo com apresentação semelhante à SDRA. Entre os mecanismos envolvidos na origem desse processo inflamatório, está o volutrauma, distensão exagerada da parede alveolar durante a inspiração. Portanto, não ter um controle sobre o volume passa a ser uma grande desvantagem.

Volume controlado

Nesta modalidade, será liberado um fluxo inspiratório quando transcorrer o tempo predeterminado pela FR. O fluxo será mantido constante, no valor calculado pelo respirador para gerar o volume pré-programado durante o tempo inspiratório estabelecido. Após atingir o VC desejável ou o tempo inspiratório pré-selecionado (suficiente para gerar o volume), a válvula expiratória será aberta.

A grande vantagem está associada com a menor possibilidade de desenvolver LPIV, pois, tendo controle do volume, pode se garantir o uso de volumes menores. Uma desvantagem dessa modalidade é que, como o fluxo de ar é constante, pode por vezes não responder à demanda dos pacientes com complacência reduzida, com os "pulmões duros"; resultando, por vezes, em certa assincronia entre o aparelho e o esforço respiratório do paciente. Outra desvantagem é a impossibilidade de controlar ou limitar a pressão, que irá variar de acordo com a mecânica respiratória. Geralmente, nessa modalidade, o pico de pressão inspiratória acaba sendo mais alto que na modalidade de pressão controlada. Como a mecânica respiratória é dinâmica, se a complacência piora, picos mais altos de pressão podem ocorrer, o que também leva à hiperdistensão de alvéolos sadios nas doenças parenquimatosas de comprometimento heterogêneo e, consequentemente, à LPIV.

Respiradores mais modernos contam com uma modalidade de ventilação que limita o pico de pressão em uma forma de ventilação com volume controlado.

Pressão regulada/volume controlado (PRVC)

É uma técnica híbrida que combina um fluxo desacelerante, característico da ventilação com pressão controlada e a garantia de um VC predeterminado, enquanto o pico de pressão é ajustado.

O VC pré-selecionado será entregue para o paciente com o menor pico de pressão possível por um padrão de fluxo desacelerante. A cada ventilação, o respirador analisa a complacência do pulmão, verifica o valor mínimo de pressão necessário para a suficiente distensão alveolar e o utiliza no próximo ciclo respiratório de forma a garantir o VC predeterminado. Assim, o respirador parece ir se adaptando às mudanças na mecânica respiratória causadas pela melhora ou piora na evolução.

Poucos estudos clínicos mostraram que menores níveis de pressão são requeridos para administrar o mesmo VC usando PRVC em comparação com o modo clássico de volume controlado. Como é conhecida a relação entre pressões altas e piores prognósticos, parece razoável admitir que esse modelo seria mais indicado para ventilar crianças com lesão pulmonar aguda ou SDRA.

Sendo escolhidos modo e tipo de ventilação, é necessário ajustar os parâmetros, considerando-se que o desafio é promover oxigenação e ventilação adequadas, evitando, ao máximo possível, LPIV, ou seja, a meta é fornecer ventilação protetora.

Parâmetros da ventilação

Fração inspirada de oxigênio

A toxicidade do oxigênio está relacionada com a taxa e o tempo de exposição, e apenas inicialmente coloca-se a FiO_2 em 100%. Outras medidas para melhoria da oxigenação devem ser tomadas, de modo que a FiO_2 possa ser reduzida para menos de 50%. Caso não seja possível diminuir a FiO_2 para menos de 60%, apesar da tolerância de hipoxemia permissiva e da submissão do paciente à alta P_{VA} (por meio do PEEP alto), há de se proporcionar outros métodos para melhora da oxigenação, como posição prona e membrana de oxigenação extracorpórea. Entretanto, essas manobras fogem do escopo deste capítulo.

Pressão expiratória final positiva

Como já foi dito, o valor da PEEP tem papel importante no recrutamento alveolar, aumentando a CRF e, por fim, aumentando a P_{VA}, outro determinante da melhora da oxigenação. Inicialmente, coloca-se em 5 cmH_2O, mas esse valor deve ser ajustado para valores maiores, principalmente nas doenças restritivas, a fim de que seja possível a redução da FiO_2.

Volume corrente ou pressão inspiratória (PIP/PC)

É recomendável que o VC seja ajustado entre 5 e 8 mL/kg, procurando, sempre que possível, valores mais próximos de 5 mL/kg por meio de uma estratégia de ventilação protetora para prevenir a LPIV.

A pressão inspiratória deve ser a suficiente para que se observe a elevação discreta do tórax e a ausculta de murmúrio vesicular e, frequentemente, situa-se em torno de 15 a 20 cmH_2O em pulmões normais. Em alguns aparelhos, seleciona-se diretamente seu valor, mas em outros ajusta-se a pressão que deve ser permitida acima da PEEP para gerar o pico de pressão, daí a importância de se familiarizar com o equipamento disponível no setor.

É importante atentar que o volume de ar que irá gerar a PIP é o equivalente ao VC. Seguindo as orientações para uma ventilação protetora, é preciso certificar-se, portanto, de checar o VC gerado para mantê-lo entre 5 e 8 mL/kg. Caso esse valor não seja monitorado pelo aparelho, evitam-se diferenças grandes entre a PEEP e a PIP e limita-se a PIP no máximo a 35 cmH_2O.

Pressão de suporte

Caso seja utilizada essa modalidade de ventilação isoladamente ou em combinação com SIMV, ajusta-se, inicialmente, para 10 cmH_2O (acima da PEEP) ou para um valor igual a 2 cmH_2O menor que o ΔP (diferença entre PEEP e PIP).

Frequência respiratória

O ajuste deste parâmetro deverá ser ajustado em, aproximadamente, dois terços dos valores da FR normal para cada faixa etária, evitando assim a hiperventilação. Valores sugeridos:

- Neonatos: 20 a 30 ipm.
- Lactentes a 6 anos: 16 a 20 ipm.
- Crianças de 7 a 10 anos: 12 a 16 ipm.
- Adolescentes: 10 a 12 ipm.

Tempo inspiratório

Fisiologicamente, o tempo que se leva para expirar é, aproximadamente, o dobro do tempo que se leva para inspirar, variando da seguinte forma de acordo com a faixa etária:

- Neonatos: 0,4 a 0,6 s.
- 1 mês a 2 anos: 0,5 a 0,7 s.
- 2 a 6 anos: 0,7 a 0,9 s.
- 7 a 10 anos: 0,8 a 1 s.
- Adolescentes: 1 a 1,3 s.

A princípio, em modos convencionais de ventilação mecânica, deve-se tentar manter a relação i:e (tempo inspiratório:tempo expiratório) de 1:1,5 a 1:2.

Entretanto, o tempo inspiratório é, fisiologicamente, determinado por uma medida denominada constante de tempo (CT), que é determinada pela complacência (C) e pela resistência (R).

$$CT = R \times C$$

Sabe-se que durante 1 CT cerca de 63% dos alvéolos são inflados e que, em 3 a 5 CT, essa porcentagem sobe para 95 e 99%, respectivamente. Esse entendimento é importante durante a ventilação de crianças com doenças obstrutivas que, pelo estreitamento da via aérea, apresentam aumento da resistência e, por conseguinte, aumento simultâneo da CT. Portanto, para garantir um tempo expiratório mais elevado e evitar o aprisionamento de ar (auto-PEEP) secundário à dificuldade expiratória, deve-se diminuir a FR do aparelho e, assim, garantir uma relação i:e de 1:4 a 1:5, ao invés de diminuir o tempo inspiratório.

Sensibilidade

Usualmente, seleciona-se a sensibilidade à pressão (entre 1 e 3 cmH_2O) ou a fluxo (entre 1 e 3 L/min). Há de se atentar que, caso a sensibilidade esteja baixa (valor da diferença selecionada seja alto), o respirador pode deixar de perceber o esforço do paciente ou, pelo contrário, se estiver muito sensível, qualquer oscilação no circuito pode ser interpretada como esforço do paciente e o respirador irá autociclar (realizar ventilação sem que o paciente tenha feito esforço).

Somente após programar o respirador e verificar seu funcionamento adequado em um balão de testes, ele deve ser conectado ao paciente. Após o início da ventilação, o paciente deve ser reexaminado, e os parâmetros, reajustados de acordo com a necessidade. Na sequência, programam-se os alarmes.

Estratégias para a eliminação de CO_2

Inicialmente, é importante frisar que, em pacientes com doença pulmonar grave, a ventilação para normocapnia, além de ser desnecessária, pode ser prejudicial. Há estudos experimentais que apontam para os benefícios da hipercapnia, levando a crer que a hipocapnia só teria, realmente, valor nos casos de herniação cerebral e, no restante dos casos, poderia ser potencialmente lesiva.

Práticas atuais recomendam hipercapnia permissiva, tolerando aumento da $PaCO_2$ desde que o pH continue acima de 7,25 para que seja realizada uma ventilação protetora.

De qualquer modo, sabe-se que o fator mais determinante na excreção de CO_2 é o aumento do volume-minuto. Entretanto, deve-se atentar para a recomendação de não ser utilizado volumes maiores que 8 mL/kg e PIP maior que 35 cmH_2O. O aumento da FR pode ser uma estratégia desde que não leve ao aprisionamento de ar, como foi dito anteriormente.

Estratégias para melhorar a oxigenação

A definição de hipoxemia permissiva é mais difícil que a de hipercapnia permissiva, embora alguns autores já aceitem saturações menores que 90 a 92%, o que equivale a uma PaO_2 em torno de 55 mmHg. Dependendo do caso, uma saturação entre 85 e 88% é, inclusive, aceitável.

A estratégia mais aceita é o aumento da P_{VA} por meio da PEEP alta e do tempo inspiratório mais prolongado. Essas medidas irão recrutar alvéolos, aumentar a CRF e melhorar o equilíbrio na relação ventilação/perfusão, diminuindo o *shunt* intrapulmonar. Com o aumento da CRF, há ainda melhora da complacência, o que permite ventilações espontâneas mais efetivas com menor PIP requerida para prover VC adequado, limitando desse modo a chance de hiperdistensão alveolar.

Uma técnica simples, que não requer experiência e possibilita ajustar a PEEP para um valor mais adequado, seria a de aumentá-la de 2 em 2 cmH_2O e observar o incremento na saturação. Não foi definido o tempo adequado para se observar mudanças reais na oxigenação após alteração do valor da PEEP, entretanto, alguns autores sugerem um tempo de 20 minutos, embora, na prática, realiza-se o aumento da PEEP a cada 3 a 5 minutos.

Ventilação nas doenças obstrutivas

A estratégia de proteção inicial seria manter o tempo inspiratório normal pouco aumentado (garantir 3 CT) e FR baixa para permitir tempo expiratório longo com relação i:e de 1:4 a 1:5.

A orientação é que se use VC baixo, mas, caso não seja possível, que ele não ultrapasse 8 mL/kg e PIP não ultrapasse 35 mmHg.

O uso da PEEP também vem sendo explorado na ventilação de doenças obstrutivas. Os pacientes apresentam, geralmente, auto-PEEP elevada (aprisionamento de ar) decorrente da dificuldade expiratória. A PEEP seria utilizada na doença obstrutiva como uma forma de facilitar a expiração, como se fosse a aplicação de um broncodilatador mecânico. No entanto, quando estudado, foi observado que valores mais baixos de PEEP podem facilitar o disparo durante as ventilações espontâneas nesses pacientes e que a aplicação de PEEP elevada não facilita a expiração, além de poder aumentar perigosamente a CRF. Recomendações atuais orientam o uso de PEEP entre o valor fisiológico e o valor da auto-PEEP, monitorada em alguns respiradores.

Ventilação nas doenças restritivas

Nestas situações, a estratégia será tentar tornar o pulmão mais homogêneo, recrutando alvéolos e melhorando a relação ventilação/perfusão. Portanto, PEEP alta, tempo inspiratório mais alto e VC baixo como medida protetora.

Complicações relacionadas à ventilação mecânica

Pacientes em ventilação mecânica podem evoluir com lesão de laringe, LPIV, infecção associada à ventilação mecânica, síndromes de escape de ar, atelectasia, autopeep, alterações hemodinâmicas (pela própria ventilação, pela sedação ou pela doença de base), alterações renais, hepáticas, entre outras.

Algumas dessas complicações podem causar a deterioração súbita do quadro clínico, determinando a uma condição ameaçadora para vida. A American Heart Association, por meio das diretrizes do suporte avançado de vida em pediatria (PALS), sugere com regra mnemônica os possíveis diagnósticos:

- Deslocamento da cânula traqueal.
- Obstrução da cânula.
- Pneumotórax.
- Equipamento com mau funcionamento.

Monitorização e procedimentos mínimos recomendados para pacientes em ventilação mecânica

Diante do quadro clínico que indicou a ventilação mecânica, das alterações sistêmicas e das complicações associadas é, praticamente, obrigatório o uso contínuo de monitoração (monitor cardíaco, oxímetro de pulso, capnografia, pressão arterial não invasiva, por vezes, invasiva e ocasionalmente, pressão venosa central).

A solicitação de exames, naturalmente, depende do quadro clínico de base e da evolução do paciente, mas é garantida a necessidade de gasometria arterial e radiografia torácica.

O uso de sedativos e analgésicos, muitas vezes, é necessário nos pacientes que estão em ventilação mecânica, associando ao quadro os efeitos inerentes a essa conduta. O uso de bloqueadores neuromusculares deve ser evitado ao máximo.

O uso da PEEP elevada aumenta a pós-carga do ventrículo direito, e, por vezes, a ventilação mecânica leva à diminuição do débito cardíaco, que pode ser intensificado pelo uso de uso de sedativos ou pela própria doença de base. É importante lembrar que a oferta de oxigênio aos tecidos está diretamente relacionada ao débito cardíaco, portanto, pode ser necessária a oferta de pequenas alíquotas de solução cristaloide e/ou de droga vasoativa.

Na Figura 1, está o fluxograma para o paciente pediátrico em ventilação mecânica invasiva.

Figura 1 Fluxograma sugerido na ventilação mecânica invasiva.

(Considerando que foi dado o consentimento da família e o paciente está monitorado e com ventilação garantida em bolsa)

- Checar se respirador e circuitos são de tamanho apropriado para o peso da criança
- Verificar conexões do circuito à rede elétrica e às redes de ar comprimido e oxigênio
- Certificar-se de que não haja vazamentos
- Certificar-se de que o ar esteja sendo aquecido e umidificado em torno de 30 a 34°C

Mantenha o paciente o tempo todo monitorizado
Fique atento às complicações
Em caso de deteriorização súbita, lembre-se do DOPE
Tenha como estratégia uma ventilação protetora com volume corrente baixo, tolerando hipoxemia e hipercapnia permissivas

Selecione entre os modos, exemplo:
VC (modo controlado) ou SIMV (VC) + PS
PC (modo controlado) ou SIMV (PC) + PS
PRVC (modo controlado) ou SIMV (PRVC) + PS
PS ou VS
*nem todos os aparelhos têm esses modos e há modelos com mais modos que esses

Selecione os parâmetros

- FiO_2 inicialmente 100%, tentar baixar para < 50%
- PEEP inicialmente 5 cmH_2O, aumentando de 2 em 2 cmH_2O para tentar reduzir a FiO_2
- VC 5 a 8 mL/kg ou
- PC (+10 a 15 acima do PEEP), ajustar após conectar o paciente no aparelho, não permitir PIP > 35 cmH_2O
- PS que gere mesmo PIP ou 2 cm a menos
- FR 2/3 da FR normal para a idade
- Tempo inspiratório em segundos (neonato 0,4 a 0,6; 1 mês a 2 anos 0,5 a 0,7; 2 a 6 anos 0,7 a 0,9; 7 a 10 anos 0,8 a 1,3)
- Sensibilidade a pressão entre 1 e 3 cmH_2O e a fluxo entre 1 e 3 L/min

- Verifique o funcionamento do aparelho em um balão de teste
- Conecte ao paciente, ajuste os parâmetros para o paciente
- Programe os alarmes

Doenças obstrutivas

- Tempo inspiratório normal a aumentado
- PEEP entre fisiológico e auto-PEEP
- FR baixa com relação i:e de 1:4 a 1:5
- Evite volume > 8 mL/kg

Doenças restritivas

- PEEP alta, aumente a PEEP de 2 em 2 cmH_2O para melhora na saturação
- Tempo inspiratório mais alto
- Volume corrente baixo em torno de 5 mL/kg

CONSIDERAÇÕES FINAIS

É óbvio que o uso de ventilação mecânica ajuda a salvar vidas, entretanto, é clara a gravidade das morbidades associadas ao procedimento. Sendo assim, a sugestão é que se inicie a ventilação pensando no desmame, ventilando da forma mais protetora possível, longe de almejar a gasometria perfeita. Ressalta-se que não são apenas os pulmões isolados que estão sendo ventilados, mas, sim, pulmões ligados a um sistema cardiovascular; mais do que isso, um ser humano, dono de características únicas, está sendo ventilado.

BIBLIOGRAFIA

1. Carmona F. Ventilação mecânica em crianças. Revista Medicina (Ribeirão Preto). 2012;45(2):185-96. Disponível em: http://wwwfmrp.usp.br/revista.
2. Carpenter TC, Dobyns EL, Grayck EN, et al. Critical care. In: Hay Jr. WW, Levein MJ, Sondheimer JM et al. (eds.). Current diagnosis & treatment: pediatrics. 19.ed. Columbus: McGraw-Hill Professional; 2009. p.339-74.
3. Danzi D, Vissers R. Traqueal intubation and mechanical ventilation. In: Tintinalli J (ed.). Emergency medicine: a comprehensive study guide. 6.ed. New York: McGraw-Hill; 2014.
4. Donn SM, Sinha SK. Mechanical ventilation. In: Rimensberger PC (ed.). Pediatric and neonatal mechanical ventilation. Berlin: Springer-Verlag; 2015. p.149-274.
5. Guyton AC. Insuficiência respiratória – fisiopatologia, diagnóstico, oxigenoterapia. In: Guyton AC. Tratado de fisiologia médica. 8.ed. Rio de Janeiro: Guanabara-Koogan; 1992. p.398-405.
6. Guyton AC. Princípios físicos das trocas gasosas de difusão do oxigênio e de dióxido de carbono através da membrana respiratória. In: Guyton AC. Tratado de fisiologia médica. 8.ed. Rio de Janeiro: Guanabara-Koogan; 1992. p.370-9.
7. Guyton AC. Ventilação pulmonar. In: Guyton AC. Tratado de fisiologia médica. 8. ed. Rio de Janeiro: Guanabara-Koogan; 1992. p.352-62.
8. Heulitt MJ, Wolf GK, Arnold JH. Mechanical ventilation. In: Nichols DG (ed.). Rogers' textbook of pediatric intensive Care. 4.ed. Philadelphia: Lippincott Williams & Wilkins; 2008. p.508-31.
9. Kornecki A, Wheeler DS. Mechanical ventilation. In: Wheeler DS, Wong HR, Shanley TP (eds.). Pediatric critical care medicine. Vol 2. London: Springer-Verlag; 2014. p.127-61.

10. Pierce LNB. Mechanical ventilation: indications, ventilator perfomance of the respiratory cycle and initiation. In: Pierce LNB. Management of the mechanically ventilated patient. St Louis: Saunders Elsevier; 2007. p.181-210.
11. Pierce LNB. Modes of mechanical ventilation. In: Pierce LNB. Management of the mechanically ventilated patient. St Louis: Saunders Elsevier; 2007. p.211-65.
12. Samson RA, Schexmayder SM, Hazinaki MF, et al. (eds.). Recognition and management of cardiac arrest in pediatric advanced life support. Texas: American Heart Association; 2016. p.69-104.
13. Samson RA, Schexmayder SM, Hazinaki MF, et al. (eds.). Recognition of respiratory distress and failure in pediatric advanced life suport. Texas: American Heart Association; 2016. p.113-27.
14. Samson RA, Schexmayder SM, Hazinaki MF, et al. (eds.). Resources for management of respiratory emergencies. Texas: American Heart Association; 2016. p.147-70.
15. Santos R, Carneiro AKJ, Magalhães M, et al. Ventilação mecânica convencional em pediatria e neonatologia. In: Cesar RG, Souza N, La Torre FPF et al (eds.). Manual de ventilação pulmonar mecânica em pediatria. Faculdade de Ciências Médicas da Santa Casa de São Paulo. Barueri: Manole; 2012. p.33-43.
16. Schibler A, Franklin D. Respiratory support for children in the emergency department. J Paediatr Child Health. 2016;52(2):192-6.
17. Tobias JD. Conventional mechanical ventilation. In: Lucking SE, Maffei FA, Tamburro FR, et al. (eds.). Pediatric critical care study guide text and review. London: Springer; 2012. p.262-84.

Ventilação não invasiva

Estela Cristina Martins de Lima Rocha

INTRODUÇÃO

A ventilação por pressão positiva não invasiva (VPPNI ou VNI) é uma técnica de ventilação pulmonar que não utiliza nenhum dispositivo invasivo (tubo endotraqueal ou cânula de traqueostomia), sendo a conexão entre o ventilador e o paciente feita por meio de uma interface (máscaras nasal e facial e prongas nasais).

A aplicação de pressão positiva de forma não invasiva iniciou-se na década de 1940, quando foram descritos a técnica e os benefícios de seu uso no tratamento da insuficiência respiratória de diversas etiologias. Desde então, a VNI vem crescendo nas suas indicações.

Pelo fornecimento contínuo de pressão positiva, a VNI promove diminuição do trabalho respiratório com melhora da relação ventilação/perfusão (V/Q), evitando-se, assim, os riscos e as complicações relacionados à intubação traqueal (sedação com ou sem bloqueio neuromuscular, bradicardia pela laringoscopia, aumento de pressão intracraniana, traumas endotraqueais, aumento da incidência de infecção pela redução dos mecanismos de *clearance* de secreções).

Geralmente, a VNI é segura e tem menos complicações que a ventilação invasiva nos pacientes selecionados, promovendo significativa redução da morbidade e da mortalidade quando comparada à ventilação invasiva.

Mecanismos de ação

Os mecanismos responsáveis pela melhora clínica observada com o uso da VNI são os seguintes:

- Melhora da oxigenação: abertura das atelectasias, restauração da capacidade residual funcional (CRF) e redução do *shunt* intrapulmonar.
- Aumento da complacência pulmonar.
- Redução do esforço respiratório e repouso da musculatura respiratória (com o uso de pressão inspiratória – PSV/BiPAP).
- Manutenção da patência de todos os níveis das vias respiratórias, com melhora do fluxo expiratório e redução da apneia obstrutiva.
- Redução dos episódios de apneia com o uso de pressão positiva intermitente por fornecimento de estímulo respiratório.
- Melhora do débito cardíaco nos pacientes com insuficiência cardíaca por redução da pré-carga do ventrículo esquerdo. No entanto, no ventrículo direito, o efeito é o oposto, ou seja, ocorre elevação da pós-carga, com risco de redução do retorno venoso e consequente redução do débito cardíaco com o uso de pressões elevadas.

Vantagens do método

- Não invasividade: o fato de ser realizada por intermédio de uma máscara facilita tanto sua instalação quanto sua retirada, poupando tempo em situações de emergência, além de evitar as complicações associadas ao tubo endotraqueal.
- Melhor conforto: a ausência da cânula orotraqueal permite maior conforto e redução da ansiedade do paciente, pois preserva sua capacidade de falar e se alimentar, além de evitar grande causa de dor no paciente intubado.
- Redução das complicações relacionadas à ventilação: reduz uma das principais complicações da ventilação, a pneumonia associada à ventilação (PAV), que interfere diretamente no prognóstico das crianças intubadas. Além disso, outras complicações observadas durante a introdução, permanência ou retirada da intubação também são minimizadas:
  - No momento da intubação: lesão de vias aéreas, hipotensão arterial, tentativa prolongada de intubação, avulsão dentária.
  - Durante o período de intubação: ulceração laríngea, PAV.
  - Na remoção do tubo endotraqueal: estridor e rouquidão, estenose e granuloma traqueais, dificuldades de deglutição.
- Redução dos custos do tratamento: a menor incidência de complicações (infecções, atrofia da musculatura respiratória) determina menor tempo de permanência hospitalar, além do preço mais barato dos aparelhos específicos de VNI em relação aos respiradores microprocessados.

ABORDAGEM CLÍNICA

Indicações

A VNI é indicada para pacientes hemodinamicamente estáveis em insuficiência respiratória (com hipoxemia e/ou hipercapnia), sem indicação imediata de intubação traqueal e que não tenham contraindicações à sua instalação. Depois de avaliadas as contraindicações, de forma prática, a VNI é utilizada nas seguintes situações:

- Dispneia moderada ou grave não responsiva à oferta de oxigênio ou a outras terapias (p. ex., beta-agonistas inalatórios na asma).
- Taquipneia persistente causada por doença respiratória – frequência respiratória (FR) > 75% do valor normal para idade.
- Hipoxemia – definida como fração inspirada de oxigênio (FiO_2) ≥ 50% para manter a saturação de oxigênio ($SatO_2$) > 94%.
- Acidose respiratória (pH arterial < 7,35 ou pH venoso < 7,30).

As principais doenças que são tratadas com a VNI são:

- Doenças restritivas – p. ex., pneumonia, síndrome do desconforto respiratório agudo (SDRA) e edema cardiogênico.
- Doenças obstrutivas – p. ex., asma e bronquiolite.
- Fibrose cística.
- Atelectasias com repercussão clínica.
- Obstrução dinâmica de vias aéreas superiores – p. ex., traqueomalácia, laringomalácia e síndrome de Pierre-Robin.
- Prevenção de falha pós-extubação.

Além disso, há outras situações em que se pode ponderar o uso da VNI, quando se considera que o risco da intubação e da ventilação invasiva será maior:

- Pacientes imunodeprimidos com infecção respiratória.
- Síndrome torácica aguda em pacientes com anemia falciforme.
- Pacientes em cuidados paliativos (para reduzir o desconforto respiratório).

Contraindicações

Qualquer situação que necessite de intubação traqueal imediata é uma contraindicação absoluta à instalação da VNI, além disso, outros fatores deverão ser avaliados:

- Parada cardiorrespiratória.
- Outras insuficiências orgânicas: encefalopatia grave (Glasgow < 8), instabilidade hemodinâmica ou arritmias.
- Ausência de reflexo de proteção de vias aéreas.
- Alto risco de aspiração: sangramento digestivo alto, vômitos, distensão abdominal.
- Cirurgia, trauma ou deformidades faciais.
- Obstrução alta de vias aéreas por corpo estranho.
- Cirurgias gástrica ou esofágica recentes.
- Necessidade de proteção precoce das vias aéreas: queimadura das vias aéreas, edema progressivo ou epiglotite.

Tipos de interfaces

A seleção do melhor tipo de interface é fundamental para o sucesso da VNI, principalmente em crianças, pois as chances de escape são maiores por sua maior movimentação.

A interface ideal deve ser confortável, eficaz e não deve lesar pele ou olhos, por isso são comercializadas máscaras e prongas em tamanhos diversos.

Na pediatria, as interfaces mais utilizadas são:

- Máscara nasal: realiza a oclusão apenas do nariz, permitindo a comunicação e a alimentação, além de facilitar a expectoração de secreções. O maior inconveniente é a fuga aérea pela boca, sendo este o principal fator de intolerância pela criança.
- Máscara facial: é uma interface que se cobre a boca e o nariz, reduzindo a fuga aérea e permitindo melhor ventilação. É indicada para pacientes "respiradores bucais" e que apresentam quadros mais graves. Entretanto, ela interfere na fala, na alimentação e na eliminação de secreções, podendo ocasionar claustrofobia em alguns pacientes.
- Pronga nasal: é utilizada em neonatos e pequenos lactentes e, assim como as outras interfaces, está disponível em vários tamanhos com o objetivo de fa-

cilitar a escolha da que melhor se adapte ao nariz da criança, sem permitir o escape aéreo ou causar lesões.

Em resumo, as máscaras faciais são mais eficazes, porém, por um lado, podem causar mais agitação e ansiedade; por outro lado, as prongas e as máscaras nasais são mais bem toleradas, mas menos eficazes por perda pressórica oral (Tabela 1).

TABELA 1 Máscaras nasais e faciais: vantagens e desvantagens

Variáveis	Nasal	Facial
Conforto	+++	++
Claustrofobia	+	++
Reinalação	+	++
Queda de CO_2	+	++
Expectoração de secreções	++	+
Permissão de fala (a depender do grau do desconforto)	++	+
Permissão de alimentação (a depender do grau do desconforto)	+	-
Função de obstrução nasal	-	+

Modos ventilatórios

A escolha do modo ventilatório a ser utilizado dependerá da doença de base da criança, do *drive* respiratório e do grau de desconforto do paciente, além disso, a tolerância ao modo ventilatório selecionado é fundamental para o sucesso da terapêutica. Podem ser utilizados dois tipos de suporte ventilatório:

- Pressão positiva contínua das vias aéreas (CPAP): esta modalidade fornece um fluxo contínuo, utilizando geralmente baixa pressão, que se mantém de forma constante nas vias aéreas em todo ciclo respiratório, sendo muito utilizado na neonatologia. Além disso, o CPAP também pode ser usado em pacientes com apneia do sono, edema agudo pulmonar e atelectasias.
- Pressão positiva das vias aéreas em dois níveis (BiPAP): aplicação de pressão positiva durante a inspiração (IPAP) e a expiração (EPAP), sincronizada ou definida por *backup*. O IPAP é responsável por fornecer um volume corrente satisfatório na fase inspiratória da ventilação, enquanto o EPAP permite que as vias aéreas sejam pressurizadas durante a expiração, propiciando aumento da capacidade residual funcional e prevenindo o colapso alveolar. Esse modo ventilatório pode ser oferecido pelos respiradores convencionais microprocessados ou por aparelhos específicos (Tabela 2).

TABELA 2 Características dos aparelhos de ventilação não invasiva

Ventilador microprocessado convencional	Aparelhos específicos - BiPAP
▪ Concentração de oxigênio mais precisa e mais alta (acima de 60%), se necessário ▪ Tubos separados para inspiração e expiração minimizam a reinalação de CO_2 ▪ Melhor monitoração e alarmes ▪ Adoção de certos modos ventilatórios que só são possíveis nesse tipo de ventilador (p. ex., PSV limitada a tempo)	▪ Mais baratos ▪ Portáteis ▪ Programação mais fácil ▪ Boa sincronia paciente-ventilador ▪ Circuito único - pode ocorrer reinalação do CO_2 ▪ Limitação na oferta de oxigênio

BiPAP: pressão positiva das vias aéreas em dois níveis; PSV: pressão de suporte ventilatório.

ABORDAGEM TERAPÊUTICA

Após a decisão de colocar o paciente na VNI, deve-se conversar com a família, esclarecendo a necessidade e a técnica de uso, seus riscos, lembrando sempre que só deve ser tomada qualquer decisão quando a terapêutica escolhida oferecer maior benefício que riscos.

Para a instalação da VNI, devem-se seguir os seguintes passos:

1. Elevar a cabeceira a 30°.
2. Instalar sonda gástrica (se necessário).
3. Seleção da interface (com base na condição clínica, na idade do paciente e no formato do rosto).
4. Proteção da pele (uso de hidrocoloide; rodiziar, se possível, o tipo da interface).
5. Monitoração cardiorrespiratória contínua: registrar dados clínicos (grau de desconforto respiratório, FC, FR, $SatO_2$, PA) e gasométricos antes da instalação.
6. Seleção do ventilador e modo:
   — CPAP na insuficiência respiratória primariamente por hipoxemia; na obstrução alta como laringo ou traqueomalácias; na hipotonia orofaríngea; apneias.
   — BiPAP: no desconforto respiratório mais grave, se hipercapnia associada; nas broncobstruções; na falha do CPAP.
7. Início com as menores pressões eficazes (Tabela 3).
8. Aumento gradual de pressões (PIP = até 20 cmH_2O), conforme tolerância, objetivando a melhora clínica (desconforto, queda da FR, sincronia e aumento de volume corrente).
9. Ofertar menor quantidade de oxigênio possível para $SatO_2$ acima de 92 a 95%.
10. Sedação leve, se necessário, nos pacientes agitados (risco de depressão respiratória).
11. Checar escapes.

12. Dados clínicos e gasometria de controle após 1 a 2 horas de VNI contínua (melhora do pH e queda do CO_2 são indicadores de sucesso).
13. Tempo máximo médio estimado por período: 3 horas (se máscara facial). Pode permanecer por mais tempo se pronga ou máscara nasal.

TABELA 3 Parâmetros iniciais recomendados para pacientes pediátricos

Parâmetros	Valores numéricos	Unidades
IPAP	8 a 12	cmH_2O
EPAP	4 a 6	cmH_2O
Frequência de *back up*	8 a 12	cpm
Relação tempo inspiratório: tempo expiratório (I:E)	1:3	Segundos
Sensibilidade a fluxo	0,5 a 1,0	L/min
Tempo inspiratório	De acordo com a constante de tempo por idade* e doença de base	Segundos
Fluxo	De acordo com a idade e doença de base	L/min

EPAP: pressão positiva expiratória; IPAP: pressão positiva inspiratória.
* Neonatos: 1 constante de tempo = 0,15 segundo; lactentes: 1 constante de tempo = 0,20 segundo. São necessárias de 3 a 5 constantes de tempo para que ocorra o equilíbrio de pressões nos pulmões.
Fonte: AMIB, 2008/2009.

INDICADORES DE SUCESSO DA VENTILAÇÃO NÃO INVASIVA

Em geral, a melhora clínica e laboratorial ocorre em 1 a 2 horas de uso da VNI:

- Melhora do desconforto respiratório.
- Melhora da hipercapnia.
- Queda das frequências respiratória e cardíaca.
- Redução da oferta de oxigênio para manter $SatO_2$ acima de 92 a 95%.

Caso o paciente não tenha sinais de melhora, avaliar se as interfaces estão bem adaptadas, se ele está colaborando e se os parâmetros da VNI estão otimizados.

COMPLICAÇÕES DA VENTILAÇÃO NÃO INVASIVA

Apesar de normalmente ser um método seguro quando bem indicado, existem potenciais complicações:

- Barotrauma (conforme aumento de pressões).
- Aspiração do conteúdo gástrico na presença de vômitos.
- Instabilidade hemodinâmica.

- Lesões de pele da face, mucosa nasal e olhos.
- Distensão gástrica.

Na Figura 1, está o fluxograma sequencial para VNI em pediatria.

Figura 1 Fluxograma para VNI em pediatria.

FC: frequência cardíaca; FR: frequência respiratória; PCR: parada cardiorrespiratória; VNI: ventilação não invasiva.

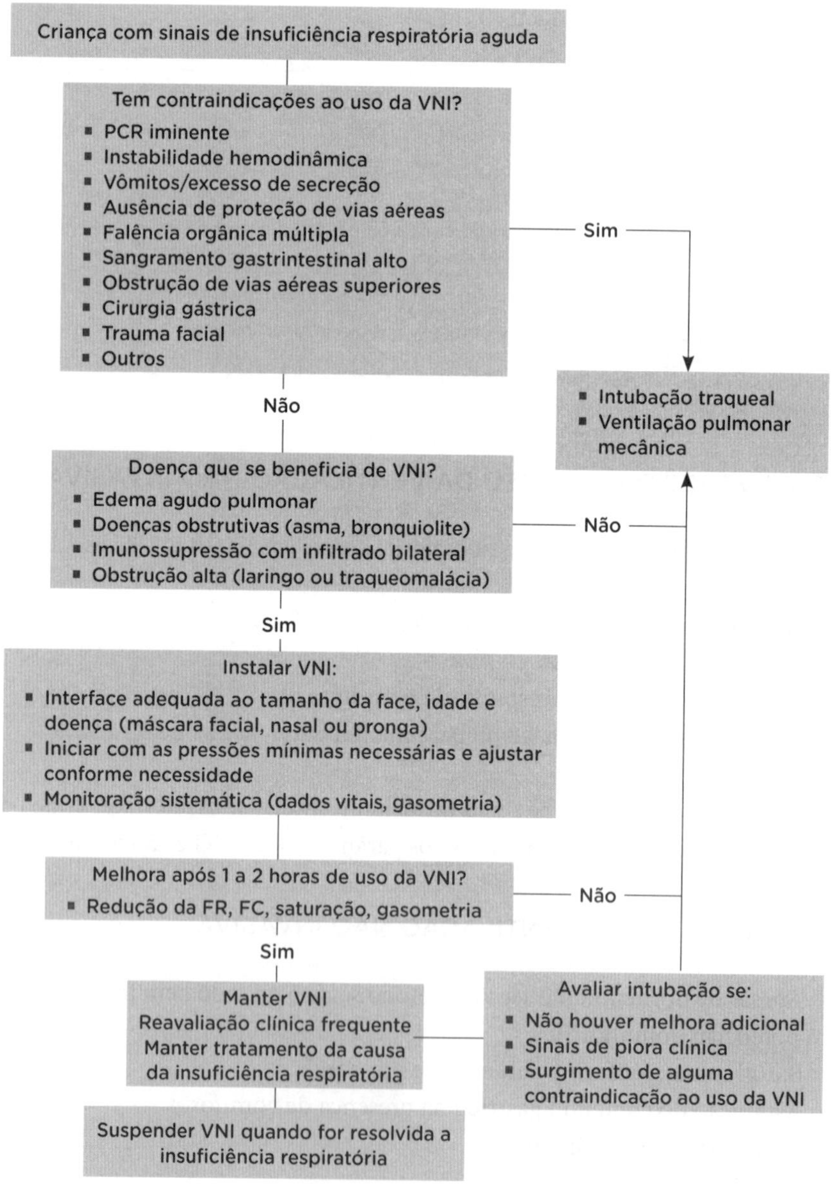

BIBLIOGRAFIA

1. AMIB. Consenso Ventilação Pulmonar Mecânica em Pediatria/Neonatal. Tema: Ventilação não invasiva com pressão positiva – VNIPP. Coordenador: Carvalho WB. Relator: Jonhston C. AMIB. 2008-2009.
2. Deis JN, Abramo TJ, Crawley L. Noninvasive respiratory support. Pediatr Emerg Care. 2008;24:331.
3. Gonzaga CS, et al. Ventilação não invasiva em crianças com insuficiência respiratória aguda – uma revisão sistemática. Einstein. 2011;9(1Pt 1):90-4.
4. Howell JD. Acute severe asthma exacerbations in children: intensive care unit management. UpToDate. Disponível em: <https://www.uptodate.com/contents/acute-severe-asthma-exacerbations-in-children-intensive-care-unit-management>. (Acessado em dez 2016.)
5. Nagler J, Cheifetz IM. Noninvasive positive pressure ventilation for acute and impending respiratory failure in children. UpToDate. Disponível em: <https://www.uptodate.com/contents/noninvasive-ventilation-for-acute-and-impending-respiratory-failure-in-children>. (Acessado em dez 2016.)
6. Najaf-Zadeh A, Leclerc F. Noninvasive positive pressure ventilation for acute respiratory failure in children: a concise review. Annals of Intensive Care. 2011;1:15. Disponível em: <http://www.annalsofintensivecare.com/content/1/1/15>. (Acessado em 05/02/2017) Akingbola OA, Hopkins RL. Pediatric noninvasive positive pressure ventilation. Pediatr Crit Care Med .2001;2:164.

Vômitos

Lílian Maria Andrade Souza Carvalho
Luciana Rodrigues Silva

INTRODUÇÃO

Os vômitos representam a expulsão forte e rápida do conteúdo gástrico pela boca, decorrente de uma série de eventos coordenados: o fechamento brusco do piloro e da glote, o relaxamento do estômago e a contração do diafragma e da musculatura da parede abdominal.

Os vômitos podem ser causados por vários distúrbios clínicos envolvendo os diversos sistemas orgânicos e, em geral, traduzem uma alteração transitória e autolimitada secundária a processos químicos, motores, psicológicos ou infecciosos. No entanto, algumas doenças graves e potencialmente fatais também podem se manifestar por meio de náuseas e vômitos. Muitas vezes, o vômito também pode ter benefício fisiológico, proporcionando a expulsão de toxinas ou agentes agressores ao organismo.

Os vômitos podem ser precedidos de náuseas, sendo esta uma informação muito importante na diferenciação diagnóstica. Muitas vezes, têm ligeira coloração amarela, que é causada por refluxo de pequena quantidade de bile ao estômago, no entanto, vômitos biliosos (esverdeado ou amarelo brilhante) ou fecaloides estão frequentemente associados à obstrução intestinal.

A melhor conduta diante de um quadro de vômitos deve ser ditada pela história clínica e pelo exame físico detalhado, levando em consideração aspectos clínicos de doenças específicas e sua frequência relativa em crianças em diferentes faixas etárias. A consideração mais importante é o reconhecimento de doenças graves que necessitem de intervenção imediata.

Em ambiente de urgência, os passos a seguir devem ser realizados:

- A etiologia deve ser procurada, de acordo com a idade da criança, e devem-se classificar os vômitos como agudos, crônicos ou episódicos.
- As consequências e/ou as complicações das náuseas e dos vômitos devem ser identificadas e corrigidas.
- A causa básica deve ser tratada quando possível, por exemplo, cirurgia para obstrução intestinal ou alterações dietéticas para a sensibilidade alimentar. Em outros casos, os sintomas devem ser controlados até que a investigação diagnóstica seja realizada.

ABORDAGEM CLÍNICA

Características dos vômitos

Os vômitos podem se manifestar de várias formas, e o diagnóstico pode, muitas vezes, ser feito pela análise de suas características e dos sintomas associados.

- Frequência:
  - Vômitos agudos: o vômito pode ser a manifestação inicial de um quadro agudo, geralmente seguido por outros sintomas que ajudam a fazer o diagnóstico da doença de base.
  - Vômitos prolongados: os episódios que se mantêm por mais de 12 horas em recém-nascidos, por mais de 24 horas em menores de 2 anos ou por mais de 48 horas em crianças maiores são considerados vômitos prolongados e, em geral, estão associados a doenças mais graves, além de ter maior risco de complicações.
  - Vômitos recorrentes: são definidos como pelo menos três episódios em um período de 3 meses e podem ser causados por distúrbios da motilidade (refluxo gastresofágico), erros inatos do metabolismo, enxaqueca e distúrbios da relação do binômio mãe-filho.
  - Vômitos cíclicos: a síndrome dos vômitos cíclicos é uma condição idiopática na qual a criança apresenta náuseas e vômitos intensos e de caráter recorrente, com duração de horas ou dias, intercalados por semanas ou meses sem sintomas. A frequência das crises é alta na infância (cerca de doze episódios por ano) e, normalmente, tem ritmo próprio, tendendo a acontecer sempre na mesma hora do dia. A etiologia ainda é desconhecida, mas parece estar associada a alergia alimentar ou doenças mitocondriais, metabólicas ou endocrinológicas.

- Conteúdo:
  — Bile: a presença de pequena quantidade de bile pode ser normal, porém os vômitos francamente biliosos podem ser resultado de obstrução intestinal.
  — Sangue: a presença de sangue nos vômitos pode ser resultante de lesões no trato gastrintestinal (p. ex., gastrite, esofagite, síndrome de Mallory-Weiss, varizes esofágicas) ou pode ser proveniente das vias respiratórias.
  — Fezes: os vômitos fecaloides têm odor característico e aparecem nos casos avançados de obstrução colônica.
- Relação com a comida:
  — Vômitos imediatamente após a alimentação: episódios que ocorrem logo após a alimentação e têm restos de alimentos não digeridos são sugestivos de obstrução esofágica (atresia ou estenose), refluxo gastresofágico grave ou estenose de piloro.
  — Vômitos após introdução de novo alimento: deve-se pensar em alergia/intolerância ao alimento.
- Esforço:
  — Vômito sem esforço: os episódios de regurgitação caracterizam-se pela saída de alimentos pela boca, mas sem náuseas, esforço ou contração da musculatura abdominal.
  — Vômitos em jato: quando ejetados em grande velocidade podendo ser acompanhados de náuseas, estão associados a distúrbios gastrintestinais (p. ex., estenose de piloro, volvo gástrico, obstrução duodenal) ou a alterações do sistema nervoso central com hipertensão intracraniana (p. ex., meningites, tumores, hidrocefalia); estes últimos costumam ser mais intensos pela manhã.

Etiologia (Tabela 1)

Neonatos e lactentes jovens

Antes de tudo, é importante diferenciar os vômitos de episódios de regurgitação. Os recém-nascidos e pequenos lactentes podem apresentar refluxo fisiológico após as alimentações, e, nesses casos, não há outros sintomas associados.

Os vômitos que surgem nos primeiros dias de vida sugerem alterações anatômicas congênitas ocasionando quadros obstrutivos do trato gastrintestinal, como atresias de esôfago ou intestino, má rotação intestinal, íleo meconial, estenose de piloro ou doença de Hirschsprung.

Vômitos persistentes não são normais, por isso devem ser investigados, especialmente, se houver outros sinais e sintomas associados, como febre, perda de peso, recusa alimentar, toxemia e letargia. É necessário estar atento a sepse, volume excessivo de ingesta, aumento da pressão intracraniana, erros inatos do metabolismo, distúrbios hidreletrolíticos, meningite, pielonefrite, enterocolite necrotizante e alergia à proteína do leite de vaca.

Recém-nascidos que se apresentem com vômitos, hipotensão desproporcional às perdas hídricas, hiponatremia e hipercalemia devem ser investigados para averiguação de hiperplasia adrenal congênita. Esse diagnóstico é mais difícil em meninos, pois, como a virilização ocorre ainda de modo intrauterino, a presença de genitália ambígua em recém-nascidos 46XX é um alerta, o que não ocorre entre eles.

Lactentes e escolares

A causa mais comum de vômitos nessa faixa etária é a gastroenterite viral. Os vômitos também podem se manifestar em várias situações, como refluxo gastresofágico, síndrome de Münchhausen por procuração, faringite, infecção urinária, otites, hepatite viral aguda, massas intracranianas, úlcera péptica e cetoacidose diabética. Crise adrenal e anafilaxia devem ser consideradas se há hipotensão desproporcional e/ou fatores predisponentes.

Adolescentes

Nesse período, gastroenterite, apendicite e intoxicação alimentar são causas comuns de vômitos. Nesses pacientes, não se deve esquecer as possibilidades de gravidez, doença celíaca, parasitoses, enxaqueca, labirintite, cetoacidose diabética, doença inflamatória intestinal (DII), intoxicações exógenas e efeitos colaterais de medicamentos, além das causas de natureza psicológica, como anorexia nervosa e bulimia.

Complicações

As complicações decorrentes dos vômitos serão mais frequentes e mais intensas quanto maiores forem a intensidade e a frequência. A desidratação ocorre por perdas hídricas importantes e é a complicação mais comum, e os distúrbios hidreletrolíticos e acidobásicos também são frequentemente observados. Os vômitos ainda podem ocasionar pneumonia aspirativa, erosões dentárias, laceração esofágica (síndrome de Mallory-Weiss) ou, em casos mais raros, ruptura esofágica (síndrome de Boerhaave). Com a persistência do quadro, além dos distúrbios citados, surge o comprometimento nutricional ocasionado pela redução das calorias e dos nutrientes ingeridos.

TABELA 1 Principais causas de vômitos a depender da faixa etária

Neonatos	Lactentes	Escolares	Adolescentes
▪ Refluxo fisiológico ▪ Doença do refluxo gastresofágico (DRGE) ▪ Intolerância ou alergia alimentar ▪ Estenose do piloro ▪ Enterocolite necrotizante ▪ Atresias congênitas ▪ Erros inatos do metabolismo ▪ Má rotação intestinal ▪ Crise adrenal	▪ Refluxo fisiológico ou DRGE ▪ Gastroenterites ▪ Intolerância ou alergia alimentar ▪ Obstruções: estenose do piloro, intussuscepção, má rotação, etc. ▪ Doença de Hirschsprung ▪ Síndrome de Münchhausen por procuração ▪ Infecções: meningites, otite média, infecção urinária, faringites ▪ Aumento da pressão intracraniana ▪ Causas renais: uremia, obstruções, infecções ▪ Erros inatos do metabolismo ▪ Intoxicações exógenas	▪ Gastroenterites ▪ Infecções: apendicite, faringite estreptocócica, meningites ▪ Vômitos pós-tosse ▪ DRGE ▪ Doenças pépticas ▪ Síndrome dos vômitos cíclicos ▪ Aumento da pressão intracraniana ▪ Intoxicações exógenas ▪ Pancreatites ▪ Causas renais: uremia, obstruções, infecções ▪ Cetoacidose diabética ▪ Psicogênica ▪ Ruminação ▪ Efeito colateral de alguma droga	▪ Gastroenterites ▪ Infecções: apendicite, faringite estreptocócica, meningites ▪ Vômitos pós-tosse ▪ DRGE ▪ Doenças pépticas ▪ Gravidez ▪ Anorexia nervosa e bulimia ▪ Pancreatite ▪ Enxaqueca ▪ Abuso de drogas lícitas ou ilícitas ▪ Insuficiência renal ▪ Tentativas de suicídio ▪ Efeito colateral de alguma droga ▪ Intoxicação exógena

ABORDAGEM DIAGNÓSTICA

Os vômitos são sintomas comuns em várias doenças e, além disso, podem determinar quadros graves de desidratação e alterações eletrolíticas. Assim, a abordagem inicial deve ser baseada na avaliação do estado geral e no reconhecimento dos sinais de desidratação grave e choque. Pacientes que se apresentem com sinais de gravidade, como redução do sensório, taquicardia, perfusão periférica lentificada ou hipotensão, deverão ser prontamente atendidos para estabilização das funções vitais.

Após a estabilização das funções vitais, ou naqueles com quadro inicial já estável, a investigação diagnóstica deverá ser iniciada com a história clínica e o exame físico completos. A história deve detalhar o aparecimento e o padrão dos vômitos ou das náuseas (aguda, crônica ou episódica), sintomas associados, bem como um histórico de ingestão de medicamentos ou substâncias tóxicas.

Deve-se buscar, nos antecedentes médicos da criança, a presença de doenças prévias ou anomalias congênitas conhecidas ou suspeitas, atraso no desenvolvimento e sintomas neurológicos.

Algumas informações importantes devem ser observadas durante o atendimento da criança com vômitos:

- Idade (correlacionar com as suspeitas clínicas).
- Diferenciar vômitos de regurgitações.
- Indicadores de gravidade (choque, sepse e desidratação).
- Duração e características dos vômitos: cor e aspecto, quantidade, se há sangue ou alimentos, se ocorre logo após a alimentação ou após acessos de tosse ou sufocação, se ocorre em jato ou pela manhã.
- Sinais e sintomas de alterações abdominais associados.
- Sinais e sintomas de doença extra-abdominal.
- Sinais ou sintomas que sugiram doença neurológica: abaulamento de fontanela, cefaleia, vômitos ao despertar e/ou falta de náusea, alteração da consciência, convulsões ou sinais focais.
- Relato de trauma.
- Mudanças comportamentais recentes.
- Suspeita de maus-tratos.
- Uso de drogas.
- Presença de doenças de base.
- Descrever a dinâmica familiar com relação aos aspectos psicológicos.

Os exames complementares, naturalmente, serão delineados com base na história e no exame físico, não havendo nenhum padrão rotineiro diante das múltiplas causas que podem determinar os vômitos, inclusive, dependendo da formulação diagnóstica, nenhuma investigação laboratorial poderá ser necessária.

Os seguintes exames diagnósticos poderão ser utilizados na investigação, devendo ser solicitados de forma escalonada e guiados pelas principais suspeitas clínicas.

- Laboratoriais:
  — Hemograma.
  — Velocidade de hemossedimentação (VHS), proteína C-reativa (PCR), procalcitonina.

— Gasometria e eletrólitos.
— Glicemia.
— Perfis hepático, renal e pancreático.
— Hemoculturas.
— Dosagem de hormônios.
— Exames toxicológicos.
— Sumário de urina e urocultura.
— Estudo do liquor.
— Parasitológico de fezes, elementos anormais nas fezes, pesquisa de vírus (rotavírus, adenovírus), coprocultura e exame coprológico funcional.
— Outros: dosagem de amônia, corpos cetônicos, pesquisa para erros inatos do metabolismo.

- Radiológicos:
  — Ultrassonografia do abdome.
  — Ultrassonografia transfontanela.
  — Estudo radiológico do esôfago, estômago e duodeno (EREED).
  — Trânsito intestinal.
  — Avaliação radiológica do abdome.
  — Tomografias computadorizadas do crânio e abdome.
  — Ressonâncias magnéticas do crânio e abdome.
- Outros:
  — Endoscopia digestiva alta com pesquisa para *Helicobacter pylori*.
  — Estudos manométricos.
  — pHmetria.
  — Eletroencefalograma.

O pediatra deverá estar atento às causas mais comuns de vômitos na criança, não se esquecendo, porém, das causas mais raras. O paciente atendido no serviço de pronto atendimento com quadro de vômitos necessita de avaliação imediata e acompanhamento criterioso, pois, muitas vezes, somente a evolução clínica elucidará o diagnóstico. Dependendo do estado do paciente, em algumas situações, haverá necessidade de internamento para investigação; em outras situações, o paciente será encaminhado ao seu pediatra ou a um especialista para acompanhamento ambulatorial. Muitas vezes, o acompanhamento conjunto com a cirurgia e a gastropediatria pode ser necessário para a elucidação, o diagnóstico e o tratamento adequado.

ABORDAGEM TERAPÊUTICA

A conduta na criança que apresenta vômitos deve ser sempre individualizada, com o foco no tratamento da doença de base e das complicações dos vômitos. A avaliação inicial deve ser direcionada para a identificação dos sinais de gravidade e, após a estabilização clínica, acompanhamento do tratamento dos sintomas e das causas subjacentes.

Estabilização inicial no paciente crítico

Algumas crianças podem apresentar quadros de desidratação grave e choque hipovolêmico, necessitando de atendimento imediato:

- Manter vias aéreas abertas em pacientes sonolentos e instalar suporte de oxigênio.
- Garantir acesso venoso (periférico ou intraósseo).
- Iniciar reposição volêmica com soluções cristaloides (soro fisiológico ou Ringer lactato – 20 mL/kg). Se o paciente estiver hipotenso, correr em 10 a 15 min, reduzindo a velocidade das próximas fases à medida que apresente melhora hemodinâmica. Reavaliar após expansão.
- Dosar glicemia capilar para afastar hipoglicemia e colher os demais exames laboratoriais pertinentes.
- Tratar a hipoglicemia com *push* de glicose a 10%.
- Passar sonda gástrica para descompressão nos pacientes sonolentos e nas suspeitas de obstrução do trato gastrintestinal. Nas demais situações, avaliar a necessidade de forma individualizada.
- Após correção do choque e da desidratação, avaliar os demais distúrbios hidreletrolíticos, corrigindo e repondo-o conforme a necessidade de cada paciente.

Medidas gerais:

- Afastar causas cirúrgicas e afecções do sistema nervoso central por meio de história clínica, exame físico e exames diagnósticos. Pacientes que apresentem alterações sugestivas dessas doenças deverão ser avaliados pelo especialista adequado (cirurgião pediátrico, neurologista, neurocirurgião).
- Diferenciar as doenças que necessitem de atendimento urgente no serviço de pronto atendimento (quadros obstrutivos, infecções, cetoacidose diabética) daquelas que deverão ser encaminhadas para investigação ambulatorial, como os casos de refluxo gastresofágico e intolerância à proteína alimentar.

- Se os vômitos persistirem, deve-se considerar o uso de medicações antieméticas para evitar a desidratação e melhorar a tolerância oral, no entanto, é importante ponderar os efeitos colaterais associados a muitos desses medicamentos (reações extrapiramidais e sonolência, principalmente).
- Nos casos de náuseas e vômitos no período pós-operatório, inicialmente, devem-se descartar causas tratáveis (complicações cirúrgicas, dor, hipotensão) e, se possível, evitar o uso de medicamentos emetizantes como os opioides. O uso de ondansetrona é indicado para tratamento dos vômitos pós-operatórios.

Nos pacientes estáveis e nos quais já foram afastados as causas graves:

- Administrar solução de hidratação oral ou outros líquidos de forma fracionada e frequente, aumentando-se o volume progressivamente, de acordo com a tolerância do paciente.
- Se for necessário o uso de antieméticos, após a medicação, recomenda-se deixar o paciente em repouso em ambiente confortável para ser novamente avaliado, com a administração de hidratação oral de forma gradativa e, posteriormente, alimentação.
- Se os vômitos persistirem, manter o paciente em observação constante e avaliar a necessidade de hidratação parenteral.

Tratamento medicamentoso

Na maioria das vezes, o uso de antieméticos não é necessário, com melhora dos vômitos após hidratação adequada e alimentação fracionada. No entanto, podem ser utilizados nos pacientes que persistam com vômitos ou náuseas importantes, sempre considerando os efeitos colaterais associados a essas medicações.

As medicações que podem ser utilizadas para náuseas e vômitos são divididas em três grupos: antieméticos, procinéticos e os utilizados em situações especiais.

Antieméticos

Antagonistas do receptor 5HT3

Os representantes deste grupo de antieméticos, a ondansetrona e a granisetrona, são antagonistas da serotonina de tipo três, agindo de modo central e periférico. São indicados nos casos de vômitos pós-operatórios ou pós-quimioterapia, no entanto, alguns estudos mostram que a ondansetrona é boa indicação para crianças com gastroenterite aguda, com menos efeitos colaterais que os de classes. Pela presença de benzoato de sódio, não devem ser utilizados em neonatos.

Ondansetrona

- Vias de administração e dose: via oral (VO) ou intravenosa (IV): 0,1 a 0,15 mg/kg/dose, a cada 8 horas.
- Reações adversas são raras e incluem cefaleia, diarreia, obstipação, sedação e elevação de transaminases, além de eventual hipersensibilidade.

Granisetrona

- Vias de administração e dose: VO (adolescentes e adultos) ou IV (2 e 16 anos): 10 a 40 μg/kg/dose, IV (lentamente em 5 minutos), antes da quimioterapia.
- Efeitos colaterais: cefaleia, constipação, astenia, diarreia e dor abdominal.

Bloqueadores de receptores histamínicos H_1

Representados pelo dimenidrinato e pela difenidramina. A primeira tem efeito antiemético e, em geral, é empregada em casos de vômitos, náuseas, cinetose, vômitos do pós-operatório e distúrbios vestibulares. A difenidramina é mais utilizada como antialérgico, em associação com adrenalina nas anafilaxias e no tratamento das reações extrapiramidais causadas por fenotiazinas.

Dimenidrinato

- Vias de administração e dose: intramuscular (IM) ou IV, 1 a 1,25 mg/kg/dose a cada 6 horas ou 8 horas, e VO: 5 mg/kg/dia divididos a cada 6 horas.
- Dose máxima: 2 a 6 anos, 75 mg/dia; 6 a 12 anos, 150 mg/dia; > 12 anos, 400 mg/dia.
- Efeito colateral: sonolência, tontura, turvação visual, insônia, secura da boca e de vias respiratórias. Tem sido largamente utilizada pela eficácia, segurança e custo baixo como antiemético.

Difenidramina

- Via de administração e dose: 5 mg/kg/dia a cada 6 horas.
- Dose máxima diária de 300 mg/dia, dividida em quatro doses.
- Efeitos colaterais: sedação, tonturas, anorexia, espessamento da secreção brônquica e hipotensão.

Derivados fenotiazínicos

São empregados como antieméticos em raras situações pediátricas, restringindo-se basicamente a algumas situações de pós-operatórios, quimioterapia, vômitos incontroláveis ou vômitos cíclicos. Os derivados fenotiazínicos agem como antagonistas dopaminérgicos no sistema nervoso central e competem com a histamina pelos receptores H_1 e são representados pela prometazina e clorpromazina. A prometazina, além do efeito antiemético, tem efeito antialérgico e sedativo, no entanto, deve ser evitada em crianças pelos riscos de depressão respiratória e reações extrapiramidais, sendo contraindicada em menores de 2 anos.

Prometazina

- Viaa de administração e dose: acima de 2 anos, 0,1 a 0,5 mg/kg/dose VO, IV ou IM, a cada 4 horas ou 6 horas.
- Efeitos colaterais: sedação, hipotensão ortostática e reações extrapiramidais, estas últimas mais frequentes na faixa etária pediátrica, devendo, portanto, ser administradas com cautela.

Clorpromazina

- Via de administração e dose: 0,5 a 1,0 mg/kg, IM. O uso IV está associado a hipotensão importante, devendo ser utilizado com extrema cautela.
- Efeitos colaterais também estão relacionados com sonolência, depressão respiratória e efeitos extrapiramidais.

Procinéticos

Podem ser empregados para náuseas e vômitos, nas desordens motoras, antes de exames radiológicos ou endoscópicos e durante os esquemas de quimioterapia. Entre eles, estão a metoclopramida, a domperidona e a bromoprida. A metoclopramida, já fora do mercado, é antagonista dos receptores dopaminérgicos e tem ação antiemética e procinética; o efeito procinético é mediado pelo aumento da sensibilidade do trato digestivo à acetilcolina, e os anticolinérgicos antagonizam o efeito da metroclopramida. A domperidona e a dromoprida são antagonistas dopaminérgicos, com ações antieméticas e procinéticas. Os agentes dessa classe não devem ser utilizados em situações nas quais o aumento da motilidade do trato gastrintestinal seja prejudicial, como nos casos de obstrução, perfuração ou sangramento.

Domperidona

- Via de administração e dose: VO, 0,25 mg/kg a cada 8 horas (30 minutos antes das refeições e, se necessário, ao deitar).
- Efeitos colaterais: cólicas, aumento de prolactina, reações alérgicas e, excepcionalmente, efeitos extrapiramidais.

Bromoprida

- Vias de administração e dose: 0,5 mg/kg/dia, a cada 6 ou 8 horas, VO, IM ou IV.
- Contraindicação: não deve ser empregado associado à digoxina ou à atropina.
- Efeitos adversos: espasmos gastrintestinais, sonolência, cefaleia, calafrios e alterações de acomodação, efeitos extrapiramidais.

Drogas usadas em situações especiais

Há outras drogas que podem empregadas para obtenção de efeitos antieméticos, sobretudo em quimioterapia, no pós-operatório ou vômitos cíclicos, como o lorazepam e a dexametasona.

Orientações após a alta

Caso a criança seja liberada para casa após a avaliação inicial, algumas recomendações importantes devem ser dadas:

- Se a criança voltar a apresentar vômitos, ofertar líquidos em pequenos volumes de forma frequente, aumentando progressivamente caso seja tolerado.
- Não realizar a hidratação com refrigerantes ou sucos artificiais.
- Caso aceite bem os líquidos, oferecer alimentos sólidos, inicialmente em pequenas quantidades, mas não forçar a aceitação.
- Observar atentamente os sintomas e ter nova avaliação com o pediatra.

Orientar os responsáveis a procurar atendimento médico nas seguintes situações:

- Crianças com menos de 3 meses com mais de dois episódios de vômitos.
- Se a criança estiver vomitando muito e não tolera sólidos nem líquidos, ou ainda, se a criança vomitar mesmo sem ingerir nada.
- Caso apresente vômito verde (bilioso), com sangue vivo ou em "borra de café".
- Se a criança apresentar cefaleia e dor abdominal importantes associadas ao vômito.
- Se apresentar sinais de desidratação: redução da diurese, olhos fundos, sede intensa, rebaixamento do sensório.

Na Figura 1, encontra-se a sequência de atendimento ao paciente pediátrico com vômitos.

Figura 1 Protocolo de atendimento à criança com vômitos.
TC: tomografia computadorizada; USG: ultrassonografia.

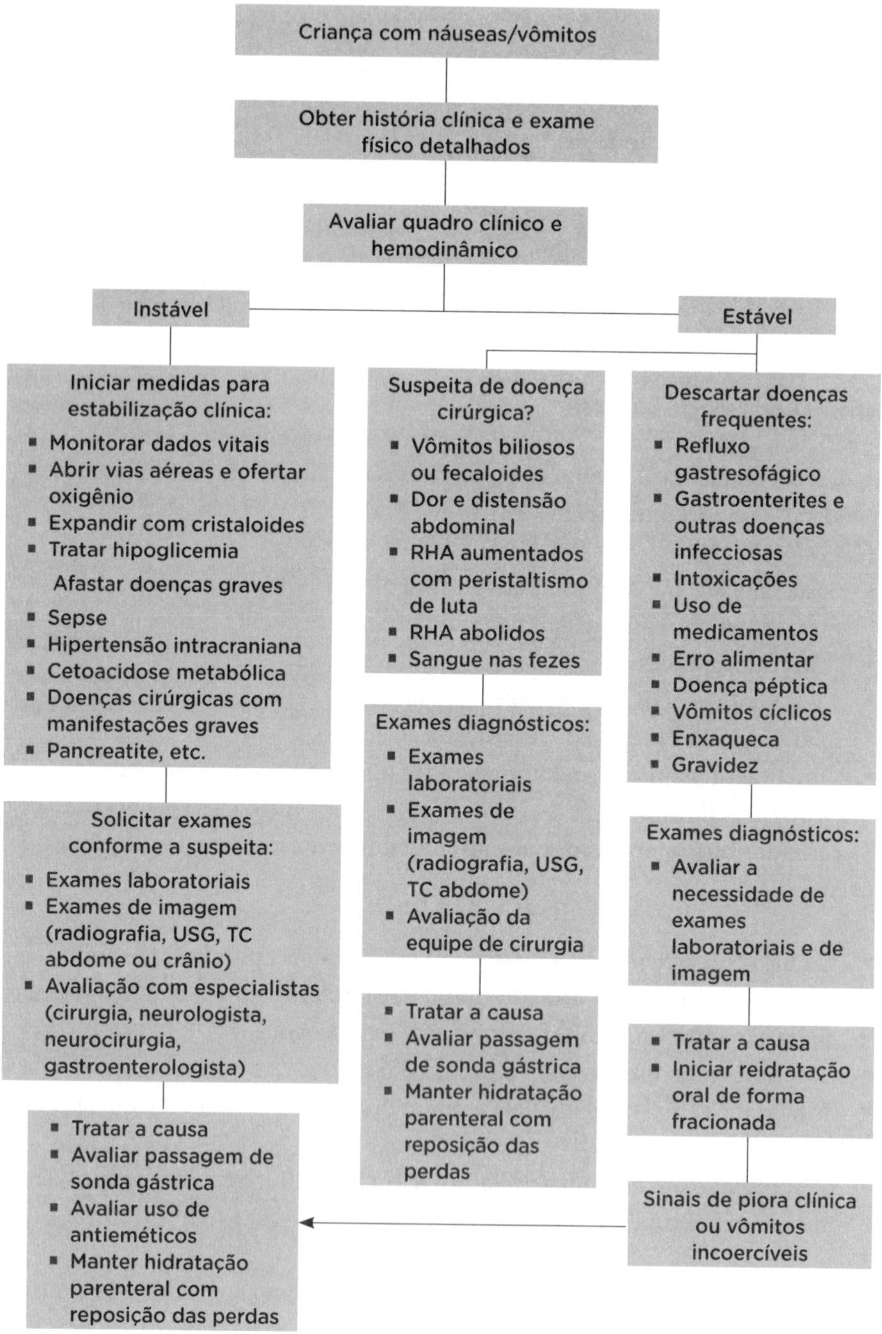
Criança com náuseas/vômitos
Obter história clínica e exame físico detalhados
Avaliar quadro clínico e hemodinâmico
Instável
Estável
Iniciar medidas para estabilização clínica:
▪ Monitorar dados vitais
▪ Abrir vias aéreas e ofertar oxigênio
▪ Expandir com cristaloides
▪ Tratar hipoglicemia
Afastar doenças graves
▪ Sepse
▪ Hipertensão intracraniana
▪ Cetoacidose metabólica
▪ Doenças cirúrgicas com manifestações graves
▪ Pancreatite, etc.
Solicitar exames conforme a suspeita:
▪ Exames laboratoriais
▪ Exames de imagem (radiografia, USG, TC abdome ou crânio)
▪ Avaliação com especialistas (cirurgia, neurologista, neurocirurgia, gastroenterologista)
▪ Tratar a causa
▪ Avaliar passagem de sonda gástrica
▪ Avaliar uso de antieméticos
▪ Manter hidratação parenteral com reposição das perdas
Suspeita de doença cirúrgica?
▪ Vômitos biliosos ou fecaloides
▪ Dor e distensão abdominal
▪ RHA aumentados com peristaltismo de luta
▪ RHA abolidos
▪ Sangue nas fezes
Exames diagnósticos:
▪ Exames laboratoriais
▪ Exames de imagem (radiografia, USG, TC abdome)
▪ Avaliação da equipe de cirurgia
▪ Tratar a causa
▪ Avaliar passagem de sonda gástrica
▪ Manter hidratação parenteral com reposição das perdas
Descartar doenças frequentes:
▪ Refluxo gastresofágico
▪ Gastroenterites e outras doenças infecciosas
▪ Intoxicações
▪ Uso de medicamentos
▪ Erro alimentar
▪ Doença péptica
▪ Vômitos cíclicos
▪ Enxaqueca
▪ Gravidez
Exames diagnósticos:
▪ Avaliar a necessidade de exames laboratoriais e de imagem
▪ Tratar a causa
▪ Iniciar reidratação oral de forma fracionada
Sinais de piora clínica ou vômitos incoercíveis

BIBLIOGRAFIA

1. Barone JA. Domperidone: a peripherally acting dopamine 2-receptor antagonist. Ann Pharmacother. 1999;33:429-40.
2. Bunce K, Tyers M, Beranek P. Clinical evaluation of 5-HT3 receptor antagonists as antiemetics. Trends PharmacolSci. 1991;12:46-8.
3. Consenso Brasileiro de Náuseas e Vômitos. Revista Brasileira de Cuidados Paliativos. 2011;3(3) - Suplemento 2.
4. Fedorowicz Z, Jagannath VA, Carter B. Antiemetics for reducing vomiting related to acute gastroenteritis in children and adolescents. Cochrane Database Syst Rev. 2011;(9):CD005506.
5. Freedman SB, Adler M, Seshadri R, Powell EC. Oral ondansetron for gastroenteritis in a pediatric emergency department. N Engl J Med. 2006;354:1698-705.
6. Grunberg SM, Hesketh PH. Control of chemotherapy-induced emesis. N Engl J Med. 1993;329:1790-6.
7. Longui CA. Insuficiência adrenal primária na infância. Arq Bras Endocrinol Metab. 2004;48/5:739-45.
8. Magner JJ, McCaul C, Carton E, Gardiner J, Buggy D. Effect of intraoperative crystalloid infusion on postoperative nausea and vomiting after gynecological laparoscopy: comparison of 30 and 10 ml kg^{-1}. Br J Anaesthesia. 2004;93:381-5.
9. Peñalba A, Vázquez P. Vómitos. An Pediatr Contin. 2009;7:317-25.
10. Pércope S. Vômitos cíclicos. In: Ferreira C, Carvalho E, Silva L (eds.). Gastroenterologia e hepatologia em pediatria. Rio de Janeiro: Medsi; 2003. p.47-52.
11. Sondheimer JM. Vomiting. In: Walker A, Durie P, Hamilton R, Walker-Smith J, Watkies J, (eds.). Pediatric gastrointestinal disease. 2.ed. New York: Mosby; 1996. p.195-204.

73

Aspectos éticos e legais na emergência

Lara de Araújo Torreão
Maria Elisa Villas-Bôas

INTRODUÇÃO

O serviço de emergência destina-se ao atendimento de pacientes com risco potencial ou iminente de vida, em condições de sofrimento que necessitam de cuidados médicos imediatos. A Resolução n. 1.451/95 do Conselho Federal de Medicina (CFM) definiu emergência como condições de agravo à saúde que impliquem "risco iminente de vida ou sofrimento intenso, exigindo, portanto, tratamento médico imediato" e urgência como "a ocorrência imprevista de agravo à saúde com ou sem risco potencial de vida, cujo portador necessita de assistência médica imediata"; e as Resoluções do CFM n. 2.077 e n. 2.079, ambas de 2014, indicaram o fluxo de atendimento nesses setores, a fim de otimizar o atendimento e reduzir o tempo de espera. As situações que não sejam de urgência ou emergência podem ser transferidas para o pronto-atendimento ambulatorial ou para o atendimento ambulatorial convencional, uma vez que não têm a premência descrita.

A estrutura e a funcionalidade da emergência visam ao atendimento rápido e eficaz, representando um desafio para a equipe equilibrar a velocidade e a competência com as questões éticas e legais que permeiam a relação médico-paciente. Essa relação tem características peculiares nesse setor, uma vez que não há vínculo prévio, os antecedentes clínicos são desconhecidos e, normalmente, as condutas são por intermédio de protocolos, não se dispondo de tempo para consenso de decisões, estando implícita uma relação de confiança estabelecida pela necessidade do momento. Em pediatria, essa relação é compartilhada com os pais ou os responsáveis legais.

A responsabilidade médica é conhecida desde a Antiguidade, entretanto, nas últimas décadas, as questões éticas e bioéticas têm sido discutidas com maior veemência na sociedade e na comunidade científica. Tal interesse se deve ao grande avanço tecnológico, à conscientização dos direitos dos usuários dos serviços de saúde, ao número crescente de pacientes terminais, aos processos judiciais contra médicos e hospitais, aos custos que a medicina moderna impõe, ao acesso e às condições dos serviços de saúde, tornando esse momento polêmico e de maior vulnerabilidade.

Ressalte-se, ainda, que a maioria dos pacientes, no Brasil, que procuram o serviço de emergência quer, em verdade, algum atendimento médico, sem necessariamente estar sob risco de vida. Isso amplia muito a demanda e sobrecarrega a equipe de modo desnecessário, aumentando os riscos de infrações éticas e legais.

A discussão no setor de emergência pode gerar inúmeras reflexões éticas relacionadas com a triagem, os limites terapêuticos, as medidas extraordinárias e desproporcionais, a confidencialidade, o sigilo profissional, o consentimento informado, além das questões ético-profissionais determinadas pelo CFM.

PRINCÍPIOS DE BIOÉTICA

Os conflitos que geralmente ocorrem na emergência podem ter soluções previstas nas normas federais, no código de ética médica, em resoluções do CFM, instruções das sociedades representativas, como a Sociedade Brasileira de Pediatria, ou em literatura reconhecida, a exemplo da Academia Americana de Pediatria. Apesar desses respaldos, nem sempre existe a solução ideal para cada caso; assim, a bioética, embasada em princípios éticos, ajuda a ponderar, entender e sopesar os valores morais envolvidos, procurando uma solução defensável, que nem sempre está antevista no ordenamento jurídico.

Uma das primeiras correntes bioéticas a surgir, no intuito de apontar parâmetros contemporâneos para os novos desafios na relação médico-paciente, foi a chamada corrente principialista de Childress e Beauchamp, entendida como ética aplicada e casuística e uma teoria moral embasada nos princípios da beneficência, não maleficência, autonomia e justiça, aplicados à relação profissional em saúde-paciente.

A relação médico-paciente (ou profissional de saúde-paciente) é o cerne do atendimento médico em qualquer situação, mesmo em setores de emergência. Os princípios de bioética estão inseridos nessa discussão e, embora acusada originalmente de anglocêntrica, a perspectiva principiológica da bioética ganhou novo respaldo dialético, a partir dos direitos humanos e da declaração universal de bioética e direitos humanos, de 2005. Eles também encontram eco no Código de Ética Médica vigente, como no art. 22 e seguintes (autonomia), Princípios Fundamentais I, II e VI (justiça, beneficência e não maleficência), entre outros. Assim, faz-se útil um breve sumário desses princípios, para melhor entendimento e manejo dos dilemas éticos na emergência.

BENEFICÊNCIA E NÃO MALEFICÊNCIA

Na prática médica, a beneficência é a obrigação moral de defender o paciente nos seus legítimos interesses, tratando ou prevenindo doenças e promovendo os efeitos positivos com o tratamento. A não maleficência é a obrigação moral de não realizar nenhum ato intencional que seja prejudicial ao outro, evitando ou minimizando o sofrimento e o dano, ou seja, os efeitos nocivos da intervenção e das ações médicas, no caso.

Em situações de risco iminente ou potencial risco de vida, esses princípios tendem a prevalecer sobre a autonomia do paciente e da família, sobretudo se envolvem menores, a exemplo das situações de suspeita de maus-tratos, em que a criança deve ficar internada sob a responsabilidade do hospital, até que os trâmites legais sejam desencadeados. Outra situação semelhante é a descrita nos casos de menores cujos pais, por questões religiosas, recusam-se a autorizar transfusões sanguíneas em hemorragias agudas. Em defesa da melhor conduta para o paciente, o médico, com base no Código de Ética e nas leis em vigor, tem respaldo para agir, naturalmente dentro das indicações técnicas devidas. Ou seja, em busca de assegurar o bem-estar da criança, a chamada autonomia por representação dos pais é temporariamente afastada, tendo o médico ampla autonomia para agir em benefício do paciente.

Segundo Beauchamp e Childress, o princípio da beneficência visa ao equilíbrio entre as vantagens e as desvantagens. Ou seja, na prática, os riscos e os benefícios são ponderados a cada intervenção diagnóstica ou terapêutica proposta.

A não maleficência, por seu turno, pode ser vislumbrada em situações nas quais o mau uso terapêutico ou um eventual excesso interventivo não indicado viria a causar mais prejuízo e sofrimento do que benefício ao paciente. Seria o exemplo de determinadas intervenções no paciente terminal, gerando distanásia. Essa situação nem sempre é identificável na emergência, em que vale geralmente a regra do *in dubio, pro vita* (na dúvida, intervir em favor da manutenção da vida), mas, caso esteja bem documentado e a família ciente, cabível a não realização de medidas fúteis, nos termos da Resolução do CFM n. 1.805/2006, atual Código de Ética Médica e outras normativas vigentes.

AUTONOMIA E CONSENTIMENTO ESCLARECIDO

A autonomia é a liberdade de escolha, é o agir segundo a própria vontade, tomando decisões com a respectiva responsabilidade. Na medicina assistencial e nas pesquisas com seres humanos, a autonomia se traduz pelo consentimento não só informado, mas efetivamente livre e esclarecido, no sentido de compreendido pelo interlocutor quanto às opções, aos procedimentos e aos riscos. Consiste em um processo, no qual a pessoa recebe a explicação minuciosa sobre o procedimento, compreende a informação, atua voluntariamente, é capaz de agir e, finalmente, consente ou não. É um ato consciente, renovável e revogável contemplado no Código Penal Brasileiro (art. 146, §3, I).

A doutrina do consentimento tem uma limitação prática na pediatria. Segundo a Academia Americana de Pediatria (1995), somente os pacientes que tenham capacidade decisória adequada (maioridade moral) e competência jurídica (maioridade legal) podem consentir após as informações sobre as intervenções e as condutas médicas. Em outras situações, em que a decisão cabe aos pais ou responsáveis, configura-se a permissão após informação (ou permissão esclarecida) pelos pais, com ou sem a concordância (aqui chamada de assentimento) da criança ou do adolescente, dependendo do seu estágio de desenvolvimento. A legislação pátria recomendava oitiva – sem força de decisão legal – do menor a partir de 12 anos, marco da transição da infância para a adolescência.

No Brasil, a maioridade penal e civil inicia-se aos 18 anos de idade, podendo o menor ser emancipado se estiver no serviço público, se for casado ou por autorização dos pais após os 16 anos. Nesse caso, o adolescente será tratado juridicamente como adulto, podendo prestar consentimento e assinar o termo de responsabilidade exigido na abertura de ficha para o atendimento no pronto-socorro. Assinale-se que o fato de ser mãe não torna a adolescente emancipada nem responsável juridicamente, quer por si, quer pelo filho menor.

Destaca-se, ainda, o conceito do "menor maduro", proposto pela Academia Americana para Medicina de Adolescentes em 1997 e vislumbrada no Brasil, em respeito à privacidade, à confidencialidade e à autonomia parcial do adolescente, nos termos do Código de Ética Médica, no qual está previsto que o sigilo do adolescente só será quebrado em situações que envolvam risco de vida ou em que o menor não tenha meios de lidar por si com a situação de forma segura.

Envolver a criança e o adolescente no processo de decisão não indica, necessariamente, que se deva tratá-los como indivíduos integralmente autônomos. No entanto, eticamente, ninguém deve solicitar a opinião do menor se não houver intenção de, no mínimo, considerá-la na discussão. Em situações nas quais o paciente será submetido a tratamento independentemente da sua vontade, o fato não deverá ser omitido do adolescente, mas, sim, esclarecido. Nos setores de emergência, deve-se fazer a distinção entre os casos realmente de urgência e emergência e os casos – que não raro representam uma maioria – nos quais não há risco potencial de vida. Na primeira situação (efetiva urgência/emergência), não cabe a discussão de autonomia do adolescente, pois há risco de vida imediato. Outrossim, em se tratando de procedimentos invasivos, é essencial o consentimento dos responsáveis. A depender do grau de risco envolvido, mesmo a autonomia por representação dos pais pode ser superada, para salvar a vida e a integridade do menor. O que não deve acontecer é que o médico incorra no chamado paternalismo benigno, ignorando o princípio da autonomia do paciente e/ou dos seus responsáveis nas questões pertinentes à sua saúde, nos casos em que a autonomia puder ser considerada.

Para o pediatra, a consulta privada na emergência é um exercício consciente, uma vez que não é cultural no Brasil o atendimento do adolescente sozinho. Esse direito assegura a individualidade e estimula o compromisso do cuidado à sua saúde. Vale ressaltar que esse espaço pode ser o único que o adolescente disponha para expor situações como doenças sexualmente transmissíveis ou até de maior risco, a exemplo do abuso sexual e maus-tratos. Quando, todavia, o silêncio envolva risco para o paciente – e aí se situam problemas como gravidez, uso de drogas, ideias suicidas... –, nesse caso passa a haver obrigação de comunicação pelo profissional, antecedida do estímulo a que o próprio adolescente o faça, encaminhando, se for o caso, a família ao apoio especializado por psicólogo e assistente social. Trata-se de um paciente que deve ser mantido sob avaliação assídua, um vez que se encontra em situação de perigo.

PRINCÍPIO DA JUSTIÇA E ALOCAÇÃO DE RECURSOS EM SAÚDE

Tradicionalmente, a justiça consiste, conforme a frase latina, *suum cuique tribuere*, ou seja, dar a cada um o que é seu.

Atualmente, a bioética empenha-se em resgatar esse conceito de justiça distributiva, ao definir o princípio de mesmo nome como sendo aquele que compele a garantir a distribuição justa, equitativa e universal dos benefícios dos serviços de saúde e de eventuais riscos das condutas. A equidade é o reconhecimento de necessidades diferentes, de sujeitos também diferentes, para atingir direitos iguais.

O princípio da justiça contempla o direito da sociedade (macroalocação) e o individual (microalocação). Também pelo princípio da justiça, o atendimento deverá se dar sem preconceitos ou discriminações de qualquer espécie, senão critérios relativos ao próprio atendimento e estado no paciente.

No Brasil, a política do Sistema Único de Saúde (SUS) procura basear-se na justiça equitativa, porém, como dito anteriormente, os serviços de emergências não raro ficam sobrecarregados em decorrência de uma demanda excessiva e inadequada, dificultando, por vezes, o acesso daqueles que de fato necessitam de atendimento imediato. O acesso ao setor de emergência remete ao direito à vida, garantido pela Constituição Federal de 1988.

Na efetivação do princípio da justiça na distribuição de atendimento, variados critérios podem ser utilizados, como a gravidade, a efetividade, o merecimento, a fila e outros, devendo-se atentar para aqueles que menos personalismo expressem, a fim de priorizar a não discriminação recomendada e a igualdade de direitos. Nas situações de atendimento de emergências ou urgências, o critério de acesso aos serviços é o da gravidade. De acordo com esse critério, os pacientes em situação de emergência, com maior risco à vida, são atendidos em primeiro lugar. Como existem muitos pacientes em situações não urgentes que procuram a emergência como única alternativa de acesso a saúde, cria-se uma dificuldade a mais para o profissional em relação à triagem.

O processo de tomada de decisão na situação de carência de recursos nunca é tarefa fácil, podendo gerar inúmeras situações de posicionamentos de difíceis escolhas. No âmbito da ética, segundo Childress, o conflito é inevitável. Os aspectos éticos envolvidos podem aumentar a complexidade do processo, mas propiciam, sem dúvida, um importante referencial a ser utilizado. O ideal é a instituição definir previamente os critérios de prioridade nos serviços de emergência por meio do seu regimento interno, de forma que a responsabilidade passa a ser compartilhada e respaldada.

RESPONSABILIDADE ÉTICO-PROFISSIONAL NA EMERGÊNCIA E CONFLITOS PRÁTICOS ENTRE OS PRINCÍPIOS

As situações de urgência e emergência, pelo risco de morte ou sequela grave que envolvem, implicam o relacionamento de algo excepcional entre os princípios, como já visto. O Colégio Americano de Médicos Emergencistas publicou, em 1997, e atualizou em 2009, os princípios éticos dessa categoria, tentando-se esclarecer e amenizar, com isso, os eventuais impasses e conflitos que possam surgir entre eles, na prática emergencista. Esses princípios são semelhantes também aos valores morais e éticos contidos no Código de Ética Médica vigente. Dentre eles, além das aplicações dos princípios bioéticos já vistos, destaquem-se, na codificação deontológica pátria, as normas em que há expresso detalhamento em relação ao atendimento emergencial, quais sejam:

1. Salvaguarda-se a autonomia profissional, respeitado, porém, o compromisso de assistência, notadamente em casos de urgência e emergência, conforme o rol de Princípios Fundamentais do Capítulo I, a saber:
   - VII – O médico exercerá sua profissão com autonomia, não sendo obrigado a prestar serviços que contrariem os ditames de sua consciência ou a quem não deseje, excetuadas as situações de ausência de outro médico, em caso de urgência ou emergência, ou quando sua recusa possa trazer danos à saúde do paciente.
2. Asseguram-se condições de trabalho adequadas e condignas e mesmo a suspensão de atividades, ressalvadas as situaçoes de urgência e emergência, conforme registrado entre os Direitos Médicos, no Capítulo II:
   - V – Suspender suas atividades, individualmente ou coletivamente, quando a instituição pública ou privada para a qual trabalhe não oferecer condições adequadas para o exercício profissional ou não o remunerar digna e justamente, ressalvadas as situações de urgência e emergência, devendo comunicar imediatamente sua decisão ao Conselho Regional de Medicina.
3. Da mesma, forma, entre as Responsabilidade Médicas, Capítulo III, e Capítulo IV, preveem-se como vedado ao médico:
   - Art. 7º Deixar de atender em setores de urgência e emergência, quando for de sua obrigação fazê-lo, expondo a risco a vida de pacientes, mesmo respaldado por decisão majoritária da categoria.
   - Art. 8º Afastar-se de suas atividades profissionais, mesmo temporariamente, sem deixar outro médico encarregado do atendimento de seus pacientes internados ou em estado grave. (...)
   - Art. 33. Deixar de atender paciente que procure seus cuidados profissionais em casos de urgência ou emergência, quando não haja outro médico ou serviço médico em condições de fazê-lo.
4. Em relação ao relacionamento entre colegas e perícias ou auditorias médicas, registra-se como vedado ao médico que atue como perito ou auditor e, eventualmente, depare-se com situação emergencial:
   - Art. 97. Autorizar, vetar, bem como modificar, quando na função de auditor ou de perito, procedimentos propedêuticos ou terapêuticos instituídos, salvo, no último caso, em situações de urgência, emergência ou iminente perigo de morte do paciente, comunicando, por escrito, o fato ao médico assistente.

Naturalmente, os demais dispositivos do Código destinado a disciplinar a conduta médica em geral também se aplicam ao exercício da atividade em emergência, tendo-se assinalado tão somente aqueles itens que remetem especificamente ao setor, sem embargo de outros deveres éticos e direitos gerais, como:

1. Ter como seu objetivo principal a responsabilidade e o bem-estar do paciente.
2. Responder prontamente e de modo eficaz, sem preconceito ou parcialidade, à necessidade da medicina emergencista.
3. Respeitar, proteger e lutar pelos interesses dos seus pacientes, principalmente daqueles vulneráveis e sem condições de decidir autonomamente.
4. Dizer a verdade aos seus pacientes ou responsáveis, assegurando o sigilo e solicitando o consentimento informado, salvo em situações de risco iminente de vida.
5. Respeitar a privacidade e a confidencialidade de informações, a menos que seja prejudicial a outros ou em obediência legal.
6. Proceder de forma justa e honesta com seus colegas, estando apto para denunciar aqueles que se engajem com fraudes ou que cometam infrações éticas com os pacientes.
7. Trabalhar cooperativamente com toda a equipe de cuidados na emergência.
8. Manter-se atualizado em conhecimentos e habilidades necessárias para prover a melhor qualidade de serviço.
9. Agir com responsabilidade com os recursos para prover a saúde.
10. Dar suporte para os esforços da sociedade na melhoria da saúde pública, reduzindo os efeitos das doenças e assegurando acesso às emergências e outros cuidados básicos da saúde para todos.
11. Elaborar prontuário médico. Mesmo que sumariamente, o médico da emergência não deve deixar de registrar os fatos relevantes e condutas adotadas, bem como assinar e identificar a ficha de atendimento com o seu CRM (nesse sentido também a Resolução do CFM n. 2.056/2013, relativa a prontuário e anamnese em diversos setores de atendimento e atuação médica).
12. Não delegar a outros profissionais atribuições privativas do médico.

Bem assim direitos gerais, como:

1. Ter boas condições de trabalho.
2. Ser remunerado.
3. Exercer sua profissão com autonomia.
4. Não ser discriminado.

5. Recusar a prática de atos que contrariem a sua consciência, por exemplo, aborto legalizado, encaminhando-se, contudo, o paciente a outro colega que possa atendê-lo.

Sigilo e confidencialidade em pediatria

Um dos casos de conflito entre princípios que pode ocorrer na emergência, como em outros âmbitos de atendimento, diz respeito, na maioria das vezes, àquele verificado entre aspectos da autonomia e da beneficência ou não maleficência do paciente, como na discussão acerca da manutenção ou quebra do sigilo profissional.

A confidencialidade e o respeito à privacidade constituem preceitos morais tradicionais das profissões de saúde. Deles depende a base de confiança que deve nortear a relação profissional-paciente. O sigilo é também aspecto da autonomia, por caber ao paciente decidir a quem revelará os dados relativos a sua saúde. Ele também serve à defesa da intimidade do paciente e de suas informações pessoais, inclusive resultado de exames. Do mesmo modo, é preciso especial zelo no que tange ao exame físico do doente, mesmo da criança.

O atendimento em emergência nem sempre permite as condições ideais de exame, mas é recomendável que, tanto quanto possível, respeite-se o natural pudor do indivíduo, evitando a exposição desnecessária, que consistiria em mais uma agressão a alguém que já se encontra em dificuldades. Utilizar, portanto, sempre que necessário, anteparos de separação entre os leitos durante exames e procedimentos, evitando atrair a curiosidade de outros pacientes e acompanhantes, além de se ter o cuidado de sempre informar ao paciente o que será feito. Mesmo no que refere à criança, a informação prévia do exame, elemento importante na formação do vínculo profissional-paciente, também ajuda a vencer sua vergonha, sobretudo, no exame de genitália. Também aqui os anteparos são recomendáveis.

No tocante à privacidade e à confidencialidade, é difícil para o médico da emergência, sem o vínculo prévio, avaliar o grau de maturidade e a capacidade do adolescente para envolvê-lo nas decisões sobre sua saúde. Mesmo assim, dentro das possibilidades dessa realidade, esse é um direito conferido ao adolescente pelas entidades representativas, pelo Estatuto da Criança e do Adolescente e pelo Código de Ética Médica.

O imperativo do sigilo, porém, não é isento de exceções. Como visto, situações que envolvam risco de vida para si ou para outrem, doenças de notificação compulsória e situações comprovadas ou suspeitas (estas com razoável fundamento) de maus-tratos contra a criança e adolescente devem ser comunicadas às instâncias cabíveis e ao responsável legal.

No que se refere aos maus-tratos contra a criança e o adolescente, circunstância cada vez mais diagnosticada, são imprescindíveis a atenção e a ação do profissional de saúde, a fim de evitar que a criança retorne ao ciclo de violências, efetuadas, muitas vezes, na própria residência do menor. Para prevenir tais ocorrências, determina o Estatuto da Criança e do Adolescente:

> Art. 13. Os casos de suspeita ou confirmação de maus-tratos contra criança ou adolescente serão obrigatoriamente comunicados ao Conselho Tutelar da respectiva localidade, sem prejuízo de outras providências legais. [...]
>
> Art. 245. Deixar o médico, professor ou responsável por estabelecimento de atenção à saúde e de ensino fundamental, pré-escola ou creche, de comunicar à autoridade competente os casos de que tenha conhecimento, envolvendo suspeita ou confirmação de maus-tratos contra criança ou adolescente: pena de multa de três a vinte salários de referência, aplicando-se o dobro em caso de reincidência.

A fim de identificar casos de maus-tratos, recomenda-se uma investigação cautelosa, mediante o exame sempre minucioso e a coleta atenta da anamnese. Uma vez verificada a evidência ou suspeita, são, também estes, pacientes que devem ser avaliados frequentemente, diante da situação de risco em que se encontram, podendo ser mesmo necessária a manutenção da criança na unidade, enquanto se aguarda a ação do Conselho Tutelar. Nos locais em que inexistir tal órgão, a comunicação deverá se feita à própria Justiça da Infância e da Juventude ou ao Ministério Público Estadual.

Transfusão de sangue e objeção de consciência

O ordenamento jurídico brasileiro salvaguarda, entre os direitos fundamentais, a liberdade religiosa. Em nome dela, seguidores de determinadas religiões, como é o caso dos testemunhas de Jeová, recusam a utilização de sangue e hemoderivados em seu próprio tratamento e no tratamento de seus familiares, inclusive filhos menores.

Veja-se que atua, no caso, a dita autonomia por representação dos pais, que não constituem verdadeira autonomia (*auto*: próprio + *nomos*: norma = produzir normas para si mesmo, autogerir-se). Trata-se, no caso, de terceiras pessoas – ainda que os próprios pais ou responsáveis legais – instituindo normas para gerir a vida da criança. É fato que os pais são considerados aqueles que melhor falam em nome da criança, que melhor representam seus interesses, o meio em que vive, seus valores e a cultura em que está inserida; mas também é fato que, ao adotar a doutrina da proteção integral, a Constituição Brasileira, em seu art. 227, buscou proteger os menores de um modo bem mais amplo, mesmo que contra si mesmos ou contra as decisões de seus próprios pais, se estes, em dado momento, não atuam conforme os melhores interesses da criança. Tornou-se responsabilidade da família, mas também do Estado e de toda a sociedade, defender a vida, a saúde, a integridade e os demais direitos de crianças e adolescentes.

> Art. 227, CF 88: "É dever da família, sociedade e Estado assegurar à criança e ao adolescente, com absoluta prioridade, o direito à vida, à saúde [...] além de colocá-los a salvo de toda forma de negligência, discriminação, exploração, violência, crueldade e opressão".

Nesse contexto, hipóteses em que a decisão da família coloca em risco a vida do menor terão o respaldo jurídico para a superação do poder familiar. Essa superação dispensa a autorização judicial específica, nos casos em que o perigo é iminente, conforme estabelecem o Código Penal nacional (art. 146, § 3.º, I) e o Código de Ética Médica.

Quando, todavia, não há perigo iminente, mas existe a necessidade, representada por indicação precisa e incontornável de se utilizar o hemoderivado, torna-se preciso – após esgotadas as tentativas de discussão com a família ou de terapias alternativas eficazes – a solicitação de autorização judicial nesse sentido, com pedido liminar visando à pronta liberação para utilização da terapêutica.

Constata-se, portanto, que, em situações de conflito entre a beneficência da criança e a autonomia por reapresentação dos pais ou responsáveis, o Direito pátrio ainda prioriza a beneficência do menor.

A "alta a pedido" em pediatria

A chamada "alta a pedido" insere-se, também, em uma situação de conflito entre os princípios da autonomia e da beneficência, estando representados aquele, pelo desejo do paciente em sair do hospital, e este, pelo potencial benefício pretendido com a manutenção do internamento. Observa-se, também, uma discrepância entre a autonomia do paciente e a do profissional médico, a quem compete concluir pelo final do tratamento, nos termos do Código de Ética Médica, que determina, entre os direitos do médico (Capítulo II): "indicar o procedimento adequado ao paciente, observadas as práticas cientificamente reconhecidas e respeitada a legislação vigente". A alta configuraria, assim, ato privativo do médico.

Tanto é assim que o mesmo Código de Ética, em seu art. 4º, veda ao médico: "deixar de assumir a responsabilidade de qualquer ato profissional que tenha praticado ou indicado, ainda que solicitado ou consentido pelo paciente ou por seu representante legal". Essa disposição remete, inclusive, aos princípios da vulnerabilidade e do dever de responsabilidade para com ela, constante dos atuais princípios bioéticos, chancelados na Declaração Universal de Bioética e Direitos Humanos.

O que fazer, então, quando os pais desejam retirar a criança da unidade, mediante a chamada "alta a pedido"?

Como mencionado anteriormente, trata-se aqui de autonomia por representação dos pais, de maneira que, não se tratando de verdadeira *auto + nomos*, pode ser superada, caso se revele que não atende aos melhores interesses da criança.

Assim é que não caberá a liberação por solicitação dos pais, se restar claro para o médico que essa conduta põe em risco a vida e a integridade do pequeno paciente. Fazê-lo, ainda que sob o argumento da vontade dos pais ou responsáveis, não isenta o profissional da responsabilidade por eventuais consequências. Em situações dessa ordem, é cabível a comunicação ao Conselho Tutelar, ao Ministério Público ou à autoridade judicial, a fim de que se providencie até mesmo a transferência provisória da guarda do menor para a unidade hospitalar, com a suspensão do poder familiar, em decorrência de, nas palavras do Estatuto da Criança e do Adolescente e do Código Civil pátrio (art. 1.637), estarem os pais ou responsáveis "faltando aos deveres a eles inerentes", qual seja, o cuidado adequado com o menor.

Naturalmente, antes de uma atitude tão drástica, é fundamental investigar o porquê da recusa familiar em manter a criança internada, procurando explicar-lhe os motivos da indicação, acalmá-la e resolver suas dúvidas e insatisfações, a fim de resgatar o vínculo profissional-família. Em verdade, tem-se observado que boa atenção e bom senso, bem como o investimento na formação desse vínculo, preveniriam muitos dos impasses judiciais hoje observados contra médicos e unidades de saúde.

O ideal, portanto, são as decisões compartilhadas entre a família e a equipe, após adequado processo de esclarecimento. Caso isso não seja possível, afinal, e quando a alta coloca em risco a vida e a integridade da criança, ela não deve ser concedida, recorrendo-se, se necessário, à autoridade competente.

Se, de outra parte, não há maior risco, pode-se liberar a criança, sabendo-se, contudo, que se mantém a responsabilidade por essa decisão, nos termos do citado art. 4º do Código de Ética Médica. Em situações que tais, é habitual perguntar se o paciente tem direito ao relatório. Entende-se que sim, inclusive porque a preocupação última é com o paciente, e o relatório, nesse caso, pode ser de grande auxílio para favorecer os cuidados domiciliares, bem como para demonstrar que foram tomadas todas as precauções recomendadas no caso, além de deixar claro que a criança somente foi liberada porque se encontrava estável e sem maiores perigos. O relatório somente não será dado em caso de evasão da unidade, situação que também há que ser evitada com atenção. Em ementa de parecer-consulta pelo Conselho Regional de Medicina da Bahia (CREMEB) sobre o assunto em tela, esclareceu-se que:

> *EXPEDIENTE CONSULTA CREMEB N. 111.061/05*
> *EMENTA: A alta hospitalar é um ato privativo do médico.*
> A alta na pediatria quando solicitada pela família, na hipótese de iminente ou potencial risco de vida, o médico deverá solicitar a guarda provisória através de ação judicial. Inexistindo risco de vida e na impossibilidade de consenso com a família, o médico e a instituição efetuarão o registro das condutas para prevenir responsabilidade.

Resumidamente, portanto, pode-se concluir, acerca da "alta a pedido" em pediatria:

- Ideal: buscar decisões compartilhadas mediante estabelecimento de bom vínculo profissional-família e esclarecimento adequado.
- Quando isso não for possível e:
  - Há risco de vida para a criança: alta indevida, comunicar autoridade competente.
  - Não há risco de vida para a criança: possibilidade de liberação, com manifestação explícita dos pais/responsável, registro em prontuário e advertências de tratamento. A manifestação dos pais não afasta a responsabilidade médica pela avaliação.

BIBLIOGRAFIA

1. American Academy of Pediatrics – Policy Statement. Informed consent, parental permission, and assent in pediatric practice. Pediatrics. 1995;95(2):314-7.
2. American College of Emergency Physicians. Code of ethics for emergency physicians. 1997;30:365-72.
3. Beauchamp TL, Childress JF. Principles of biomedical ethics. 4.ed. New York: Oxford University Press; 1994.

4. Brasil. Constituição (1988). Disponível em: http://www.planalto.gov.br/ccivil_03/constituicao/constituicao.htm. (Acesso em 26.01.17.)
5. Brasil. Código Civil. Disponível em: http://www.planalto.gov.br/ccivil_03/leis/2002/L10406.htm. (Acesso em 26.01.17.)
6. Brasil. Código de Processo Penal. Disponível em http://www.planalto.gov.br/ccivil_03/decreto-lei/Del3689.htm. Acesso em 26.01.17
7. Brasil. Decreto-lei n. 2.848, de 7 de dezembro de 1940. Código Penal Brasileiro. Disponível em: http://www.planalto.gov.br/ccivil_03/decreto-lei/Del2848compilado.htm. (Acesso em 26.01.2017.)
8. Brasil. Lei n. 8.069, de 13 de julho de 1990. Dispõe sobre o Estatuto da Criança e do Adolescente e dá outras providências. Disponível em: http://www.planalto.gov.br/ccivil_03/leis/L8069.htm. (Acesso em 26.01.17.)
9. Brasil. Ministério da Saúde. ANS. Tempo de espera na urgência e emergência. Disponível em: http://www.ans.gov.br/images/stories/prestadores/E-ACE-02.pdf. (Acesso em 19.04.2017.)
10. Canadian Paediatric Society. Treatment decisions for infants and children. Disponível em: http://www.cps.ca/english/statments/B/b86-01.htm. (Acesso em 27.08.2002.)
11. Carvalho JCM. Responsabilidade civil médica. 3.ed. Rio de Janeiro: Destaque; 2002.
12. Carvalho PRA, Torreao LA. Aspectos éticos e legais na emergência. J Pediatr (Rio de Janeiro). 1999;75(supl):S307-14.
13. Clotet J, Frnciscone CF, org. por Goldim JR. Consentimento informado e a sua prática na assistência e pesquisa no Brasil. Porto Alegre: EDIPUCRS; 2000.
14. Conselho Federal de Medicina (Brasil). Código de ética médica. Resolução n. 1.931/2009. Disponível em: http://www.portalmedico.org.br/novocodigo/integra.asp. (Acesso em 19.04.2017.)
15. Conselho Regional de Medicina da Bahia. Expediente Consulta CREMEB n. 111.061/05 – Parecer da Consa. Lara de Araújo Torreão.
16. Cury, Garrido, Marçura. Estatuto da criança e do adolescente anotado. 3.ed. São Paulo: Revista dos Tribunais; 2002.
17. Cury M, Silva AFA, Mendez EG (coords.). Estatuto da criança e do adolescente comentado: comentários jurídicos e sociais. 5.ed. São Paulo: Malheiros; 2002.
18. Elias RJ. Comentários ao estatuto da criança e do adolescente. 2.ed. São Paulo: Saraiva; 2004.
19. Fortes PAC. Ética e saúde. São Paulo: EPU; 1998.
20. Francisconi CF, Goldim JR. Aspectos bioéticos da confidencialidade e privacidade. In: Costa SIF, Oselka G, Garrafa V. Iniciação à bioética. Brasília: Conselho Federal de Medicina; 1999. p.269-84.

21. França GV. Comentários ao código de ética médica. 4.ed. Rio de Janeiro: Guanabara-Koogan; 2002.
22. Goldim JR. Aspectos éticos da assistência em situações de emergência e urgência. Disponível em: http://www.bioetica.ufrgs.br/emergen.htm. (Acesso em 16.02.2017.)
23. Goldim JR. Consentimento informado. Disponível em: https://www.ufrgs.br/bioetica/bioetica.htm. (Acesso em 19.04.2017.)
24. Goldim JR. Triagem. Disponível em: www.bioetica.ufrgs.br/triagem.htm. (Acesso em 16.02.2017.)
25. Jacobstein CR, Baren JM. Emergency department treatment of minors. Emerg Med Clin North Am. 1999;17:341-52.
26. Leone C. A criança, o adolescente e a autonomia. Bioética. 1998;6(1):51-4.
27. Moskop JC. Informed consent in the emergency department. Emerg Med Clin North Am. 1999;17:327-40.
28. Neves MCP (coord.). Comissões de ética: das bases teóricas à actividade quotidiana. 2.ed. Coimbra: Gráfica de Coimbra; 2002.
29. Pessini L, Barchifontaine CP. Problemas atuais de bioética. 5.ed. São Paulo: Loyola/Centro Universitário São Camilo; 2000.
30. Saito MI, Leal MM, Silva EV. A confidencialidade no atendimento à saúde de adolescentes: princípios éticos. Pediatria (São Paulo). 1999;21(2):112-6.
31. Sobania LC. A ética na emergência. Desafios da ética. Disponível em: http://www.portalmedico.org.br/include/biblioteca_virtual/des_etic/desafios_etc.htm. (Acesso em 27.04.2017.)
32. American College of Emergency Physicians. Code of ethics for emergency physicians. Ann Emerg Med. 2008;52(5):581-90.
33. Task Force On Pediatric Research. Informed consent and medical ethics. Consent. Pediatrics. 1976;57(3):414-41.
34. Tavares JF. Comentários ao estatuto da criança e do adolescente. 5.ed. Rio de Janeiro: Forense; 2005.
35. Unesco. Declaração universal de bioética e direitos humanos. Disponível em: http://unesdoc.unesco.org/images/0014/001461/146180por.pdf. (Acesso em 25.01.17.)
36. Vieira TR. Bioética e direito. São Paulo: Jurídica Brasileira; 2003.
37. Villas-Bôas ME. Justiça distributiva, critérios de alocação de recursos escassos em saúde e suas críticas. Revista Redbioética/Unesco. 2010;1(2):73-84. Disponível em: http://www.unesco.org.uy/ci/fileadmin/shs/redbioetica/revista_2/VillasBoas.pdf. (Acesso em 19.04.2017.)
38. Villas-Bôas ME. O direito-dever de sigilo na proteção do paciente. Rev Bioét (impr.). 2015;23(3):513-23.

Índice remissivo